Wie war das noch?

Merke

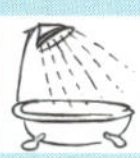

Körperpflege

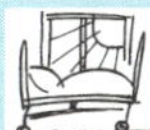

Umgebung

Prophylaxe

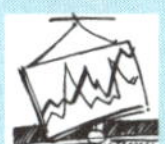

Kranken-beobachtung

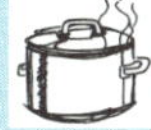

Ernährung

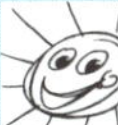

Psychische Betreuung

Hygiene

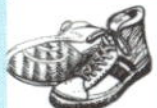

Mobilisation

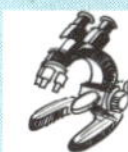

Sonstiges

Dieser Pflegeleitfaden gehört:

Name, Vorname: ______________________

Straße: ______________________

Wohnort: ______________________

Klinik: ______________________

Abteilung/Station: ______________________

Olaf Kirschnick

Pflegeleitfaden

für
Krankenschwestern und -pfleger

unter Mitarbeit von Maria Wald

Mit 388 Zeichnungen, 46 Fotos, 43 Tabellen

1997
Urban & Schwarzenberg · München–Wien–Baltimore

Olaf Kirschnick
Pflegeleitfaden
für
Krankenschwestern und -pfleger
unter Mitarbeit
von Maria Wald

Anschrift des Herausgebers:
Olaf Kirschnick
Kreiskrankenhaus Tauberbischofsheim
Krankenpflegeschule
Albert-Schweitzer-Straße 35
97941 Tauberbischofsheim

Anschrift der Autorin:
Maria Wald
Helmutstraße 32a
45968 Gladbeck

Die Deutsche Bibliothek – CIP-Einheitsaufnahme

Kirschnick, Olaf:
Pflegeleitfaden für Krankenschwestern und -pfleger /
Olaf Kirschnick. – München ; Wien ; Baltimore : Urban und
Schwarzenberg, 1997
ISBN 3-541-30701-3

Lektorat: Annette Heuwinkel
Redaktion: Petra Metz
Herstellung: Renate Hausdorf
Zeichnungen: Jörg Kuhn, Walter Lob und Claudia Koelle
Symbole: Karl Dengler

Satz: Kösel, Kempten
Druck: Appl, Wemding
Bindung: Großbuchbinderei Monheim
Printed in Germany

ISBN 3-541-30701-3

Vorwort des Herausgebers

> Wer fertig ist, dem ist nichts recht zu machen;
> ein Werdender wird immer dankbar sein.
>
> Johann Wolfgang von Goethe

Der große Erfolg der ersten und zweiten Auflage des Pflegeleitfadens für Auszubildende und Tutoren im gesamten deutschsprachigen Raum und darüber hinaus in den Ländern des Ostens (z. B. Übersetzung ins Polnische), die Anregungen und konstruktiven Kritiken der letzten Monate aus Praxisanleiterkreisen und Krankenpflegeschulen und der Wunsch vieler examinierter Pflegepersonen nach einem „eigenen" Leitfaden bestärkten mich, einen Pflegeleitfaden speziell für diesen Personenkreis herauszugeben.

Zusammen mit Frau Maria Wald (Lehrerin für Pflegeberufe) wurde ein umfassendes Nachschlagewerk für examiniertes Pflegepersonal geschaffen, das aufgrund des handlichen Formates jederzeit im täglichen Stationsbetrieb und in der ambulanten Krankenpflege eingesetzt werden kann. Die Grund- und Behandlungspflege erfuhr eine detaillierte Ergänzung, z. B. im Bereich der Körperpflege und Krankenbeobachtung.

Besonderen Wert legte die kompetente Autorin auch auf die komprimierte Darstellung der Themenbereiche, wie z. B. neue Methoden in der Pflege (Kinästhetik, Basale Stimulation, Aromatherapie, Fußreflexzonenmassage, Wickel und Auflagen, Einreibungen und Massagen), Kommunikation, Organisation und Administration (Pflegeprozeß, Pflegemodelle, -konzepte und -theorien, Pflegepersonalregelung, Pflegestandards, Pflegediagnosen), sowie spezielle Problemfelder (Burn-out-Syndrom, Mobbing), um Pflegekräften eine einführende und erklärende Richtlinie an die Hand zu geben. Die Darstellung des Textes ist durch zahlreiche Tabellen, mehrfarbige Abbildungen, hervorgehobene Merksätze und Symbole analog dem Pflegeleitfaden für Auszubildende und Tutoren gut gegliedert und strukturiert. Beide Pflegeleitfäden bieten nun, abgestimmt auf die unterschiedliche Vorbildung, eine ideale Grundlage zum Lernen, Lehren und Vertiefen.

Mein besonderer Dank gilt Frau Maria Wald für die kompetente und konzentrierte Mitarbeit, dem Verlag Urban & Schwarzenberg, insbesondere dem Verleger Herrn Dr. h. c. Michael Urban für die hervorragende Ausstattung des Buches, Frau Annette Heuwinkel (Leiterin des Lektorates Pflege- und Heilberufe) für die exzellente Zusammenarbeit, Koordination und immerwährende freundliche Unterstützung und Motivation, Frau Petra Metz (Lehrerin für Pflegeberufe und freie Mitarbeiterin im Verlag) für die vorzügliche redaktionelle Bearbeitung und Frau Renate Hausdorf für die herstellerische Gestaltung.

Für diesen neuen Pflegeleitfaden wünsche ich mir, daß er eine praktische Hilfe im Pflegealltag ist und in Verbindung mit dem Pflegeleitfaden für Auszubildende und Tutoren die Ausbildung in Pflegeberufen weiter verbessert.
Auf konstruktive Verbesserungsvorschläge und Rückmeldungen freue ich mich.

Tauberbischofsheim, Herbst 1996 Olaf Kirschnick

Vorwort der Autorin

Als ich Ende 1994 den neuen Pflegeleitfaden für Auszubildende in Pflegeberufen von O. Kirschnick sah, gefiel mir die Systematik dieses Buches sehr. Ich hatte den Wunsch, es zu ergänzen, vor allem um die neuen Aspekte in der Pflege. Diese Informationserweiterung und -vertiefung macht das Buch zu einem wertvollen Begleiter für ausgebildete Krankenschwestern und -pfleger.

Besonders in den letzten Jahren ist die Pflege um viele Methoden reicher geworden, die aber in vielen Krankenpflegeausbildungen noch nicht berücksichtigt werden. Dieses Pflegewissen kann in einzelnen Kursen erlernt werden. Auch stehen zahlreiche Bücher zu verschiedenen Themen zur Verfügung.

Mein Wunsch war, neben dem aktualisierten Pflegewissen diese Methoden komprimiert und systematisch in einem Pflegebuch zusammenzutragen.

Besonders wichtig erschien mir neben der Kinästhetik, Basaler Stimulation, Aromatherapie und anderen Themen, die Theorie des Pflegeprozesses mit Formulierungsbeispielen für die Erstellung einer Pflegeplanung, einschließlich Pflegestandards und der Diskussion um die Pflegediagnosen mit aufzunehmen. Anregungen zur Reflektion des eigenen Standpunktes als examinierte Schwester und Pfleger können die Kapitel zur Kommunikation, Burn-out-Syndrom und Mobbing geben.

Ich freue mich sehr darüber, daß Frau A. Heuwinkel meine Idee aufgegriffen und der Verlag Urban & Schwarzenberg die Umsetzung ermöglicht hat. Mein besonderer Dank gilt ebenfalls meiner Redakteurin Frau P. Metz für die Unterstützung, für Anregungen und die redaktionelle Bearbeitung.

Meinem Lebensgefährten H. Lackmann sowie meinen Söhnen Matthias und Andreas danke ich für ihre Geduld und Nachsicht während der Erstellung des Manuskriptes.

Gladbeck, Herbst 1996 Maria Wald

Inhaltsverzeichnis

Vorwort des Herausgebers V
Vorwort der Autorin VII

I Einführung 1

1 Grundsätzliches 3
1.1 Einleitung 3
1.2 Hinweise/Anmerkungen zur Gliederung des Pflegeleitfadens 4

II Grund- und Behandlungspflege 5

2 Allgemeine Richtlinien 7
2.1 Betten und Lagern 7
2.1.1 Betten eines Patienten 7
2.1.2 Lagerung eines Patienten 7
2.1.3 Lagerungshilfsmittel 15
2.1.4 Das Krankenbett 21

2.2 Mobilisation des Patienten 24
2.2.1 Mobilisation im Bett 25
2.2.2 Richtiges Heben und Tragen von Lasten 27
2.2.3 Unterstützung des Patienten beim Gehen 32
2.2.4 Rollstuhl 36

2.3 Kleiden des Patienten 37

2.4 Körperpflege 37
2.4.1 Ganzkörperwaschung 38
2.4.2 Hautpflege 42
2.4.3 Mund- und Zahnpflege 44
2.4.4 Augenpflege 49
2.4.5 Ohrenpflege 54
2.4.6 Nasenpflege 56
2.4.7 Nagel- und Fußpflege 57
2.4.8 Haarpflege und Rasur 58
2.4.9 Baden und Duschen 60

2.5 Essen und Trinken 61
2.5.1 Ernährung und Kostformen 62
2.5.2 Magen- und Ernährungssonden 78
2.5.3 Verabreichung von Sondennahrung 78
2.5.4 Hilfsmittel zur Nahrungsaufnahme 85

2.6 Ausscheidungen 85
2.6.1 Urin 85
2.6.2 Stuhl 98

2.6.3 Schweiß 110
2.6.4 Erbrechen 111
2.6.5 Sputum 113

2.7 Für Sicherheit sorgen 115
2.7.1 Prophylaktische Maßnahmen 115
2.7.2 Hygiene 138
2.7.3 Wahrnehmungen am Patienten 146
2.7.4 Umgang mit Medikamenten 175
2.7.5 Injektionen 182
2.7.6 Infusionen 192
2.7.7 Transfusionen 196
2.7.8 Venenkatheter 202
2.7.9 Physikalische Maßnahmen 208
2.7.10 Umgang mit Sauerstoff 218
2.7.11 Sonden 221
2.7.12 Drainagen 229
2.7.13 Aseptische und septische Wunden 236
2.7.14 Absaugen von Flüssigkeiten 241
2.7.15 Umgang mit Geräten 243
2.7.16 Diagnostik 243

2.8 Neue Methoden in der Pflege 250
2.8.1 Kinästhetik 250
2.8.2 Basale Stimulation 255
2.8.3 Fußreflexzonenmassage 266
2.8.4 Wickel und Auflagen 274
2.8.5 Aromatherapie 279
2.8.6 Einreibungen 280

2.9 Kommunikation 289
2.9.1 Hilfsmittel und Methoden der Kommunikation .. 289
2.9.2 Kommunikationsmodelle 289
2.9.3 Störungen der Kommunikation 306

2.10 Organisation und Administration 307
2.10.1 Krankenpflegeprozeß 307
2.10.2 Weitergabe von Informationen 313
2.10.3 Pflegekonzepte/-modelle und Pflegetheorien 314
2.10.4 Einordnung der Patienten nach der PPR = Pflegepersonalregelung 316
2.10.5 Pflegekategorien nach der Deutschen Krankenhausgesellschaft 316
2.10.6 Pflegequalitätsstufen 322
2.10.7 Pflegestandard 323
2.10.8 Visite 327
2.10.9 Pflegediagnosen 328

2.11 Spezielle Pflegesituationen 331
2.11.1 Pflege kranker Kinder 331
2.11.2 Pflege betagter Menschen 334
2.11.3 Umgang mit Sterbenden 338

2.12 Spezielle Problemfelder in der Pflege 345
2.12.1 Burn-out-Syndrom 345
2.12.2 Mobbing 349

III Fachspezifische Krankenpflege 355

3 Innere Medizin 357
3.1 Pflege bei Erkrankungen des Herzens 357
3.1.1 Pflege bei Herzschrittmacher/implantiertem Kardiodefibrillator 361

3.2 Pflege bei Erkrankungen des Bronchial- und Lungensystems 364
3.3 Pflege bei Erkrankungen von Magen und Darm 370
3.4 Pflege bei Erkrankungen der Leber und Gallenblase 372
3.5 Pflege bei Erkrankungen der Bauchspeicheldrüse 374
3.6 Pflege bei Tumoren 379
3.7 Pflege bei Erkrankungen der Gefäße 383
3.8 Pflege bei Erkrankungen der Nieren 385
3.9 Pflege bei Erkrankungen der Gelenke 387
3.10 Pflege bei Erkrankungen des Blutes 389
3.11 Pflege bei Infektionskrankheiten 392
3.12 Pflege bei Erkrankungen des Bewußtseins 396

4 Chirurgie 397
4.1 Spezielle Lagerungen 397
4.1.1 Lagerung bei der Versorgung mit Schienen 397
4.1.2 Lagerung bei Gipsverbänden 398
4.1.3 Extensionen 400

4.2 Spezielle Verbandtechniken 402
4.2.1 Kopfhaubenverband mit Schlauchmull 403
4.2.2 Fingerverband mit Schlauchmull und Applikator 403
4.2.3 Brustverband 403
4.2.4 Handverband mit Binden 408
4.2.5 Knie- oder Ellenbogenverband 408
4.2.6 Rucksackverband 409
4.2.7 Fußverband 409
4.2.8 Desault-Verband 411
4.2.9 Desault-Verband – Gilchrist 412
4.2.10 Halskrawatte 412

4.3 Präoperative Maßnahmen 412
4.3.1 Elementare Vorbereitungen 414
4.3.2 Spezielle Vorbereitungen 414
4.3.3 Vorbereitungen bei Notfällen 414
4.3.4 Vorbereitung am Operationsvortag 415
4.3.5 Vorbereitung am Operationstag 415

4.4 Übernahme eines Patienten aus dem Operationssaal oder Aufwachraum 419
4.5 Spezielle Prophylaxen 419
4.6 Postoperative Überwachung und Pflege 420
4.7 Umgang mit Sonden und Drainagen 420
4.8 Sachgerechtes Versorgen von Wunden 420
4.9 Verbandvisite 420
4.10 Pflege bei Wundinfektionen 423
4.11 Pflege nach Operationen am Bewegungsapparat 425
4.12 Pflege nach Unfällen 428
4.12.1 Pflege bei Schädel-Hirn-Trauma (SHT) 428
4.12.2 Pflege bei Verbrennungen 433

4.13 Pflege nach Operationen im Halsbereich 436
4.14 Pflege nach Operationen am Thorax 437
4.15 Pflege nach Operationen am Abdomen 439
4.16 Pflege nach Gefäßoperationen 442
4.17 Pflege nach Amputationen 444

5 Gynäkologie 449
5.1 Gynäkologische Untersuchungen 449
5.1.1 Entnahme von Untersuchungsmaterial 451
5.1.2 Ziehen von Tamponaden 451
5.1.3 Spülungen des äußeren Genitales 451
5.1.4 Beobachtung von Vaginalsekreten 452

5.2 Pflege bei entzündlichen Erkrankungen des weiblichen Genitales 453
5.3 Pflege vor und nach einem Abort 454
5.4 Pflege nach vaginalen und abdominalen Operationen 455
5.5 Pflege bei Erkrankungen der weiblichen Brust . 456

6 Geburtshilfe 459
6.1 Beobachtung und Pflege der Schwangeren 459
6.1.1 Pflege der Schwangeren mit vorzeitiger Wehentätigkeit 460
6.1.2 Pflege der Schwangeren mit vorzeitigem Blasensprung 462
6.1.3 Pflege der Schwangeren mit EPH-Gestose 463

6.2 Teilnahme bei einer Geburt 465
6.3 Pflege der Wöchnerin 467
6.3.1 Pflege nach Kaiserschnitt 469

6.4 Beobachtung des Neugeborenen 469
6.5 Ernährung des Neugeborenen 474
6.5.1 Das Stillen 476
6.5.2 Verabreichen der Flaschennahrung 478

6.6 Pflege des Neugeborenen 479

6.7 Betreuung von Mutter und Kind bei Rooming-in 482
6.8 Säuglingspflege im Inkubator ... 482

7 Pädiatrie ... 485
7.1 Aufnahme eines kranken Kindes ... 485
7.2 Beschäftigung mit Kindern ... 486

7.3 Krankenbeobachtung bei Kindern ... 487
7.3.1 Puls ... 487
7.3.2 Blutdruck ... 488
7.3.3 Atmung ... 488
7.3.4 Körpertemperatur ... 488
7.3.5 Verhalten/Bewußtsein ... 490
7.3.6 Schlaf ... 490
7.3.7 Ernährungszustand ... 491
7.3.8 Ausscheidungen ... 491
7.3.9 Entwicklungszustand ... 492

7.4 Hilfeleistungen bei Diagnostik und Therapie .. 494
7.4.1 Gewinnung von und Umgang mit Untersuchungsmaterialien ... 494
7.4.2 Halten des Kindes bei Untersuchungen und Eingriffen ... 494
7.4.3 Verabreichen von Medikamenten ... 497

7.5 Besonderheiten bei der Pflege kranker Kinder . 498
7.5.1 Windeln ... 498

7.6 Pflege bei Kindern mit Fieber ... 499
7.7 Pflege bei Kindern mit Ernährungsstörungen .. 501
7.8 Pflege bei Kindern mit Fehlbildungen ... 503

8 Psychiatrie ... 507
8.1 Aufnahme eines Patienten ... 507
8.1.1 Information des Patienten ... 508

8.2 Beobachtung und Berichterstattung ... 509
8.3 Für Sicherheit sorgen ... 510
8.3.1 Besonderheiten des Krankenbettes ... 511

8.4 Organisation und Administration ... 511

8.5 Hilfeleistungen bei Diagnostik und Therapie .. 512
8.5.1 Umgang mit Medikamenten ... 512

8.6 Arbeit in der Sozialpsychiatrie ... 513
8.7 Pflege bei Schizophrenien ... 513
8.8 Pflege bei Manien und Depressionen ... 517
8.9 Pflege bei selbstmordgefährdeten Patienten ... 521
8.10 Pflege bei gerontopsychiatrischen Patienten ... 522
8.11 Pflege bei suchtkranken Patienten ... 524
8.12 Pflege bei Neurosen und Psychopathien ... 526

9 Neurologie ... 529
9.1 Beobachtung und Berichterstattung ... 529
9.2 Hilfeleistungen bei Diagnostik und Therapie ... 530
9.3 Pflege bei Erkrankungen des Gehirns ... 531
9.3.1 Pflege bei epileptischen Anfällen ... 531
9.3.2 Pflege bei zerebralen Durchblutungsstörungen ... 533
9.3.3 Pflege bei Entzündungen im Zentralnervensystem 551
9.3.4 Pflege bei Hirntumoren ... 553
9.3.5 Pflege beim Parkinson-Syndrom ... 554

9.4 Pflege bei Erkrankungen des Rückenmarks ... 556
9.4.1 Pflege bei Patienten mit Multipler Sklerose ... 556
9.4.2 Pflege bei Patienten mit Querschnittlähmung ... 558

9.5 Pflege bei Erkrankungen der peripheren Nerven und Muskeln ... 561
9.5.1 Pflege bei Patienten mit Polyneuropathie ... 561
9.5.2 Pflege bei Patienten mit Myopathien ... 562

10 Urologie ... 563
10.1 Vorbereitung und Nachsorge bei Diagnostik und Therapie ... 563
10.1.1 Blasenspülung ... 567
10.1.2 Blaseninstillation ... 568
10.1.3 Untersuchung des Ejakulats ... 569

10.2 Mögliche Harnableitungen ... 569
10.2.1 Blasenkatheter und Nephrostomie-Drain ... 569
10.2.2 Urostoma ... 570

10.3 Pflege bei urologischen Erkrankungen ... 572
10.3.1 Pflege bei Steinleiden ... 572
10.3.2 Pflege bei Tumoren der Nieren, der ableitenden Harnwege und der Hoden ... 574
10.3.3 Pflege bei entzündlichen Erkrankungen ... 577
10.3.4 Pflege bei Entleerungsstörungen ... 580

10.4 Pflege nach urologischen Operationen ... 582
10.5 Pflege bei verschiedenen Dialyseverfahren ... 583
10.6 Notfälle in der Urologie ... 588
10.7 Harninkontinenz ... 590
10.7.1 Pflege und unterstützende Maßnahmen bei Inkontinenz ... 591
10.7.2 Urinauffangende Hilfsmittel ... 595

11 Ambulante Krankenpflege ... 599
11.1 Organisation und Administration ... 599
11.2 Informationen über soziale Angebote ... 600

12 Intensivstationen ... 602
12.1 Aufbau und Einrichtung ... 602
12.2 Aufnahme und Verlegung eines Patienten ... 603

12.3 Pflegedokumentation ... 605
12.4 Umgang mit den Geräten auf einer Intensivstation ... 605
12.4.1 EKG und Pulsfrequenzmessung ... 606
12.4.2 Unblutige und blutige arterielle Blutdruckmessung 606
12.4.3 Pulmonalarterienkatheter ... 608
12.4.4 Zentrale Venendruckmessung ... 610
12.4.5 Temperaturmessung ... 610
12.4.6 Infusionspumpe ... 610
12.4.7 Injektionspumpen ... 612
12.4.8 Ernährungspumpe ... 614
12.4.9 Thoraxsaugdrainage-System ... 614
12.4.10 Ultraschallvernebler ... 614
12.4.11 Defibrillator ... 614
12.4.12 Beatmungsgeräte ... 616

12.5 Notfallsituationen ... 618
12.6 Beatmung ... 619
12.6.1 Intubation ... 619
12.6.2 Tracheotomie ... 619
12.6.3 Endotracheales Absaugen ... 622

13 Ambulanz ... 623
13.1 Mithilfe im Gipsraum ... 623
13.1.1 Anlegen eines Gipsverbandes ... 623
13.1.2 Anlegen eines Kunststoffverbandes ... 626

13.2 Mithilfe bei der chirurgischen Wundversorgung 628
13.2.1 Tetanusprophylaxe ... 629

13.3 Mithilfe bei Verbänden ... 631
13.3.1 Funktionelle Verbände (Tape-Verband) ... 631

14 Operationsabteilung ... 635
14.1 Aufbau und Einrichtung ... 635
14.2 Übernahme und Lagerung des Patienten ... 638

14.3 Hilfeleistungen vor, während und nach Operationen ... 639
14.3.1 Vorbereitungen des Operationsraums ... 639
14.3.2 Springer-Funktion ... 639
14.3.3 Ausstattung des Waschraums ... 640
14.3.4 Chirurgische Händedesinfektion ... 640
14.3.5 Assistenz beim Anziehen steriler Kittel ... 640

15 Anästhesie ... 642
15.1 Geräte und Materialkunde ... 642
15.2 Aufgaben in der Anästhesie ... 643
15.2.1 Kontrolle der Vitalfunktionen ... 644
15.2.2 Überwachung von Infusionen, Transfusionen und zentralen Venenkathetern ... 644
15.2.3 Assistenz bei der Intubation ... 644
15.2.4 Assistenz bei der Extubation ... 649

15.3 Beatmung ... 650
15.3.1 Beatmung mit Hilfsmitteln ... 650

15.4 Verschiedene Anästhesieformen ... 653

16 Internistische Funktionsabteilungen ... 655
16.1 Aufgaben des Pflegepersonals ... 655
16.2 Endoskopische Untersuchungen ... 656
16.2.1 Gastroskopie (Ösophago-Gastroduodenoskopie) 659
16.2.2 Koloskopie ... 660
16.2.3 Rektoskopie ... 661
16.2.4 Bronchoskopie ... 661
16.2.5 Laparoskopie ... 663
16.2.6 ERCP (endoskopisch-retrograde Cholangiopankreatographie) ... 664

16.3 Assistenz bei Punktionen ... 665
16.3.1 Pleurapunktion ... 666
16.3.2 Leberbiopsie ... 669
16.3.3 Sternalpunktion ... 671
16.3.4 Beckenkammbiopsie ... 672
16.3.5 Lumbalpunktion ... 674
16.3.6 Aszitespunktion ... 677
16.3.7 Perikardpunktion ... 678
16.3.8 Gelenkpunktion ... 679
16.3.9 Arterielle Gefäßpunktion ... 680

16.4 Darstellung der Gefäße ... 681
16.4.1 Angiographie ... 681
16.4.2 Phlebographie ... 682
16.4.3 Lymphographie ... 682
16.4.4 Digitale Subtraktionsangiographie = DSA ... 683

16.5 Umgang mit Präparaten ... 684
16.6 Reinigung und Pflege von Endoskopen und Instrumenten ... 684

IV Exemplarische Pflegeplanungen ... 685

17 Generelle Pflegepläne ... 687
17.1 Pflegeplanung bei Herzinsuffizienz ... 687
17.2 Pflegeplanung bei Diabetes mellitus ... 689
17.3 Pflegeplanung bei bösartigen Tumorerkrankungen mit Zytostatika- und Strahlentherapie . 690
17.4 Pflegeplanung nach Entbindung ... 694
17.5 Postoperative Pflegeplanung ... 696
17.6 Pflegeplanung bei verwirrten alten Menschen .. 698
17.7 Pflegeplanung bei Schizophrenie ... 701

V Herz-Lungen-Wiederbelebung ... 703

18 Herzkreislaufstillstand ... 705
18.1 Anforderungen an das Pflegepersonal ... 705
18.1.1 Vorgehen beim Auffinden eines Patienten mit Störungen der Vitalfunktionen ... 706

18.2 Herz-Lungen-Wiederbelebung durch einen Helfer ... 707
18.3 Herz-Lungen-Wiederbelebung durch zwei Helfer ... 712
18.4 Herz-Lungen-Wiederbelebung bei Kleinkindern 718
18.5 Medikamente und Materialien zur Wiederbelebung ... 720

VI Normwerte klinisch-chemischer Untersuchungen 721

19 Verschiedene Untersuchungen ... 723
19.1 Hämatologische Untersuchungen ... 723
19.2 Normalwerte in Serum, Plasma, Vollblut ... 724
19.3 Liquoruntersuchungen ... 726
19.4 Urinuntersuchungen ... 726

VII Grundlagen für die Schüleranleitung ... 727

20 Beurteilung und Gespräche ... 729
20.1 Beurteilungsschwerpunkte bei der Praxisanleitung ... 729
20.1.1 Inhalte eines Planungsprotokolls zur Praxisanleitung ... 729
20.1.2 Kurzbericht über den Patienten und die Pflegesituation ... 729

20.2 Beurteilung des Schülers – exemplarische Praxisanleitung ... 730
20.3 Gesprächsprotokolle ... 731
20.3.1 Inhalte des Vorgesprächsprotokolls ... 731
20.3.2 Inhalte des Zwischengesprächsprotokolls ... 732
20.3.3 Inhalte des Abschlußgesprächs ... 732

Literatur ... 733
Abbildungsnachweis ... 736
Tabellennachweis ... 739
Stichwortverzeichnis ... 740

I Einführung

1 Grundsätzliches

1.1 Einleitung

Der Pflegeleitfaden für examiniertes Pflegepersonal hat zum Ziel, aktuelles pflegerisches Wissen in komprimierter und übersichtlicher Form darzustellen. Er dient als handliches Nachschlagewerk, um schnell die nötigen Informationen zu erhalten. Die Pflege und Medizin sind einem ständigen Wandel unterworfen, so daß es notwendig ist, das einmal erlernte Wissen zu aktualisieren.

Neue Methoden in der Pflege, die in einem gesonderten Kapitel dargestellt wurden, haben in den letzten Jahren das Denken und Handeln der Pflegenden stark verändert.
In der pflegerischen Praxis besteht nicht nur die Forderung, nach dem neuesten Stand der Erkenntnisse zu handeln, sondern auch die Pflege gezielt zu planen und im Dokumentationssystem detailliert zu belegen. Im gerichtlichen Streitfall haben Pflegekräfte die Beweispflicht, d.h. sie müssen durch die Eintragungen im Pflegedokumentationssystem lückenlos nachweisen können, daß sie richtig gehandelt haben.
Besonders die Kapitel **Organisation und Administration** und **Exemplarische Pflegeplanungen** geben examiniertem Pflegepersonal Hilfen zur Dokumentation mit Formulierungsbeispielen an die Hand, vermitteln Informationen darüber, wie eine Pflegeplanung korrekt zu erstellen ist, und zeigen kurz und präzise die theoretischen Hintergründe der Thematiken auf.

Die Pflegenden unterstützen den Heilungsprozeß des Kranken und übernehmen Tätigkeiten, die er selbst nicht ausführen kann. Pflege ist aber auch ein Beziehungsprozeß, bei dem die **Kommunikation** eine sehr wichtige Rolle spielt. Im entsprechenden Kapitel wird auf Hilfsmittel und Methoden dazu eingegangen. Kommunikationsprozesse spielen auch im Umgang der Pflegekräfte miteinander eine große Rolle. Der Überblick über die gängigen Kommunikationsmodelle kann zur Reflektion anregen.
Störungen, die im beruflichen Bereich auftreten können, werden im Kapitel **Spezielle Problemfelder in der Pflege** angesprochen. Die immer häufiger genannten Begriffe Burn-Out-Syndrom und Mobbing werden erklärt und es werden Hilfen aufgezeigt, die zur Beseitigung dieser Probleme eingesetzt werden können.
In vielen Krankenhäusern werden noch keine **Pflegestandards** eingesetzt. Pflegende, die sich mit dieser Thematik beschäftigen möchten, finden Anregungen in einem eigenen Kapitel. Ebenso sind die Bereiche **Pflegekonzepte/-modelle, Pflegetheorien** und **Pflegediagnosen** in ihrer Kurzerläuterung als Einstieg gedacht.

1.2 Hinweise/Anmerkungen zur Gliederung des Pflegeleitfadens

Der Pflegeleitfaden ist in sieben große Abschnitte unterteilt.

- I **Einführung:** Einstimmung in die Lektüre.
- II **Grund- und Behandlungspflege:** Zusammenfassung der allgemeinen, fächerübergreifenden und immer wiederkehrenden Pflegemaßnahmen.
- III **Fachspezifische Krankenpflege:** Darstellung typischer Pflegemaßnahmen einzelner Fachdisziplinen.
- IV **Exemplarische Pflegeplanung:** Beispiele typischer Pflegepläne.
- V **Herz-Lungen-Wiederbelebung:** Schnellorientierung für eine Reanimation im Notfall.
- VI **Normwerte klinisch-chemischer Untersuchungen:** Übersicht über die wichtigsten Normwerte klinisch-chemischer Untersuchungen.
- VII **Grundlagen für die Schüleranleitung:** Verschiedene Vorlagen zur Beurteilung des Schülerverhaltens und zur Dokumentation von Schülergesprächen.

II Grund- und Behandlungspflege

2 Allgemeine Richtlinien

2.1 Betten und Lagern

2.1.1 Betten eines Patienten

Das „Bettenmachen" wird üblicherweise zweimal am Tag ausgeführt und bedeutet das Aufschütteln der Decken und Glattziehen des Lakens.
Folgende Voraussetzungen sind wichtig:
- Benutzen eines Bettenpflegewagens mit frischer Wäsche, Pflegeutensilien, Abwurf für die gebrauchte Wäsche
- rückenschonende Arbeitsweise (gerader Rücken, aufrechte Haltung, gebeugte Knie, weite Schrittstellung, körpernaher Belastungsschwerpunkt)
- möglichst wenige Arbeitsschritte, um den Patienten nicht unnötig zu belasten
- Beachtung der Hygiene (Desinfektion der Hände vor und nach jedem Betten, Benutzen von Einmalhandschuhen, Tragen von Schutzkittel bzw. Pflegeschürze, kein Staubaufwirbeln, Schmutzwäsche direkt entsorgen)

• **Betten eines bettlägerigen Patienten**
Das Betten ist immer vom Zustand und von der Mobilität des Patienten abhängig.
- Information des Patienten über die beabsichtigten Pflegemaßnahmen
- Nachttisch zur Seite (direkter Zugang zum Bett)
- Stuhl zur Ablage der Patientendecke bereitstellen
- Kopfteil wenn möglich flach stellen
- Kissen entfernen
- Patienten auf die Seite drehen (Kopf mit Nackenkissen unterstützen)
- Lein- und Spanntuch lösen und gleichmäßig neu spannen
- Patienten auf die andere Seite drehen und Lein- mit Spanntuch nachziehen
- Patienten auf den Rücken zurückdrehen, Kissen ins Bett legen und zudecken

Um ein unnötiges Drehen des Patienten zu vermeiden, sollen die wichtigsten Maßnahmen (Prophylaxen, Waschen des Patienten, Bettgymnastik) während des Bettens erfolgen.

2.1.2 Lagerung eines Patienten

Jeder gesunde Mensch kann durch Bewegungen seine Lage verändern und Körperregionen entlasten. Dadurch werden lokale Ischämien (Durchblutungsstörungen) mit Schmerzen verhindert.
Der erkrankte Mensch ist hier auf die Hilfe des Pflegepersonals angewiesen.

Mit einer entsprechenden Lagerung kann man:
- Kontrakturen (Gelenkfehlstellungen) vermeiden
- Dekubitusprophylaxe erreichen
- den Sekretfluß in den Atemwegen verbessern (Pneumonieprophylaxe)
- eine relative Schmerzfreiheit erzielen
- erkrankte Gliedmaßen ruhigstellen
- das subjektive Wohlbefinden verbessern
- lebensbedrohende Zustände verbessern (Schocklagerung)

Normallagerung (Abb. 2-1)
Indikationen:
- bei mobilen Patienten im Bett

Unterstützung der normalen Wirbelsäulenkrümmungen (Hals- und Lendenlordose), evtl. mit Kissen.

Flache Rückenlagerung (Abb. 2-2)
Indikationen:
- einfache Schlafposition
- postoperativ
- Wirbelsäulen- und Beckenfrakturen
- nach Lumbalpunktionen

Kopf und Nacken durch kleines Kissen unterstützen, evtl. Knierolle zur Entlastung der Bauchdecke.

Seitenlagerung in 30° oder 90° (Abb. 2-3 a und b)
Indikationen:
- Bewußtlosigkeit (Verringerung der Aspirationsgefahr)
- Schluckstörungen
- Dekubitusprophylaxe
- nach Lungenoperation

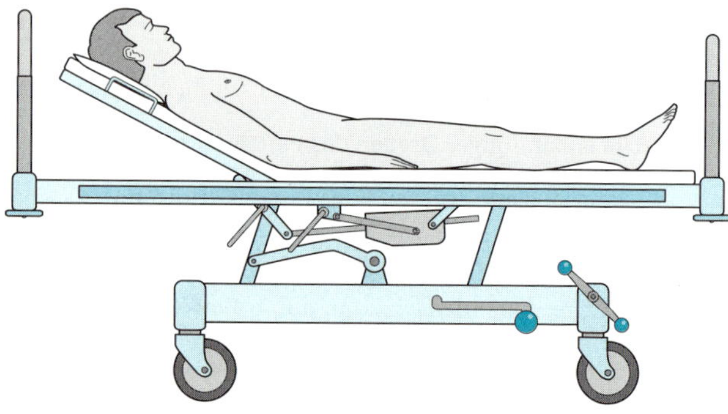

Abb. 2-1 Normallagerung.

- Drainagelagerung (Förderung des Abflusses von Bronchialsekreten durch gezieltes Unterpolstern mit Kissen erkrankter Lungenpartien; s. Kap. 3.2)
- bei Lähmungen (therapeutische Lagerung z.B. nach Bobath; s. Kap. 9.3.2)

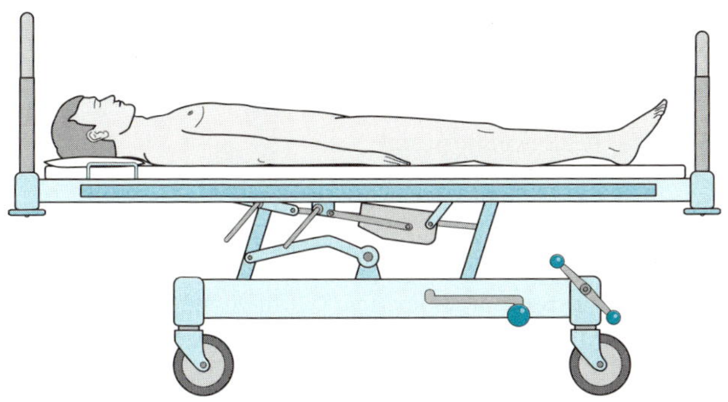

Abb. 2-2 Flache Rückenlagerung.

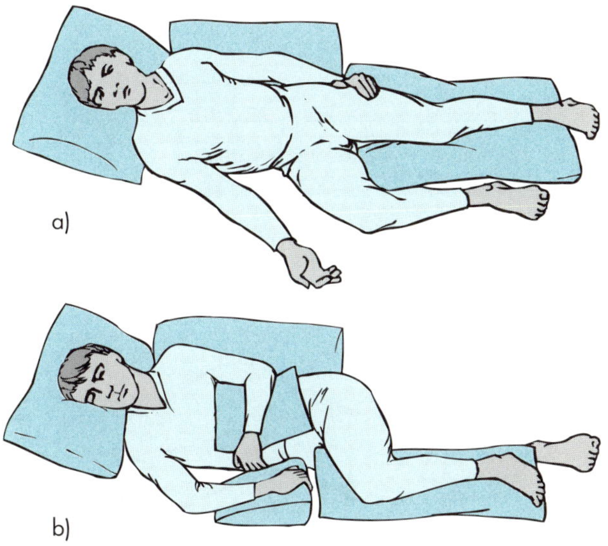

Abb. 2-3 Seitenlagerung.
a) 30°.
b) 90°.

Kopfteil flach oder leicht erhöht, Kopf, Rücken und Beine durch Lagerungshilfsmittel abstützen.
Lagewechsel nach Schema vornehmen (Abb. 2-4).
Bei der 30°-Lagerung wird das oben liegende Bein hinter, bei der 90°-Lagerung vor den Körper auf ein Kissen gelagert.
Variante zur 30°-Lagerung: Zweite Bettdecke zu einer langen Rolle falten und bei Rückenlage des Patienten unter die Matratze legen.

Stabile Seitenlage (Abb. 2-5)
Indikationen:
- bei Bewußtlosigkeit
- bei Aspirationsgefahr
- zur Freihaltung der Atemwege

Oberkörperhochlagerung (Abb. 2-6)
Indikationen:
- zur Nahrungsaufnahme (Verringern der Aspirationsgefahr)
- Herz- und Ateminsuffizienz (Atmungserleichterung und Kreislaufentlastung)
- nach Strumektomie (Förderung des Wundsekretabflusses, verhindert die schmerzhafte Überdehnung des Operationsgebietes)
- Schädel-Hirn-Traumen (Hirndruckentlastung)
- Spinalanästhesie (verhindert das Aufsteigen von Lokalanästhetika)

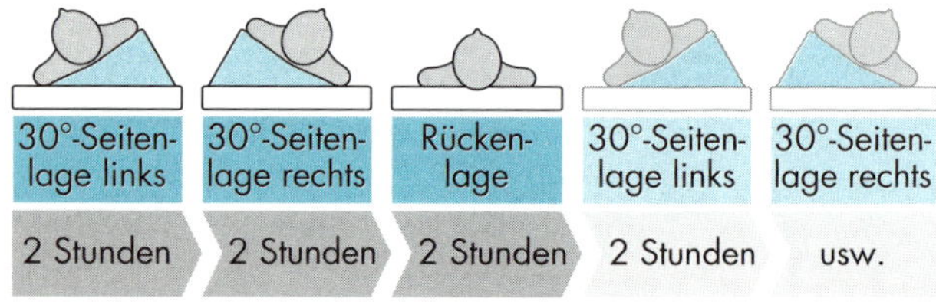

Abb. 2-4 Schema der Seitenlagerung.

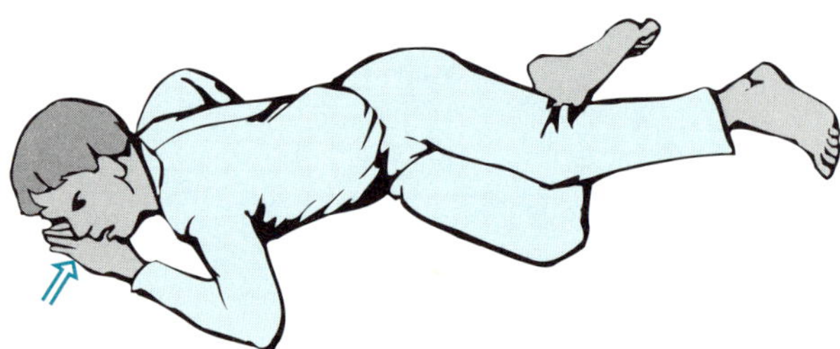

Abb. 2-5 Stabile Seitenlagerung.

Rückenteil des Bettes erhöht, Rücken gut mit Kissen abstützen. Zur Erweiterung der Atemfläche werden die Kissen in V-, A- oder T-Form (Abb. 2-7 a bis c) unter den Brustkorb gelegt. Bei der V-Lagerung wird der untere, bei der A-Lagerung der obere Lungenbereich besser belüftet. Bei der T-Lagerung kann das quer gelegte Kissen abwechselnd unter den oberen, mittleren oder unteren Thoraxbereich gelegt werden, um gezielt unterschiedliche Lungenabschnitte zu belüften. Dauer der Lagerung ca. 20 Minuten.
Eine Handtuchrolle gesäßnah unter die Oberschenkel gelegt, verhindert das Abrutschen, Fußstützen anbringen.

Beinhochlagerung (Abb. 2-8)
Indikationen:
- Förderung des venösen Rückflusses (Thromboseprophylaxe)
- postoperativ nach Venenoperationen (z.B. Varizen)
- Venenentzündungen
- Frakturen und Verstauchungen

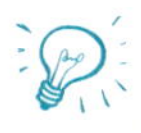

Lagerungskissen oder Schaumstoffschienen benutzen, Fußteil hochstellen, starke Abknickung in den Leisten vermeiden, um den venösen Rückstrom nicht zu behindern.

Lagerung im Stufenbett (Abb. 2-9)
Indikationen:
- bei verspannter Rückenmuskulatur
- Bandscheibenschäden im Lendenwirbelsäulenbereich

Der Oberkörper wird flach gelagert, die Beine unterpolstern, so daß eine Abknickung im Hüft- und Kniegelenk von 90° erfolgt.

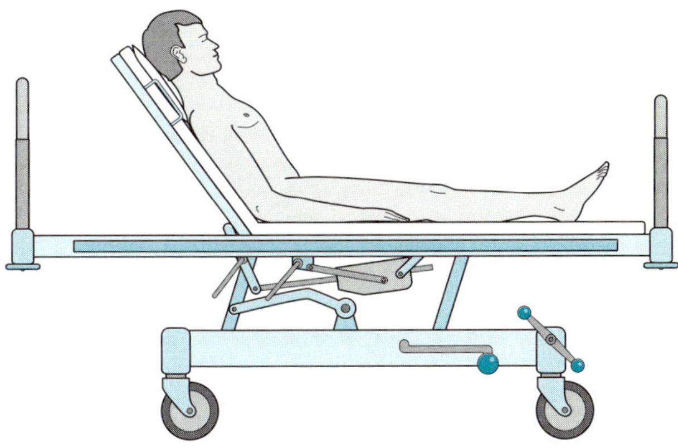

Abb. 2-6 Oberkörperhochlagerung.

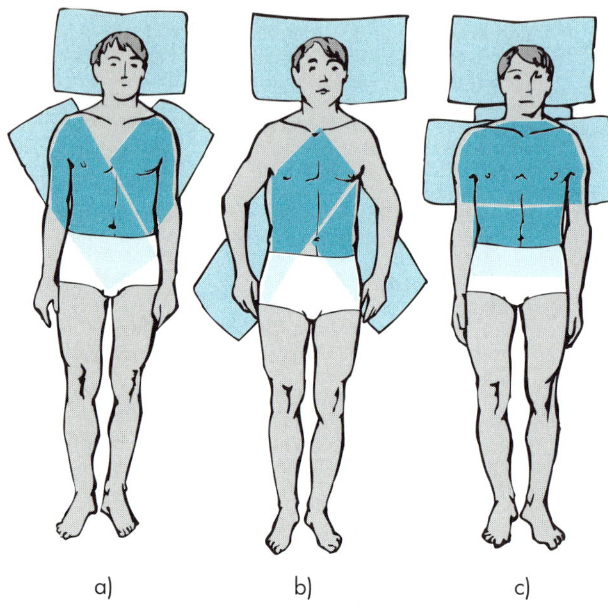

Abb. 2-7 Lagerung zur Atmungsverbesserung.
a) V-Lagerung.
b) A-Lagerung.
c) T-Lagerung.

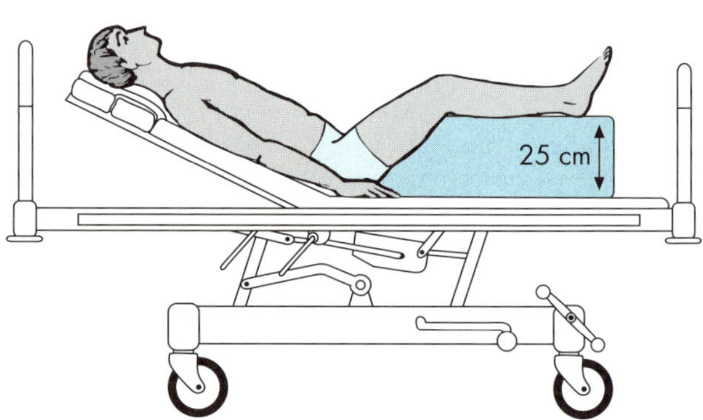

Abb. 2-8 Beinhochlagerung.

Beintieflagerung/„schiefe Ebene“ (Abb. 2-10)
Indikationen:
- arterielle Durchblutungsstörungen (Förderung der arteriellen Durchblutung)
- Patienten mit Halswirbelfraktur, versorgt durch Glisson-Schlinge oder Crutchfield-Klammer (um die Kontinuität des Zuges zu gewährleisten)

Das gesamte Bettniveau wird schräg gestellt. Zum Abstützen gepolsterte Fußstützen anbringen.

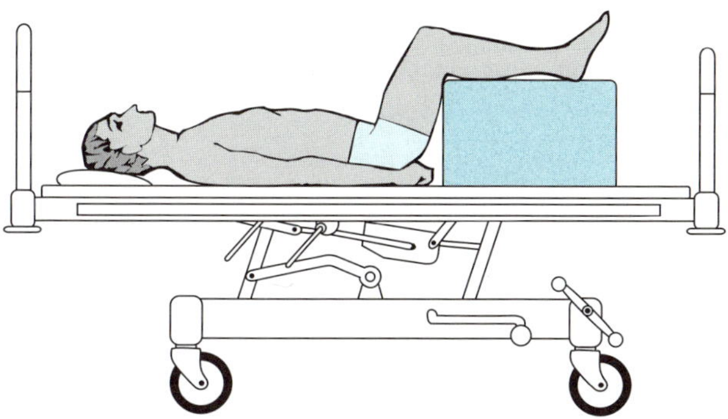

Abb. 2-9 Lagerung im Stufenbett.

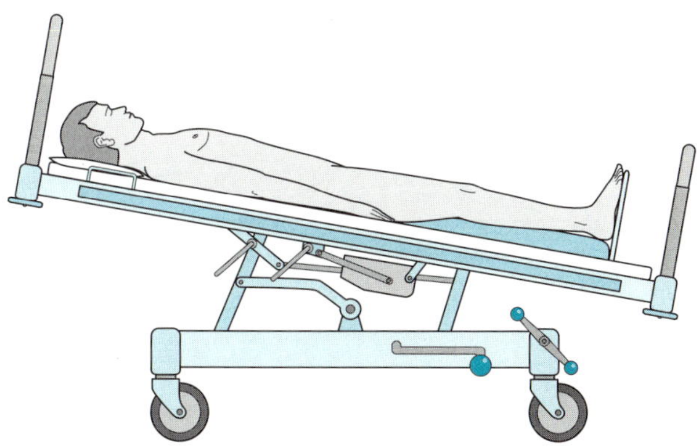

Abb. 2-10 Beintieflagerung („schiefe Ebene“).

Trendelenburg-Lage/„Schocklagerung" (Abb. 2-11)
Indikationen:
- Ohnmacht
- Schock (außer kardiogener Schock)
- Blutverlust
- Legen von zentralvenösen Zugängen (Vermeiden einer Luftembolie)

Das gesamte Bettniveau schräg stellen. Der Kopf ist mit einem kleinen Kissen zu stützen. Es ist darauf zu achten, daß er tiefer als die untere Körperhälfte liegt.

Bauchlagerung (Abb. 2-12)
Indikationen:
- Dekubitusprophylaxe und -therapie
- Verbrennungen
- Hauttransplantationen am Rücken oder Gesäß

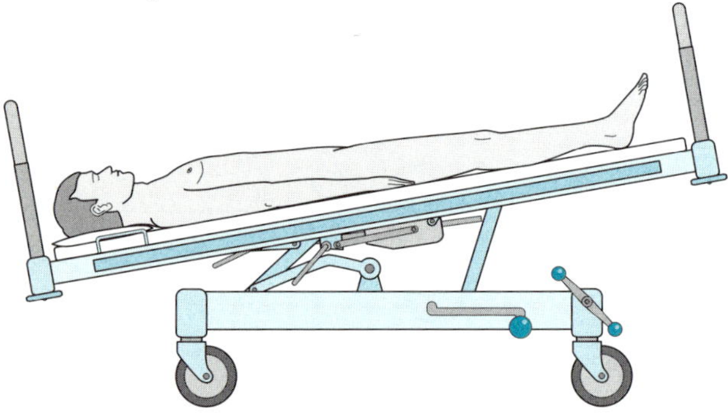

Abb. 2-11 Trendelenburg-Lage („Schocklagerung").

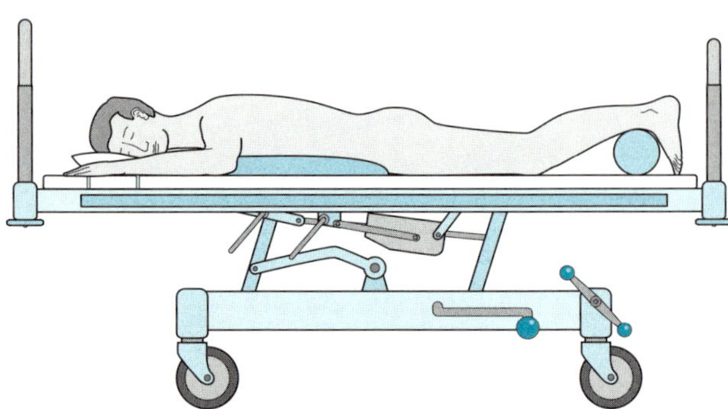

Abb. 2-12 Bauchlagerung.

Das Kopfteil flach stellen. Den Kopf zur Seite drehen und mit einem kleinen Kissen unterstützen, ebenso Brust- und Beckenbereich. Die Füße sind mit weichen Polstern unter den Unterschenkeln zu entlasten (Spitzfußprophylaxe).

135°-Lagerung (Abb. 2-13)
Indikationen:
- Entspannungslage, bequeme Schlafposition
- Dekubitusprophylaxe und -therapie
- Verbrennungen
- Hauttransplantationen am Rücken und Gesäß

Das Kopfende flach stellen, den Kopf zur Seite drehen und mit einem kleinen Kissen unterstützen. Zwei Kissen zu Schiffchen falten. Das eine längs zur Hälfte unter den Brust- und Bauchbereich, das andere unter das Bein legen. Das gesamte Bett evtl. in leichte Beintieflage stellen.

2.1.3 Lagerungshilfsmittel

Lagerungshilfsmittel erleichtern dem Kranken die entsprechende Lage und vermeiden Lagerungsschäden.

Federkissen: Gänsefedern in Baumwollstoffumhüllung, weich, gut modellierbar, halten die Wärme. **Nachteil:** bei Nässe Verklumpung der Federn, schwer zu reinigen bei Verschmutzung.

Synthetische Kissen: synthetische watteähnliche Flockenfüllung, weich, gut modellierbar, waschbar. **Nachteil:** Fasern verlieren nach längerem Gebrauch und mehrmaligem Waschen die Elastizität und verklumpen.

Hirsekissen: Getreidekörner in Baumwollbezügen, atmungsaktiv, Kissen paßt sich jeder Körperform an, vielseitig verwendbar. **Nachteil:** große Feuchtigkeit beeinträchtigt die Körner.

Schaumstoff: schwammartiges Lagerungshilfsmittel in verschiedenen Größen, Formen und Stärken, mit oder ohne Umhüllung einsetzbar, guter Druckausgleich, kann nach individuellen Be-

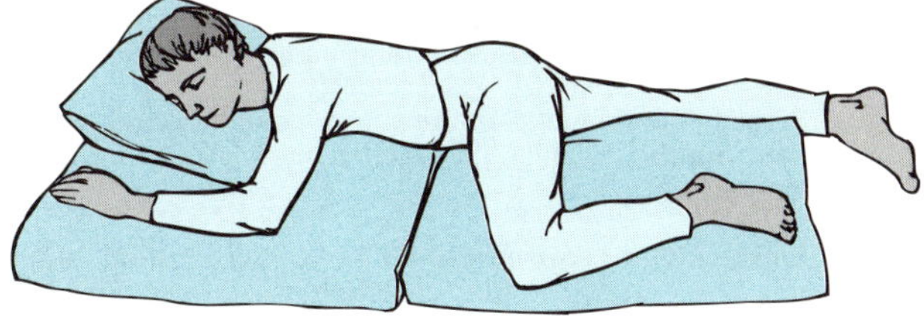

Abb. 2-13 135°-Lagerung.

dürfnissen zugeschnitten werden, kostengünstig, saugt Feuchtigkeit auf, ohne Beeinträchtigung wasch- und desinfizierbar. **Nachteil:** Wärmestau.

Kubivent: Schaumstoffeinsätze im flexiblen Netz, einzelne Würfel herausnehmbar. Zur gezielten Hohllagerung bei der Dekubitusprophylaxe.

Nackenrolle: stoffbezogene Schaumstoffrolle, zur Ruhigstellung des Nackens, Unterstützung beim Lesen.

Knierolle: Schaumstoffrolle mit Kunststoffbezug, wird zur Bauchdeckenentlastung unter die Knie gelegt. **Nachteil:** behindert venösen Rückfluß in den Beinen, fördert Thrombosen und Kontrakturen.

Dekubitex: Polsterkissen aus Polystyrolkügelchen in Baumwollbezügen, gute Druckverteilung, gut modellierbar, wasch- und desinfizierbar.

Rhombo-Fill: mit rhombisch geschnittenen Luftzellstäbchen gefüllte Kissen, zur „Superweichlagerung", gute Druckverteilung, guter Temperaturausgleich, desinfizierbar. **Nachteil:** Verlust des Körpergefühls bei langer Liegedauer, Folge ist die Reduzierung der Mobilität des Patienten.

Gelkissen: gallertartig-elastische Silikonmasse mit Schutzhülle, abhängig von der Dicke des Kissens, gute Druckverteilung, paßt sich der Körperform an, desinfizierbar. **Nachteil:** Wärmestau, relativ großes Gewicht.

Roha-Flotationskissen: weiches aufblasbares pneumatisches Kissen für Rollstühle, das sich bei Gewichtsverlagerung der Körperform anpaßt. **Nachteil:** Wärmestau, Füllungsdruck muß regelmäßig überprüft werden.

Naturfell: Schaffell, ohne Stoffabdeckung verwendbar, gute Weichlagerung, kein Wärmestau, gute Luftdurchlässigkeit. **Nachteil:** nur bis 30 °C waschbar.

Synthetisches Fell: fellartiges Vlies, ohne Stoffabdeckung verwendbar, gute Weichlagerung, heiß waschbar. **Nachteil:** Wärmestau, Fasern verfilzen nach mehrmaligem Waschen.

Fersen-Ellenbogen-Schoner: aus unterschiedlichen Materialien, Synthetik- oder Naturfellen, aufblasbare Luftkissen (aus Kunststoff).

Wasserkissen, Wasserbett: Gummi- oder Plastikumhüllung, die mit körperwarmem Wasser gefüllt wird, bei völlig immobilen Patienten einsetzbar, günstige Gewichtsverteilung im Wasserbett, darf nicht zu prall gefüllt werden, Luft entfernen. **Nachteil:**

Wärmestau, vermehrtes Schwitzen, aufgrund des Gewichtes schwer zu transportieren, Oberkörperhochlagerung kaum durchführbar.

Anti-Dekubitus-Matratze: Wechseldruckmatratze mit quer- oder längsangeordneten Luftkammern. Ein elektrisch betriebenes Aggregat belüftet rhythmisch die einzelnen Kammern. Sie wird über die normale Matratze gelegt. Abhängig von der Häufigkeit des Luftaustausches in den Luftkammern, gute Druckentlastung und -verteilung. **Nachteil:** je nach Fabrikat werden die Luftkammern zu prall gefüllt und der Luftwechsel in den Kammern findet nicht häufig genug statt. Belüftungsaggregate stellen gelegentlich eine Lärmbelästigung dar.

Luftringe: aufblasbarer Gummiring, kurzfristige Anwendung zur Erleichterung des Sitzens bei Schmerzen im Anal- und Genitalbereich (z.B. Hämorrhoiden, Dammnaht nach der Geburt). **Nachteil:** bei längerem Sitzen Ödembildung und Durchblutungsstörungen im geschädigten Bereich, Aufblasventil kann drücken.

Sandsack: mit Sand gefüllte Kunststoffsäckchen in verschiedenen Größen, zur Stützung z.B. von Schienen und Lagerungshilfsmittel, zur Kompression von Wunden bei Nachblutungen. **Nachteil:** modelliert sich kaum an, hohes Gewicht.

Kramer-Schiene: mit Schaumstoff gepolstertes, biegbares Drahtgestell (Abb. 2-14). Zur Schienung und Ruhigstellung der oberen Extremitäten.

Nicht zu fest oder zu locker anwickeln. Korrekten Sitz häufig kontrollieren.

Volkmann-Schiene: dachrinnenförmige, starre, flache Beinschiene (Abb. 2-15), Gesamtlänge verstellbar. Sie dient der Ruhigstellung der Beine und Füße.

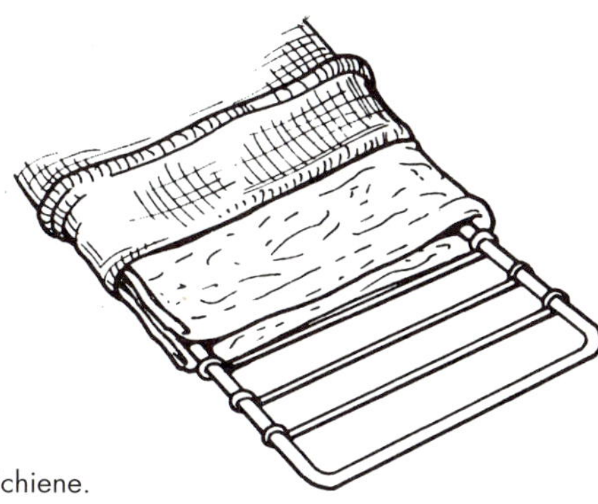

Abb. 2-14 Kramer-Schiene.

Oberschenkel, Kniekehle und Ferse gut polstern (Gefahr von Druckschäden). Bein nicht zu fest an die Schiene wickeln.

Braun-Schiene: mit Binden umwickelte Stangenkonstruktion (Abb. 2-16), die an einem Extensionsgerüst befestigt wird. Länge des Unterschenkelteils verstellbar. Dient der Hochlagerung des Unterschenkels z.B. bei Extensionstherapie, nach Frakturen und Verstauchungen, bei Thrombosen. Fördert die Rückbildung von Ödemen.

Oberschenkel, Kniekehle und Ferse gut polstern. Für Spitzfußprophylaxe sorgen.

Kirschner-Schiene: Schiene mit individuell einstellbarem Kniewinkel, Länge des Ober- und Unterschenkelteils verstellbar (Abb. 2-17). Handling siehe Braun-Schiene.

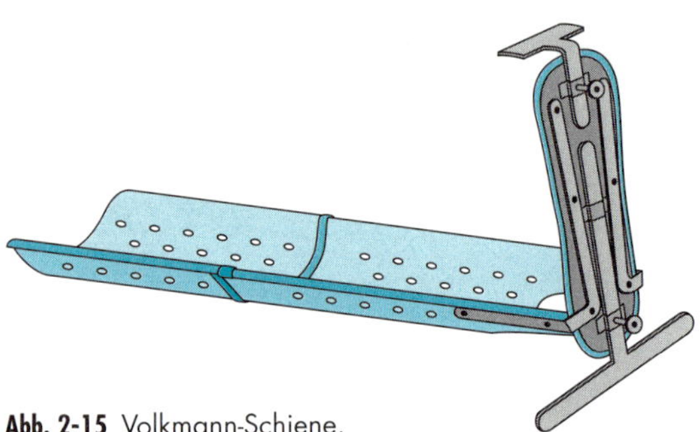

Abb. 2-15 Volkmann-Schiene.

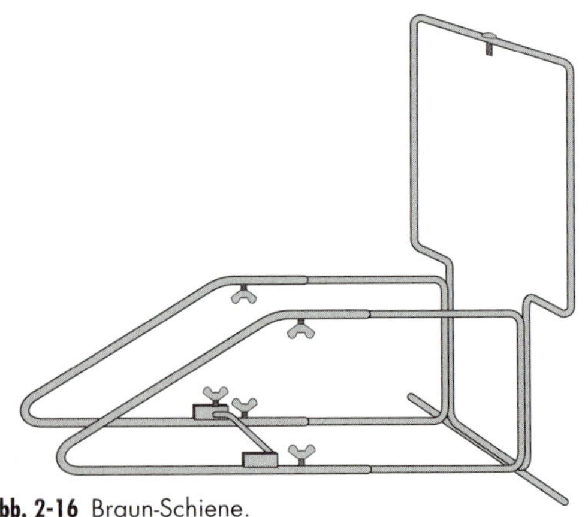

Abb. 2-16 Braun-Schiene.

Schaumstoff-Schiene nach Keel: flache oder hohe Schiene mit ausgeschnittener Liegerille und verstärktem Fußsohlenteil (Abb. 2-18), zur Ruhigstellung der Füße und Beine. Leintuch als Schutz für die Schiene verwenden.

Auf korrekte Fußstellung achten. Nicht geeignet für nässende Wunden.

Bettbogen (Reifenbahre): Konstruktion aus Holz und Metalldrähten in verschiedenen Größen. Wird z.B. zur Vermeidung einer Druckbelastung der Beine durch die Bettdecke (z.B. bei Parästhesien) eingesetzt.

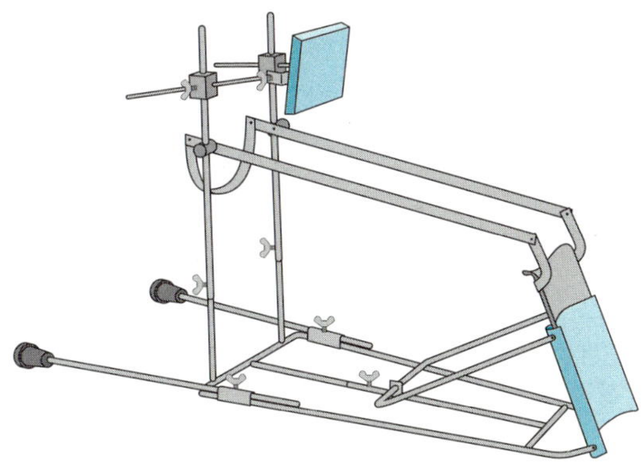

Abb. 2-17 Kirschner-Schiene.

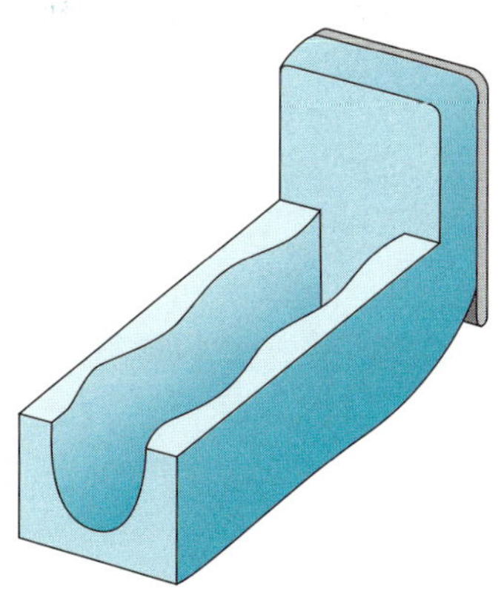

Abb. 2-18 Schaumstoffschiene nach Keel.

Fußstützen: aufrecht gestellte Platte, die mittels Halteschienen am Bett auf der Matratze angebracht werden (Abb. 2-19), z.T. beweglich. Zur Stützung der Füße in 90°-Stellung zum Unterschenkel, als Spitzfußprophylaxe, verhindert das Herunterrutschen des Patienten zum Fußende.

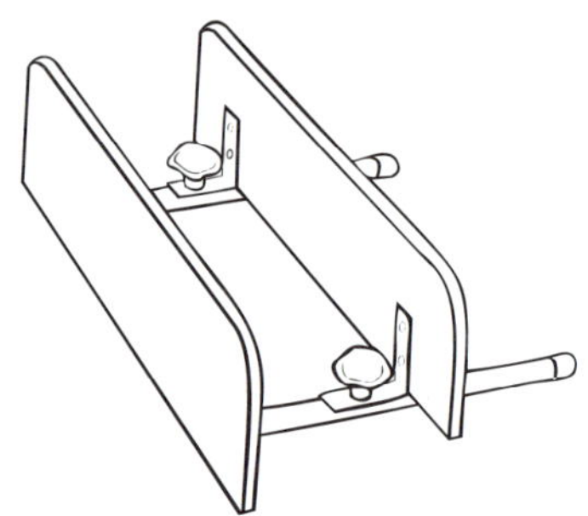

Abb. 2-19 Fußstützen.

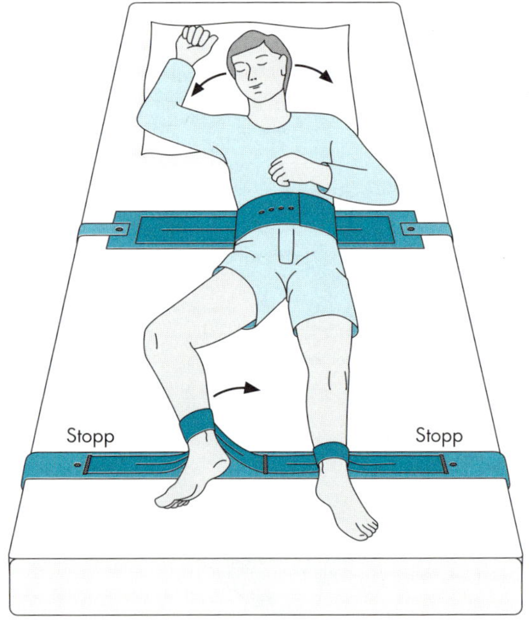

Abb. 2-20 Fixiergurte.

Fixiergurte: aus festem Baumwollgewebe oder Leder (Abb. 2-20). Schützt sehr unruhige Patienten vor Verletzungen und hindert sie, das Bett zu verlassen.

Fixiergurte dürfen nur auf Arztanordnung und als Notfallmaßnahme angelegt werden. Zustimmung des Betreuers erforderlich (Freiheitsberaubung). Dokumentationspflicht von Uhrzeit und Dauer der Fixierung (Betreuungsgesetz!).

Seitenbrett: gepolsterter oder ungepolsterter Seitenschutz („Bettgitter"), dürfen nur mit Zustimmung des Patienten und/ oder auf Anordnung des Arztes angebracht werden (Betreuungsgesetz!).

2.1.4 Das Krankenbett

Das Krankenbett soll den Erfordernissen des Kranken und des betreuenden Personals entsprechen und unterscheidet sich vom normalen Bett durch:
- äußere Form und Beschaffenheit
- Beweglichkeit (Räder, höhenverstellbar, Liegefläche verstellbar)
- Bettzubehör (Patientenaufrichter, Handtuchhalter, Kommandogerät zur Verstellung des Kopf- oder Fußteils)

Nach Untersuchungen von Christel Bienstein ist die Abknickung des Körpers bei der Oberkörperhochlagerung in den herkömmlichen Betten unphysiologisch. Da die Körpermitte in Höhe der Hüftgelenke liegt und beim bequemen Sitzen dort die Beugung erfolgt, müßten die Betten eine Oberkörperverlängerung bekommen! Folgen einer ungünstigen Lage sind:
- Rückenschmerzen durch Krümmung der Lendenwirbelsäule
- Nahrungsaufnahme ist erschwert (der Magen wird komprimiert, der Appetit ist reduziert)
- der gesamte Körper ist angespannt
- die Beweglichkeit des Patienten ist eingeschränkt
- Scherkräfte treten beim Herunterrutschen auf und dadurch erhöht sich die Dekubitusgefahr

• **Spezialbetten**

Herzbett: Lagerungsbett für Patienten mit Herzinsuffizienz. Es lassen sich Kopf- und Fußteil individuell verstellen (Abb. 2-21).

Intensivbett: Spezialbett mit harter Unterlage für die Reanimation. Die Liegefläche ist höhenverstellbar, für Röntgenstrahlen durchlässig.

Clinitron-Betten: Segmentierte Luftkissen garantieren eine Lagerung mit niedrigem Auflagedruck (Low-Flow), wird oft bei Schwerkranken (Intensivstation) und bei Patienten mit Dekubitus eingesetzt (Abb. 2-22). Clinitron ASX mit Wiegeeinheit und Temperaturregulierung für die Behandlung von Patienten mit

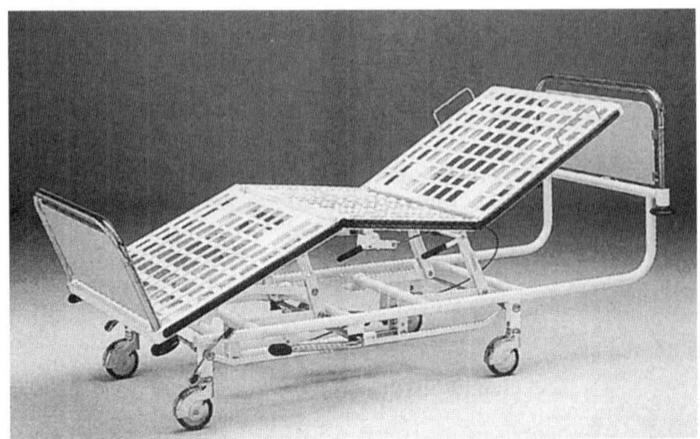

Abb. 2-21 Herzbett.

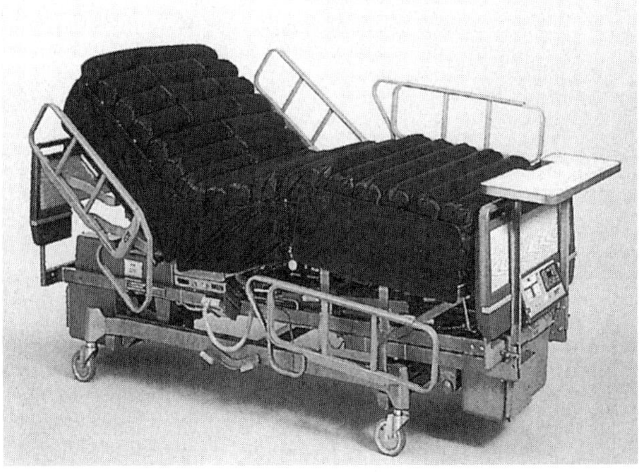

Abb. 2-22 Clinitron-Bett.

großen Wunden, z. B. Verbrennungen. Durch ständiges Aufwirbeln von Mikrokugeln wird der Auflagedruck (ca. 16 mmHg) optimal vermindert. Der Patient ist durch ein Filtertuch von der Mikrokugelschicht getrennt. Wundsekrete werden von den Mikrokugeln resorbiert und sinken auf ein auswechselbares Sieb ab.

Rotorest-Bett (mit Schaumstoff) und **Mediscus-Pulmonär-Bett** (mit Luftkissensystem): dies sind spezielle Intensivpflegebetten für Patienten mit schwersten Lungenkomplikationen, schweren Unfällen, Para- und Tetraplegien und neurologische Erkrankungen.

Drehbett (Rhönrad): Spezialbett mit zwei Liegeflächen und Drehvorrichtung für querschnittgelähmte Patienten (Abb. 2-23). Es dient auch zum Kreislauftraining in der Rehabilitationsphase.

Sandwich-Bett: Spezialbett für querschnittgelähmte Patienten mit zwei Liegeflächen (Abb. 2-24).

Entbindungsbett: Fahrbares Bett mit verstellbarer Steißplatte und Rückenlehne. Die Beinstützen können hochgeklappt werden (Abb. 2-25).

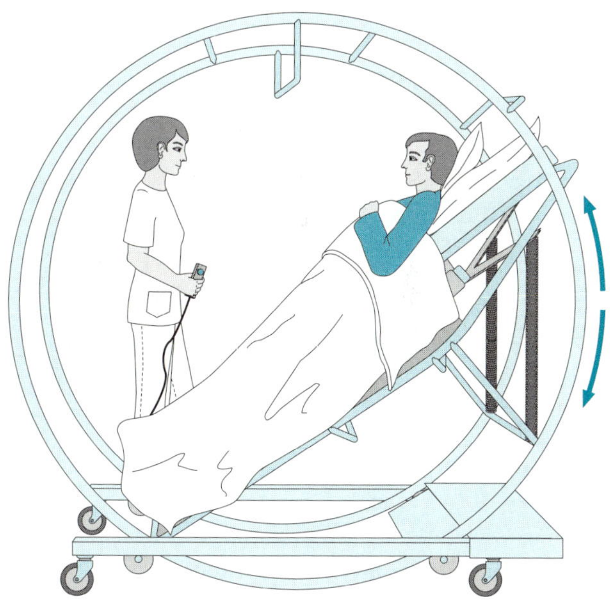

Abb. 2-23 Drehbett.

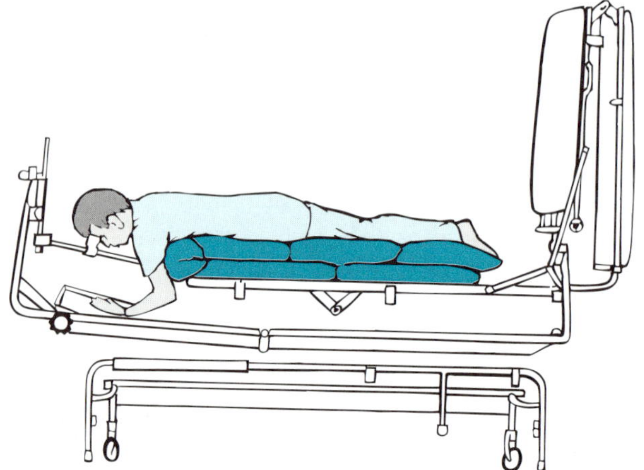

Abb. 2-24 „Sandwich-Bett".

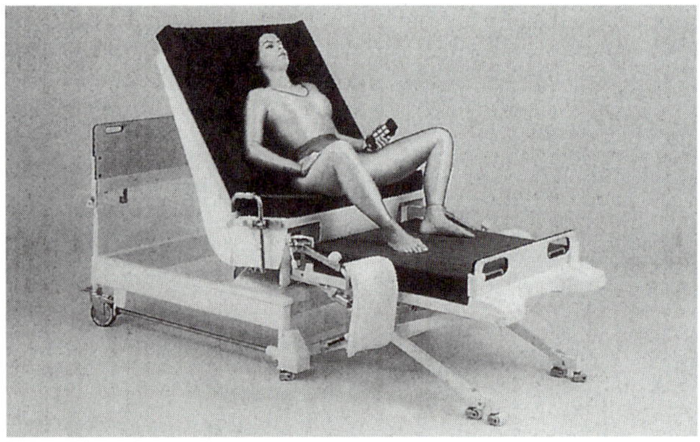

Abb. 2-25 Entbindungsbett bzw. -stuhl.

2.2 Mobilisation des Patienten

Durch Mobilisieren soll der Patient seine Beweglichkeit wiedererlangen. Bei langer Inaktivität (Bettruhe, Gipsverbände) kommt es zur Atrophie der Skelettmuskulatur und Degeneration der Gelenke. Die Mobilisation eines Patienten ist abhängig von:

- seinem momentanen Kräftezustand
- seiner psychischen und geistigen Verfassung (Eigenaktivität)
- dem Krankheitsbild
- dem Therapieziel

Sie bedarf der Zustimmung des Arztes.

2.2.1 Mobilisation im Bett

Bewegungsübungen durch Physiotherapeuten werden vom Arzt verordnet. Meist werden diese therapeutischen Übungen einmal am Tag durchgeführt. Um eine optimale Förderung des Patienten zu erreichen, sollte die Pflegekraft in Absprache mit der/m Therapeutin/en diese Übungen in die verschiedenen Pflegeverrichtungen integrieren.

- **Ziele**

- Beweglichkeit der Gelenke erhalten
- Verhinderung von Sekundärerkrankungen (Kontraktur, Thrombose, Pneumonie, Dekubitus, Obstipation)
- Vermeidung bzw. Reduzierung von Schmerzen
- Anregung des Kreislaufs
- größtmögliche Selbständigkeit und Unabhängigkeit
- Förderung des physischen und psychischen Wohlbefindens

Je nach Art, Umfang und Dauer der beabsichtigten Mobilisation erfolgt vorher und nachher die Vitalzeichenkontrolle.

- **Besondere Formen der Mobilisation**

Passive Bewegungsübung: Die Pflegekraft bewegt die Gelenke durch, ohne daß der Patient aktiv mithilft.

Assistive Bewegungsübungen: Der Patient beteiligt sich an den Übungen ohne Kraftaufwand.

Aktive Bewegungsübungen: Der Patient bewegt sich unter Anleitung selbständig.

Resistive Bewegungsübungen: Der Patient muß sich gegen einen Widerstand bewegen und trainiert dadurch besonders seine Muskulatur.

Isometrische Übung: Der Patient spannt einzelne Muskelgruppen langsam an, hält für 2–3 Sekunden diese Spannung aufrecht und entspannt sich langsam. Bei dieser Übung findet keine Bewegung statt. Nach der Anspannungsphase für einige Sekunden die Muskeln entspannt ruhen lassen. Die Dauer der Entspannungsphase und die Häufigkeit der Anspannungen richten sich nach dem Zustand des Patienten.

Mobilisation vom Liegen zum Sitzen

Enbloc-Aufsetzen (Abb. 2-26 a und b) zum Aufrichten und an die Bettkante setzen eines Patienten (z.B. nach abdominellen Operationen): Der Patient kann mit seinen Händen einen leich-

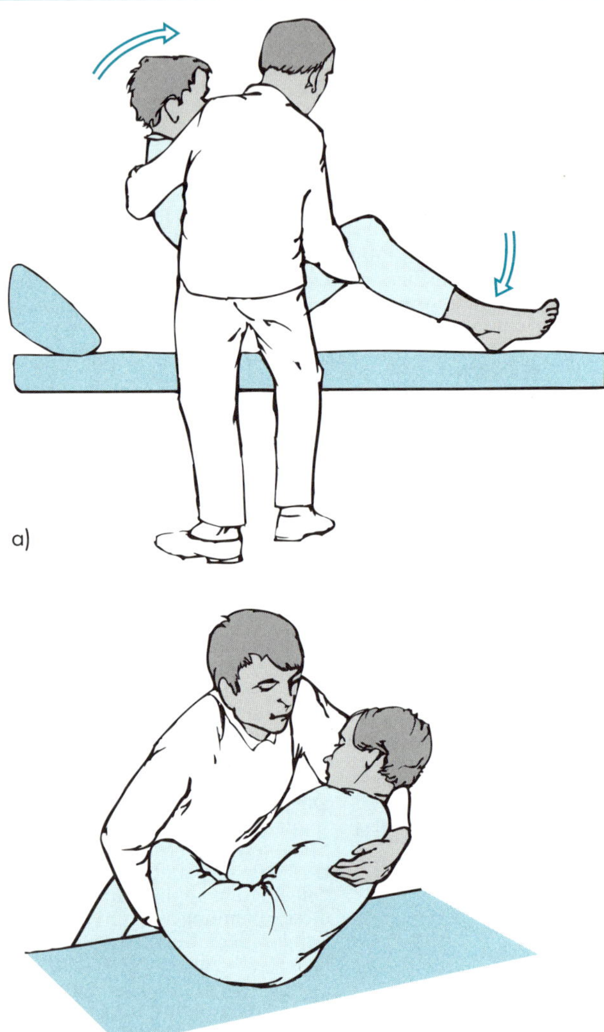

Abb. 2-26 Enbloc-Aufsetzen.
a) Pflegekraft stützt den Rücken des Patienten ab, greift unter den Knien durch und zieht die Beine des Patienten vom Bett.
b) Pflegekraft stützt den Rücken des Patienten ab, greift über die Beine und zieht sie vom Bett.

ten Druck auf die Wunde ausüben. Die Pflegekraft stützt mit der linken Hand den Rücken des Patienten ab. Mit dem rechten Unterarm greift sie unter die Kniekehlen und zieht die Beine vom Bett. Dabei führt sie eine halbe Drehung nach rechts aus und setzt das rechte Bein einen Schritt nach hinten. Der Rücken bleibt gerade.

2.2.2 Richtiges Heben und Tragen von Lasten

Um Schäden am aktiven und passiven Bewegungsapparat zu vermeiden, sind Kenntnisse zur richtigen Körperhaltung sowie zu Hebe- und Tragetechniken wichtig (Abb. 2-27 a und b). Folgende Grundsätze sind zu beachten:

Hilfsgriffe zur Lageveränderung des Patienten im Bett

- **Hebegriff** (Abb. 2-28) zum „Höherziehen" eines Patienten im Bett: Die Pflegekraft greift unter die Achselhöhlen des Patienten und hebt den Oberkörper an. Der Patient stößt

a)

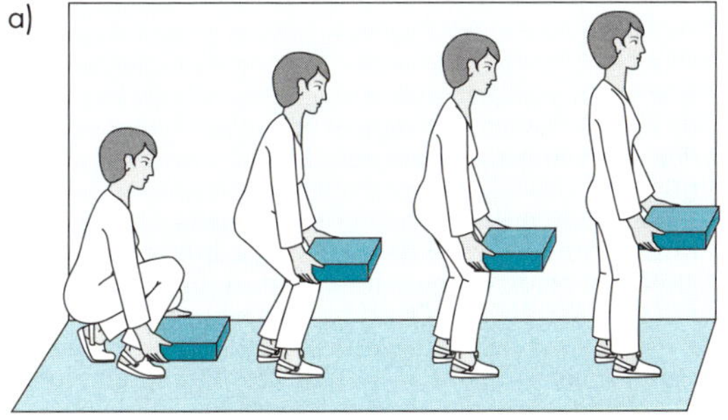

b)

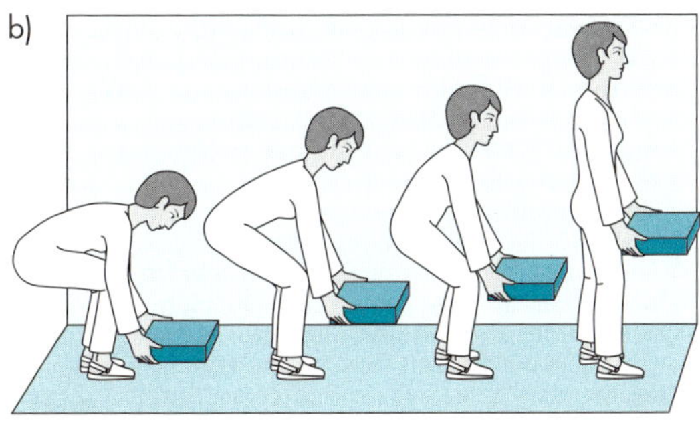

Abb. 2-27 Aufheben von Lasten.
a) Richtig.
b) Falsch.

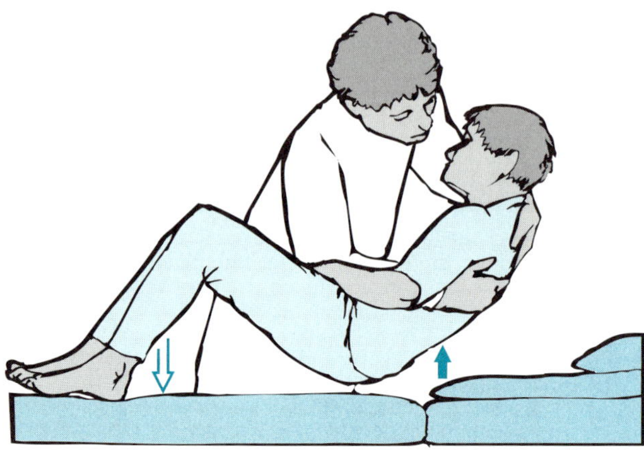

Abb. 2-28 Hebe-Griff.

sich mit den Füßen auf der Unterlage ab und hebt gleichzeitig das Gesäß an. Die Pflegekraft sollte darauf achten, daß sie den Rücken gerade hält, da sie das Gewicht des Patienten trägt.

- **Haken-Stützgriff** (Abb. 2-29) zum „Höherlegen" eines schwerkranken Patienten: Die Pflegekraft (am Kopfende) greift mit beiden Armen unter den Schultern des Patienten durch und trägt den Oberkörper. Dabei ruht der Kopf des Patienten auf den Unterarmen der Pflegekraft. Die rechte Hand schiebt sie unter die Taille des Patienten und ergreift die rechte Hand der zweiten Pflegekraft, die diese ihr entgegenstreckt. Die zweite Pflegekraft nimmt die Beine des Patienten auf ihren linken Unterarm. Auf Kommando wird der Patient angehoben und in Richtung Kopfende gezogen.
- **Australia-Griff** (Abb. 2-30 a und b) zum „Höherziehen" eines bettlägerigen Patienten: Der Patient wird zum Sitzen aufgerichtet. Die Pflegekräfte stehen in Schrittstellung seitlich am Bett mit Blickrichtung zum Kopfende des Bettes. Die Schultern lehnen unterhalb der Achselhöhlen gegen den Brustkorb des Patienten. Der Patient legt seine Arme auf die Rücken der Pflegekräfte. Beide Pflegekräfte führen eine Hand (Patientenseite) unter den Oberschenkel des Patienten und ergreifen die Hand der anderen Pflegekraft. Mit der anderen Hand stützen sie sich am Kopfende des Bettes ab. Die Pflegekräfte heben den Patienten durch Strecken des eigenen Körpers, besonders der Beine, an und tragen ihn in Richtung Kopfende. Der Rücken soll dabei gerade sein.
- **Höherlagern mit Tragetuch** (Abb. 2-31) zum „Höherziehen" eines schwerkranken Patienten: Ein Tragetuch (zusammen-

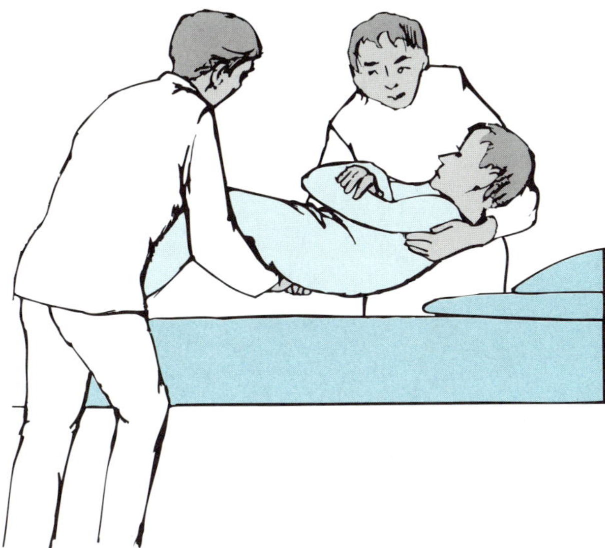

Abb. 2-29 Haken-Stützgriff.

gelegtes Stecklaken) wird unter den Rücken des liegenden Patienten gelegt. Die Pflegekräfte stehen mit gegrätschten Beinen seitlich am Bett mit Blickrichtung zum Patienten. Sie fassen mit beiden Händen das Tragetuch (möglichst nah am Patienten) an. Auf Kommando wird der Patient durch Gewichtsverlagerung nach hinten und seitlichem Schritt in Richtung Kopfende angehoben und „höhergezogen“. Die Pflegekräfte achten darauf, daß sie den Rücken und die Arme gerade halten.

Schuhwerk
- bequeme und geschlossene Schuhe (Unfallverhütungsvorschriften!)
- flache rutschfeste Sohle
- ganze Fußsohle auf dem Boden

Ausgangsstellung
- Schritt- und Grätschstellung (hohe Standsicherheit)
- Bett auf Arbeitshöhe bringen

Körperhaltung
- gerader Rücken (Wirbelsäule wird gleichmäßig belastet)
- gebeugte Knie- und Fußgelenke

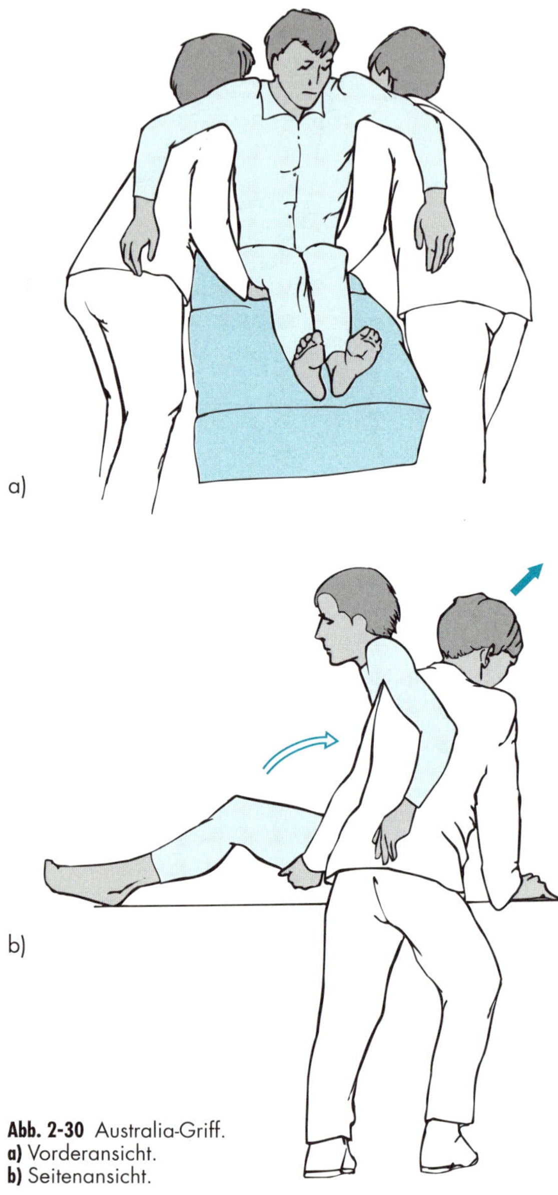

Abb. 2-30 Australia-Griff.
a) Vorderansicht.
b) Seitenansicht.

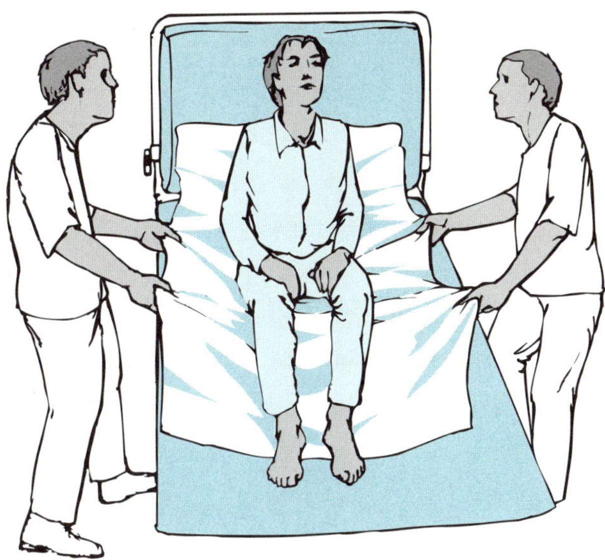

Abb. 2-31 Höherlagern mit Tragetuch.

Schwerpunktverlagerung
- mit geradem Rücken und aufgerichteten Oberkörper heben
- Last aus der Hocke aufnehmen und körpernah tragen
- Last gleichmäßig verteilen
- Last mit gestreckten Armen tragen

Atmung
- beim Aufnehmen der Last einatmen und Luft anhalten
- während des Tragens gleichmäßig weiteratmen
- beim Absetzen die Luft ausatmen

Hilfen bei schweren Lasten
- Hilfsmittel wie Lifter, Heber, Rollstühle, Wagen einsetzen
- mit zwei oder mehreren Personen heben oder tragen
- koordiniertes, zügiges Arbeiten
- Anheben und Absetzen nach Kommandos

Patientenlifter (Abb. 2-32)
- Sicherheit und Standfestigkeit überprüfen
- Bedienungsanleitung beachten
- Umgang erlernen
- Einsatz gut vorbereiten, Platz schaffen
- auf saubere und sichere Gurte und Sitze achten
- Patienten über die Maßnahme genau informieren

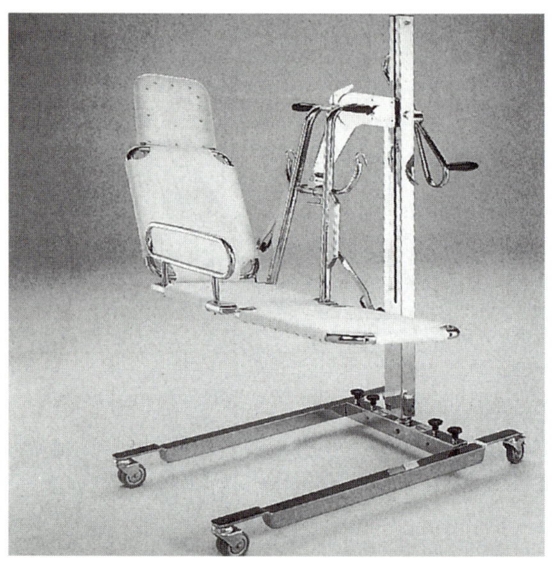

Abb. 2-32
Patientenlifter.

2.2.3 Unterstützung des Patienten beim Gehen

- **Führen des Patienten durch Pflegekraft**

Arm als Stütze
- zum Führen blinder Patienten
- als Begleitung mobiler, unsicherer Patienten

Der Patient hakt sich am Unterarm der Pflegekraft ein.

Stützen des Rumpfes
- bei geschwächten mobilen Patienten

Die Pflegekraft legt die Hände seitlich an den Brustkorb und an der Hüfte (Massen) an. Sie geht seitlich oder hinter dem Patienten. Bei drohendem Sturz kann sie den Patienten näher zu sich an den Körper ziehen und ihn halten. Der Patient hat die Hände für einen Gehstock frei.
Variante: Die Pflegekraft hält eine Hand des Patienten (Abb. 2-33) und stützt mit der anderen Hand Brustkorb oder Becken (Zwischenräume wie Handgelenk und Taille nicht fassen).

- **Einsatz von Gehhilfen** (Abb. 2-34 a bis e)

Gehstock (mit unterschiedlichen Grifformen)
- zur Entlastung bei Bein- und Hüftleiden
- bei voller Koordinationsfähigkeit und erhaltenem Gleichgewicht

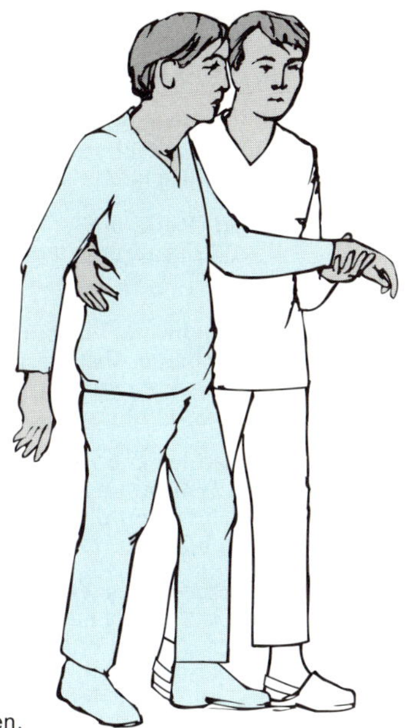

Abb. 2-33 Führen eines Patienten.

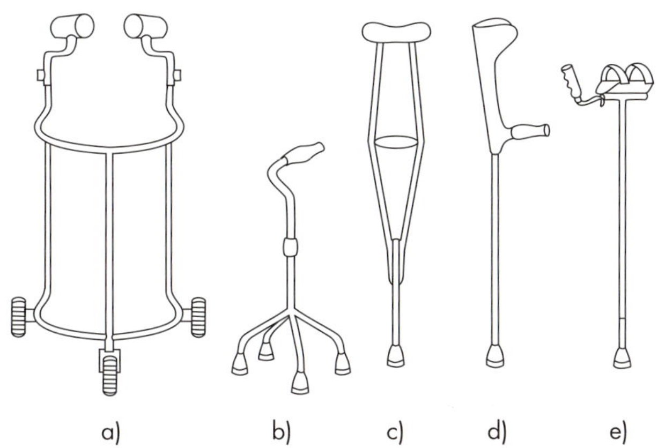

Abb. 2-34 Gehhilfen.
a) Rollwagen (Eulenburg).
b) Vierpunktstütze.
c) Achselstütze.
d) Unterarmgehstütze.
e) Polyarthritisgehhilfe.

Gehbock
- Hilfe zum Stand- und Gehtraining
- bei Muskelschwäche und Gleichgewichtsstörungen

Geh-/Rollwagen (**Eulenburg;** Abb. 2-34 a)
- Hilfe zum Gehtraining und zur Entlastung der Beine
- bei schwachen unsicheren Patienten

Gehrad (Rollator)
- zur Verbesserung der Mobilität bei gangunsicheren alten Menschen mit Koordinations- und Gleichgewichtsstörungen

4-Fuß-Gehhilfe/Vierpunktstütze (Abb. 2-34 b)
- zur sicheren Abstützung als Übergangshilfe zum Gehstock
- bei Patienten mit ausreichender Kraft und Gleichgewicht (Nachteil höheres Gewicht)

Achselstütze (Abb. 2-34 c)
- zum Gehtraining z. B. für Patienten nach Beinamputation, als Übergangshilfe zu Unterarmgehstützen (auf Achselstütze kann höheres Gewicht gelagert werden)

Unterarmgehstützen (Abb. 2-34 d)
- Zur Entlastung nach Verletzungen und Operationen an den Füßen, Beinen und im Hüftbereich
- als Gehhilfe nach Beinamputation bei Patienten mit ausreichender Muskelkraft in den Armen und im Schultergürtel und ohne Störungen des Gleichgewichtes

Polyarthritiskrücke (Abb. 2-34 e)
- Gehhilfe bei Funktionsbeeinträchtigung der Hände, z. B. bei schmerzhaften rheumatischen Erkrankungen

Der Patient kann sein Körpergewicht auf die gepolsterten Unterarmstützen verlagern.

Anpassen der Unterarmgehstützen (Abb. 2-35)
- Stock neben den Patienten stellen
- Arm hängenlassen
- Handgriff auf die Höhe des Handgelenkes einstellen
- Unterarmstütze etwa 2–4 Fingerbreit unter dem Ellenbogengelenk

Gehübungen mit den Unterarmgehstützen (Abb. 2-36 a und b)
Der Oberkörper des Patienten ist leicht nach vorne geneigt.
- **Zweipunktgang (ohne Belastung)**
  - beide Gehstöcke nach vorne setzen
  - betroffenes Bein nach vorne halten, ohne aufzusetzen
  - mit dem gesunden Bein in Höhe der Gehstöcke auftreten
- **Dreipunktgang (teilweise Belastung)**
  - beide Gehstöcke nach vorne setzen
  - betroffenes Bein nach vorne nehmen, Fuß am Boden ohne Belastung abrollen
  - das gesunde Bein nachholen, in Gehstockhöhe aufsetzen

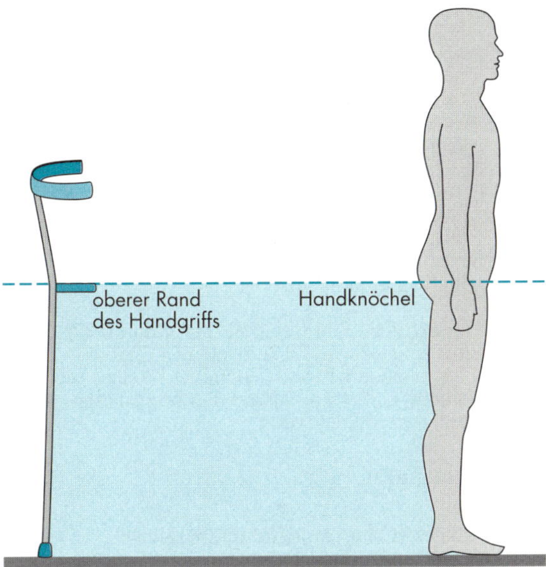

Abb. 2-35 Anpassen der Unterarmgehstützen.

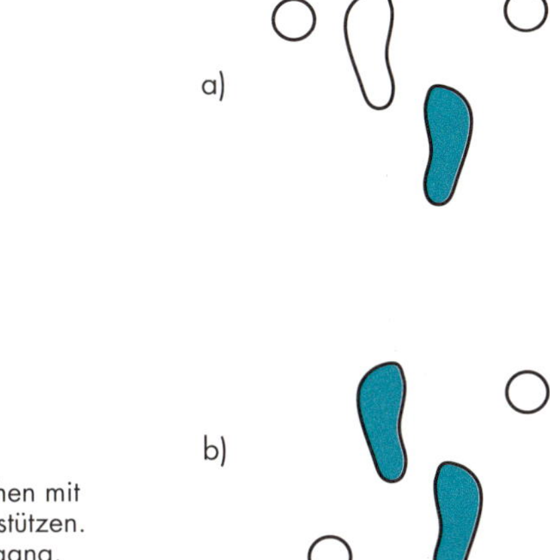

Abb. 2-36 Gehen mit Unterarmgehstützen.
a) Zweipunktgang.
b) Vierpunktgang.

- **Vierpunktgang (volle Belastung)**
  - rechtes Bein und linken Gehstock vorsetzen
  - linkes Bein und rechten Gehstock vorsetzen

Treppensteigen mit Unterarmgehstützen
- **Aufwärts**
  - gesundes Bein auf die obere Stufe
  - Gehstöcke daneben setzen
  - betroffenes Bein nachziehen
- **Abwärts**
  - Gehstöcke auf die untere Stufe
  - betroffenes Bein vorsetzen
  - gesundes Bein nachziehen

Einseitig benutzte Gehhilfen an der gesunden Seite einsetzen. Handgriff in Höhe des Handgelenkes fixieren. Handgriff auf Rutschfestigkeit überprüfen. Schultern sollen nicht hochgezogen werden. Gummipuffer auf Funktionsfähigkeit überprüfen (Schmutz, Materialdefekt).

2.2.4 Rollstuhl

Aufbau
- Grundgestell mit Handgriff und Fußhebel
- Sitzfläche und Rückenlehne
- abnehmbare Seitenteile
- Greifrad und Laufrad (Lenkrad)
- abnehmbare Fußstützen
- evtl. waagerecht hochklappbare Beinstützen
- Handbremsen
- Universalrollstuhl ist zusammenklappbar

Modelle
Je nach Zweck und individueller Behinderung Spezialausführungen
- Toiletten-, Duschrollstuhl
- Elektrorollstuhl
- Sportrollstuhl
- Spezialrollstuhl mit hoher Lehne für Patienten mit hoher Querschnittlähmung

Umgang mit Rollstühlen
- Schulung und Unterweisung in der Handhabung des Rollstuhles (Krankengymnasten hinzuziehen)
- Patienten bei Problemen mit der Fortbewegung, Hilfe anbieten
- unterschiedliche Blickwinkel des Sitzenden und aufrecht Gehenden berücksichtigen
- beim Abbiegen und bei der Fahrt in einen nicht einsehbaren Gang Fahrgeschwindigkeit verringern
- bei Hindernissen, z.B. Bordsteinkante, den Kranken auf das Kippen des Rollstuhls hinweisen

- den Rollstuhl durch Druck des Fußes auf den Fußhebel nach hinten kippen, wobei das Gewicht des Kranken gegen die Rückenlehne drückt
- beim Anhalten sofort die Handbremse festziehen

Beim langen Sitzen im Rollstuhl besteht Dekubitusgefahr, Sitzfläche mit Weichlagerungskissen versehen. Rollstühle müssen regelmäßig gewartet werden (Luftfüllung in den Reifen überprüfen, Räder ölen)

2.3 Kleiden des Patienten

Das Wohlbefinden des Kranken ist unter anderem von der Bekleidung abhängig. Daher sollte er so lange wie möglich seine gewohnte Kleidung tragen (Ausdruck seiner Individualität und seines Geschmackes). Vor chirurgischen Eingriffen erhält der Kranke aus hygienischen Gründen ein Krankenhaushemd. Auch bei schwerstpflegebedürftigen Patienten mit nässenden infizierten Wunden und bei stark schwitzenden Patienten ist das Tragen der leicht zu wechselnden offenen Krankenhaushemden sinnvoll. Folgende Bekleidung ist bei mobilen Patienten zu empfehlen:

- Nachthemd bzw. Schlafanzug mit hohem Naturfaseranteil
- Unterhose (kochbar)
- evtl. Unterhemd (v.a. für alte Menschen, da sie leicht frieren)
- Morgenrock bzw. wärmender Bademantel
- Trainingsanzug
- Socken bzw. wärmende Strümpfe
- Schuhwerk für gangsichere Patienten
  - Pantoffeln bzw. Hausschuhe, die leicht auszuziehen sind
  - evtl. zusätzlich Badesandalen
- Schuhe für Patienten mit Gangstörungen
  - feste Sandalen mit verstellbaren Riemen und rutschfester Sohle
- Schuhwerk für Gehübungen (z. B. nach einem schweren Schädel-Hirn-Trauma oder nach Apoplexie)
  - hohe Sportschuhe mit Klettverschluß

2.4 Körperpflege

Die Haut ist das größte Sinnesorgan. Sie stellt eine natürliche Grenze zwischen Körper und Umgebung dar. Durch Berührungen erhält der Mensch Informationen über seinen Körper und empfängt intensive Zuwendung. Das tägliche Waschen dient nicht nur der Entfernung von Schmutz und Hautabsonderungen wie Talg und Schweiß, sondern es beinhaltet ein komplexes Geschehen:

- Erfrischung und Wohlbefinden
- Steigerung des Selbstwertgefühls
- Entfernung unangenehmer Gerüche

- intensive Zuwendung
- Anregung der Hautdurchblutung, Massageeffekt
- vermittelt bewußtseinsgestörten Patienten Orientierung über den Körper (s. Kap. 2.8.2)
- wirkt auf den ganzen Menschen anregend oder beruhigend
- sofern das Krankheitsbild es erlaubt, können die Selbsthilfefähigkeiten gefördert werden, z. B. bei Dementen (aktivierende Pflege)
- bietet dem Pflegenden die Möglichkeit zur Krankenbeobachtung und Gesprächsführung

2.4.1 Ganzkörperwaschung

- **Prinzipien beim Waschen**
- Patient aktiv mit einbeziehen
- Entkleiden nur so weit als notwendig
- gute Hautbeobachtung v. a. der Hautfalten
- Handtuch jeweils unter die zu waschende Körperregion legen
- Haut nach dem Waschen gut abtrocknen
- Rumpf nach dem Waschen mit frischem Nachthemd o. ä. abdecken
- von oben nach unten waschen (Körper)
- von körperfern nach körpernah (Gliedmaßen), wirkt anregend
- von vorne nach hinten (Genitalbereich)
- von außen nach innen (Augen)
- Bauch kreisförmig waschen (Dickdarmverlauf), um die Darmtätigkeit anzuregen
- Waschen und Abtrocknen bei bewußtseinsgestörten Patienten sollte nur von einer Pflegekraft durchgeführt werden (s. Kap. 2.8.2)

Vorbereitung

Pflegekraft: Informationen über den Zustand des Patienten einholen (Fähigkeiten, Bedürfnisse und Gewohnheiten), Armbanduhr ablegen, Hände desinfizieren.

Raum: Fenster schließen, Raumtemperatur (20–22 °C), Material in Reichweite stellen, für ungestörtes Arbeiten sorgen (Besucher, Reinigungskräfte).

Material: Waschschüssel mit Wasser (Temperatur nach Wunsch des Patienten), zwei Handtücher, zwei Waschlappen, evtl. Einmalwaschlappen (Intimtoilette), Waschlotion oder Seife, Material zur Zahnpflege, evtl. Rasierapparat, Kamm oder Haarbürste, Salben und Lotionen für die Dekubitus- und Pneumonieprophylaxe, Wäsche für den Patienten (Nachthemd bzw. Schlafanzug), Bettwäsche, evtl. Einmalkrankenunterlagen, Einmalhandschuhe.

Patient: Information über das Vorgehen, Vitalzeichenkontrolle, nach Wunsch Steckbecken oder Urinflasche anreichen, Lagerungshilfsmittel und großes Kopfkissen entfernen, kleines Kissen belassen.

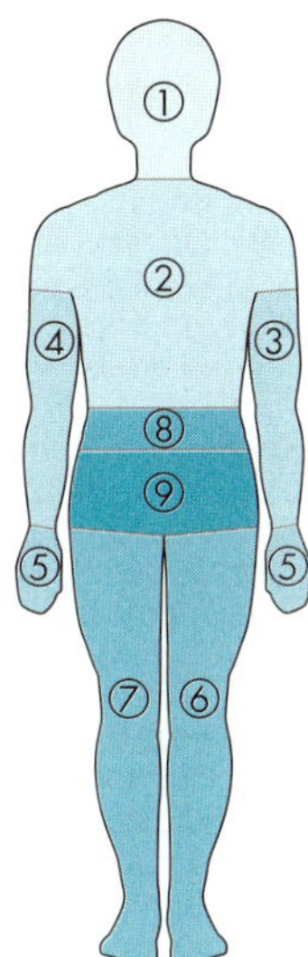

Abb. 2-37 Reihenfolge bei der Ganzwaschung.

Vorgehen (Abb. 2-37)
- Gesicht und Hals (in der Regel ohne Seife)
- Brust
- körperferner Arm (von der Position der Pflegekraft gesehen)
- körpernaher Arm
- evtl. Handbad durchführen
- Rücken
- Beine und Füße waschen (Waschlappen und Handtuch wechseln)

Bei Schwerkranken wird zuerst der gesamte vordere Körper von oben nach unten gewaschen, nach dem Wechsel des Waschwassers den Patienten drehen, dann den Rücken und das Gesäß waschen.

- **Intimtoilette**
  - nach der Körperwäsche das Wasser wechseln
  - Handschuhe anziehen
  - möglichst Einmalwaschlappen verwenden
  - zuerst Bauch, Hüften und Leisten waschen
  - Patienten nach der Reinigung des vorderen Genitalbereiches zur Seite drehen
  - Gesäß einschließlich Analfalte waschen und trocknen (Wischrichtung beachten)

  Frauen:
  - Beine aufstellen und spreizen
  - äußere Schamlippen (Wischrichtung beachten)

- innere Schamlippen (ohne Seife)
- evtl. Dauerkatheter reinigen (von der Harnröhre weg), Zug vermeiden

Männer:
- Penisschaft, Vorhaut zurückschieben, Eichel säubern
- evtl. Dauerkatheter reinigen (von der Harnröhre weg), Zug vermeiden
- Vorhaut wieder vorschieben (Gefahr der Paraphimose!)
- Hoden waschen

Pflegemaßnahmen im Intimbereich setzen besonders Takt und Einfühlungsvermögen voraus.
Das Schamgefühl des Patienten ist zu respektieren, wenn möglich sollte der Patient die Intimtoilette selbständig durchführen.
Veränderungen im Genitalbereich (Entzündungen, Ausfluß) sind dem Arzt mitzuteilen.

- **Betten und Wäschewechsel**
  Bei mobilen Patienten
  - Patient sitzt aufrecht im Bett
  - Bettlaken am Kopfteil lösen und zusammenrollen
  - Hände desinfizieren
  - frisches Bettlaken am Kopfteil einspannen und zusammenrollen
  - Patient legt sich auf den Rücken und stützt die Füße auf
  - während der Patient das Gesäß anhebt, beide Wäscherollen unter dem Gesäß durchziehen
  - Patient hebt beide Beine an, Hilfestellung leisten
  - Wäscherollen bis zum Fußende ziehen
  - gebrauchte Bettwäsche entsorgen, frisches Bettlaken einspannen
  - während der Patient kurz das Gesäß ein zweites Mal anhebt, evtl. Schutzunterlage und ein neues Stecklaken von der Seite her durchziehen und einschlagen

  Bei schwerkranken, bewußtlosen Patienten
  - Bettwäsche auf beiden Seiten lösen, zusammenrollen
  - Hände desinfizieren
  - frische Bettwäsche auf einer Seite einspannen und Patienten zur Seite drehen
  - alte und frische Wäscherollen möglichst weit unter dem Patienten durchschieben
  - Bett- und Stecklaken faltenfrei geradeziehen

- **Weitere Pflegemaßnahmen**
  - Eincremen der Haut
  - evtl. Kompressen in die Hautfalten legen
  - Rasieren
  - Haare kämmen
  - Mundpflege
  - Nasenpflege

Nachsorge
Patient: Lagern nach Lagerungsschema, bei Schwerkranken evtl. Puls- und Blutdruckkontrolle, Klingel in Reichweite des Patienten.
Material: Waschschüssel ausleeren und desinfizieren, Waschlappen auswaschen, Handtücher und Waschlappen zum Trocknen aufhängen, Schmutzwäsche in Wäschesäcke (beim Transport den Kontakt mit der Dienstkleidung vermeiden!).
Raum: Flächendesinfektion durchführen, Zimmer aufräumen und lüften.
Pflegekraft: Händedesinfektion durchführen, Dokumentation der Pflegemaßnahmen und Krankenbeobachtungen.

- **Hilfestellung beim Waschen im Bett**
  - Material zur Körperpflege in Reichweite des Patienten stellen
  - Lagerungshilfsmittel soweit als möglich entfernen
  - Kopfteil des Bettes hochstellen
  - Klingel in Reichweite des Patienten bringen

- **Hilfestellung beim Waschen am Waschbecken**
  - Material für die Waschung am Waschbecken griffbereit herrichten
  - Stuhl (kein Hocker!) zum Setzen vor das Waschbecken stellen, Abdeckung für die Sitzfläche
  - Patienten zum Waschbecken begleiten
  - Hilfestellung leisten, z.B. Rücken, Beine waschen, Intimbereich
  - Klingel in Reichweite des Patienten
  - Pflegekraft sollte sich in Rufnähe aufhalten

Thrombosegefährdeten Patienten werden die Beine vor dem Aufstehen im Bett gewaschen, da sie nur mit Strümpfen oder gewickelten Beinen aufstehen dürfen.

- **Spezielle Intimpflege bei liegendem Blasenverweilkatheter**

Durch mechanische Irritation der Schleimhaut bei liegendem Blasenkatheter kommt es zur vermehrten Sekretbildung mit nachfolgender Verkrustung. Aus diesem Grund wird ein- bis zweimal täglich eine spezielle Intim-/Katheterpflege notwendig.
- der körpernahe Teil des Katheters und das Genitale werden mit warmem Wasser und einer milden Waschlotion oder Seife gereinigt
- die Reinigung erfolgt in Richtung des Urinauffangbeutels, niemals zur Harnröhre hin
- Verkrustungen können mit NaCl-Lösung 0,9% gelöst werden
- anschließend kann nach ärztlicher Anordnung der Harnröhreneingang mit desinfektionsmittelgetränkten (schleimhautverträglich) Tupfern betupft werden

2.4.2 Hautpflege

Durch eine gut gepflegte Haut fühlen wir uns im Umgang mit anderen Menschen sicher und selbstbewußt. Im Krankenhaus sollten die Patienten die gewohnten Produkte weiter verwenden, da sie meist gut vertragen werden und sie Vertrautheit und Individualität vermitteln. Dies ist besonders wichtig für Kranke mit Bewußtseins- und Orientierungsstörungen. Unsere Haut regeneriert sich selbst durch kontinuierliche Neubildung der Epidermiszellen. Durch die Talgproduktion fettet sich die Haut selbst ein und bleibt dadurch geschmeidig. Unsere physiologischen Hautkeime (Staphylococcus epidermidis) sorgen für den „Säureschutzmantel" (Barrierefunktion), so daß die pathologischen Keime die Haut nicht angreifen können. Die Hautpflege sollte dieses ökologische Gleichgewicht unterstützen, statt es durch „übertriebene Hygiene" zu gefährden.

• **Reinigungsmittel**

Wasser
- überschüssige, oberflächliche Hautschuppen und Talg werden gelöst und weggeschwemmt
- physiologische Hautkeime und Säureschutz bleibt erhalten

Seifen (Alkalisalze)
- lösen den Talg von der Hautoberfläche
- Haut wird trocken, rissig, schuppig, faltig, sie spannt und juckt (v.a. die Haut älterer Menschen)
- Krankheitskeime (v.a. Pilze) können sich ansiedeln und vermehren
- Reduktion der physiologischen Keime, Ungleichgewicht wird verstärkt
- Säurebildung kann nicht in ausreichendem Maße erfolgen
- Zusatzstoffe wie Parfüm und Desinfektionsmittel wirken negativ verstärkend und lösen Allergien aus

Seifen, die rückfettende Substanzen (Wollwachs, Lanolin, Lezithin) enthalten und einen günstigeren pH-Wert (pH-neutral) haben, sind zwar den üblichen Seifen vorzuziehen, sie sollten jedoch sparsam verwendet werden, da sie ebenfalls die Haut angreifen können.

Medizinische Seifen
- enthalten zusätzlich Arzneien wie Teer, Schwefel oder wirken desinfizierend
- nur gezielt bei Hautkrankheiten verwenden

Syndets
- Flüssigseifen bestehen meist aus synthetisch hergestellten Waschsubstanzen
- haben meist ebenfalls eine stark entfettende Wirkung
- enthalten oft rückfettende Substanzen
- können auch bei empfindlicher Haut angewendet werden

- liegen im pH-neutralen oder saurem Bereich (pH 5,5)
- ebenfalls sparsam verwenden

• **Hautpflegemittel**
Sie dienen der Unterstützung und Wiederherstellung der physiologischen Verhältnisse (nicht der Ernährung der Haut!). Der häufig positive Effekt, der durch das Auftragen von Salben, Lotionen und Cremes auftritt, entsteht durch:
- Massagewirkung (nachfolgend auftretende verstärkte Durchblutung)
- Zufuhr von Flüssigkeit (Epidermisschuppen quellen, wodurch die Haut frischer, zarter und weniger faltig erscheint, Gefahr der schnellen Verdunstung der Flüssigkeit)
- Abdeckung der Haut mit Fetten, Ölen oder feinen Wachsen, die die Flüssigkeitsverdunstung verringern und Schutz vor Umwelteinflüssen bieten
- Zusätze (z. B. Arzneien und schädliche Substanzen) dringen in die Haut ein und wirken auf den gesamten Organismus (Resorptionsfunktion der Haut)

Wasser-in-Öl-Emulsion (W/O-Emulsion)
- erhöhter Fettanteil: spendet Flüssigkeit, sorgt für Fettersatz (fein verteilt), verhindert übermäßige Verdunstung und wirkt der Austrocknung entgegen

Öl-in-Wasser-Emulsion (O/W-Emulsion)
- erhöhter Flüssigkeitsanteil: Aufquellen der Haut, Vergrößerung der Verdunstungsflächen, geringer Fettanteil kann die Austrocknung der Haut nicht verhindern; nicht für trockene Haut (Altershaut) geeignet

Fettpräparate

Vaseline:	Stark abdeckende fetthaltige reine Substanz, Anwendung bei kleinflächiger rauher Hornhaut und Schwielen (Fersen). Nachteile berücksichtigen s.u., bei Hautrissen besser Salben mit heilenden Wirkstoffen verwenden.
Melkfett:	Tierpflegemittel, das für die Körperpflege des Menschen nicht verwendet werden darf, da es schädigende Stoffe, z. B. Desinfektionsmittel enthält.
Gereinigtes Melkfett:	Besteht überwiegend aus Vaseline, neueren Produkten sind, je nach Hersteller, Öle, Wachse und heilende, pflegende Pflanzenwirkstoffe beigemischt; bedingt geeignet bei gezieltem Einsatz (s. Vaseline), Vor- und Nachteile s.u.

- Fette und Öle decken die Haut vollständig ab, Flüssigkeits- und Wärmeaustausch an die Umgebung ist stark reduziert

- Folge Wärmestau, daher nicht bei Fieber und bei Hitze im Sommer anwenden
- gezielte kleinflächige Anwendung ist sinnvoll bei Schutz vor Kälte und Feuchtigkeit z. B. an den Händen (im Winter), am Gesäß (bei Inkontinenz)

Ölbad
- dient der Fettung der Haut, feinster Fettfilm setzt sich ab, nur jeden zweiten bis dritten Tag anwenden (langes, häufiges Baden weicht die Haut auf)

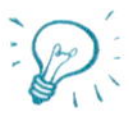

Darf nicht mit Seifen oder Shampoo vermischt werden, da sonst der rückfettende Effekt des Ölbades verhindert wird!

Alkoholische Lösungen
- fettlösend: entzieht der Haut Fett, dadurch besteht die Gefahr der Hautaustrocknung, Anwendung als Gesichts- und Reinigungswasser bei Pickeln
- desinfizierend: reduziert Keime
- kühlend: Verdunstungskälte, wirkt erfrischend und belebend, Kältereiz bewirkt primäre Gefäßengstellung und sekundär eine vermehrte Durchblutung
- gezielte, wohldosierte Anwendung alkoholischer Lösungen z. B. zur Pneumonieprophylaxe

Für ausreichende Rückfettung sorgen, besonders bei der Anwendung an Beinen alter Menschen. Schleimhautreizend.

Puder
- dienen der Hautpflege
- zur Wund- und Hautbehandlung
- je nach Produkt sehr verschiedene Inhaltsstoffe: hautpflegende Fette, feuchtigkeitsabsorbierende, keimhemmende, desodorierende Stoffe, Arznei-, Farb-Duftzusätze

Feinste Partikel können eingeatmet werden, reizen und schädigen die Atemwege. Sehr sparsame Verwendung, da sich sonst Krümel bilden.

2.4.3 Mund- und Zahnpflege

Nur eine regelmäßige Mund- und Zahnpflege erhält die Zähne und Mundschleimhaut gesund, verhindert Munderkrankungen (z. B. Soor, Parotitis) und steigert das Wohlbefinden. Jedem Patienten ist Gelegenheit zu geben, vor dem Frühstück, nach jeder Mahlzeit und vor der Nachtruhe die Zähne zu putzen, die Zahnprothesen zu reinigen und den Mund zu spülen. Vor und nach der Mundpflege ist eine sorgfältige Inspektion durchzuführen. Zur Mundpflege bei bewußtseinsgestörten Patienten s. a. Kap. 2.8.2.

Ziele der Mundhygiene
- saubere und intakte Mundschleimhaut
- belagfreie Zunge
- sekret- und borkenfreier Rachen
- ungehinderter Speichelfluß
- defektfreie und geschmeidige Lippen

- **Zahnpflege**

Die Zahnreinigung gehört zu den täglichen Hygieneverrichtungen. Kann ein Patient die Zähne nicht selbst putzen, gibt die Pflegekraft Hilfestellung bei der Durchführung und führt dabei, wenn möglich, die Hand des Kranken.

Vorbereitung

Material: Zahnbecher mit Wasser (Temperatur nach Wunsch, evtl. mit Mundwasser), Zahnbürste (mit mittelharten, abgerundeten Kunststoffborsten), Zahncreme, Nierenschale, Handtuch.

Patient: Oberkörperhochlagerung, Kopf nach vorne geneigt (Kontraindikationen beachten) oder Seitenlage (bei Schwerkranken v.a. bei Schluckstörungen), Handtuch vorlegen, Zahnprothesen entfernen.

Vorgehen
- Mund spülen lassen
- systematische Reinigung von Kau-, Außen- und Innenflächen der Zähne
- kreisende Bewegungen vom Zahnfleisch zum Zahn (von Rot nach Weiß)
- an der hinteren oberen Zahnreihe beginnen, nach vorne arbeiten, dann untere Zahnreihen
- Mund spülen lassen, dabei das Wasser durch die Zahnreihen pressen lassen
- mindestens drei Minuten putzen

- **Zahnprothesen**

Die Zahnprothesen sind ein individuell angefertigter Zahnersatz und daher sehr teuer (Pflegekraft haftet bei unsachgemäßem Umgang). Beschädigungen oder Verlust ziehen für den Träger schwerwiegende Folgen nach sich:
- Behinderung der Kaufähigkeit und Nahrungsaufnahme
- Veränderungen am Zahnfleisch und am Kiefer
- evtl. Schmerzen und Infektionen
- hoher Zeit- und Kostenaufwand für Zahnarztbesuche

Bei bewußtlosen Patienten Prothesen immer entfernen, Gefahr der Aspiration!

Vorgehen bei der Prothesenpflege
- das Entfernen und Einsetzen der Zahnprothesen ist vielen Menschen peinlich, wenn möglich vom Patienten selbst durchführen lassen (unter Sichtschutz)

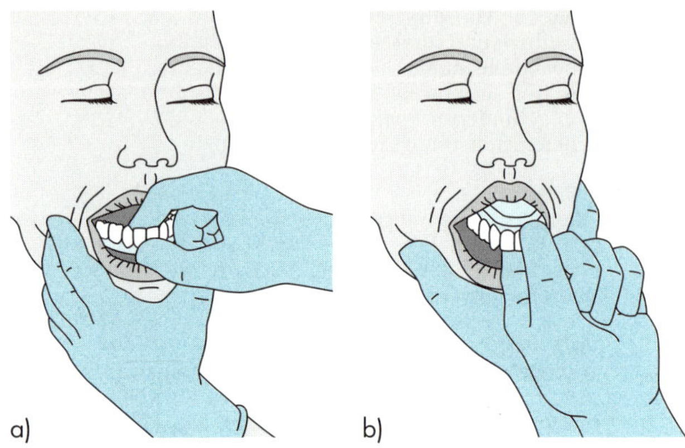

Abb. 2-38 Entnahme von Zahnprothesen.
a) Zuerst die Unterkieferprothese entfernen.
b) Oberkieferprothese folgt.

- Durchführung durch Pflegekraft (mit Handschuhen): Zuerst untere Prothese, dann obere entfernen (Abb. 2-38 a und b) und sofort in der Prothesenschale ablegen
- kaltes Wasser und Reinigungstablette hinzugeben, stehenlassen
- Patient den Mund spülen, die festsitzenden Zähne und das Zahnfleisch putzen lassen
- Waschbecken mit Wasser füllen (damit die Zahnprothese nicht zerbricht, falls sie der Pflegekraft beim Abspülen aus der Hand gleitet!)
- Zahnprothese unter fließendem lauwarmem Wasser abbürsten und spülen
- feuchte Zahnprothese wieder einsetzen, erst obere, dann untere

Prothesen so oft wie möglich tragen lassen, um Kieferverformungen vorzubeugen. Zahnprothese nicht in Zellstoff o. ä. einwickeln, da sie dann leicht in den Müll geworfen wird. Zahnprothesen in einer Prothesenschale aufbewahren (nicht durchsichtig, mit Namen versehen).
Zahnprothese nach der Reinigung mit einer Reinigungstablette gründlich abspülen (leicht ätzend).
Regelmäßige Kontrolle der Schleimhaut vornehmen und mögliche Schäden sofort behandeln.
Bei schlechtsitzenden Zahnprothesen Haftcreme oder Pulver auf die gereinigte Zahnprothese auftragen, ggf. Zahnarzt konsultieren.

• **Mundpflege**
Die spezielle Mundpflege wird bei Kranken durchgeführt, die dazu nicht mehr in der Lage sind. Sie ist zweistündlich durchzuführen. Besondere Gefährdung wie Austrocknung und Einrisse der Mundschleimhaut sowie Beeinträchtigung der physiologischen Mundflora besteht bei:
- Exsikkose
- Fieber
- mangelnder Kautätigkeit (postoperativ, Magensonde)
- Mundatmung
- Nahrungskarenz
- Abwehrschwäche
- Therapie mit Zytostatika, Antibiotika, Kortikoiden (v.a. Inhalationen)
- Mangelerscheinungen (Vitamine, Eisen und Eiweiß)

Vorbereitung
Material: Tablett mit Becher und Lösung (mögliche Lösungen zur Mundpflege Tab. 2-1), Kompressen und Tupfer, Fettsalbe für die Lippen, Handschuhe, sterile Pean-Klemme und Mundspatel, Taschenlampe, Handtuch, Zellstoff, Abwurf, evtl. Mundkeil.

Bei Schwerkranken und Patienten mit Schluckstörungen Absauggerät bereithalten!

Patient: Information über die Maßnahme, Oberkörperhochlagerung oder Seitenlage, Handtuch vorlegen, Inspektion der Mundhöhle.
Pflegekraft: Hände desinfizieren und Handschuhe anziehen.

Vorgehen
- Tupfer/Kompresse um den Finger wickeln oder mit der Pean-Klemme fassen (Pean-Klemme komplett mit Tupfer umhüllen)
- die Mundhöhle systematisch auswischen, erst die obere Zahnreihe außen und innen, dann die untere, es folgen der harte Gaumen, die Zunge und unter der Zunge, Wangentaschen
- für jeden Wischvorgang frischen Tupfer verwenden
- zur Reinigung der Zähne kann auch bei Schwerkranken die Zahnbürste mit etwas Zahncreme eingesetzt werden
- Einfetten der Lippen

Mund des Patienten nicht gewaltsam öffnen.
Aspirationsgefahr bei Schluckstörungen und mangelndem Bewußtsein.
Zur Vermeidung des Beißreflexes den Tupfer seitlich in den Mund einführen, evtl. Mundkeil zur Sicherheit zwischen die Zahnreihen schieben, meist genügt jedoch ein leichtes Eindrücken der Wangen von außen zwischen die Zahnreihen.
Bei Druck auf den weichen Gaumen und den Zungengrund kann ein Würgereiz ausgelöst werden.

Tabelle 2-1 Pflege- und Therapiemittel zur Zahn- und Mundhygiene.

Pflegemittel	Wirkung/Anwendung	Art der Anwendung	Besonderheiten
Kamillentee	entzündungshemmend, heilend	zur Mundpflege, für Spülungen	
Salbeitee	entzündungshemmend, adstringierend	zur Mundpflege, für Spülungen	
Zitronen-Glyzerinstäbchen	regt Speichelfluß an, erfrischend im Geschmack	zum Lutschen, Abwischen der Zunge und Schleimhaut	
Synthetischer Speichel	zum Anfeuchten der Schleimhaut	Besprühen der Mundschleimhaut und der Zunge	
Rosenhonig	leichte desinfizierende Wirkung, regt Speichelfluß an	Aphthen unverdünnt betupfen, Borken bestreichen	angenehmer Geschmack
Zitrone	fördert Speichelfluß, erfrischend	zur Reinigung der Zunge, Tropfen in Wasser zum Spülen	Zitronensäure greift Zahnschmelz und Schleimhaut an
Butter	Aufweichen und Ablösen von Borken	die Zunge bestreichen	Aspiration verhindern, Fett provoziert Pneumonie
Hexetidin®-Lösung Doroperol®-Lösung	desinfizierend bei Mund- und Rachenentzündungen	unverdünnt zur Spülung	beeinträchtigt natürliche Mundflora, strenger, intensiver Geschmack
Bepanthen®-Lösung Bepanthen®-Lutschtabletten	entzündungshemmend, heilend bei Wunden	unverdünnt zum Spülen und Einpinseln, zum Lutschen	
Dynexan®-Paste	anästhesierend, zur Schmerzstillung bei Aphthen	schmerzende Stelle betupfen	
Myrrhe-Tinktur	bei Wunden, Aphthen, Eiterungen	unverdünnt auftragen	bitterer Geschmack
Ratanhia-Tinktur	bei Wunden, Aphthen, Eiterungen	unverdünnt auftragen	bitterer Geschmack
Pyoktanin®-Lösung Gentianaviolett-Lösung	bei Wunden, Aphthen	unverdünnt betupfen	färbt stark, Arztverordnung
Moronal® Nystatin® Candio-Hermal®	Therapie von Pilzinfektionen	auf die Schleimhaut auftragen	Arztverordnung
Viru-Merz®, Zovirax®	bei Herpes-simplex-Infektion	Salbe auf die Lippen auftragen	Arztverordnung

2.4.4 Augenpflege

Gesunde Augen reinigen sich durch die Tränenflüssigkeit und den Lidschlag selbst und benötigen keine spezielle Augenpflege. Bei Augenentzündungen sollte der Augenarzt konsultiert werden. Spezielle Augenpflege ist notwendig bei:
- fehlendem Lidschlag, z. B. Bewußtlosigkeit
- Augenlidlähmung, z. B. Fazialisparese
- Augenentzündungen mit Verklebungen und Verkrustungen
- Augenprothesen
- Augenerkrankungen, z. B. Glaukom (grüner Star)

Vorbereitung
Pflegekraft: Händedesinfektion, evtl. sterile Handschuhe anziehen.
Patient: Sinn und Vorgehen erklären, bequeme Rückenlage, Oberkörper leicht erhöht.
Material: weiche, sterile, nichtfusselnde Tupfer oder Kompressen, sterile NaCl-Lösung (0,9%), evtl. aufgezogen in einer Spritze, je nach Anordnung des Arztes Augensalbe und/oder Augentropfen.

Vorgehen
- Augenlider mit mit NaCl-Lösung getränktem Tupfer von außen nach innen reinigen
- jeden Tupfer nur einmal verwenden, nicht reiben
- bei starker Verklebung der Augen spülen, dabei einige Tropfen steriler NaCl-Lösung in den Bindehautsack tropfen lassen

• **Augenverbände** (Abb. 2-39 a und b)
- Schutz vor mechanischer Irritation
- Ruhigstellung der Augen (Blickbewegung)
- Verminderung des Lidschlages
- Schutz vor Austrocknung der Hornhaut

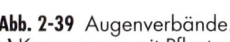

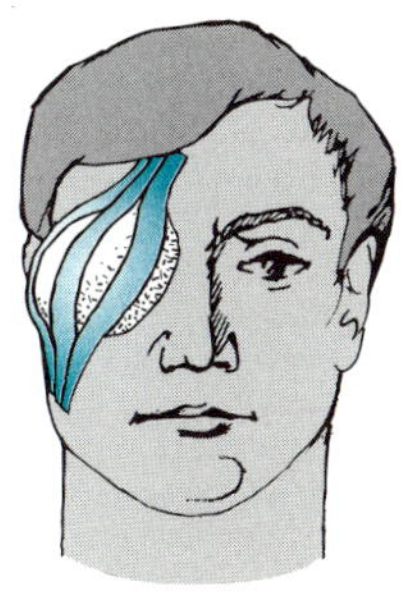

a)

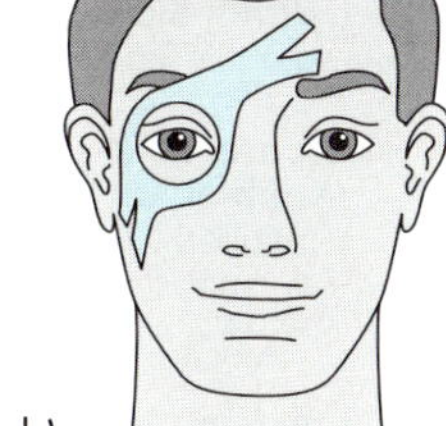
b)

Abb. 2-39 Augenverbände.
a) Kompressen mit Pflaster fixieren.
b) Uhrglasverband.

Vorgehen
Nach der Reinigung des Auges und der Umgebung fusselfreie spezielle Augenkompressen auflegen, Fixierung mit Pflasterstreifen.

Uhrglasverband
Der Uhrglasverband (Abb. 2-39 b) wird bei bewußtlosen Patienten mit fehlendem Lidschluß angelegt, um ein Austrocknen der Hornhaut zu verhindern. Das durchsichtige Plexiglas wird, über dem Auge liegend, mit Pflaster fixiert. Es entsteht eine feuchte Kammer. Bei korrektem Sitz beschlägt das Plexiglas. Der Uhrglasverband wird täglich gewechselt. Dabei wird das Auge sehr sorgfältig auf Veränderungen, z. B. Infektionen, beobachtet.

Keine Anwendung von Uhrglasverbänden bei Augeninfektionen, da die feuchte Kammer das Fortschreiten der Infektion begünstigt.

• **Verabreichung von Medikamenten** (Abb. 2-40 a und b)
Augentropfen
- Oberflächenanästhesie
- pupillenerweiternde Augentropfen (Mydriatika) vor Untersuchungen
- zur Behandlung des Glaukoms (pupillenverengende Mittel = Miotika)
- Antibiotika
- Antiallergika

Vorgehen (Abb. 2-40 a)
- Patient sitzt oder liegt mit leicht erhöhtem Oberkörper
- den Kopf nach hinten geneigt, Patient blickt nach oben
- das untere Augenlid leicht nach unten ziehen, Augentropfen aus kurzem Abstand in den Bindehautsack fallen lassen, Augenlid langsam loslassen

Bindehaut nicht mit der Tropfpipette berühren, Gefahr der Kontamination, Verletzungsgefahr (sehr schmerzhaft!).
Patient darf die Augen nicht sofort zukneifen, da die Augentropfen durch die Lidspalte wieder herausgepreßt würden.
Augentropfen sind immer nur für einen Patienten bestimmt.

Augensalbe
- Antibiotika
- Kortison
- granulationsfördernde Medikamente (z. B. Actihaemyl®-Salbe)

Vorgehen (Abb. 2-40 b)
- Vorgehensweise entspricht der Verabreichung von Augentropfen
- es wird ein ca. 0,5 cm langer Salbenstrang in den Bindehautsack eingebracht

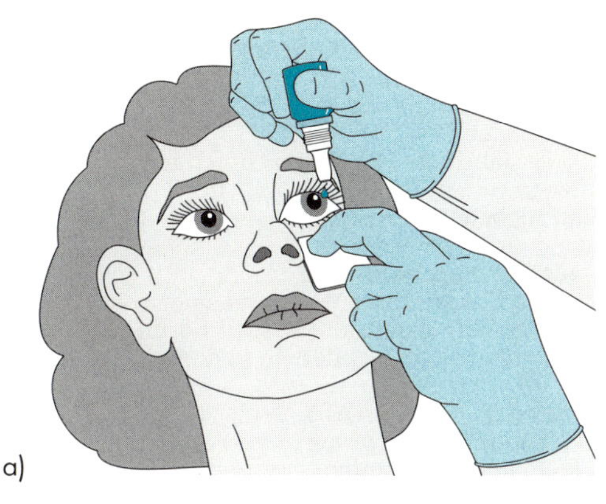

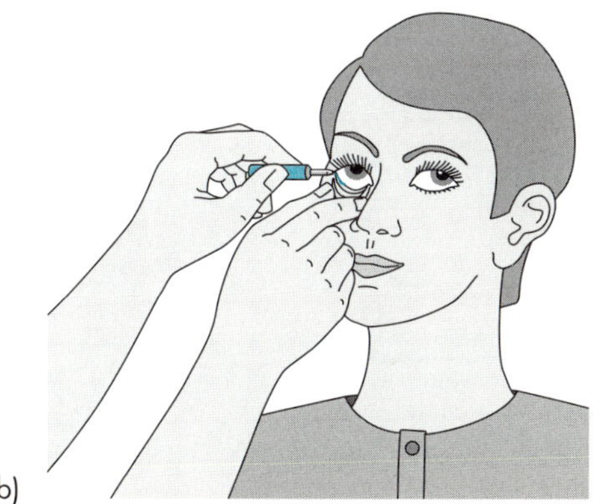

Abb. 2-40 Verabreichung von Medikamenten.
a) Augentropfen.
b) Augensalbe.

- bei der Verabreichung von mehreren Augenmedikamenten zuerst Augentropfen und nach ca. 5 Minuten Augensalbe verabreichen
- jeder Patient erhält eigene Salbentube

• **Augenprothese**
Nach einer Augenentfernung (Enukleation), z.B. durch Unfall oder Tumor, erhält der Patient eine Prothese in die Augenhöhle eingepaßt, die im Aussehen dem anderen Auge gleicht.

Herausnehmen der Prothese (Abb. 2-41)
- weiches Tuch vorlegen als Schutz vor Beschädigung beim Herausfallen
- Patient blickt nach oben
- Herunterziehen des Unterlides
- ein Glasstäbchen (evtl. Finger) unter den Rand der Prothese schieben
- Herausheben der Prothese

Reinigen der Augenprothese
- täglich mit lauwarmem Wasser reinigen
- evtl. Augenhöhle mit steriler NaCl-Lösung (0,9%) ausspülen
- evtl. nachts Prothese entfernen und trocken aufbewahren

Einsetzen der Prothese (Abb. 2-42)
- Prothese mit NaCl-Lösung (0,9%) anfeuchten
- Patient blickt nach unten
- Anheben des Oberlides
- Glasauge zwischen Daumen und Zeigefinger nehmen (Spitze zeigt zur Nase) und in die obere Übergangsfalte schieben

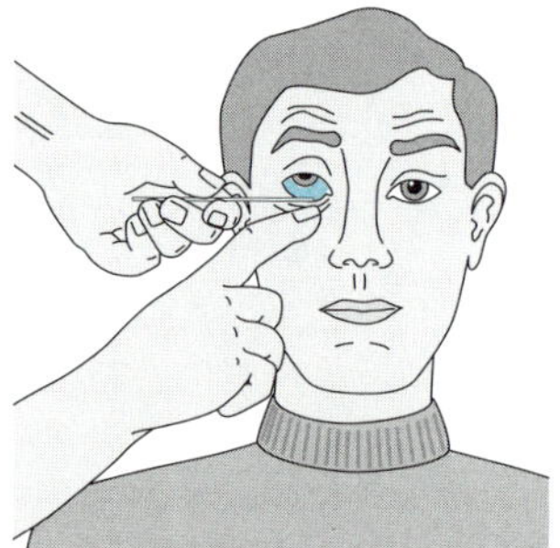

Abb. 2-41 Herausnehmen einer Augenprothese.

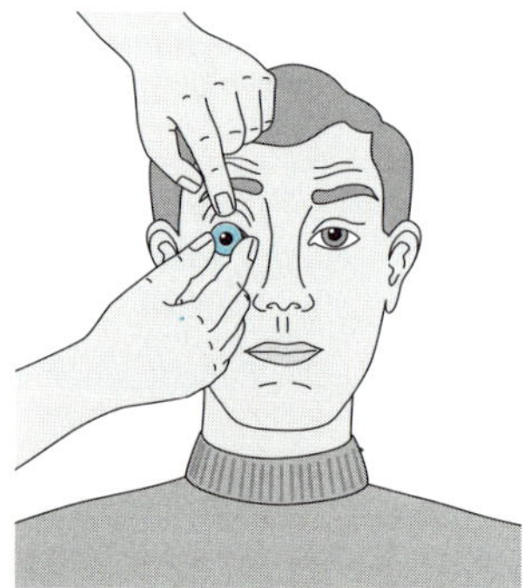

Abb. 2-42 Einsetzen einer Augenprothese.

- Patient blickt nach oben
- Unterlid nach unten ziehen
- Glasauge in die untere Übergangsfalte schieben

Glasauge vor Kratzern schützen, da es sonst beim Tragen zu Schleimhautverletzungen kommen kann.

- **Kontaktlinsen**

Haftschalen aus hartem oder weichem Kunststoff zur Korrektur von Fehlsichtigkeit.
Harte Kontaktlinsen: längere Eingewöhnungsphase, schlechtere Verträglichkeit, kürzere Tragdauer, dient der Korrektur von Hornhautverkrümmung.
Weiche Kontaktlinsen: kürzere Eingewöhnungsphase, bessere Verträglichkeit, längere Tragdauer.

Pflege der Kontaktlinsen
Zur Reinigung der Linsen einige Tropfen Reinigungslösung auf die Innen- und Außenflächen der Linse träufeln. Linse zwischen Finger- und Daumenkuppe massieren, unter ständigem Reiben Spüllösung über die Linsen gießen.

Aufbewahren der Kontaktlinsen
Die Kontaktlinsen werden in speziellen Behälter rechts und links getrennt in Flüssigkeit aufbewahrt.

Einsetzen der Kontaktlinsen
- Linse ausreichend mit spezieller Lösung (oder NaCl 0,9%) benetzen
- Linse mit der gewölbten Seite auf die Fingerspitze legen oder auf den vorgesehenen Sauger
- mit Mittel- und Zeigefinder der anderen Hand die Augenlider öffnen
- Linse langsam auf die Mitte des Auges setzen
- Auge langsam schließen lassen

Herausnehmen der Kontaktlinsen
Harte Linsen:
- Kopf nach vorne neigen
- die Hand unter das Auge halten
- äußeren Augenwinkel nach außen und oben ziehen
- geradeaus blicken und zwinkern lassen (Linse fällt aus dem Auge)
- Linse kann auch mit speziellem Sauger entfernt werden

Weiche Linse:
- Unterlid leicht nach unten ziehen
- Blick geradeaus richten lassen
- Linse wird behutsam zwischen Daumen und Zeigefinger geklemmt und aus dem Auge genommen oder mit dem Sauger entfernt
- Linse sofort reinigen und in den entsprechenden Aufbewahrungsbehälter legen

2.4.5 Ohrenpflege

Durch die Bewegungen des Kiefers beim Kauen und Sprechen werden Verunreinigungen, Hautschuppen und Ohrenschmalz nach außen befördert. Das Ohr wird bei der Ganzwaschung mit Wasser (und evtl. Seife) gewaschen. Sichtbarer Ohrenschmalz (Zerumen) kann evtl. mit Babyöl angeweicht und mit einem Wattestäbchen vorsichtig entfernt werden.

Watteträger nicht in den Gehörgang einführen (Verletzungsgefahr und Zurückschieben von Ohrenschmalz zum Trommelfell! Auf Absonderungen wie Eiter, Liquor und Blut achten, dokumentieren und Arzt informieren. Bei Absonderungen keine Watte in den Gehörgang einlegen und Ohr mit Kompressen abdecken.

- **Verabreichung von Ohrentropfen**

Vorgehen
- Ohrentropfen auf ca. 36 °C anwärmen
- Patient in Seitenlage bringen
- verordnete Tropfenzahl einbringen
- nach der Verabreichung ca. 15 Minuten lang Seitenlage beibehalten

Keine kalten Ohrentropfen verwenden, da Schwindel ausgelöst werden kann. Keine Watte in den Gehörgang einbringen, da sie die Tropfen aufsaugt.

- **Hörgeräte**

Hörgeräte (Abb. 2-43 a und b) sind empfindliche technische Hilfsmittel zur Verbesserung von Schwerhörigkeit.
- **Hinter-dem-Ohr-Gerät (HdO):** häufigste Form, elastischer Schallschlauch verbindet Hörgerät mit dem Ohrpaßstück
- **Hörbrille:** Entspricht dem HdO-Gerät, die Geräteteile sind im Brillenbügel eingebaut
- **Im-Ohr-Gerät (IO):** verkleinerte Bauelemente, Gerät steckt im äußeren Gehörgang, Richtungshören ist im Vergleich zu den HdO-Geräten besser, da die Ohrmuschel die Schallwellen aufnehmen kann und keine Verzerrung durch den Schallschlauch entsteht. Nachteil: Schalträdchen (Bedienungselemente) sind sehr klein
- **Taschengeräte:** Wird nur in Ausnahmefällen eingesetzt, z. B. bei Behinderung wegen der einfachen Bedienung
- **spezielle HG-Formen,** z. B. CROS-Versorgung (contralateral routing of signal): bei asymmetrisch Schwerhörigen, Schall wird am schwerhörigen Ohr aufgenommen und auf das „besser hörende" Ohr übertragen

Umgang mit dem Hörgerät

Grundsätze:
- nicht fallen lassen, Stöße vermeiden
- vor Hitze schützen (direkte Sonneneinstrahlung, Heizgerät, Rot- und UV-Licht, Fön)

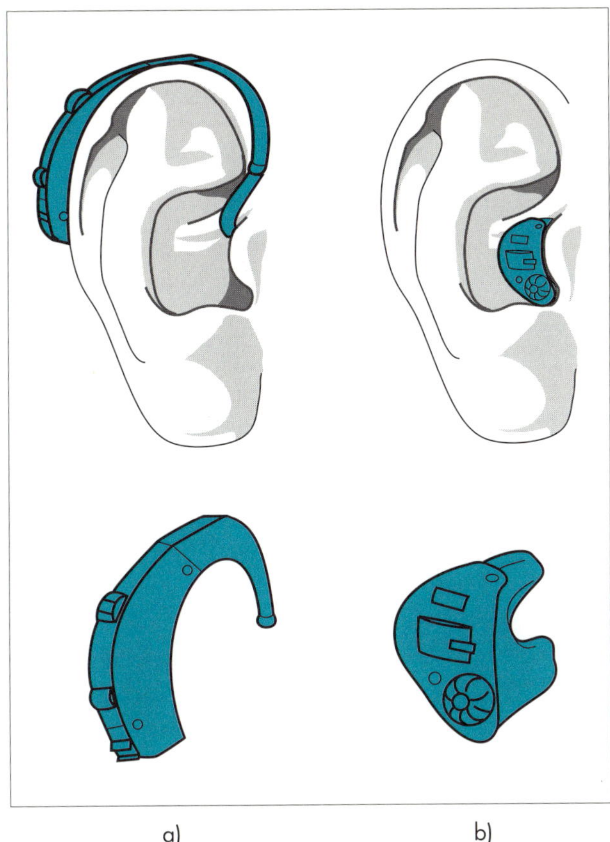

a) b)

Abb. 2-43 Hörhilfen.
a) Hinter-dem-Ohr-Gerät.
b) Im-Ohr-Gerät.

- Feuchtigkeit meiden (Duschen, Baden)
- Lösungsmittel fernhalten (Rasierwasser, Haarspray, Parfüm)
- vor Strahlen schützen (Röntgenstrahlen, Strahlen zur Krebstherapie)
- bei Nichtbenutzung Gerät abschalten und in das vorgesehene Kästchen legen (entzieht dem Gerät aufgenommene Flüssigkeit)
- bei längerem Nichtgebrauch Batterien aus dem Gerät nehmen

- Batterie ca. alle 8–14 Tage austauschen
- Ohrpaßstück regelmäßig mit Seifenwasser oder spezieller Reinigungslösung reinigen und gut abtrocknen
- bei Verschmutzung und Brüchigkeit die Schallschläuche austauschen

Einsetzen eines Hörgerätes
Vorgehen
- Hörgerät auf Verschmutzungen und Defekte überprüfen
- Ohr auf Druckstellen und Entzündungen untersuchen
- Lautstärkenregulierung auf kleinste Stufe einstellen
- Ohrpaßstück korrekt in den äußeren Gehörgang einsetzen
- Hörgerät hinter dem Ohr anbringen
- Hörgerät einschalten („M“ = Mikrofon)
- Lautstärke nach Bedarf an der Zahlenskala nachregulieren
- beim Telefonieren und beim Hören von Lautsprecheranlagen Schalter auf „T“ (= Telefonspule) stellen
- bei manchen Hörgeräten (z. B. IO-Geräten) ist eine kombinierte Einstellung „MT“ (Mikrofon und Telefonspule) möglich, so daß ein Umschalten entfällt

Beim Auftreten eines Pfeiftons korrekten Sitz des Ohrpaßstückes überprüfen. Bei mangelndem Hören Fehlerquellen (s.o.) überprüfen und ggf. Hörgeräteakustiker konsultieren. Umgang mit Schwerhörigen (s. Kap. 2.9.1).

2.4.6 Nasenpflege

Bei einem gesunden Menschen ist die natürliche Selbstreinigung (der Nase) intakt, bzw. der Reinigungsvorgang kann durch das Schneuzen unterstützt werden. Der Abfluß der Tränenflüssigkeit hält die Nasenschleimhaut feucht. Nasenpflege ist notwendig bei:
- Schwerkranken
- Bewußtlosen
- Patienten mit Sonden
- Patienten mit Nasenverletzungen

Vorbereitungen
Material: Watteträger, NaCl-Lösung (0,9%), evtl. Öl, Nasensalbe (z. B. Bepanthen®-Salbe), Tupfer, bei liegender Sonde Pflaster, Waschbenzin, Schere, evtl. Einmalhandschuhe.
Pflegekraft: hygienische Händedesinfektion, evtl. Einmalhandschuhe anziehen.
Patient: Sinn und Vorgehen erklären, bequeme Rückenlage, Oberkörper leicht erhöht.

Vorgehen
- mit angefeuchteten Watteträgern die Borken lösen und entfernen, die Hand dabei abstützen (Niesreiz)
- bei starker Verborkung Borken mit Öl aufweichen
- Einbringen der Nasensalbe

bei Sonden:
- Pflaster lösen, gastrointestinale Sonden mit einer Hand weiter festhalten (Gefahr der Dislokation), Sauerstoffsonde entfernen
- mit Watteträger nur den Naseneingang reinigen (Verletzungsgefahr)
- gastrointestinale Sonden mit kochsalzgetränktem Tupfer reinigen
- Sauerstoffsonden täglich erneuern
- Nasenrücken mit Waschbenzin entfetten
- Sonde mit Pflaster fixieren
- bei starker Verschleimung der Nase und des Rachenraumes absaugen

Tupfer nur mit wenig Benzin anfeuchten, Gefahr der Reizung durch Tropfen und Dämpfe (Patient sollte Augen schließen, evtl. die Luft anhalten).
Klebestelle des Pflasters täglich variieren (Dekubitusgefahr).

2.4.7 Nagel- und Fußpflege

Die Hände und Füße bedürfen sorgfältiger Beobachtung und Pflege. Sehr wohltuend sind Bäder und Massagen. Die Nagelpflege wird möglichst nach einem Fuß- bzw. Handbad durchgeführt. Starke Verschmutzungen können während des Badens mit einer weichen Nagelbürste entfernt werden. Nach dem Baden gut abtrocknen.

Vorgehen
Fingernägel:
- Handtuch unterlegen
- lange Fingernägel mit Nagelschere bis zur Fingerkuppe in runder Form zurückschneiden
- nachfeilen
- bei kurzen Nägeln ausschließlich feilen

Fußnägel:
- mit einer Nagelschere oder Nagelzange bis zur Zehenkuppe gerade zurückschneiden
- durch Feilen Ecken und scharfe Kanten abrunden, nachfeilen
- bei Hornhaut 1–3%ige Salizylsalbe auftragen und über Nacht einwirken lassen, dann baden

Regelmäßige Kontrolle der Haut v.a. der Finger- und Zehenzwischenräume auf Veränderungen (Durchblutung, Druckstellen, Verletzungen, Infektionen).
Bei Patienten mit Durchblutungsstörungen (arterielle Verschlußkrankheit, Diabetes mellitus) und erhöhter Blutungsneigung (Leberzirrhose, Antikoagulanzientherapie) nicht mit scharfen Instrumenten hantieren.
Nagelhaut nicht zurückschneiden (Verletzungen), Störungen des Nagelwuchses.

Hornhaut und Hühneraugen nicht mit Hobeln oder Rasierklingen entfernen (Verletzungsgefahr), Fußpflegerin anfordern (Entfernen der Hautverdickungen durch Schleifen).
Bei möglichen Pilzinfektionen Handschuhe tragen und besonders vorsichtig arbeiten (Nägel brechen und splittern).

2.4.8 Haarpflege und Rasur

- **Kämmen der Haare**

Die Haare des Patienten sollten mindestens einmal am Tag gekämmt oder gebürstet werden, bei unruhigen und schwitzenden sowie bettlägerigen Patienten mehrmals.

Vorgehen

- Handtuch unterlegen, Kopf anheben oder zur Seite drehen
- bei verfilzten langen Haaren kleine Strähnen in die Hand nehmen und von der Spitze her auskämmen
- lange Haare zusammenbinden, auf Wunsch flechten

Bei bettlägerigen Patienten keine Haarspangen, -nadeln, oder -kämme in die Haare stecken (Gefahr von Druckstellen).
Die Haare niemals ohne Einwilligung des Patienten abschneiden.

- **Haarwäsche beim bettlägerigen Patienten** (Abb. 2-44)

Vorbereitung

Pflegekraft: Bei schwachen Patienten sind zwei Pflegekräfte notwendig. Informationen einholen über den Zustand des Patienten, Fähigkeiten, Bedürfnisse und Gewohnheiten, Armbanduhr ablegen, Hände desinfizieren.

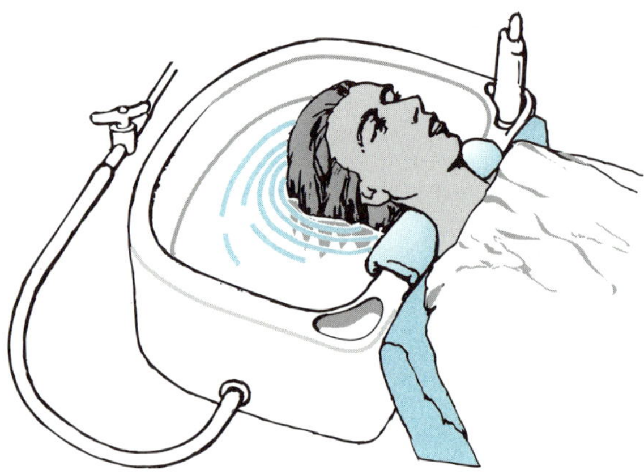

Abb. 2-44 Haarwaschbecken.

Raum: Fenster schließen, Raumtemperatur (20–22 °C), Platz schaffen, Bett von zwei Seiten gut zugänglich, Ablagefläche in Reichweite.
Material: spezielles Haarwaschbecken mit Ablaufschlauch (oder große Schüssel), Eimer zum Auffangen des Wassers, Bettschutz (wasserundurchlässig), Krug zum Schöpfen, Behälter mit warmem Wasser (Temperatur beim Patienten erfragen), zwei Handtücher, Shampoo, Haarbürste, Kamm, Fön, evtl. Waschlappen als Schutz für die Augen.
Patient: Information über das Vorgehen, evtl. Blutdruck- und Pulskontrolle.

Vorgehen
- Patient in Rückenlage, Oberkörper entkleiden, Brust abdecken
- Kopfteil des Bettes flach stellen, großes Kopfkissen unter den Oberkörper des Patienten legen, daß der obere Rand mit der Schulter abschließt, eine Pflegekraft hält den Kopf
- Bettschutz über das Kissen und die Matratze ausbreiten
- Handtuch unter die Schultern des Patienten legen
- Haarwaschbecken (Waschschüssel) unter den Kopf des Patienten stellen
- Haare des Patienten anfeuchten, Shampoo auftragen und die Kopfhaut mit den Fingerbeeren gut massieren
- Haare mit reichlich Wasser ausspülen, Vorgang wiederholen
- Haarwaschbecken (Schüssel) aus dem Bett nehmen
- Haare mit einem Handtuch einschlagen und trocknen
- Bettschutz und Kissen entfernen, trockenes Handtuch unterlegen
- Haare fönen und kämmen

Augen und Ohren des Patienten vor Wasser und Schaum schützen, Fön darf nicht mit Wasser in Berührung kommen.

Nachsorge
Patient: bequem lagern und ruhen lassen, gut beobachten (Überanstrengung).
Material: Behälter ausleeren und desinfizieren, Handtücher zum Trocknen aufhängen.
Pflegekräfte: Hände desinfizieren.
Raum: Bett und Nachttisch an den Platz zurückstellen; Klingel in Reichweite des Patienten.

- **Rasur**

Die Rasur erfolgt vor dem Waschen, bei Zeitmangel evtl. nach der eigentlichen Grundpflege.
Trockenrasur: Sie sollte mit dem patienteneigenen Elektrorasierer durchgeführt werden. Scherkopf nach Benutzung gründlich abbürsten.
Naßrasur: Handtuch vorlegen, behaarte Gesichtspartie einseifen, Haut spannen, gegen die Wuchsrichtung vorsichtig abrasieren. Rasierwasser oder Pflegecreme auftragen. Material entsorgen.

2.4.9 Baden und Duschen

- **Vollbad**

Das Vollbad dient der Reinigung und Entspannung. Bei Schwerkranken darf es ausschließlich nach Erlaubnis des Arztes durchgeführt werden.

Kontraindikationen
- Fieber
- schwere Herz- und Kreislauferkrankung
- Aszites
- infektiöse Hauterkrankungen
- Epilepsie

Vorbereitung
Material: zwei Waschlappen, zwei Handtücher, evtl. Badehandtuch, frische Wäsche, evtl. Shampoo, Salben und Lotionen.
Badezimmer: Fenster schließen, Raumtemperatur (ca. 22 °C), rutschfeste Matte vor und in die Badewanne, Klingel in Reichweite, angenehm temperiertes Wasser (35–37 °C) mit Zusatz, Anwesenheitsleuchte drücken oder Hinweisschild an der Tür („Besetzt!").
Patient: Information über das Vorgehen, Vitalzeichenkontrolle, Blase (und wenn möglich) Darm entleeren, bei inkontinenten Patienten Gesäß vorher reinigen, Uhr und Schmuck ablegen, Hilfe beim Auskleiden und Steigen in die Badewanne.

Vorgehen
- Reihenfolge wie bei der Ganzwaschung, Haare zuletzt waschen
- Badedauer 10–20 Minuten
- sorgfältige Beobachtung von Haut, Atmung und Puls
- Badewasser ablaufen lassen, kurz abbrausen
- bei nassen Haaren Handtuch um den Kopf wickeln
- Arme abtrocknen, Hilfestellung beim Aussteigen aus der Wanne, gut abtrocknen
- Haut evtl. eincremen
- vorgewärmte Wäsche anziehen
- Haare fönen
- Nagelpflege

Gefährdete, alte Patienten und Kinder nicht alleine lassen (Kollaps- und Rutschgefahr beim Aussteigen aus der Badewanne)!
Patient nicht nüchtern und nicht früher als zwei Stunden nach den Hauptmahlzeiten baden (Gefahr der Überanstrengung und Kreislaufbelastung).
Badezimmertür nie abschließen, damit jederzeit Hilfe kommen kann.

Nachsorge
Patient: ruhen lassen, evtl. Vitalzeichenkontrolle.
Bad: lüften, Wanne desinfizieren.

Material: entsorgen.
Pflegekraft: Dokumentation.

- **Duschen**

Vorteile des Duschens:
- zeitsparend
- geringer Wasserverbrauch
- erfrischender für den Kranken
- geringere Belastung, kann auch im Sitzen (Duschstuhl) durchgeführt werden
- Wasserstrahl hat massierende Wirkung
- Wechselduschen als Gefäßtraining kann einfach durchgeführt werden
- Haarwäsche kann einfach durchgeführt werden

Vorgehen
- Vor- und Nachbereitung (siehe Baden)
- Wassertemperatur überprüfen
- entkleideten Patienten von den Füßen her nach oben hin bis zum Hals (nicht den Kopf) abduschen
- Wasserstrahl drosseln
- von oben nach unten einseifen und abduschen
- evtl. Haarwäsche durchführen

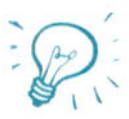

Antirutschmatte in die Duschwanne legen. Geschwächte Patienten auf einen abgedeckten Duschstuhl setzen, unsichere Patienten sollten sich am Griff festhalten können.
Der Wasserstrahl für den Kopf sollte nur einen geringen Druck aufweisen (Schwindelanfall).

2.5 Essen und Trinken

Zur Aufrechterhaltung aller Lebensvorgänge benötigt der Körper Wasser, Nährstoffe, Mineralstoffe und Vitamine. Die Nahrung sollte ausgewogen und abwechslungsreich zusammengesetzt werden. Die benötigte Energiemenge ist vom Grund- und Leistungsumsatz abhängig. Der Brennwert unserer Energielieferanten Fett, Eiweiß und Kohlenhydrate wird in Kalorie oder Joule gemessen.
Eine **Kilokalorie** (kcal) ist die Wärmemenge, die benötigt wird, um 1 Liter Wasser von 14,5 auf 15,5 °C zu erwärmen. Ein **Kilojoule** (kJ) ist das Energiemaß, welches der Arbeit entspricht, die erforderlich ist, um 1 kg in 1 Sekunde 1 Meter weit zu bewegen.

Der **Grundumsatz** ist die Energiemenge, die der Körper zur Aufrechterhaltung der Lebensfunktionen (Zellstoffwechsel, Atmung, Herz- und Darmtätigkeit) benötigt (Meßvoraussetzungen: in Ruhe, nüchtern, bei Zimmertemperatur). Der Grundumsatz ist abhängig vom Alter und Geschlecht, von der Körperoberfläche, von Krankheiten, Jahreszeit und Klima.

Der **Leistungsumsatz** (Arbeitsumsatz) ist der Mehrverbrauch an Energie für die körperliche Betätigung im Beruf und in der Freizeit. Die Höhe der Energiemenge ist abhängig von der Art und Dauer der Tätigkeit.
Der **Gesamtumsatz** ist die Summe aus Grund- und Leistungsumsatz (Tab. 2-2).

Tabelle 2-2 Gesamtumsatz für Männer/Frauen bei unterschiedlich schwerer körperlicher Betätigung.

Gesamtumsatz	Männer (70 kg KG)	Frauen (60 kg KG)
Bei normaler körperlicher Tätigkeit 1 kcal (4,184 kJ) pro kg Körpergewicht in einer Stunde (24 kcal/kg KG/Tag)	1700 kcal/Tag	1500 kcal/Tag
Bei leichter körperlicher Tätigkeit (GU + $^1/_3$ GU)	2400 kcal/Tag	2000 kcal/Tag
Bei mittelschwerer körperlicher Tätigkeit (GU + $^2/_3$ GU)	3000 kcal/Tag	2500 kcal/Tag
Bei schwerer körperlicher Tätigkeit (GU + $^3/_3$ GU)	3500 kcal/Tag	3000 kcal/Tag

2.5.1 Ernährung und Kostformen

Zur Gesunderhaltung benötigt der Körper eine ausgewogene, abwechslungsreiche Ernährung:
- Nährstoffe (Eiweiß, Fette, Kohlenhydrate)
- Ergänzungsstoffe (Vitamine, Spurenelemente, Mineralien)
- Ballaststoffe (Zellulose)
- Wasser

Folgende sieben Lebensmittelgruppen sollten täglich auf dem Speiseplan stehen:
- Milch und Milchprodukte
- Fleisch, Geflügel, Fisch, Wurstwaren, Eier
- Brot und Getreideprodukte
- Gemüse
- Obst
- tierische und pflanzliche Fette
- gesunde Durstlöscher (Mineralwasser, Säfte, Früchtetee)

• **Nährstoffe**

Eiweiß

Eiweiß ist ein unentbehrlicher Baustein der Körperzellen und ist vor allem in Fleisch, Fisch, Milchprodukten, Eiern, Nüssen und Hülsenfrüchten enthalten.
Nur ein geringer Teil des zugeführten Eiweißes wird zur Energiegewinnung verwendet.

Da Eiweiß im Körper nicht gespeichert wird, ist eine tägliche Zufuhr notwendig. Im Körper befindet sich Eiweiß in den Zellen (Protoplasma, Kern, Zellmembran), in Enzymen, in manchen Hormonen, in Haut-, Haar- und Hornsubstanz sowie in Leber-, Nieren- und Muskelgewebe (70–80%).
Bedarf: 10–15% der Gesamtkalorien sollen durch Eiweiß gedeckt werden. Erwachsener: 0,8–1 g Eiweiß pro kg Körpergewicht. Brennwert: 1 g Eiweiß = 17 kJ = 4,1 kcal.
Aufbau: Eiweiße sind aus den Elementen Kohlenstoff, Wasserstoff, Sauerstoff, Stickstoff, Schwefel und Phosphor aufgebaut. Aminosäuren sind die kleinsten Bausteine des Eiweißes. Von den 20 verschiedenen Aminosäuren sind acht essentiell, d.h. lebensnotwendig, da sie nicht vom Körper aufgebaut werden können: Valin, Leuzin, Isoleuzin, Lysin, Methionin, Threonin, Phenylalanin und Tryptophan. Arginin und Histidin sind nur für Säuglinge essentiell. Die Aminosäurenzusammensetzung von Nahrungseiweiß entspricht nicht der des Körpereiweißes. Nahrungseiweiß wird bei der Verdauung in Aminosäuren aufgespalten und in den Körperzellen (Ribosomen = Zellorganellen) zu komplexen Eiweißen zusammengesetzt.

Tierische Eiweiße enthalten mehr essentielle Aminosäuren als pflanzliche (Ausnahme Kartoffeln).
Biologische Wertigkeit: Die biologische Wertigkeit gibt an, wieviel Gramm Körpereiweiß aus 100 g Nahrungseiweiß aufgebaut werden können. Die biologische Wertigkeit eines Nahrungseiweißes ist um so höher, je mehr essentielle Aminosäuren enthalten sind und je geringer die Menge an Eiweiß ist, die zur Erhaltung des Stickstoffgleichgewichtes benötigt wird.
Aufwerten von Eiweißen: Unterschiedliche Eiweiße ergänzen sich bei gleichzeitigem Verzehr (Tab. 2-3).

Tabelle 2-3 Biologische Wertigkeit von Proteinen.

Protein	Biologische Wertigkeit
Vollei	100
Kartoffel	86
Milch	85
Rindfleisch	83
Weizen	58
Mais	76
Bohnen	73
Mais und Bohnen (48 und 52%)	101
Milch und Weizen (75 und 25%)	106
Vollei und Weizen (68 und 32%)	118
Kartoffel und Vollei	137

Einteilung der Proteine

- **Gerüsteiweiße** = Skleroproteine (unverdaulich)
  - Keratin: in Haaren und Nägeln
  - Kollagen: in der Haut und im Bindegewebe
  - Gelatine: durch Kochen aus dem Bindegewebe gewonnene lösliche Substanz mit geringer biologischer Wertigkeit

- **Albumine** (wasserlösliche hochwertige Eiweiße)
  - Serumalbumin
  - Ovalbumin im Eiklar
  - Lactalbumin in der Milch

- **Globuline** (in verdünnter Salzlösung lösbar)
  - Serumglobuline im Blutplasma (z.B. Immunglobuline)
  - Myosin in den Muskeln

- **Prolamine und Gluteline** (Gluten = Klebereiweiß)
  Für die Ernährung sehr wichtige Eiweiße der Getreidekörner (bei Unverträglichkeit Zöliakie, Sprue)
  - Prolamin: Gliadin in Weizen, Hordein in Gerste, Zein in Mais
  - Gluteline: Glutenin im Weizen

- **Proteide mit anderen Stoffen** (zusammengesetzte Eiweiße)
  - Nukleoproteide: Eiweiß und Nukleinsäure
  - Glykoproteide: Eiweiß und Kohlenhydrat, in schleimigen Sekreten als Gleit- und Schmiermitteln enthalten (in Gelenken, in Sehnenscheiden, in Speichel)
  - Chromoproteide: Eiweiß und Farbstoff, als Hämoglobin in Erythrozyten und Myoglobin in Muskeln
  - Phosphorproteide: Eiweiß und Phosphorsäure, als Kasein in der Kuhmilch, als Vitellin im Eidotter
  - Peptide: Verbindung mehrerer Aminosäuren

Eiweißmangel führt zu schweren Gesundheitsschäden mit Wundheilungsstörungen, Infektanfälligkeit und Ödemen.
Die Eiweißmangelkrankheit Kwashiorkor („Roter Junge") ist in Entwicklungsländern anzutreffen und äußert sich bei Kindern durch Pigmentstörungen (rote Haare), Hautrötung, Hautschäden (z. B. Hautschuppung, Rhagaden), Ödeme bis zur Leberzirrhose und Tod.

Kohlenhydrate

Kohlenhydrate sind die wichtigsten Energielieferanten. Sie sind vor allem in Getreideprodukten (Brot, Nudeln), Reis, Kartoffeln und Zucker enthalten.

Bedarf: 50–65 % der Gesamtkalorien sollen durch Kohlenhydrate gedeckt werden. Erwachsene: 5–7 g Kohlenhydrat pro kg Körpergewicht.
Brennwert: 1 g Kohlenhydrate = 17 kJ = 4,1 kcal.
Aufbau: Kohlenhydrate sind aus den Elementen Kohlenstoff, Wasserstoff und Sauerstoff aufgebaut.

Einteilung der Kohlenhydrate

- **Monosaccharide** = Einfachzucker
  - Traubenzucker (Glukose/Dextrose)
    - häufigste Zucker in der Natur
    - in süßen Früchten enthalten
  - Fruchtzucker (Fruktose/Lävulose)
    - in süßen Früchten weitverbreitet
    - Süßkraft ist größer als die des Rübenzuckers
    - Fruchtzucker kann in begrenzten Mengen als Zuckeraustauschstoff verwendet werden
  - Schleimzucker (Galaktose)
    - kommt frei in der Natur nicht vor

- **Disaccharide** = Doppelzucker
  - Rohr- oder Rübenzucker (Saccharose) = Glukose und Fruktose
    - in vielen Früchten und Pflanzensäften enthalten
  - Milchzucker (Laktose) = Glukose und Galaktose (Kohlenhydrat der Milch)
    - Milchzucker (in höherer Dosierung) wird zur Obstipationsprophylaxe angewendet
    - bei Laktasemangel (Verdauungsenzym) kommt es nach dem Genuß von Milch zu Durchfällen
  - Malzzucker (Maltose) = Glukose und Glukose
    - kommt in der Natur nicht frei vor
    - Maltose entsteht als Zwischenprodukt bei der enzymatischen Spaltung von Stärke, z.B. bei Keimen der Getreidekörner, bei der Verdauung im Darm

- **Polysaccharide** = Vielfachzucker

Polysaccharide sind zuckerunähnliche (d.h., sie schmecken nicht süß), hochmolekulare (aus langen Ketten von Monosacchariden mit Glykosidverbindungen) Substanzen, die für die Ernährung sehr wichtig sind.

  - Stärke
    - wichtigstes Reservekohlenhydrat der Pflanzen
    - besteht aus Amylopektin und Amylose
  - Glykogen
    - wichtigstes Reservekohlenhydrat des menschlichen und tierischen Organismus
    - v.a. in der Leber und in kleiner Menge im Muskel gespeichert
  - Pektin
    - unter der Schale und in Kerngehäusen von Früchten wie z.B. Äpfeln, Heidelbeeren, Quitten
    - wird zur Herstellung von Marmelade und zur Behandlung von Durchfällen eingesetzt
  - Zellulose
    - unlöslich und für den Menschen unverdaulich
    - kommt in der Natur in den Pflanzenzellwänden vor
    - dient in der menschlichen Ernährung als Füllstoff im Darm zur Obstipationsprophylaxe

- Hemizellulose
  - kommt immer zusammen mit Zellulose vor
  - hat eine höhere Quellfähigkeit als Zellulose

Bei Kohlenhydratmangel greift der Körper auf eigene Reserven zurück und bildet Glukose aus Fett und aus Eiweiß!

Fett = Lipide
Fette sind in erster Linie Engergielieferanten. Sie kommen von Tieren, z.B. Butter (Kuhmilch), Talg (Rind, Schaf), Schmalz (Schwein, Gans), Tran (Fische), oder Pflanzen, z.B. Öle und Margarine (Nüsse, Sonnenblumenkerne, Oliven, Leinsamen). Fettaufnahme ist für die Resorption der fettlöslichen Vitamine unentbehrlich. Ungesättigte Fettsäuren sind essentiell und werden für den Zellaufbau, für die Haut und für verschiedene Enzyme benötigt. Gesättigte Fettsäuren sind v.a. in tierischen Fetten und in festen Pflanzenfetten (z.B. Kokosfett, Palmkernfett) enthalten. Übermäßige Fettzufuhr führt zu Übergewicht (Fettpolster) und begünstigt Stoffwechselerkrankungen.

Bedarf: 25–35% der Gesamtkalorien sollten durch Fett gedeckt werden. Erwachsener: 1 g pro kg Körpergewicht. Brennwert: 1 g Fett = 39 kJ = 9,3 kcal.
Aufbau: Fett besteht aus Kohlenstoff, Wasserstoff und Sauerstoff. Fette bestehen aus Glyzerin und Fettsäuren (Triglyzeride). Die Fettsäureketten haben unterschiedliche Längen.

Einteilung der Fette
- **Nach Kettenlänge** (Anzahl der Kohlenstoffatome)
  - kurzkettige Fettsäuren (C_2–C_4), z.B. Buttersäure
    - wasserlöslich
    - leichte Aufnahme durch die Darmwand ins Blut
    - leicht verdaulich
  - mittelkettige Fettsäuren (C_6–C_{12}), z.B. Caprinsäure
    - Spezialfette
    - können ebenso wie die kurzkettigen Fettsäuren auch bei gestörter Fettverdauung (z.B. Fehlen von Gallensäuren oder Pankreaslipase) aufgenommen werden
  - langkettige Fettsäuren (mehr als C_{12}), z.B. Palmitinsäure
    - Hauptbestandteile der meisten Nahrungsfette
    - werden durch Verdauungsenzyme aufgespalten
    - gelangen unter Mizellenbildung (Monoglyzeride, langkettige Fettsäuren und Gallensalze) in die Darmzellen und von dort in die Lymphbahn

- **Nach Bindung der C-Atome**
  - einfach ungesättigte Fettsäuren (z.B. Ölsäure)
    - am weitesten verbreitet, v.a. in Olivenöl
  - zweifach ungesättigte Fettsäuren (z.B. Linolsäure)
    - in vielen Pflanzenölen, v.a. in Distelöl, Sonnenblumenöl, Sojaöl
  - dreifach ungesättigte Fettsäuren (z.B. Linolensäure)
    - v.a. in Leinöl

- vierfach ungesättigte Fettsäuren (z. B. Arachidonsäure)
  - v.a. in tierischen Fetten
- fünffach ungesättigte Fettsäuren (z. B. Eicosapentaensäure)
  - in Makrelen u.a. Fischen
  - senkt erhöhte Blutfettwerte

- **Lipoide = fettähnliche Stoffe**
  - Phosphatide
  - Cerebroside
  - Sterine
  - Carotinoide

- **Ergänzungsstoffe**

Vitamine
Vitamine sind lebensnotwendige Wirkstoffe, die der Körper selbst nicht synthetisieren kann (Tab. 2-4).
Die Einteilung der Vitamine erfolgt in:

wasserlösliche Vitamine
Thiamin (B_1), Biotin (H)
Riboflavin (B_2), Pyridoxin (B_6)
Folsäure, Pantothensäure
Niacin, Cobalamine (B_{12})
Ascorbinsäure (C)

fettlösliche Vitamine
A (Retinole)
D (Calciferole)
E (Tocopherole)
K (Phyllochinone)

Tabelle 2-4 Übersicht über die Vitamine.

Vitamin	Wirkung	Vorkommen	Mangelwirkung
Thiamin (B_1)	Bestandteil eines Coenzyms, Nährstoffabbau, besonders Kohlenhydratabbau	Vollkornprodukte, Fleisch (Schweinefleisch), Innereien, Kartoffeln, Hefe	Müdigkeit, verminderte Leistungsfähigkeit, Muskelschwäche, Nervenstörungen, Beri-Beri
Riboflavin (B_2)	Bestandteil eines Coenzyms, Wasserstofftransport beim Abbau von Nährstoffen	Milch, Milchprodukte, Innereien, Fleisch, verschiedene Gemüse, Hefe	Hautveränderungen (Schuppenbildung)
Niacin	Bestandteil von Coenzymen, Wasserstofftransport beim Nährstoffabbau	Fleisch, Innereien, Kartoffeln, Getreideerzeugnisse, Gemüse, Hefe	Pellagra, Hautveränderungen, Nervenstörungen
Cobalamine (B_{12})	Bestandteil eines Coenzyms, Aufbau der Zellkernsubstanz, Bildung der roten Blutkörperchen	tierische Lebensmittel	Störung der Zellbildung, perniziöse Anämie, Nervenstörungen

Tabelle 2-4 Übersicht über die Vitamine. (Fortsetzung)

Vitamin	Wirkung	Vorkommen	Mangelwirkung
Vitamin C (Ascorbinsäure)	Aufbau des Bindegewebes, beteiligt am intermediären Stoffwechsel	Früchte, Gemüse, Kartoffeln	Appetitlosigkeit, verzögerte Wundheilung, Anfälligkeit gegen Infektionen, Skorbut
Folsäure	Coenzym im Zwischenstoffwechsel, wichtig für die Bildung der roten und weißen Blutkörperchen	Innereien, eiweißreiche Lebensmittel, Gemüse, Hefe	Anämie, verringerte Antikörperbildung
Pantothensäure	Coenzym im Zwischenstoffwechsel der Nährstoffe	in allen Lebensmitteln	nicht bekannt
Pyridoxin (Vitamin B_6)	Coenzym im Eiweißstoffwechsel	Getreideprodukte, eiweißreiche Lebensmittel, Blattgemüse	Krämpfe bei Säuglingen, beim Erwachsenen nicht bekannt
Biotin (Vitamin H)	Coenzym im Kohlenhydrat- und Fettstoffwechsel	Hefe, Innereien, Eier, Getreideprodukte, einige Gemüsearten	Störungen des Hautstoffwechsels
Vitamin A (Retinol)	Bestandteil des Sehpurpurs, Beeinflussung des Zellwachstums und Bildung der Haut	Retinol: Leber, Eigelb, Butter, Margarine Karotin: gelbe Rüben, grüne Blattgemüse, Petersilie, Paprika	Nachtblindheit, Verhornung von Haut und Schleimhäuten
Vitamin D (Calciferol)	Beeinflussung der Resorption von Kalzium und Phosphat; Verknöcherung des Skeletts; Ausscheidung von Kalzium und Phosphat	Lebertran, Fischöle, Butter, Eier	Rachitis, Knochenerweichung, unzureichende Knochenverkalkung
Vitamin E (Tocopherol)	antioxidative Wirkung, Schutz der Zellmembranen	Getreidekeime, Keimöle, Vollkornprodukte, Blattgemüse, Leber, Eigelb, Butter	tritt beim Menschen äußerst selten auf
Vitamin K (Phyllochinon)	Cofaktor bei der Blutgerinnung	grüne Blätter, Leber, mageres Fleisch	Blutgerinnungsstörungen

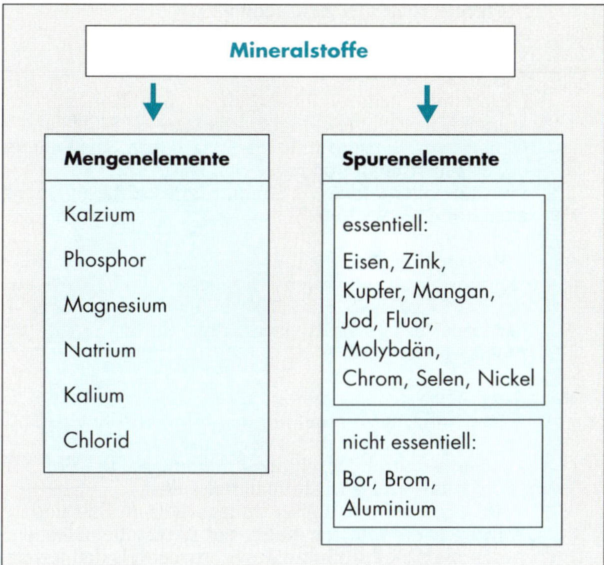

Abb. 2-45 Übersicht über Mineralstoffe.

Mineralstoffe
Die Mineralstoffe (Mengen- und Spurenelemente; Abb. 2-45) werden mit der Nahrung aufgenommen. Sie wirken als Baustoffe und sind als Reglerstoffe an vielen Vorgängen im Körper beteiligt (z. B. beeinflussen sie den Wasserhaushalt, den onkotischen Druck, die Erregbarkeit von Nerven und Muskeln sowie den Säure-Basen-Haushalt).

Im Körper des erwachsenen Menschen befinden sich:
- **1700 g Kalzium:** Baustoff der Knochen und Zähne, Blutgerinnung
- **700 g Phosphor:** Baustoff der Knochen, Energiegewinnung und -verwertung im Körper
- **100 g Kalium:** Erhält die Gewebespannung, fördert Wasserentzug aus Gewebe
- **80 g Chlorid:** Bestandteil der Salzsäure im Magen, erhält zusammen mit Natrium die Gewebespannung
- **80 g Natrium:** Erhält zusammen mit Chlorid die Gewebespannung
- **30 g Magnesium:** Bestandteil des Gewebes und der Körperflüssigkeiten, wirkt beim Stoffwechsel mit
- **4 g Eisen:** Baustein des roten Blutfarbstoffes

- **Fluor:** Erhält den Zahnschmelz
- **Jod:** Sorgt für die Funktion der Schilddrüse

- **Ballaststoffe**

Ballaststoffe gehören chemisch zu den Kohlenhydraten und kommen in Zellwänden von Pflanzen als Stütz- und Strukturelement vor. Sie sind unverdaulich, haben eine gute wasserbindende Eigenschaft und regen den Darm an.
Pro Tag sollten etwa 30 Gramm Balaststoffe mit der Nahrung aufgenommen werden.

- **Wasser**

Der Körper eines Erwachsenen besteht zu ca. 60% aus Wasser, der des Säuglings zu ca. 80%. Es befindet sich überwiegend in der Zelle, in den Zellzwischenräumen, den Gefäß- und Hohlraumsystemen.

Aufgaben

- **Baustoff:** Im Verbund mit den Mineralstoffen garantiert es den osmotischen Druck der Zellen.
- **Lösungsmittel:** Durch die Verdauungssäfte werden im Darm die Nähr- und Wirkstoffe herausgelöst.
- **Transportmittel:** Wasser transportiert im Blut und in der Lymphe die gelösten Nähr- und Wirkstoffe. Gleichzeitig werden die Abfallprodukte des Stoffwechsels den jeweiligen Ausscheidungsorganen zugeführt.
- **Wärmeregulator:** Durch Schwitzen wird dem Körper Flüssigkeit entzogen, die an der Hautoberfläche verdunstet. Es entsteht ein kühlender Effekt.

- **Genußmittel**

Genußmittel regen den menschlichen Organismus an. Ihre Wirkung ist abhängig von der Zubereitung, der Menge und den persönlichen Voraussetzungen.

Kaffee: Durch Rösten der Samen des Kaffeebaums werden die enthaltenen Kohlenhydrate karamelisiert, so daß das leicht flüchtige Kaffeearoma entsteht. Pro 150 ml Kaffee sind durchschnittlich 0,05 g Koffein enthalten. Es dient als Weckmittel, steigert die Denkfähigkeit und die Reize am Nervensystem, verstärkt die Durchblutung des Gehirns, des Herzmuskels und der Niere. Beim Genuß großer Mengen Koffeins (ca. 0,3 g) kommt es zu Zittern, Schweißausbruch, Herzklopfen und Schlafstörungen. Beim entkoffeinierten Kaffee ist Koffein fast vollständig entfernt. Im Kaffee enthaltene Röststoffe können bei empfindlichen Menschen Magen-Darm-Störungen verursachen.

Tee: Schwarzer Tee besteht aus getrockneten fermentierten Blättern des Teestrauches. Pro 150 ml Tee sind ca. 0,05–0,15 g Thein enthalten. Die anregende Wirkung tritt langsam ein und hält länger an. Die

Gerbsäure wirkt beruhigend, z. B. bei Durchfall, auf den Darm.

Kakao: Kakao wird aus den Früchten der Kakaobäume gewonnen. Das enthaltene Theobromin wirkt anregend auf Nieren, Herz und Nervensystem.

Alkohol: Alkohol wird z. B. als Bier, Wein, Schnaps, Branntwein, Liköre oder in Mixgetränken wegen der anregenden und berauschenden Wirkung genossen. In größeren Mengen zugeführt tritt eine lähmende Wirkung auf, die bis zum Kontroll- und Reaktionsverlust und zu Atemstörungen führen kann. Alkohol wirkt zellschädigend, v.a. in der Leber und im zentralen Nervensystem. Auch relativ geringe Mengen, regelmäßig getrunken, führen zur Sucht. 1 g Alkohol hat einen Brennwert von 7 kcal.

Nikotin: Nikotin ist der Hauptwirkstoff der Blätter der Tabakpflanze. Er wirkt anregend und gefäßverengend. Regelmäßiges starkes Rauchen führt zu Gefäßschäden (Raucherbein), Lungenschäden (Bronchitis, Lungenkrebs) und verschiedenen Krebserkrankungen im Magen-Darm-Trakt und in der Blase. Rauchen führt zur Sucht mit körperlicher und psychischer Abhängigkeit, jedoch nicht zum Kontrollverlust. Plötzliche Reduzierung macht sich durch Unruhe und Nervosität bemerkbar.

• **Kostformen**

Vollkost

Gemischte Kost, die alle Nähr-, Ergänzungs- und Ballaststoffe in einem ausgewogenen Verhältnis enthält.

Vollwertkost

Unter Vollwertkost versteht man eine überwiegend laktovegetabile Kost, in der Lebensmittel bevorzugt werden, die möglichst wenig verarbeitet sind. Es werden Nahrungsmittel aus ökologischem Anbau bevorzugt. Fleisch ist erlaubt, jedoch in begrenztem Maße, z. B. 1–2 Fleischmahlzeiten pro Woche. Die Lebensmittel werden nach dem Verarbeitungsgrad in Wertstufen 1–5 eingeteilt:

1. unveränderte, frische Lebensmittel
2. mechanisch oder enzymatisch veränderte Lebensmittel
3. hitzebehandelte Lebensmittel
4. konservierte Lebensmittel
5. isolierte und daraus zusammengesetzte Lebensmittel

Nahrungsmittel der Stufen 4 und 5 sollten gemieden werden.

Zusammensetzung der Vollwertkost (Abb. 2-46)
- 25% frisches Obst und Gemüse
- 25% Frischkorn, Rohmilch, Nüsse
- 50% erhitzte Kost

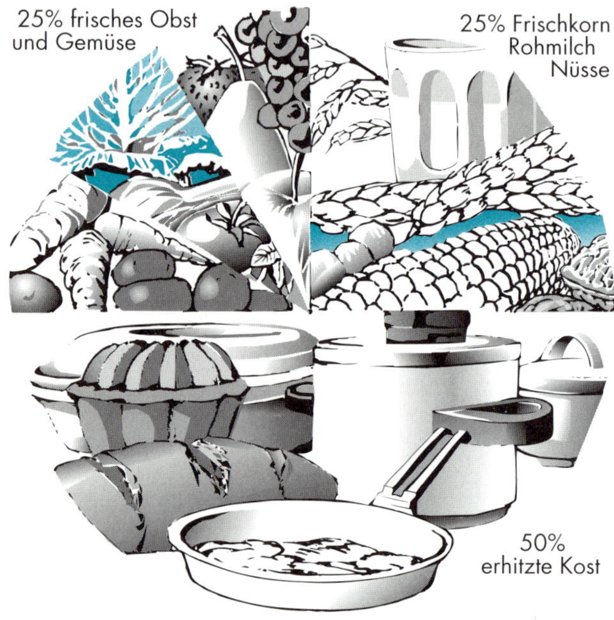
25% frisches Obst
und Gemüse
25% Frischkorn
Rohmilch
Nüsse
50%
erhitzte Kost

Abb. 2-46 Vollwerternährung.

Vegetarische Kost

Vegetarismus ist eine Ernährungsform, bei der alle Nahrungsmittel von getöteten Tieren abgelehnt werden. Gründe für den Vegetarismus sind religiös-ethische (das Töten ist ein Tabu) und ökonomisch-ökologische (Veredlungsverlust: 1 kcal tierisches Eiweiß erfordert 7 kcal pflanzliches Eiweiß).

- **Formen**
  - Veganer: ausschließlich pflanzliche Kost
  - Laktovegetarier: pflanzliche Kost, Milch, Milchprodukte
  - Ovolaktovegetarier: pflanzliche Lebensmittel, Milch, Milchprodukte, Eier

- **Bewertung**

Die strenge Form des Vegetarismus ist nicht zu empfehlen, da die Gefahr der Unterversorgung von Eiweiß, Kalzium, Eisen und Vitamin B_{12} besteht. Ovolaktovegetarier können sich bei guten Kenntnissen gesund erhalten.

Schonkost

Kostform, die durch besonders schonende Zubereitung und durch Meiden bestimmter Nahrungsmittel den Körper wenig belastet. Verboten sind z. B. blähendes Gemüse, Steinobst, fette und scharf angebratene sowie stark gewürzte Speisen.

Reduktionskost
Reduktionsdiät ist eine Kostform, die zur Gewichtsabnahme führt. Folgende Kriterien sind zu beachten:
- ausreichende Zufuhr aller essentiellen Nährstoffe
- Umstellung der Ernährungsgewohnheiten
- Erhöhung der körperlichen Aktivitäten

- **Formen**
  - **Nulldiät**
    - totale Nahrungseinschränkung bei reichlicher Flüssigkeitszufuhr (3 Liter pro Tag) und Gabe von Vitaminen und Mineralstoffen
    - nur unter stationären Bedingungen und ärztlicher Kontrolle durchzuführen, da Komplikationen möglich (orthostatische Kreislaufregulationsstörungen, Gichtanfall, Erbrechen)
    - darf nicht länger als maximal 100 Tage erfolgen, da es zum Abbau von Körpereiweiß kommt (u.a. Albumine, Globuline)
  - **Energiereduzierte Mischkost**
    - Einschränkung der Kohlenhydrate und vor allem des Fettes (Gesamtkalorien 500, 800, 100 kcal)
    - 1000-kcal-Mischkost (ca. 70 g Eiweiß, ca. 40 g Fett, ca. 100 g Kohlenhydrate und reichlich Ballaststoffe in Form von Gemüse und Vollkornprodukten)
    - Zucker und Weißmehlprodukte meiden, da sie schnell verdaut werden und das Hungergefühl rasch eintritt; außerdem enthalten sie kaum Mineralstoffe und Vitamine

Salzarme Kost
Die Einschränkung der Salzzufuhr unterstützt die Therapie einer Hypertonie. Salz bindet Wasser im Körper und verstärkt durch die Hypervolämie den hohen Blutdruck. Auf eine reichliche Zufuhr von Kalium ist zu achten, insbesondere bei der Gabe von Schleifendiuretika (z.B. Lasix®); eine Ausnahme besteht bei eingeschränkter Niereninsuffizienz. Verboten sind:
- geräuchertes und gepökeltes Fleisch
- Konserven mit Fleisch, Fisch, Suppen, Gemüse
- Fertigsuppen, Fertigsaucen, Gewürzextrakte
- Hartkäsesorten
- „Nachsalzen“ von Speisen

Spezielle Diäten
Kostformen, die einem bestimmten Ernährungszweck dienen, d.h. ein erkranktes Organ entlasten und krankhaften Veränderungen vorbeugen, z. B. durch die besondere Zusammensetzung der Nährstoffe, die sich von vergleichbaren Lebensmitteln unterscheidet. Vollkost, Schonkost und Diät können in normaler, breiig-passierter oder flüssiger Form zubereitet werden.

• **Diabetesdiät** (Tab. 2-5 und Tab. 2-6)
Bei gesunden Menschen wird Insulin nach der Nahrungsaufnahme ins Blut abgegeben, so daß der Blutglukosegehalt im Normbereich bleibt. Bei Diabetiker Typ 1 fehlt die Insulinausschüttung. Beim Diabetiker Typ 2 ist die Insulinausschüttung im

Tabelle 2-5 Beispiel eines Tagesspeiseplans bei Diabetes mellitus.

Gesamtenergie: 2200 kcal (9,2 MJ)
Kohlenhydrate: 275 g = 23 BE
Eiweiß: 83 g, davon > 50% vegetarisch
Fett: 86 g, davon 15 g Kochfett

Mahlzeiten	BE		g
Frühstück 4 BE		Kaffee oder Tee	
	3	Vollkornbrot	90
		Diätmargarine	10
		Pflanzenpastete	25
	1	Diabetiker-Konfitüre	25
Zwischenmahlzeit 4 BE		*Müsli*	
	$2^1/_2$	Haferflocken	50
	1	Apfel, gerieben	100
	$^1/_2$	Milch oder Joghurt, fettarm	125
Mittagessen 5 BE		*Schweinesteak „mexikanisch“*	
	1	Braune Bohnenkerne (kidney beans, gek.)	80
		Paprikaschote	50
	3	Folienkartoffel	240
	–	Eisberg-Tomaten-Salat	
	1	Kiwi-Orangen-Salat	60/60
Zwischenmahlzeit 3 BE	1	Gemüsesaft	200
	2	Grahambrötchen	60
		Frischkäse, 20% Fett i. Tr.	20
Abendessen 4 BE	3	Vollkornbrot	90
	–	Butter oder Margarine	10
	–	Camembert, 30% Fett i. Tr.	30
		Corned beef, deutsch	30
	1	Rote Bete	140
Spätmahlzeit 3 BE	2	Laugenbrezel	40
	–	Butter	10
	1	Birne	120

Tabelle 2-6 Kohlenhydrat-Austauschtabelle (Auszug).

1 BE sind enthalten in	
Roggenbrot, Mischbrot (1 dünne Scheibe)	25 g
Brötchen (weiß)	25 g
Vollkornbrot (1 dünne Scheibe)	25 g
Knäckebrot (2 Scheiben)	15 g
Haferflocken	20 g
Reis (roh)	15 g
Reis (gekocht)	50 g
Nudeln (roh)	20 g
Nudeln (gekocht)	80 g
Kartoffeln	80 g
Erbsen, Linsen	20 g
Milchprodukte enthalten gleichzeitig Fett und Eiweiß	
Vollmilch (ca. 10 g Fett)	250 g
Buttermilch (ca. 1,5 g Fett)	250 g
Joghurt (aus Vollmilch ca. 10 g Fett)	250 g
Magerquark	fast beliebig viel
Obst und Gemüse	
Äpfel, Kirschen (sauer)	110 g
Apfelsinen, Mandarinen, Grapefruit (ohne Schale)	170 g
Aprikosen, Pflaumen	100 g
bis 200 g ohne Anrechnung Fenchelknolle, rote Bete, Karotten, Zucchini, Sellerie, Paprikaschoten, Zwiebeln	
ohne Anrechnung Blattsalate, Spinat, Gurken, Kohl (alle Sorten), Brokkoli, Sauerkraut, Kohlrabi, Tomaten, Radieschen, Pilze, Rhabarber	
Fleisch, Fisch, Eier	
Hühnerei (1 Eigelb enthält 5–6 g Fett)	30 g
Hackfleisch	40 g
Tartar	270 g
Schweinefilet	100 g
Schweineschinken (gekocht)	50 g
Schweinekotelette	35 g
Rindfleisch (Keule)	140 g
Huhn (Brust)	1100 g
Huhn (Schlegel)	325 g
Forelle	380 g

Verhältnis zum Bedarf unzureichend. Die Diät ist ein wichtiger Pfeiler der Behandlung des Diabetes mellitus.

Prinzipien der Diabetesdiät
- Errechnung des Energiebedarfs
- Normalisierung des Körpergewichtes
- Verteilung der Kohlenhydrate und auch der Nährstoffe auf sechs Mahlzeiten pro Tag
- Berechnung der Kohlenhydrate in Broteinheiten (BE): 1 BE entspricht 12 g Kohlenhydrate
- leicht aufschließbare Kohlenhydrate wie Zucker und zuckerhaltige Nahrungsmittel meiden
- Kohlenhydrate in langsam abbaubarer, zellulosereicher Form (z. B. Vollkornprodukte, Kartoffeln, Naturreis) aufnehmen
- Cholesterin und Fette mit gesättigten Fettsäuren einschränken
- Überprüfung oder Änderung des Diätplans bei Steigerung der körperlichen Aktivität (pro 20 Minuten Sport = 1 BE)

• **Pankreasdiät**
Die akute Pankreatitis ist eine plötzlich einsetzende Entzündung der Bauchspeicheldrüse, die sich zu einem schweren Krankheitsbild mit einer Pankreasnekrose entwickeln kann. Durch Aktivierung der Verdauungsenzyme im Pankreas kommt es zur Selbstandauung. Die Ursachen sind verschiedenartig, gehäuftes Auftreten ist bei Alkoholismus, Papillenstenose und Gallenerkrankungen zu beobachten.

Prinzipien der Pankreasdiät
- Reduzierung der Fermentsekretion im Pankreas (sekretorische Ruhigstellung)
- Kostaufbau erfolgt in Stufen
  - Erste Stufe: absolute Nahrungs- und Flüssigkeitskarenz (nur parenterale Zufuhr)
  - Zweite Stufe: ungesüßter Tee als erste orale Flüssigkeitszufuhr
  - Dritte Stufe: Tee mit Traubenzucker
  - Vierte Stufe: überwiegend Kohlenhydraternährung mit Haferschleim, Reisbrei, Weißbrot, Zwieback
  - Fünfte Stufe: fettfreie Kohlenhydrat-Eiweiß-Kost
  - Sechste Stufe: Kohlenhydrat-Eiweiß-Kost mit langsam steigender Fettzufuhr, ca. 40 g (Enzymkontrolle im Blut: Amylase, Lipase)
  - Siebte Stufe: Normalisierung der Ernährung, absolutes Alkoholverbot

• **Gichtdiät**
Die Hyperurikämie ist ein erhöhter Harnsäurespiegel im Blut. Harnsäurekristalle führen in den Gelenken, v. a. im Großzehengrundgelenk, zu schmerzhaften Entzündungen (Gichtanfall). Die vorhandene Erbanlage wird durch hochkalorische Kost bei bestehendem Übergewicht verstärkt.

Prinzipien der Gichtdiät
- Reduzierung der Purinzufuhr, folgende Nahrungsmittel einschränken bzw. meiden (Fleischextrakt, Innereien wie Leber, Niere, Herz, Bries, Ölsardinen, Sardellen, Sprotten, Hülsenfrüchte, Fleisch)
- Gewichtsreduktion bei Übergewicht, keine Nulldiät
- Alkoholverbot
- energetisch reduzierte Kost bei normaler Zusammensetzung
- tägliche Flüssigkeitsaufnahme 1,5–2 Liter
- bevorzugte Nahrungsmittel: Milch und Milchprodukte, Eier, Brot (hellere Sorten), Teigwaren, Kartoffeln, Reis, Früchte

• **Hyperlipidämiediät**
Beim erhöhten Blutcholesterinspiegel (VLDL, LDL) kommt es zu Ablagerungen in den Gefäßwänden (Arteriosklerose) und dadurch zu Folgeerkrankungen wie z.B. Herzinfarkt, Apoplexie.

Prinzipien der Diät bei erhöhtem Blutfettspiegel
- Senkung der Gesamtkalorienzufuhr, (körperliche Aktivität steigern)
- Gesamtfettzufuhr einschränken
- Verhältnis von gesättigten zu ungesättigten Fettsäuren 1:1
- reichlich Ballaststoffe
- überwiegend pflanzliche Kost
- Alkohol meiden
- häufig Fisch essen (zwei- bis dreimal pro Woche, mehrfach ungesättigte Fettsäuren senken Cholesterinspiegel)
- zu meiden sind (fettes Fleisch wie Speck, Eisbein, Innereien, Gans, Ente, fette Wurstsorten wie Leber-, Mett-, Cervelat-, Bratwurst, Eigelb, Sahne, Butter, Schmalz, Talg, Kokosfett, Pommes frites, Chips)

• **Diät bei Niereninsuffizienz**
Die Nahrung bei Nierenerkrankungen richtet sich nach der Nierenleistung und den begleitenden Problemen. Besonders zu beachten sind Flüssigkeits-, Elektrolyt- und Eiweißbilanz.

Prinzipien der Diät bei Niereninsuffizienz
- Flüssigkeitsmenge: Urinausscheidung des Vortags + 500 ml
- bedarfsgerechte Kalorienzufuhr: 40% Fett, 55–60% Kohlenhydrate
- bei renalem Eiweißverlust (Glomerulonephritis) eiweißreiche Kost
- beim Anstieg der harnpflichtigen Substanzen Eiweißreduktion (0,5–0,6 g/kg KG)
- bei Hypertonie und Ödemen Kochsalzreduktion unter 5 g/Tag
- bei Hyperkaliämie Kaliumreduktion unter 2 g/Tag
- bei Dialysebehandlung Kalium- und Phosphatzufuhr stark reduzieren, Kochsalz einschränken, Eiweißaufnahme erhöhen (1–1,2 g/kg KG)

- besonders kaliumreiche Lebensmittel (Schokolade, Nüsse, Tomaten, Hülsenfrüchte, Pilze, Fleisch- und Hefeextrakte, Kartoffeltrockenprodukte, Aprikosen, Bananen, Trauben, Schwarzbrot)
- besonders phosphatreiche Lebensmittel (Nüsse, Schmelzkäsezubereitung, Kochkäse, Hartkäse)

Weitere Diätformen sind der Tabelle 2-7 zu entnehmen.

Sondenkost
(s. Kap. 2.5.3)

2.5.2 Magen- und Ernährungssonden

Nasogastrale Sonde (Magensonde): üblicher Zugang über die Nase in den Magen.

Perkutane endoskopische Magensonde (PEG): Einlegen eines Katheters durch die Bauchdecke in den Magen während einer Magenspiegelung (Abb. 2-47 a und b).

Witzel-Fistel (Gastrostoma): operatives Einlegen eines Gummikatheters in den Magen, der durch die Bauchdecke nach außen geleitet wird.
Feinnadel-Katheterjejunostomie (FKJ): intraoperatives Einlegen eines feinen Jejunokatheters im Rahmen einer Gastrektomie oder Magenresektion nach Billroth I oder II (Abb. 2-48).

2.5.3 Verabreichen von Sondennahrung

Die Verordnung der Sondenkost, Diät, Kalorien- und Flüssigkeitsmenge, gehört zum Aufgabengebiet des Arztes. Die Sondennahrung muß folgende Aufgaben erfüllen:
- Deckung des Nährstoffbedarfs
- ausgewogene Zusammensetzung
- optimale Fließeigenschaften

Voraussetzung für die Gabe von Sondenkost ist die Funktionstüchtigkeit des Magen-Darm-Traktes:
- Transport des Speisebreis (Mobilität)
- Verdauungsfähigkeit (Digestion = Aufspaltung der Nährstoffe)
- Aufnahmefähigkeit (Resorptionsfähigkeit)

Kontraindikationen
- Magen-Darm-Atonie, Ileus
- Pankreatitis
- Peritonitis
- Blutungen im Gastrointestinalbereich
- Erbrechen
- Durchfälle
- akute Stoffwechselentgleisungen, z. B. bei Diabetes mellitus, Leberkoma

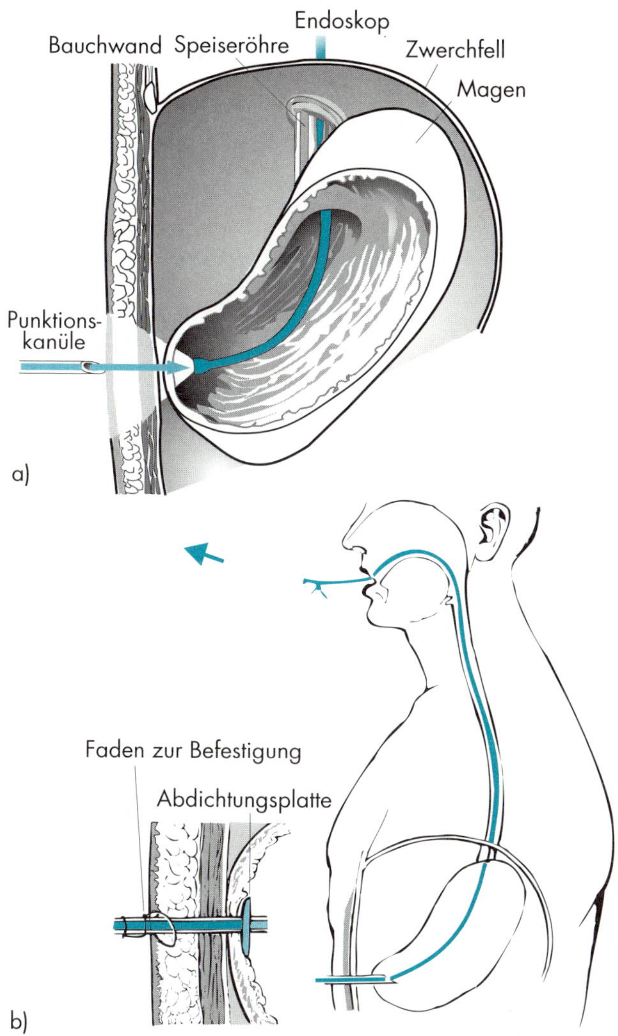

Abb. 2-47 Technik der perkutanen endoskopischen Gastrostomie (PEG). **a)** Das Endoskop bringt die Magenwand an die Bauchwand. Punktion des Magens durch die Bauchdecke, an der Stelle des Lichtscheins. **b)** Über den aus dem Mund herausgeleiteten Faden wird der Gastrostomie-Katheter in den Magen eingebracht. Fixation erfolgt durch Annähen an der Bauchhaut.

Tabelle 2-7 Übersicht über verschiedene Diäten.

Diät bei	Beschreibung	Regeln
Akuter Enteritis	– wichtigstes Symptom ist der Durchfall – bei länger als 1–2 Tagen bestehenden Störungen kommt es zu erheblichen Flüssigkeits- und Elektrolytverlusten, die besonders bei Kindern und alten Menschen lebensbedrohlich sind – diätetische Maßnahmen entlasten den Magen-Darm-Trakt und beschleunigen die Genesung	– Teefasten: 1–2 Tage ausschließlich 2–3 Liter schwarzer oder grüner Tee, durch langes Ziehen wird Gerbsäure frei – Rohapfeldiät: 5–6 Portionen roher geriebener Apfel (ca. 300 g), Pektin bindet Wasser und hemmt das Bakterienwachstum durch die pH-Verschiebung (ersatzweise Apfelpulver Aplona®) – Karottensuppe: in Salzwasser gekochte und pürierte Möhren – Johannisbrotkernmehl: enthält Pektin – Glukose-Elektrolytlösungen: orale Gabe bei länger dauernder Diarrhö (evtl. als Präparat Eltrans®)
Gallenwegerkrankungen (Gallensteine)	– nach Genuß fettreicher Speisen entleert sich die Gallenblase durch Zusammenziehen – Gallensteine reizen dabei die Gallenblasenwand – kleine Steine können in die Gallengänge gelangen und Gallenkoliken auslösen	Zu meiden sind: – alle fettreichen und blähenden Speisen – stark gebratene, gebackene oder geröstete Nahrungsmittel – Kaffee
Lebererkrankungen	– die geschädigten Leberzellen sind in ihrer Entgiftungsfunktion eingeschränkt – Giftstoffe aus der Nahrung und dem Stoffwechsel belasten und schädigen den Körper	– Alkohol in jeder Form ist zu meiden – schonend zubereitete leichte fettarme Kost – bevorzugt Milch und Milchprodukte
Zöliakie (einheimische Sprue)	– Überempfindlichkeit gegenüber Klebereiweiß (Gluten), das in Weizen, Roggen, Hafer und Gerste vorkommt – die Darmschleimhaut entzündet sich und atrophiert – durch gestörte Nährstoffresorption kommt es zu massiven Durchfällen	– lebenslanges konsequentes Meiden aller glutenhaltigen Nahrungsmittel, z.B. alle üblichen Brot- und Gebäcksorten – alle Produkte, die versteckte Bindemittel enthalten, z.B. Süßspeisen, Suppen, Saucen, Klöße, Wurstwaren, Malzkaffee, Bier vermeiden – Verzehr von natürlichen Nahrungsmitteln, die glutenfrei sind, z.B. Fleisch, Fisch, Eier, Kartoffeln,

		Obst, Gemüse, Milch, Quark – Brot und Backwaren, die ausschließlich aus Reis, Mais, Hirse oder Buchweizen hergestellt sind
Fieber	– Fieber belastet den Körper, Patient fühlt sich erschöpft und appetitlos – durch Schwitzen verliert der Körper Flüssigkeit – der Nährstoffbedarf ist durch Steigerung des Grundumsatzes erhöht – wird der Kalorienbedarf nicht durch die Nahrung gedeckt, so werden körpereigene Substanzen, v.a. Eiweiße, abgebaut – Folge ist die Verzögerung des Heilungsprozesses (Mangel an Abwehrkräften)	In der akuten Phase: – Entlastung des Körpers durch leicht verdauliche kohlenhydratreiche, relativ fett- und eiweißarme Schonkost – $^1/_2$–1 Liter Flüssigkeit zusätzlich pro 1 °C Temperaturerhöhung – elektrolyt- und vitaminreiche Kost Bei chronischem Verlauf: – bei längerem Fieber besteht ein erhöhter Nährstoffbedarf – eiweißreiche, hochkalorische, leicht verdauliche Schonkost (z.B. Milch, Quark, weiche Eier, mageres Hühnerfleisch, Butter, Rahm)
Refluxösophagitis	– Rückfluß von saurem Mageninhalt in die Speiseröhre durch Schwäche des Ösophagussphinkters – Folge ist eine Reizung und schmerzhafte Entzündung der Schleimhaut	– Reduktionskost bei Übergewicht – Meiden von Alkohol, Kaffee und Schokolade – keine schweren Mahlzeiten insbesondere abends – Raucherentwöhnung – immer im Sitzen essen, nach der Mahlzeit nicht hinlegen
Dumpingsyndrom	– eine Sturzentleerung des Magens (besonders nach Magenresektion nach Billroth II) führt zur Überdehnung des Darms mit Vagusreizung und Freisetzen von Gewebe (z.B. Bradykinin) und Intestinalhormonen – leicht lösliche Kohlenhydrate wirken hyperosmotisch und führen vorübergehend zur Hypovolämie – Früh-Dumping: 20 Minuten nach dem Essen (Leibschmerzen, Durchfall, Herzklopfen, Schwitzen, Schwäche – Spät-Dumping (seltener); $1^1/_2$ bis 3 Stunden nach dem Essen (Symptome der Hypoglykämie mit Schwitzen, Unruhe, Heißhunger)	– mindestens 6 kleine Mahlzeiten über den Tag verteilt – langsam essen, gut kauen – leicht aufschließbare Kohlenhydrate, z.B. Zucker meiden – wenig Kohlenhydrate, aber reichlich Eiweiß – keine Flüssigkeit zu den Mahlzeiten trinken – Andicken der Nahrung mit Stärke, z.B. Johannisbrotmehl, Nestagel®

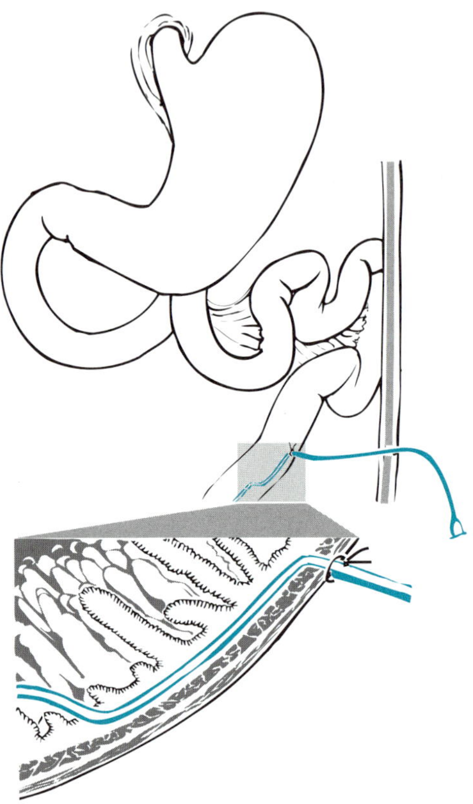

Abb. 2-48 Technik der Katheterjejunostomie. Intraoperativ wird ein Katheter in das Jejunum eingelegt und durch die Bauchdecke nach außen geführt.

• **Formeldiäten (Formuladiäten)**
Formeldiäten sind industriell hergestellte flüssige Nahrungen, die eine exakte definierte Zusammensetzung haben. Bei vollbilanzierten, bedarfsdeckenden Diäten entspricht die Nährstoffzusammensetzung einer vollwertigen Ernährung.

Durch Zusatzdiäten (Supplemente) kann ein zusätzlicher Bedarf, z. B. an Eiweiß, ausgeglichen werden.
Formeldiäten werden als Flüssignahrung oder Instantpulver in verschiedenen Geschmacksrichtungen angeboten.

Standarddiäten liegen als ballaststoffreiche, -arme oder -freie Präparate vor.
Spezialdiäten sind auf den veränderten Stoffwechsel bei bestimmten Erkrankungen, z. B. Diabetes mellitus, Leberinsuffizienz, Niereninsuffizienz, Katabolie (Abbaustoffwechsel), Malassimilation (verminderte Nährstoffausnutzung), abgestimmt.

Hochmolekulare Formeldiät (nährstoffdefinierte Diät, NDD)
Sie muß vom Körper noch aufgespalten werden, da die Nährstoffe als große Moleküle vorliegen: Kohlenhydrate in Form von Dextrin oder Stärke, Eiweiße aus Milch, Soja oder Eiern, Fett aus langkettigen Fettsäuren.
Indikationen: Kachexie, Anorexie, über die Sonde bei Schluckstörungen u.a. Passagebehinderungen in Mund, Rachen und Speiseröhre.
Präparate: Biosorbin®, Fresubin®, Nutridrip®, Nutricomp®.

Niedermolekulare Formeldiäten (chemisch definierte Diät, CDD, „Astronautenkost“)
Kann bei eingeschränkter Verdauungs- und Resorptionsfunktion gegeben werden, da die Nährstoffe nicht mehr aufgespalten werden müssen. Sie werden komplett resorbiert und eignen sich zur Ruhigstellung tieferer Darmabschnitte.
Indikationen: Morbus Crohn, Colitis ulcerosa, Chemo- und Strahlenenteritis, Vorbereitung diagnostischer Maßnahmen, postoperative intrajejunale Ernährung.
Präparate: Survimed OPD®, Peptisorb®, Salvipeptid®.

- **Kostaufbau**

Der Kostaufbau sollte nach längerer parenteraler Ernährung je nach Verträglichkeit langsam erfolgen.
- in den ersten Tagen Kräutertee (Fenchel, Kamille) in steigender Menge
- es folgt in steigender Dosierung niedermolekulare Kost (erster Tag 500 ml über den Tag verteilt)
- in den nächsten Tagen Sondenkost kontinuierlich steigern, bis 2000 ml erreicht sind
- niedermolekulare Kost langsam reduzieren und durch hochmolekulare Kost ersetzen

- **Formen der Verabreichung**
- **Portionsweise Gabe** (Bolusgabe) bis zu 250 ml:
  - nur bei Magensonde verträglich
  - Vorteil: physiologischer, Patient spürt ein Sättigungsgefühl
  - Nachteil: erhöhte Gefahr des Erbrechens und der Regurgitation (Kardia ist durch die Sonde geöffnet)
- **Kontinuierliche Gabe** per Schwerkraft oder Ernährungspumpe:
  - bei duodenaler und jejunaler Gabe immer erforderlich
  - Vorteil: bessere Verträglichkeit, Magen-Darm-Trakt wird weniger belastet

Vorgehen bei der Verabreichung
- Mundpflege durchführen
- Vorbereitung der Sondenkost nach Angaben des Herstellers unter Wahrung der Hygiene
- Kontrolle der Sondenlage durch Aspiration von Magensaft oder Einblasen von Luft in den Magen und Abhören mit dem Stethoskop, bei liegender Magensonde
- Magenentleerung überprüfen; wenn mehr als 100 ml verblieben sind, einige Stunden Nahrungskarenz einhalten und erneut überprüfen
- Oberkörperhochlagerung (30°) oder „schiefe Ebene“, Kontraindikationen berücksichtigen
- Sondenkost auf Zimmertemperatur erwärmen, (nicht über 40 °C, Eiweißzerfall)
- Applikationsgerät mit der Sonde verbinden
- Einlaufgeschwindigkeit einstellen (bei 2000 ml Sondenkost ca. 180 ml/Std.) und mehrmals kontrollieren
- Sonde nach der Applikation mit Flüssigkeit spülen und abklemmen
- Patient noch ca. 30 Minuten mit erhöhtem Oberkörper liegen lassen

• **Überwachung**
- Puls, Blutdruck, Bewußtsein (hyperosmolares Koma)
- Atmung (Aspiration durch unbemerkte Regurgitation)
- auf Übelkeit, Völlegefühl, Singultus (Schluckauf), Erbrechen achten
- Flüssigkeitsbilanz
- Stuhlbeobachtung
- Körpergewicht
- Laborkontrollen: Elektrolyte, Blutzucker, Eiweiß, Harnstoff, Kreatinin, Blutbild

Sondenkost nicht der direkten Sonneneinstrahlung aussetzen, da es zu Vitaminverlusten und zum Verderb der Kost kommen kann.
Keinen Früchtetee und keine Obstsäfte zum Spülen verwenden, da die enthaltene Säure Eiweiß gerinnen läßt.
Überleitungssysteme alle 24 Stunden wechseln (Infektionsprophylaxe)

• **Komplikationen**
- Sondenverstopfung, Dislokation der Sonde
- Drucknekrosen
- Völlegefühl, Schluckauf, Magenretention, Erbrechen
- Blähungen, abdominale Schmerzen, Durchfälle
- Hyperglykämie, Elektrolytentgleisung, Ödeme, Dehydration
- hyperosmolares Koma („tube feeding syndrome“)

2.5.4 Hilfsmittel zur Nahrungsaufnahme

Alte, bewegungseingeschränkte und behinderte Patienten haben oft Probleme, mit dem üblichen Besteck von den meist flachen Tellern, die auf glatten Unterlagen stehen, zu essen. Durch Einschränkung in der Feinmotorik und Schwäche in den Händen können sie die dünnen Griffe des Bestecks nicht fassen und festhalten. Die Beugung im Hand- und Ellenbogengelenk ist erschwert, so daß Löffel und Gabel nicht zum Mund geführt werden können. Fehlt die zweite Hand als Stütze, verrutscht der Teller auf dem Tisch, und die Speisen gleiten über den Tellerrand. Die Industrie bietet zahlreiche Hilfsmittel, behindertengerechtes Eßgeschirr und Besteck an, um diese Schwächen auszugleichen, damit der Patient eigenständig die Nahrung zu sich nehmen kann und nicht auf die Hilfe der Pflegekräfte angewiesen ist („gefüttert" werden muß).
Beispiele für behindertengerechte Hilfsmittel zur Nahrungsaufnahme (Abb. 2-49 a bis d):

- Antirutschmatten: verhindern das Verrutschen des Tellers auf dem Tisch
- Teller mit erhöhtem Rand (Abb. 2-49 a): Dadurch können die Speisen besser auf die Gabel oder den Löffel genommen werden
- Trinkbecher mit verformbaren oder vorgeformten großen Handgriffen: erleichtern Greifen und Festhalten
- Trinkflaschen mit Trinkröhrchen (Abb. 2-49 b)
- Besteck mit Klammer zur Fixierung am Tellerrand (Abb. 2-49 c): ermöglicht das Schneiden mit nur einer funktionsfähigen Hand
- Besteck mit verdicktem Griff: Das Greifen und Festhalten ist erleichtert
- Besteck mit abgewinkeltem Griff: Bewegungen zwischen Teller und Mund sowie das Zerschneiden der Nahrungsmittel sind vereinfacht
- Besteck mit Haltebändern (Abb. 2-49 d): kann über die Hand gezogen werden, ermöglicht die Nahrungsaufnahme
- Schneidebrett mit Gummisaugfüßen und herausragenden Stahlstiften: sind geeignet z. B. zum Brotstreichen für Patienten mit nur einer funktionstüchtigen Hand

2.6 Ausscheidungen

2.6.1 Urin

Der Urin ist eine in den Nieren gebildete Flüssigkeit mit Stoffwechselabfallprodukten (Harnstoff, Harnsäure, Kreatinin), Mineralsalzen und abgestoßenen Zellen aus den ableitenden Harnwegen. Die Urinausscheidung spielt eine wichtige Rolle bei der Regulierung des Flüssigkeits- und Elektrolythaushaltes und des Säuren-Basen-Gleichgewichts.

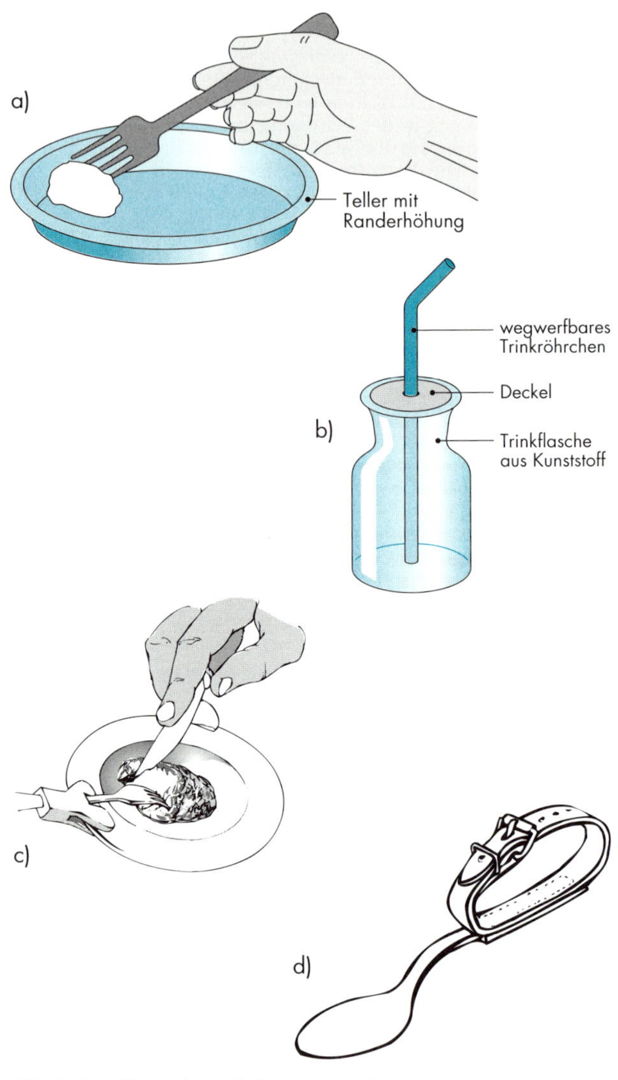

Abb. 2-49 Hilfsmittel zur Nahrungsaufnahme.
a) Teller mit Randerhöhung.
b) Trinkflasche mit Trinkröhrchen.
c) Klammergabel.
d) Löffel mit Halteband aus Leder.

Harnzusammensetzung:

- **physiologisch**
  - Wasser ca. 95–98%
  - Salze ca. 18–20 g (täglich)
  - Stoffwechselprodukte ca. 30–40 g (täglich)
  - Farbstoffe (Urochrom, Urobilinogen, Urobilin)
  - Hormone
  - Vitamine
- **pathologisch**
  - bei Diabetes mellitus: Zucker (Glukosurie), Ketonkörper (Ketonurie)
  - bei Nierenerkrankungen, EPH-Gestose: Eiweiß (Proteinurie)
  - bei Blasenentzündung: Bakterien (Bakteriurie)
  - bei Nieren- und Harnwegentzündungen: Leukozyten (Leukozyturie)
  - bei Nierenentzündungen: Zylinder (Zylindrurie)
  - bei Verletzungen und Krebs in der Blase: Blut (Hämaturie)
  - bei Hämolyse: Hämoglobin (Hämoglobinurie)
  - bei Lebererkrankungen: Bilirubin (Bilirubinurie)

Harnfarbe:

- **physiologisch**
  - klar, durchsichtig, hell- bis dunkelgelb
  - bei reichlich Flüssigkeit: wasserhell
  - bei reduzierter Flüssigkeit: dunkelgelb bis bräunlich
  - bei Medikamenten: grünlich, bläulich, orange
  - nach Verzehr von roten Rüben: rötlich
  - wenn Urin länger steht: trüb, undurchsichtig
- **pathologisch**
  - beim Ikterus: bierfarben mit gelbem Schüttelschaum
  - bei Blutungen in der Blase: (Makrohämaturie) fleischwasserfarben bis rot
  - bei Hämolyse: braun bis dunkelbraun
  - Eiter in der Blase: (Pyurie) milchig, schmierig, flockig
  - bei Porphyrie und Bleivergiftungen: erst rot bis dunkelbraun, später schwarz

Geruch:

- **physiologisch**
  - frisch gelassener Urin ist unauffällig
  - nach längerem Stehen: nach Ammoniak (stechend)
- **pathologisch**
  - bei Ketonurie (Diabetes mellitus, im Hungerzustand): obstartig, nach Azeton
  - bei Gewebszerfall und Eiterung: übelriechend, faulig

Harnkonzentration: spezifisches Gewicht (Verhältnis der gelösten Bestandteile zum Lösungsmittel) 1012–1024.

Beispiel: Spezifisches Gewicht von 1020. In 1000 mg Flüssigkeit befinden sich 20 mg gelöste Bestandteile.

Messen des spezifischen Gewichts
- Einfüllen des Urins in den Meßzylinder (schaumfrei)
- Eintauchen des Urometers (muß frei schwimmen)
- Ablesen des Wertes am Flüssigkeitsspiegel

Die meisten Urometer sind auf 20 °C geeicht. Ist der Urin kälter, so wird für 3 °C 1 Teilstrich abgezogen.
Ist der Urin wärmer, so wird für 3 °C 1 Teilstrich hinzugezählt.

Harnreaktion: pH zwischen 5 und 6,5.

Harnausscheidung in 24 Stunden: Die tägliche Ausscheidungsmenge ist abhängig von der Flüssigkeitszufuhr, den Flüssigkeitsverlusten (z.B. Transpiration), dem kolloidosmotischen Druck und der hormonellen und nervalen Steuerung (Adiuretin, Adrenalin). Beim Erwachsenen konzentrieren die Nieren in 24 Stunden aus den ca. 170 Liter produzierten Primärharn ca. 1,5–2 Liter Endharn.

Normalwerte:	Neugeborene	ca. 20– 50 ml
	Säuglinge bis 1 Jahr	ca. 400– 500 ml
	Kinder bis 5 Jahre	ca. 600– 800 ml
	Kinder bis 10 Jahre	ca. 800–1000 ml
	Erwachsener	ca. 1500–1800 ml

Miktion: Bei einem Füllungszustand von 300–500 ml erfolgt die Blasenentleerung willkürlich, schmerzlos und im Strahl, ca. fünfmal pro Tag.

Häufigkeit:

Neugeborene	ca. 8–10mal/Tag
Säuglinge bis 1 Jahr	ca. 12–16mal/Tag
Kinder bis 10 Jahre	ca. 6mal/Tag
Erwachsene	ca. 4–5mal/Tag

Harnstrahl:
- gedreht oder gespalten bei Verklebungen oder Verengungen der Harnröhre
- schlaff, mit verzögertem Miktionsbeginn bei Tumoren der Blase und der Umgebung
- längeres Nachtröpfeln bei Erweiterung der Harnröhre
- Harnstottern bei Prostatahypertrophie (tropfenweises, mühsames Wasserlassen)

• **Wichtige Begriffe**

Miktion	= Harnentleerung
Diurese	= Harnausscheidung
Polyurie	= vermehrte Harnausscheidung (über 2000 ml/24 Stunden)
Oligurie	= verminderte Harnausscheidung (unter 500 ml/24 Stunden)

Anurie	=	fehlende Harnproduktion (unter 50 ml/ 24 Stunden)
Nykturie	=	vermehrtes nächtliches Wasserlassen
Pollakisurie	=	häufiger Harndrang
Dysurie	=	schmerzhafte Harnentleerung
Isosthenurie	=	Harnstarre (spezifisches Gewicht: 1010–1012)
Hyposthenurie	=	verminderte Harnkonzentration (spezifisches Gewicht kleiner 1010)
Hypersthenurie	=	hohe Harnkonzentration (spezifisches Gewicht höher 1030)
Ischurie	=	Harnverhaltung
Pyurie	=	eitrige Beimengungen im Harn
Hämaturie	=	blutige Beimengungen im Harn
Enuresis	=	unwillkürliche Harnentleerung (Einnässen) nach dem dritten Lebensjahr
Inkontinenz	=	Unvermögen, den Harn zurückzuhalten
Restharn	=	Harnmenge, die nach der Miktion in der Blase bleibt

- **Möglichkeiten der Harngewinnung**

Zu diagnostischen oder therapeutischen Zwecken wird der Harn gewonnen durch:
- Spontanentleerung
- Mittelstrahlurin
- Katheterismus
- Harnblasenpunktion

Vorgehen

Information des Patienten über den Zweck sowie Art und Zeitpunkt der Harngewinnung. Richten der benötigten Gegenstände (Laboranforderung).

Spontanentleerung
- Reinigung der äußeren Harnröhrenmündung
- Auffangen des spontan entleerten Urins in einem sauberen Gefäß

Mittelstrahlurin
- gründliche Intimtoilette
- erste Urinportion abfließen lassen
- mittlere Portion in einem sterilen Gefäß auffangen

Katheterismus

Darunter ist die Uringewinnung bzw. die Urinableitung mit Hilfe eines Katheters zu verstehen. Die Blasenkatheter können unterschieden werden nach:

Material: Gummi, Kunststoff
Größe: Angabe erfolgt nach Charrière (1 Charrière = $1/3$ mm)

Form: Nélaton-Katheter, gerade, stumpfe Spitze (Abb. 2-50)
Tiemann-Katheter, gebogene, verjüngte Spitze (Abb. 2-51)
Verweilkatheter mit blockbarem Gummiballon (Abb. 2-52)

Das Katheterisieren der Harnblase erfolgt nach strenger Indikation (Arztverordnung).
Sorgfältige Beachtung der Asepsis (Gefahr der retrograden pathogenen Keimverschleppung).
Beim Katheterisieren muß die Intimsphäre gewahrt bleiben.
Niemals mit Gewalt katheterisieren.
Blasenverweilkatheter in regelmäßigen Abständen wechseln (je nach Material 2–6 Wochen).

- **Katheterismus**

Indikationen zur Diagnostik:
- Restharnbestimmung, wenn die Ultraschalldiagnostik schwierig ist
- sterile Uringewinnung, wenn die Mittelstrahlgewinnung nicht möglich ist

Indikation zur Therapie:
- Harnverhalt
- Blasenentleerung vor großen Operationen, besonders im kleinen Becken
- Schienung der Harnröhre bei gynäkologischen Operationen
- Spülung der Blase nach urologischen Operationen
- zur kontinuierlichen Überwachung der Ausscheidung bei intensivpflichtigen Patienten, besonders im Schockzustand

Vorbereitung

Raum: Fenster schließen, Raumtemperatur beachten, genügend Licht und Platz, Sichtschutz.
Patient: Indikationsstellung und Aufklärung des Patienten durch den Arzt, Pflegekraft erklärt Vorgehensweise und moti-

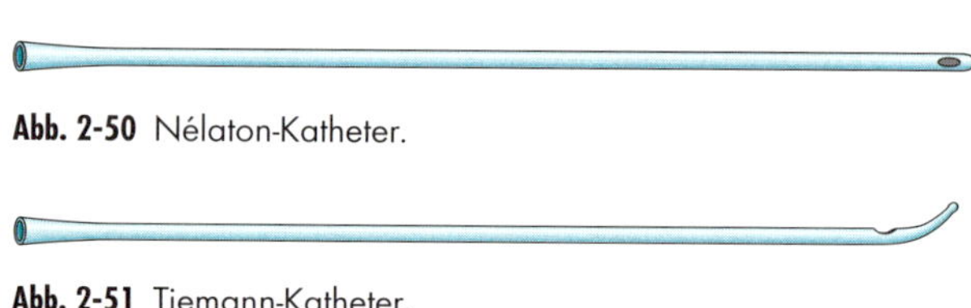

Abb. 2-50 Nélaton-Katheter.

Abb. 2-51 Tiemann-Katheter.

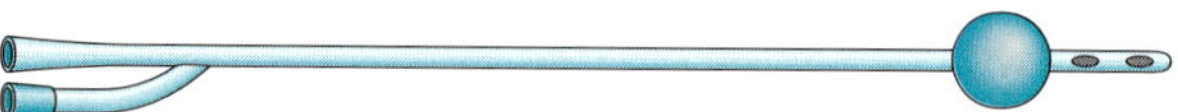

Abb. 2-52 Verweilkatheter.

viert zur Mithilfe, Hilfestellung bzw. Durchführung der Intimwäsche, flache Rückenlagerung (bei Frauen evtl. Kissen unter das Gesäß; Abb. 2-53), wasserdichte Unterlage unterlegen.
Pflegeperson: Einbeziehen und Absprache mit assistierender Pflegekraft, evtl. Schutzkittel, Mundschutz und Haarschutz, hygienische Händedesinfektion.
Material: Händedesinfektionsmittel, Abwurf, Nierenschale, unsterile Handschuhe, Schleimhautdesinfektionsmittel (PVP-Jod-Lösung), steriles geschlossenes Ablaufsystem mit Halterung (DK), sterile Blasenkatheter in verschiedenen Größen (Frauen 12–14 Ch, Männer 16–18 Ch), sterile Handschuhe, sterile Spritze mit 10 ml Aqua destillata (DK), steriles Gleitmittel mit Anästhetikum (Instillagel®), steriles Katheterset mit Schale, vier bis sechs Tupfer (für Männer zusätzlich zwei Kompressen 10×10 cm), Schlitztuch.

Vorgehen bei der Frau (Abb. 2-54 a und b)

- Anwinkeln und Spreizen der Beine, Füße seitlich aufstellen
- sechs sterile Tupfer mit Schleimhautdesinfektionsmittel tränken
- sterile Handschuhe anziehen (evtl. an der rechten Hand zwei Handschuhe)
- steriles Schlitztuch über den Genitalbereich legen
- linke Hand spreizt die Schamlippen (bis zum Ende gespreizt lassen)
- rechte Hand desinfiziert (evtl. mit Pinzette), Wischrichtung von der Symphyse Richtung Anus
- für jeden Wischvorgang einen neuen Tupfer verwenden
- große Labien rechts und links jeweils ein Tupfer
- kleine Labien rechts und links jeweils ein Tupfer
- Urethraöffnung einen Tupfer, letzten Tupfer auf der Vaginalöffnung liegen lassen

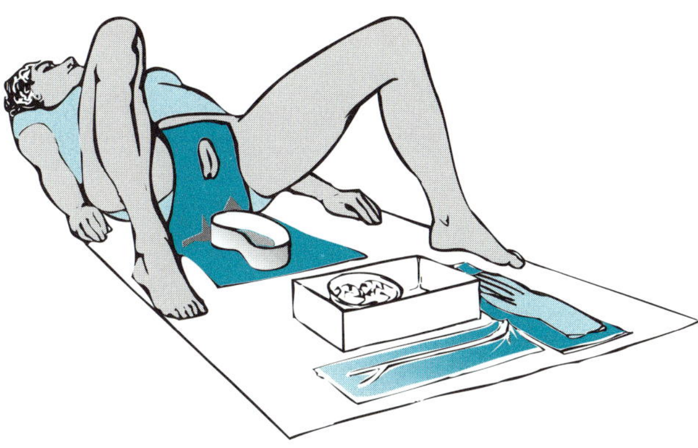

Abb. 2-53 Lagerung zum Katheterisieren.

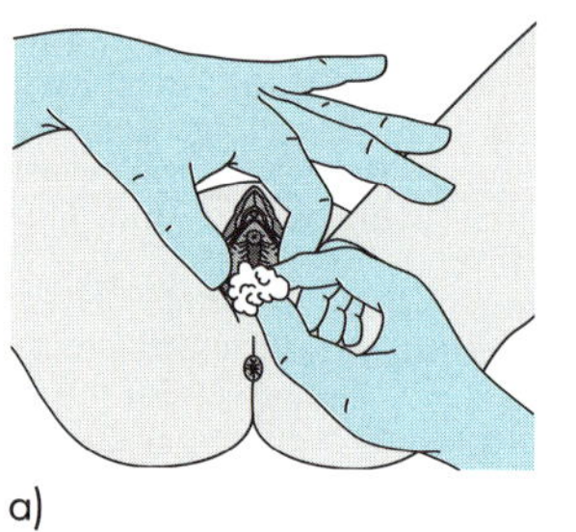
a)

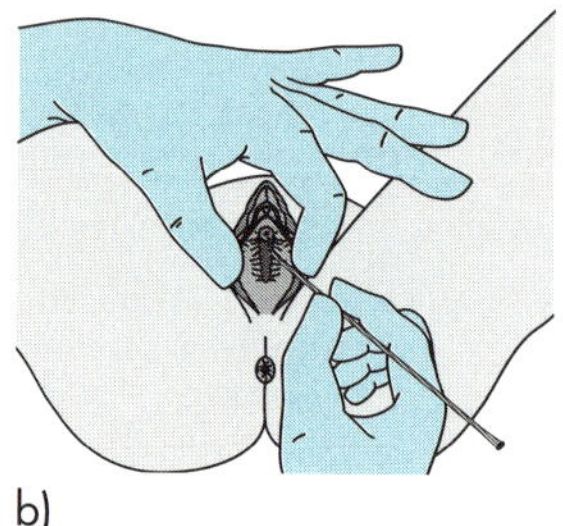
b)

Abb. 2-54 Vorgehen beim Katheterisieren bei der Frau.
a) Desinfektion des äußeren Genitales.
b) Einführen des Katheters.

- Pinzette abwerfen bzw. oberen Handschuh der rechten Hand ausziehen
- evtl. Katheter steril mit Gleitmittel anfeuchten, Katheter steril einführen, bis Urin fließt
- Urin in ein Auffanggefäß (Laborröhrchen, Schale, Urinbeutel) fließen lassen
- Blasenverweilkatheter mindestens 2 cm weiter vorschieben
- vorsichtiges Füllen des Ballons mit Aqua destillata (benötigte Menge ist auf dem Katheter angegeben)
- Katheter bis zum Blasengrund zurückziehen
- beim Einmalkatheterismus wird die Blase durch Druck auf den Unterbauch restlos entleert, Katheteröffnung mit dem Finger verschließen, Katheter entfernen, Tupfer entfernen
- Material entsorgen und Patientin bequem lagern
- Dokumentation: Katheterart, Größe, Menge der Blockflüssigkeit, Besonderheiten
- Krankenbeobachtung: Schmerzen, Blutungen, Urin

Vorgehen beim Mann (Abb. 2-55 a bis c)
- Beine gestreckt, leicht gespreizt, entspannt lagern
- vier sterile Tupfer mit Schleimhautdesinfektionsmittel tränken
- sterile Handschuhe anziehen
- steriles Schlitztuch über den Genitalbereich legen
- Penis mit steriler Kompresse anheben und Vorhaut zurückziehen
- Penisschaft zwischen Ring- und Mittelfinger der linken Hand halten, mit Daumen und Zeigefinger die Harnröhrenöffnung spreizen (bis zum Ende belassen)
- rechte Hand desinfiziert Eichel und Harnröhreneingang
- Eichel (links und rechts jeweils ein Tupfer)
- Urethraöffnung (ein Tupfer)
- Gleitmittel in die Harnröhre instillieren
- Penis zusammendrücken, um ein Herausfließen zu verhin-

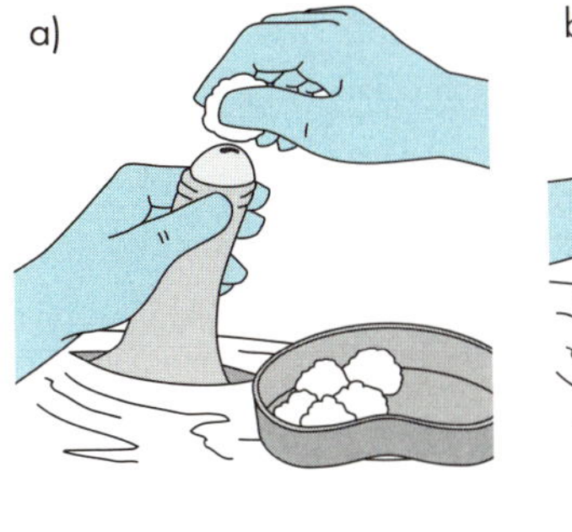

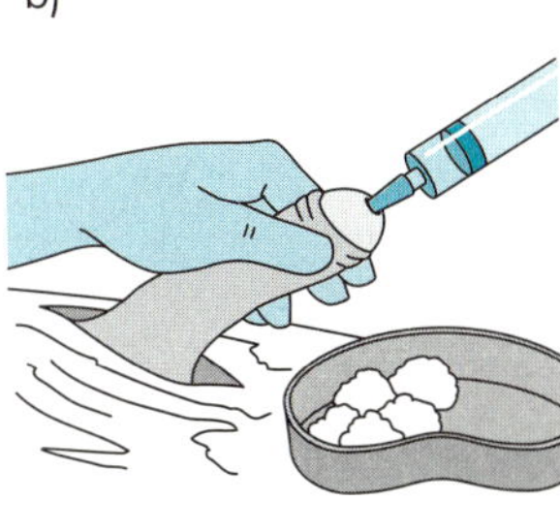

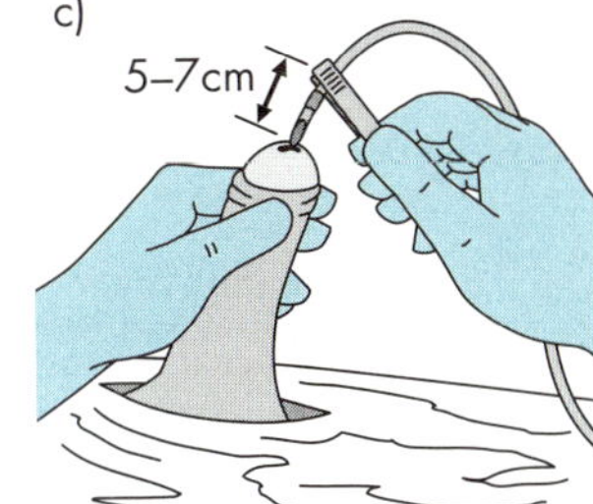

Abb. 2-55 Vorgehen beim Katheterisieren beim Mann.
a) Desinfektion des äußeren Genitales.
b) Harnröhrenanästhesie.
c) Einführen des Katheters.

dern, Einwirkzeit des Lokalanästhetikums abwarten (evtl. Penis auf einer sterilen Kompresse ablegen)
- Harnröhreneingang mit letztem Tupfer desinfizieren
- Katheter ca. 5 cm von der Spitze entfernt mit der Pinzette fassen, Katheterende zwischen Ringfinger und kleinem Finger der rechten Hand einklemmen (beim Tiemann-Katheter zeigt die Nut am Katheteransatz nach oben)
- mit der linken Hand den Penisschaft strecken, damit die Schleimhautfalten der Harnröhre glattgezogen werden
- Katheter ca. 10–15 cm einführen (evtl. Widerstand spürbar)
- Penis senken und Katheter weiter vorschieben, bis Urin fließt, Urin in ein Auffanggefäß (Laborröhrchen, Schale, Urinbeutel) fließen lassen
- Blasenverweilkatheter mindestens 2 cm weiter vorschieben, vorsichtiges Blocken des Ballons mit Aqua destillata (benötigte Menge ist auf dem Katheter angegeben)
- Katheter bis zum Blasengrund zurückziehen
- beim Einmalkatheterismus wird durch Druck auf den Unterbauch die Blase restlos entleert, Katheteröffnung mit dem Finger verschließen, Katheter entfernen
- Vorhaut (Präputium) wieder über die Eichel schieben, sonst besteht die Gefahr einer Paraphimose
- Material entsorgen, Patienten bequem lagern

- Dokumentation: Katheterart, Größe, Menge der Blockflüssigkeit, Besonderheiten
- Krankenbeobachtung: Schmerzen, Blutungen, Urin

Zum Blocken niemals Kochsalzlösung verwenden (kristallisiert, Blockung ist nicht mehr zu lösen).
Nicht mehr als 500 ml Urin ablaufen lassen, da sonst die Gefahr einer Blasenblutung besteht!
Ableitungssystem nicht über Blasenniveau anheben, Katheter nicht verschließen („abstöpseln") oder abklemmen.
Bei Urinprobenentnahme Ableitungsschlauch sorgfältig desinfizieren.
Regelmäßiges Wechseln der Ableitsysteme (nach ca. 7–10 Tagen), bei Inkrustierungen früher. Inkontinenz ist keine Indikation für das Legen eines Dauerkatheters, besser Kondomurinale und Kontinenzeinlagen anwenden.
Die Zystitisgefahr ist bei einem transurethralen Blasenkatheter größer als bei mehrmaligem Einmalkatheterismus (z.B. bei Querschnittgelähmten).

Komplikationen:
- Verletzung und Blutungen der Harnröhre, der Prostata, des Samenganges
- Infektionsgefahr durch unsteriles Legen des Katheters und mangelnde Intimpflege beim liegenden Katheter
- Strikturen (Verengungen) der Harnröhre durch Entzündungen und Verletzungen
- Paraphimose bei Männern
- Inkontinenz nach Entfernen des Katheters
- Schrumpfblase

• Entfernen eines Blasenverweilkatheters

Ein Blasenverweilkatheter wird ca. alle 14 Tage, ein Silikondauerkatheter alle 4–6 Wochen gewechselt. Ein vorzeitiger Wechsel ist notwendig, wenn der Katheter verkrustet, verstopft, undicht ist oder eine starke Reizung der Harnröhre vorliegt.

Vorbereitung

Raum: genügend Licht und Platz, Sichtschutz.
Patient: Information, Intimpflege durchführen, Bettschutz unter das Gesäß legen, Lagerung.
Pflegekraft: Händedesinfektion, Handschuhe anziehen.
Material: Zellstoff, Schale, Abwurf, wasserundurchlässige Unterlage, unsterile Handschuhe, Spritze (20 ml) zum Entblokken.

Vorgehen

- leere Spritze auf den Ballonzugang aufsetzen und Flüssigkeit vollständig entleeren, Menge kontrollieren (Vergleich Dokumentation)
- Katheter vorsichtig zurückziehen
- Entsorgung des Materials

- Krankenbeobachtung
- Dokumentation

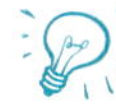

Katheter bei unvollständig entleertem Ballon nicht herausziehen, Verletzungsgefahr! Läßt sich der Ballon nicht entleeren, versuchen, durch weiteres Einspritzen von sterilem Aqua destillata in den Ballonzugang und Aspirieren den Ballon zu entleeren. Mißlingt dieser Versuch, Arzt informieren.

- **Blasenspülung**

Blasenspülungen werden vom Arzt unter strenger Indikationsstellung angeordnet. Sie erfolgen bei liegendem Blasenkatheter oder einem Spülkatheter.
Indikationen:
- bei Blasenblutungen, Blutkoagel in der Blase
- Nachbehandlungen nach urologischen Operationen
- bei eitrigen Blasenentzündungen
- zur lokalen Medikamentengabe

Vorbereitung
Patient: Information, Sichtschutz, Rückenlage.
Pflegeperson: hygienische Händedesinfektion, Handschuhe anziehen.
Material: sterile Spüllösung (meist NaCl 0,9%) im Behälter oder Schale, Überleitungssystem oder sterile Blasenspritze (200 ml), Sprühdesinfektionsmittel, Händedesinfektionsmittel, Handschuhe, Aufhängevorrichtung für Spülbeutel bzw. Ablaufbeutel, Bettschutz.

Vorgehen
- Katheterende/Urinableitung desinfizieren
- Urinableitungssystem dekonnektieren
- mit Blasenspritze Spülflüssigkeit durch den Katheter einspritzen und abziehen
- Vorgang wiederholen, bis die Spülflüssigkeit klar ist
- Urinbeutel anschließen
- oder geschlossenes Spülsystem an den Spülkatheter anschließen
- Spülgeschwindigkeit einstellen
- ablaufende Flüssigkeit beobachten und dokumentieren: Menge, Beimengungen, Farbe
- Material entsorgen

Blasenspülung immer unter strengen aseptischen Kautelen durchführen. Die Blasenspülung dient nicht der Zystitisprophylaxe.

- **Suprapubische Blasendrainage** (Abb. 2-56)

Die suprapubische Blasendrainage ist ein Zugang zur Blase durch Punktion durch die Haut oberhalb der Blase, sie wird vom Arzt ausgeführt.

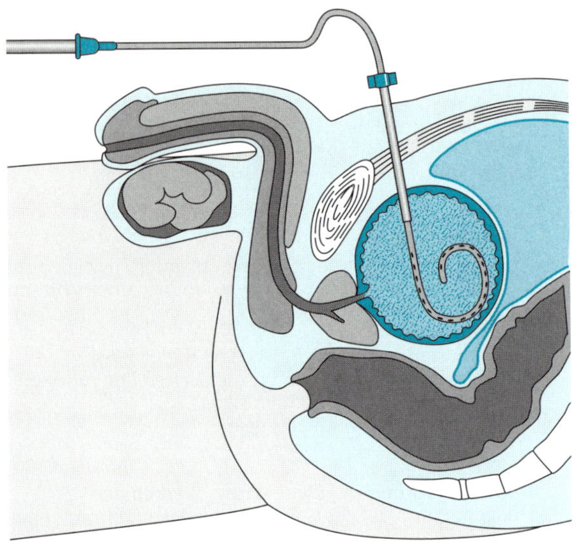

Abb. 2-56 Suprapubische Blasendrainage.

Indikation zur Diagnostik:
- sterile Uringewinnung

Indikation zur Therapie:
- zur Harnableitung bei Blasenentleerungsstörungen wie Überlaufblase, Prostatahypertrophie, Urethraverletzung
- bei Operationen an der Harnblase, Urethra, im gynäkologischen Bereich

Vorteile:
- keine Verletzung oder Irritation der Harnröhre und des Schließmuskels
- Pflegemaßnahmen (Verband) leichter durchführbar
- geringere Infektionsgefahr als beim transurethralen Blasenkatheter
- bessere Toleranz durch den Patienten
- Blasen- und Kontinenztraining möglich
- Restharnbestimmung bei spontaner Miktion möglich

Kontraindikationen:
- Gerinnungsstörungen,
- Schwangerschaft
- nichttastbare Blase, z.B. bei Verwachsungen
- Dermatitiden (Hautentzündungen) im Punktionsbereich

Vorbereitung
Raum: Fenster schließen, Raumtemperatur beachten, genügend Licht und Platz, ausreichend große Arbeitsfläche bereithalten.
Patient: Indikationsstellung und Aufklärung des Patienten durch den Arzt, Sichtschutz. Auffüllen der Blase mit 500 bis 1000 ml (wenn möglich sollte der Patient die benötigte Flüssigkeitsmenge trinken oder als Infusion erhalten, Blase kann auch über einen Einmalkatheter gefüllt werden), flache Rückenlage mit gestreckten Beinen, ggf. Unterbauch rasieren, Patient darf nicht Wasser lassen.
Material: Gegenstände zur Rasur, Hände- und Hautdesinfektionsmittel, Abwurf, geschlossenes Urinableitungssystem, sterile Arbeitsfläche schaffen, sterile Tupfer, Lokalanästhetikum mit Spritze und Kanüle, steriles beschriftetes Laborröhrchen, zur Probepunktion Spritze (20 ml), 8–10 cm lange Punktionskanüle, sterile Handschuhe, Punktionsset mit Schlitztuch, spaltbarem Punktionstrokar, Katheter mit selbstaufrollender Spitze, Tupfer, Fixierplatte, steriles Nahtmaterial: Nadelhalter und Faden, chirurgische und anatomische Pinzette, Schere, Skalpell, Verbandsmaterial.
Pflegeperson: Vor- und Nachbereitung der Punktion sowie Assistenz und Betreuung/Beobachtung des Patienten.

Vorgehen
Aufgabe des Arztes:
- Markierung der Punktionsstelle 2–3 cm kranial des Symphysenrandes
- Hautdesinfektion
- sterile Handschuhe anziehen, Abdecken mit Schlitztuch
- Lokalanästhesie, ggf. Hautdesinfektion
- Probepunktion, Urinprobe ins Laborröhrchen
- Hautinzision
- Katheter in den Trokar einschieben und mit dem Urinbeutel verbinden
- Punktion mit Trokar, bis Urin abläuft, Katheter vorschieben
- Trokar zurückziehen, aufsplitten und entfernen
- Katheter mit Naht und Fixierplatte befestigen
- Hautdesinfektion und sterilen Wundverband anlegen

Aufgabe der Pflegekraft:
- evtl. nötige Rasur vornehmen
- Patient bequem lagern, reichlich trinken lassen
- Krankenbeobachtung: Vitalzeichen, Urinmenge und Beimengungen
- Material entsorgen
- Dokumentation
- Verbandswechsel und Kontrolle der Einstichstelle alle zwei Tage

Komplikationen:
- Blutungen
- Fehlpunktion mit Dünndarmperforation bei nicht genügend gefüllter Blase

- Wundinfektion
- Urinfistel
- aufsteigender Harnwegsinfekt

- **Wechsel des suprapubischen Blasenkatheters**

Der Wechsel sollte alle sechs bis acht Wochen und bei Komplikationen erfolgen. Die Pflegeperson führt die Vor- und Nachbereitung sowie die Assistenz durch. Das Ableitsystem ist regelmäßig alle zwei Wochen zu erneuern.

Vorbereitung

Patient: Information, flache Rückenlage, Sichtschutz, Blase sollte gefüllt sein.
Material: Hände- und Hautdesinfektionsmittel, Urinbeutel, Abwurf, steriler Katheter, je nach Methode evtl. Führungsdraht nach Seldinger, evtl. Dilatator, Schere, Pinzetten, Nahtmaterial, Nadelhalter, Verbandmaterial, Handschuhe, Schlitztuch.

Vorgehen

- drei Methoden möglich
- Entfernen des alten Katheters und Einführen des neuen durch den Wundkanal
- Katheter dekonnektieren, Seldinger-Führungsdraht durch den alten Katheter einführen, Katheter über den liegenden Draht zurückziehen, neuen Katheter über den Führungsdraht einführen, Führungsdraht entfernen
- alten Katheter entfernen, Dilatator mit Kunststoffhülle in den Wundkanal einführen, Dilatator entfernen, durch die Kunststoffhülle den neuen Katheter einführen, Kunststoffhülle zurückziehen, splitten und abwerfen
- vor und nach dem Wechsel des Katheters erfolgt eine gründliche Hautdesinfektion
- der Katheterwechsel erfolgt unter strengen aseptischen Kautelen (sterile Handschuhe, steriles Schlitztuch, Haube und Mundschutz)
- Krankenbeobachtung und Dokumentation

2.6.2 Stuhl

Ein gesunder Mensch entleert den Darminhalt in der Regel alle ein bis zwei Tage in einem bestimmten Rhythmus. Die Stuhlentleerung ist abhängig von der Aufnahme und Zusammensetzung der Nahrung und wird nervös-reflektorisch gesteuert.

Zusammensetzung:

- Wasser (ca. 70–80%)
- unverdauliche Nahrungsbestandteile (Zellulose ca. 10%)
- abgestoßene Schleimhautepithelien
- Mineralstoffe
- Darmbakterien (v.a. E. coli)
- Verdauungssäfte (v.a. Gallenfarbstoff Sterkobilin)

Stuhlfarbe:
- **physiologisch**
  - mittel- bis dunkelbraun und ist abhängig von der Aufnahme und Zusammensetzung der Nahrung
  - braunschwarz: Fleisch, Spinat, Blaubeeren, Rotwein
  - grünbraun: chlorophyllreiche Kost
  - rotbraun: rote Bete
  - gelbbraun: Kohlenhydrat- und Eierernährung
  - gelbweiß: Milchernährung
  - schwarz: Kindspech, erster Stuhl des Neugeborenen (Mekonium)
  - schwarz: eisenhaltige Medikamente, Kohletabletten
  - weiß: Kontrastmittel (Bariumsulfat)
- **pathologisch**
  - grauweiß: Lehm- oder Tonstuhl, bei Fehlen des Gallenfarbstoffes (Acholie)
  - grau, salbenartig, glänzend, massig: Fettstuhl (Steatorrhö) bei gestörter Fettresorption
  - schwarz: Teerstuhl (Melaena) durch Ösophagus- und Magenblutung
  - rotbraun durchmischt: Blutungen im Dickdarmbereich
  - hellrote Blutauflagerung: Hämorrhoiden

Konsistenz:
- **physiologisch**
  - walzenförmige, weiche homogene Masse
- **pathologisch**
  - gelb-hellbraun, flüssig: Diarrhö
  - schleimig, blutig, eitrig: Colitis ulcerosa, M. Crohn
  - gelbgrün, flüssig: Erbsensuppenstuhl bei Typhus
  - reiswasserähnlich: bei Cholera
  - dünnflüssig, schaumig: Gärungsdyspepsie
  - himbeergeleeartig: Amöbenruhr
  - knotig, hart, trocken: Obstipation
  - schafkotähnlich: Dickdarmspasmen
  - bandförmig, bleistiftförmig: Stenosen, Tumoren
  - Kotsteine: extrem, eingedickter Stuhl (Koprom, Fäkulum, Skybala)

Geruchsveränderungen:
- faulig, jauchig: Fäulnisdyspepsie
- aashaft stinkend: bei Darmkarzinom
- stechend, sauer: Gärungsdyspepsie

Parasiten:
- Glieder des Rinder- und Schweinebandwurms (Tänien), Bandwurmeier
- Madenwürmer (Oxyuren)
- Spulwürmer (Askariden)

Stuhlausscheidung:
- abhängig von der Aufnahme und Zusammensetzung der Nahrung (ca. 100–300 g täglich).

- **Wichtige Begriffe**

Fäzes	=	Stuhl, Kot
Defäkation	=	Stuhlentleerung
Obstipation	=	Verstopfung, verzögerte Entleerung
Diarrhö	=	Durchfall, beschleunigte Entleerung
Tenesmus	=	schmerzhafte Darmentleerung
Incontinentia alvi	=	Stuhlinkontinenz, unfreiwilliger Stuhlabgang
Meteorismus	=	Blähungen
Flatulenz	=	Blähungen

- **Unterstützung bei der Darmentleerung**

Der Darm wird willkürlich angeregt bei:
- Verstopfung
- vor diagnostischen oder operativen Eingriffen

Folgende Möglichkeiten stehen zur Verfügung:
- Zäpfchen
- Klistiere
- Einläufe

Einläufe dürfen **nicht** vorgenommen werden bei:
- akuten Baucherkrankungen (z. B. Peritonitis, Blutungen)
- mechanischem Ileus
- drohender Fehl- oder Frühgeburt
- Darmfisteln
- nach Dickdarmoperationen

Das Einführen des Darmrohrs erfolgt vorsichtig unter leichtem Drehen, keine Gewalt anwenden.
Während des Einlaufs soll der Patient ruhig ein- und ausatmen, damit durch die Bauchpresse die Flüssigkeit nicht sofort wieder abgeht.
Gute Krankenbeobachtung durchführen. Beim Auftreten von Störungen (Schmerzen) muß der Einlauf unterbrochen werden.
Klistiere und Einläufe werden immer im Liegen verabreicht.

Wirkung der Spüllösungen:
- mechanischer Reiz: Darmrohr und Spülflüssigkeit
- chemisch-osmotische Wirkung: Glyzerin, hypertone NaCl-Lösung
- Gleitwirkung: Glyzerin, Rizinusöl, Olivenöl
- thermische Wirkung: 37 °C schwacher, 30–35 °C starker Reiz

Keine Schmierseife verwenden, da sie die Schleimhaut reizt und schädigt.

- **Verabreichen eines Klistiers**

Mit einem Klistier wird eine kleine Flüssigkeitsmenge (50 bis 200 ml) in den unteren Darmabschnitt (Enddarm) verabreicht.
Ziele:
- Stuhlentleerung
- Reinigung des Enddarms
- zur Einbringung von Medikamenten (Kortison)

Vorbereitung
Material: Einmalklistier (angewärmt), Einmalhandschuhe, Gleitmittel (z.B. Vaseline), Einmalunterlage, Zellstoff, Steckbecken oder Nachtstuhl.
Patient: Information, flache Lagerung auf der linken Seite.
Pflegekraft: Handschuhe anziehen, Intimsphäre des Patienten wahren.

Vorgehen
- Gleitmittel an die Spitze des Klistiers geben
- Ansatzrohr vorsichtig in den Enddarm einführen
- Flüssigkeit langsam und vollständig ausdrücken
- Klistierbehälter zusammengepreßt entfernen
- Handschuh über den leeren Behälter stülpen und entsorgen
- Patienten bitten, die Darmentleerung möglichst lange hinauszuzögern
- Dokumentation der Maßnahme und der Stuhlentleerung, Krankenbeobachtung

• **Verabreichung eines Reinigungseinlaufs** (Abb. 2-57)
Ziel:
- Entleerung und Reinigung des Dickdarms

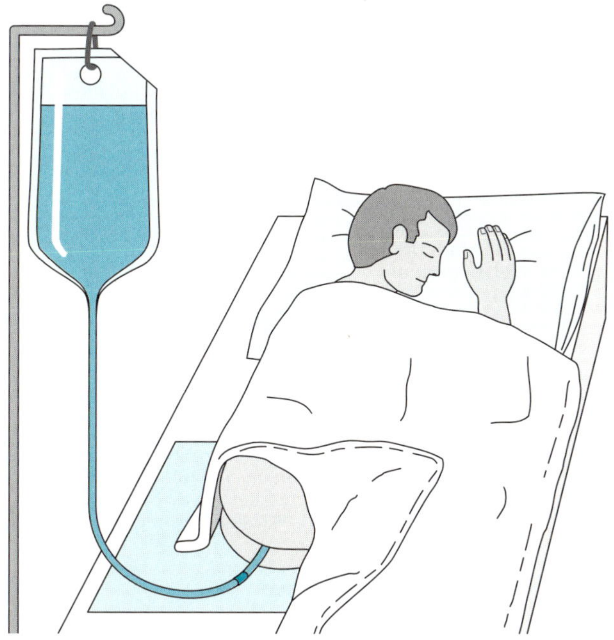

Abb. 2-57 Verabreichung eines Einlaufs.

Vorbereitung

Patient: Information, Vitalzeichenkontrolle, flache Lagerung auf der linken Seite, Beine angewinkelt.

Pflegekraft: Informationen über den Patienten einholen, Handschuhe anziehen, evtl. Pflegeschürze anlegen.

Raum: Sichtschutz, Störungen fernhalten (Schild an der Türe anbringen, Pflegemaßnahme), evtl. separater Raum (Geruchsbelästigung).

Material: Irrigator mit Schlauch (Glaszwischenstück und Absperrhahn) oder Einmalurinbeutel und Klemme, Darmrohr, 1–2 Liter Spülflüssigkeit, evtl. mit Zusatz (körperwarm), Gleitmittel (z. B. Vaseline), Einmalunterlage, Einmalhandschuhe, Zellstoff, Abwurf, evtl. Steckbecken oder Nachtstuhl, Infusionsständer zum Aufhängen des Irrigators oder des Einmalurinbeutels.

Vorgehen

- Irrigator bzw. Einmalurinbeutel mit Flüssigkeit füllen
- Schlauch des Irrigators bzw. des Einmalsystems entlüften, Darmrohr einfetten (Öffnungen nicht verstopfen)
- Darmrohr einführen (Endes des Darmrohrs in eine Schale legen oder mit Zellstoff schützen, da Blähungen entweichen können)
- Schlauch mit dem Darmrohr verbinden
- Spülflüssigkeit langsam einlaufen lassen, Irrigator ca. 50 cm über Patientenniveau halten
- nach dem Einlaufen der Flüssigkeit den Schlauch abklemmen und das Darmrohr langsam entfernen
- Patienten auffordern, die Darmentleerung hinauszuzögern (die Flüssigkeit sollte mindestens fünf Minuten gehalten werden)
- evtl. beim Patienten bleiben

• **Besonderheiten**

Hoher Einlauf

Ziel:

- Reinigung des gesamten Dickdarms zur Vorbereitung einer Darmspiegelung oder Operation
- postoperativ die Stuhlentleerung zu erleichtern bzw. eine Darmatonie zu begrenzen

Vorgehen

- Darmrohr wird möglichst weit eingeführt
- nach dem Einlaufen von ca. 500 ml den Patienten auf den Rücken drehen, dann auf die rechte Seite
- während der Drehung Flüssigkeit weiter einlaufen lassen (bis zu zwei Liter)

Hebe- und Schwenkeinlauf

Ziel:

- Anregung der Darmperistaltik
- Entfernung von Darmgasen

Vorgehen
- nach dem Einführen des Darmrohrs den Irrigator bzw. den Einmalurinbeutel mehrmals anheben und senken, bis genügend Darmgase abgehen und sich die Spülflüssigkeit bräunlich verfärbt

Nachbereitung
Patient: Vitalzeichenkontrolle, Stuhlbeobachtung.
Material: Irrigator und Schlauch desinfizieren und reinigen, Einmalmaterial verwerfen.
Pflegekraft: Hände desinfizieren und waschen, Erfolgskontrolle, Dokumentation.

Komplikationen:
Kreislaufkollaps, Bradykardie, Tachykardie, Elektrolytentgleisung, Schleimhautreizung, Hämorrhoidalblutungen, Darmperforation.

- **Digitale Ausräumung**

Ziel:
- Entfernung von Stuhlverhärtungen aus dem Enddarm (Darmampulle), z. B. bei Querschnittlähmung, bei Schwerkranken und Bewußtlosen

Vorbereitung
Material: Einmalunterlage, Zellstoff, Einmalhandschuhe und Fingerlinge, Gleitmittel.

Vorgehen
- Patienten in entspannte flache Lagerung auf die linke Seite, Beine angezogen
- Inspektion des Anus und vorsichtiges Abtasten
- Kot sehr vorsichtig herausholen, auf Schmerzäußerungen und Blutungen achten

- **Orthograde Darmspülung**

Diese Form der Darmreinigung erfolgt durch Trinken oder Gabe einer abführenden Elektrolytlösung über eine Magensonde.
Ziel:
- Reinigung des gesamten Darmes zur Operationsvorbereitung.

Vorbereitung
Patient: Information, Vitalzeichenkontrolle, evtl. Gabe von Antiemetikum (z. B. Paspertin®) nach Arztverordnung, evtl. vor und nach der Maßnahme Gewichtskontrolle.
Raum: möglichst separater Raum mit bequemem Nachtstuhl.
Material: 10–15 Liter Spülflüssigkeit, evtl. Material zum Legen einer Magensonde, Überwachungsbogen, Blutdruckmeßgerät, Stethoskop, Bademantel oder Decke.

Vorgehen
- die verordnete Flüssigkeitsmenge ist kontinuierlich im angegebenen Zeitraum (ca. 4–5 Stunden) zu trinken

- ist der Patient nicht in der Lage, die großen Mengen an Flüssigkeit zu trinken (Schwäche), erhält er eine Magensonde
- den ersten Liter Flüssigkeit langsam einlaufen lassen, bis der Stuhlgang abgesetzt wird
- restliche Spüllösung zügig verabreichen, bis die entleerte Flüssigkeit klar ist (ca. 2–4 Stunden)
- Überwachungsblatt führen: Blutdruck, Puls, Einlaufmenge und Kontrolle der Ausscheidung
- bei fortgesetzter Übelkeit Spülung unterbrechen und Arzt informieren
- psychische Situation des Patienten berücksichtigen (Wohlbefinden, Beschäftigung)
- nach der Spülung Nahrungskarenz oder nur klare flüssige Kost (Bouillon, Tee, Mineralwasser)

Komplikationen:
- Kreislaufkollaps
- Überwässerung
- Herz- und Kreislaufüberlastung (Dekompensation einer Insuffizienz)
- Elektrolytentgleisung
- Stoffwechselentgleisung bei Diabetes mellitus

• **Versorgung eines Anus praeter naturalis**

Unter einem Anus praeter naturalis versteht man eine endständige oder doppelläufige Darmöffnung am Bauch (künstlicher Darmausgang).

Indikationen:
- zur Entlastung und vorübergehenden Ausschaltung eines Darmabschnitts, z. B. bei Ileus, nach Darmresektion
- permanenter Anus praeter naturalis zur Stuhlableitung bei inoperablem Kolon- und Rektumkarzinom, nach Rektumexstirpation

Formen künstlicher Darmöffnung (Abb. 2-58):
- Kolostomie: künstlicher Dickdarmausgang
  - Transversumkolostomie
  - Aszendenskolostomie
  - Deszendenskolostomie
  - Sigmakolostomie
- Ileostomie: künstlicher Dünndarmausgang

Stomaversorgungsartikel:

Adhäsivplatten: Adhäsivplatten enthalten natürliche Bestandteile. Pektin fördert die Granulation der Haut, Gelatine und Zellulose binden Feuchtigkeit. Sie sind sehr hautfreundlich und fördern bei Hautentzündungen die Abheilung. Adhäsivplatten können je nach Hauttyp und Stuhlbeschaffenheit drei bis fünf Tage auf der Haut kleben bleiben. Der

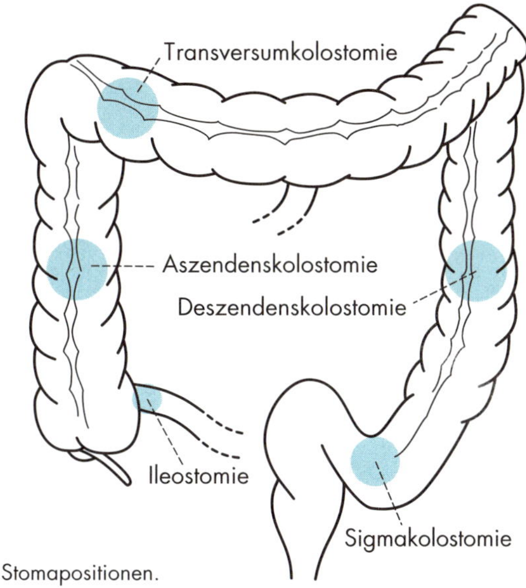

Abb. 2-58 Stomapositionen.

Stomabeutel wird mit der beschichteten Oberfläche auf die Haut geklebt oder mit dem integrierten Rastring auf der Platte befestigt.

Adhäsivpasten: Sie haben ähnliche Inhaltsstoffe wie die Adhäsivplatten. Sie dienen zur zusätzlichen Abdichtung bei Hautunebenheiten.

Karaya-Ringe/ -Platten: Karaya ist asiatisches Baumharz, das mit natürlichen Stoffen aufbereitet wird. Es nimmt Feuchtigkeit auf, und durch die Körperwärme wird Karaya weich und schmiegt sich der Haut gut an. Vor dem Anlegen ist es ratsam, den Karaya-Ring ein wenig anzufeuchten. Quillt der Ring nach einigen Tagen auf und wird geleeartig, so muß er gewechselt werden. Karaya-Produkte sollten trocken gelagert werden.

Hautpflegemittel: Zur Reinigung und Pflege der Haut werden von verschiedenen Firmen Tinkturen, Salben, Sprays oder feuchte Tücher angeboten. Sie dienen der Reinigung und Pflege der Haut beim Wechsel des Beutels. Bei der Benutzung dieser Mittel ist zu beachten, daß sie auf den Hauttyp (z.B. fettige Haut) abgestimmt sind. Hautpflegemittel und

Beutelversorgung sollten von derselben Firma sein, da die Inhaltsstoffe der Produkte aufeinander abgestimmt sind. Es könnte sonst zu Unverträglichkeiten und mangelnder Haftung der Platten und Ringe auf der Haut kommen. Bei gesunder Haut genügt das Waschen mit einer milden pH-neutralen Seife und Wasser.

Beutel: Die Beutel sollten sicher haften, sich leicht und rückstandslos entfernen lassen, geruchssicher, knitterarm, hautfreundlich und einfach in der Handhabung sein. Hautschutz und Beutel sind entweder integriert, ein- oder zweiteilig, d.h. getrennt voneinander. Kolostomiebeutel sind geschlossene Beutel mit oder ohne Kohlefilter. Ileostomiebeutel sind mit Bodenauslaßstutzen (Ausstreifbeutel), die mit Klammern verschlossen werden. Stomakappe oder Minibeutel dienen der kurzfristigen Versorgung bei „kontinenten Stomata" und nach Irrigation, wenn kein Stuhlgang zu erwarten ist.

Beutelüberzüge: Sie können zusätzlich über die Stomabeutel gestülpt werden und dienen als Sichtschutz. Da sie aus Naturfasern, Vlies (Einmalartikel) oder Baumwolle bestehen, verhindern sie das unangenehme Haften des Plastikbeutels an der Haut und die damit verstärkte Schweißbildung.

Pflasterentferner: Pflasterentferner werden zwischen Haut und Klebefläche gesprüht, um den Beutel schonend entfernen zu können und um hartnäckige Klebereste zu beseitigen.

Kohlefilter: Diese aus Aktivkohle bestehenden Filter sind meist im Kolostomiebeutel integriert,

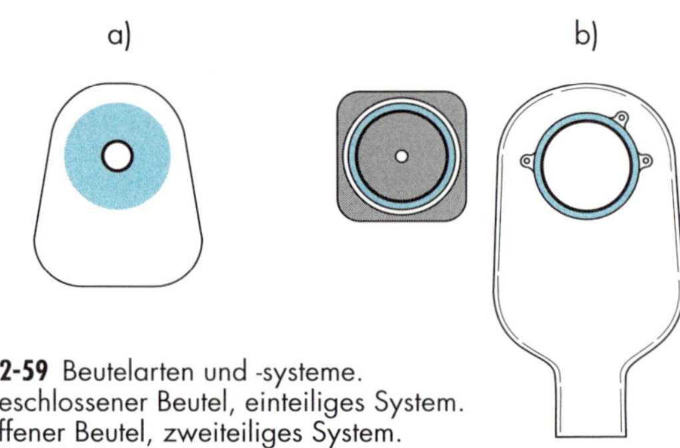

Abb. 2-59 Beutelarten und -systeme.
a) Geschlossener Beutel, einteiliges System.
b) Offener Beutel, zweiteiliges System.

um Blähungen geruchlos aus dem Beutel entweichen zu lassen. Durch Feuchtigkeit werden sie inaktiviert, so daß sie bei dünnflüssigem Stuhl und vor Feuchtigkeit von außen (Duschen) durch Verschluß mit Klebeetiketten geschützt werden müssen.

Deodorantien, medizinische Kohle: Deos werden als Tropfen oder Sprays, Kohle als Tabletten oder Pulver vor dem Anlegen in den Beutel eingebracht, um den Stuhlgeruch zu binden.

Gürtel: Gürtel dienen der zusätzlichen Befestigung des Beutels bei unsicherer Klebebefestigung, z. B. bei trichterförmigen Stomata oder bei ungünstigen Hautfalten.

Stomaschablone: Jedes Stoma hat eine individuelle Größe, die sich im Laufe der Zeit, v. a. in den ersten Monaten nach der Operation, verändert. Daher muß die Stomagröße regelmäßig nachgemessen werden, um die richtige Beutelgröße auszuwählen bzw. auszuschneiden.

Stomabeutelwechsel:
Ist ein Stomabeutel gefüllt oder an der Klebefläche undicht, muß er gewechselt werden.

Vorbereitung
Raum: Fenster geschlossen, Licht, Sichtschutz bzw. separater Raum.
Material: evtl. Bettschutz, Stomabeutel, je nach System Hautschutzplatte, evtl. Karaya-/Adhäsivpaste, weiches Hygienepapier, Reinigungsmittel und Pflegetücher oder Wasser, Seife und Wasser, Einmalhandschuhe, Abwurf, evtl. Meßschablone.
Patient: je nach Zustand liegend mit leicht erhöhtem Oberkörper oder stehend.
Pflegekraft: hygienische Handdesinfektion, Handschuhe anziehen, (evtl. Kittelschutz), Anleitung des Patienten.

Vorgehen
- Klebefläche des Beutels von oben nach unten vorsichtig lösen, dabei Gegendruck auf die Haut ausüben
- Stuhlreste sanft mit Hygienepapier entfernen, besonders den Stomarand gut reinigen
- Haut mit Wasser und Seife von außen nach innen reinigen und abtrocknen
- evtl. Stomagröße messen und Hautschutzplatte ausschneiden
- Hautunebenheiten mit Karaya-/Adhäsivpaste ausgleichen
- Anbringen des neuen Beutels von unten nach oben (bei bettlägerigen Patienten seitlich, bei mobilen Patienten nach unten hängend)
- benutzte Materialien entsorgen

beim Ileostoma mit Ausstreifbeutel:
- Schale/Steckbecken unter den Beutel halten
- Verschlußklammer lösen und Beutel ausstreifen
- Beutelauslaß mit Kompresse und Desinfektionsmittel reinigen
- Verschlußklammer anbringen
- Dokumentation des Hautzustandes und Stuhlbeobachtungen

Keine Reinigung des Stomas und der Umgebung mit Alkohol, Benzin, Äther oder Desinfektionsmittel, die die Haut angreifen.

Irrigation:
Die Irrigation ist eine Spülung des Dickdarms mit dem Ziel einer längeren ausscheidungsfreien Zeit (24–48 Stunden). Die Weitung des Darmlumens und die Aufweichung des Stuhls führen zur vollständigen Entleerung des Dickdarms. Da sich der Darm erst langsam wieder füllt, sind Blähungen und die damit verbundenen Geräusche reduziert. Frühestens vier Wochen nach der Operation kann die Irrigation, zuerst unter Anleitung einer/s Stomatherapeutin/en, durchgeführt werden. Nach Möglichkeit sollte die Irrigation täglich morgens zur gleichen Zeit stattfinden. Die Dauer beträgt ca. $1/2$–1 Stunde.

Irrigationen sollten nur bei Patienten nach Sigmaresektion durchgeführt werden, da der verbliebene Darm ca. 1 Meter lang sein sollte. Bei einem kurzen Dickdarm kann meist keine Kontinenz erreicht werden, da vom Dünndarm dünnflüssiger Stuhl nachläuft.

Vorbereitung
- Irrigationsset (Irrigationsbeutel mit Gürtel; Abb. 2-60)
- Wasserbehälter mit Schlauchsystem, Konus und Geschwindigkeitsregler
- ggf. Thermometer zur Messung der Wassertemperatur
- 1–1,5 Liter körperwarmes Wasser ohne Zusätze
- Stomakappe oder Minibeutel
- Gleitmittel (Vaseline)

Vorgehen
- Wasserbehälter füllen, an einem Infusionsständer oder Haken in Schulterhöhe des Patienten aufhängen
- Stomaversorgung abnehmen
- Schlauchbeutel über dem Stoma anbringen und mit dem Gürtel am Körper befestigen, das untere Ende hängt offen direkt in der Toilette
- Schlauchsystem mit Wasser füllen, Konus einfetten
- Einführen des Konus, bis die Darmschleimhaut dicht anliegt
- 100–200 ml in den Darm einfließen lassen, Zulauf abstellen und kurze Zeit warten
- Konus entfernen und erste Stuhlentleerung abwarten (diese erste Spülung kann bei regelmäßiger guter Entleerung weggelassen werden)

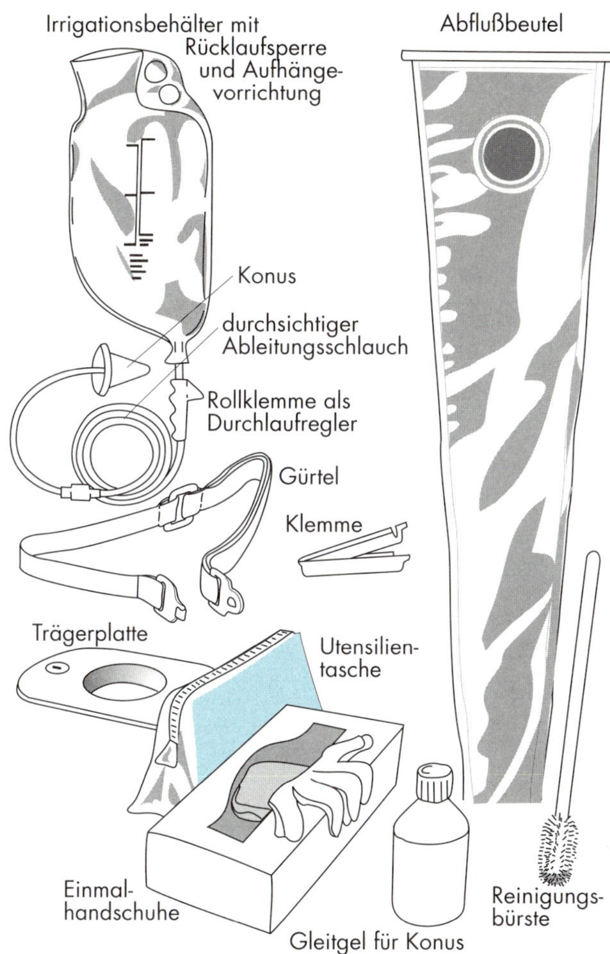

Abb. 2-60 Irrigationsset.

- Konus erneut aufsetzen und die Flüssigkeit in 3–10 Minuten einlaufen lassen (Verträglichkeit!)
- Konus noch 2–3 Minuten auf dem Stoma festhalten
- Konus entfernen (die erste Entleerung kann sofort erfolgen!)
- weitere Entleerungen in der nächsten 1/2–1 Stunde abwarten
- nach der Reinigung Verschluß des Stomas mit Kappe (Abb. 2-61a und b) oder Minibeutel

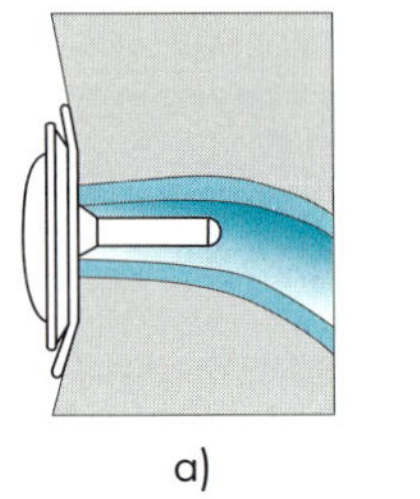

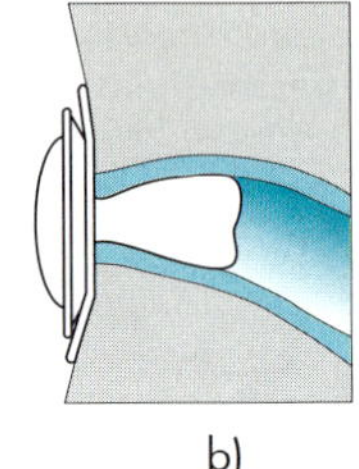

Abb. 2-61 Stomakappe.
a) Stomakappe nach dem Einführen.
b) Sicherer Verschluß des Stomas durch Aufquellen des Schaumstoffs nach Aufnahme von Feuchtigkeit aus dem Darm.

Kontraindikationen für die Irrigation:
- Hernien im Stomabereich
- Prolaps
- Stenosen
- Fisteln
- Kolitis, Diarrhöen
- Herzkreislauferkrankungen

2.6.3 Schweiß

Schweiß (gr. hidros) ist eine klare und farblose Flüssigkeitsabsonderung der Schweißdrüsen. Diese befinden sich überall in der Haut, verstärkt in den Achselhöhlen, Handinnenflächen, Fußsohlen, an der Stirn und am Nasenrücken. Die Sekretion wird vom Sympathikus gesteuert und dient v.a. der Wärmeregulation. Psychische Belastung (Angst) und körperliche Anstrengung sowie die Nahrungsaufnahme verstärken die Produktion. Der Schweiß besteht aus Wasser (99 %), Salzen, Harnstoff, Cholesterin und flüchtigen Fettsäuren. Die normale tägliche Schweißabsonderung beträgt ca. 500 ml.

Kalter, klebriger Schweiß ist immer ein Zeichen für eine akute lebensbedrohliche Störung (z. B. Schock oder hypoglykämisches Koma). Beim Auftreten ist sofort der Arzt zu verständigen. Starkes Schwitzen führt zu erheblichen Wasser- und Elektrolytverlusten, die schnell ausgeglichen werden müssen (Gefahr der Dehydration).
Starkes Schwitzen an den Handinnenflächen und Fußsohlen ist Zeichen einer Erregung und psychischen Belastung. Nachtschweiß ist z. B. ein typisches Symptom bei der Tuberkulose. Warmer, großperliger Schweiß tritt bei starkem Fieberabfall, starker Hitze (Sauna) und Dysregulation des zentralen Nervensystems auf.

Schweißgeruch:
- **physiologisch**
  - frischer Schweiß ist kaum wahrnehmbar
  - Beimengungen aus den Duftdrüsen bewirken individuellen Geruch eines Menschen
  - säuerlich, strenger Geruch: durch Einwirkung von Bakterien bei mangelnder Körperpflege
  - Knoblauch oder Antibiotika verdunsten über die Haut
- **pathologisch**
  - Obst-, Azetongeruch: diabetisches Koma, im Hungerzustand
  - Harngeruch: Nierenversagen (Urämie)
  - Ammoniakgeruch: Leberkoma, Ösophagusvarizenblutungen
  - Geruch nach roher Leber: bei Leberzirrhose

- **Wichtige Begriffe**

Anhidrosis	= fehlende Schweißproduktion (angeborener Mangel an Schweißdrüsen oder Verlust durch Verbrennung)
Hypohidrosis	= verminderte Schweißproduktion (Hypothyreose, Exsikkose, nach Atropingabe)
Hyperhidrosis	= vermehrte Schweißsekretion (Fieber, Anstrengung, Hyperthyreose)
Hemihidrosis	= übermäßige Schweißproduktion auf einer Körperseite
Bromhidrose	= Absonderung übelriechenden Schweißes
Perspiratio sensibilis	= Schweißsekretion
Transpiration	= Schwitzen
Sudor	= Schweiß

Pflegerische Maßnahmen
- Schweiß abwischen
- Körper mit lauwarmem Wasser waschen (als Zusatz Pfefferminztee wirkt erfrischend, Salbei reduziert das Schwitzen)
- Kleidung und Bettwäsche wechseln
- vor Zugluft und Kälte schützen
- für Flüssigkeitszufuhr sorgen (v.a. Kochsalz)
- ggf. Kontrolle der Körpertemperatur

2.6.4 Erbrechen

Erbrechen (gr. emesis) ist die unphysiologische Entleerung des Mageninhaltes.
Vorboten sind: Übelkeit, Würgen, erhöhter Speichelfluß, Hitzegefühl, Schweißausbruch, Magendruck, Bradykardie, Blässe, erweiterte Pupillen.
Erbrechen kann Folge eines gesunden Schutzreflexes oder ein Begleitsymptom von bestimmten Erkrankungen sein.

Ursachen:
- Reizung der Sinnesorgane: Übles riechen, sehen, schmecken, Berührung des Rachens
- Reizung und Störung des Gleichgewichtsorgans: Reisekrankheit (Kinetosen), M. Ménière
- Intoxikationen: Alkohol, Zytostatika, Digitalis, Morphin
- gastrointestinale Störungen: Mageninnendruckerhöhung, Gastritis, Peritonitis, Ileus, Pylorusstenose
- Infektionen: Salmonellenenteritis, Lebensmittelvergiftungen
- metabolische Störungen: Urämie
- zerebrale Störungen: Migräne, Schädel-Hirn-Trauma, Hirnblutungen, Hirnödem, Tumoren, Meningitis, Enzephalitis, Glaukomanfall
- Hormonumstellung: in der Schwangerschaft
- kardiopulmonale Erkrankungen: Herzinfarkt; Schock
- psychische Störungen: Angst, Aufregung, Bulimie, Anorexia nervosa

Beobachtungskriterien:
- **Zeitpunkt** des Erbrechens
  - nüchtern: Schwangerschaft, Alkoholgenuß
  - Beziehung zu den Mahlzeiten: sofort nach dem Essen, mit einiger Verzögerung, nach jeder Mahlzeit, nach bestimmten Speisen, Erbrechen mit Durchfall, unabhängig von den Mahlzeiten
- **Art** des Erbrechens (steht oft im Zusammenhang mit dem Zeitpunkt)
  - würgend: Schwangerschaft, Reisekrankheit
  - explosionsartig: zerebrales Erbrechen, Pylorusstenose
  - fließendes Erbrechen (Regurgitation): Darmatonie, Ileus
- **Konsistenz**
  - dünnflüssig
  - schleimig
  - fadenziehend
  - geronnen
  - bröckelig
- **Geruch**
  - säuerlich: angedaute Speisen
  - faulig, stinkend: bei langer Verweildauer der Speisen im Magen
  - Kotgeruch: beim Ileus
  - Alkoholgeruch: bei Alkoholmißbrauch
  - Medikamentengeruch: nach Tabletteneinnahme
- **Beimengungen**
  - unverdaute Speisen: bei Ösophagusdivertikel, unmittelbar nach dem Essen
  - Galle: bei längerem morgendlichem Erbrechen
  - frisches Blut: Ösophagusvarizenblutungen
  - altes (geronnenes) Blut: Sickerblutungen im Magen, z. B. Ulcus ventriculi
  - Schleimhautfetzen: bei Verätzungen der Speiseröhre
  - Fremdkörper: z. B. Spulwürmer

• **Wichtige Begriffe**

Vomitus	= Erbrechen
Emesis	= Erbrechen
Hyperemesis	= sehr starkes Erbrechen
Regurgitation	= Zurückströmen von Speisen in die Mundhöhle
Dysphagie	= Schluckstörungen
Pyrosis	= Sodbrennen
Miserere	= Koterbrechen bei Ileus
Hämatemesis	= Bluterbrechen (hellrotes Blut)
Hämatin	= geronnenes Blut durch Einwirkung von Salzsäure

Bewußtlose Patienten zur Vermeidung einer Aspiration in Seitenlage bringen.
Chronisches Erbrechen führt zu massiven Flüssigkeits- und Salzverlusten mit einer möglichen metabolischen Alkalose.

Pflegerische Maßnahmen

- freundliche, beruhigende Versorgung des Patienten, da es ihm peinlich ist, wenn das Bett, Kleidung verschmutzt wird
- Sichtschutz
- für frische Luft sorgen
- Kleidung und Bett des Patienten schützen
- Nierenschale und Zellstoff bereitlegen (bei großen Mengen Schüssel)
- Patienten wenn möglich aufsetzen und Rücken abstützen
- evtl. Zahnprothese entfernen
- bei frischoperierten Patienten Schutz der Operationswunde durch leichten Druck mit der flachen Hand
- Antiemetika auf ärztliche Anordnung
- blutige, kaffeesatz- oder kotartige Beimengungen dem Arzt zeigen
- Patienten den Mund spülen lassen, evtl. Zähne putzen
- Gesicht und Hände waschen lassen, evtl. Körperwäsche, wenn nötig Wäschewechsel
- Patienten lagern
- sofern keine Nahrungskarenz besteht, Patienten Tee anbieten
- Vitalzeichenkontrolle
- Versorgen der gebrauchten Gegenstände, neue bereitlegen
- Klingel in Reichweite des Patienten legen
- Dokumentation (Uhrzeit, Menge, Aussehen, Geruch, Begleitumstände)

2.6.5 Sputum

Sekrete oder Absonderungen des Respirationstraktes, die durch Räuspern oder Abhusten nach oben befördert werden, nennt man Sputum. Die normale Schleimproduktion bleibt unbemerkt. Sputum ist immer pathologisch und weist auf Bronchial- und Lungenerkrankungen hin.

Beschaffenheit des Sputums:
- schleimig, durchscheinend: Bronchitis
- zäh, schleimig, dick: Keuchhusten (Pertussis)
- zäh, glasig, fadenziehend: Asthma bronchiale
- eitrig, (gelb-grünlich): chronische Bronchitis, Lungenentzündung, -abszeß
- rostbraun: bei Lungenentzündung
- dünnflüssig, schaumig: bei Lungenödem
- blutig, rot (Bluthusten = Hämoptoe): bei Lungenverletzungen, Tbc, Tumoren, Lungenembolie
- himbeergeleeartig: eitrige Bronchitis, Karzinom
- dreischichtig: bei Brochiektasen (oben schleimig-schaumig, Mitte trüb, gelb-grün, serös unten Eiter, morgendliche „mundvolle Expektoration")

Geruch des Sputums:
- übelriechend, faulig: bei Zerfall des Lungengewebes und bakterieller Zersetzung (Karzinom, Tbc)
- fade, süßlich: Bronchiektasen, Lungenabszeß

• **Sputumgewinnung**

Sputum sollte nicht heruntergeschluckt, sondern in ein dafür vorgesehenes Gefäß (Sputumbecher mit Deckel und Einmalbechereinsatz) aufgefangen werden. Beobachtet werden Menge, Farbe, Konsistenz, Beimengungen, Geruch und Zeitpunkt. Zu diagnostischen Zwecken wird Sputum in einer sterilen Petrischale oder in einem verschließbaren Glasröhrchen (für den Versand) aufgefangen.

Vorgehen
- Patienten informieren, daß er morgens nüchtern vor dem Zähneputzen abhusten soll
- wenn möglich, Oberkörperhochlagerung
- bei frischoperierten Patienten Schutz der Operationswunde durch leichten Druck mit der flachen Hand
- evtl. Quincke-Hängelage
- Patient soll Sputum möglichst ohne Speichel abgeben
- Mund spülen lassen bzw. Mundpflege durchführen
- Gegenstände versorgen
- Dokumentation der Maßnahme sowie erkennbare pathologische Veränderungen

Untersuchungen erfolgen mikroskopisch auf Leukozyten, Erythrozyten, Epithelien, Tumorzellen und bakteriologisch auf Mycobacterium tuberculosis und anderen Erregern bei unklaren Pneumonien.

2.7 Für Sicherheit sorgen

2.7.1 Prophylaktische Maßnahmen

Prophylaxe heißt Vorbeugung. Der Patient soll vor zusätzlichen Krankheiten bewahrt und geschützt werden.

Ihre Effektivität ist abhängig von der:
- Kenntnis der richtigen Methoden
- Intensität (Sorgfalt in der Durchführung)
- Regelmäßigkeit über 24 Stunden
- Integration (Prophylaxen sind in die Pflegehandlung einzubauen)
- Kooperation des Patienten

• **Dekubitusprophylaxe**

Definition

Dekubitus = Druckgeschwür

Der Dekubitus ist eine extrem langsam heilende kompressiv-ischämische Hautläsion (Druckgeschwür). Sie entsteht durch länger andauernde Druckeinwirkung auf das Gewebe. Die kleinen Gefäße (Arteriolen und Venolen) werden zusammengedrückt (Kompression), die Mikrozirkulation wird unterbrochen (Ischämie). Dauert eine lokale Ischämie länger als zwei Stunden, so kommt es zu einem Gewebezerfall (Nekrose).

Ursachen

Die Ursache für einen Dekubitus ist grundsätzlich immer ein Zusammenwirken von lokalen und kontinuierlichen Druckeinwirkungen auf Hautstellen, die nur durch ein dünnes Unterhautfettgewebe gepolstert sind (Abb. 2-62).

Die Durchblutung der Haut ist abhängig vom Blutdruck. Übersteigt der von außen einwirkende Druck den Kapillardruck des Gewebes, so kommt es zu einer lokalen Ischämie.

Die Folgen sind:
- Unterbrechung der Sauerstoffzufuhr
- Unterbrechung der Nährstoffzufuhr
- Störung des Kohlendioxidabtransportes

Daraus entstehen eine Anoxie und eine metabolische Störung. Entscheidend für die Hautschädigung ist nicht die Druckhöhe, sondern die Druckdauer.

Ein hoher Druck, der nur kurze Zeit auf das Gewebe einwirkt, ist nicht oder nur wenig hautschädigend.
Ein niedriger Druck, der lange Zeit auf das Gewebe einwirkt, führt zu mittelschweren bis sehr schweren Hautschäden. Die kritische Zeit beträgt zwei Stunden.

Risikofaktoren
- **Immobilität:** Bewegungseinschränkung und fehlende Entlastungsbewegungen durch Gipsverbände, Extensionen, Läh-

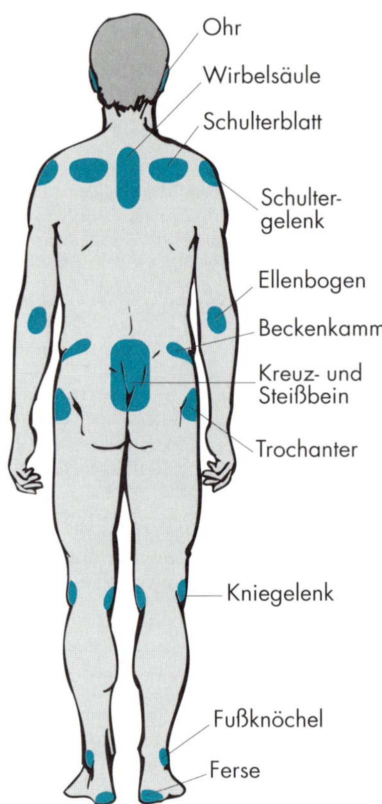

Abb. 2-62 Gefährdete Körperstellen.

mungen (Hemi-, Para- und Tetraplegie) oder bei Bewußtseinsstörungen (Koma, Narkose).

- **Sensibilitätsstörungen:** Störungen der Oberflächen- und Tiefensensibilität
- **Reduzierter Allgemeinzustand:** Kachexie, Exsikkose, Depressionen
- **Hohes Körpergewicht:** Adipositas, Ödeme, Aszites, Wärmestau
- **Durchblutungsstörungen:** Gefäßveränderungen, Herzinsuffizienz, Hypotonie, Anämie
- **Inkontinenz:** Feuchtigkeit greift den Säure-Fett-Schutz der Haut an, Mazeration der Haut, Keimbesiedlung

- **Fieber:** erhöhter Sauerstoffverbrauch der Haut, Ischämiezeit ist verkürzt; Feuchtigkeit der Haut führt zur Mazeration, Eiweißmangel durch erhöhten Verbrauch
- **Stoffwechselerkrankungen:** Schädigung der Zellen durch Stoffwechselprodukte, Durchblutungsstörungen, v. a. bei Diabetes mellitus, Abwehrschwäche, Azidose
- **Hauterkrankungen:** Schäden der Hautoberfläche, v. a. Verletzungen, angreifende Scherkräfte, Ekzeme, Besiedlung durch Bakterien und Pilze

Je mehr Risikofaktoren zusammenkommen, desto größer ist die Gefahr eines Dekubitus. Eine gezielte Dekubitusprophylaxe kann nur erfolgen, wenn die Risiken rechtzeitig erkannt und dokumentiert werden.

Dekubitusstadien:
- **Grad 1:** umschriebene Hautrötung ohne Hautdefekt, die nach Druckentlastung nicht verschwindet
- **Grad 2:** evtl. Blasenbildung, oberflächlicher Hautdefekt, Ödem
- **Grad 3:** Gewebezerfall (Nekrose), Tiefenschädigung des Gewebes mit Muskel-, Sehnen- und Bänderbeteiligung
- **Grad 4:** Geschwürbildung infolge Nekroseeinschmelzung bis in die Tiefe, Periost und Knochenmasse werden geschädigt, Fistelbildung

Ziele der Dekubitusprophylaxe
- Erhaltung der intakten, gut durchbluteten Haut
- Aufhebung der Druckeinwirkung auf die Haut
- Reduzierung der Risikofaktoren

Weiße Flecken oder Rötungen, die nicht unmittelbar nach der Druckentlastung zurückgehen, sind erste Anzeichen einer Druckschädigung.

Pflegerische Maßnahmen
- **Druckentlastung**
  - Weichlagerung
  - Hohllagerung
  - Umlagerung nach Plan alle zwei Stunden
  - Polsterung gefährdeter Körperstellen
- **Durchblutungsförderung**
  - Mobilisation des Patienten
  - Hauteinreibungen
  - Hautmassage
- **Hautpflege**
  - tägliches Waschen mit hautschonenden, pH-neutralen Pflegemitteln
  - nach dem Waschen sorgfältiges Abtrocknen
  - Einreiben mit hautschützenden Salben

Beim Betten, Lagern, Einreiben usw. darauf achten, daß keine zusätzliche Schädigung des Patienten durch das Reißen von tieferen Hautschichten (Abscherkräfte) entsteht.

- **Ernährung**
  - Patienten mit Ernährungsstörungen (z.B. Kachexie oder Adipositas) müssen angepaßt ernährt werden
  - eiweiß- und vitaminreiche Nahrung verbessert den Hautzustand
- **Regelmäßiges Einschätzen** der Patientengefährdung
  - Gefährdungsskala nach Norton (mit der modifizierten Norton-Skala nach Bienstein) kann die Gefährdung eines Patienten gut beurteilt werden (Tab. 2-8)

- **Kontrakturprophylaxe**

Definition

Contrahere = Zusammenziehen (Gelenksteife)
Eine Kontraktur ist eine fehlerhafte Gelenkstellung als Folge einer Inaktivität des Bewegungsapparates (Gelenke, Bänder, Sehnen, Muskeln).

Ursachen

Jede Inaktivität, längere Ruhigstellung oder Bettlägerigkeit begünstigt das Entstehen einer Kontraktur.

- **myogene** Kontraktur: vom Muskel ausgehend
- **desmogene** Kontraktur: von den Bändern ausgehend
- **ischämische** Kontraktur: Durchblutungsstörung der Muskulatur
- **neurogene** Kontraktur: von Lähmungen ausgehend
- **dermatogene** Kontraktur: von Hautvernarbungen ausgehend

- **Grundsätzliche Faktoren,** die das Entstehen einer Kontraktur begünstigen:
  - **Lagerungsfehler** bei Pflege- und Behandlungsmaßnahmen: unphysiologische Lagerungen in Schonstellung. Zu lange Ruhigstellung in Schienen- oder Streckverbänden oder z.B. durch falsches Anlegen von Verbänden bzw. Gipsverbänden.
  - **Störungen des Muskeltonus:**
    Durch Lähmungen einzelner Muskeln. Dem sich kontrahierenden Muskel fehlt der Gegenspieler. Das Gelenk wird durch die stärkere Kontraktion in eine Fehlstellung gezogen.
  - **Schmerzen und Sensibilitätsstörungen:**
    Durch Verbrennungen oder Verletzungen am Bewegungssystem kommt es durch die Schmerzen zu einer Schonhaltung mit Fixierung in einer Fehlstellung.

- **Besonders gefährdet** sind Patienten mit:
  - entzündlichen Gelenkerkrankungen (z.B. Polyarthritis)
  - Nervenlähmungen (z.B. Hemiplegie, Tetraplegie)

Tabelle 2-8 Überarbeitete Norton-Skala (nach Bienstein) zur Einschätzung des Dekubitusrisikos. Richtlinien zum Gebrauch der Tabelle: Patientenbeschreibung wählen, Ergebnis addieren. Dekubitusgefahr besteht bei 25 Punkten und weniger.

Motivation, Kooperationsbereitschaft		**Alter**		**Hautzustand**		**Zusatzerkrankungen**		**Körperlicher Zustand**		**Geistiger Zustand**		**Aktivität**		**Beweglichkeit**		**Inkontinenz**	
voll	**4**	unter 10	**4**	normal	**4**	keine	**4**	gut	**4**	klar	**4**	geht ohne Hilfe	**4**	voll	**4**	keine	**4**
wenig	**3**	unter 30	**3**	schuppig trocken	**3**	Fieber Diabetes Anämie	**3**	leidlich	**3**	apathisch teilnahmslos	**3**	geht mit Hilfe	**3**	kaum eingeschränkt	**3**	manchmal	**3**
teilweise	**2**	unter 60	**2**	feucht	**2**	multiple Sklerose Kachexie Adipositas	**2**	schlecht	**2**	verwirrt	**2**	rollstuhlbedürftig	**2**	sehr eingeschränkt	**2**	meistens Urin	**2**
keine	**1**	über 60	**1**	Allergie Risse	**1**	arterielle Verschlußkrankheit	**1**	sehr schlecht	**1**	stuporös (stumpfsinnig)	**1**	bettlägerig	**1**	voll eingeschränkt	**1**	Urin und Stuhl	**1**

  - Verletzungen oder Verbrennungen in Gelenknähe (z.B. Narbenkontrakturen)
  - degenerativen Gelenkerkrankungen (z.B. Arthrosen)
  - Bewußtseinsstörungen (z.B. Koma)

Zeichen einer Kontraktur
Sichtbare Zwanghaltung. Die Bewegungsabläufe der Gelenke sind schmerzhaft eingeschränkt.

- **Unterscheidung** der Kontrakturen:
  - **Beugekontraktur:** Die Gelenke sind in Beugehaltung (Flexion) fixiert. Die Muskulatur und/oder Sehnen sind an der Beugeseite verkürzt (Abb. 2-63).
  - **Streckkontraktur:** Die Gelenke sind in Streckstellung (Extension) fixiert. Die Muskulatur und/oder Sehnen sind an der Streckseite verkürzt (Abb. 2-64).

Um gezielt prophylaktisch arbeiten zu können, müssen Risikofaktoren erkannt und dokumentiert werden. Besonders wichtig ist eine intensive Zusammenarbeit zwischen Physiotherapeuten und dem Pflegepersonal.

Ziel der Kontrakturprophylaxe
Durch funktionell richtige Gelenkstellungen soll der harmonische Bewegungsablauf sichergestellt und erhalten bleiben.

Pflegerische Maßnahmen

- **Bewegungsübungen** können passiv, assistiv, aktiv und resistiv eingesetzt werden.

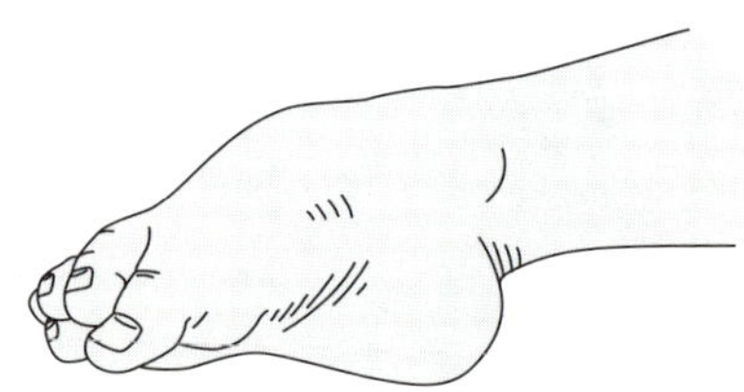

Abb. 2-63 Beugekontraktur.

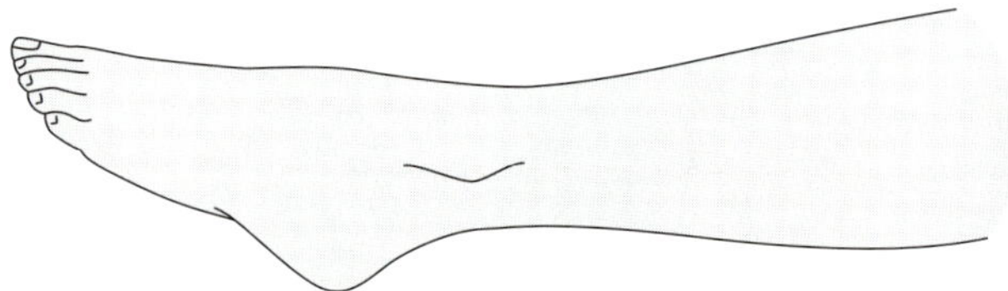

Abb. 2-64 Streckkontraktur.

- **Passive** Bewegungsübungen: Alle betroffenen Gelenke werden ohne Kraftaufwand des Patienten bis an die Bewegungsgrenzen bewegt.
- **Assistierte** Bewegungsübungen: Der Helfer unterstützt den Bewegungsablauf des Patienten nach Vorgabe durch den behandelnden Arzt.
- **Aktive** Bewegungsübung: Die Übungen werden nach Anleitung durch den Physiotherapeuten vom Patienten selbst übernommen.
- **Resistive** Bewegungsübung: Um einen Trainingseffekt zu erreichen, muß der Patient während seiner Bewegungsübungen einen erhöhten Widerstand überwinden.

• **Lagerungen**
Wird keine bestimmte Form vorgegeben, ist die physiologische Lagerung in der Gelenkmittelstellung angezeigt.

- **Schultergelenk:** Lagerung des Oberarmes in 30°-Abduktionsstellung.
- **Ellenbogengelenk:** Lagerung des leicht erhöhten Unterarmes im Winkel von 100°. Die Hand befindet sich in Pronationsstellung.
- **Handgelenk:** Die Hand ist leicht zur Streckseite gebeugt, die Finger befinden sich in Schalenstellung, der Daumen steht zum Zeigefinger in Oppositionsstellung (Abb. 2-65).
- **Hüft-/Kniegelenk:** Der Patient liegt möglichst flach gestreckt im Bett auf einer harten Matratze, um ein Einsinken zu verhindern. Eine Außenrotation der Beine ist zu vermeiden. Treten Schmerzen im Kniebereich auf, so kann mit einem kleinen Polster das Kniegelenk gebeugt werden.
- **Fußgelenk:** Die Füße liegen auf einem weichen Polster (Dekubitusprophylaxe) und müssen an eine Fußstütze (Spitzfußprophylaxe) anstoßen (Abb. 2-66). Ein Bettbogen verhindert einen Druck auf die Zehen.

• **Pneumonie- und Atelektasenprophylaxe**
Definition
Unter einer Pneumonie versteht man eine primäre oder sekundäre Entzündung des Lungengewebes.
Atelektasen sind luftleere Lungenbezirke, die am Gasaustausch nicht mehr teilnehmen.

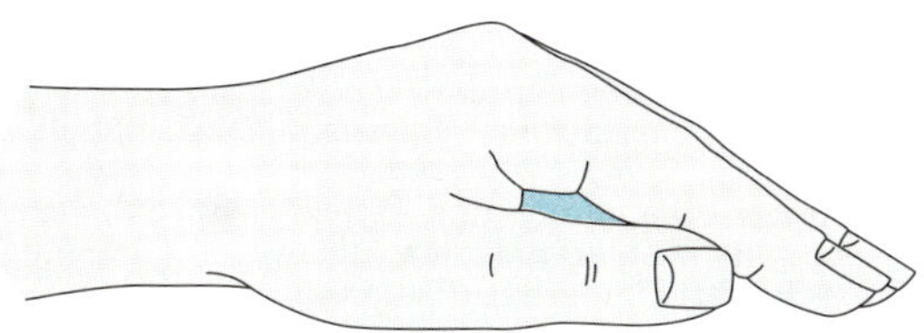

Abb. 2-65 Lagerung der Hand.

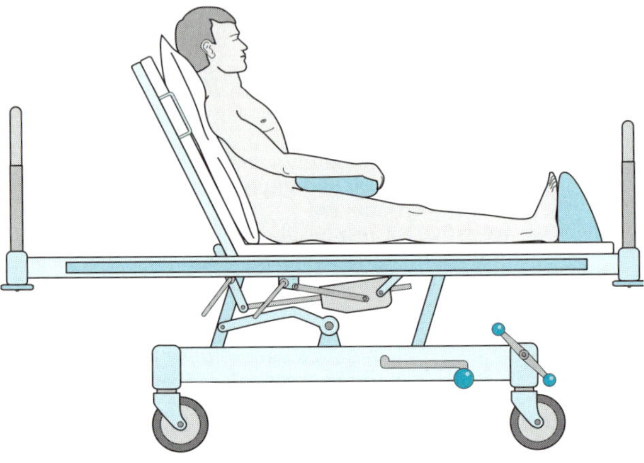

Abb. 2-66 Lagerung des Fußgelenkes.

Ursachen

- **Schlechte und ungenügende Belüftung** der Lunge
  - nach Operationen (Wundschmerz)
  - nach längerer Bettlägerigkeit
  - bei Lungenerkrankungen
- **Mangelndes Abhusten** von Sekreten
  - bei Bewußtlosigkeit
  - bei allgemeiner Schwäche
  - bei Schmerzzuständen
- **Aspiration** von Schleim und Erbrochenem
  - bei Bewußtlosigkeit
  - Unfallpatienten
  - Hemiplegiker (Schlucklähmungen)
- **Austrocknung** der Atemwege
  - bei apparativer Beatmung (OP, Intensivstation)
  - bei tracheotomierten Patienten

Um eine gezielte Pneumonie- und Atelektasenprophylaxe vornehmen zu können, müssen Risikofaktoren erkannt und dokumentiert werden.
Zur Einschätzung der aktuellen Atemsituation eines Patienten kann die Atemskala nach Bienstein (Tab. 2-9) hilfreich sein.

Ziele der Pneumonie- und Atelektasenprophylaxe

- Verhüten von krankhaften Atemwegsveränderungen
- verbesserte Lungenventilation
- Vermeidung einer Sekretanhäufung

Tabelle 2-9 Atemskala nach Bienstein zur Erfassung der Atemsituation. Bewertung: 0–6 Punkte nicht gefährdet, 7–15 Punkte gefährdet, 16–45 Punkte hochgradig gefährdet bzw. Atemstörung. Einstufung von 0 bis 3 siehe Legende.

Einstufung	**0**	**1**	**2**	**3**
Bereitschaft zur Mitarbeit				
Vorliegende Lungenerkrankung				
Bereits durchgemachte Lungenerkrankungen				
Immunabwehrschwäche				
Manipulative Maßnahmen oro-tracheal				
Raucher, Passivraucher				
Schmerzen				
Schluckstörungen				
Mobilitätseinschränkungen				
Lungengefährdender Beruf				
Intubationsnarkose/Beatmung				
Bewußtseinslage				
Atemtiefe				
Atemfrequenz				
Medikamente, die die Atmung sedieren				
Gesamtergebnis				

Bereitschaft zur Mitarbeit
0 = Eine hohe Bereitschaft zur Mitarbeit ist durch kontinuierliche Mitarbeit gekennzeichnet
1 = Der Patient zeigt Bereitschaft zur Mitarbeit unter Aufforderung
2 = Er zeigt ab und zu Bereitschaft zur Mitarbeit, jedoch nur bei Aufforderung
3 = Er zeigt keine Bereitschaft zur Mitarbeit oder kann keine Bereitschaft deutlich machen

Vorliegende Lungenerkrankungen (Atemorganerkrankungen)
0 = Es liegen keine Lungenerkrankungen vor
1 = Es liegt ein leichter Infekt vor, der den nasalen und oralen Bereich betrifft
2 = Es liegt ein Infekt vor, der auch den bronchialen Bereich mit einbezieht
3 = Es liegen Lungenerkrankungen vor

Bereits durchgemachte Lungenerkrankungen
0 = Der Patient hat keine Lungenerkrankungen durchgemacht
1 = Der Patient hat leichte Lungenerkrankungen durchgemacht, z.B. bronchopulmonale Infekte aufgrund grippaler Infekte im letzten Vierteljahr
2 = Der Patient hat schwere Verläufe durchgemacht
3 = Der Patient hat schwere Lungenerkrankungen oder Atemorganerkrankungen durchgemacht, die eine wahrnehmbare Atemfunktionseinschränkung hinterlassen haben

Immunabwehrschwäche
0 = Es liegt keine Immunabwehrschwäche vor
1 = Es liegt eine leichte Immunabwehrschwäche vor aufgrund einer nicht generalisierten Infektion
2 = Es liegt eine erhöhte Abwehrschwäche vor
3 = Es liegt eine völlige Immunabwehrschwäche vor

Manipulative Maßnahmen oro-tracheal
0 = Es werden keine manipulativen Maßnahmen im Atemtrakt durchgeführt
1 = Es werden manipulative, pflegetherapeutische Maßnahmen wie eine spezielle Nasen- oder Mundpflege durchgeführt
2 = Es erfolgt zusätzlich eine oral-nasale Absaugung
3 = Es erfolgt eine oral/nasal/endotracheale Absaugung ohne oder mit liegendem Tubus

Raucher/Passivraucher
0 = Der Patient ist Nichtraucher und ist in seinem direkten Umfeld nur geringfügig rauchexponiert
1 = Der Patient raucht zirka sechs Zigaretten der Schadstoffgruppe 1 oder ist regelmäßiger Passivraucher
2 = Der Patient raucht zirka sechs Zigaretten pro Tag der Schadstoffgruppe 2 und ist regelmäßig Passivraucher, z.B. durch seinen Partner oder in seinem direkten Arbeitsumfeld
3 = Der Patient raucht sehr intensiv, mehr als sechs Zigaretten der Schadstoffgruppe 3, oder ist ebenfalls in seinem Umfeld aktiver Passivraucher durch ständigen Rauchkonsum der Gruppe 3

Schmerzen
0 = Es sind keine Schmerzen vorhanden
1 = Es sind leichte, kontinuierliche Schmerzen vorhanden
2 = Es sind hauptsächlich Schmerzen in dem Bereich vorhanden, der auf die Atmung Einfluß nimmt
3 = Es sind ständig Schmerzen vorhanden, die wahrnehmbar auf die Atmung Einfluß nehmen

Schluckstörung
0 = Es liegt keine Schluckstörung vor
1 = Es liegt eine Schluckstörung bei flüssiger Nahrungsaufnahme vor
2 = Eine Schluckstörung liegt auch bei breiiger Nahrungsaufnahme vor
3 = Es liegt eine komplette Schluckstörung bei allen Nahrungsaufnahmen vor, auch beim Schlucken von Speichel

Mobilitätseinschränkung
0 = Es liegt keine Mobilitätseinschränkung vor
1 = Es liegt eine verlangsamte oder eingeschränkte Mobilität vor, die durch Inanspruchnahme von Gehstützen und Hilfen kompensiert wird, oder eine veränderte Körperhaltung, die sich auch im Bett äußert
2 = Es liegt eine Mobilitätseinschränkung vor, daß eine hauptsächliche Bettruhe von Nöten ist und eine Mobilisierung nur im Sessel oder Stuhl erfolgen kann
3 = Es liegt eine völlige Mobilitätseinschränkung vor

Lungengefährdender Beruf
0 = Er hat keinen lungengefährdenden Beruf
1 = Er hat eine kurze Zeit, ein bis zwei Jahre, in einem lungengefährdenden Beruf gearbeitet
2 = Er hat zwei bis zehn Jahre seines Lebens in einem lungengefährdenden Beruf gearbeitet
3 = Er arbeitete über zehn Jahre in einem exponierten lungengefährdenden Beruf

Intubationsnarkose/Beatmung
0 = Er hat keine Intubationsnarkose in den letzten drei Wochen hinter sich gebracht
1 = Er hat eine kurze Intubationsnarkose hinter sich gebracht (bis zu zwei Stunden)
2 = Er hat eine langdauernde Intubationsnarkose hinter sich gebracht (zwei Stunden und mehr)
3 = Er hat eine oder mehrere Intubationsnarkosen hinter sich oder ist zwischen zwölf Stunden und länger intubiert gewesen oder beatmet

Bewußtseinslage
0 = Keine Einschränkung der Bewußtseinslage
1 = Leichte Einschränkung der Bewußtseinslage, reagiert aber auf Ansprache folgerichtig
2 = Reagiert auf Ansprache nicht folgerichtig
3 = Zeigt keine Reaktion

Atemtiefe
0 = Der Patient kann ohne Anstrengung bis zu einer Zwerchfell- und Thoraxatmung kommen
1 = Der Patient kann mit Anstrengung zu einer Zwerchfell- oder Thoraxatmung kommen
2 = Der Patient führt mit großer Hilfestellung eine Zwerchfell- oder Thoraxatmung durch
3 = Der Patient kann keine Zwerchfell- oder Thoraxatmung im exponierten Sinne, selbst bei großer Unterstützung, durchführen

Atemfrequenz
0 = Er hat eine Frequenz zwischen 14 bis 20
1 = Er atmet unregelmäßig, sowohl zum bradypneuischen wie zum tachypneuischen Atem
2 = Er atmet regelmäßig zum bradypneuischen wie zum tachypneuischen Atem
3 = Der Patient hat völlig regelmäßige Atemzüge, die sowohl sehr tief wie oberflächlich sein können oder tachypneuisch bzw. bradypneuisch ständig wechseln

Medikamente, die die Atmung sedieren
0 = Der Patient bekommt keine Medikamente, die die Atmung dämpfen
1 = Der Patient bekommt unregelmäßig Medikamente, die auf die Atmung dämpfend wirken
2 = Er bekommt regelmäßig Medikamente, die auf die Atmung dämpfend wirken
3 = Er bekommt spezifische Medikamente, die eine deutliche Wirkung auf die Atmung haben, wie z.B. Morphine oder Barbiturate

Pflegerische Maßnahmen

- **Atemübungen**
  - Patienten zum tiefen Durchatmen auffordern, alle Lungenbezirke müssen regelmäßig belüftet werden
  - durch „Nasenenge“ oder „Lippenbremse“ eine langsame bewußte vollständige Ausatmung erreichen
  - durch „Kontaktatmung“ die Ein- und Ausatmung bewußter machen. Dabei liegen die Hände der Pflegenden seitlich am Thorax des Patienten. Der Kranke versucht, sie bei der Einatmung wegzudrücken bzw. bewußt dem nachlassenden Druck der Hände zu folgen. Bei der Ausatmung üben die Hände einen mäßigen Druck auf die Rippen aus und verstärken so die Ausatmung.
  - besonders für Kinder geeignete Atemübungen: Luftballons aufblasen lassen, Wattekugel oder Mullstreifen wegblasen lassen
  - Atemluft durch einen engen Schlauch in eine mit Wasser gefüllte Flasche blasen lassen („Blubberflasche“)
  - Atemtraining mit Hilfsmitteln zur Unterstützung der Lungenfunktion (Inspiration und Exspiration, Abb. 2-67), Funktionsprinzip des Atemtrainers (Abb. 2-68 a bis d)
  - Totraumvergrößerung zur Vertiefung der Atmung und Verbesserung der Lungenventilation (Abb. 2-69)

Totraumvergrößerung, z. B. mit Giebelrohr, muß vom Arzt verordnet werden. Die Vertiefung der Atmung erfolgt durch die CO_2-Rückatmung. Bei Patienten mit erhöhten CO_2-Werten, z.B. Lungen- und Herzkranken, darf das Giebelrohr nicht eingesetzt werden.

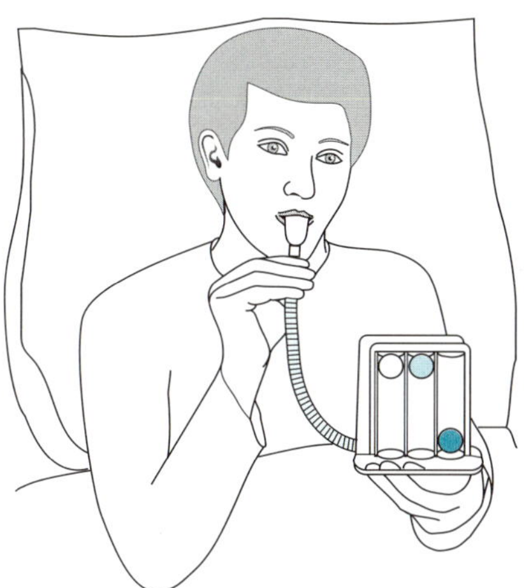

Abb. 2-67 Atemtrainer (Triflow).

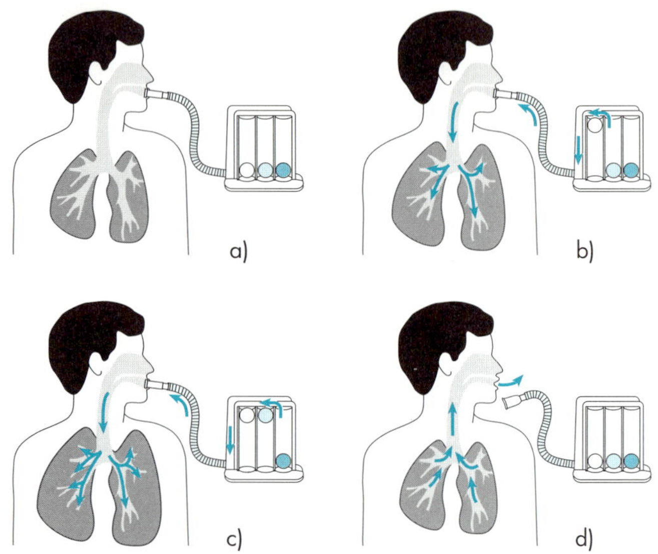

Abb. 2-68 Funktionsweise des Atemtrainers.
a) Der Patient soll mit seinem Mund das Mundstück fest umschließen.
b) Um eine möglichst tiefe Inspiration zu erzielen, soll der Patient mit dem ersten Atemzug versuchen, nur den Ball in der ersten Kammer nach oben zu bewegen (am Ende der Einatmung die Inspirationsstellung kurz halten).
c) Bei allen weiteren Atemzügen soll der Patient so tief wie möglich einatmen, jedoch sollte nicht versucht werden, den Ball in die dritte Kammer hochzuziehen (Hyperventilation).
d) Jedes Training sollte ca. 10 Minuten dauern, wobei der Patient nach jeder Inspiration eine Pause einlegen sollte, bevor er die Übung wiederholt.

- **Lagerung**
  - Oberkörperhochlagerung, zur Erleichterung der Zwerchfellatmung
  - häufiges Umlagern bei bettlägerigen Patienten
  - V-, A- und T-Lagerung zur Erweiterung der Atemfläche im Thorax (s. Kap. 2.1.2)
  - Dehnlagerung: In Seitenlage wird die Flanke unterpolstert, der Arm über dem Kopf gelagert; dadurch dehnt sich der frei liegende seitliche Brustkorb, und die Atmung wird erleichtert
  - Drainage-Lagerungen: spezielle Lagerungstechnik zur Schleimentleerung einzelner Lungenlappen oder Segmente (s. Kap. 3.2)

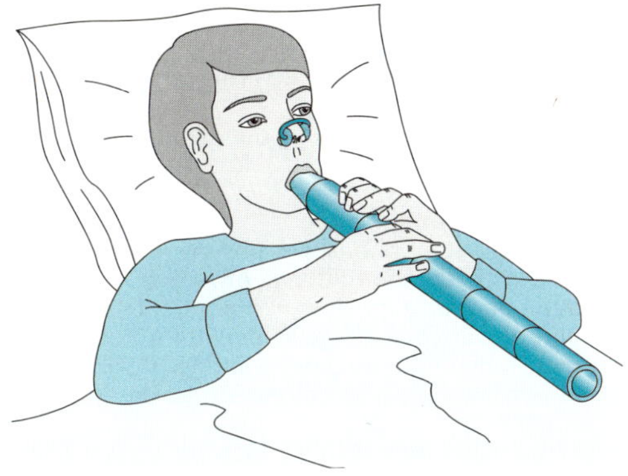

Abb. 2-69 Giebelrohr (Totraumvergrößerung).

- Quincke-Lagerung: Tieflagerung des Oberkörpers, um das Abhusten von Kaverneninhalt zu erleichtern, z. B. bei Bronchiektasen, Lungenabszeß, Mukoviszidose
- **Anhalten zum Abhusten von Sekret**
  - Zeitpunkt zum Abhusten v.a. morgens, nach dem Inhalieren, regelmäßig bei der Umlagerung, nicht nach dem Essen
  - Patienten auffordern, das Sekret auszuhusten (Schale, Becher bereithalten), möglichst im Sitzen aus der mittleren Atemlage heraus mit kurzen, kräftigen Hustenstößen den Schleim nach oben befördern und ausspucken lassen
  - postoperativ ist eine leichte Kompression der Wunde sinnvoll (vermindert Schmerzen, evtl. vorher Schmerzmittelgabe)
- **Abklopfen und Vibrieren**
  - mehrmals täglich mit der hohlen Hand von „unten“ nach „oben“ neben der Wirbelsäule abklopfen (Aussparung der Nierengegend)
  - Vibrationen mit leichtem Druck der Hohlhand an den Rippen erzeugen
  - Abreiben des Rückens und des seitlichen Thorax mit einem Massagegerät

Das Abklopfen und Vibrieren erfolgt in der Ausatemphase, möglichst nachdem der Schleim durch Sekretolytika und Inhalation verflüssigt wurde.
Bei Patienten mit Herzinfarkt, Emboliegefahr, Wirbelsäulenfraktur, Rippenfrakturen, Schädel-Hirn-Trauma, Apoplexie, Hirnblutungen oder mit Knochenmetastasen nicht abklopfen und vibrieren.

- **Inhalation**
  - zum Anfeuchten der Atemwege und Verflüssigen von Sekreten Inhalation mit Kaltvernebler und Ultraschallvernebler (s. Kap. 2.7.9)
  - durch die Dampfeinwirkung des Dampfbades wird v.a. das Sekret im oberen Atemtrakt (Nase und Nasennebenhöhlen) gelöst
- **Ab- und Einreibung**
  - Abreibung mit alkoholischer Lösung, z.B. Franzbranntwein: Der plötzliche Kältereiz provoziert eine vertiefte Atmung und führt zu einer vermehrten Durchblutung der Haut (auf gute Hautpflege achten, da Alkohol die Haut entfettet); Beeinflussung der Atmung ist wissenschaftlich nicht bewiesen, der Patient empfindet die Abreibung als angenehm
  - Einreibung mit Salben, die ätherische Öle enthalten, z.B. Eukalyptus, Menthol, Kampfer, Thymian, Zitrone, Kajeput: Sie verstärken die Durchblutung der Haut und wirken schleimlösend durch die Einatmung der Substanzen (s. Kap. 2.8.5 und Kap. 2.8.6)

Kampfer darf nicht bei Säuglingen, Kleinkindern und Patienten mit Krampfneigung angewendet werden. Kampfer begünstigt die Krampfneigung (Epileptiker), wirkt atemdepressiv und kann bei empfindlichen Menschen (z.B. Säuglingen) Broncho- und Laryngospasmus auslösen.
Die atemstimulierende rhythmische Einreibung (ASE) beruhigt den ganzen Menschen und führt dadurch zu einer Vertiefung der Atemzüge und zur Herabsetzung der Atemfrequenz, d.h., die Atmung wird effektiver (s. Kap. 2.8.6).

- **Brustwickel**
  - Zitronenwickel regt die Durchblutung im Thoraxbereich an, stärkt die Immunabwehr, löst Sekret und fördert das Abhusten (s. Kap. 2.8.4)
- **Absaugen von Sekret**
  - Sekret aus Mund- und Rachenraum bei Bedarf absaugen
  - immer streng hygienisches Vorgehen
  - ist der Patient nicht in der Lage, den Schleim abzuhusten, wird unter strenger Indikationsstellung endotracheal abgesaugt (s. Kap. 2.7.14)
- **Allgemeine unterstützende Maßnahmen**
  - Nase freihalten, um die Atmung durch die Nase zu gewährleisten (zum Schneuzen anhalten, evtl. absaugen, Nasenpflege, Verabreichung von abschwellenden Nasentropfen)
  - sorgfältige Mundpflege, um absteigende Infektionen zu verhindern
  - für ausreichende Flüssigkeitszufuhr (enteral, parenteral) sorgen
  - frühzeitige Mobilisation
  - frische Luft im Krankenzimmer
  - Vermeidung von Aspiration

- **Spezielle therapeutische Maßnahmen**
  - Verabreichung von Hustentees (Thymian, Fenchel, Spitzwegerich)
  - auf Arztanordnung Verabreichung von Sekretolytika (Verflüssigung von Schleim), Expektoranzien (Förderung des Abhustens), Bronchospasmolytika (durch Erweiterung verkrampfter Bronchien kann der zähe Schleim leichter abgehustet werden)

- **Soor- und Parotitisprophylaxe**

Definition

Durch die Soor- und Parotitisprophylaxe sollen Erkrankungen der Mundschleimhaut verhindert werden.

Häufigste Munderkrankungen

- **Stomatitis** (Entzündung der Mundschleimhaut)
  - gerötete und geschwollene Mundschleimhaut, brennende Schmerzen beim Kauen und Schlucken
  - unangenehmer Geschmack, Mundgeruch
- **Mundaphthen** (Schleimhautdefekt)
  - kleine rundliche Erosionen mit entzündetem Rand, mit weißlichem Fibrinbelag (Zunge, Zahnfleisch, Gaumen, Wangen)
  - sehr schmerzhaft
- **Soormykosen** (Pilzinfektion mit Candida albicans)
  - festsitzender weißer bis grauweißer Belag der Mundhöhle
- **Rhagaden** (spaltförmige Einrisse der Haut)
  - schmerzhafte Hauteinrisse (Schrunden) an den Übergangsstellen von Haut zur Schleimhaut (Naseneingang, Mundwinkel, Lippen)
  - bei Vitamin- und Eiweißmangel
- **Zungenbelag**
  - grau-brauner borkiger Belag durch mangelnde Abschilferung der Zellen bei Nahrungskarenz
  - idealer Nährboden für Erreger
- **Herpes labialis** („Fieberbläschen“ durch Herpes-Viren)
  - kleine, schmerzhafte Erhebungen, die in Bläschen und Krusten übergehen
  - sehr infektiös
- **Parotitis** (Entzündung der Ohrspeicheldrüsen)
  - schmerzhafte Entzündung der Ohrspeicheldrüse durch behinderten Sekretabfluß und bakterielle Infektion

Ursachen

- Bakterien-, Viren- oder Pilzbefall
- gestörte Abwehrlage des Organismus
- Mangelernährung (Vitamine, Eisen, Eiweiß)
- Flüssigkeitsmangel (Austrocknung der Schleimhaut)
- fehlende Kau- und Schluckbewegung (z. B. bei Bewußtlosigkeit)
- Medikamentengabe (z. B. Zytostatika und Antibiotika)
- mangelnde Mundhygiene

Um eine gezielte Soor- und Parotitisprophylaxe vornehmen zu können, müssen Risikofaktoren erkannt und dokumentiert werden.

Ziele der Soor- und Parotitisprophylaxe
- Vermeidung von Infektionen der Mundhöhle
- Erhalten einer intakten Mundschleimhaut
- belagfreie Zunge und Mundhöhle
- beschwerdefreie Nahrungsaufnahme
- schmerzfreies Schlucken
- frischer Geschmack
- geschmeidige Lippen

Pflegerische Maßnahmen
- **Mundpflege und Mundspülung**
  - Dem Patienten ist Gelegenheit zu geben, vor dem Frühstück und nach jeder Mahlzeit die Zähne (Zahnprothese) zu putzen und den Mund zu spülen (s. Kap. 2.4.3).
- **Anregung der Kautätigkeit**
  - Durch das Kauen (Brotrinde, Dörrobst, Kaugummi) wird der Speichelfluß gefördert, die Ohrspeicheldrüse entleert und der Selbstreinigungseffekt der Mundhöhle erreicht.
- **Anfeuchten der Mundschleimhaut**
  - Einsprühen des Mund- und Rachenraums mit einem geschmacksneutralen oder aromatisierten „synthetischen Speichel".
  - Lutschen von Eiswürfeln (tiefgefrorener Pfefferminztee) oder von Zitronen-Glyzerin-Stäbchen.
- **Medikamentöse Behandlung nach Arztanordnung** (s. Kap. 2.4.3)
- **Beobachtung der Mundschleimhaut**
  - regelmäßige Inspektion des Mund- und Rachenraums (evtl. mit Mundspatel und Taschenlampe)
  - Veränderungen sind dem Arzt zu melden und zu dokumentieren

• Obstipationsprophylaxe

Definition
Unter Obstipation versteht man eine verzögerte und erschwerte Entleerung von hartem Stuhl, seltener als zweimal pro Woche.

Ursachen
- mangelnde körperliche Bewegung
- falsche Ernährung (keine Ballaststoffe, wenig Flüssigkeit)
- falsche Eßgewohnheiten (zu wenig Zeit!)
- psychische Einflüsse (Ekel vor fremden Toiletten)
- regelmäßige Einnahme von Medikamenten (z. B. Sedativa, Opiate, Diuretika, Eisenpräparate)
- Laxanzienabusus
- Elektrolytstörungen
- Erkrankungen des Verdauungssystems (z. B. postoperative Darmatonie, Ileus, Hämorrhoiden)

Um gezielt prophylaktisch arbeiten zu können, müssen Risikofaktoren erkannt und dokumentiert werden.

Ziele der Obstipationsprophylaxe
- regelmäßige, natürliche Darmentleerung
- geschmeidiger, nicht zu fester Stuhl

Pflegerische Maßnahmen
Die vorrangige pflegerische Tätigkeit ist es, den Patienten durch Information und Aufklärung dazu zu bewegen, seine Lebensgewohnheiten zu ändern.

- **Veränderung der Eßgewohnheiten**
  - Zeit zum Essen nehmen
  - Mahlzeiten richtig kauen
- **Gesunde Ernährung**
  - ausreichende Zufuhr von Ballaststoffen und Flüssigkeiten
  - viel frisches Obst und Gemüse
  - natürliche stuhlfördernde Produkte wie Milchzucker, Molke, Sauerkrautsaft, Dörrobst, Backpflaumen, Leinsamen, Weizenkleie (mit viel Flüssigkeit)
- **Körperliche Bewegung**
  - zur Anregung der Darmperistaltik sich viel in frischer Luft bewegen, Gymnastik
  - Bauchmassagen (s. Kap. 2.8.6)
- **Darmtraining/regelmäßige Entleerung**
  - Defäkationsreiz nicht unterdrücken
  - regelmäßig die Toilette aufsuchen und sich Zeit nehmen (am besten morgens nach dem Frühstück, psychische Einstellung, Entspannung)

Nur in Ausnahmefällen auf Laxanzien, Klysmen und Einläufe zurückgreifen unter strenger Indikationsstellung. Es besteht die Gefahr der Gewöhnung und Schädigung des Darmes.
Organische Störungen, die die regelmäßige Stuhlentleerung ungünstig beeinflussen (z.B. Hämorrhoiden, Analfissuren), müssen durch ärztliche Therapie beseitigt werden.

- **Thrombose- und Embolieprophylaxe**

Definitionen

Thrombus = Blutpfropf, Blutgerinnsel
Thrombose = durch Bildung eines Thrombus bedingter teilweiser oder vollständiger Verschluß einer Arterie oder Vene
Embolus = mit dem Blutstrom verschlepptes Blutgerinnsel
Embolie = plötzlicher Verschluß eines Blutgefäßes durch einen Embolus

Ursachen
Mit 10–15% ist die Lungenembolie eine der häufigsten autoptisch festgestellten Ursachen klinischer Sterbefälle.
Zu mehr als 95% stammen die embolisierten Thromben aus den tieferen Bein- oder Beckenvenen.

Das Risiko einer Thromboembolie besteht bei jedem erwachsenen Patienten nach einer Bettlägerigkeit von mehr als 24 Stunden.

Grundsätzliche Faktoren, die das Entstehen einer Thrombose oder Embolie begünstigen:

- **Virchow-Trias**
  1. Veränderungen der Veneninnenwand
     Entzündungen, Verletzungen und Ablagerungen können zu Veränderungen der Veneninnenwand (Intima) führen.
  2. Erhöhte Gerinnungsneigung des Blutes
     Bestimmte Erkrankungen und Medikamente erhöhen die Gerinnungsneigung des Blutes.
  3. Verlangsamung des venösen Rückstroms
     Deutlich verlangsamt wird der venöse Rückstrom durch fortwährende Bettruhe und somit verminderter Muskelpumpe. Es kommt zur Stase des Blutes mit Bildung von Thromben.

  Diese drei krankmachenden Faktoren stehen untereinander in Beziehung und haben unterschiedliche Bedeutung für die Entstehung von Thromben.

- **Weitere Risikofaktoren**
  - höheres Lebensalter
  - periphere oder zentrale Lähmungen
  - Herz- und Kreislauferkrankungen
  - chronische venöse Insuffizienzen (Varizen, frühere Thrombosen)
  - ungesunde Lebensweise (Rauchen, Bewegungsmangel)
  - falsche Ernährung (zu viele gesättigte Fette)
  - Schwangerschaft, Geburt, Wochenbett, Operationen

Zeichen einer beginnenden Thrombose
- Überwärmung, Rötung und Schwellung der betroffenen Extremität
- Schmerzen entlang der betroffenen Vene
- erhöhter Fußsohlen- und Wadenschmerz

Um gezielt prophylaktisch arbeiten zu können, müssen Risikofaktoren erkannt und dokumentiert werden.

Ziele der Thrombose- und Embolieprophylaxe
- Beschleunigung des venösen Rückflusses
- Minderung der Risikofaktoren

Pflegerische Maßnahmen
- **Allgemeine unterstützende Maßnahmen**
  - Atemübungen: Vertiefung der Atmung fördert den Rückstrom zum Herzen
  - Ausstreichen der Beine herzwärts (bei der Waschung)
  - Einreibungen und Massagen der Beine herzwärts

- **Frühmobilisation**
  - erstes Aufstehen noch am Operationstag (abhängig von der ausgeführten Operation und den Kreislaufverhältnissen)
- **Anregung der Muskelpumpe**
  - gezielte Bewegungsübungen der unteren Extremitäten wie: Fuß anheben und senken, Füße kreisen, Kontraktion und Entspannung der Wadenmuskulatur, Pedaltreten
- **Äußere Kompression der Beinvenen**
  - durch äußere Kompression der oberflächlichen Beinvenen erhöht sich auch die Strömungsgeschwindigkeit in den tiefen Beinvenen
  - die Beine müssen vor dem Anlegen der Kompression entstaut sein

Die Kompression der Beine ist nur effektiv, wenn sie über 24 Stunden erfolgt (Strümpfe müssen nachts getragen werden). Mit dem Anlegen der Kompression muß immer präoperativ begonnen werden. Keine Kompression der Beine bei arterieller Verschlußkrankheit vornehmen!

- **Anlegen der Antithrombose-Strümpfe** (Abb. 2-70/1 bis 12)

Vorgehen

- Strumpfgröße durch **exaktes Abmessen** (je nach Strumpftyp) feststellen
  - Länge des Beines
  - Dicke des Oberschenkels
  - Wadenumfang
- **Anziehen** des Strumpfes
  - Umstülpen des Strumpfes bis zur Ferse
  - sorgfältiges Anziehen des Strumpfes über den Fuß und die Ferse
  - Hochstreifen des Strumpfes bis zur Leiste
- **Sichtfenster** am Zehenteil dient zur Überwachung der Durchblutung der Zehen.

Antithrombose-Strümpfe müssen mindestens 24 Stunden getragen werden!

- **Wickeln der Beine mit elastischen Binden** (Abb. 2-71/1 bis 11)

Stehen keine passenden AT-Strümpfe zur Verfügung, so wird ein Bindenverband nach Pütter angelegt. Dafür sind grundsätzlich zwei Kurzzugbinden zu verwenden, die gegenläufig, der Form des Beines folgend, angelegt werden. Der Bindenkopf wird dabei mit der flachen Hand am Bein abgerollt.

- **Hochlagerung der Beine**

- Um die Beine zu entstauen und zu entwässern, werden sie für ca. 10 Minuten in einem Winkel von etwa 50° hochgelagert.

Vorgehen
- Patienten in Rückenlage bringen
- Lagerungshilfsmittel (z. B. Kissen) unter die Beine legen
- beachten, daß Kniekehle und Leiste nicht abgeknickt sind

• **Therapeutische Maßnahmen**

Antikoagulanzien

Medikamente für eine verminderte Blutgerinnung.
- **Heparine** (Sofortantikoagulanzien): Sie werden subkutan injiziert, infundiert oder über Salbenverbände kutan verabreicht; **Antagonist = Protaminsulfat**
- **Kumarine** (Langzeitantikoagulanzien): Sie werden als Tabletten verabreicht; **Antagonist = Vitamin K**

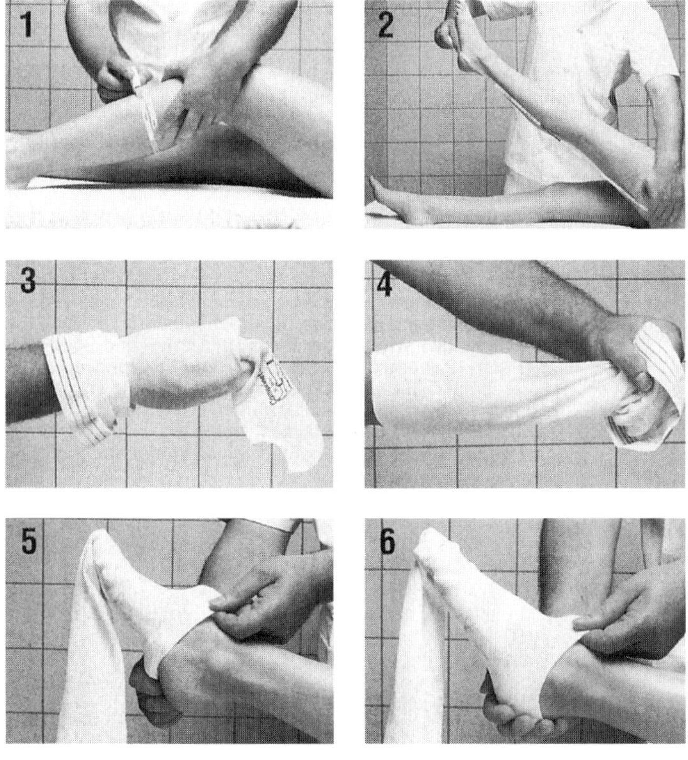

Abb. 2-70 Anziehen von AT-Strümpfen.
1–3) Abmessen des Beines.
4–6) Vorbereitung des Strumpfes.

Besonderheiten der Therapie mit Antikoagulanzien

- Medikamente müssen zeitlich genau nach ärztlichem Therapieplan verabreicht werden
- bei der **subkutanen Injektion von Heparin** ist folgendes zu beachten:
  - Luft nicht über die Injektionskanüle entfernen (Heparinreste auf der Kanüle führen zu Blutungen aus dem Stichkanal)
  - keine Aspiration vor dem Verabreichen des Medikamentes (führt zu Mikroverletzungen mit Hämatombildung)
  - kein Verteilen des Medikamentes durch kreisende Bewegungen (fördert die Hämatombildung)

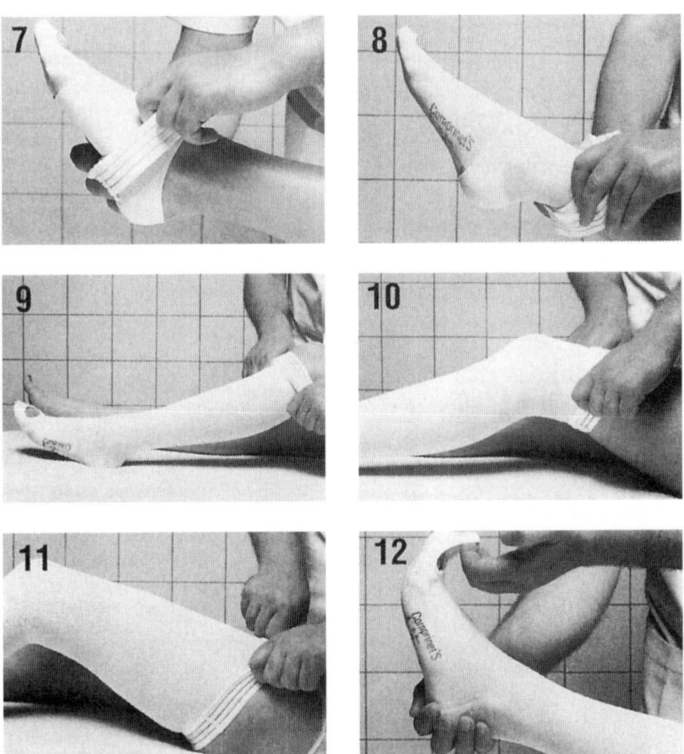

Abb. 2-70 Anziehen von AT-Strümpfen.
7–9) Anziehen des Strumpfes.
10–12) Anpassen und Kontrolle des Strumpfes.

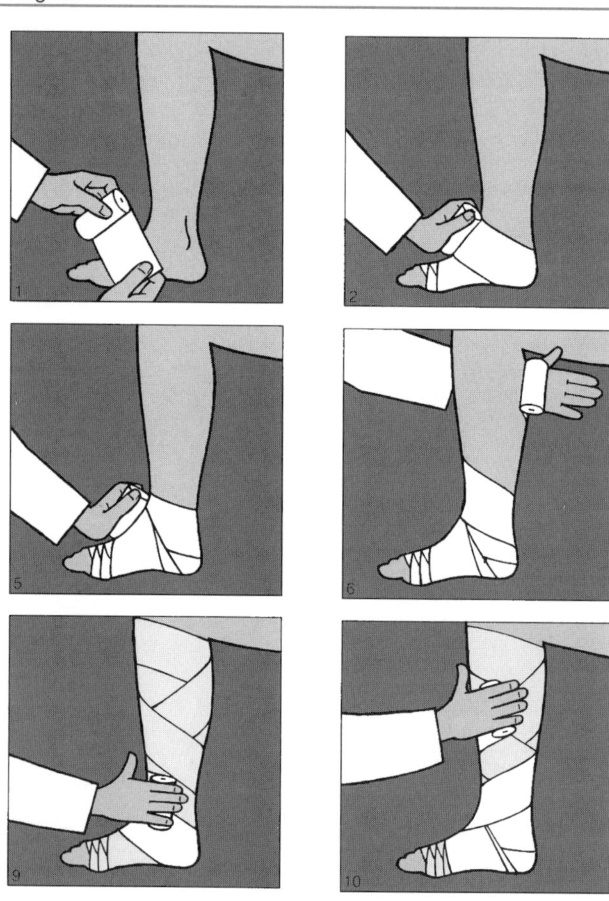

Abb. 2-71 Anlegen eines Kompressionsverbandes (Pütterverband).
1) Der Fuß ist im Sprunggelenk im Winkel von 90° angewinkelt. Mit der ersten Bindentour am Zehengrundgelenk beginnen (von innen nach außen!).
2) Dann 2–3 Kornährentouren um den Mittelfuß wickeln.
3) Mit weiteren Touren den Rand der Fersentour fixieren, zuerst oberhalb der Ferse.
4) Dann über den unteren Rand der Bindenlage in der Fußwölbung wickeln.
5) Eine weitere Tour um den Mittelfuß anlegen und den Bindenkopf zur Fessel führen.
6) Die Binde der Form des Beines folgend abrollen.

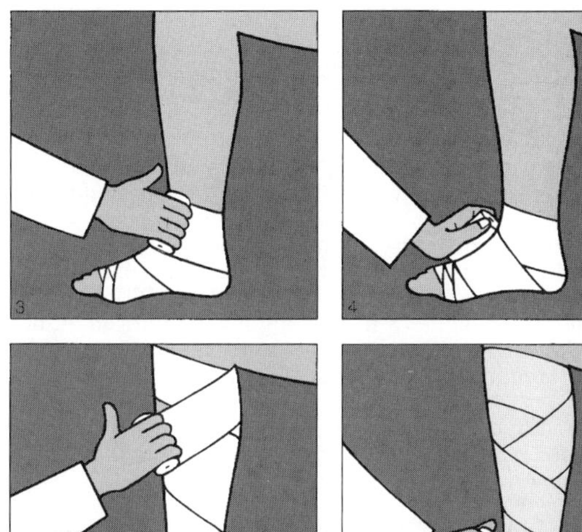

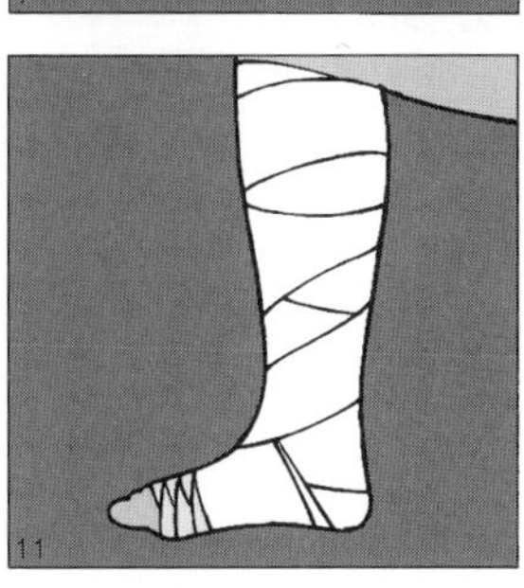

Hinweis: Bei Verwendung von Langzugbinden zur Prophylaxe und Nachbehandlung von Venenerkrankungen kann der Verband, bedingt durch die hohe Elastizität des Materials, auch in gleichförmig überlappenden Spiraltouren mit nur einer Binde ausgeführt werden.

Abb. 2-71 Anlegen eines Kompressionsverbandes (Pütterverband).
7) Von der Kniekehle läuft die Binde wieder zurück und schließt die Lücken des Verbandes.
8) Die zweite Binde am Knöchel von außen nach innen anlegen.
9) Mit zwei weiteren Touren die Ferse umschließen.
10) Vom Mittelfuß die Binde wieder steil an der Wade entlang hoch laufen lassen.
11) Von der Kniekehle aus nach unten folgend die Lücken des Verbandes schließen. Das Bindenende befestigen.

- Ausscheidungen auf beigemengtes Blut kontrollieren (z. B. Hämaturie)
- Dokumentation (Medikamentenname, Menge, Uhrzeit)

2.7.2 Hygiene

Unter Hygiene sind alle Maßnahmen zur Gesunderhaltung des einzelnen Menschen (Individualhygiene) und der Gruppen (Sozialhygiene) zu verstehen, um körperlichen Erkrankungen und geistigen, seelischen und sozialen Störungen vorzubeugen. Die Krankenhaushygiene befaßt sich mit dem Schutz des Personals und des Patienten vor übertragbaren Erkrankungen. Dazu gehören bauliche (z. B. Schleuseneinrichtungen zu den Operationssälen), organisatorische (z. B. Erstellen von Hygieneplänen) und individuelle Maßnahmen (z. B. Händedesinfektion).

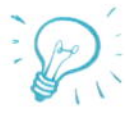

Nur durch konsequente Einhaltung der Vorschriften können rechtzeitig übertragbare Erkrankungen erkannt, verhütet und bekämpft werden.

- **Definition von Krankenhausinfektionen (nosokomiale Infektionen; Bundesgesundheitsamt)**

Eine Krankenhausinfektion ist eine durch Mikroorganismen hervorgerufene Infektion, die in kausalem Zusammenhang mit einem Krankenhausaufenthalt steht, unabhängig davon, ob Krankheitssymptome bestehen oder nicht.
Eine epidemische Krankenhausinfektion ist eine nicht vereinzelt auftretende Infektion mit einem einheitlichen Erregertyp in zeitlichem, örtlichem und kausalem Zusammenhang mit einem Krankenhausaufenthalt.

- **Wichtige Begriffe**

Kontamination	= Verunreinigung, Verseuchung
Kolonisation	= Besiedelung des Körpers mit der spezifischen Flora (z. B. Nasenrachenraum, Magen-Darm-Trakt, Genitalbereich)
Infektion	= Anhaften, Eindringen und Vermehren von Krankheitserregern im Organismus
Inkubationszeit	= Zeit zwischen Ansteckung und Auftreten der ersten Krankheitssymptome
Hospitalismus	= zusammenfassende Bezeichnung für alle durch einen Krankenhausaufenthalt entstandenen Schädigungen
Infektiöser Hospitalismus	= durch Krankenhauserreger hervorgerufene Infektionen
Psychischer Hospitalismus	= psychische Schädigung infolge fehlender affektiver Zuwendung (Deprivation)

Pathogen	= krankheitserregend
Apathogen	= nicht krankheitserregend
Virulenz	= Grad der Aggressivität von Mikroorganismen (Infektionskraft)
Resistenz	= Widerstandsfähigkeit gegen einen Krankheitserreger (körpereigene Resistenz)
	= Widerstandsfähigkeit des Erregers gegen Abwehrmaßnahmen (Erregerresistenz)
Desinfektion	= Gegenstand in einen Zustand versetzen, in dem er nicht mehr infizieren kann
Sterilisation	= Abtötung aller lebenden Krankheitserreger und Bakteriensporen
Sanitation	= ungezielte Keimreduzierung durch Reinigungsverfahren, z.B. Waschen
Desinsektion	= Entwesung, Vernichtung von Ungeziefer
Asepsis	= Keimfreiheit
Septisch	= keimhaltig
Fungizidie	= Abtötung aller Pilze
Mikrobizidie	= Abtötung aller Mikroorganismen
Sporizidie	= Abtötung aller Sporen
Viruzidie	= Abtötung aller Viren

Um eine wirksame Keimabtötung zu erreichen, müssen die verschiedenen Verfahren der Desinfektion und Sterilisation genau eingehalten werden. Dabei sind besonders wichtig:
- richtiges Verfahren: physikalisch, chemisch
- richtige Dosierung
- richtige Anwendungstemperatur
- richtige Einwirkzeit
- richtige Eindring- bzw. Durchdringungstiefe

- **Desinfektion**
- **Physikalische thermische Verfahren**
  - Verbrennen: benutztes Verbandsmaterial, Einwegartikel, Spucknäpfe
  - Abkochen: Nahrungsmittel, Geschirr, Instrumente
  - heißes Spülen in der Spülmaschine: Instrumente, Geschirr
  - strömender Dampf: Matratzen, Kleidung
  - UV-Bestrahlung: Räume (Operationssaal, Schleusen, Säuglingszimmer)

- **Chemische Verfahren**
  - Einlegemethode: Instrumente, Nierenschalen, Urinflaschen
  - Scheuer-Wisch-Methode: Fußboden, Möbel, Waschbecken
  - Vernebelung: Raumdesinfektion
  - Sprühdesinfektion: Blutdruckgeräte, Matratzen
  - chemische Reinigung: Kleidung

Laufende Desinfektion
Die vom infektiösen Patienten ausgehenden Krankheitserreger werden fortlaufend durch konsequente Desinfektionsmaßnahmen eliminiert.
- Haut- und Händedesinfektion
- Instrumentendesinfektion: nach Kontamination sofort in einem Behälter mit Desinfektionsmittel ablegen
- gebrauchte Materialien sofort in einem verschließbaren Abfallbehälter entsorgen
- ggf. Handschuhe und Schutzkleidung tragen
- tägliche Flächendesinfektion
- ggf. Ausscheidungsdesinfektion

Schlußdesinfektion
Bei Entlassung, Verlegung oder Tod eines infektiösen Patienten erfolgt eine abschließende Scheuer-Wisch-Desinfektion aller möglicherweise kontaminierten Gegenstände.
- Bett und Matratze (Sprüh- oder Dampfdesinfektion)
- alle Flächen des Mobiliars
- Pflegeutensilien
- patienteneigene Utensilien

Raumdesinfektion
Sie erfolgt durch Vernebeln oder Verdampfen von Formaldehyd bei folgenden Erkrankungen:
- offener Tuberkulose
- Diphtherie
- Lungenmilzbrand
- Lepra, Pocken, Lassafieber
- evtl. nach Sepsis mit multiresistenten Keimen wie Staphylococcus aureus (ORSA/MRSA) oder E. coli

Vorgehen
- alle Gegenstände bleiben im Zimmer: Matratzen hochstellen, Türen und Schubladen öffnen, Abfalleimer- und Toilettendeckel öffnen
- Fenster schließen, evtl. zukleben
- Hinweisschild „Raumdesinfektion" außen an die Tür anbringen
- der Desinfektor führt die Raumdesinfektion aus (Errechnen der Formalinmenge und Einwirkdauer, Aufstellen des Verneblers)
- nach ca. 6 Stunden gründliches Lüften des Raumes
- anschließend Reinigung des Raumes

Desinfektionsmittel
Eine Übersicht über die geläufigsten chemischen Desinfektionsmittel zeigt Tabelle 2-10.

Wirkstoff (Handelsname)	Wirkungsspektrum	Anwendung	Besonderheiten
Alkohole: Äthanol, n-Propanol, Isopropanol (Sterilium®, Cutasept®, Spitacid®, Desderman®)	Pilze, Bakterien, einige Viren, **nicht** gegen Sporen	Hände- und Hautdesinfektion nicht zur Gerätedesinfektion verwenden (Explosionsgefahr)	Haut trocknet stark aus, für Rückfettung sorgen
Aldehyde: Formaldehyd, Glutaraldehyd, Glyoxal (Buraton®, Incidin®, Lysoform®, Kohrsolin®)	Pilze, Bakterien, Viren, Sporen Glyoxal: **nicht** gegen Pilze	Flächen, Instrumente Formaldehyd zur Raumdesinfektion	stark haut- und schleimhautreizend Formaldehyd: kanzerogen, stechender Geruch
Phenolderivate (Kodan®, Sagrotan®, Lysolin®, Bacillotox®)	Pilze, Bakterien, z.T. Viren, **nicht** gegen Sporen	Kodan: Hände, Haut, übrige: Instrumente, Gegenstände, Flächen	keine Eiweiß- und Seifenfehler
Halogene a) Chlor (Chlorgas, Chlorkalk, Chloramin®, Milton®, Chlorhexidin®) b) Jod (Jodtinktur, Jodoform®, Braunol®, Betadine®, PVP-Jod, Betaisodona®) c) Brom	Pilze, Bakterien, Viren Brom: schwach wirksam	Chlorkalk: Fäkalien Milton: Säuglingsflaschen, -sauger Chlorgas: Wasser Chloramin: Wäsche, Sputum, Wasser, Scheuerdesinfektion Chlorhexidin: Mundspülung PVP-Jod: Haut, Schleimhaut, Wundspülung Jodoform: Zahnmedizin Brom: Haut, Wunde	Chlorgas: stechend riechend, (bei Inhalation Lungenödem) Eiweißfehler Jodtinktur und PVP-Jod nicht bei Schwangeren, Säuglingen, Patienten mit Hyperthyreose und Allergikern anwenden
Oxidationsmittel: Ozon, Wasserstoffperoxid, Kaliumpermanganat, Peressigsäure (Perform®)	Pilze, Bakterien, z.T. Viren Kaliumpermanganat: schwach wirksam	Ozon: Trinkwasser Wasserstoffperoxid: Wundspülung Kaliumpermanganat: Bäder, Spülungen Peressigsäure: Flächendesinfektion	Kaliumpermanganat niedrig dosieren, färbt sehr stark, Wannen und Schüsseln sofort gründlich reinigen
Metallsalze: Silbernitrat, Quecksilbersalze (Merfen®; Mercucrom®)	Pilze, Bakterien, z.T. Viren	Silbernitrat: Crede-Prophylaxe: Augen Quecksilber: Wund- und Hautdesinfektion	Silbernitrat: wirkt ätzend (Höllenstein) Quecksilber in hoher Dosierung toxisch (Nieren), nervenschädigend
Guanide: Biguanide (Teta-Aktiv®, Teta-S®)	Pilze, Bakterien, nicht sicher gegen Sporen und Viren	Flächen	sehr teuer
Säuren: Peressigsäure, Perbernsteinsäure	Pilze, Bakterien, Sporen, Viren	Instrumente	gut geeignet für hitzeempfindliche Materialien

Formel zur Herstellung von Desinfektionsmittel-Lösungen
a = vorhandene Lösung, b = gesuchte Lösung

$$\text{Gewicht a} = \frac{\text{Gewicht b} \times \%\ \text{b}}{\%\ \text{a}}$$

Beispiel:
Benötigt werden 70 Gramm einer 3%igen Desinfektionslösung. Vorhanden ist ein Kanister mit 7%iger Lösung.

$$\text{Gewicht a} = \frac{70\ \text{g} \times 3\%}{7\%}$$

$$\text{Gewicht a} = 30\ \text{g}$$

Es werden 30 Gramm der 7%igen Lösung aus dem Kanister entnommen und mit 40 Gramm Wasser verdünnt.

- **Händedesinfektion**

Der häufigste Übertragungsweg von Krankenhausinfektionen geschieht über die Hände des Klinikpersonals. Deshalb gehören Händewaschen und Händedesinfektion zu den wichtigsten Maßnahmen der Infektionsprophylaxe. Pathogene Keime (Anflugkeime) werden vernichtet und Stammkeime (Haftkeime) auf der Haut reduziert.

Grundsätzlich gilt für alle, die mit und am Patienten arbeiten:
- Hände mit pH-regulierenden Lotionen waschen und danach eincremen
- Fingernägel stets kurz und gepflegt halten
- bei der Arbeit keinen Schmuck, Armbanduhr tragen

- **Hygienische Händedesinfektion**

- vor Arbeitsbeginn
- vor und nach Tätigkeiten am Patienten
- vor Kontakt mit Patienten, die in besonderem Maße vor Infektionen geschützt werden müssen
- nach Kontakt mit infizierten Patienten
- vor und nach invasiven Eingriffen
- nach Umgang oder Kontakt mit infektiösem Material
- vor dem Umgang mit Medikamenten
- vor der Essensverteilung
- vor allen aseptischen Maßnahmen (chirurgische Händedesinfektion)
- zwischenzeitlich zur Keimreduzierung

Vorgehen
Erst desinfizieren, dann waschen!
- etwa 3–5 ml Desinfektionsmittel aus Spenderflasche in der Hand verreiben (Einwirkzeit beachten)
- Hände und Unterarme gründlich mit Seife waschen
- sorgfältig abtrocknen
- Wasserhahn möglichst nicht mit der Hand, sondern mit gebrauchtem Papierhandtuch schließen

- **Chirurgische Händedesinfektion**

Ziel der chirurgischen Händedesinfektion ist die größtmögliche Keimreduzierung auf der Haut der Hände einschließlich der Nägel und Unterarme. Sie findet Anwendung:
- vor Operationen
- vor aseptischen Endoskopien
- evtl. vor Punktionen

Vorgehen
Erst waschen, dann desinfizieren!
- 2 Minuten lang Hände und Unterarme mit Flüssigseife (Spender) waschen
- Handinnenflächen und Nägel zusätzlich mit steriler Nagelbürste reinigen
- abtrocknen mit sterilen Tüchern
- Einreiben der Hände und Unterarme mit alkoholischem Händedesinfektionsmittel (Abb. 2-72), mehrmals Haut benetzen und einreiben, dabei besonders auf die Nägel und Fingerzwischenräume achten
- Dauer der Desinfektion: 3–5 Minuten (3 Minuten nicht unterschreiten)

- **Isolierung von Patienten**

Die Isolierung eines Patienten ist immer eine einschneidende Maßnahme, die meist eine erhebliche psychische Belastung darstellt. Sie sollte nach strenger Indikationsstellung zum Schutz des Patienten, der Mitpatienten, der Angehörigen und des Personals erfolgen.

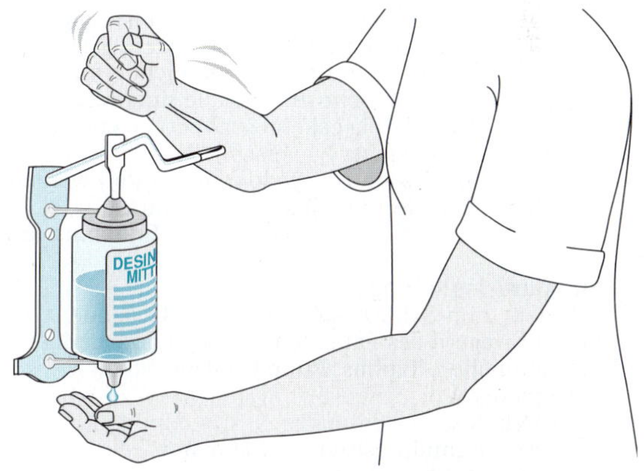

Abb. 2-72 Vorgehen bei der Entnahme von Desinfektionsmittel aus dem Spender.

Grundsätzliches Verhalten

- Der Patient sowie alle Mitarbeiter (Pflegekräfte, Ärzte, Krankengymnasten, Reinigungspersonal) müssen über die Maßnahme, über die Erkrankung und über die Übertragungswege informiert werden.
- Sie erhalten Information über Art und Dauer der Isolierungsmaßnahme sowie über notwendige Schutzmaßnahmen.
- Die Tür des Isolierzimmers ist mit einem Hinweisschild zu kennzeichnen (Besucher müssen sich vor Betreten des Raumes beim Pflegepersonal melden).
- Material, das zur Pflege und Behandlung notwendig ist, verbleibt im Zimmer (z. B. Blutdruckgerät, Thermometer, Salben). Verbandmaterial, Zellstoff, Krankenunterlagen etc. werden in sinnvollen Mengen gelagert (nicht ansammeln).
- Patienten, die zu diagnostischen oder therapeutischen Zwecken das Zimmer verlassen müssen, werden in den Abteilungen (z.B. Röntgen) als „infektiös" angemeldet (Patienten mit offener Lungentuberkulose müssen einen Mundschutz tragen).
- Infektiöses Untersuchungsmaterial ist besonders zu kennzeichnen.
- Das Tragen von Schutzkitteln, Einmalhandschuhen und die routinemäßige Händedesinfektion sind erforderlich.
- Mundschutz ist nur bei aerogenem Übertragungsweg (Tröpfcheninfektion) und bei geschwächter Abwehrlage des Patienten notwendig.
- Die laufende Desinfektion ist sorgfältig durchzuführen.
- Persönliche Gegenstände des Patienten auf das Notwendigste beschränken, da sie bei infektiösen Patienten desinfiziert bzw. vernichtet werden müssen.
- Bei möglicher Tröpfchen- oder Schmierinfektion wird das Geschirr gesondert desinfizierend gespült.
- Der Patient sollte die am Patientenzimmer angeschlossene Toilette oder einen Nachtstuhl benutzen. Eine spezielle Fäkaliendesinfektion ist allgemein nicht erforderlich.
- Kontaminierte Wäsche und Abfälle sind in gesonderten Säcken (meist farbig gekennzeichnet) zu entsorgen und vor dem Transport sicher zu verschließen.
- Krankenunterlagen (Pflegedokumentation) werden außerhalb des Isolationsbereiches aufbewahrt.
- Der Patient darf das Zimmer nur mit Erlaubnis verlassen.

Standard-Isolierung

Sie dient zum Schutz der Umgebung (Gesunde) vor den infektiösen Erregern des Patienten und wird notwendig bei:

- Salmonellen, Typhus, Ruhr, Cholera
- Hepatitis A
- Tuberkulose
- Sepsis mit multiresistenten Keimen
- Borkenflechte

Strikte Isolierung
Darunter ist eine erweiterte Form der Standard-Isolierung zu verstehen. Der Patient darf das Zimmer nicht verlassen. Schutzkittel müssen von allen, die das Zimmer betreten, getragen werden und dürfen nur einmal verwendet werden.
- Diphtherie
- offene Lungentuberkulose
- Tollwut
- Pest, Pocken

Protektive Isolierung (Umkehrisolierung)
Abwehrgeschwächte Kranke sind vor den Keimen der Umgebung zu schützen. Der Patient darf das Zimmer nicht verlassen. Schutzkittel, Haarschutz und Mundschutz sind zwingend erforderlich, werden nur einmal verwendet. Keine Pflanzen oder andere Keimträger in das Zimmer bringen. Benutzte Materialien (Wäsche, Abfall) sofort aus dem Zimmer entfernen, keine gesonderte Entsorgung. Instrumente, Verbandmaterial, Bett- und Patientenwäsche, Pflegeutensilien, Bücher, Spielsachen und Nahrung je nach Zustand und Grad der Isolierung evtl. desinfizieren oder sterilisieren (s. Kap. 3.6).
- schweren Immundefizienz
- Knochenmarkaplasie, schwerer Leukämie
- Transplantationen
- schweren Verbrennungen
- AIDS

• **Sterilisation**
Völlige Keimfreiheit muß gewährleistet sein bei:
- Gegenständen, die die Haut und Schleimhaut durchdringen
- Gegenständen und Verbandmaterialien, die mit Wunden oder infektionsempfindlichen Hohlorganen (z.B. Blase) in Berührung kommen
- Lösungen, die injiziert oder infundiert oder zu Spülungen von Hohlorganen verwendet werden (außerdem pyrogenfrei)
- Analysegeräten und Kulturmedien, für mikrobielle Untersuchungen

Sterilisationsverfahren
- **Physikalisch**
  - **Dampfsterilisation**
    - gesättigter gespannter Wasserdampf (Autoklaven)
    - für Instrumente, Verbandstoffe, Wäsche, Gummi
    - 121 °C, bei 1 bar, 20 Minuten
    - 134 °C, bei 2 bar, 10 Minuten
  - **Heißluftsterilisation**
    - Sterilisation mit trockener heißer Luft
    - für Metall-, Glas-, Porzellangegenstände
    - für wasserfreie Substanzen wie Fette, Öle, Pulver
    - 160 °C für 200 Minuten
    - 180 °C für 30 Minuten

- **Sterilisation mit ionisierenden Strahlen**
  - mit Beta- oder Gammastrahlen, kostenintensiv und aufwendig, daher für industriell gefertigte Artikel
  - für Kunststoffartikel, Nahtmaterial, Verbandstoff

- **Chemisch**
  - **Ethylenoxid**
    - brennbares, explosives, giftiges Gas, aufwendig
    - für thermolabile Kunststoffe: Sonden, Kunstgelenke
    - lange Entlüftungszeit (24–72 Stunden), da das Gas in den Kunststoff eindringt (Formaldehyd)
    - nicht brennbares, nicht explosives Gas, jedoch mit stechendem, reizendem Geruch, kanzerogen
    - für thermolabile Kunststoffe s.o.

Die Betreibung von Gassterilisatoren bedarf einer Genehmigung und die Berücksichtigung entsprechender Schutzmaßnahmen.

Lagerungsdauer von Sterilisationsgut

– einmal verpackt:	1 Tag
– zweimal verpackt:	6 Wochen
– zweimal verpackt im Schrank aufbewahrt:	6 Monate
– zweimal verpackt und in Folien:	6 Monate
– Industrieverpackung:	5 Jahre

Hinweise für den Umgang mit Sterilgut

- zuverlässige Materialrotation, kurze Lagerhaltung durch angemessenen Bestand
- Lagerung in staubarmen, trockenen Räumen, in Schränken, Schubladen
- auf Unversehrtheit der Verpackung achten: Feuchtigkeit, Risse
- Sterilisations- und Verfallsdatum kontrollieren
- Farbveränderung der Prozeßindikatoren beachten: Klebebänder, integrierte Punkte, Streifen
- Öffnung der Folien soll in Peelrichtung erfolgen
- bei der Verwendung von Trommel ist zu beachten: nur kurz öffnen, mit sterilem Instrument (z. B. Kornzange) Sterilgut entnehmen, sofort wieder verschließen, täglich neu sterilisieren

2.7.3 Wahrnehmungen am Patienten

Wahrnehmung ist ein Prozeß, bei dem Reize aus dem eigenen Organismus und aus der Umwelt durch die Sinnesorgane aufgenommen und weiter verarbeitet werden.
Beobachtung ist die aufmerksame, planmäßige Wahrnehmung oder Anschauung mit dem Ziel der exakten Feststellung eines Sachverhaltes oder einer Tatsachenfolge, ggf. mit geeigneten Hilfsmitteln.

Da der Mensch unmöglich alle Reize aufnehmen und verarbeiten kann, muß seine Wahrnehmung selektiv sein. Diese Selektion kann bewußt oder unbewußt erfolgen. Die Beobachtung wird geprägt von Erwartungen, Einstellungen, Wertvorstellungen und dem persönlichen Befinden des Beobachters. Die Pflegekraft beobachtet aufmerksam und konzentriert, um zwischen Wesentlichem und Unwesentlichem unterscheiden zu können. Die Krankenbeobachtung ist keine eigenständige Handlung, sondern ist eingebunden in alle pflegerischen Verrichtungen am Patienten und erstreckt sich über den gesamten Tages- und Nachtablauf. Um Veränderungen erkennen zu können, muß der Grundzustand vorher bekannt sein. Damit es nicht zur Überlagerung oder Verfälschung von Sinneseindrücken durch einen zeitlichen Abstand kommt, ist die unmittelbare Eintragung in den Pflegebericht sinnvoll.

- **Allgemeinzustand**

Der Allgemeinzustand setzt sich aus folgenden Faktoren zusammen: physisch (körperlich), psychisch (seelisch) und sozial.

- **Ernährungszustand**

Der Ernährungszustand ist abhängig vom Geschlecht, vom Alter, von der Körpergröße und vom Körperbau. Er wird durch das Verhältnis von Körpergewicht und Körpergröße sowie der Beurteilung des Hautturgors festgestellt.
Schlechter Ernährungszustand = Kachexie (Auszehrung).
Übergewicht = Adipositas, Obesitas (Fettleibigkeit, Fettsucht).

- **Körpergewicht**

Das Körpergewicht wird am nüchternen Patienten morgens, nach Entleerung der Blase und mit gleicher, leichter Bekleidung ermittelt.

Broca-Formel
Normalgewicht in kg: Körpergröße in cm minus 100
Übergewicht in kg: Normalgewicht plus 10–15%
Untergewicht in kg: Normalgewicht minus 20%

Body-Mass-Index (Körpermassenindex)

> Körpergewicht in kg, geteilt durch Körpergröße in m im Quadrat

Beispiel: Gewicht 66 kg, Körpergröße 1,70 m
(1,7 mal 1,7 = 2,89)
66 durch 2,89 = 22,8

Vergleich mit der Skala (Abb. 2-73):
Untergewicht: 15–18,9
Normalgewicht: 19–24,9
Übergewicht: 25–29,9
Fettsucht: 30–39,9

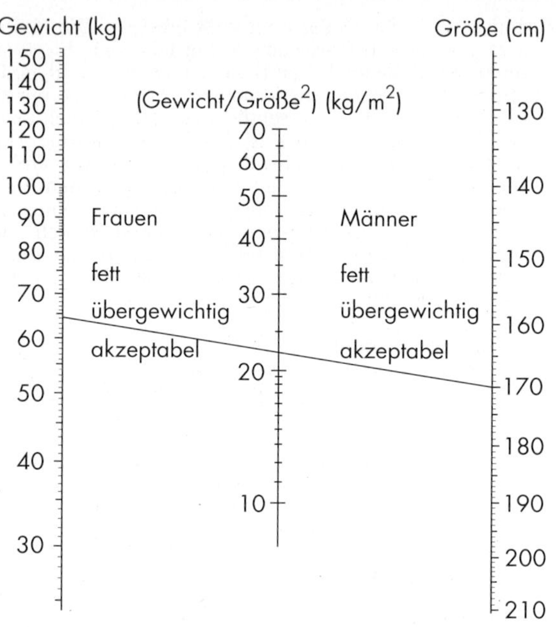

Abb. 2-73 Body-Mass-Nomogramm.

- **Hunger und Appetit**

Hunger ist ein physiologisches Verlangen nach Nahrung. Appetit ist die Lust zu essen. Hunger und Appetit sind abhängig:
- vom Nahrungsbedarf (z.B. Alter, körperliche Leistung)
- von der persönlichen Geschmacksempfindung
- vom Aussehen der Nahrung (das Auge ißt mit)
- von der Nasenatmung (Geruchsempfindung)
- von Erkrankungen und Medikamenteneinnahme

Appetitveränderung und deren mögliche Ursachen (Tab. 2-11)

- **Durst**

Durst ist das Bedürfnis zu trinken und dient der Regulierung des Flüssigkeitshaushaltes.
Durstempfinden tritt auf bei:
- Aufenthalt in trockener Luft
- hohen Außentemperaturen (Sonne, Sauna)
- Schwitzen durch körperliche Anstrengung
- nach gesalzenem Essen
- nach Flüssigkeitsverlust durch Erbrechen, Durchfall, Fieber
- Blutungen

Tabelle 2-11 Ursachen von Appetitveränderungen.

Veränderung	Ursachen
Appetitmangel	Anämien, Magen-Darm-Erkrankungen, Fieberzustände, Infektionskrankheiten, Hirnschädigungen, seelische Konflikte, Vergiftungen, Medikamente (z.B. Digitalis, Zytostatika), Heimweh
Heißhunger (Hyperorexie)	Hypoglykämie
Steigerung des Appetits (Akorie = Gefräßigkeit)	Hyperthyreose, seelische Konflikte (Liebeskummer, Bulimie), Medikamente
abnorme Essensgelüste	Schwangerschaft, psychische Erkrankungen
Nahrungsverweigerung	Anorexia nervosa, psychischer Hospitalismus (Kinder), suizidgefährdete Patienten
Abneigung gegen fette Speisen	Hepatitis, Cholelithiasis (Gallensteine), Leberzirrhose

- Hyperglykämie
- Diabetes insipidus

Vermindertes Durstempfinden tritt auf bei:
- alten Menschen
- Bewußtseinsstörungen

• **Mimik, Augen**

Am Gesichtsausdruck ist meist recht deutlich das körperliche und seelische Befinden zu erkennen: gelöst, entspannt, ausgeglichen, hoffnungsvoll, fröhlich oder auch erschöpft, teilnahmslos, verbittert, ängstlich, verkrampft, versteinert, schmerzverzerrt, verzweifelt.

Gesichtsveränderungen bei Krankheiten
- Facies abdominalis, hippokratisches Gesicht: ängstlich oder teilnahmslos, umrandete tiefliegende Augen, hohle Wangen, spitze Nase, verfallenes Aussehen, evtl. helles Munddreieck bei Peritonitis und kurz vor dem Tod
- Facies gastrica („Magengesicht") bekümmerter Blick, hohle Wangen, tiefe Nasolabialfalten bei chronischen Magenerkrankungen
- Facies lunata (Mondgesicht): aufgetriebenes rundliches Gesicht bei Cushing-Syndrom
- Facies paralytica: ausdruckslose Mimik bei beidseitiger Fazialislähmung
- Facies mitralis: bei Mitralstenose
- Facies tetanica (Risus sardonicus): grinsende Gesichtsverzerrung durch Kaumuskelkrampf bei Tetanus

- Facies adenoidea: charakteristischer Gesichtsausdruck mit offenem Mund bei Rachenmandelhypertrophie
- Masken- oder Salbengesicht: fehlende starre Mimik, glänzend fettige Haut bei M. Parkinson

Veränderungen der Augen bei Krankheiten
- Greisenbogen: ringförmige weißliche Trübung der Hornhautperipherie
- glänzende Augen: bei Fieber, Alkoholabusus
- matte Augen, erloschener Glanz: bei Depressionen, allgemeiner Schwäche
- gelbliche Verfärbung der Skleren: beim Ikterus
- rote Skleren, starke Gefäßzeichnung: bei Entzündungen, Reizungen, Augeninnendruckerhöhung (Glaukom)
- Linsentrübung: beim grauen Star (Katarakt)
- weite Pupillen (Mydriasis): Sympathikusreizung, Atropingabe, schweres Koma durch Hirnschaden
- Pupillenengstellung (Miosis): nach Morphiumgabe
- Exophthalmus: Vordrängen des Augapfels bei M. Basedow
- Enophthalmus: Zurücksinken des Augapfels bei starker Abmagerung
- Schielen (Strabismus): Abweichung der Augenachse von der Normalstellung
- Nystagmus: unwillkürliches Augenzittern, u.a. bei Innenohrschäden, Kleinhirnschäden

• **Körperhaltung, Lage, Beweglichkeit, Gang**

Der gesunde Mensch hat eine aufrechte elastische Körperhaltung, Bewegungen sind mühelos, leicht und harmonisch, und die Arme schwingen beim Gehen mit. Im Liegen nimmt er aktiv eine entspannte Körperhaltung ein und wechselt mehrmals spontan die Lage. Im Alter verlangsamen die Bewegungen, der Gang wird gebeugt und steifer. Je nach körperlichem oder psychischem Befinden verändern sich auch die Körperhaltung und der Gang. Sie kann locker, lässig, weich, müde, ungeschickt, angespannt oder gezwungen wirken.

• **Pathologische Veränderung der Haltung und Lage**
  - bei Fehlhaltung, bei Rachitis:
    - Kyphose = Rundrücken, nach dorsal konvexe Krümmung der Wirbelsäule
    - Lordose = Hohlkreuz, nach vorn konvexe Krümmung der Wirbelsäule
    - Skoliose = seitliche Verbiegung der Wirbelsäule mit Drehung der einzelnen Wirbelkörper
    - Gibbus = spitzwinkliger Buckel als Folge einer Knickung der Wirbelsäule
    - Flachrücken = die physiologischen Krümmungen der Wirbelsäule fehlen
  - bei Gelähmten und Schwerkranken: passive, schlaffe Körperhaltung, fehlende Bewegung
  - bei Fieber, Delir und kolikartigen Schmerzen: Unruhe und häufiger Lagewechsel

- bei Schmerzen, z. B. im Bauchraum: verspannte, verkrampfte Lage mit angezogenen Beinen, Schonhaltung
- bei einseitigen Thoraxschmerzen: gekrümmte Seitenlage
- bei Meningitis: Kopf ist in das Kissen gebohrt; Opisthotonus = tonischer Krampf der Rückenmuskulatur mit Rückwärtsbeugung des Rumpfes
- bei Luftnot: erhöhter Oberkörper mit aufgestützten Armen

• **Pathologische Veränderung des Ganges**
  - bei Traurigkeit und Depression: hängende Schultern, gesenkter Kopf, gebeugte schlaffe Haltung, kraftloser Gang
  - bei allgemeiner Schwäche: kraftloser, schleppender, müder Gang, Arme schwingen kaum mit
  - bei Kreislauf- und Gleichgewichtsstörungen, bei Alkoholgenuß: unsicherer, schwankender Gang
  - bei Schmerzen in den Beinen und Hüftgelenkerkrankungen: hinkender Gang, Zwang- und Schonhaltung
  - bei Durchblutungsstörungen in den Beinen: intermittierendes Hinken
  - bei Fußdeformationen und Hüftschäden: watschelnder Gang
  - bei Peronäuslähmung: Steppergang
  - bei Hemiparese: Zirkumduktionsgang (kreisförmiger Gang)
  - bei unsicheren alten Menschen und M. Parkinson: trippelnder schlürfender Gang
  - bei M. Bechterew: zusammengesunken, nach vorn gebeugte Haltung
  - bei Chorea Huntington: tänzelnder Gang, plötzliche und unwillkürliche Unterbrechung des Gehens durch Wanken und Innehalten
  - bei Multipler Sklerose, Funktionsstörungen des Kleinhirns: ataktischer Gang, unkoordinierter Bewegungsablauf

• **Pathologische Veränderung der Bewegungen**
  - bei nervösen Menschen, bei Manien: erhöhter Bewegungsdrang, rastloses Herumlaufen
  - bei seniler Demenz: Nesteln an der Bettdecke und Kleidung
  - bei M. Parkinson, bei Entzugserscheinungen nach Alkohol- und Medikamentenmißbrauch: Tremor = fein- bis grobschlägiges Zittern
  - bei Depressionen, Schizophrenie, Mutismus: Stupor = Zustand ohne erkennbare psychische und körperliche Aktivität
  - bei M. Parkinson:
    - Akinese = Bewegungslosigkeit, Bewegungsstarre, Hypokinese = Bewegungsmangel
    - Rigor = Zahnradphänomen
    - Starre, Versteifung, ruckartiges Nachlassen des Widerstandes bei passiver Bewegung
    - „Pillendreh-Phänomen" oder „Geldzähl-Phänomen" = rhythmische Bewegungen der Hände

- bei psychischem Hospitalismus: Bewegungsstereotypien, z. B. Schaukelbewegungen
- bei Elektrolytstörungen: Krampus = auf Muskelgruppen beschränkter, tonischer schmerzhafter Krampf
- bei Epilepsie, Störungen des Gehirns: Krämpfe
  - tonische = heftige Muskelanspannungen
  - klonische = kurzdauernde Zuckungen in schneller Folge
- bei Hirn- und Nervenschädigungen:
  - Paresen = unvollständige Lähmungen
  - Plegien = vollständige Lähmungen

• **Haut**

Die gesunde Haut ist zart, feinporig, glatt, geschmeidig, gut durchblutet und hat ein frisches Aussehen, ist weder fettig (glänzend) noch zu trocken (stumpf). Im Alter kommt es zur Verdünnung der gesamten Haut durch Funktionsverlust der elastischen und kollagenen Fasern, z. B. an Schläfen und Handrücken schimmern die Gefäße durch (zigarettenpapierähnliche Fältelung, Greisenhaut).

• **Physiologische Veränderungen der Haut**
- Rötung bei: Hitze, Aufregung, Anstrengung
- Blässe bei: Kälte, Aufregung, Schreck, zuwenig frische Luft, konstitutionell bedingt
- Bräunung, vermehrte Pigmentierung, z. B. bei: erblich bedingt (Rasse), vermehrter UV-Strahlung
- Gelbfärbung, z.B. bei vermehrter Karotinaufnahme (viel Möhrensaft für Babys)

• **Pathologische Veränderungen der Haut**
- Rötung z. B. bei:
  - Hypertonie
  - Fieber
  - Hyperglykämie
  - Entzündungen (lokal)
  - Verbrennungen (1°)
  - Polyglobulie (Vermehrung der Erythrozyten)
  - Kohlenmonoxidvergiftung (kirschrot)
  - Petechien = punktförmige Hautblutungen
- Blässe z. B. bei:
  - Anämie, starken Blutungen
  - Hypotonie (Kollaps, Schock)
  - Hypoglykämie
  - lokalen Zirkulationsstörungen (Embolie)
- Fahl-graue Blässe z. B. bei:
  - chronischer Niereninsuffizienz
  - Krebskranken im Endstadium
  - Sterbenden
  - chronischer Bleivergiftung
- Gelbfärbung z. B. bei:
  - schwerer Lebererkrankung (Leberzirrhose, Hepatitis)

  - Verschluß des Gallenganges
  - übermäßigem Zerfall der roten Blutkörperchen (Hämolyse)
- Blaufärbung z. B. bei:
  - Zyanose durch mangelnde Sauerstoffsättigung der Erythrozyten bei Herz- und Lungenerkrankungen
  - lokaler Zyanose durch venöse Stauung
  - Hämatomen (blaue Flecken): bei Stößen
  - fahlblau-marmorierte Haut bei Sterbenden (Totenflecke), lokal bei arteriellen Verschlüssen

- **Pigmentstörungen**
  - Pigmentmangel: helle Haut, weiße Haare bei Albinismus, im Alter durch Untergang der Melanozyten: Vitiligo (Speckhaut)
  - Hyperpigmentierung: Bronzefärbung bei M. Addison (NNR-Insuffizienz)
  - Café-au-lait-Fleck = milchkaffeefarbener Hautfleck
  - Pigmentflecke: Nävus (Muttermal), unbehaart oder behaart (Tierfellnävus)

- **Spannungszustand (Hautturgor)**
  - erhöhter Hautturgor: bei Ödemen (Wasseransammlung im Gewebe, beim Eindrücken entsteht eine Delle), z. B. bei Herzinsuffizienz, Lebererkrankungen, Nierenerkrankungen, Eiweißmangel, bei Allergien durch Kapillarwandschädigung
  - Anasarka: Wassereinlagerung am ganzen Körper
  - Stauungsödeme: an den tiefsten Körperstellen (z. B. am Unterschenkel) und durch Abflußbehinderung in der Lymph- oder Blutbahn
  - renale Ödeme: im Gesicht, v.a. an den Augenlidern, bei Nierenerkrankungen
  - Myxödem (ödem-teigige Infiltration), z. B. der Haut, des Unterhaut- und Muskelgewebes, v.a. im Gesicht und an den Extremitäten (beim Eindrücken bleibt keine Delle) bei Hypothyreose
  - herabgesetzter Hautturgor: bei Exsikkose (Dehydration), Haut ist in Falten abhebbar

- **Hauttemperatur**
  - überwärmte Haut: körperliche Anstrengung, Fieber, Entzündungen, Schilddrüsenüberfunktion
  - kalte Haut: Unterkühlung, Kreislaufschwäche, Durchblutungsverminderung, Embolie (z. B. an Extremität)

- **Hautoberfläche**
  - Effloreszenzen: Ausschlag (Hautblüten)
  - Ekzem: Juckflechte bei Allergien, flächenhafte entzündliche Erkrankung der Oberhaut (z. B. Neurodermitis)
  - Exanthem: auf größere Hautpartien ausgebreitete entzündliche Hautveränderungen, z. B. bei Masern, Röteln

- Intertrigo („Wolf"): Wundreiben, rote, juckende, brennende Hautveränderungen in Hautfalten
- Dermatomykose, Candidose: Pilzinfektion, rote, nässende, schuppige, juckende Hautpartien
- Erosion: oberflächlicher, nässender Hautdefekt bis zur unteren Epidermis
- Ulkus: Geschwür, tiefer Hautdefekt, Abheilung unter Narbenbildung
- Gangrän: zerstörtes ischämisches nekrotisiertes Gewebe
  - feuchtes Gangrän: stinkend, faulig, zersetzt
  - trockenes Gangrän: Mumifikation (eine Besiedelung mit Keimen hat noch nicht stattgefunden)
- Spider-Nävi: Lebersternchen, sternförmige arterielle Gefäßerweiterungen bei Leberzirrhose
- Petechien: kleine punktförmige Haut- bzw. Schleimhautblutungen
- Palmarerythem: flächenhafte Dauerrötung v.a. der Daumen und Kleinfingerballen, z. B. bei Leberzirrhose, Hepatitis, chronischen Lungenerkrankungen, Polyarthritis
- Besenreiservarizen: erweiterte, dicht unter der Haut verlaufende kleinste Venen
- Naevus flammeus: Feuermal
- Striae: Streifen, z. B. nach der Schwangerschaft
- Zellulite: nichtentzündliche, konstitutionell bedingte, umschriebene Degeneration der kollagenen und elastischen Fasern (Orangenhaut)
- Makula: Fleck, abgegrenzte farbige Veränderung der Haut
- Papel: Knötchen, stecknadel- bis erbsgroße feste Hautveränderung
- Nodus: Knoten, tastbare Gewebsverhärtung
- Tophus: Gichtknoten
- Xanthelasmen: hellgelbe Platten im Bereich der Augenlider durch Cholesterinablagerungen bei Fettstoffwechselstörungen
- Xanthom: Knoten an der Haut durch lokale Lipideinlagerung
- Urtika: Quaddel, punktförmige Wassereinlagerung in der Haut
- Vesikula (Bläschen), Bulla (Blase): abgegrenzte kleine Flüssigkeitsansammlung in der Haut
- Pustula: Pustel, blasenförmige kleine Eiteransammlung
- Furunkel: eitrige Entzündung eines Haarfollikels
- Karbunkel: durch Staphylokokken verursachte Entzündung mehrerer Haarbälge
- Akne: Verstopfung und Entzündung der Talgdrüsen
- Komedo: Mitesser
- Squama: Schuppe, lamellenartige Hautabschilferung
- Crusta: Kruste, Borke, eingetrocknetes Sekret oder Blut als Wundabdichtung
- Melanom: von den Melanozyten ausgehender Hauttumor
- Basaliom: Basalzellkarzinom (semimaligne)

- Verrucae: Warzen, gutartige, durch Viren verursachte Neubildung der Haut
- Verrucae seborrhoicae: Alterswarzen, hellbraune bis braunschwarze papilläre, fettige Neubildung der Haut
- Rhagade: Schrunde, spaltförmiger Hauteinriß
- Cicatrix: Narbe, Wundheilung über bindegewebiger Umwandlung

- **Nägel (Unguis)**

Nägel sind gewölbte Hornplatten, die Finger- und Zehenkuppen bedecken. Sie bieten Schutz und dienen als Widerlager beim Tasten.

- **Veränderungen**
  - weiße Punkte durch Luft in den Hornlamellen
  - blasse Nägel bei Anämie
  - Weißnägel bei Leberzirrhose
  - gelbbraune Verfärbung durch Nikotin bei Rauchern
  - spröde, brüchige Nägel bei Mangelernährung, Pilzerkrankung
  - Nagelverdickung bei Pilzinfektionen
  - Querrillen durch gestörte Nagelproduktion nach Infektionserkrankung, Vergiftungen, Zytostatikatherapie
  - Längsrillen durch gestörte Nagelproduktion bei Verletzungen der Matrix
  - Uhrglasnägel in Verbindung mit Trommelschlegelfinger: übermäßige Wölbung der Nägel bei chronischem O_2-Mangel
  - Tüpfelnägel („Ölflecke") bei Schuppenflechte
  - eingewachsene Nägel durch erhöhten Druck auf die Zehennägel bei zu kurz und rund geschnittenen Nägeln
  - Panaritium (Nagelbettentzündung)

- **Haare (Pili)**

Haare sind Hautanhangsgebilde und bestehen aus biegsamen Hornfäden, die fast den gesamten Körper mit Ausnahme der Handflächen, Fußsohlen und Lippen bedecken.

- **Veränderungen**
  - sprödes Haar bei Eisenmangel, Hypothyreose
  - früh ergrautes Haar: anlagebedingt, Anämie, Eiweißmangel
  - vermehrtes Wachstum (Hirsutismus): männlicher Behaarungstyp bei Frauen
  - Haarausfall, Glatzenbildung (Alopecia): durch Hormone (Testosteron), Zytostatika, Gifte, Typhus, Narben, Ekzeme, Pilzinfektionen

- **Schlaf**

Definition

Der Schlaf ist eine physiologische Bewußtseinsunterbrechung zur Regeneration von Körper, Seele und Geist. Dabei sind Puls und Atmung verlangsamt, der Blutdruck ist erniedrigt, Drüsentätigkeit, Stoffwechsel und Muskeltonus sind herabgesetzt. Das zentrale Nervensystem ist vermindert erregbar. Die Augen sind geschlossen, jedoch das Gehör ist uneingeschränkt funktionsfähig. Das Schlafbedürfnis ist individuell, altersabhängig und je nach körperlicher Tätigkeit verschieden. Ein gesteigertes Schlafbedürfnis kann auf Erkrankungen hindeuten.

Physiologische Schlafdauer
1. Lebensjahr: 18–20 Stunden
Kleinkinder: 12–14 Stunden
Schulalter: 10–14 Stunden
Erwachsene: 7– 8 Stunden
alte Menschen: 6 Stunden

Schlafphasen (Abb. 2-74)
- **Einschlafphase** (SEM = slow eye movement):
  Der Schläfer gleitet allmählich vom Wachzustand in den Schlaf.
- **Leichtschlafphase** (REM = rapid eye movement = paradoxer Schlaf):
  In dieser Phase träumt der Mensch. Im Laufe der Nacht flacht der Schlaf in Abständen von 60–90 Minuten bis zum REM-Schlaf (ca. viermal pro Nacht) ab. Gegen Morgen werden die REM-Phasen länger, während die dazwischenliegenden Tiefschlafphasen kürzer werden.
- **Tiefschlafphase** (Non-REM-Phase):
  Sie wird ca. 35–40 Minuten nach dem Einschlafen erreicht und dauert ca. 30–60 Minuten, danach flacht der Schlaf wieder ab. Die Länge der Tiefschlafphasen nimmt im Laufe der Nacht ab. Der Schlafende pendelt in der Nacht abwechselnd zwischen den REM- und Non-REM-Phasen. Treten Schlafstörungen auf, so kann es zu körperlichen und psychischen Störungen kommen.

Auswirkungen von Schlafmangel
- Nervosität, Reizbarkeit, Aggressivität
- emotionale Verstimmung, Konzentrationsschwäche

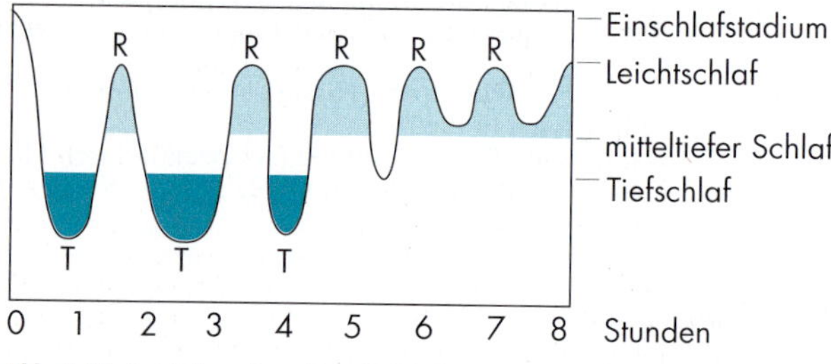

Abb. 2-74 Schlafstadien (R = REM-Phase, T = Tiefschlaf-Phase).

- körperliche Schwäche, Infektanfälligkeit, Kopfschmerzen
- gesteigerte Kälte- und Schmerzempfindung, gesteigerte Reaktion auf akustische und optische Reize

Schlafstörungen
- **Einschlafstörungen:** Das Einschlafen dauert länger als eine halbe Stunde.
- **Durchschlafstörungen:** Die normale Schlaftiefe wird oft nicht erreicht, der Schlafrhythmus ist gestört, und es treten Wachphasen auf (zerhackter Schlaf).
- **Schlafumkehr:** Am Tage sind die Menschen müde, erschöpft und schlafen, während sie nachts keinen Schlaf finden.

Schlafstörungen sind relativ häufig und werden als sehr quälend empfunden. Unter der Einnahme von Schlafmitteln und nach Alkoholgenuß kommt es zu Schlafstörungen des Schlafmusters, wodurch das Wohlbefinden erheblich beeinträchtigt wird. Bevor zu Schlafmittel oder Alkohol gegriffen wird, sollten erst die Ursachen erkannt und behoben werden.

Ursachen für Schlafstörungen
- **Körperliche Ursachen**
  - Schmerzen, Fieber, Husten, Schnupfen, Luftnot, Juckreiz
  - Hyperthyreose, Hypertonie, Durchblutungsstörungen des zentralen Nervensystems
  - Hunger, Durst, Stuhl- und Harndrang
  - schwerverdauliches, üppiges Essen, viel Kaffee oder Tee
  - Medikamente (Weckamine), Vitamin C, Nikotin
  - zu geringe körperliche Betätigung
- **Psychische Ursachen**
  - Angst vor medizinischen Eingriffen, z.B. Operation, Diagnostik
  - Konflikte in der Familie, im Beruf
  - Sorgen um Geld, Arbeitsplatz, Gesundheit der Angehörigen
  - Gefühl der Einsamkeit, Sinnlosigkeit, Leere
  - bei Depression, Manie
- **Umweltbedingte Ursachen**
  - Lärm, Licht, schlechte Luft
  - ungewohnte Umgebung, ungewohntes Bett
  - schnarchende Mitmenschen
  - zu hohe oder zu niedrige Raumtemperatur

- **Schmerz**

Definition

Schmerz ist eine unangenehme Sinnesempfindung, die durch die Reizung feiner Nervenfasern der Haut oder eines Organs über sensible Reize in das Gehirn geführt wird. Es handelt sich um eine subjektive Wahrnehmung, deren Qualität und Ausmaß nicht meßbar sind. Der Schmerz ist ein Symptom, keine Krankheit mit einer somatischen und psychisch-geistigen Seite. Die Schmerzempfindungen und Schmerzäußerungen sind individuell sehr unterschiedlich. Psychische, geistige, physiologische, soziale, kulturelle und Umweltfaktoren spielen dabei eine Rolle.

- **Wichtige Begriffe**

Hyperalgesie = Steigerung der Schmerzempfindung
Hypalgesie = Herabsetzung der Schmerzempfindung
Analgesie = Aufhebung der Schmerzempfindung
Hyperästhesie = Überempfindlichkeit für Berührungsreize
Hypästhesie = herabgesetzte Empfindung von Berührungsreizen

Schmerzarten

- **Somatischer** Schmerz: Der Oberflächenschmerz wird von freien Nervenenden der Haut ausgelöst und ist gut lokalisierbar. Er wird als hell, scharf, schneidend und brennend empfunden.
- **Tiefenschmerz** geht vom Muskel-, Bänder- und Knochengewebe aus und ist schlechter lokalisierbar. Er wird als dumpf, bohrend stärker ausstrahlend beschrieben.
- **Viszeraler** Schmerz oder Eingeweideschmerz entsteht durch Dehnung, Krämpfe und Einengung. Er wird als dumpf, bohrend oder kolikartig empfunden.

Schmerzbeobachtung

- **Lokalisation**
  - streng lokalisiert (z. B. Haut)
  - diffus (z. B. rheumatische Schmerzen)
  - ausstrahlend (Head-Zonen, z. B. Herzinfarkt)
- **Zeitpunkt**
  - tagsüber/nachts
  - vor/nach der Mahlzeit
  - spontan, ohne ersichtliche Ursache
  - verzögert nach der Schädigung des Gewebes, z. B. Sonnenbrand
  - bei körperlicher/seelischer Belastung
  - während bestimmter Tätigkeiten, z. B. bewegungs- oder lageabhängig, atemabhängig
  - witterungsabhängig
- **Dauer und Verlauf**
  - kurz: Minuten bis Stunden
  - andauernd: Stunden bis Tage
  - periodisch: mit schmerzfreien Intervallen
  - chronisch: länger als 6 Monate
- **Intensität**
  - akut/schleichend
  - stark/schwach

Typische Schmerzarten

- kolikartig: Gallen-, Nierenkolik
- vernichtend, einschnürend: Herzinfarkt
- wellenartig, wehenartig: Geburt, Menstruationsschmerzen

- klopfend: Entzündungen
- brennend: Hautabschürfungen, Sodbrennen
- bohrend: Kopfschmerzen, Tumorschmerzen
- ausstrahlend: Nervenschmerzen
- ziehend: Zahnschmerzen
- peitschenartig: akuter arterieller Verschluß
- Phantomschmerz: Schmerzempfindung im nicht mehr vorhandenen Körperteil

Auswirkung der Schmerzen
- Störungen physiologischer Bedürfnisse: Appetitmangel, Schlafstörungen
- Störungen im psychisch-geistigen Bereich: Konzentrations-, Wahrnehmungsschwäche, Interessenverlust
- Störungen im sozialen Bereich: Isolation
- vegetative Störungen: Schweißausbruch, Tachykardie, Tachypnoe, Blutdruckveränderungen, Übelkeit, Blässe

Schmerzäußerungen des Patienten ernst nehmen: Wenn der Patient Schmerzen äußert, dann hat er Schmerzen!
Plötzlich auftretende Schmerzen sind immer ein Alarmzeichen, Arzt informieren.
Schmerzmittelgabe nur auf Arztanordnung verabreichen.
Regelmäßige längere Einnahme von Schmerzmitteln erhöht das Risiko bleibender Organschäden (Magen, Nieren), und es besteht die Gefahr der Medikamentenabhängigkeit (Sucht).

- **Psychische Funktionen**

Die psychischen Funktionen Denken, Verhalten und Erleben sind eng mit dem Körper und den Umwelteinflüssen verbunden. Sie beeinflussen sich gegenseitig und sind einem ständigen Wandel unterworfen. Treten Störungen in einem der Bereiche auf, so sind die übrigen Bereiche mit betroffen.

Bewußtsein
Definition
Unter Bewußtsein ist die Gesamtheit der gegenwärtigen psychischen Vorgänge wie Wachheit, Wahrnehmungs-, Denk-, Handlungs- und Merkfähigkeit sowie die Orientiertheit zu verstehen. Bei Störungen werden quantitative (Tab. 2-12) und qualitative Bewußtseinsbeeinträchtigungen unterschieden.

- **Helligkeit (Wachheit)**
  - hypernoischer Zustand: übernatürliche Wachheit, z.B. bei Epileptikern kurz vor einem Krampf (Aura), nach Halluzinogenen (LSD)
  - eunoischer Zustand: normaler, wacher Bewußtseinszustand
  - hypnoischer Zustand: schläfriger Zustand, Denken und Reaktion sind verlangsamt (ähnlich wie beim Einschlafen)
- **Ordnung (Orientiertheit)**
  - zeitliche, örtliche, situative und persönliche Desorientiertheit

Tabelle 2-12 Bewußtseinsstadien.

Stadium	Beschreibung	Motorik	Reflexe	Pupillenreaktion	Kann auftreten bei:
Benommenheit	leichter Grad der Bewußtseinstrübung, erhöhte Müdigkeit, verlangsamtes Denken und Handeln, erschwerte Orientierung, jederzeit erweckbar	insgesamt verlangsamt, kurze Unterhaltungen sind möglich	alle vorhanden	positiv	fieberhaften Infekten, Traumen, Kreislauferkrankungen, allergischen Reaktionen
Somnolenz	starke Benommenheit, krankhafte Schläfrigkeit, einfache Aufforderungen werden befolgt, kurzzeitig erweckbar	nur nach Aufforderung, Unterhaltung nicht möglich	alle vorhanden	positiv	Anurie, Atropinvergiftung, diabetischem Koma, Kaliummangelsyndrom
Sopor	Bewußtseinsstörungen starken Grades, tiefschlafähnlicher Zustand, nicht mehr erweckbar	nur stärkste Reize lösen Reaktionen aus, kein verbaler Kontakt mehr möglich	vorhanden	positiv	wie oben
Koma	tiefste, durch äußere Reize nicht zu unterbrechende Bewußtseinsstörung, keine Blickfixation, ohne emotionale Kontaktfähigkeit, Elementarfunktionen, z.B. Spontanatmung, können erhalten sein	fehlende Spontanäußerung, keine Eigenmotorik	schwach bis negativ	verlangsamt bis negativ	apallischem Syndrom, Atropinvergiftung, Basedow-Krankheit, Cholera, Diabetes mellitus (Hyper- und Hypoglykämie), nach schwerer Enzephalitis, Hirnblutungen, Hirndruck, Hypophysenvorderlappen-Insuffizienz, Intoxikationen, Ischämie des Gehirns, Lebererkrankungen, Neurotoxikosen, Schädel-Hirn-Trauma, Urämie, Zerebralarteriosklerose (gelegentlich)

- **Bewußtseinsinhalte**
  - qualitative Bewußtseinsstörungen: Halluzinationen (Trugwahrnehmung), illusionäre Verkennung (Wirklichkeitsverkennung, Illusion)
  - Vorstellungen (innere Bilder): können z.B. bei Depression erlahmen oder verdrängt werden
  - Denken
    - formal und inhaltlich formale Denkstörung: Geschwindigkeit, Steuerbarkeit, Reihenfolge, Abstraktionsfähigkeit, Umfang und Logik
    - inhaltliche Denkstörung: Zwangsideen und Wahnideen
  - Erinnern: Störungen der Konzentrations-, Merk- und Auffassungsfähigkeit sowie der Aufmerksamkeit

Gefühl
Grundbefindlichkeit der Freude oder der Trauer.
- quantitative Ausprägung: extrem intensiv (bei Manie, Depression), Affektstarre (bei Demenz)
- qualitative Ausprägung: gleichzeitige gegensätzliche Gefühle (Schizophrenie), schnell schwankende Gefühle (Affektlabilität bei HOPS)

Antrieb
Seelische Energie, die in Handlung umgesetzt wird.
- quantitativer Aspekt: ein Zuviel oder Zuwenig an Antrieb (Manie, Depression)
- qualitativer Aspekt: Unfähigkeit, Triebe aufzuschieben; gegenseitiges Blockieren mehrerer Triebe; krankhafte Triebziele; Impulshandlung

- **Puls**

Der Puls (lat. „das Stoßen, Schlagen“) ist als Anstoß der vom Herzschlag durch das Arteriensystem getriebenen Blutwelle an den Gefäßwänden spürbar.
Er kann überall da getastet werden, wo sich eine oberflächliche Arterie befindet und gegen eine härtere Unterlage gedrückt werden kann (Abb. 2-75).
In der Regel wird der Puls an der Arteria radialis getastet.

Bei Patienten im Schock, mit Herzkreislaufstillstand erfolgt die Kontrolle herznah an der Arteria carotis oder Arteria femoralis.

Normalwerte

Frequenz	– Neugeborene	ca. 120–140 Schläge/Minute
	– Kleinkind	ca. 90–100 Schläge/Minute
	– Jugendlicher	ca. 75– 90 Schläge/Minute
	– Erwachsener	ca. 60– 80 Schläge/Minute
Rhythmus	– regelmäßige Wiederholung	
Qualität	– gute Beschaffenheit (gut tastbar)	

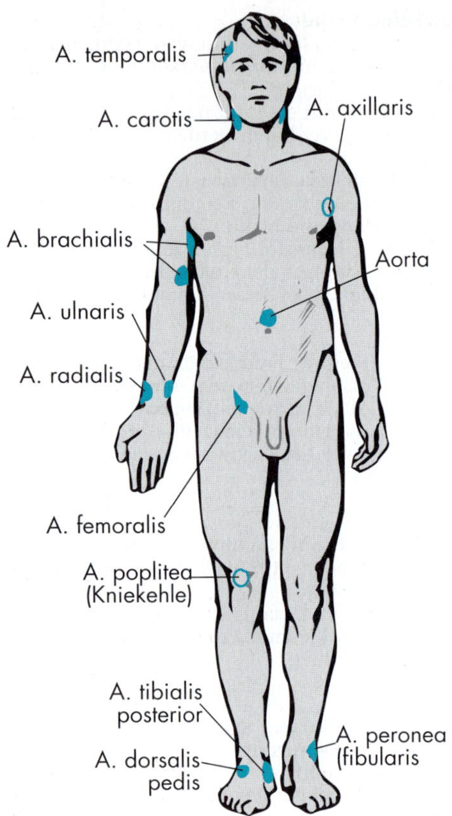

Abb. 2-75 Tastbare Arterien zum Pulsfühlen.

- **Wichtige Begriffe**

Bradykardie	= Pulsfrequenz beim Erwachsenen unter 60 Schlägen/Minute
Tachykardie	= Pulsfrequenz beim Erwachsenen über 100 Schlägen/Minute
Paroxysmale Tachykardie	= anfallartige Steigerung der Pulsfrequenz
Arrhythmie	= Störungen des Herzrhythmus
Sinusarrhythmie	= unregelmäßige Reizbildung im Sinusknoten
Absolute Arrhythmie	= absolut unregelmäßig

Respiratorische Arrhythmie	= physiologische, atmungsabhängige Arrhythmie mit Absinken der Frequenz bei der Ausatmung
Bigeminus	= Zwillingspuls (Doppelschlag)
Extrasystolie	= vorzeitig einfallender Sonderschlag
Supraventrikuläre Extrasystole	= Reizbildungsherd ist im Herzvorhof (Abb. 2-76 a)
Ventrikuläre Extrasystole	= Reizbildungsherd in der Herzkammer (Abb. 2-76 b)
Fadenförmiger Puls	= beschleunigter, schwach gefüllter Puls
Druckpuls	= harter, gut gefüllter Puls (meist verlangsamt) bei Hirndruck
Pulsdefizit	= Differenz zwischen den Herzaktionen und zählbaren Pulsaktionen (z. B. bei Zentralisation)

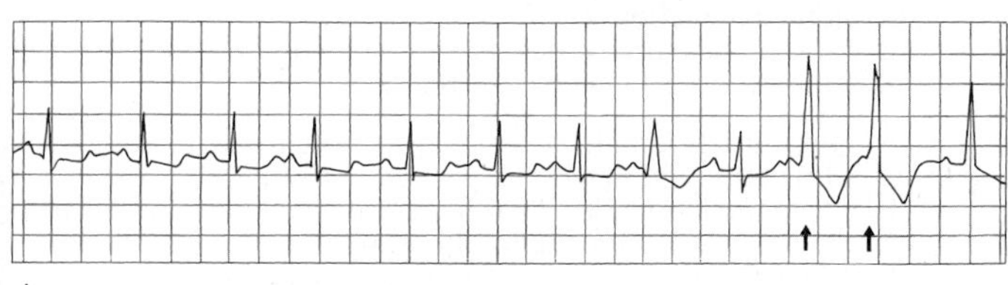

a)

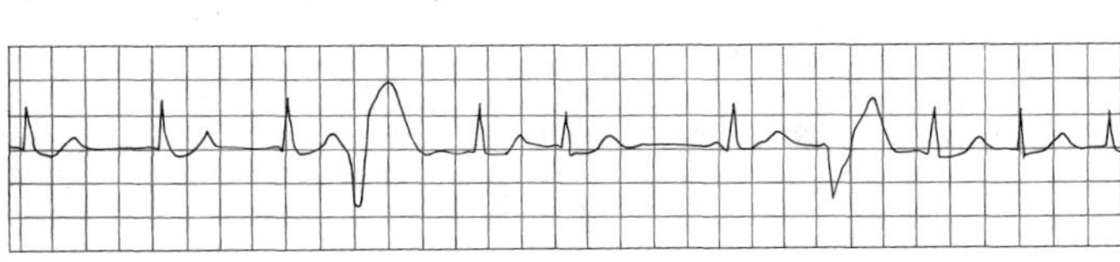

b)

Abb. 2-76 Entstehungsmuster von Extrasystolen.
a) Supraventrikulär.
b) Ventrikulär.

Ursachen für Pulsveränderungen

- **Beschleunigung**
  - **physiologisch**
    - Anstrengung
    - psychische Erregung
  - **pathologisch**
    - Fieber: pro 1 °C 5–10 Schläge pro Minute
    - Volumenmangel, Blutverlust
    - Sauerstoffmangel

  - Herzinsuffizienz
  - Stoffwechselstörungen, Hyperthyreose
  - Erregungs- und Leitungsstörungen am Herzen
  - Vergiftungen, z.B. atropinhaltige pflanzliche Gifte, Koffein, Nikotin
  - Medikamentenüberdosierung, z.B. Adrenalin
- **Verlangsamung**
  - **physiologisch**
    - im Schlaf
    - bei körperlich trainierten Menschen („Sportlerherz")
    - im Hungerzustand
  - **pathologisch**
    - Reizleitungsstörungen am Herzen
    - Herzmuskelschaden
    - Medikamentenüberdosierung: Digitalis, β-Blocker, Antiarrhythmika, Morphine
    - Hypothyreose
    - erhöhter Hirndruck
    - Vagusreizung

Krankenbeobachtung
Bei der Beobachtung des Pulses werden die Frequenz, der Rhythmus und die Qualität beurteilt.

Ausgezählt werden die Pulsschläge innerhalb von 15 Sekunden. Das Ergebnis wird mit 4 multipliziert (= 1 Minute).
Bei Patienten mit Herzrhythmusstörungen oder Bradykardie muß eine volle Minute ausgezählt werden.
Jede Pulsveränderung muß dem Arzt gemeldet werden.
Angeordnete Pulskontrollen sind genau einzuhalten, die Ergebnisse zu dokumentieren.

- **Blutdruck**

Unter dem arteriellen Blutdruck versteht man den meßbaren Druck des Blutes in den Arterien. Er ist abhängig von der Schlagkraft des Herzens, dem Gefäßwiderstand, dem Füllungszustand des Gefäßsystems und der Viskosität (Fließeigenschaft) des Blutes.
Der Blutdruck schwankt abhängig vom Tagesrhythmus, von der physischen und psychischen Belastung.

Normalwerte (nach Riva-Rocci)

Neugeborene (systolisch)	60– 80 mmHg (8,0–10,7 kPa)
Säuglinge (systolisch)	80– 85 mmHg (10,7–11,3 kPa)
Kleinkinder (systolisch)	80–100 mmHg (10,7–13,3 kPa)
Jugendlicher (systolisch/ diastolisch)	110/75 mmHg (14,7/10,0 kPa)
Erwachsener (systolisch/ diastolisch)	120/80 mmHg (16,0/10,6 kPa)

Umrechnung von mmHg (Millimeter Quecksilbersäule) in kPa (Kilopascal):
7,5 mmHg = 1,0 kPa oder mmHg × 0,133 = kPa

- **Wichtige Begriffe**

Riva-Rocci	= italienischer Internist, nach dem eine Blutdruckmeßart benannt ist (1863–1937)
Systolischer Blutdruck	= Druckmaximum im arteriellen System während der Austreibungsphase
Diastolischer Blutdruck	= Druckminimum im arteriellen Systemwährend der Erschlaffungs- und Füllungsphase
Blutdruckamplitude	= Differenz zwischen systolischem und diastolischem Blutdruckwert
Hypertonie	= Bluthochdruck (beim Erwachsenen Systole höher 145 mmHg, Diastole höher 90 mmHg)
Hypotonie	= niedriger Blutdruck (beim Erwachsenen Systole niedriger 100 mmHg)

Ursachen für Blutdruckveränderungen

- **Blutdruckerhöhung**
  - **physiologisch**
    - körperliche Anstrengung
    - psychische Erregung
  - **pathologisch**
    - essentiell
    - Nierenerkrankungen
    - Arteriosklerose
    - Adipositas
- **Blutdrucksenkung**
  - **physiologisch**
    - Schlaf, Ruhe
    - konstitutionell
  - **pathologisch**
    - Schock: kardial, hypovolämisch, neurogen, anaphylaktisch, septisch, endokrin
    - Vergiftungen

Krankenbeobachtung

Es wird der Druck des strömenden Blutes in den Arterien gemessen.

Unterscheidung in:

- auskultatorische Blutdruckmessung (Erfassung des systolischen und diastolischen Blutdruckwertes)
- palpatorische Blutdruckmessung (Erfassung des systolischen Blutdruckwertes)
- invasive Blutdruckmessung (kontinuierliche Erfassung des systolischen und diastolischen Blutdruckwertes durch einen intravasal liegenden Katheter und einen Monitor)

- **Auskultatorische Messung**

Vorbereitung
- Blutdruckapparat mit aufblasbarer Manschette, Gummiballon mit Ventilschraube und einem Manometer
- Stethoskop mit Trichter oder Flachmembran
- Information des Patienten
- Lagerung (liegend oder sitzend)
- Messung erfolgt am Oberarm (frei von Kleidungsstücken, Lagerung in Herzhöhe, geöffnete Hand)

Vorgehen
- Manschette eng und luftleer an den Oberarm anlegen
- Schließen des Ventils am Manometer
- Luft unter Messung des Radialispulses in die Manschette pumpen
- ist kein Puls mehr tastbar, Manschettendruck noch um ca. 30 mmHg (4 kPa) erhöhen
- Stethoskop an der Ellenbeuge ansetzen
- Druck langsam (max. 2–3 mmHg/Sekunde) durch Öffnen des Ventils senken
- erster hörbarer Ton, Druckwert auf dem Manometer ablesen (systolischer Druckwert)
- Manschettendruck weiter reduzieren
- letzter höhrbarer Ton oder deutliches Leiserwerden der Töne, Druckwert auf dem Manometer ablesen (diastolischer Druckwert)
- Restluft aus der Manschette ablassen
- ermittelte Werte dokumentieren
- Abweichungen von Normalwerten dem Arzt melden

Vor erneuter Messung muß die Manschette vollständig luftleer sein.
Bei der Erstmessung muß beim Patienten an beiden Armen der Blutdruck ermittelt werden (Seitendifferenz).
Die Blutdruckmessung darf am betreffenden Arm **nicht** erfolgen bei:
- Dialysepatienten (Shunt)
- nach Mamma ablatio
- peripheren Venenkathetern oder arteriellem Zugang
- passageren Schrittmachern

Vor der Blutdruckmessung sollte der Patient eine halbe Stunde ruhen.
Der Arm des Patienten sollte beim Messen nicht über Herzhöhe gehalten werden.

- **Temperatur**

Die Temperatur ist der meßbare Wert des Wärmezustandes eines Körpers.
Sie stellt das Gleichgewicht zwischen der Produktion von Wärme durch den Stoffwechsel („Verbrennung“ von Nährstoffen) und der Abgabe von Wärme besonders durch die Abstrahlung dar.

Die Steuerung der Temperatur erfolgt im Hypothalamus, der die Wärmeproduktion steigert (Zittern, Gefäßengstellung, Aufrichten der Haare) oder die Wärmeabgabe verstärkt (Gefäßweitstellung, vermehrtes Schwitzen, gesteigerte Atmung). Die Körpertemperatur unterliegt normalen Tagesschwankungen von einigen zehntel Grad (niedrig ca. 2.00 Uhr, hoch ca. 17.00 Uhr. Bei Frauen im gebärfähigen Alter erhöht sich nach dem Eisprung die Basaltemperatur um ca. 0,5 °C und sinkt wieder nach der Menstruation.

- **Wichtige Begriffe**

Körperkerntemperatur	=	Temperatur im Körperinneren, rektal gemessen (ca. 37 °C)
Körperschalentemperatur	=	Hauttemperatur (Extremitäten), schwankt je nach Außentemperatur (ca. 20–30 °C)
Basaltemperatur	=	„Aufwachtemperatur" sofort nach dem Erwachen, vor dem Aufstehen gemessen
Isothermie	=	normale Körpertemperatur
Hypothermie	=	Unterkühlung unter 36 °C
Hibernation	=	künstliche Herabsetzung der Körpertemperatur, z. B. bei Operationen
Hyperthermie	=	hohe Körpertemperatur (Fieber), Überwärmungstherapie, z. B. zur Krebsbehandlung
Subfebrile Temperatur	=	erhöhte Körpertemperatur unter 38 °C (rektal)
Mäßiges Fieber	=	38 bis 38,5 °C
Hohes Fieber	=	38,5 bis 40 °C
Sehr hohes Fieber	=	über 40,1 °C
Lysis	=	langsamer Fieberabfall
Krisis	=	schneller kritischer Fieberabfall innerhalb von 24 Stunden

Fieberursachen

- infektiöses Fieber: durch Krankheitserreger, deren Gifte und Makrophagenaktivität
- aseptisches Fieber = Resorptionsfieber: durch Resorption zerstörter Körperzellen nach Operationen, Herzinfarkt, bei ausgedehnten Hämatomen, Tumoren
- allergisches Fieber: nach Kontakt mit körperfremdem Eiweiß, z.B. Transfusionszwischenfall
- zentrales Fieber: sehr hohes Fieber durch Schäden des Wärmezentrums im Gehirn (Schädel-Hirn-Trauma)
- Durstfieber: durch Störung der Wärmeabgabe infolge von Flüssigkeitsmangel besonders bei Säuglingen
- Hitzschlag: Fieber durch Wärmestau bei hoher Außentemperatur

Fiebertypen (Abb. 2-77 a bis f)
- **Kontinuierliches** Fieber = gleichmäßiges Fieber (Abb. 2-77 a)
  - Tagesschwankung maximal 1 °C
  - Scharlach, Pneumonie, Typhus abdominalis
- **Remittierendes** Fieber (Abb. 2-77 b)
  - Tagesschwankung 1–1,5 °C, aber stets über Normaltemperatur
  - Lokalinfektion, Harnweginfekt, Segmentpneumonie, Tuberkulose
- **Intermittierendes** Fieber = aussetzendes Fieber (Abb. 2-77 c)
  - Tagesschwankungen, Wechsel zwischen normaler und erhöhter Temperatur
  - Sepsis
- **Undulierendes** Fieber (Abb. 2-77 d)
  - über Wochen wellenförmiger Verlauf mit fieberfreien Tagen
  - bei Brucellose (Maltafieber)
- **Rekurrierendes** Fieber = Wechselfieber (Rückfallfieber, Abb. 2-77 e)
  - Wechsel zwischen Fieberanfällen und fieberfreien Tagen 3. oder 4. Tag
  - Malaria tertiana, Malaria quartana
- **Biphasisches** Fieber = Dromedarfieber (Abb. 2-77 f)
  - zweigipflig, Fieber im Prodromalstadium, fieberfreies Intervall, erneuter Fieberanstieg
  - Viruserkrankungen: Masern, Windpocken, Röteln, Kinderlähmung

• **Schüttelfrost**

Schüttelfrost ist ein Kältezittern des ganzen Körpers, verbunden mit einer schnellen Temperaturentwicklung. Es entsteht durch Überschwemmung des Körpers mit Krankheitserregern und deren Toxinen. Beim Verlauf sind in der Regel vier aufeinanderfolgende Phasen zu beobachten:

1. Temperaturanstieg:	– Schütteln, Frieren, Zähneklappern **Maßnahmen:** Wärmezufuhr, warme Getränke (Lindenblütentee)
2. Temperaturgipfel:	– Fieberhöhepunkt mit Angst und Unruhe, Hitzegefühl, Durst **Maßnahmen:** Temperaturmessung, kühle Getränke, beruhigende Waschung (Pfefferminz); evtl. fiebersenkende Medikamente auf Arztanordnung (z. B. Treupel®, Benuron®, Aspirin®)
3. Temperaturabfall:	– langsame oder schnelle Entfieberung **Maßnahmen:** sorgfältige Beobachtung, Vitalzeichenkontrolle, Wäsche wechseln
4. Erschöpfungsschlaf:	– Erholung des Körpers **Maßnahmen:** für Ruhe sorgen, gut gelüftetes Zimmer

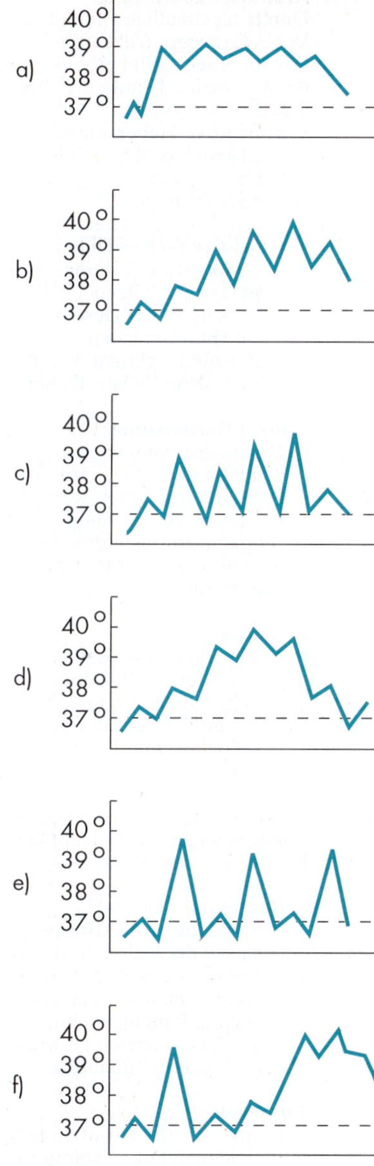

Abb. 2-77 Fiebertypen.
a) Kontinuierliches Fieber (gleichmäßiges Fieber).
b) Remittierendes Fieber.
c) Intermittierendes Fieber (aussetzendes Fieber).
d) Undulierendes Fieber.
e) Rekurrierendes Fieber (Wechsel-, Rückfallfieber).
f) Biphasisches Fieber (Dromedarfieber).

Krankenbeobachtung

Durch regelmäßiges Temperaturmessen werden pathologische Veränderungen frühzeitig festgestellt und Krankheitsverläufe dokumentiert. Zum regelmäßigen Messen kommt jedoch auch die allgemeine Krankenbeobachtung, das Fühlen mit der Hand und die Zuwendung:

- **Subjektive Fieberzeichen**
  - allgemeines Krankheitsgefühl, Abgeschlagenheit
  - Frieren oder Hitzegefühl
  - Appetitlosigkeit
  - evtl. Kopfschmerzen
- **Objektive Fieberzeichen**
  - Temperaturerhöhung, Schüttelfrost
  - starkes Schwitzen
  - stark gerötetes Gesicht, trockene Zunge
  - die Haut fühlt sich „heiß" an
  - glänzende, glasige Augen
  - bei hohem Fieber: Fieberdelirium

Temperaturmessung

- Maximalthermometer: Quecksilber muß ins Quecksilberdepot an der Spitze zurückgeschlagen werden
- Digitalthermometer: werden durch Knopfdruck aktiviert und piepen, wenn die Temperatur nicht weiter steigt
- Temperaturfühlsonden: im Intensivpflegebereich mit Anschluß an die Monitorüberwachung oder mit kleinen Handgeräten

Meßarten

- **Axillar** (in der Achselhöhle)
  - Meßdauer 8–10 Minuten, Achsel
  - Vorteil: hygienisch, angenehm für den Patienten
  - Nachteil: lange Meßzeit, ungenau bei unruhigen und kachektischen Patienten

Vorgehen

Thermometer in die trockene Achselhöhle einlegen, so daß die Spitze vollständig mit Haut bedeckt ist, Oberarm seitlich an den Körper andrücken.

- **Rektal** (im Rektum)
  - Meßdauer: 3–4 Minuten (Meßwert liegt um 0,5 °C höher als bei der axillaren Messung)
  - Vorteil: kurze Meßzeit, sichere Werte (frühes Erkennen von Darmentzündungen)
  - Nachteil: unangenehm, Eingriff in die Intimsphäre, Gefahr von Verletzungen und Keimverschleppung bei unsachgemäßer Handhabung

Vorgehen

Thermometer mit Schutzhülle versehen (Gleitmittel), vorsichtig unter leichtem Drehen einführen (evtl. Patient leicht pressen lassen), bei unruhigen Patienten, Kindern und Verwirrten das Thermometer festhalten.

- **Inguinal** (in der Leistenbeuge)
  - Meßdauer 8–10 Minuten
  - Vorteil: Durchführung ohne Lageveränderung des Patienten relativ gut zugänglich
  - Nachteil: Eingriff in die Intimsphäre

Vorgehen
Thermometer (mit Schutzhülle) in die trockene Leistenbeuge einlegen.

- **Sublinguale** (unter der Zunge)
  - Meßdauer 5 Minuten (Meßwert liegt um 0,3 °C höher als axillar)
  - Vorteil: rasch, sicher, einfache Handhabung
  - Nachteil: nicht geeignet für Patienten mit Luftnot, verstopfter Nase (Mundatmung), bei Unruhe, Fazialisparese, mit Spasmen (Beißreflex)

Vorgehen
Thermometer rechts oder links neben dem Zungenbändchen am Übergang vom Zungengrund zum Mundboden einlegen. Die Lippen müssen während des Meßvorgangs geschlossen werden. Zur Messung wird meist ein Spezialthermometer mit verdickter Spitze verwendet.

Patienten, die unruhig oder desorientiert sind, beim Temperaturmessen nicht alleine lassen.
Bei der sublingualen Messung darf der Patient 15 Minuten vor der Messung keine heißen oder eiskalten Getränke zu sich genommen haben.
Bei Verdacht auf Appendizitis gleichzeitig rektal und axillar messen (rektale Messung um 1 °C höher).
Nach der Messung erfolgt die Desinfektion des Thermometers, um eine Keimverschleppung zu vermeiden.
Bei der Dokumentation muß die Meßart erkennbar sein.

- **Atmung**

Unter der Atmung ist die Versorgung des Organismus mit Sauerstoff und Entsorgung von Kohlendioxid als Abfallprodukt des Stoffwechsels zu verstehen.
Die Atmung erfolgt unwillkürlich, kann jedoch jederzeit willentlich beeinflußt werden. Die rhythmische Steuerung geschieht durch das Atemzentrum in der Medulla oblongata. Sie ist abhängig von physikalisch-chemischen Größen wie Sauerstoffpartialdruck, Kohlendioxidpartialdruck und dem pH-Wert (Wasserstoffionenkonzentration).

Unterschieden werden:

Äußere Atmung = Atmungsvorgang – Austausch der Gase zwischen Lungenalveolen und Lungenkapillaren

Innere Atmung = Austausch der Gase zwischen den Kapillaren und den Körperzellen

Inspiration = aktive Einatmung durch Kontraktion der Atemmuskulatur

Exspiration = passive Ausatmung durch Senken des Brustkorbes und Hochwölben des Zwerchfells

Ventilationsgrößen (Abb. 2-78)
- Atemfrequenz (Normwerte in Ruhe):
- Säuglinge ca. 40–50 Atemzüge/Minute
- Kleinkinder ca. 18–25 Atemzüge/Minute
- Erwachsene ca. 16–20 Atemzüge/Minute
- Vitalkapazität (maximale Atemluft) ca. 4000–6000 ml
- Respirationsluft (normaler Atemzug) ca. 500 ml
- inspiratorische Reserveluft (zusätzliche Einatmungsluft) ca. 1500–2500 ml
- exspiratorische Reserveluft (zusätzliche Ausatmungsluft) ca. 1500–2000 ml
- Residualluft (Restluft im Atemsystem) ca. 1200 ml

Atemtypen und deren mögliche Ursachen
- **Eupnoe** = normale Atmung
- **Bradypnoe** = verlangsamte Atmung
  - physiologisch: Ruhe- und Schlafzustand, körperlich trainierte Personen

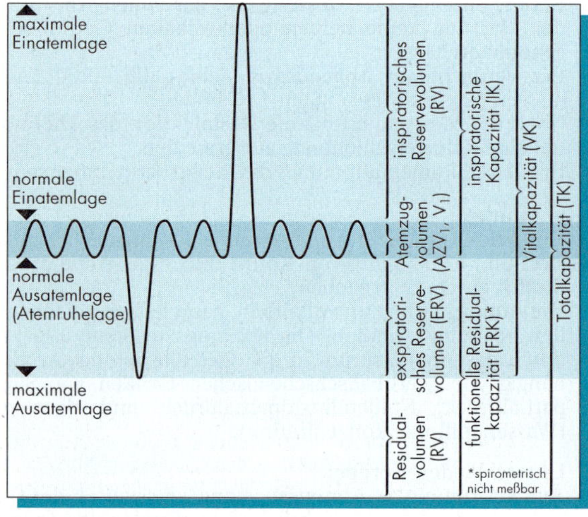

Abb. 2-78 Ventilationsgrößen.

  - pathologisch: erhöhter Hirndruck, Schlafmittel- und Morphinvergiftung, schwere Stoffwechselentgleisung
- **Tachypnoe** = beschleunigte Atmung
  - physiologisch: körperliche Anstrengung, psychische Erregung (Freude, Angst, Schrecken), Aufenthalt in großen Höhen
  - pathologisch: Lungenerkrankungen, Fieber, Anämie, Schock, Kohlenmonoxidvergiftung
- **Hyperventilation** = gesteigerte Atmung (übermäßig)
  - pathologisch: psychische Störungen, Volumenmangelschock
- **Hypoventilation** = verminderte Atmung
  - pathologisch: Atemdepression (Schlaf- und Schmerzmittelintoxikation), Schädel-Hirn-Trauma, Schonatmung bei Thoraxverletzungen, Pleuritis, postoperativ, allgemeine Schwäche
- **Apnoe** = Atemstillstand
  - Verlegung der Atemwege: Aspiration, Zurückfallen der Zunge
  - Lähmung des Atemzentrums: Vergiftungen, Schädel-Hirn-Trauma, Hirnblutungen
  - Lähmung der Atemmuskulatur: Muskelrelaxanzien, Vergiftungen, Herzstillstand
- **Exspiratorische Dyspnoe** = erschwerte Ausatmung
  - Bronchitis, Asthma bronchiale, (COLD)
- **Inspiratorische Dyspnoe** = erschwerte Einatmung
  - Verlegung der Atemwege, Larynxödem, Rekurrensparese, Thoraxverletzungen
- **Orthopnoe** = höchste Form der Atemnot
  - Atmung nur unter Einsatz der Atemhilfsmuskulatur möglich, bei Asthma bronchiale

Atemgeräusche, -gerüche und -rhythmen

- **Atemgeräusche** (Stridor):
  - Pfeifen/Giemen tritt z. B. auf bei Verlegung der Atemwege, Asthma bronchiale
  - Rasselgeräusche/Gluckern tritt auf z. B. bei Pleuraergüssen, Lungenödemen
- **Atemgerüche** nach:
  - Azeton (Coma diabeticum)
  - Bittermandeln (Zyankalivergiftung)
  - faulig, stinkend (z. B. Lungengangrän)
  - süßlich, fad (z. B. Diphtherie)
- **Atemrhythmus** (Abb. 2-79 a bis f)
  - **Normale Atmung:** regelmäßige Atemzüge (Abb. 2-79 a)
  - **Bradypnoe:** (s.o.; Abb. 2-79 b)
  - **Tachypnoe:** (s.o.; Abb. 2-79 c)
  - **Kussmaul-Atmung:** langsame, vertiefte, regelmäßige Atmung (z. B. bei Azidose, Komaformen; Abb. 2-79 d)
  - **Cheyne-Stokes-Atmung:** an- und abschwellende Atmung mit Atempausen (z.B. bei Vergiftungen, Hirnerkrankungen; Abb. 2-79 e)

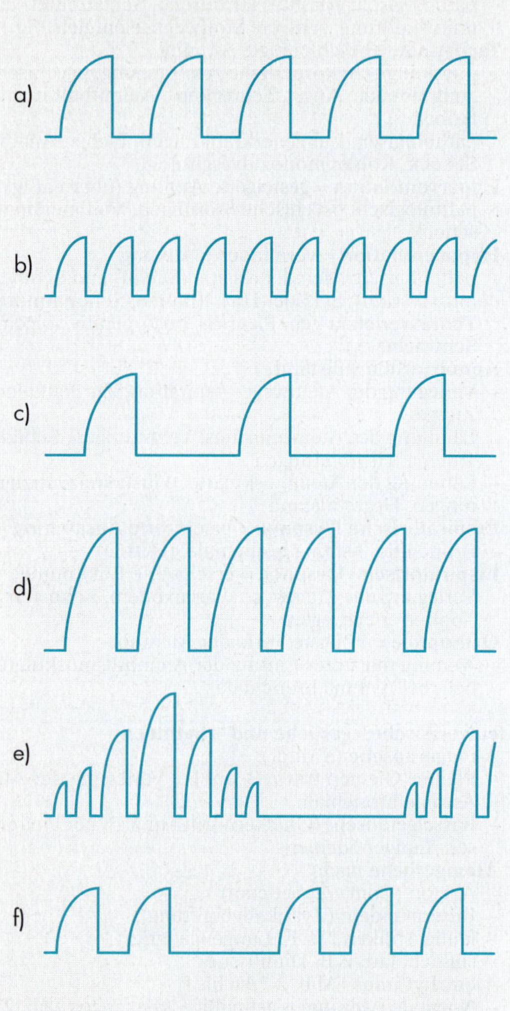

Abb. 2-79 Verschiedene Atemtypen.
a) Normale Atmung.
b) Tachypnoe.
c) Bradypnoe.
d) Kussmaul-Atmung.
e) Cheyne-Stokes-Atmung.
f) Biot-Atmung.

- **Biot-Atmung:** große, tiefe, stoßweise, periodische Atmung, Unterbrechung durch Atempausen (z.B. bei Hirndrucksteigerung; Abb. 2-79 f)
- **Inverse Atmung:** heftiges Heben und Senken des Brustkorbes ohne Atemeffekt (z.B. bei Verlegung der Atemwege)
- **Paradoxe Atmung:** asymmetrische Bewegungen der Thoraxhälften, eine Seite hebt sich, die andere Seite senkt sich (z.B. nach Rippenserienfrakturen)

Krankenbeobachtung
Feststellen von Atemfrequenz, Atemtiefe, Atemrhythmus, Atemgeräuschen und Atemgeruch.
Um die Atemfrequenz festzustellen, werden die Atemzüge innerhalb einer Minute gezählt. Da die Atmung willkürlich beeinflußbar ist, sollte der Patient das Zählen der Atemzüge nicht bemerken. Ist die Atmung sehr flach, hilft es, dem Patienten die Hand auf den Brustkorb zu legen und die Atemzüge zu erspüren.

2.7.4 Umgang mit Medikamenten

Arzneimittel sind nach dem Arzneimittelgesetz Stoffe und Zubereitungen aus Stoffen, die dazu bestimmt sind, durch Anwendung am oder im menschlichen Körper:
- Krankheiten, Körperschäden oder krankhafte Beschwerden zu heilen, zu lindern, zu verhüten oder zu erkennen
- die Beschaffenheit, den Zustand oder die Funktionen des Körpers oder seelische Zustände erkennen zu lassen
- vom menschlichen Körper erzeugte Wirkstoffe oder Körperflüssigkeiten zu ersetzen
- Krankheitserreger, Parasiten oder körperfremde Stoffe abzuwehren, zu beseitigen oder unschädlich zu machen
- die Beschaffenheit, den Zustand oder die Funktionen des Körpers oder seelische Zustände zu beeinflussen

• **Darreichungsformen**
Pulver = zermahlene Arzneistoffe, oft mit Hilfsstoffen versetzt, löst sich rasch auf und wird über die Schleimhäute aufgenommen
Granulat = zusammengekittete Körner aus Pulver, oft mit Zucker oder Schokoladenüberzug, unzerkaut mit viel Wasser schlucken lassen
Tablette = durch Granulation hergestellte Preßlinge aus Arzneimitteln mit Hilfsstoffen in verschiedenen Formen: nicht überzogen, überzogen, magenresistent überzogen, als Brause- oder Lutschtablette oder verzögert auflösbare Tablette; magenresistente Tabletten und Retardtabletten dürfen nicht zerteilt, zerdrückt oder zerkaut werden
Dragée = Medikamentenkern mit einer lückenlos umfließenden Hülle, um den schlechten Geschmack zu verdecken, nicht zerkauen lassen
Pastille = lokal wirkende Lutschtablette, langsam im Mund zergehen lassen

Linguetten = Tabletten, die durch Resorption über die Mundschleimhaut schnell wirken, dürfen nicht geschluckt werden, da sie durch die Magensäure u.U. zerstört werden
Weichgelatine-Kapsel = weiche Kapsel (kugel-, zylinder-, oliven- oder wurstförmig) mit flüssigem Inhalt
Hartgelatine-Kapsel = zylinderförmige Kapsel aus zwei Teilen (Boden und Deckel) mit einer Füllung aus Pulver oder Granulat, Kapseln lösen sich rasch im Magen auf
Suspension = Mischung aus festen Partikeln und einem flüssigen Dispersionsmittel, muß evtl. vor der Einnahme geschüttelt werden
Emulsion = Lösung aus zwei oder mehreren nicht mischbaren oder nur teilweise mischbaren Flüssigkeiten, muß evtl. vor der Einnahme geschüttelt werden, ölhaltige Präparate verderben leicht
Zäpfchen (Suppositorium) = kegel- oder walzenförmige Arzneiform zur rektalen oder vaginalen Applikation, schmilzt bei Körpertemperatur, Vorteil der rektalen Verabreichung: Gabe ist bei Kindern und Säuglingen, bei Bewußtlosen und Patienten mit Magenstörungen möglich
Lösungen = klare flüssige Arzneimittelform, schnelle Wirkung
Ampullen = geschlossene Glas- oder Plastikfläschchen für keimfreie Arzneimittellösungen
Aerosol = Wirkstoff als kleine feste oder flüssige Teilchen in einem Gas verteilt
Salbe = streichfähige Medikamentenzubereitung aus einer Salbengrundmasse, zur lokalen Anwendung, meist sehr fetthaltig
Gel = kolloide Lösung, Zusatz von Quell- und Geliermittel
Paste = Salbe von hoher Konsistenz durch unlösliche Stoffe
Puder = pulverförmiges Arzneimittel zur äußeren Anwendung

Der Umgang mit Arzneimitteln erfordert ausführliches Wissen der Pflegekraft über Bestellung, Aufbewahrung, Verfallsdatum, Wirkung, Nebenwirkung, Inkompatibilitäten, Abbau und Ausscheidung.
Bei der Verabreichung von Arzneimitteln muß der Pflegende aufmerksam, konzentriert und gewissenhaft sein, außerdem ist eine gute Beobachtungsgabe erforderlich.
Der Arzt ist zu informieren:
- sofort bei versehentlich falsch verabreichten Medikamenten
- sofort beim Auftreten von Nebenwirkungen
- wenn der Patient nach der oralen Einnahme erbricht
- bei Verweigerung der Einnahme eines Medikaments.

Nebenwirkungen:
- Luftnot, Schock, deutliche Puls- und Blutdruckveränderungen
- Übelkeit, Erbrechen, Schwindel, Kopfschmerzen
- Allergien, Durchfall, Schläfrigkeit, psychische Veränderungen, Verwirrtheit, Farbsehen, Ödeme

• **Bestellung**
- Dem tatsächlichen Bedarf entsprechende Vorratshaltung; je nach Empfindlichkeit des Medikaments (Länge der Haltbarkeit) und Häufigkeit der Verordnung für ca. eine Woche vorrätig halten.
- Arzneimittelanforderungen werden vom Stationsarzt unterschrieben und zur Apotheke gebracht.
- Die Lieferung der Medikamente hat in geschlossenen Containern zu erfolgen. Regelmäßige Reinigung!
- Gelieferte Medikamente auf Vollständigkeit überprüfen, Vergleich mit dem Bestell- und Lieferschein.
- Nicht benötigte Medikamente wieder in die Apotheke zurückbringen.

• **Aufbewahrung**
- Die Lagerung der Medikamente erfolgt in einem abschließbaren Medikamentenschrank, übersichtlich geordnet.
- Ordnungsprinzip: alphabetisch oder nach Medikamentengruppen, Tabletten, Zäpfchen, Tropfen, Ampullen separat.
- Medikamente in der Originalpackung, im Originalgefäß belassen, keine Medikamente verschiedener Chargen in eine Packung stecken.
- Kühlschrank (2–6 °C): Seren, Impfstoff, Hormone (Insulin), Gerinnungsfaktoren, Heparine, z.T. Eiweißpräparate, z.T. Zytostatika, z.T. Antibiotika, weiche Suppositorien.
- Lichtgeschützt: Vitamine, Nitroglyzerinpräparate, Wasserstoffperoxid.
- Vor Hitzeeinwirkung schützen: Alkohol, Benzin, Äther, Azeton (dürfen **nicht** im Kühlschrank gelagert werden).

Regelmäßige Kontrolle auf:
- Verfallsdatum
- Eintrocknung, veränderte Form
- veränderte Farbe, Eintrübung, Bläschenbildung
- Ausflockung, Schlierenbildung, Bodensatz
- Behälter und Verpackung: Risse, Feuchtigkeit, Verschmutzung, atypischer Geruch
- regelmäßige Kontrolle aller Medikamente (zweimal pro Jahr)

• **Richten der Medikamente**
- vor dem Richten der Medikamente Hände waschen
- Störungen fernhalten, sich nicht vom geöffneten Medikamentenschrank entfernen
- Abgabe der Medikamente nur nach Arztanordnung
- Richten der Medikamente nach der Arztvisite (Änderungen)
- Tropfen und Lösungen kurz vor der Einnahme vorbereiten
- Bereitstellen der benötigten Gegenstände (Patientenkurve, Medikamentenschälchen, Meßlöffel, Tablett, Medikamententeiler)
- Medikament dreimal kontrollieren: bei der Entnahme aus dem Schrank, bei der Entnahme aus der Verpackung, beim Zurückstellen (Medikamentenname, Konzentration, Hersteller)

- Medikamente (v.a. Tabletten) nicht mit den Fingern berühren, Medikamente (Abrieb) dringen durch die Haut der Pflegekraft ein, aus der Packung direkt in das Schälchen fallen lassen!
- Medikamente, die auf den Boden gefallen sind, im Sondermüll entsorgen

Vorgehen

- **5-R-Regel** beachten
  - richtiges Medikament (z.B. Bezeichnung, Haltbarkeit, Veränderungen)
  - richtige Dosierung (verordnete Menge)
  - richtiger Zeitpunkt (Uhrzeit)
  - richtige Applikation (z.B. Tablette, Dragées)
  - richtiger Patient (Kontrolle der Personalien)
- Versorgung der benötigten Gegenstände
- Dokumentation des verabreichten Medikaments

• **Mengenangaben von Medikamenten**

• **Milliliter (ml)**
  - 1 ml Wasser ≈ 1 Gramm Wasser
  - 1 ml Wasser ≈ 20 Tropfen Wasser
  - 5 ml Wasser ≈ 1 Teelöffel Wasser

• **Gramm (g)**
  - 1000 Gramm = 1 Kilogramm

• **Milligramm (mg)**
  - 1000 Milligramm = 1 Gramm
  - 1 Milligramm = 0,001 Gramm
  - 0,5 Milligramm = 0,0005 Gramm

• **Verabreichungsarten von Medikamenten**

intravenös (i.v.) = in die Vene
intramuskulär (i.m.) = in die Muskeln
intrakutan (i.c.) = in die Haut
subkutan (s.c.) = unter die Haut
intraarteriell (i.a.) = in die Arterie
intraartikulär = in ein Gelenk
periartikulär = um ein Gelenk
intralumbal = in den Lumbalkanal
intrapleural = in die Pleurahöhle
intraperitoneal = in das Bauchfell
instillieren = einträufeln
oral (per os) = über den Mund
lingual = auf die Zunge
sublingual = unter die Zunge
parenteral = unter Umgehung des Verdauungstrakts
rektal = in den Darm
vaginal = in die Scheide

• **Grundsätze zur Medikamentenverabreichung**

- Dem Patienten die Medikamente nicht einfach hinstellen, sondern auch die Einnahme überwachen. Kinder, Verwirrte

und suizidgefährdete Kranke nehmen die Medikamente unter direkter Aufsicht ein (evtl. den Mund überprüfen).
- Patienten über die richtige Einnahmezeit informieren:
  - appetitanregende Medikamente und Herzglykoside $1/2$ Stunde vor dem Essen
  - verdauungsfördernde Enzyme zum Essen
  - Antazida zur Neutralisation der Magensäure 2–3 Stunden nach den Mahlzeiten und nicht gleichzeitig mit anderen Medikamenten (z.B. Digitalis und Antibiotika)
  - Eisen und Tetrazykline in zeitlichem Abstand getrennt einnehmen
  - MAO-Hemmer nicht zum Essen (Käse, Fisch): Blutdruckanstieg
  - Sedativa kurz vor dem Schlafen
  - Heparine und Antibiotika immer im gleichen zeitlichen Abstand voneinander verabreichen (Blutspiegel)
- Orale Medikamente mit reichlich Wasser verabreichen. Trocken geschluckte Medikamente können in der Speiseröhre steckenbleiben und zu Schleimhautschäden führen. Schwarzer Tee und Milch können die Resorption von Medikamenten (z.B. Antibiotika) stören.
- Bei Tumorschmerzen die Verabreichung der Analgetika in genau festgelegtem Zeitintervall einhalten, um einen konstanten Wirkspiegel zu erhalten. Den Patienten auch nachts wecken!

• **Umgang mit dem Betäubungsmittel**

Betäubungsmittel sind Stoffe, bei denen es innerhalb kurzer Zeit zur Entwicklung von Toleranz (Wirkungsverlust) und Abhängigkeit (Sucht) kommt (psychotrope, bewußtseins- und stimmungsverändernde Wirkung). Dazu zählen z.B. Morphine, Opiate, Kodeine. Der Umgang mit diesen Medikamenten ist im Betäubungsmittelgesetz (BtMG) geregelt.
- Die Abgabe von Betäubungsmitteln erfolgt ausschließlich auf schriftliche ärztliche Anordnung.
- Die Rezepte werden als dreiteilige amtliche Formblätter an befugte Ärzte abgegeben. (Teil I und II zur Vorlage in der Apotheke, Teil III verbleibt beim Arzt, drei Jahre aufbewahren).
- Verabreichungen sind mit den genauen Personalien des Patienten, Name des Medikamentes, Dosierung, Verabreichungsart, Zeitpunkt der Verabreichung, Name der ausführenden Pflegeperson und des verordnenden Arztes zu dokumentieren.
- Die Dokumentation erfolgt auf den Stationen in einem Betäubungsmittelbuch (mit fortlaufend numerierten Seiten).
- Die Medikamente (und das Betäubungsmittelbuch) sind gesondert und verschlossen im Betäubungsmittelschrank aufzubewahren.
- Der Schlüssel ist immer bei der diensthabenden Schichtleitung (nicht im „Versteck“).
- Zerbrochene und verworfene Ampullen müssen eingetragen werden.

- Bei Unregelmäßigkeiten ist der Chefarzt zu informieren.
- Der Bestand ist regelmäßig zu kontrollieren und durch den zuständigen Chef- oder Oberarzt bestätigen zu lassen.

• **Umgang mit Zytostatika**
Zytostatika (Tumorhemmstoffe) sind Medikamente, die an unterschiedlichen Stellen der Zellteilung und Eiweißsynthese eingreifen und sehr toxisch sind.
Zubereitung, Anwendung und Entsorgung müssen unter Beachtung der Bestimmungen der Berufsgenossenschaft erfolgen.

- Information des Patienten über die geplante Therapie, mit schriftlicher Einwilligung.
- Laufende Kontrolle des Blutbildes und der Nierenfunktion.
- Gabe von Antiemetika vor der Verabreichung, um Übelkeit und Erbrechen zu verhindern.
- Die Therapie muß für den Patienten streßarm sein und hat unter ruhigen Bedingungen stattzufinden.
- Zum Schutz gegen Haarausfall kann dem Patienten vor der Verabreichung eine Kühlkappe (Kryogelkappe) aufgesetzt werden (nicht bei Blutkrebs).

Richten von Zytostatika

- Schwangere, Stillende und Jugendliche (Auszubildende) dürfen **nicht** mit Zytostatika arbeiten.
- Zytostatika dürfen nur Personen, die über die Handhabung und Gefahren informiert wurden, zubereiten. Wer regelmäßig mit Zytostatika umgeht, wird entsprechend jährlich arbeitsmedizinisch untersucht.
- Die Zubereitung erfolgt in einer Zytostatika-Aufbereitungsbox (Abb. 2-80).
- Grundsätzlich werden dabei spezielle Handschuhe und Vorderarmstutzen getragen (Wandstärke der DIN-Norm entsprechend).
- Steht keine Aufbereitungsbox zur Verfügung, ist das Tragen von Schutzhaube, Schutzbrille mit Seitenschutz, Mundschutz und Schutzkittel mit langen Ärmeln beim Aufziehen des Medikaments notwendig.
- Der Arbeitsplatz muß ausreichend groß sein. Die Arbeitsplatte wird mit einer saugfähigen undurchlässigen Einmalunterlage abgedeckt und nach Gebrauch im Sondermüllbehälter entsorgt.
- Die Arbeit sollte ungestört erfolgen. Zugluft im Raum vermeiden.
- Zum Auflösen der Medikamente spezielle Überleitungskanülen (Luftfilter) verwenden, die eine Aerosolbildung verhindern.
- Zum Öffnen von Glasampullen sterilen Tupfer verwenden.
- Nach der Zubereitung die Hände gründlich waschen.
- Der Arzt verabreicht das Medikament mit Handschuhen zum Eigenschutz.
- Die verwendeten Einmalartikel werden im Sondermüllbehälter entsorgt.

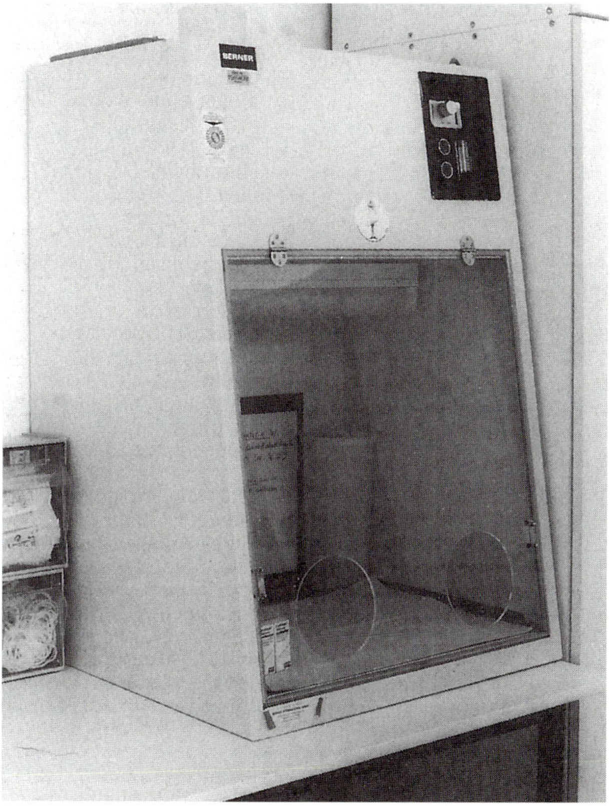

Abb. 2-80 Zytostatika-Aufbereitungsbox.

- Während der Therapie ist eine intensive psychische und physische Betreuung des Patienten notwendig.
- Ausscheidungen, Erbrochenes und Körperabsonderungen werden mit der entsprechenden Sorgfalt (Handschuhe) entfernt, bedürfen aber keiner gesonderten Entsorgung (kein Sondermüll).

Bei Hautkontakt mit Zytostatikalösungen sofort mit reichlich Wasser abspülen. Bei Augenkontakt ebenfalls sofortiges Spülen mit NaCl 0,9% (ca. 5 Minuten) und den Augenarzt konsultieren (als Arbeitsunfall melden).

Vorgehen bei paravenösen Zwischenfällen
Fließen Medikamente extravasal (nicht ins Gefäß), so kann es zu stark schmerzenden Nekrosen kommen, die oft erst nach chirurgischen Eingriffen unter Narbenbildung abheilen.
- Infusion sofort abstellen, Nadel vorerst belassen
- Arzt sofort informieren
- Versuch, Flüssigkeit durch die Kanüle zu aspirieren
- Arzt verabreicht sofort lokales Antidot durch die liegende Kanüle (Gegenmittel nur für wenige Zytostatika verfügbar)
- betroffenen Arm ruhigstellen und hochlagern
- je nach Medikament kühlen oder wärmen: bei Anthrazyklinen 24 Stunden Eispackung, dann ca. 4 Tage Heparinverband (erneuern!), bei Vinca-Alkaloiden 24 Stunden lokale milde Wärme (erneuern!)
- Dokumentation: Datum, Zeitpunkt, Lokalisation und Ausmaß des Extravasats, Zytostatikum, objektiver Befund und Patientenbeschwerden, getroffene Gegenmaßnahmen

2.7.5 Injektionen

Unter einer Injektion ist das Verabreichen eines Medikaments mit Hilfe einer Hohlnadel (Kanüle) in das Gewebe, Körperhohlräume oder Blutbahnen zu verstehen.

• **Applikationsarten**
- intrakutane Injektion (i.c.)
- subkutane Injektion (s.c.)
- intramuskuläre Injektion (i.m.)
- intravenöse Injektion (i.v.)
- intraarterielle Injektion (i.a.)

• **Richten der aufzuziehenden Medikamente**
Vorbereitung
Alle benötigten Gegenstände werden auf einem Spritzentablett gerichtet.
- ärztlicher Verordnungsplan
- verordnetes Medikament im entsprechenden Behälter (s. Kap. 2.7.4)
- Ampullensäge mit Zellstofftupfer
- Aufziehkanüle
- Spritze
- Injektionskanüle (Größe je nach Applikationsart)
- Abwurfbehälter für die Kanülen
- evtl. Handschuhe (Eigenschutz, bei jeder Injektionsart kann es zu Blutungen kommen)

Vorgehen
Bei Glasampullen
- Medikament kontrollieren
- Spritze mit Aufziehkanüle zusammensetzen
- Ampulle anfeilen oder aufbrechen (Brechampullen)
- Medikament aufziehen

- Spritze entlüften
- Aufziehkanüle entfernen (Kanülencontainer)
- Injektionskanüle mit Kanülenschutz aufsetzen
- Ampulle neben Spritze stellen

Bei Stechampullen
- Medikament kontrollieren
- Spritze mit Aufziehkanüle zusammensetzen
- Schutzdeckel der Ampulle entfernen
- Gummipfropfen desinfizieren (Einwirkzeit beachten)
- Aufziehkanüle einstechen
- Stechampulle kippen
- Medikament aufziehen
- Spritze entlüften
- Aufziehkanüle entfernen (Kanülencontainer)
- Injektionskanüle mit Kanülenschutz aufsetzen
- Stechampulle neben Spritze stellen
- Entnahmedatum auf der Stechampulle notieren

Bei Trockensubstanzen mit Lösungsmitteln
(Glasampulle/Stechampulle)
- Medikament kontrollieren
- Spritze mit Aufziehkanüle zusammensetzen
- vorgeschriebenes Lösungsmittel aufziehen
- Lösungsmittel in die Glas- oder Stechampulle spritzen (Desinfizieren nicht vergessen)
- Warten, bis die Trockensubstanz vollständig aufgelöst ist
- Medikament aufziehen
- Spritze entlüften
- Aufziehkanüle entfernen (Kanülencontainer)
- Injektionskanüle mit Kanülenschutz aufsetzen
- Ampulle neben Spritze stellen

Keine Injektion in gerötetes, geschwollenes oder entzündetes Gewebe.
Keine Injektion in Hautveränderungen.
Keine i.m. Injektion bei Patienten mit Gerinnungsstörungen, Blutungsneigungen.
Keine i.m. Injektion bei Patienten mit schlechten Kreislaufverhältnissen (Schock – Zentralisation).

• **Intrakutane Injektion**

Unter einer intrakutanen Injektion versteht man das Verabreichen eines Medikaments in die Haut (Epidermis). Die Resorption findet langsam statt.

Indikationen
- Impfungen (BCG-Impfung)
- Allergietest
- Lokalanästhesie (vor Punktionen)

Injektionsstelle
- Unterarm (Volarseite; Abb. 2-81)

Vorbereitung
- siehe Gegenstände zur Injektion, Seite 182
- extra graduierte Spritze (z. B. Tuberkulinspritze)
- feine Injektionskanüle
- Markierungsstift (bei Tests)

Vorgehen
- Händedesinfektion
- Information des Patienten
- Auswahl der Injektionsstelle
- Desinfektion der Injektionsstelle
- Haut spannen
- Injektionsnadel flach zur Haut einstechen (Abb. 2-82)
- Medikament langsam injizieren (Quaddelbildung)
- Kanüle langsam entfernen (ohne Andruck eines Tupfers)
- Injektionsstelle bei Tests mit Fettstift markieren
- Information an den Patienten, die markierte Stelle nicht zu berühren und zu waschen
- Dokumentation

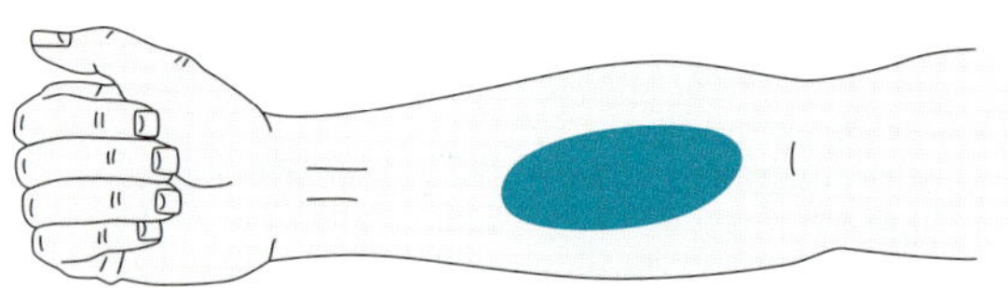

Abb. 2-81 Injektionsstelle am Unterarm für die intrakutane Injektion.

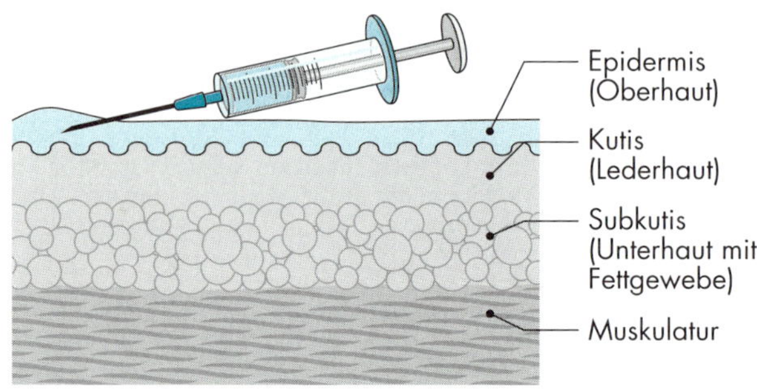

Abb. 2-82 Injektionswinkel für die intrakutane Applikation.

- **Subkutane Injektion**

Unter der subkutanen Injektion versteht man das Verabreichen eines Medikaments unter die Haut (Subkutis). Die Resorption findet verzögert statt.

Indikationen
- Insulin- und Heparingabe
- Verabreichen von isotonen Lösungen

Injektionsstellen (Abb. 2-83)
- ober-, unterhalb Schulterblatt
- Oberarm (außen)
- Bauchdecke
- Flankenbereich
- Oberschenkel (außen)

Vorbereitung
- siehe Gegenstände zur Injektion, Seite 182

Vorgehen
- Händedesinfektion
- Information des Patienten

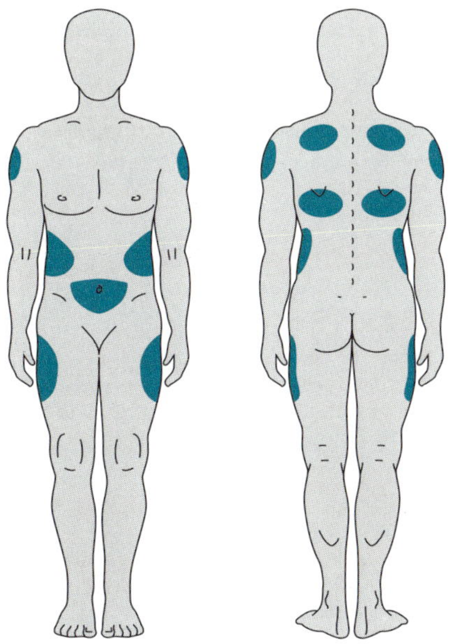

Abb. 2-83 Injektionsstellen für die subkutane Applikation.

- Auswahl der Injektionsstelle
- Desinfektion der Injektionsstelle
- Hautfalte abheben
- Injektionsnadel im 45°- oder 90°-Winkel einführen (Abb. 2-84)
- Aspiration (kommt Blut, Einstichstelle wechseln)
- Medikament langsam injizieren
- Patienten beobachten
- trockenen Tupfer auf die Einstichstelle legen
- Kanüle rasch entfernen
- Medikament mit kreisenden Bewegungen im Gewebe verteilen
- evtl. Schnellverband
- Dokumentation

Injektionsort nach festgelegtem Schema wechseln.
Der Einstichwinkel bei der Subkutan-Injektion mit sehr feinen kurzen Kanülen erfolgt im Winkel von 90° zur Hautoberfläche. Bei der subkutanen Insulinverabreichung wird nicht aspiriert (Gewebeschädigung). Ebenso ist eine Aspiration bei Fertigspritzen mit einer Kanülenlänge bis 12 mm unnötig (Kanüle kann aufgrund der Länge keine größeren Gefäße verletzen).
Wird bei einer subkutanen Injektion Blut aspiriert, ist das Medikament zu verwerfen und eine neue Injektion vorzubereiten.

Besonderheiten bei der Heparininjektion

- beim Entlüften der Spritze darauf achten, daß kein Heparin an der Kanüle herunterläuft (Nachblutung aus dem Einstichkanal)
- keine Kontrollaspiration (Mikroverletzungen mit Hämatombildung)

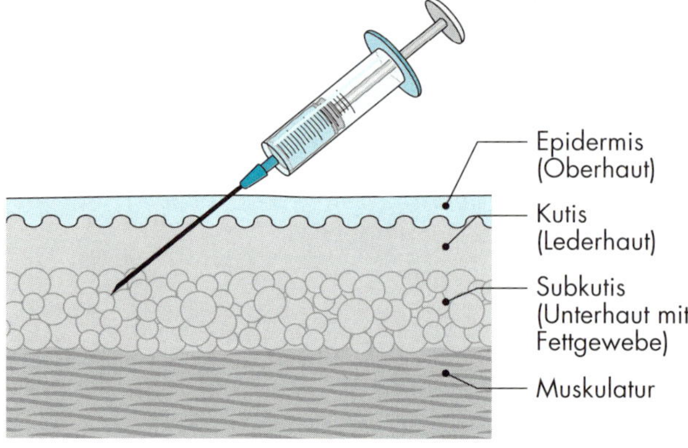

Abb. 2-84 Injektionswinkel für die subkutane Applikation.

– kein Verteilen des Medikaments durch kreisende Bewegungen (Hämatombildung)

- **Intramuskuläre Injektion**

Unter einer intramuskulären Injektion versteht man die Verabreichung eines Medikaments in den Muskel. Die Resorption findet leicht verzögert statt.

Indikationen
– ölige und stark konzentrierte Medikamente

Injektionsstellen
– Gesäßmuskel
– Oberschenkelmuskel
– Oberarmmuskel

Vorbereitung
– siehe Gegenstände zur Injektion, Seite 182

Vorgehen
Ventrogluteale Injektion nach v. Hochstetter
– Händedesinfektion
– Information des Patienten
– Lagerung des Patienten (Patient liegt flach auf der Seite, das Knie ist leicht angezogen, damit die Muskulatur entspannt ist)
– Auswahl der Injektionsstelle (z. B. linke Seite; Abb. 2-85)

Die früher übliche Injektionsmethode in den „oberen äußeren Quadranten" gilt seit langem als Kunstfehler, da sehr leicht der Ischiasnerv verletzt werden kann (Abb. 2-86).

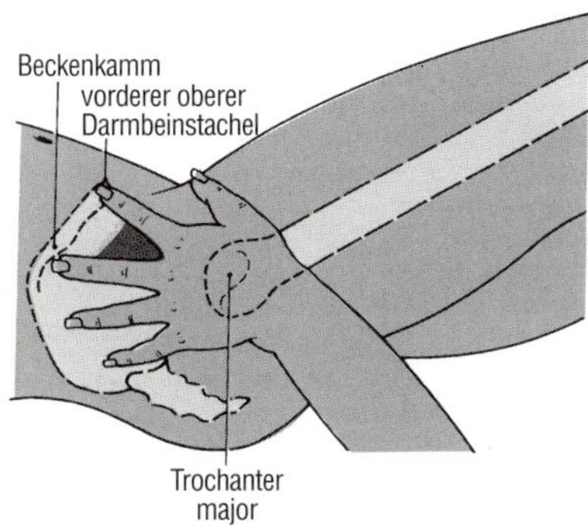

Abb. 2-85 Auffinden der Einstichstelle nach von Hochstetter.

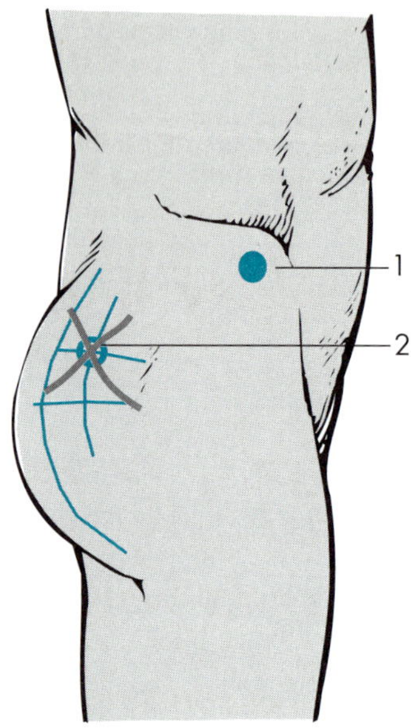

Abb. 2-86 Injektionsorte (1 = Injektionsort im ventroglutealen Bereich, 2 = Injektionspunkt nach kontraindizierter Methode, „oberer, äußerer Quadrant").

1. Rechter Zeigefinger drückt auf den Darmbeinstachel (S).
2. Rechter Mittelfinger wird am Höcker des Darmbeinkammes (E) angelegt.
3. Damit der Handballen auf dem Trochanter major (T) zu liegen kommt, wird die Hand auf der Achse der Spina (S) um ca. 2 cm ventral (bauchwärts) verschoben.
4. Die gespreizten Finger (Zeige- und Mittelfinger) bilden mit dem Darmbeinkamm ein Dreieck.
5. Markierung der Einstichstelle an der Spitze des Dreiecks.

S – Spina iliaca
T – Trochanter major
E – Eminentia crista iliaca

- Desinfektion der Injektionsstelle
- Haut spannen mit Daumen und Zeigefinger
- Einstich senkrecht im Winkel von 90° (Abb. 2-87)
- Kontrollaspiration (kommt Blut, Einstichstelle wechseln)
- Medikament langsam injizieren
- Patienten beobachten
- trockenen Tupfer auf die Einstichstelle legen

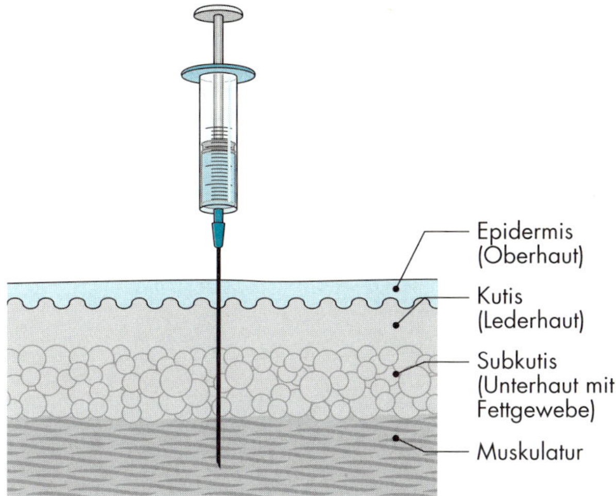

Abb. 2-87 Injektionswinkel für die intramuskuläre Applikation.

- Kanüle rasch entfernen
- Medikamente mit kreisenden Bewegungen im Gewebe verteilen
- evtl. Schnellverband
- Patienten bequem lagern
- Dokumentation (Medikamentenname, Uhrzeit)

Ventrogluteale Injektion nach Sachtleben (Crista-Methode, Abb. 2-88 a und b)
Vorteil dieser Methode ist, daß sie auf Kinder übertragbar ist und daß das Auffinden des Injektionsortes einfacher erlernbar ist.

- Vorbereitung einschließlich Lagerung wie oben
- eine Hand in die Taille legen, Finger liegen am Beckenkamm an
- Der Injektionsort befindet sich:
  - beim Erwachsenen drei Querfinger
  - bei Kindern (bis 125 cm) zwei Querfinger
  - bei Kindern (bis 75 cm) einen Querfinger

  unterhalb des Darmbeinkamms auf der gedachten Frontallinie über dem Trochanter major.

Injektion in den Oberschenkelmuskel (Abb. 2-89)
- Patient liegt entspannt auf dem Rücken
- Injektionsort ist der mittlere Oberschenkelbereich zwischen „vorderer Bügelfalte und äußerer Hosennaht", im lateralen

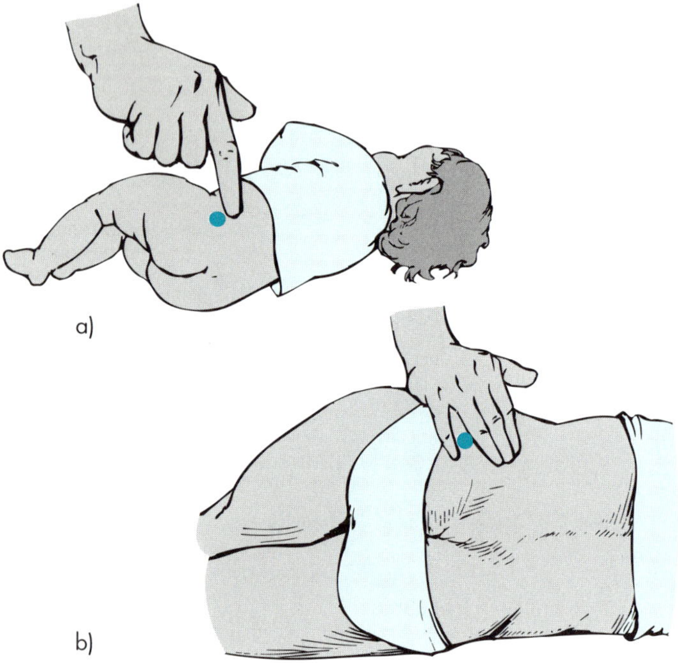

a)

b)

Abb. 2-88 Crista-Methode.
a) Beim Säugling.
b) Beim Erwachsenen.

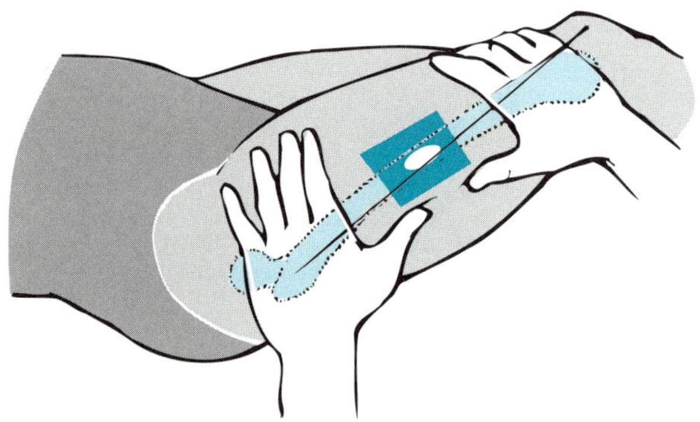

Abb. 2-89 Injektionsort am Oberschenkel.

Bereich eine Handbreit oberhalb des Knies und eine Handbreit unterhalb der Leiste
- der Einstichwinkel ist 90° zur Haut in Richtung des Oberschenkelknochens

Injektion in den Oberarm (Abb. 2-90)
- erhöhte Gefahr von Nerven- und Gefäßverletzungen, deshalb diesen Injektionsort möglichst selten wählen
- Injektionsort liegt drei Querfinger unterhalb des Akromions (Schulterhöhe)
- der Einstich erfolgt an der höchsten Stelle der Deltamuskelvorwölbung im Winkel von 90° zur Haut

Die Länge der Kanüle nach der Dicke (Fettgewebe!) der Haut auswählen, wird oft unterschätzt.
Keine Injektionen in die Nähe von Dekubitalgeschwüren durchführen.
Intramuskuläre Injektionen erhöhen den CPK-Wert und erschweren die Diagnosestellung, z. B. beim Herzinfarkt.
Eine Injektion ist eine Körperverletzung und darf nur mit Zustimmung des Patienten erfolgen.

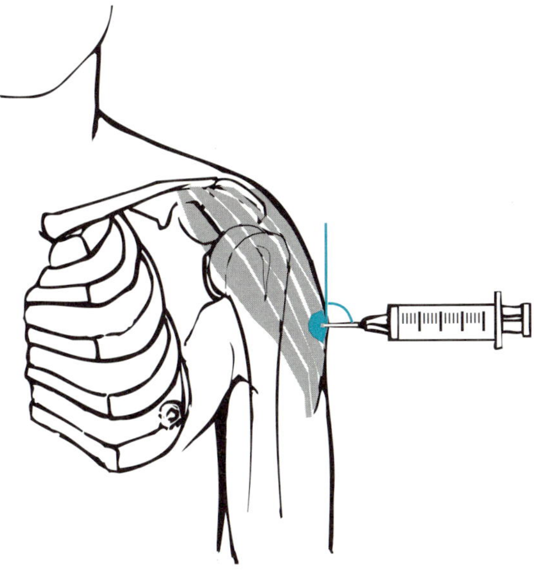

Abb. 2-90 Injektionsort am Oberarm.

Spritzenschäden
Spritzenschäden (Tab. 2-13) sind sehr häufige Komplikationen, daher bedarf die Durchführung einer Injektion besonderer Sorgfalt.

2.7.6 Infusionen

Im menschlichen Organismus wird der Flüssigkeits- und Elektrolythaushalt konstant gehalten.

Tabelle 2-13 Übersicht über mögliche Spritzenschäden.

Schaden	Beschreibung/Folgen	Ursachen
Spritzenabszeß	– durch Injektion verursachte Eiterbildung im Gewebe	– mangelnde Sterilität von Kanüle, Spritze und Medikament – ungenügende Haut- und Händedesinfektion (mindestens 30 Sek.) – Einschleppen von Keimen in ein Hämatom – häufige Injektionen an der gleichen Stelle – Injektion von Antibiotika, Kortison, Antirheumatika und öligen Lösungen in das subkutane Fettgewebe (aseptische Nekrose)
Nervenläsionen	– häufig betroffene Nerven sind N. ischiadicus und N. radialis – Lähmungen (mit und ohne Schmerzen), Bewegungseinschränkungen, Muskelatrophie und Verkrümmung	– direktes Anstechen, Verletzung durch die Kanüle – indirekte Schädigung durch das Medikament
Anstechen eines Blutgefäßes	– Hämatombildung	
Versehentliche Injektion in ein Gefäß	– Fettembolie – Gewebenekrose (Nicolau-Syndrom)	– bei intravenöser Injektion von Fettlösungen – bei intraarterieller Injektion
Abbrechen der Injektionsnadel	– Bruchstelle ist am Übergang von Metall und Plastik	– bei plötzlichen Bewegungen des Patienten

Ist der Organismus dazu nicht mehr in der Lage, ist eine Infusionstherapie notwendig.
Eine Infusionstherapie (infundare = hineingießen) ist nur durch einen direkten Zugang (Kanüle, Katheter) zu einer Vene, Arterie oder in seltenen Fällen über die Haut (subkutan) möglich.
Es gelten deshalb alle Prinzipien einer Venenpunktion.

- **Applikationsarten**
- intravenöse Infusion
- intraarterielle Infusion
- subkutane Infusion
- Kurzzeitinfusion (Einlaufzeit bis drei Stunden)
- Langzeitinfusion (Einlaufzeit über Tage)
- Druckinfusion (schnelle Volumenauffüllung in Notfällen)

- **Indikationen**
- **Korrektur:** Wiederherstellung und Korrektur von gestörten Gleichgewichten (z. B. Natrium-Kalium-, Säuren-Basen-Haushalt)
- **Ersatzbehandlung:** Ersatz von quantitativen Verlusten (z. B. Wasser, Elektrolyte, Kalorien)
- **Erhaltungsbehandlung:** Deckung des normalen Bedarfs an Wasser, Elektrolyten und Kalorien
- **Medikamentenverabreichung:** Trägerlösung für Medikamente

- **Verschiedene Infusionslösungen**
- Lösungen zur Regulierung des Wasser-Elektrolyt-Haushaltes
- Lösungen zur parenteralen Ernährung
- Lösungen zur Korrektur des Säure-Basen-Gleichgewichtes
- Lösungen zur Osmotherapie
- Volumenersatzlösungen
- Trägerlösungen für Medikamente

- **Materialien zur Infusionstherapie**
- Infusionsbehälter
  Infusionslösungen werden angeboten mit einem Inhalt von 50, 100, 250, 500 und 1000 ml in:
  - Glasflaschen
  - Flaschen aus Kunststoff
  - Kunststoffbeuteln
- Infusions- oder Infusomatsysteme, evtl. Heidelberger-Verlängerungen, Dreiwegehähne
- Infusionskanülen
  - Flügelkanüle (Butterfly-Kanüle)
  - Venenverweilkanüle
  - zentraler Venenkatheter
- evtl. Infusionspumpen

- **Anlegen einer Infusion**

Das Anlegen einer neuen Infusion mit Venenpunktion und die Infusionstherapie sind ärztliches Aufgabengebiet.

Vorbereitung
- Infusionsständer
- Infusionslösung nach Verordnung
- Infusionsbesteck
- Desinfektionsmittel

Vorgehen
- Händedesinfektion
- Schutzkappe der Infusionsflasche entfernen
- Desinfektion der Durchstichstelle (Infusionsflasche)
- Einstichdorn des Infusionsbestecks in stehende Infusionsflasche stechen
- Rollenklemme schließen
- Flasche aufhängen
- Tropfenkammer bis zur Graduierung füllen (durch mehrfaches Zusammendrücken der Tropfenkammer)
- Rollenklemme öffnen und Schlauchsystem füllen
- Anschluß an eine liegende Venenkanüle nach Desinfektion der Kanüle
- Fixation des Infusionsschlauchs
- Einstellen der Infusionsgeschwindigkeit
- Dokumentation

Einstellen der Infusionsgeschwindigkeit (Tab. 2-14)
Die Infusionsgeschwindigkeit richtet sich nach der ärztlichen Verordnung.

Berechnung der Tropfgeschwindigkeit
(1 ml Flüssigkeit entspricht 20 Tropfen)

$$\text{Tropfen/min} = \frac{\text{Infusionsmenge (ml)} \times 20\ \text{Tropfen}}{\text{Infusionsdauer (min)}}$$

oder

$$\text{Tropfen/min} = \frac{\text{Infusionsmenge (ml)}}{\text{Infusionsdauer (Std.)} \times 3}$$

Tabelle 2-14 Tropfgeschwindigkeiten. Tropfen pro Minute bei einer Verabreichung von 100, 250, 500 bzw. 1000 ml.

Zeit \ Menge	100 ml	250 ml	500 ml	1000 ml
1 Std.	33 Tr.	83 Tr.	–	–
2 Std.	17 Tr.	42 Tr.	83 Tr.	–
3 Std.	11 Tr.	28 Tr.	56 Tr.	–
4 Std.	8 Tr.	21 Tr.	42 Tr.	84 Tr.
5 Std.	7 Tr.	17 Tr.	34 Tr.	68 Tr.
6 Std.	6 Tr.	14 Tr.	28 Tr.	56 Tr.
8 Std.	4 Tr.	10 Tr.	21 Tr.	42 Tr.
10 Std.	–	8 Tr.	17 Tr.	34 Tr.
12 Std.	–	7 Tr.	14 Tr.	28 Tr.
24 Std.	–	–	7 Tr.	14 Tr.

Beispiel: Eine Infusionslösung (1000 ml) soll in 8 Stunden einlaufen.

$$\text{Tropfen/min} = \frac{1000\ (\text{ml}) \times 20}{480\ (\text{min})} = \text{ca. 42 Tropfen}$$

$$\text{Tropfen/min} = \frac{1000\ (\text{ml})}{8\ (\text{Std.}) \times 3} = \text{ca. 42 Tropfen}$$

- **Entfernen einer Infusion bzw. Infusionskanüle**
- zur Beendigung der Infusionstherapie
- bei beginnender Thrombophlebitis
- bei paravenöser Infusion
- bei Verstopfung der Kanüle
- beim Auftreten von allergischen Reaktionen

Vorgehen
- Rollenklemme der Infusion schließen
- Pflasterstreifen der Kanülenfixation lösen
- Tupfer auf die Einstichstelle legen
- Kanüle vorsichtig entfernen
- Punktionsstelle komprimieren, evtl. Arm hochhalten
- Schnellverband anlegen
- evtl. Salbenverband bei Thrombophlebitis
- Dokumentation von Datum, Uhrzeit und Begründung der Infusions- bzw. Kanülenentfernung

Nährstoffhaltige Lösungen langsam laufen lassen, da sie sonst ungenutzt ausgeschieden werden.
Optimale Verwertung von Aminosäuren im Körper ist nur möglich, wenn gleichzeitig Kohlenhydrate per Infusion laufen.
Infusionen kurz vor dem Anhängen vorbereiten. Sie sollten innerhalb von 12–24 Stunden einlaufen.
Zumischen von Medikamenten erst unmittelbar vor dem Anhängen der Infusion, Unverträglichkeiten beachten!
Parallel laufende Infusionen auf Verträglichkeit überprüfen (Entstehen von neuen Mischungen im Mehrwegkonnektor, Ausfällung der Medikamente möglich).
Osmolarität der Infusionslösung beachten, bei hoher Osmolarität (ca. ab 800 mosmol/l) müssen Infusionen über einen zentralen Venenkatheter verabreicht werden.
Glukoselösungen ab 20% **nicht** peripher geben (Venenschädigung!).
Während der Verabreichung von hochprozentigen Glukoselösungen regelmäßige Blut- und Urinzuckerkontrollen (evtl. Insulin nach Arztanordnung).
Fettlösungen können über periphere Venenzugänge verabreicht werden (Infusionsgeschwindigkeit bei guter Verträglichkeit steigern; Fette nur alle 2–3 Tage verabreichen).

Lichtempfindliche Medikamente durch Überzug und dunkles Infusionsbesteck schützen.
Kaliumhaltige Infusionen über Infusionspumpen bzw. Perfusor verabreichen, da ein zu schnelles Einlaufen Herzrhythmusstörungen verursachen kann (nicht mehr als 20 mval/Std.)
Während der Infusion sorgfältige Krankenbeobachtung durchführen.

Komplikationen
- Venenentzündungen
- paravenöse Infusion
- dekompensierte Herzinsuffizienz, kardialer Schock, Herzrhythmusstörungen, Lungenödem, Hypertonie, Apoplexie
- Allergie bis anaphylaktischer Schock
- Embolie durch Luft, Gerinnsel, Gummipartikel
- Stoffwechselentgleisung, z. B. diabetisches Koma
- Nierenversagen
- Sepsis

2.7.7 Transfusionen

Unter einer Bluttransfusion versteht man die Übertragung von Blut und Blutbestandteilen eines Menschen auf einen anderen (Transplantation von flüssigem Gewebe). Die Pflegeperson hat die Aufgabe der Vor- und Nachbereitung sowie der Überwachung des Patienten und der Transfusion. Die Abnahme von Blut (Blutgruppen- und Kreuzprobenbestimmung), die Bestellung von Konserven (Unterschrift), die Kontrolle der Verträglichkeit (Bedside-Test) und das Anlegen jeder Transfusion gehört zum Aufgaben- und Verantwortungsbereich des Arztes. Diese Aufgaben sind **nicht** delegierbar!

• **Indikationen**
- Blutersatz bei akuten oder chronischen Blutverlusten (hypovolämischer Schock)
- chronische Erkrankungen des blutbildenden Systems (z. B. Leukämie, Anämie)
- Austauschtransfusion (z. B. Vergiftungen, Rhesus-Unverträglichkeit des Neugeborenen)
- Ersatz von fehlenden Gerinnungsfaktoren (z. B. Hämophilie)

• **Blut und Blutkomponenten** (Tab. 2-15)

• **Voraussetzungen**
- Bestimmung der Blutgruppe und der Rhesus-Faktoren des Patienten
- Kreuzprobe zur serologischen Sicherung der Blutgruppenverträglichkeit von Spender und Empfänger
- Bedside-Test, um eine Konservenunverträglichkeit bei Verwechslung auszuschließen (Abb. 2-91; Gebrauchsanweisung der Testkarte beachten)

Tabelle 2-15 Übersicht über Blutpräparate.

Blut- und Blutderivate	Wichtige Aspekte	Indikationen
Warmblut (Vollblut bis zu 6 Std. alt, wird nicht gekühlt)	– alle Blutbestandteile sind funktionstüchtig – erhöhtes Infektionsrisiko – Blutgruppen- und Rhesus-Faktor gleich	Austauschtransfusion bei Gerinnungsstörungen
Frischblut (Vollblut bis 72 Std.)	– nur noch ca. 50% der Gerinnungsfaktoren, funktionstüchtig – getestet auf HBV, Lues, HIV – Blutgruppen- und Rhesus-Faktor gleich	Massentransfusion, Gerinnungsstörungen
Standard-Vollblut (überholt)	– zerfallene Leukozyten und Thrombozyten führen zu Unverträglichkeit – Blutgruppen- und Rhesus-Faktor gleich	Erythrozyten- und Plasmagabe
Erykonzentrat (Plasma ist abgepreßt, häufig verabreicht)	– Hkt ca. 70% – enthält kein Buffy-Coat (Leukos, Thrombos, Zelltrümmer) – Blutgruppen- und Rhesus-Faktor gleich	Anämien aller Art
Gewaschene Erythrozytenkonzentrate	– Plasma ist durch Kochsalzaufschwemmung vollständig entfernt – nur 24 Std. haltbar – Blutgruppe 0, Resus-Faktor negativ	im Notfall Konserve 0 Rhesus negativ für Patienten mit irregulären Antikörpern
Tiefgefrorene Erythrozytenkonzentrate	– mit Glyzerinzusatz behandelt – bei über 130 °C gefroren – vor der Transfusion gewaschen – 24 Std. haltbar – Blutgruppen-, Rhesus-Faktor- und Untergruppen gleich	bei extrem seltenen Blutgruppen
Plättchenreiches Plasma	– aus mehreren Einzelspenden gewonnen – 48 Std. haltbar – blutgruppengleich	Thrombozytopenie
Thrombozytenkonzentrat	– durch Zellseparator aus Einzelspende gewonnen – blutgruppengleich	Thrombozytopenie unter 30.000
Leukozytenkonzentrate	– durch Zellseparation gewonnen – innerhalb von 3–5 Std. verabreichen – blutgruppengleich	Leukopenie bei Knochenmarkdepression

Tabelle 2-15 (Fortsetzung)

Blut- und Blutderivate	Wichtige Aspekte	Indikationen
Frischplasma	– innerhalb von 24 Std. verwenden – blutgruppengleich	Eiweißmangel, Gerinnungsstörungen
Gefrorenes Plasma = FFP (schockgefrorenes Plasma)	– 12 Monate lagerfähig – Auftauen bei 36 °C im Wasserbad – blutgruppengleich	Eiweißmangel, Gerinnungsstörungen
Lyophilisiertes Plasma (gefriergetrocknet)	– 5 Jahre haltbar – Lagerung bei Zimmertemperatur – Auflösen mit Lösungsmittel (mitgeliefert) – im Wasserbad erwärmen – blutgruppengleich	Eiweißmangel, Gerinnungsstörungen
Plasma-Proteinlösung = PPL	– 85% Albumine, 15% Globuline – Kühlschrank	Eiweißmangel
Humanalbumin 5%, 20%	– Lagerung lichtgeschützt – 5% bei Zimmertemperatur – 20% im Kühlschrank	Eiweißmangel
Immunglobulin-Lösung	– gefriergetrocknet – gekühlt 3–5 Jahre haltbar – sehr teuer	zur Infektabwehr bei schweren Infektionen
Spezifische Immunglobuline	– Impfstoff	passive Immunisierung
Prothrombinkomplex = PPSB	– Faktoren II, VII, IX, X – gefriergetrocknet – Lagerung im Kühlschrank – lichtgeschützt	Prothrombinmangel, Hämophilie B
Antihämophiler Faktor VIII	– Faktor VIII – gefriergetrocknet – Lagerung im Kühlschrank – lichtgeschützt	Hämophilie A
Fibrinogen = Cohn-Fraktion	– Lagerung im Kühlschrank – lichtgeschützt	Fibrinogenmangel

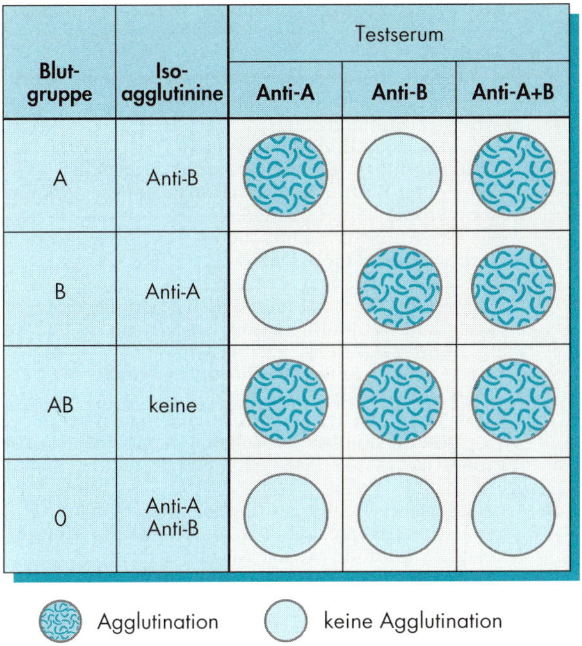

Blutgruppe	Isoagglutinine	Testserum		
		Anti-A	**Anti-B**	**Anti-A+B**
A	Anti-B			
B	Anti-A			
AB	keine			
0	Anti-A Anti-B			

Agglutination   keine Agglutination

Abb. 2-91 Bedside-Test.

Vorbereitung

- Anforderungsschein, zwei Röhrchen mit Nativblut (ohne Zusätze), gut lesbar mit Angaben zum Patienten (Vor- und Zuname, Geburtsdatum, Station, Datum der Blutabnahme) versehen
- Kontrolle der Blutgruppe und Verträglichkeitsprobe (Kreuzprobe durch den Arzt)
- Material zum Anhängen der Transfusion richten: Bettschutz, Desinfektionsmittel, Pflaster, evtl. Material zur Venenpunktion, Konserve mit Begleitpapieren, Transfusionsbesteck

Vorgehen

- Blutkonserve 30–60 Minuten vor der Transfusion aus dem Spezialkühlschrank (erschütterungsfrei) des Labors abholen, vorsichtiger Transport, nicht im Stationskühlschrank aufbewahren
- bei Raumtemperatur zum Erwärmen liegenlassen (evtl. im Wasserbad mit 36 °C oder im Durchlauferwärmer); erwärmtes Blut darf nicht wieder gekühlt werden!

- Kontrolle der Konserve: Behälter intakt, Plasma klar
- Begleitpapiere sorgfältig kontrollieren (Pflegeperson und Arzt)
  - Vor- und Zuname, Geburtsdatum des Empfängers
  - Blutgruppe und Rhesus-Faktor
  - Konservennummer
  - Entnahme und Verfallsdatum
- Hände desinfizieren und Handschuhe anziehen
- Richten der Bluttransfusion (Transfusionsbesteck mit Filter, 40 µ), Tropfkammer gut füllen
- evtl. Ery-Konzentrate mit 100 ml NaCl 0,9% aufschwemmen (verbessert Fließeigenschaft)
- Bedside-Test durch den Arzt
- Anlegen der Transfusion (möglichst peripherer Zugang) durch den Arzt und Fixierung des Systems; es darf kein Bakterienfilter zwischengeschaltet sein!
- keine hochkonzentrierten Lösungen parallel über denselben Zugang laufen lassen (Gefahr der Erythrozytenzerstörung)
- keine Medikamente in die Konserve injizieren
- Tropfgeschwindigkeit einstellen, biologischer Test (Oelecker-Probe): ca. 20 ml schnell einlaufen lassen, drei Minuten warten
- nachdem keine außergewöhnliche Reaktion auftrat, gewünschte Tropfenzahl (ca. 40 Tropfen pro Minute) einstellen, zehn Minuten permanent überwachen
- Überwachung der Verträglichkeit der Transfusion
  - Vitalzeichen
  - Befinden des Patienten (Glieder- oder Kopfschmerzen)
  - Atmung
  - Urinausscheidung
  - Hautfarbe und -temperatur
- Blut und Blutderivate werden nicht in die Flüssigkeitsbilanz aufgenommen
- Dauer der Transfusion nicht länger als 6 Stunden
- Dokumentation von Beginn und Ende der Transfusion
- nach Beendigung der Transfusion müssen noch ca. 10 ml Restblut in der Konserve vorhanden sein (Kontrolluntersuchung bei Zwischenfällen), Konserve und Pilotröhrchen für 24 Stunden im Kühlschrank aufbewahren
- Venenkatheter mit NaCl 0,9% durchspülen und folgende Infusionen anschließen
- der Arzt füllt den Transfusionsbericht aus

Bei der Verabreichung von Erythrozytenkonzentraten an Kinder, Jugendliche bzw. immunsupprimierte Patienten soll ein Leukozytendepletionsfilter verwendet werden. Gerinnungspräparate nach Herstellerangaben vorbereiten. Bei der Verabreichung über Infusionssystem 50 ml Kochsalzlösung 0,9% nachinfundieren (Einspülen der Gerinnungspräparate aus dem Infusionssystem).

- **Zeichen einer Transfusionsunverträglichkeit**
  - Übelkeit, Erbrechen
  - Kopf- und Gliederschmerzen
  - Hautrötungen
  - Blutdruckabfall, Tachykardie
  - Unruhe, Beklemmungsgefühl
  - Atemnot
  - Temperaturanstieg
  - Schüttelfrost

Sofortmaßnahmen
- Transfusion abbrechen, Kanüle für Notfallmedikamente belassen
- Arzt verständigen
- Patienten beruhigen
- Vitalzeichen kontinuierlich überwachen
- evtl. Schocklagerung
- evtl. Sauerstoffgabe (auf Anordnung)
- genaue Dokumentation der Reaktionen und der anschließenden ärztlichen Therapie

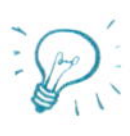

Bei einer Transfusionsunverträglichkeit müssen die Blutkonserve, Pilotröhrchen, Begleitformulare, Transfusionsbericht und 10 ml Patientenblut an die zuständige Blutzentrale geschickt werden.
Blutkonserven müssen vor der Gabe erwärmt werden. Die Verabreichung von kaltem Blut führt zu Herzrhythmusstörungen und Kammerflimmern.

- **Eigenblutspende**

Ziele der Eigenblutspende sind Vermeidung von Fremdblut, Verhinderung der Immunisierung und Ausschließen des Infektionsrisikos bei geplanten größeren Operationen.
Kontraindikationen sind Bluterkrankungen (Anämie, Leukämie), Gerinnungsstörungen, akute Infekte, Herzkreislauferkrankungen, Krebs, Schwangerschaft.

Vorgehen
- Termine rechtzeitig planen: 4–6 Wochen vor dem Operationstermin
- Blutabnahme und die Aufbereitung der Konserve dürfen nur vom befugten Arzt vorgenommen werden (Blutbank)
- ärztliche Untersuchung des Patienten und Laborkontrollen
- der Umgang mit der Konserve entspricht den Kriterien des Fremdblutes
- vor dem Anhängen der Transfusion ist ein Bedside-Test durchzuführen (Kreuzprobe ist nicht erforderlich)
- Kontrollen und Überwachung wie bei Fremdblutkonserven

2.7.8 Venenkatheter

Venenkatheter werden grundsätzlich nach dem ausgewählten Zugangsweg eingeteilt:
- periphere Venenkatheter (Vena basilica, Vena cephalica, Vena femoralis)
- zentrale Venenkatheter (Vena subclavia, Vena jugularis)

- **Indikationen**
- Zugang für die Infusions- und Transfusionstherapie
- Langzeitinfusion
- Infusion hypertoner Lösungen (reduzierte Thrombophlebitisgefahr)
- Messung des zentralen Venendrucks
- Extremitäten sind bewegungsfrei

Vorbereitung
- **Unsteriles** Material
  - Bettschutz
  - Materialien zur Desinfektion
  - evtl. Material für eine Rasur
  - Abwurfbehälter
  - Röhrchen zur Labordiagnostik
  - Röntgenanforderungsschein zur Lagekontrolle des Katheters
- **Steriles** Material
  - Schutzkittel, Mundschutz, Haarhaube
  - 10-ml-Spritze zur Lokalanästhesie und Medikament
  - Ampulle mit Kochsalzlösung 0,9%
  - Einmalset mit:
    - Spritze
    - Katheter
    - Punktionskanüle
    - Dreiwegehahn
    - Abdecktuch
    - Lochtuch
    - Handschuhen
  - Fixationsmaterial (z.B. Nahtmaterial, Pflaster)
  - Verbandmaterialien
  - Infusion nach Anordnung

Vorgehen
Die zentrale Venenpunktion ist ärztliche Aufgabe. Das Pflegepersonal assistiert dem Arzt, z.B. Anreichen von Materialien, den Patienten in die richtige Lage bringen.

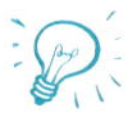

Vor dem Legen eines Jugularis- oder Subklaviakatheters das Kopfteil flach stellen bzw. in Kopftieflage bringen, um eine Luftembolie zu verhindern!
An den Venenkatheter einen Dreiwegehahn anschließen. Diskonnektierung nur bei dringender Notwendigkeit (einmal täglich wechseln, Infektionsprophylaxe).

Vor jeder Manipulation am Venenkatheter Ansatz desinfizieren. Die Gabe von Transfusionen sowie Blutentnahmen sollten nur im Notfall an Venenkathetern vorgenommen werden (Spülen!). Nach der Verabreichung hochkalorischer Lösungen ist der Katheter mit NaCl 0,9% zu spülen (zur Vermeidung von Verklebungen).
Bei der Entnahme des Venenkatheters nach Arztanordnung Katheterspitze mit steriler Schere abschneiden und zur bakteriellen Untersuchung einschicken.
Das Durchspülen eines thrombosierten Venenkatheters ist strengstens verboten: Gefahr der Embolie!
Alle 24 Stunden sind die Infusionszuleitungen (Infusionssysteme, Dreiwegehähne, Dreiwegehahn-Banken, Verlängerungen) zu wechseln (Infektionsprophylaxe!).

Komplikationen

Katheterfehllagen:	Sind relativ häufig, die korrekte Lage sollte durch eine Röntgenaufnahme gesichert werden.
Gefäßperforation:	Führt zu erheblichen intrathorakalen Blutungen.
Luftembolie:	Kann beim Legen während der Punktion mit einer dicken Kanüle entstehen. Vorsichtshalber den Patienten in Kopftieflage bringen, v.a. bei Patienten mit niedrigem zentralem Venendruck (Schockpatienten).
Thrombosen:	Sind häufig, wenn der Katheter in einem engen Blutgefäß liegt.
Infektionen:	Mit nachfolgender Sepsis können durch absolut steriles Arbeiten beim Legen und Verbandwechsel vermieden werden.
Herzrhythmusstörungen:	Können auftreten, wenn der Venenkatheter zu weit vorgeschoben ist und am Vorhof anstößt. (Gelegentliches Auftreten, wenn sich der Patient in Seitenlage befindet.) Lagekontrolle durchführen und Katheter zurückschieben.

- **Verbandwechsel**

Ein zentraler Zugang wird wie eine aseptische Wunde behandelt. Der Verbandwechsel erfolgt deshalb alle zwei Tage oder bei Bedarf (z. B. Blutung).

Vorbereitung

- **Unsteriles** Material
  - Materialien zur Desinfektion
  - Reinigungsbenzin
  - Kompressen
  - Schere

  - Handschuhe
  - Abwurfbehälter
- **Steriles** Material
  - Handschuhe
  - Verbandmaterialien (z. B. Kompressen, Pinzette)

Vorgehen
- Händedesinfektion
- bequeme Lagerung des Patienten
- Handschuhe anziehen
- vorsichtiges Entfernen des alten Verbandes, direkt in den Abwurfbehälter geben
- Desinfektion der Einstichstelle von innen nach außen mit Pinzette und Kompressen (Einwirkzeit beachten)
- Hautkontrolle (Rötung, Schwellung, Sekret)
- evtl. Hautreinigung (Pflasterrückstände)
- nochmalige Desinfektion
- steriler Verband auf die Einstichstelle
- Fixomull mit dem Datum des Verbandwechsels
- Katheter mit Fixomull fixieren
- Patienten bequem lagern
- Dokumentation

Port-a-Cath-System (Abb. 2-92)
Das Port-a-Cath-System ist ein vollständig implantierter Katheter mit einer Injektionskammer (Port), die aus Titan mit einer Silikonmembran besteht. Dieses System wird bei Patienten mit schlechten Venenverhältnissen, bei langdauernder Chemotherapie und Intervallinjektionen angewendet. Der Arzt legt in Lokalanästhesie den Venenkatheter, untertunnelt die Haut und verbindet den Katheter mit dem Port, der im Gewebe fixiert wird. Die Silikonmembran wird mit einer Kanüle mit Spezialschliff, der Huber-Nadel, punktiert (kann bis zu 2000mal erfolgen).
Das Port-a-Cath-System kann intravenös, intraarteriell, intraperitoneal und intraspinal gelegt werden.

Punktion des Ports
Vorbereitung
- Hände desinfizieren
- Desinfektionsmittel
- sterile Tupfer für die Hautdesinfektion
- sterile Handschuhe
- Verbandmaterial: Mull und Klebeband
- Huber-Nadel
- 20-ml-Spritze mit Verlängerungsschlauch und Dreiwegehahn

Die Punktion eines intravenös liegenden Portkatheters kann an Pflegekräfte delegiert werden.

Vorgehen
- sterile Handschuhe anziehen
- chirurgische Hautdesinfektion der Punktionsstelle

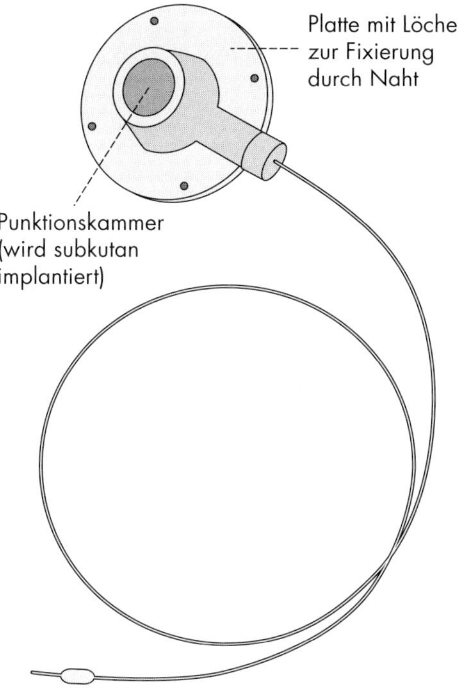

Abb. 2-92 Port-a-Cath-System.

- Spritze mit Kochsalz mit Dreiwegehahn und der Überleitung verbinden
- Port durch Palpation lokalisieren
- Huber-Nadel senkrecht zur Haut bis zum Boden des Ports einführen
- Probeinjektion mit 20 ml Kochsalz durchführen
- bei Injektion mehrerer Medikamente den Katheter nach jeder Injektion mit 5 ml Kochsalz durchspülen, um eine Ausflockung zu vermeiden
- Anschluß der Infusion
- nach Beendigung der Infusion Katheter mit Kochsalz spülen, anschließend ca. 5 ml heparinisierte Kochsalzlösung (100 IE/ml) einspritzen
- vor dem Herausziehen der Nadel den Port herunterdrücken und unter leichtem Injektionsdruck die Kanüle entfernen

Hickmann-Katheter
Der Hickmann-Katheter wird intraoperativ in die V. cephalica, V. jugularis oder V. cava superior gelegt und bis zum rechten Vorhof vorgeschoben. Der Katheter wird untertunnelt und im Gewebe fixiert. Am Katheterende einen Dreiwegehahn anbringen und mit einem sterilen Verband die Austrittsstelle des Katheters einschließlich der Überleitung (Katheterende/Dreiwegehahn/Infusionssystem) abdecken (Infektionsgefahr gering halten). Umgang (Anschluß von Infusionslösungen, Verbandwechsel) unter strengen aseptischen Bedingungen.

- **Zentrale Venendruckmessung**

Mit der zentralen Venendruckmessung (ZVD) wird der Druck im klappenlosen Teil der oberen Hohlvene ermittelt.

Indikationen
- Aussage über das Verhältnis des venösen Blutangebots und der Leistungsfähigkeit des rechten Herzens
- Parameter der zirkulierenden Blutmenge (Hypovolämie, z. B. bei Blutungsschock, Hypervolämie, z. B. bei Überinfundierung)

Voraussetzungen
- zentraler Venenkatheter
- Bestimmung des Nullpunktes mit einer Thoraxschublehre (Abb. 2-93)
- flache Rückenlage des Patienten bzw. für jede Messung gleiche Lagerung des Patienten

Vorbereitung
- Thoraxschublehre
- Markierungsstift
- Venotonometer (Meßskala mit Meßschlauch)
- Infusionslösung (physiologische Kochsalzlösung 0,9%)

Vorgehen
- Händedesinfektion
- flache Rückenlagerung des Patienten (bei Patienten mit Asthma bronchiale z. B. halbsitzende Lagerung)
- einmalige Bestimmung des Nullpunktes mit der Thoraxschublehre und am Patienten markieren
- Nullmarkierung der Meßskala auf diesen Punkt ausrichten (Abb. 2-94)
- Füllen des Meßschenkels mit physiologischer Kochsalzlösung (Abb. 2-95)
- Verbindung des Meßschenkels mit dem zentralen Katheter über einen Dreiwegehahn
- Druck im oberen Hohlvenensystem messen (der Flüssigkeits spiegel im Meßschenkel sinkt ab und pendelt sich atemsynchron auf einen Wert ein)
- Ablesen des ermittelten Wertes
- Patienten bequem lagern

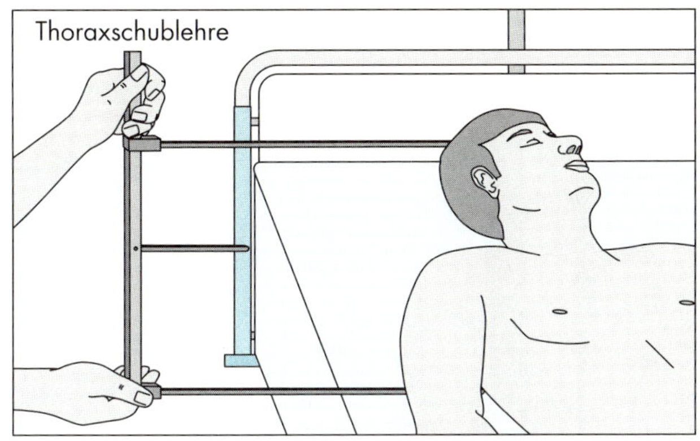

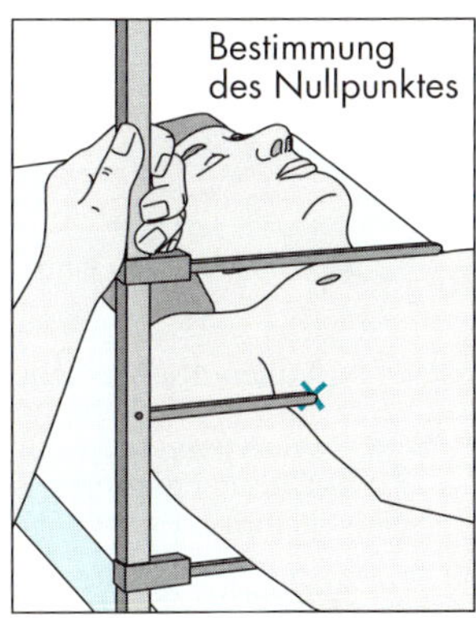

Abb. 2-93 ZVD;
Bestimmung des Nullpunktes.

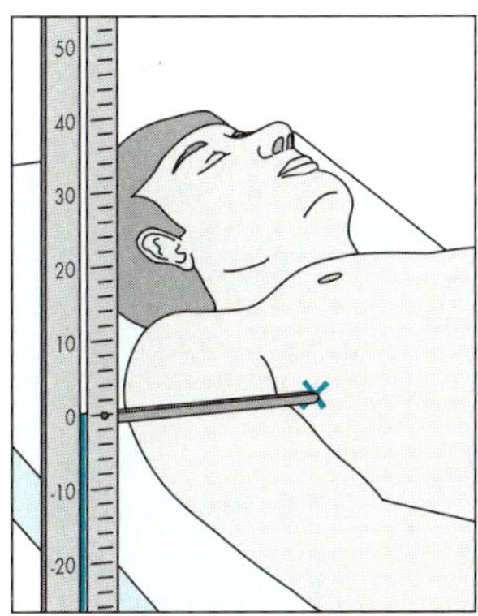

Abb. 2-94 Einstellen der Meßskala auf den Nullpunkt.

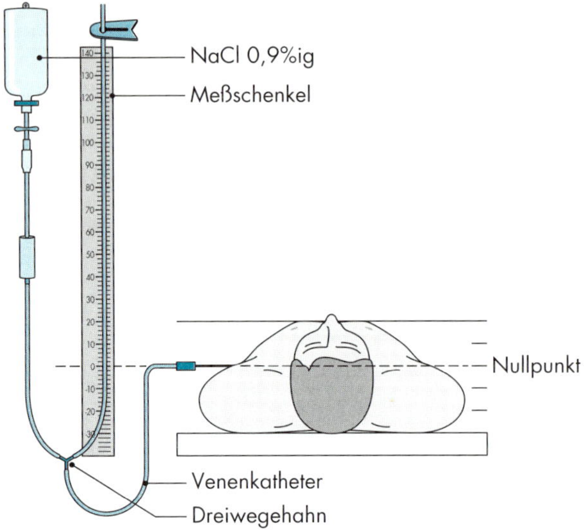

Abb. 2-95 Aufbau einer Meßeinheit „zentrale Venendruckmessung".

- Füllen des Meßschenkels mit der physiologischen Kochsalzlösung (Vorbereitung für die nächste Messung)
- Aktivieren der Grundinfusion (Dreiwegehahn)
- Dokumentation (ZVD-Wert, Lage des Patienten, in der gemessen wurde, Uhrzeit)

Normalwert
bis ca. + 8 cm Wassersäule

Fehlerquellen bei der ZVD-Messung

- **Flüssigkeitssäule senkt sich nicht**
  - Venenkatheter ist nicht durchgängig
  - Infusionen laufen parallel weiter
  - Dreiwegehahn ist geschlossen
  - System ist nicht gefüllt
- **Falscher Wert**
  - Patient liegt nicht flach
  - Patient ist unruhig, hustet, preßt
  - Nullpunktbestimmung falsch

2.7.9 Physikalische Maßnahmen

Physikalische Maßnahmen werden zur Verhütung und Behandlung von Krankheiten angewendet. Sie beeinflussen Stoffwech-

selvorgänge, stimulieren das Immunsystem und fördern das allgemeine Wohlbefinden. Physikalische Maßnahmen finden in der Krankenpflege vor allem Anwendung als:
- trockene Wärme: Wärmflaschen, Heizkissen oder -decken
- trockene Kälte: Eispackungen
- Bäder: Vollbad, Teilbad, Wechselbad
- feuchte Kälte oder Wärme
  - Wickel (z.B. Waden-, Bauch-, Halswickel; s. Kap. 2.8.4)
  - Auflagen (z.B. Quark-, Joghurtkompresse; s. Kap. 2.8.4)
  - Kataplasmen (Breiumschläge; s. Kap. 2.8.4)
- Bestrahlungen: Rotlicht, UV-Licht, blaues Licht (etwas energieärmer als UV-A-Licht, s. Kap. 6.6)
- Einreibungen, Massagen (s. Kap. 2.8.6)
- Inhalationen: Ultraschall- und andere Vernebler, Kopfdampfbad

- **Wärme** (führt zu Gefäßdilatation)
  - bessere Versorgung mit Sauerstoff und Nährstoffen
  - vermehrter Abtransport von Schlackenstoffen
  - Entspannung der Muskulatur
  - Linderung von Schmerzen
  - schweißtreibend

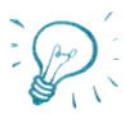

Keine Wärmeanwendung bei Patienten mit Kreislaufstörungen, Sensibilitätsstörungen, akute Entzündungen (z.B. Appendizitis), frischen Verletzungen (Verstärkung von Blutung und Schwellung) und bei bewußtseinsgestörten Patienten!

- **Kontinuierliche Kälte** (führt zu Gefäßkontraktion)
  - Wärmeentzug
  - reduzierter Stoffwechsel
  - Hemmung von Entzündungsprozessen
  - herabgesetzte Schmerzempfindung
  - Verminderung von Blut- und Lymphaustritt

- **Kurzfristige Kälte** (führt zu Gefäßkontraktion mit nachfolgender Hyperämie, reaktive Gefäßerweiterung)
  - Wirkung wie bei Wärmeanwendung

Keine Kälteanwendung bei Patienten mit Gefäßerkrankungen und Durchblutungsstörungen (Gefäßspasmen)!
Keine Eispackungen bei Patienten mit Lähmungen, Sensibilitätsstörungen, bei bewußtseinsgestörten Patienten!

- **Wärmflasche**

Die Wärmezufuhr mittels Wärmflasche ist eine einfache und effektive Maßnahme. Sie erfolgt zur:
- allgemeinen Wärmezufuhr (frierender Patient)
- Linderung von Krämpfen (Menstruationsbeschwerden) oder Schmerzen (Darmkoliken)
- lokalen Durchblutungsförderung

Vorbereitung
- Wärmflasche etwa zur Hälfte mit heißem Wasser füllen (60–70 °C)
- Luft aus der Flasche entleeren
- Flasche verschließen und auf Dichtigkeit überprüfen
- mit Schutzbezug versehen, evtl. in ein Frotteehandtuch einschlagen

Vorgehen
- Patient lagern, zu behandelnden Körperteil aufdecken
- Patient über die Verträglichkeit der Wärme befragen
- Krankenbeobachtung: Kreislauf, Schmerzen, Kontrolle der Haut und der Wärmflasche
- bei Bedarf auswechseln, sobald Wärmeeffekt nachläßt
- zur Intensivierung der Wärmewirkung kann ein feucht-warmes Tuch zwischen Haut und Wärmflasche gelegt werden

Keine Wärmflasche verabreichen bei Säuglingen, gelähmten, bewußtseinsgestörten oder desorientierten Patienten und bei Patienten mit Gefäßschäden oder Sensibilitätsstörungen (Verbrennungsgefahr!).
Bei kalten Füßen kann dem Patienten oft schon durch ein Paar warme Wollsocken geholfen werden.

• **Heizkissen/Heizdecke**
Im Klinikbereich werden diese elektrischen Heizquellen meist nicht direkt am Patienten angelegt. Durch Feuchtigkeitseinwirkung (Urin, Schweiß, verschüttetes Getränk) kann es zum Kurzschluß kommen. Das Anwärmen eines Bettes, z. B. für die postoperative Phase ist sinnvoll.

• **Eisblase, Eiskrawatte, Kühlelement**
Die Kühlung durch Eisanwendung vermindert Blutungen, Ödembildung und Entzündungsprozesse.

Vorbereitung
- Schutzbezug über das Eiselement anlegen (verhindert Erfrierungsschäden)
- zu behandelnden Körperteil aufdecken

Vorgehen
- Eiselement auflegen bzw. Eiskrawatte festbinden
- auswechseln, sobald Kühleffekt nachläßt (wenn das Eis schmilzt)
- Dauer der Anwendung nach Arztanordnung, ca. 1 Stunde

Keine Eispackung auf oberflächlich verlaufende Nerven und schlecht durchblutetes Gewebe auflegen, z. B. im Gesicht (Trigeminus) und an den Ohren (Erfrierungen möglich).

• **Bäder**
Bäder (Balneotherapie) wirken in vielfältiger Weise auf den Menschen, z. B. durch:

- **Hydrostatischen Druck:** abhängig von der Eintauchtiefe des Körpers; das Wasser drückt auf den Körper, wodurch der venöse Rückstrom beschleunigt wird.
- **Auftrieb:** Der Auftrieb ist gleich dem Gewicht der verdrängten Flüssigkeit (Alchimedes). Je schwerer die Flüssigkeit (Salzwasser), desto größer der Auftrieb. Der Patient fühlt sich im Wasser leichter, so daß die Beweglichkeit der Gelenke verbessert wird.
- **Reibungswiderstand:** abhängig von der Geschwindigkeit der Bewegung und von der Größe der bewegten Fläche. Bei Bewegungen im Wasser werden die Muskeln gekräftigt.
- **Temperaturreiz:** Wasser leitet die Temperatur schneller als Luft; warmes Wasser erweitert die Gefäße, beschleunigt den Stoffwechsel und entspannt den Körper, kaltes Wasser verengt sie und wirkt anregend.
- **Zusätze:** Substanzen, die dem Wasser zugesetzt werden, dringen durch die Hautoberfläche und beeinflussen den Körper.

Badetemperatur:	sehr kalt	10–15 °C
	kalt	15–30 °C
	indifferent	35–36 °C
	warm	37–38 °C
	sehr warm	39–40 °C
	heiß	über 40 °C

- **Warmes Vollbad**
  - zur Beruhigung
  - bei Muskelverspannungen
  - bei Kontrakturen
  - durch spezielle Zusätze Wirkung auf verschiedene Erkrankungen

- **Heißes Vollbad**
  - bei Muskelkater
  - schweißtreibend bei Erkältungen

- **Ansteigendes Vollbad**
  - als Vorbereitung für eine Schwitzpackung
  - stoffwechselanregend
  - bei einer Wassertemperatur von ca. 30 °C beginnen, heißes Wasser kontinuierlich zulaufen lassen, bis innerhalb von ca. 15 Minuten eine Wassertemperatur von 40 °C erreicht ist
  - Kreislaufkontrolle (Kollapsgefahr) und kontinuierliche Krankenbeobachtung, bei Schweißausbruch sofort abbrechen

- **Absteigendes Vollbad**
  - zur raschen Fiebersenkung bei Erkältungen (bei Herzkreislauf-Gesunden)
  - bei einer Wassertemperatur, die ca. 5 °C unter der rektal gemessenen Temperatur liegt, beginnen, kaltes Wasser

kontinuierlich zulaufen lassen, bis innerhalb von 10–15 Minuten die Temperatur auf ca. 25 °C gesunken ist
- sehr gute Krankenbeobachtung, Vitalzeichenkontrolle (im Klinikbereich selten, **nicht** anwenden bei schweren Erkrankungen, Schockgefahr)

- **Sitzbad**
  - zur Wundbehandlung nach Hämorrhoidaloperationen, Analfissuren bei Proktitis, nach Entbindungen mit Episiotomie, vaginalen Operationen
  - Wassertemperatur ca. 37 °C, Badedauer 10 Minuten
  - Badezusatz: Kamille, Eichenrinde

- **Halbbad**
  - das Wasser reicht bis zum Nabel, z. B. bei Patienten, die kein Vollbad vertragen (Herzkranke)

- **Ansteigendes Halbbad**
  - bei Koliken, zur Krampflösung
  - als Schwitzbad
  - mit einer Wassertemperatur von ca. 36 °C beginnen, innerhalb von 25 Minuten auf ca. 40–43 °C erwärmen, vor Beendigung die Wassertemperatur wieder auf ca. 37 °C absenken
  - bei Schweißausbruch sofort abbrechen

- **Absteigendes Halbbad**
  - bei vegetativ bedingten Herzrhythmusstörungen und Hypotonie
  - mit einer Wassertemperatur von ca. 36 °C beginnen, kaltes Wasser zulaufen lassen, so daß die Temperatur in 5 Minuten um 5 °C gesenkt wird

- **Kaltes Armbad**
  - bei nervösen Störungen, Schlaflosigkeit
  - Wassertemperatur 10–15 °C, Badedauer 10–30 Sekunden
  - **nicht** bei organischen Herzstörungen (Angina pectoris) und Hypertonie anwenden

- **Warmes Armbad**
  - zur Gefäßerweiterung vor Venenpunktion
  - bei nervösen Herzbeschwerden
  - mit Zusätzen bei infizierten Wunden
  - Wassertemperatur 36–38 °C, Badedauer 10–15 Minuten

- **Kaltes Fußbad**
  - bei „müden“ Füßen
  - bei Überwärmung des Körpers
  - bei Schlaflosigkeit
  - zur Anregung der Durchblutung
  - Wassertemperatur ca. 10–15 °C, Badedauer 15 Sekunden bis 2 Minuten

- **nicht** bei Gefäßschäden, Anwendung nur bei warmen Füßen, anschließend für Erwärmung sorgen

- **Warmes Fußbad**
  - bei chronisch kalten Füßen
  - bei Schweißfüßen (Salbei)
  - bei Verstauchungen (nicht bei frischen)
  - mit Zusätzen zur Wundreinigung (Ulcus cruris)
  - Wassertemperatur ca. 38 °C, Badedauer 10–15 Minuten

- **Wechselbad**
  - Gefäßtraining
  - bei kalten Füßen
  - bei Schlaflosigkeit, Nervosität
  - Wassertemperatur: warm 38–40 °C, kalt 18–20 °C, Badedauer: warm ca. 2 Minuten, kalt ca. 20 Sekunden
  - beide Beine gleichzeitig zuerst in das warme Wasser, anschließend in das kalte Wasser eintauchen; Vorgang mindestens dreimal wiederholen, zum Abschluß immer eine kalte Anwendung

- **Lichtbogen**

Der Lichtbogen findet Anwendung zur Erwärmung des Abdomens bei Blähungen, zur Anregung des Darms postoperativ oder bei Entzündungen im Hals-Nasen-Ohren-Bereich Kopflichtkasten (Nebenhöhlenentzündungen). In vielen Kliniken ist der Einsatz des Lichtbogens durch andere Möglichkeiten der Wärmetherapie verdrängt worden.

Vorbereitung

- Funktionen überprüfen (z.B. Birnen intakt)
- Patienten informieren und über sein Verhalten aufklären: Birnen nicht berühren, ruhig und entspannt liegen, alle Metall- und Plastikgegenstände entfernen: Schmuck, Haarnadeln
- beim Kopflichtbogen Augenschutz anlegen
- zu behandelnden Körperteil entkleiden

Vorgehen

- Lichtbogen über den zu behandelnden Körperteil anbringen
- Glühlampen einschalten (evtl. teilweise), je nach Empfinden des Patienten bzw. Arztverordnung
- Lichtbogen abdecken, um die Temperatur zu halten (nicht beim Kopflichtbogen!)
- während der Anwendung beim Patienten bleiben
- die Temperatur überprüfen, Krankenbeobachtung
- Anwendungsdauer 10 Minuten, Patienten danach ruhen lassen

- **Infrarotbestrahlung, Soluxlampe**

Das Rotlicht erzeugt eine Erwärmung der oberflächlichen Hautschichten. Es findet Anwendung bei:

- Nasennebenhöhlenentzündung, Mittelohrentzündung

- Furunkel, Karbunkel
- oberflächliche Hautveränderungen (Intertrigo)
- Mastitis (zur Einschmelzung des Abszesses)

Vorbereitung
- Patienten informieren, bequem lagern bzw. hinsetzen
- zu behandelnden Körperteil aufdecken
- Metall- und Plastikgegenstände (Schmuck) entfernen
- bei der Anwendung im Kopfbereich Augenschutz anlegen

Vorgehen
- Lampe im Abstand von 30–50 cm auf die Haut richten
- Bestrahlungsdauer 10–15 Minuten
- Patient muß Klingel gut erreichen können
- nach der Anwendung bei Bedarf die Haut eincremen

Kinder, bewußtseinsgestörte und verwirrte Patienten nicht alleine lassen.

- **UV-Licht**

Die Ultraviolettbestrahlung (UV-A-Strahlen) wird heute hauptsächlich zur Therapie von Hauterkrankungen (Psoriasis) eingesetzt. Sie wirkt außerdem positiv bei Knochentuberkulose und Rachitis, da es eine Vitamin-D-Aktivierung erzielt. Da UV-Licht Keime abtötet, wird es zur Raumdesinfektion eingesetzt (s. Kap. 2.7.2).

Vorbereitung
- Hautpartie bzw. Körper soweit notwendig entkleiden
- Schmuck entfernen
- Patienten bequem lagern
- Augenschutz anlegen

Vorgehen
- Höhensonne im Abstand von 50 bis 100 cm auf die Haut richten
- Bestrahlungsdauer je nach Verordnung, bis maximal 20 Minuten
- bei Bedarf Haut eincremen

Eine regelmäßige Bestrahlung der Haut (ein- bis zweimal pro Woche) zur Bräunung aus Schönheitsgründen läßt die Haut austrocknen und schneller altern. Die Gefahr der Entwicklung von Hautkrebs steigt bei langfristiger UV-Bestrahlung enorm.
Nicht anwenden bei akuten Infektionen. UV-Bestrahlung schwächt das Immunsystem, es kann zu Appetitverlust, Mattigkeit und Hautverbrennungen führen.

- **Inhalationen**

Unter Inhalation ist das Einatmen von Dämpfen, zerstäubten Flüssigkeiten (Aerosole), gelösten Medikamenten und Gasen zu verstehen.

Tabelle 2-16 Tröpfchendurchmesser/Inhalationstiefe.

Tröpfchendurchmesser	Inhalationstiefe
kleiner 30 µ	Rachen und Kehlkopf
30–10 µ	Luftröhre bis Stammbronchien
10–3 µ	kleine Bronchien
größer 3 µ	Alveolen

Ziele der Inhalationen
- Anfeuchtung der Atemluft
- Befeuchten der Tracheal- und Bronchialschleimhaut
- Atelektasen- und Pneumonieprophylaxe
- Behandlung von obstruktiven und chronischen Lungenerkrankungen

Die Inhalationstiefe ist abhängig von (Tab. 2-16)
- der Tröpfchengröße (Durchmesser: 1 Mikron [µ] = 1/1000 mm)
- Atemtiefe
- Atemfrequenz

Möglichkeiten zur Inhalation
- Inhalation mit **Aerosolapparaten**
  - Ultraschallvernebler (Abb. 2-96)
  - Inhalation durch Beatmungsgeräte
  - Druckluftvernebler (Abb. 2-97)
  - Aerosolspray
- Inhalation mit **Verdampfapparaten**
  - Dampfbad
  - Bronchitiskessel (wird kaum noch eingesetzt)
  - Düsenvernebler

- **Umgang mit dem Ultraschallvernebler**

Die zu vernebelnde Flüssigkeit wird über einen Kristall elektronisch in Schwingungen versetzt (über 20.000 Schwingungen pro Sekunde)

Vorgehen
- steriles Inhalationssystem verwenden (Flüssigkeitsbehälter mit Aqua destillata, Schlauchsysteme)
- Medikamentenzusatz nach Arztverordnung
- Patienten informieren, zur normalen Atmung anhalten
- Patienten in leichte Oberkörperhochlagerung bringen
- Ultraschallvernebler ca. 50 cm entfernt vom Patienten aufstellen
- Verneblungsgrad (Dichte des Nebels) stufenlos einstellen
- Inhalationsdauer nach Arztverordnung (10–20 Minuten)
- nach der Inhalation zum Abhusten anhalten

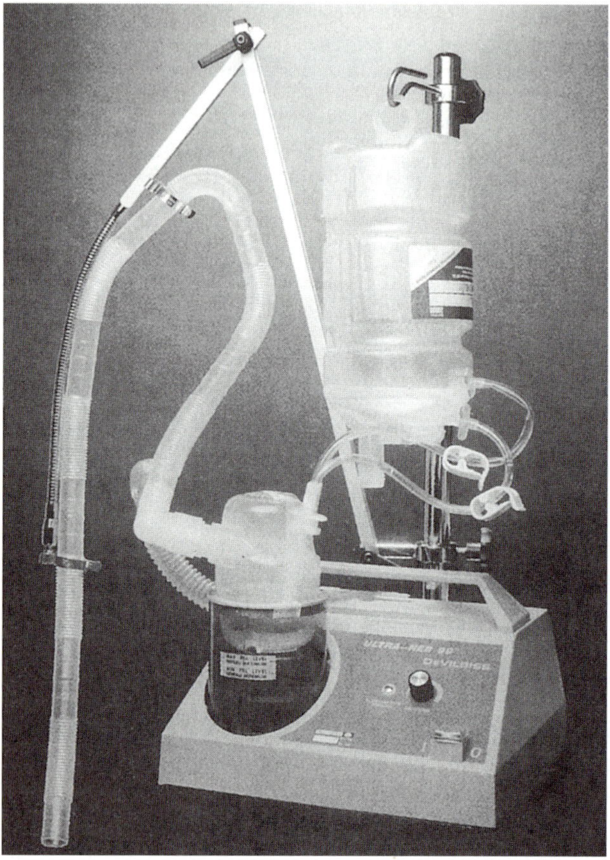

Abb. 2-96 Ultraschallvernebler.

– Dokumentation (Medikamentenzusatz, Befinden des Patienten, Wirksamkeit der Inhalation)

Auf genaue Medikamentendosis achten!
Gerät nach Herstellerangaben desinfizieren, Schlauchsystem täglich wechseln.

- **Umgang mit Druckluftvernebler**

Ein elektrisch betriebener Membrankompressor vernebelt Flüssigkeiten und Medikamente zu Aerosolen (bis zu 3 μ).

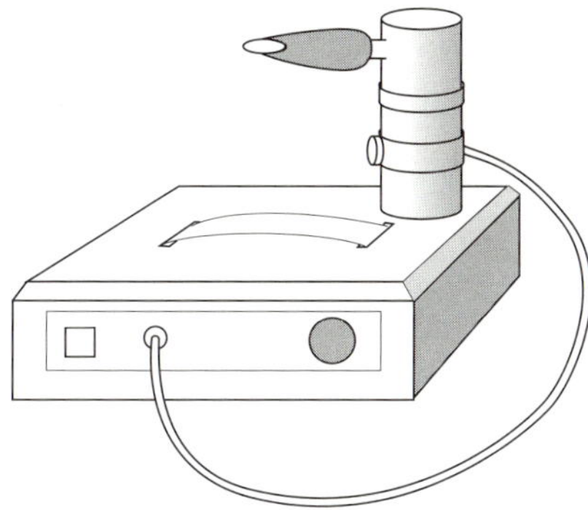

Abb. 2-97 Pari-Boy-Inhalationsgerät®.

Geeignete Geräte (z. B. Pari-Boy®) werden meist für den Hausgebrauch verwendet und sollten nur vom betreffenden Patienten benutzt werden.

Vorgehen

- Verneblersystem vor der Inhalation zusammensetzen
- sterile isotone Lösungen (NaCl 0,9%) oder Fertigmedikamente einfüllen
- Kompressor- und Vernebelstärke einstellen, Benutzerhinweis beachten
- Patient atmet über das Mundstück ein (Ausatmung durch die Nase)

Manche Broncholytika wirken vasodilatierend (Tachykardie und Arrhythmien als mögliche Nebenwirkungen beachten!). Inhalationsintervalle einhalten.

Einmal täglich Verneblersystem zerlegen und mit reichlich klarem Wasser spülen, abtropfen lassen, evtl. mit Luft trockenblasen oder nach Herstellerangaben desinfizieren oder sterilisieren.

- **Umgang mit Aerosolspray**

Dosieraerosole enthalten hochwirksame Medikamente unterschiedlicher Medikamentengruppen, die zur Prophylaxe und Therapie von Atemwegobstruktionen eingesetzt werden (Bronchospasmolytika, Kortikoide, Antiallergika). Auf die exakte Dosierung ist besonders zu achten.

Vorgehen

- kräftiges Schütteln des Dosieraerosols
- Patienten zum bewußten tiefen Ein- und Ausatmen auffordern
- die Lippen umschließen gut das Mundstück

- während der erneuten Einatmung ein- bis zweimal durch Druck auf den Auslöser das Dosieraerosol zerstäuben (wenn möglich weiter einatmen lassen)
- kurz die Luft anhalten, erst dann ausatmen
- evtl. Spacer (Inhalationshilfe) verwenden, durch den Spacer mehrmals einatmen lassen, besonders bei kurzatmigen Patienten
- Dokumentation: Medikament und Dosierung (Anzahl der Hübe), Wirksamkeit (Atmung, Atemgeräusche) und Nebenwirkung (Pulserhöhung, Zittern, Unruhe)

Bei kortisonhaltigen Dosieraerosolen ist die Anwendung des Spacers zu empfehlen, um ein vermehrtes Anlagern des Medikaments an die Mundschleimhaut zu verhindern (Soorgefahr!), evtl. den Mund spülen lassen.

- **Umgang mit dem kleinen Dampfbad**

Das kleine Dampfbad wird meist in der häuslichen Krankenpflege zur Behandlung von Infektionen der oberen Atemwege (Schnupfen, Heiserkeit, Laryngitis, Tracheitis) eingesetzt.

Vorgehen

- 200 ml heißes Wasser in die Schale des Dampfbades gießen
- ca. 2 Tropfen ätherisches Öl eintropfen lassen oder ca. 5 cm eines Salbenstranges (z. B. Pinimentol®, Bronchoforton®) einbringen
- Dampfinhalator zusammensetzen und Gesichtsmaske an das Gesicht führen
- Patient sitzt mit leicht nach vorn gebeugtem Kopf
- der Patient atmet den aufsteigenden Dampf durch Mund und Nase ein und atmet außerhalb des Gerätes aus

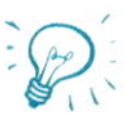

Zu Beginn ist der Dampf sehr heiß, Verbrühungsgefahr!

2.7.10 Umgang mit Sauerstoff

Sauerstoff ist ein lebensnotwendiges Gas, das in der Luft zu ca. 21% enthalten ist. Auf einen Mangel an Sauerstoff reagiert der Körper mit Atemnot, Angst, Unruhe, Verwirrtheit und Zyanose. Da Sauerstoff wie ein Medikament zu behandeln ist, sind die genaue Dosierung und die Arztanordnung einzuhalten.

Ziele der Sauerstoffgabe

- Dosierte Anreicherung der Atemluft mit Sauerstoff, um dem Patienten das Atmen zu erleichtern.
- Der Sauerstoffpartialdruck (Teildruck) im Blut wird erhöht und eine gefährliche Hypoxie beseitigt.

Indikationen

- Hypoxien
- Anämien

- Lungenerkrankungen
- Schock
- nach Operationen

Verabreichungsformen
- Sauerstoffsonde: durch die Nase einführen
- Sauerstoffbrille: für freie Nasenatmung sorgen
- Sauerstoffmaske: sehr effektiv auch bei Mundatmung
- Menge: meist 2–3 Liter (Arztverordnung)
- Dauer: kontinuierlich oder intermittierend

- **Sauerstoffbehälter**
- **Zentrale Sauerstoffanlage** (Anschluß ist im Patientenzimmer mit Schutzkappe versehen)
- **Sauerstoffflasche** (Abb. 2-98)
  - gekennzeichnet durch die blaue Farbe
  - drei Flaschengrößen (1, 10 und 50 Liter)
  - Schutzkappe über dem Hauptventil
  - Flasche steht unter Druck (ca. 150–160 bar)

Vorbereitung
- Sauerstoffflasche überprüfen: Füllungszustand, Dichtigkeit
- verordnetes Insufflationsgerät (Sonde, Brille, Maske)
- Sauerstoffbefeuchter (mit Aqua destillata) steril anbringen

Vorgehen
- Patient soll die Nase reinigen, evtl. nasales Absaugen
- Sonde vorsichtig unter Drehbewegungen einführen bzw. Sauerstoffbrille oder Maske aufsetzen
- Anschluß an den Sauerstoffspender
- verordnete Literzahl einstellen
- Patientenüberwachung: Atemfrequenz und -tiefe, Vitalzeichen, Hautfarbe, Bewußtseinszustand
- Dokumentation
- bei Verabreichung von Sauerstoff über einen längeren Zeitraum:
  - Sauerstoffsonde, -brille oder -maske einmal täglich wechseln (ggf. Durchgängigkeit von Sonde oder Brille mehrmals täglich überprüfen)
  - Nasenpflege durchführen, Gefahr von Drucknekrosen
  - Pflasterbefestigungsstelle bei Sauerstoffsonden variieren, Nasenloch regelmäßig wechseln
  - leere Flasche mit Aqua destillata wechseln (Austrocknung der Schleimhäute)
  - sorgfältige Mundpflege, v.a. bei Mundatmung

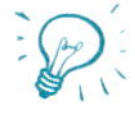

Bei Patienten mit chronisch obstruktiven Lungenerkrankungen besteht nach Sauerstoffgabe die Gefahr des Atemstillstandes. Das Atemzentrum wird bei diesen Kranken nicht mehr durch den hohen CO_2-Gehalt des Blutes, sondern durch den niedrigen O_2-Gehalt gesteuert. Warnzeichen für ein Atemversagen sind: zunehmende Schläfrigkeit, Bradypnoe und Hypoventilation.

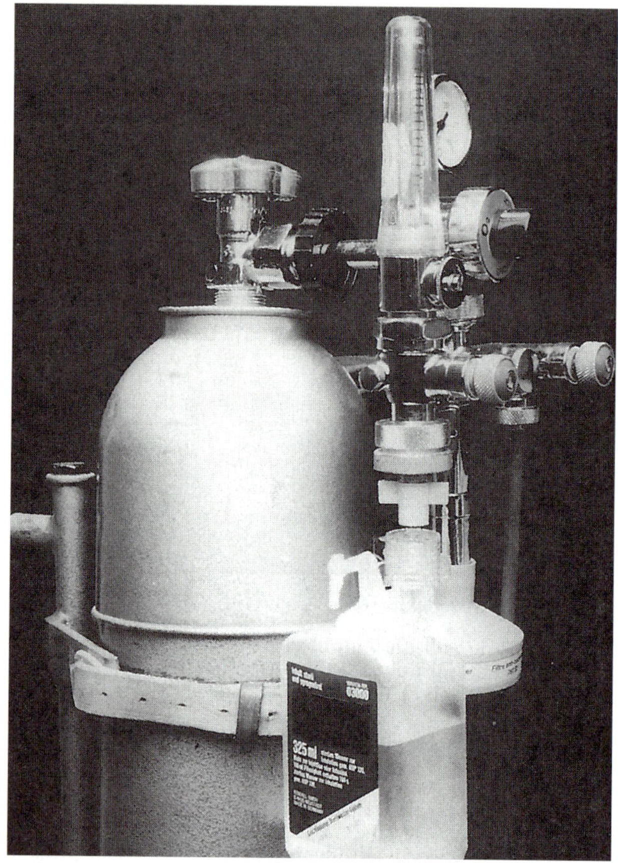

Abb. 2-98 Sauerstoffflasche mit Regler und sterilem Aqua destillata.

Berechnen des Sauerstoffvorrats

a) Vorrat in Liter = Rauminhalt (Liter) × Druck

b) $\text{Vorrat [Minuten]} = \dfrac{\text{Vorrat [Liter]}}{\text{Verbrauch [Liter/Minute]}}$

Beispiele:

a) Flaschengröße 10 Liter
Flaschendruck 160 bar
Vorrat in Liter 10 Liter × 160 bar = 1600 Liter

b) Rauminhalt 1600 Liter
Verbrauch 4 Liter/Minute
Vorrat in Minuten 1600 l : 4 l/min = 400 Minuten (ca. 6,5 Std.)

Unfallverhütungsvorschriften (Sauerstoffflaschen)
- Gasflaschen vor Gebrauch kontrollieren (Farbe und Aufschrift, O_2-Flaschen sind immer blau)
- bei leeren Flaschen Druckminderer und Befeuchtungssystem abschrauben, Flaschenventile immer durch Schutzkappen schützen
- leere Flaschen kennzeichnen und getrennt von vollen aufbewahren
- Flaschen anketten oder liegend lagern, um ein Umfallen zu vermeiden (Explosionsgefahr)
- Flaschen vor Erwärmung schützen (Heizkörper, Sonne, Feuer)
- kein Fett, Öl oder Kleber (Pflaster) auf das Ventil bringen, Explosionsgefahr
- Flaschenventile vorsichtig handhaben, langsam öffnen und leicht schließen
- schwergängige Ventile nur mit einem Aufsteckrad lösen, nicht mit Zange, Hammer o.ä. hantieren, an den Lieferanten zurückgeben
- nach der O_2-Applikation Handventil schließen, System entlüften schont den Druckminderer
- Flaschen immer außerhalb des Krankenzimmers austauschen

2.7.11 Sonden

Sonden sind starre oder flexible röhrenförmige Instrumente. Meist aus Gummi oder Kunststoff (PVC, Polyurethan, Silikon), werden sie zu diagnostischen oder therapeutischen Zwecken in Körperhöhlen bzw. -hohlorgane eingeführt.

• **Magensonden**
Die Magensondierung erfolgt nur auf ärztliche Anordnung. Zur Anwendung gelangen sie:
- zur Gewinnung von Magensekret (Magensaftanalyse)
- zur Ableitung des Magensekrets bei verschiedenen Erkrankungen und nach Operationen
- zur Verabreichung von Sondenkost
- zur Vermeidung von Aspiration

Vorbereitung
Raum: gute Lichtverhältnisse, Sichtschutz.
Material: Händedesinfektionsmittel, Gleitmittel (Lokalanästhetikum), Einmalhandschuhe, Nierenschale, Zellstoff, Patienten- bzw. Bettschutz, Spritze (20 oder 50 ml), Ableitungssystem, Pflaster zur Sondenfixierung, (evtl. Benzin zum Entfetten der Haut mit Tupfer), anatomische Klemme, Stethoskop, Abwurfbehälter, Indikatorpapier.
Pflegekraft: Hände waschen und desinfizieren, Ruhe ausstrahlen.

Patient: Patienten informieren, Vorgehen erklären, Oberkörperhochlagerung, Nase säubern lassen, Bettschutz, Nierenschale günstig plazieren.

Vorgehen

- evtl. Schleimhautanästhesie, Einwirkzeit beachten
- Länge abmessen: von der Nasenspitze zum Ohrläppchen und zur Magengrube (ca. 50 cm, bei duodenaler Lage ca. 20 cm länger)
- Sonde anfeuchten (Gleitmittel oder Wasser)
- Sonde unter leichtem Drehen ins Nasenloch einführen und bis zum Rachenraum vorschieben (ca. 10 cm), keine Gewalt anwenden (Abb. 2-99a und b)
- den Kopf nach vorne beugen lassen und zum Schlucken auf-

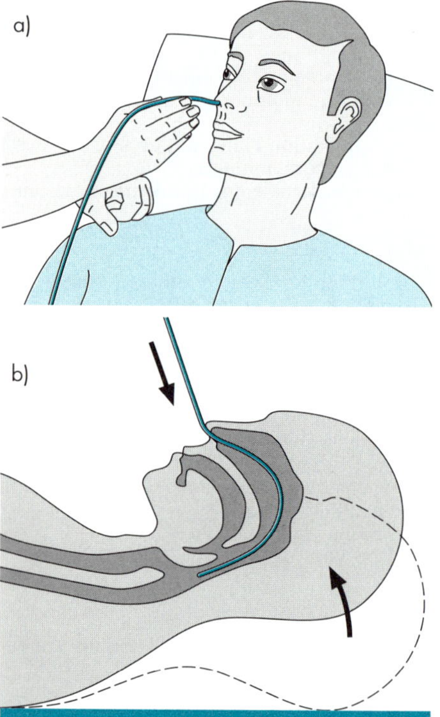

Abb. 2-99 Legen der Magensonde.
a) Vorsichtiges Einführen durch die Nase bis zur 10-cm-Markierung.
b) Weiterschieben der Sonde bis zur abgemessenen Länge.

fordern (evtl. einen Schluck Wasser und Trinken anbieten, Kontraindikationen beachten)
- während des Schluckens die Sonde bis zur abgemessenen Länge vorschieben, evtl. Patienten ablenken
- Lage der Sonde kontrollieren: Magensaft aspirieren und mit Indikatorpapier Reaktion prüfen (sauer), Luft einblasen und mit dem Stethoskop über dem Magen abhören, evtl. Röntgen (immer bei Duodenalsonde)
- Fixieren der Sonde auf dem Nasenrücken, vorher Haut entfetten (Abb. 2-100a und b)

Nachsorge

Patient: bequem lagern.
Material: Abfall entsorgen.
Pflegekraft: Hände desinfizieren, Dokumentation vornehmen: Art der Sonde, Sondenlänge, Besonderheiten.

Komplikationen
- Nasenbluten
- Abknicken der Sonde, Aufringeln der Sonde, Schlingenbildung

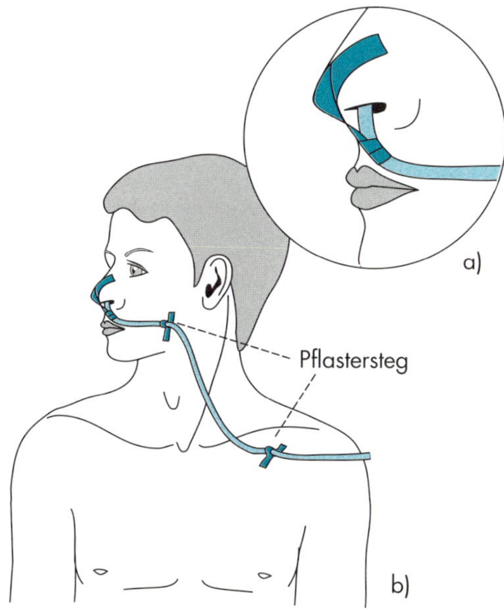

Abb. 2-100 Fixieren der Magensonde.
a) Fixation mittels Pflaster direkt an der Nase.
b) Zusätzliche Fixation an Wange und/oder Schulter.

- Sondierung der Trachea
- Schleimhautverletzungen: Nase, Rachen, Ösophagus, Magen
- Vagusreiz kann Bradykardie (evtl. Herzstillstand) auslösen
- nach längerem Liegen der Sonde: Nasendekubitus

Bei starkem Hustenreiz oder beginnender Zyanose während des Legens Sonde sofort wieder zurückziehen!
Sonde nicht kühlen, durch die Starre besteht erhöhte Verletzungsgefahr!

Pflege bei liegender Magensonde
- Kontrolle der Längenmarkierung (Lage nicht verändern)
- Fixierung täglich erneuern, evtl. verändern
- mehrmals täglich Nasenpflege
- Ableitungssystem sichern
- Magensekret (permanent oder fraktioniert) nach Arztverordnung ableiten
- Sondenwechsel

Entfernen der Magensonde
- Einmalhandschuhe anziehen, Zellstoff bereithalten
- Sonde abklemmen
- Patient tief atmen lassen, Sonde rasch herausziehen
- Patient kann den Mund mit Wasser spülen

- **Ösophaguskompressionssonden**

Ösophaguskompressionssonden werden als Akutmaßnahme bei Ösophagusvarizen- und Fundusschleimblutungen gelegt.

Sondenarten (Abb. 2-101 a und b)
- Sengstaken-Blakemore-Sonde
  - dreilumige 70 cm lange Magensonde mit Magen- und Ösophagusballon
- Linton-Nachlas-Sonde
  - dreilumige Magensonde mit birnenförmigem Magenballon

Vorbereitung

Material: geprüfte Sonde, drei Klemmen (bezogen), Druckmanometer, 1–2 Spritzen (50 ml), Nasen-Rachen-Spray zur Anästhesie (z. B. Xylocain®-Spray), Gleitmittel für die Sonde (Glyzerin), Zungenspatel, Handschuhe, Nierenschale, Ablaufbeutel, Pflaster zur Fixation, Patienten-Bettschutz, Zellstoff, Befestigungsvorrichtung am Bett mit Rolle, Gewichte für die Sengstaken-Blakemore-Sonde (250–300 g, falls angeordnet), für die Linton-Nachlas-Sonde ca. 500–1000 g (Gewichte in Scheiben), evtl. Laryngoskop, Magill-Zange, Absauggerät, Absaugkatheter, Glas mit Wasser.

Raum, Patient, Pflegekraft: siehe Magensonde, Seite 221/222

Abb. 2-101 Ösophaguskompressionssonden. ►
a) Sengstaken-Blakemore-Sonde.
b) Linton-Nachlas-Sonde.

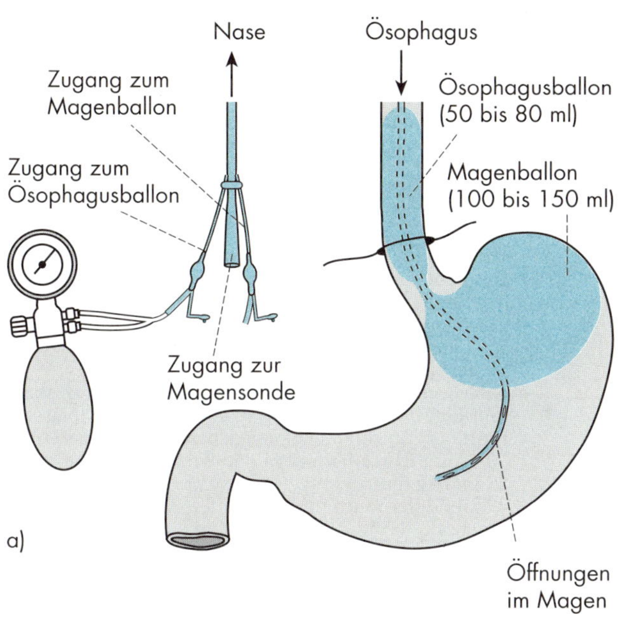
Nase
Ösophagus
Zugang zum Magenballon
Ösophagusballon (50 bis 80 ml)
Zugang zum Ösophagusballon
Magenballon (100 bis 150 ml)
Zugang zur Magensonde
a)
Öffnungen im Magen

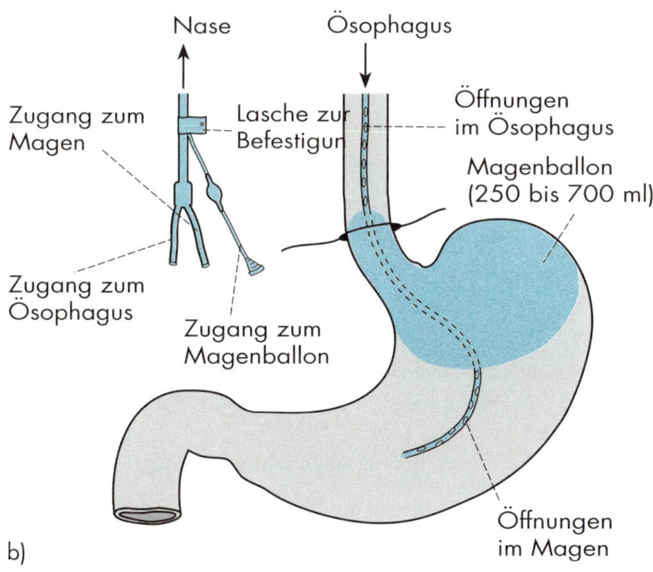
Nase
Ösophagus
Zugang zum Magen
Lasche zur Befestigung
Öffnungen im Ösophagus
Magenballon (250 bis 700 ml)
Zugang zum Ösophagus
Zugang zum Magenballon
Öffnungen im Magen
b)

Vorgehen
(Aufgabe des Arztes)
Sengstaken-Blakemore-Sonde
- Anästhesie der Nase und des Rachens
- Sonde gründlich einfetten (verhindert Verklebungen)
- Einführen der Sonde (ca. 55 cm)
- Aufblasen des Magenballons mit ca. 150 ml Luft, sofort abklemmen und Sicherung der Klemme (mit Pflaster umwickeln)
- Sonde bis zum federnden Widerstand an die Kardia zurückschieben und an der Nase fixieren
- ggf. Sonde am Seilzug befestigen und über die Rolle führen, das Ende mit dem Gewicht beschweren
- Ösophagusballon mit Luft bis zu einem Druck von 35–45 mmHg (ca. 100 ml) füllen (Druckmanometer!) und Sichern der Klemme mit Pflaster
- nach sechs Stunden die Luft aus dem Ösophagusballon sehr langsam für einige Minuten vollständig ablassen, Blutungskontrolle! Ösophagusballon auf einen Druck von 30–35 mmHg auffüllen, in den weiteren 24 Stunden auf 25 mmHg reduzieren
- während der weiteren Liegedauer alle sechs Stunden Druck innerhalb 5 Minuten auf 0 absenken (Druckentlastung)
- Liegedauer der Sonde maximal drei Tage

Linton-Nachlas-Sonde
- nach Einführen der Sonde Aufblasen der Magensonde mit 600 ml Luft
- Sonde am Seilzug befestigen, über die Rolle führen und mit ca. 1 kg beschweren
- Röntgenkontrolle
- nach ca. sechs Stunden Liegedauer das Gewicht während 10 Minuten vorsichtig vollständig entfernen, Blutungskontrolle und Gewicht erneut vorsichtig anbringen

Entfernen der Sonden
Sengstaken-Blakemore-Sonde
- treten keine Blutungen auf, wird das Gewicht entfernt
- Luft aus dem Ösophagusballon entfernen und die Sonde für ca. 4 Stunden in der Position belassen
- Magenballon entleeren
- schluckweise Tee (z.B. Kamille) trinken lassen
- sind keine Blutungen aufgetreten, Sonde vorsichtig entfernen

Linton-Nachlas-Sonde
- besteht keine erneute Blutung, so wird das Gewicht pro Stunde um ca. 100 g reduziert
- liegt nach Entfernen des Gewichts kein Hinweis auf eine erneute Blutung vor, pro Stunde 100 ml aus dem Magenballon ablassen
- nach Entleeren des Ballons und Stop der Blutung Sonde vorsichtig herausziehen

Pflege und Überwachung bei liegenden Kompressionssonden
- Ballondruck-Kontrolle: Magenballon darf **nicht** abgelassen werden, am Prüfballon Füllung feststellen (Klemme mit Pflaster fixiert lassen!)
- Ösophagusballon stündlich mit Manometer prüfen
- Spülen des Magens, bis das alte Blut entfernt ist, dann halb- bis stündliche Kontrolle auf frische Blutung
- Puls- und RR-Kontrolle (zu Beginn viertel- bis halbstündlich, später stündlich)
- Überprüfung der Bewußtseinslage: Gefahr des Leberkomas
- bei liegender Sengstaken-Sonde: Mund und Rachen absaugen; bei der Linton-Nachlas-Sonde Ösophagusbereich über die Sonde absaugen
- bequeme Oberkörperhochlagerung
- Prophylaxen sorgfältig durchführen
- regelmäßige Mund- und Nasenpflege

Gefahren und Komplikationen
- durch Hochrutschen der Senkstaken-Sonde kann es zur Verlegung der Atemwege und Erstickung kommen
- Sekretansammlung kann zur Aspiration führen
- uneffektive Kompression durch Leck im Ballon kann weitere Blutungen begünstigen
- zu hoher und langer Druck im Ballon führt zu Drucknekrosen und evtl. zur Ösophagusruptur
- lange Liegedauer der Sonde begünstigt Drucknekrosen in der Nase und im Rachenraum

• **Miller-Abbott-Sonde** (Abb. 2-102)
Die Miller-Abbott-Sonde ist eine doppellumige, drei Meter lange Dünndarmsonde. Sie wird zur Entlastung des Darmes beim mechanischen Ileus gelegt, und sie dient zur inneren Schienung des Dünndarms bei rezidivierendem Adhäsionsileus.

Vorgehen
- zuerst wie die Magensonde bis zum Magen einführen
- Patienten in die rechte Seitenlage bringen (Pyloruspassage)
- bei korrekter Lage im Dünndarm Ballon mit Wasser oder Luft füllen
- Sonde gleiten lassen, durch die Darmperistaltik wird sie weitertransportiert bis zur gewünschten Lage (Ileozäkalklappe)
- erst dann fixieren

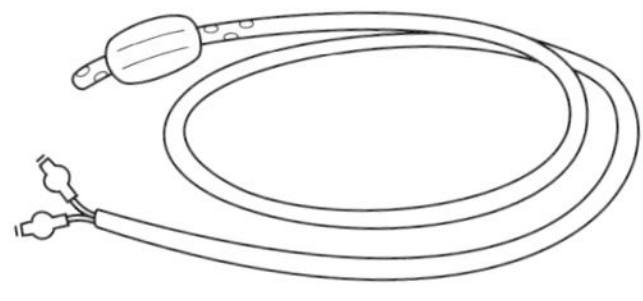

Abb. 2-102 Miller-Abott-Sonde.

Entfernen der Sonde

- zwei Möglichkeiten:
  1. Liegt keine Passagebehinderung vor und hat die Sonde die Ileozäkalklappe passiert, wird sie an der Nase abgeschnitten und wandert über den Dickdarm heraus.
  2. Ballon wird entleert, stündlich sehr langsam und vorsichtig ca. 20 cm zurückziehen. Herausgezogenes Sondenstück reinigen und fixieren. Mund spülen lassen und Nasenpflege durchführen
- beim schnellen Zurückziehen besteht die Gefahr des Invaginationsileus

• **Magenspülung**

Die Magenspülung erfolgt meistens zur Entleerung des Magens bei Intoxikationen durch Nahrungsmittel, Medikamente (Suizid) und Alkoholabusus. In seltenen Fällen zur Reinigung des Magens vor Operationen oder im Rahmen der Gastroskopie. Kontraindikationen sind Vergiftungen mit Säuren und Laugen und bei Verdacht auf eine Ösophagus- und Magenperforation.

Vorbereitung

Raum: separater Raum (Untersuchungs- oder Behandlungsraum.
Material: dicklumiger Magenschlauch, Verbindungsschlauch mit Ansatz, Trichter, Mundkeil, Schlauchklemme, lauwarme Spülflüssigkeit (Wasser), Anästhesie-Gel (z.B. Xylocain®-Gel), Gummischürze, Bettschutz, Handschuhe, Auffanggefäß und großer Eimer, Abwurf, evtl. Medikamente: Kohlekompretten, Abführmittel (Karlsbader Salz), Notfalltablett: Intubationsbesteck und Notfallmedikamente.
Patient: Vitalzeichen und Atmungskontrolle, Lagerung je nach Zustand aufrecht sitzend, linke Seitenlage oder Bauchlage, evtl. Kopftieflage, bei bewußtlosen Patienten Intubation.
Pflegekraft: Handschuhe und Gummischürze anziehen. Beruhigend auf den Patienten einwirken.

Vorgehen

- Mundkeil einbringen
- gleitfähige Sonde zügig durch den Mund in den Magen schieben
- Trichter und Schlauch mit der Magensonde verbinden
- Mageninhalt in das Auffanggefäß entleeren (Probe für die toxikologische Untersuchung)
- Trichter und Schlauch mit Wasser füllen und durch Hochheben einlaufen lassen
- bevor der Trichter ganz leer ist, Trichter senken und Mageninhalt in den Eimer entleeren
- Vorgang so oft wiederholen, bis die Flüssigkeit klar aus dem Magen zurück kommt
- nach Anordnung ca. $1/2$ Glas Wasser mit aufgelösten Kohletabletten und Karlsbader Salz durch die Magensonde verabreichen

- Sonde abklemmen und zügig entfernen
- Patienten den Mund spülen lassen

Engmaschige Kreislaufkontrolle und sorgfältige Krankenbeobachtung durchführen. Komplikationen wie Bradykardie durch Vagusreiz, Kreislaufversagen, Eintrübung durch Gifte und Magenperforation sind möglich.

2.7.12 Drainagen

Drainagen sind flexible, röhrenförmige Instrumente zum Ableiten von Sekreten (z.B. Blut, seröse Flüssigkeit) aus Hohlräumen, Hohlorganen, Ausführungsgängen (z.B. Gallengänge) und Wundgebieten zur Verhütung und Behandlung von Infektionen.

- **Drainagearten**

Die Drainagen werden nach ihrer Lage (Wunddrain), nach ihrer Form (T-Drain) und ihrer Funktion (Saugdrainage) unterteilt.

- **Drainagen mit Sogsystem**

Die Flüssigkeit wird aktiv durch ein Vakuumsystem abgesaugt.
  - mit kontrolliertem Sog: Bülau-Drainage (Thoraxdrainage)
  - mit nicht festgelegtem Sog: Redon-Drainage, Jackson-Pratt-Drainage
  - als Sonderfall Saug-Spül-Drainagen

- **Drainagen ohne Sogsystem**

Die Flüssigkeit entleert sich aufgrund des Gewebe- und Flüssigkeitsdrucks.
  - Gummi- oder Silikonrohr: Entleerung in den Verband, in einen Kolostomiebeutel oder in einen Ablaufbeutel
  - Gummilasche: Entleerung in den Verband
  - Penrose (weicher Kunststoffschlauch mit Mulldocht): vor allem für arrosionsgefährdetes Gewebe, Entleerung des Sekrets in den Verband (offene Ableitung), hohes Infektionsrisiko, neigt zum Verkleben (Sekretstau), findet nur noch in begründeten Ausnahmefällen Anwendung.
  - Easy-Flow-Drainage (weicher Silikonschlauch mit Längsrippen an der Innenwand): offene Ableitung, da Entleerung in Verband oder Adhäsivbeutel, mit steriler Sicherheitsnadel fixiert, um das Verrutschen oder eine Dislozierung zu vermeiden, wird nach Rückgang des Sekretflusses unter Kürzen über mehrere Tage gezogen.
  - Robinson-Drainage: Entleerung über geschlossene Schlauchverbindung in einen Beutel mit Abflußvorrichtung, Ventil verhindert Rückfluß des Sekrets, wird ebenfalls nach Rückgang des Sekretflusses unter Kürzen des Drains gezogen.
  - T-Drain: Entleerung in Auffangbeutel, steriles System

- **Thoraxdrainage**

Die Thoraxsaugdrainage wird in den Pleuraspalt zwischen Pleura parietalis und Pleura visceralis eingeführt. Sie dient der Ableitung von Luft (Pneumothorax), von Blut (Hämatothorax), Eiter (Pyothorax/Pleuraempyem), seröser Flüssigkeit (Pleuraerguß/Serothorax) und Lymphflüssigkeit (Chylothorax).
Beim Pneumothorax wird der Katheter im 2. oder 3. Interkostalraum in Höhe der Medioklavikularlinie eingeführt und nach oben zur Pleurakuppe hin vorgeschoben (Monaldi-Drainage).
Beim Hämatothorax oder Hämatopneumothorax wird der Katheter in der mittleren Axillarlinie im 4. bis 6. Interkostalraum eingeführt und nach hinten unten vorgeschoben (Bülau-Drainage).

- **Anlegen der Drainage**

Vorbereitung

Material: steriles Trokar-Katheter-Einmalset, steriles Drainagesystem (Abb. 2-103 a und b), steriles Abdecktuch, sterile Kompressen, Tupfer, chirurgische und anatomische Pinzette, steriles Skalpell, sterile Schere, Nahtmaterial und Nadelhalter, sterile Handschuhe, Lokalanästhetikum mit Spritzen und Kanülen, Haut- und Händedesinfektion.

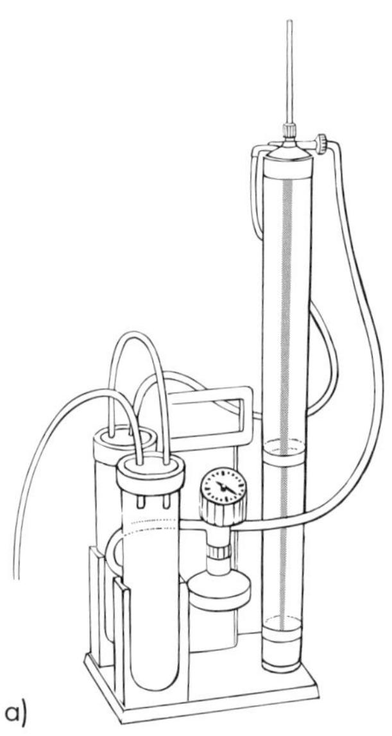

Abb. 2-103 Thoraxsaugsysteme.
a) Wiederaufbereitbares System der Firma Dräger.
b) Einmalsaugsystem.

Patient: Information, bei der Durchführung nicht zu husten oder zu pressen; evtl. Antitussiva und Prämedikation nach Arztanordnung; evtl. Rasur, Vitalzeichenkontrolle, Atmung beobachten. Oberkörperhochlagerung, Rückenlage, leicht zur nicht betroffenen Seite geneigt, Arm über den Kopf halten.
Pflegekraft: hygienische Händedesinfektion. Unterstützung des Patienten bei der Liegeposition.

Vorgehen
- Desinfektion der Haut
- Arzt zieht sterile Handschuhe an
- Lokalanästhesie
- Haut wird mit dem Skalpell angeritzt
- Punktion des Pleuraspaltes mit dem Katheter (mit Führungsstab)
- lockeres Anlegen einer Tabakbeutelnaht mit einem locker angelegten Knoten
- Drain wird mit einer Naht an der Haut fixiert, um das versehentliche Herausrutschen zu verhindern
- Anlegen eines sterilen Verbandes mit Schlitzkompressen
- Fixierung mit Pflaster

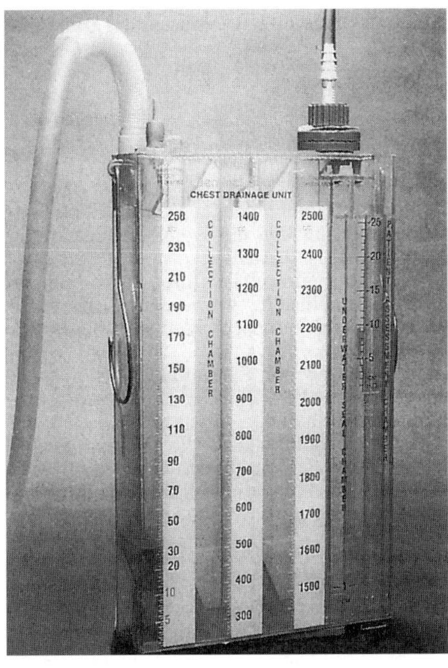

b)

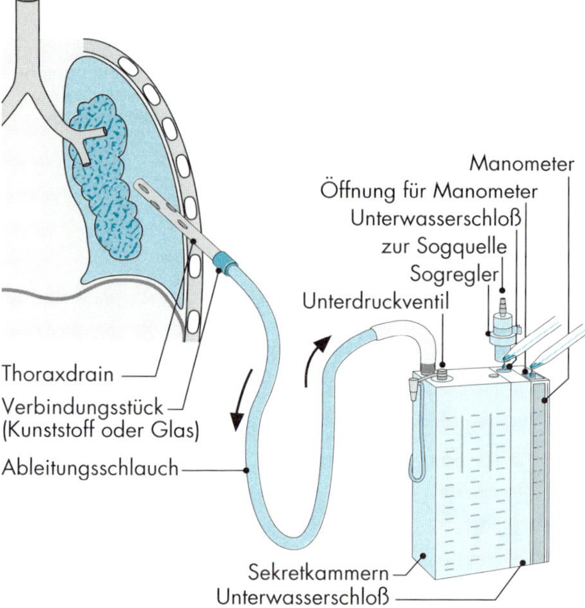

Abb. 2-104 Lage des Thoraxdrains und angeschlossenes Saugsystem.

- Anschluß an das Saugsystem (Abb. 2-104)
- gewünschten Unterdruck einstellen, bei noch abgeklemmtem Drainageschlauch
- Klemme öffnen

Pflege und Beobachtung des Patienten
- Atmung: Frequenz, Tief, Seitengleichheit, Geräusche
- Vitalzeichen: Puls, Blutdruck, zentraler Venendruck
- Haut: Zyanose, Hautemphysem, Feuchtigkeit, Durchblutung
- Verhalten: Unruhe, Apathie, Schmerzen, Schlaf
- Verband: Sitz, Durchfeuchtung, jeden zweiten Tag wechseln, Wundbeobachtung, bei Rippenfraktur: Dachziegelverband
- Sekret: stündliche Kontrolle von Menge, Farbe, Beschaffenheit, regelmäßiges Durchkneten der Schläuche bei Koagelbildung
- Saugsystem: regelmäßiges Überprüfen der Sogstärke, der Wasserhöhe im Wasserschloß, des Blubbergeräusches, der atemsynchronen Schwankung des Wasserspiegels
- Dokumentation aller Parameter

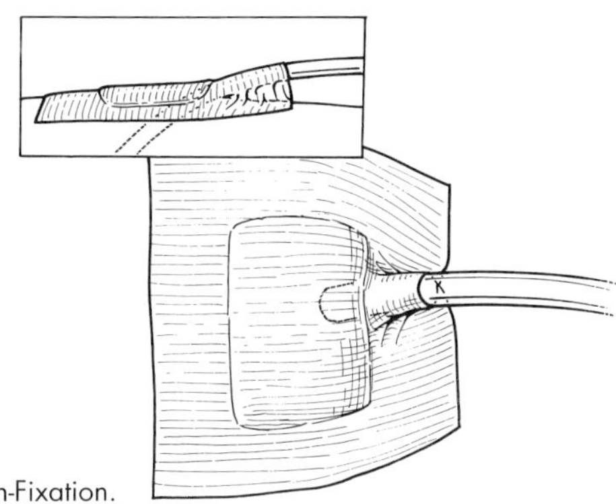

Abb. 2-105 Redon-Fixation.

- Lagerung: leichte Oberkörperhochlagerung, Seitenlagerung/ Rückenlage, Arme unterstützen

• **Redon-Drainage**
Redon-Drainagen werden zur Ableitung von Wundsekreten in der postoperativen Phase eingesetzt. Sie liegen vorwiegend im Unterhautfettgewebe. Durch die kontinuierliche Saugung wird ein positiver Effekt auf die Wundheilung erzielt (Wundflächen legen sich aneinander, keine Hohlraumbildung, kein Blut- und Sekretaustritt, Herabsetzung der Infektionsgefahr). Die Austrittsstellen von Redon-Drainagen sind steril zu verbinden (Abb. 2-105).

Wechsel der Redonflasche
Eine Redonflasche wird gewechselt, wenn sich kein Vakuum mehr im System befindet oder das Auffanggefäß gefüllt ist.

Vorbereitung
Material: sterile Vakuumflasche, 2 Klemmen, Desinfektionsspray, Handschuhe.
Pflegekraft: Händedesinfektion.

Vorgehen
- Handschuhe anziehen, Verbindungsschlauch zum Patienten abklemmen
- angeschlossene Flasche mit Schlauchklemme verschließen (liegen mehrere Redon-Drainagen im Wundgebiet, diese ebenfalls verschließen)
- Flasche entfernen
- Drainageschlauch absprühen
- neue Vakuumflasche anschließen und Klemme öffnen
- Klemme am Drainageschlauch langsam öffnen

- Sekretmenge ablesen und dokumentieren
- Beobachten des Sekrets auf Beimengungen, Aussehen, Geruch
- Flasche mit Inhalt entsorgen

• **T-Drainage**

Die T-Drainage (Abb. 2-106) dient der postoperativen Ableitung von Gallenflüssigkeit, zur Schienung des Ductus choledochus nach Gallengangrevision (Stein, Strikturen) und Verhinderung der Verlegung des Gallenweges durch Ödeme.

Versorgung und Überwachung der T-Drainagen

Vorgehen

- Förderrate in den ersten ein bis zwei Tagen bis zu 1000 ml; damit ein einwandfreier Abfluß gewährleistet ist, wird der Beutel unterhalb des Matratzenniveaus befestigt

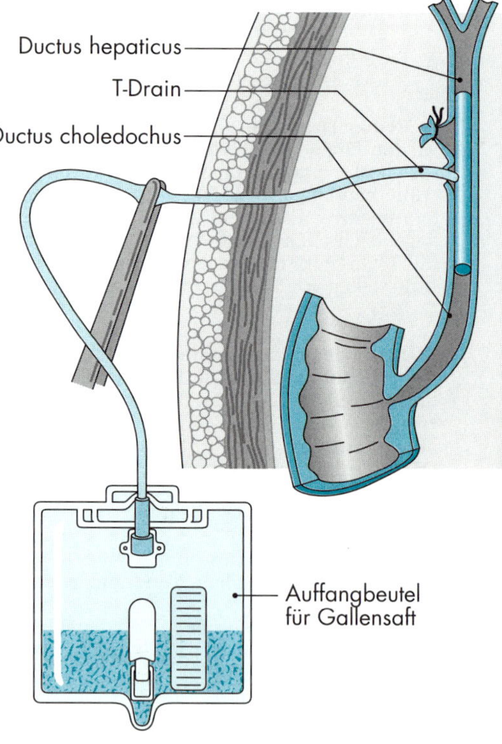

Abb. 2-106 T-Drain.

- nach Arztanordnung schrittweise ab dem 4.–5. Tag den Beutel höher hängen: Matratzenniveau, Leberebene, über Körperniveau
- einen Tag lang abklemmen
- der T-Drain wird so lange belassen, bis er weniger als 100 ml fördert
- Beutelwechsel werden nur bei vollständiger Füllung unter aseptischen Bedingungen durchgeführt, Füllungsstand mit Datum markieren
- nach Versiegen der Sekretion erfolgt eine Cholangiographie
- danach den Beutel nochmals für kurze Zeit ans Bett hängen, dann den Drain entfernen, aseptischer Verband (s. Kap. 2.7.13)
- Patient muß 24 Stunden Bettruhe einhalten
- regelmäßige Kontrolle des Verbandes (Galle kann nachfließen)
- Zieldrainage (liegt im Wundbereich) 1–2 Tage später entfernen

• **Spül-Saug-Drainagen**

Bei schweren Infektionen und Verschmutzungen der Wunde wird postoperativ kontinuierlich eine sterile Elektrolytlösung über einen perforierten Schlauch in das Wundgebiet eingeleitet und durch einen Drain mit fest eingestelltem Sog das Sekret wieder abgesaugt. Die häufigste Indikation ist die Osteomyelitis.

Versorgung und Überwachung der Spül-Saug-Drainage
Vorgehen

- Spülung muß kontinuierlich über 24 Stunden mit gleichbleibender Geschwindigkeit laufen (Verstopfungsgefahr)
- Sogstärke überprüfen, auf Geräusche achten
- Zu- und Ableitungsschlauch einmal täglich wechseln (Infektionsprophylaxe)
- Sekretflasche nach Bedarf, mindestens einmal täglich wechseln
- Spülflüssigkeit bilanzieren
- Dokumentation von Aussehen und Beimengungen der Spülflüssigkeit
- regelmäßige Wundabstriche, Wundbehandlung nach den Regeln des septischen Verbandwechsels (s. Kap. 2.7.13)
- Saug-Spül-Drainagen werden entfernt, wenn drei Abstrichergebnisse ohne Befund vorliegen
- bevor die Zu- und Ableitungsschläuche entfernt werden, wird das Spülsystem stundenweise abgeklemmt
- treten keine nennenswerten Sekretmengen auf, werden die Schläuche entfernt, ein steriler Verband angelegt

• **Komplikationen bei liegenden Drainagen**

- Infektion: unsteriles Arbeiten, Reflux
- Sekretverhalt, Abflußbehinderung, Folge: Hämatom und Abszeß
- Verletzung des Gewebes: Arrosionsblutung

- Verlust von Blut, Eiweiß, Elektrolyten
- zu frühes Herausrutschen des Drains: Sekretstau
- Verwachsungen und Stenosen
- Mazeration der Haut durch die Feuchtigkeit des Verbandes
- Schmerzen durch Druck des Drains

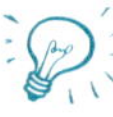

Für Patienten sind Drainagen oft sehr belastend, da sie mit Bewegungseinschränkung, häufigem Verbandwechsel, Schmerzen, unangenehmen Gerüchen und unästhetischem Anblick verbunden sind.
Wunddrainagen dürfen nicht angespült werden.
Drainagen in der Bauchhöhle (Darmbereich) dürfen nicht an einen Sog angeschlossen werden!
Liegen mehrere Drainagen, durchnumerieren.
Funktion der Drainage beobachten: Durchgängigkeit, freier Abfluß, kein Abknicken (Sekretstau), System darf nicht durchhängen (Sekretspiegel), Auffangbehälter unter Patientenniveau (aus Hygienegründen nicht auf den Boden stellen), Zug an der Drainage vermeiden.
Drainageein-/-austrittsstellen regelmäßig unter aseptischen Kautelen verbinden, auf Entzündungszeichen achten.
Beobachtung des Sekrets und Dokumentation: Menge, Farbe, Beimengungen, Geruch.

2.7.13 Aseptische und septische Wunden

Wunden sind beabsichtigte (Operationswunden) oder nicht beabsichtigte Verletzungen der Haut (Unfälle).

Aseptische Wunden = keimfreie Wunden in einem nicht infizierten Gewebe, z. B.:
- Einstichstellen (z. B. Venenpunktion, Venenkatheter)
- PEG-Sonden
- suprapubische Katheter
- Operationswunden

Septische Wunden = primär oder sekundär infizierte Wunden, z. B.:
- Ulcus cruris
- Dekubitus
- Gangrän
- Abszeß-Spaltung
- infizierte OP-Wunde

- **Wundversorgung**

Ziel der Wundversorgung ist die schnelle Regenerierung des Gewebes durch:
- Schutz der Wunde vor Erregern
- Förderung des Wundschlusses
- Reduzierung von Wundkeimen durch aufsaugende Verbandmaterialien

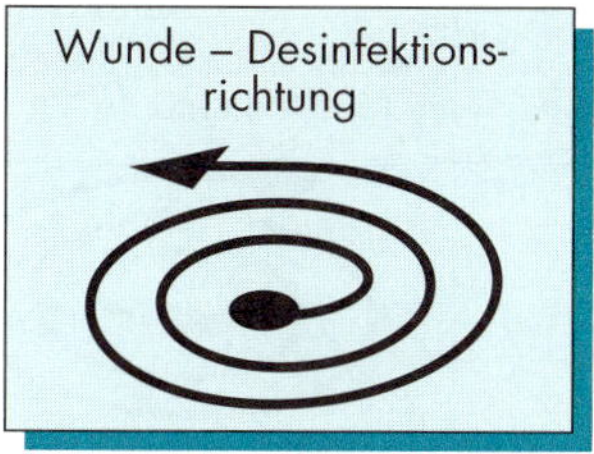

Abb. 2-107 Desinfektion einer aseptischen Wunde (von innen nach außen).

- Linderung von Schmerzen und das Wohlbefinden des Patienten

Immer zuerst die Patienten mit aseptischen Wunden verbinden! Bei Patienten mit mehreren Wunden zuerst die aseptischen, dann die septischen Wunden verbinden.

Aseptische Wundversorgung
Fernhalten von Krankheitskeimen, um die keimarme Wunde zu schützen (Abb. 2-107).
Der erste Verbandwechsel erfolgt nach ärztlicher Anordnung meist am dritten bis vierten postoperativen Tag (häufig durch den Arzt).
Eine frühere Wundinspektion ist notwendig bei:
- Schmerzen
- Temperaturanstieg
- Blutungen
- stark durchtränktem Verband mit Wundsekret

Vorbereitung
Raum: Fenster und Türen schließen, Keimquellen (Blumen) entfernen, für Licht sorgen, Sichtschutz, desinfizierte Arbeitsfläche in Reichweite stellen.
Patient: Information über das Vorgehen, beruhigen, Lagerung, so daß die Wunde gut zugänglich ist, evtl. Schmerzmittel verabreichen.
Pflegekraft: Hände waschen und desinfizieren, bei großen Wunden Haarschutz, Mundschutz, steriler Schutzkittel.
Material: Hände- und Hautdesinfektionsmittel, evtl. Benzin, Pflaster, Schere, unsterile und sterile Handschuhe, sterile Pinzette, evtl. sterile Schere, unsteriles und steriles Verbandmaterial, evtl. sterile Kochsalzlösung, Abwurf.

Vorgehen
- äußeren Verband mit unsterilen Handschuhen entfernen und entsorgen

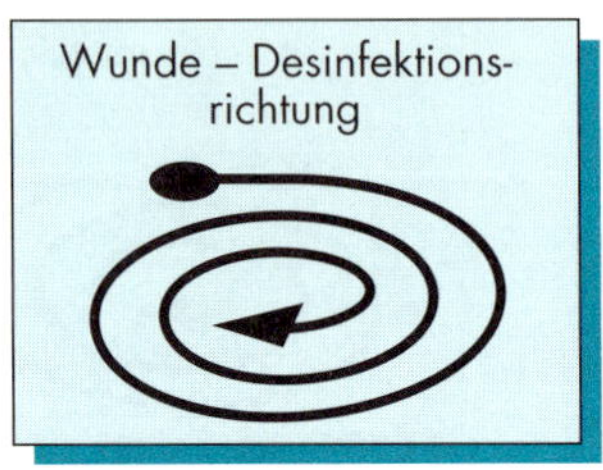

Abb. 2-108 Desinfektion einer septischen Wunde (von außen nach innen).

- evtl. Pflasterreste mit Benzin entfernen
- Hände desinfizieren und sterile Handschuhe anziehen
- inneren Verband mit steriler Pinzette lösen und entfernen, bei Verklebungen mit der Wunde mit steriler Kochsalzlösung anfeuchten
- Wundinspektion auf Rötung, Schwellung und Sekretabsonderung
- Desinfektion der Wunde von innen nach außen
- inneren und äußeren Verband mit sterilen Handschuhen auflegen und fixieren

Nachsorge
Patient: bequem lagern.
Material: alten Verband entsorgen, Verbandwagen auffüllen.
Pflegekraft: Dokumentation (Uhrzeit und Aussehen der Wunde).

Septischer Verbandwechsel
Die Keimzahl der Wunde soll reduziert und eine Verbreitung der Keime verhindert werden (Abb. 2-108). Die Wundbehandlung erfolgt nach Arztanordnung mit den angegebenen Wundheilmitteln (Tab. 2-17).

Vorbereitung
- wie beim aseptischen Verbandwechsel
- zusätzlich Mittel zur Wundbehandlung

Vorgehen
- äußeren Verband mit unsterilen Handschuhen entfernen und entsorgen
- evtl. Pflasterreste mit Benzin entfernen
- Hände desinfizieren und sterile Handschuhe anziehen
- inneren Verband mit steriler Pinzette lösen und entfernen, bei Verklebungen mit der Wunde mit steriler Kochsalzlösung anfeuchten
- Wundinspektion auf Rötung, Schwellung und Sekretabsonderung

Tabelle 2-17 Übersicht über die gebräuchlichsten Mittel und Medikamente zur Wundbehandlung.

Verwendungszweck	Präparate	Bemerkung
Reinigung/Desinfektion	– Wasserstoffperoxid	– Nekrosepartikel werden ausgeschwemmt, jedoch wegen seiner Enzyminaktivierung und der möglichen Aufweichung der Wundränder abzulehnen
	– Debrisorb®/Traubenzucker	– die Resorption von nekrotischem Gewebe, Ödemflüssigkeit und Mikroorganismen führt zur Säuberung der Wunde
	– NaCl-Lösung 10%	– fördert den Sekretabfluß und die Ödemabschwellung durch hohe Osmolarität
	– Glukoselösung 10 bis 20%	– ähnliche Effekte wie bei NaCl-Lösung
	– Varidase®, Leukase®, Trypure Novo®, Fibrolan®, Iruxol®	– enzymatische Auflösung oder Andauung von Nekrosen, Verflüssigung von Eiter
	– Epigard®, SYSpur-derm®, Primamed® (künstlicher Hautersatz)	– durch die Abnahme des künstlichen Hautersatzes werden nekrotisches Material, Bakterien und Exsudat mitentfernt
	– Silastikschaum®	– Resorption von Exsudat, Kompression der Wundfläche
Bekämpfung von Krankheitskeimen (Antiseptika)	– Betaisodona®, Braunol®, Braunovidon®-Salbe bzw. -Salbengaze	– Abtötung aller pathogenen Keime und Pilze, Vorsicht bei Schilddrüsenüberfunktion, nicht bei Säuglingen und Kleinkindern anwenden
	– Chloraminlösung	– starker Geruch
	– Kaliumpermanganat	– vor Anwendung verdünnen, da Kristalle die Haut verätzen, vor allem für Bäder geeignet, aufgrund einer violetten Hautverfärbung können Probleme bei der Wundbeurteilung auftreten
	– Rivanol®-Lösung	– für Umschläge, z.B. bei Thrombophlebitis
	– Mercuchrom®	– Lösung enthält Quecksilber (!), deshalb sparsam verwenden, rot-goldene Hautverfärbungen, Anwendung ist in einigen Kliniken verboten, nicht für Säuglinge, Kleinkinder und Nierenkranke geeignet
	– Vita-Merfen® – Gentianaviolett – Eosinlösung – NaCl-Lösung 10% Glukoselösung 10 bis 20%	– Farblösungen sollten bei großflächigen und tiefen Wunden nicht angewendet werden, da die Wundbeurteilung erschwert werden könnte
Förderung der Granulation und Epithelialisierung	– Ringer-Lösung – Granugenol®-Öl – Actihaemyl® (Gel, Creme, Salbe) – Bepanthen®-Salbe	
	– Perubalsam	– schwarzfarbige Salbe, durchdringt leicht die Verband-

Tabelle 2-17 (Fortsetzung)

Verwendungszweck	Präparate	Bemerkung
		materialien, verursacht schwer entfernbare Flecken in der Wäsche
	– Lebertransalbe – Actovegin® (Gel, Creme, Salbe) – Stomahaesive® (Platten oder Paste)	
	– Hydrokolloidverbände (z.B. Varihaesive®)	– Hydrokolloidverbände gezielt einsetzen, da Materialkosten sehr hoch
	– Branolind®, Adaptic® (Salbenkompressen)	– verhindert das Verkleben der Wunde
Abdeckung des Wundrandes	– Zinkpaste, -salbe – Bepanthen®-Salbe – Stomahaesive® (Paste oder Platten)	– fördert den Heilungsprozeß, durch austrocknenden Effekt, vor allem für Säuglinge und Kleinkinder geignet, bei Inkontinenz

– Desinfektion der Wunde von außen nach innen
– Wundheilmittel nach Arztverordnung anwenden
– inneren und äußeren Verband mit sterilen Handschuhen auflegen und fixieren

Nachsorge
Siehe aseptischen Verbandwechsel

• **Hydrokolloid-, Hydrogelverbände**
Hydrokolloid- und Hydrogelverbände (z.B. Varehaesiv®) sind Okklusivverbände. Die Wunde wird dabei nach außen abgedichtet und ist vor Keimen, Flüssigkeit und Verschmutzung geschützt. Die Wirksubstanz fördert die Wundsekretion, wodurch geschädigtes Gewebe, Schmutz und Bakterien vom Wundgrund „weggesogen“ werden. Dadurch wird zum Beginn der Behandlung die Wunde scheinbar größer. Die häufigsten Anwendungsbereiche sind:
– Ulcus cruris
– Dekubitus
Da mittlerweile zahlreiche unterschiedliche Produkte zur Verfügung stehen, ist es ratsam, die Gebrauchsanweisung sorgfältig zu lesen. Der Verband wird nach der Größe, der Tiefe und der Wundfeuchtigkeit ausgewählt. Meist gibt es unterschiedlich große, steril verpackte Platten, die ggf. auf die benötigte Größe zugeschnitten werden können. Zum Auffüllen tiefer Wunden stehen Gele, Salben, Granulate, Puder oder Kompressen mit gleichen oder sich ergänzenden Wirkstoffen zur Verfügung. Sie lösen sich durch das Wundsekret auf und unterstützen die Wundreinigung.

Verabreichung eines Okklusivverbandes
- Prinzipien des aseptischen Verbandwechsels beachten
- evtl. Wunde mit steriler Ringer-Lösung spülen, bei sehr trockenem Wundgrund Wunde anfeuchten
- Wundränder reinigen und trocknen
- passende Größe des Verbandes auswählen bzw. zurechtschneiden, die Platte soll die Wunde um ca. 2 cm überragen
- evtl. tiefe Wunden auffüllen (s.o.), damit ein Kontakt zum Wundgrund hergestellt wird
- beim Aufkleben des Okklusivverbandes ist darauf zu achten, daß keine Luftblasen eingeschlossen werden
- evtl. können mit einem Stift die Umrisse der Wunde aufgezeichnet werden (hilfreich zur Beurteilung der Wundheilung)
- Pflaster 2–3 Minuten mit der Hand andrücken (Wundkontakt), durch Handwärme entsteht eine bessere Haftung mit dem Wundrand, eine zusätzliche Fixierung ist meist nicht erforderlich
- der Verbandwechsel wird nach ca. 5–7 Tagen durchgeführt, oder wenn die Blase, die sich bildet, die Größe der Wunde erreicht (bei hoher Sekretion öfter)
- evtl. Pflaster mit steriler Kochsalzlösung lösen

Keine Okklusivverbände bei Wunden, bei denen die Besiedlung mit anaeroben Keimen nachgewiesen ist (Luftabschluß!).

2.7.14 Absaugen von Flüssigkeiten

Unter einer Absaugung versteht man das Entfernen von Blut, Sekreten, Luft oder festen Stoffen aus Körperöffnungen oder Körperhöhlen unter Sog. Die dazu benötigten Apparate (Absauggeräte) lassen sich je nach Art ihres Antriebs einteilen in:
- pneumatisch betriebene Absauggeräte, Betrieb über Druckgas oder eine zentrale Vakuumanlage
- elektrisch betriebene Absauggeräte
- hand- oder fußbetriebene Absauggeräte

Indikationen
- Freihalten der Atemwege (Bronchialtoilette)
- zur Pneumonieprophylaxe

Vorbereitung

Raum: Licht, Absauggerät günstig plazieren, Abwurf in Reichweite.

Patienten: Information über das Vorgehen, beruhigen, Vitalzeichen und Hautfarbe kontrollieren, Zellstoff unter das Kinn legen.

Material: Händedesinfektionsmittel, unsterile und sterile Handschuhe, Desinfektionsmittel zum Durchspülen des Absaugschlauches, sterile physiologische Kochsalzlösung zum Anfeuchten des Absaugkatheters, evtl. Xylocain®-Spray zur oberflächlichen Anästhesie, Absauggerät, sterile Absaugkatheter verschiedener Größe, Y-Zwischenstück oder Zwischenstück mit Fingerdip, evtl. Mundschutz, Abwurf.

Pflegekraft: Händedesinfektion, sterile Handschuhe anziehen, Mundschutz bei infektiösen Patienten.

- **Orotracheales und nasales Absaugen**
- Funktionskontrolle des Absauggerätes (z. B. Sogeinstellung, Dichtigkeit des Systems)
- Hände desinfizieren und sterile Handschuhe anziehen
- Absaugkatheter an das Gerät anschließen
- Katheter anfeuchten, evtl. mit Xylocain®-Spray einsprühen (Anästhesie), ohne Sog vorsichtig über die Mundhöhle oder Nase einführen
- Sog herstellen, unter leichten Drehbewegungen den Katheter zurückziehen und intermittierend absaugen
- Dauer der Absaugung nicht länger als 10 Sekunden
- laufend optische Kontrolle des Patienten (Veränderung des Aussehens, Zyanose)
- jeden Katheter nur einmal verwenden
- nach Beenden des Absaugens Absaugkatheter um die Hand wickeln, Handschuh darüber stülpen und abwerfen
- Absaugschlauch mit Ansatz gründlich mit Desinfektionslösung durchspülen und Absauggerät abstellen
- Mundpflege durchführen

Nachsorge
Patient: bequem lagern, Vitalzeichen einschließlich Atmung kontrollieren.
Pflegekraft: Hände desinfizieren, Dokumentation durchführen (Uhrzeit, Aussehen und ungefähre Menge des abgesaugten Sekrets).

- **Endotracheales Absaugen**
- endotracheales Absaugen bei Schwerkranken sollte zu zweit durchgeführt werden
- Pulskontrolle durch zweite Pflegekraft
- evtl. je nach Zustand des Patienten Sauerstoffgabe erhöhen
- zuerst Rachenraum durch Mund oder Nase absaugen
- zweite Pflegekraft löst die Verbindung zwischen Tubus bzw. Trachealkanüle und Beatmungsschlauch und legt den Beatmungsschlauch auf eine sterile Unterlage (Verpackung der sterilen Handschuhe)
- zweite Pflegekraft hält den Tubus in der korrekten Position fest
- neuen sterilen Absaugkatheter durch den Tubus zügig bis zum leichten Widerstand einführen
- Absaugkatheter ca. 2 mm zurückziehen, dann unter Sog mit leicht drehenden Bewegungen den Katheter zurückziehen
- Anschluß des Beatmungsschlauches
- Beatmung kontrollieren
- bei Bedarf Vorgang nach kurzer Verschnaufpause mit neuem sterilem Absaugkatheter wiederholen

Komplikationen
- Schleimhautverletzungen mit nachfolgenden Blutungen und Infektionen
- Keimverschleppung aus den oberen in die unteren Atemwege
- Erbrechen, Aspiration
- Vagusreiz, Bradykardie bis Herzstillstand
- Laryngospasmus, Verschluß der Stimmritze, Sofortmaßnahme ergreifen, Beatmung

2.7.15 Umgang mit Geräten

(s. Kap. 12.4)

2.7.16 Diagnostik

Bei allen diagnostischen Untersuchungen muß der Arzt den Patienten über den beabsichtigten Eingriff informieren und bei Bedarf die schriftliche Einverständniserklärung einholen. Ärztliche Aufgabe ist es auch, das entsprechende Untersuchungsformular auszufüllen und den Patienten in der Funktionsabteilung anzumelden oder dies zu delegieren. Das Pflegepersonal muß dafür sorgen, daß die Patientendokumente mitgenommen werden.

- **Endoskopische Untersuchungen**

Endoskopische Untersuchungen sind diagnostische Betrachtungen von Körperhöhlen und Hohlorganen mit einem optischen System (Endoskop).

Einsatzmöglichkeiten:
Laparoskopie – Bauchspiegelung
Gastroskopie – Magenspiegelung
Koloskopie – Dünndarmspiegelung
Rektoskopie – Dickdarmspiegelung
Bronchoskopie – Lungenspiegelung (Bronchien)

Die einzelnen endoskopischen Untersuchungen werden im Kapitel 16.2 näher beschrieben.

Vorbereitung
- Laboruntersuchung von Blutbild, Blutgerinnung und Blutgruppe
- Patient muß nüchtern bleiben
- Blase und Darm entleeren (evtl. Reinigungseinlauf)
- Zahnprothesen entfernen (bei allen oralen Eingriffen)
- Prämedikation nach Arztverordnung
- venöser Zugang (Arzt)

Nachsorge
Die Nachsorge ist abhängig von der endoskopischen Untersuchung, den zu erwartenden Komplikationen, dem Zustand des Patienten und der Arztverordnung.

- Patienten bequem lagern, Bettruhe für einige Stunden je nach Sedierung (Prämedikation)
- Kontrolle und Überwachung der Vitalzeichen (Puls, Blutdruck, Bewußtsein, Atmung)
- Nahrungskarenz für etwa zwei Stunden bei Rachenanästhesie
- Dokumentation der Untersuchung

• **Punktionen/Biopsien**

Punktionen (pungere = einstechen) sind Einstiche in Körperhöhlen oder Hohlorgane zur Entnahme und Entleerung von Sekreten (diagnostische Punktionen) oder Injektion von Medikamenten (therapeutische Punktionen).
Bei Biopsien (biopsia = Untersuchung von lebendem Gewebe) werden Gewebeproben zur mikroskopischen Untersuchung entnommen.

Vorbereitung
- Laboruntersuchung von Blutbild, Blutgerinnung und Blutgruppe
- evtl. Blutkonserve kreuzen lassen
- Patient muß nüchtern bleiben
- Blase und Darm entleeren
- evtl. Rasur der Punktionsstelle
- Zahnprothesen entfernen (Notfallintubation)
- Prämedikation nach Arztverordnung
- venöser Zugang (Arzt)

Nachsorge

Die Nachsorge ist abhängig von der vorgenommenen Punktion oder Biopsie, den zu erwartenden Komplikationen, dem Zustand des Patienten und der Arztverordnung.
- Patienten bequem lagern, Bettruhe für einige Stunden je nach Sedierung (Prämedikation)
- Punktionsstelle mit Sandsack komprimieren (z. B. Leberbiopsie)
- Kontrolle und Überwachung der Vitalzeichen (Puls, Blutdruck, Bewußsein, Atmung)
- Kontrolle von Blutgerinnung, Hämoglobin und Hämatokrit (Arzt)
- Nahrungskarenz je nach Punktion/Biopsie
- Dokumentation der Untersuchung

• **Elektrokardiogramm (EKG)**

Bei einem Elektrokardiogramm werden die elektrischen Impulse des Herzens im Verlauf der Herzaktion mittels Elektroden aufgenommen und durch das EKG-Gerät auf Millimeterpapier oder durch Bandkontrolle registriert.

Indikationen
- zur Differentialdiagnose bei Verdacht auf Herzerkrankungen, z. B. Herzinfarkt, Herzrhythmusstörungen, Herzinsuffizienz, Erregungsbildungs- und Leitungsstörungen
- zur Schrittmacherkontrolle

EKG-Bedingungen
- in Ruhe: Aufzeichnung im Liegen
- unter Belastung: radfahren, Laufband, Kniebeugen
- im Tag-Nacht-Rhythmus über 24 Stunden = Langzeit-EKG

EKG-Ableitung (Abb. 2-109 a und b)
- **Extremitätenableitung nach Einthoven**
  - I vom rechten Arm (rot, minus) zum linken Arm (gelb, plus)
  - II vom rechten Arm (rot, minus) zum linken Bein (grün, plus)
  - III vom linken Arm (gelb, minus) zum linken Bein (grün, plus)
  - (rechtes Bein, schwarz = indifferente Elektrode)

- **Extremitätenableitung nach Goldberg**
  - aVL: Ableitung vom linken Arm (gelb) zum Mittelpunkt einer Verbindung zwischen dem rechten Arm und dem linken Bein

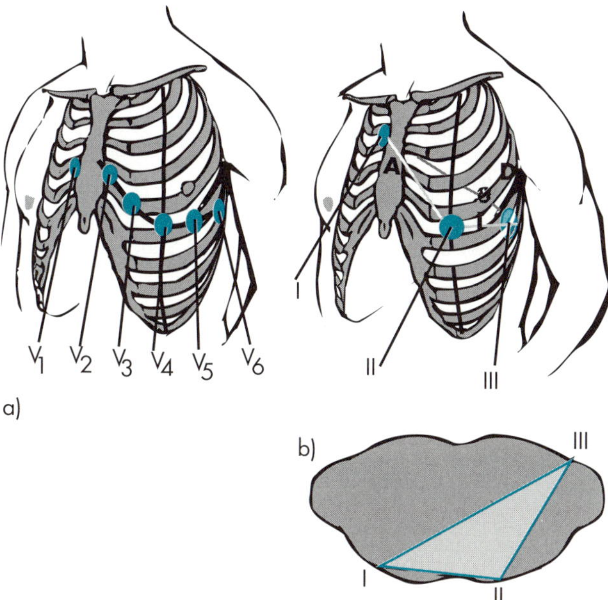

Abb. 2-109 Plazierung der EKG-Elektroden bei Brustwandableitungen.
a) Standardisierte Brustwandableitung.
b) Brustwandableitung nach Nehb.

- aVR: Ableitung vom rechten Arm (rot) zum Mittelpunkt zwischen dem linken Arm und dem linken Bein
- aVF: Ableitung vom linken Bein (grün) zum Mittelpunkt zwischen dem rechten und dem linken Arm

- **Brustwandableitung nach Wilson**
  Extremitätenableitungen werden als elektrischer Nullpunkt zusammengeschlossen und gegen die einzelnen Brustwandableitungen V_1–V_6 abgeleitet:
  - V_1 (rot) = 4. ICR rechts parasternal
  - V_2 (gelb) = 4. ICR links parasternal
  - V_3 (grün) = zwischen V_2 und V_4
  - V_4 (braun) = 5. ICR in der Medioklavikularlinie links (Herzspitze)
  - V_5 (schwarz) = vordere Axillarlinie in Höhe V_4 links
  - V_6 (lila) = mittlere Axillarlinie in Höhe von V_4

- **Brustwandableitung nach Nehb**
  Verlegung der Einthoven-Extremitätenableitungspunkte auf die Brustwand (Umstecken der Extremitätenableitungen)
  - I (rot): 2. ICR rechts parasternal
  - II (gelb): = hintere Axillarlinie in Höhe von V_4
  - III (grün): = Herzspitze, 5. ICR in der Medioklavikularlinie
  - Potentialdifferenzen bezeichnet man mit: **D** (dorsal) zwischen I und II, **A** (anterior) zwischen I und III, **I** (inferior) zwischen II und III

Vorgehen

- Patienten bequem lagern, für angenehme Raumtemperatur sorgen
- Elektrodenpapier anfeuchten, Elektroden 2 cm oberhalb der Fuß- und Handgelenke an der Innenseite anbringen und mit den Ableitungen des Gerätes verbinden (Farben beachten)
- evtl. starke Behaarung an Armen, Beinen oder Brust durch Rasur entfernen
- Elektrodengel auf die Brust auftragen, Saugelektroden auf die Brustwand aufsetzen und mit den Ableitungen des Gerätes verbinden
- Einmalelektroden aufkleben, evtl. Rückstände auf der Haut entfernen
- Patienten auffordern, sich nicht zu bewegen
- Gerät starten, Eichausschlag: 1 mV (Millivolt) zur Kontrolle der Amplitudenhöhe hervorrufen
- Reihenfolge der Ableitungen s.o., evtl. auf dem EKG notieren
- EKG mit Datum, Uhrzeit, Name des Patienten und Geburtsdatum versehen
- Ableitungen entfernen, Gel von der Brust abwischen
- Patienten ankleiden (Hilfestellung) bzw. Bettdecke anreichen
- EKG dem Arzt vorlegen
- Saugelektroden reinigen und desinfizieren

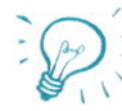
Bei amputierten Extremitäten beide Elektroden in gleicher Höhe (z.B. am Oberschenkel) anbringen.
Wurde das EKG mit Filterfunktion geschrieben, sollte dies auf dem EKG-Streifen vermerkt werden.

- **Röntgenuntersuchung**

Radiologie ist die Lehre von der Anwendung ionisierender Strahlen zur Diagnostik und Therapie.
Röntgenstrahlen sind kurzwellige, in der Röntgenröhre elektromagnetisch erzeugte Strahlen. Da einzelne Gewebe verschiedene Strahlen absorbieren, können Organe im Röntgenbild dargestellt werden.
Durch Kontrastmittel sind leicht strahlendurchgängige Organe (z.B. Blutgefäße) zu beurteilen.

Verschiedene Diagnoseverfahren:
- Röntgenbild-Aufnahme
- Durchleuchtung
- Tomographie (Röntgenschichtaufnahmen)
- Kontrastmitteldarstellung
- Computertomographie

Bei allen radiologischen Untersuchungen ist auf einen ausreichenden Strahlenschutz des Patienten und des Personals zu achten (siehe Röntgenschutzverordnung).

Vorbereitung
- Röntgenabteilung informieren über Behinderungen oder Belastbarkeit des Patienten
- Blasen- und Darmentleerung
- bei allen Kontrastmitteluntersuchungen venösen Zugang legen (Arzt)
- Kontrastmittel-Allergietest je nach Untersuchung
- Patient muß vor bestimmten Untersuchungen nüchtern bleiben (z.B. Kontrastmitteluntersuchungen)
- vor Untersuchungen des Abdomens beispielsweise erhält der Patient zwei bis drei Tage keine blähende Kost; am Vortag und Untersuchungstag wird ein Reinigungseinlauf vorgenommen
- auf ausreichende Wärme während der Untersuchung achten

Nachsorge
Nach Kontrastmitteluntersuchungen ist auf eine ausreichende Ausscheidung des Medikaments zu achten.
Patienten nach Kontrastdarstellung der unteren Darmabschnitte nach Arztverordnung abführen.
Weitere Maßnahmen der Vor- und Nachbereitung müssen in der Abteilung für Radiologie erfragt werden.

- **Magnetresonanztomographie (MRT)**

Unter Ausnutzung eines Magnetfeldes mit hoher Feldstärke werden durch Anregungsimpulse die Wasserstoffkerne im Körper aus dem Gleichgewicht gebracht.

Nach Abschaltung der Anregungsimpulse senden die Wasserstoffkerne Signale aus, die in einem Computer zu einem Schichtbild (Tomogramm) zusammengesetzt werden.

Vorteile der Magnetresonanztomographie:
- keine Strahlenbelastung
- dreidimensionale Darstellungen

Vorbereitung
- Blasen- und Darmentleerung
- bei Kontrastmittelverwendung venösen Zugang legen (Arzt)
- Ablegen aller Metallgegenstände (z.B. Uhr, Schmuck, Hörgerät)

Keine Magnetresonanztomographie bei Herzschrittmacher-Patienten!

- **Szintigramm**

Zweidimensionale Darstellung der Verteilung eines Gamma-Strahlers im lebenden Organismus nach Verabreichung des Radionuklids (Radiopharmakon).
Dem Patienten wird ein Radiopharmakon verabreicht, das auf das jeweilige zu untersuchende Organ abgestimmt ist.
Je nach Art der Untersuchung erfolgt die Verabreichung durch Injektion, Inhalation oder oral.
Nach Anlagerung des Radiopharmakons im Organ wird die Konzentration durch eine Szintillationskamera dargestellt.

Möglichkeiten der Szintigraphie:
- Skelettszintigraphie
- Schilddrüsenszintigraphie
- Nierenszintigraphie
- Lungenszintigraphie

Vorbereitung
- Blasen- und Darmentleerung
- Ablegen aller Metallgegenstände (z. B. Uhr, Schmuck, Hörgerät), da sie die Strahlung absorbieren können

Nachsorge

Um die Strahlenbelastung zu reduzieren, wird der Patient aufgefordert, viel Flüssigkeit zu trinken und häufig die Blase zu entleeren.

- **Sonographien**

Von einem Schallkopf erzeugte Schallwellen durchdringen den Körper. An Grenzflächen werden diese Schallwellen teilweise reflektiert. Die reflektierten Schallwellen werden vom Schallkopf aufgenommen und zu einem Schnittbild verarbeitet.

Vorbereitung
- Blasen- und Darmentleerung

- vor Untersuchung zwei Tage lang blähende Nahrungsmittel vermeiden
- Luft im Verdauungstrakt durch Medikamente (Entschäumer) beseitigen

Nachsorge
Es sind keine besonderen Maßnahmen notwendig.

• **Spezielle Laboruntersuchungen**
Laboruntersuchungen gehören zur medizinischen Diagnostik und werden vom Arzt angeordnet. Die Information der Patienten über Labortermine, die Anmeldung der Laboruntersuchung und teilweise die Gewinnung der Untersuchungsproben sind Aufgaben des Pflegedienstes.
Viele Laboruntersuchungen sind heute durch den Einsatz von Teststreifen sofort auf der Station möglich.
Die Aussagekraft von Laboruntersuchungen ist abhängig von:
- der fehlerfreien Gewinnung der Probe
- der korrekten Lagerung und dem einwandfreien Transport der Probe
- dem richtigen Untersuchungsverfahren

• **Urinzuckerbestimmung**
Beim Verwenden von Teststreifen immer die Herstellerangaben beachten!
Folgende Bestimmungen sind möglich:
- qualitative Bestimmung von Glukose im Urin (Farbveränderung am Teststreifen)
- semiquantitative Bestimmung von Glukose im Urin (Prozentangabe oder Farbveränderung am Teststreifen)
- quantitative Bestimmung von Glukose innerhalb eines bestimmten Zeitraums
- Nachweis von Azeton im Urin

• **Blutzuckerbestimmung**
Der Blutzucker kann im Venen- und Kapillarblut bestimmt werden. Es ist möglich, den Nüchternblutzucker zu messen und gleichzeitig ein Tagesprofil aus einzelnen Blutzuckerwerten zu erstellen.

Vorbereitung
- benötigte Gegenstände richten
- Desinfektionsmittel
- Tupfer
- Stichlanzette
- Teststreifen
- Schnellverband
- Testgerät
- Kapillarröhrchen bei Laborbestimmung

Vorgehen (Abb. 2-110 a bis c)
- Information des Patienten
- Entnahmestelle wählen (Fingerbeere, Ohrläppchen)

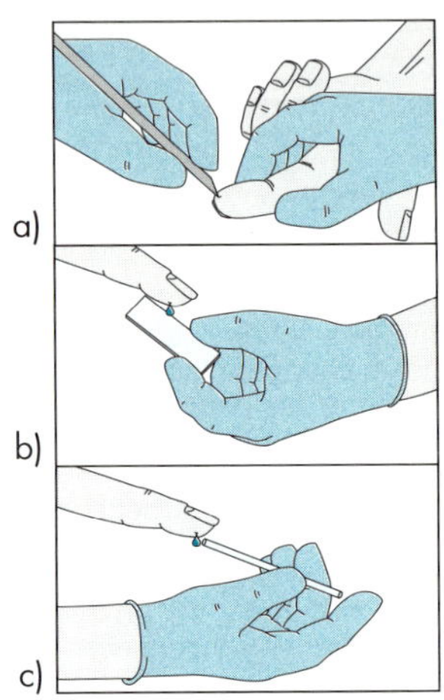

Abb. 2-110 Blutentnahme aus der Fingerkuppe.
a) Einstich seitlich in die Fingerkuppe.
b) Blutabnahme mit Teststreifen.
c) Blutentnahme mit Kapillarröhrchen.

- Punktionsstelle hyperämisieren (Wärme oder Reiben)
- Desinfektion der Entnahmestelle
- Einwirkzeit beachten
- seitlich mit Stichlanzette in die Entnahmestelle stechen (rasch mit mäßigem Druck; Abb. 2-110 a)
- ersten Blutstropfen abwischen
- zweiten Blutstropfen mit der Testfläche (Abb. 2-110 b) aufnehmen (bei Laboruntersuchung in Kapillarröhrchen; Abb. 2-110 c)
- im Testgerät nach Herstellerangaben auswerten
- evtl. Schnellverband
- Versorgen der Gegenstände
- Dokumentation

Normalwert
nüchtern: ca. 100 mg/dl

2.8 Neue Methoden in der Pflege

2.8.1 Kinästhetik

Kinästhetik ist die Lehre von der Bewegungswahrnehmung. Doktor Frank Hatch (Moderner Tanz, Verhaltenskybernetik) und Doktor Lenny Maietta (Humanistische Psychologie) haben sich mit Bewegungen und deren Wahrnehmung auseinandergesetzt. Daraus entwickelten sie ein Konzept, das gleichermaßen für den Patienten und für die Pflegekraft Gesundheitsvorsorge beinhaltet. In Kursen wird Pflegekräften vermittelt, wie sie ihre eigenen Körperbewegungen und ihren Körper zur gezielten Führung von Bewegungsabläufen des Patienten sowie zur Organisation des Körpers des Patienten nutzen können. Die Ressourcen des Patienten werden gezielt eingesetzt.

- **Ziele des Konzeptes**
- Wahrnehmung des eigenen Körpers (der Pflegekraft) sowie die eigene Beweglichkeit zu fördern
- die Bewegungsmöglichkeit des Patienten zu analysieren und zu beschreiben
- den bewegungsbeeinträchtigten Patienten zu unterstützen und seine Bewegungsfähigkeit zu erweitern (Hilfe zur Selbsthilfe)
- dem Patienten Bewegungsmöglichkeiten zu vermitteln und bestehende Beeinträchtigungen durch Schmerzen, Schwäche oder Muskelverspannungen zu mindern
- Möglichkeiten zur Interaktion auch mit bewußtseinsgestörten Menschen zu entwickeln
- Rückenschonung und Erleichterung für die Pflegekraft im Umgang mit dem Patienten; statt Heben und Tragen den Körper des Kranken so organisieren, daß sein Gewicht von den Knochen getragen wird

- **Die fünf Prinzipien der Kinästhetik**

1. Interaktion
- Sinne
- Bewegungselemente
- Interaktionsformen

Jede Pflegeverrichtung beinhaltet eine Interaktion zwischen dem Kranken und der Pflegekraft. Durch die Sinne (Sehen, Hören, Riechen, Schmecken, Tasten und kinästhetischer Sinn) erhält der Mensch Informationen und reagiert darauf. Bewegungen benötigen Zeit (Geschwindigkeit, Dauer, Folge). Sie geschehen im Raum (Ort, Richtung, Entfernung) und erfordern Kraftaufwand (Qualität, Quantität, Richtung, Kontakt). Die drei Elemente Zeit, Raum und Anstrengung stehen in engem Zusammenhang miteinander und beeinflussen sich gegenseitig. Durch Berührungen mit den Händen können Informationen über Bewegungen leicht und eindeutig vermittelt werden. Sie geschehen gleichzeitig und gemeinsam (wie beim Paartanz) und werden auch von bewußtseinsgestörten Patienten (z.B. nach Schädel-Hirn-Trauma, Apoplexie, Demenz) „verstanden". Verbale Anweisungen über Art und Richtung einer Bewegung können nur von bewußtseinsklaren Patienten verstanden und umgesetzt werden (schrittweise Interaktion). Bei bewußtseinsgestörten und verwirrten Patienten verläuft eine verbale Kommunikation meist einseitig.

2. Funktionale Anatomie
- Massen und Zwischenräume (Abb. 2-111)
- Orientierung

In der Kinästhetik spielt die Funktion des Bewegungsapparats eine große Rolle, nicht die feingeweblichen Strukturen. Die Knochen sind fest, behalten ihre Form, tragen das Gewicht des Körpers und geben es an die Unterstützungsfläche (z. B. Bett) weiter. Die Muskeln sind weich, verändern sich und ermöglichen Bewegungen. Kopf, Brustkorb, Becken, Arme und Beine werden als Massen bezeichnet. Sie sind stabil und verändern ihre Form bei der Bewegung nicht. Hals, Taille, Hüft- und Schultergelenke sind instabil, da dort Bewegung möglich wird. Die Zwischenräume verbinden die Massen miteinander, lassen Ver-

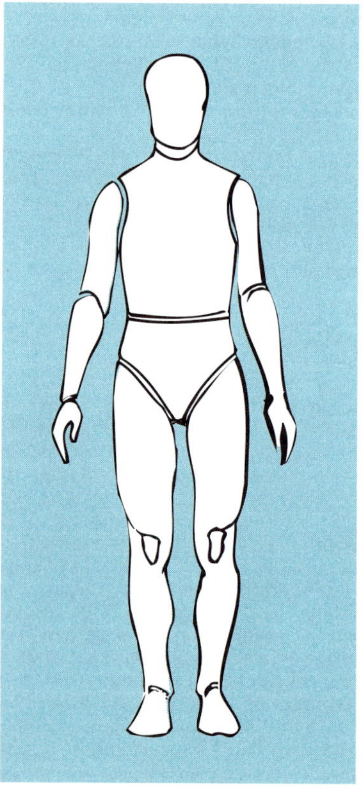

Abb. 2-111 Massen und Zwischenräume.

änderungen der Beziehungen der Massen untereinander zu. Das Wissen darüber ermöglicht der Pflegekraft, das Gewicht des Kranken zu führen, statt es zu tragen. Schwerkranke sind oft in ihrer Orientierung gestört. Kinästhetik kann durch gezielte Berührungen die Orientierungsfähigkeit verbessern. Bei der Orientierung am Körper nehmen wir den höchsten und tiefsten Punkt, unsere Körpermitte sowie die Vorder- und Rückseite wahr. Vorder- und Rückseite haben unterschiedliche Funktionen. Die Vorderseite ist weicher, sensibler und paßt sich der Umgebung leichter an. Die Rückseite ist fester, stabilisiert die eingenommene Position und leitet das Gewicht weiter. Beispiel: Kinder und alte Menschen steigen oft mit der „Vorderseite" zuerst ins Bett, da diese Bewegung leichter ist.

3. Bewegung und Funktion
- parallele und spiralige Bewegungen
- Grundpositionen

Zweidimensionale oder parallele Bewegungen sind z. B., durch Vorwärtsbeugen vom Liegen zum Stehen zu kommen, und das Aufstehen vom Stuhl (Massen stapeln). Weniger Kraftaufwand benötigen spiralige oder dreidimensionale Bewegungen. Die frühkindliche Entwicklung der Bewegungen von der Rückenlage zum Stand verläuft in mehreren Etappen, sogenannten Grundpositionen:
- 1. Rückenlage
- 2. Bauchlage mit Abstützen durch die Ellenbogen
- 3. Schneidersitz
- 4. Vierfüßlerstand
- 5. Einbein-Kniestand
- 6. Einbeinstand
- 7. Zweibeinstand

Durch Beugen und Strecken und durch spiralige Bewegungen werden diese sieben Positionen durchlaufen. Bei der Mobilisation eines Patienten können diese Kenntnisse in vielen Situationen umgesetzt werden.

4. Anstrengung
- Beziehungsformen (Hängen, Verstreben)
- Anstrengungsarten (Zug und Druck)

Hängen heißt, die verbundenen Massen ziehen voneinander weg. Verstreben heißt, die Massen drücken gegeneinander. Im Sitzen ruhen sie aufeinander. Im menschlichen Körper können diese drei Aspekte wiedergefunden werden: Der Kopf ruht auf der Wirbelsäule. Der Brustkorb hängt an der Wirbelsäule und die Arme am Brustkorb. Das Becken verstrebt gegen die Wirbelsäule und die Beine gegen das Becken. Durch die Berührung mit den Händen nimmt die Pflegekraft Kontakt zum Körper des Patienten auf und kann seine Muskelspannung registrieren. Auf Veränderungen kann sie unmittelbar reagieren, z. B. falls beim Patienten während des Führens die Kraft seiner Beine plötzlich nachläßt und er zu stürzen droht.

5. Gestaltung der Umgebung
Die Umgebung hat Auswirkungen auf die Bewegungsfähigkeit des Patienten und die dazu benötigte Anstrengung sowohl für den Patienten selbst als auch für die unterstützende Pflegekraft. Versucht der Mensch, sich der Umgebung anzupassen, ist es meist mit großen Anstrengungen verbunden und oft unwirksam. Wird jedoch die Umgebung den Möglichkeiten des Patienten angepaßt, ist er besser in der Lage, selbständig verschiedene Pflegeverrichtungen auszuführen. Seine Aktivitäten und seine Lernfähigkeit werden dadurch gesteigert. Beispiel: Werden die Zwischenräume abgepolstert, werden sie blockiert, so kann der Kranke seine Lage kaum verändern. Werden die Massen unterstützt oder wird der Patient auf eine festere Matratze gelagert, so fördert dies seine Beweglichkeit.

- **Merksätze in der Kinästhetik**
- Die Massen fassen, mit den Zwischenräumen spielen!
- Bewege den Patienten, wie er sich selbst bewegen würde!
- Benutze die Muskeln nicht zum Halten, sondern zum Bewegen!
- Blockiere nicht die Knie und Füße der Patienten!
- Versuche nicht, eine schlecht organisierte Umgebung durch hohen Kraftaufwand auszugleichen!
- Hebe kein Gewicht, solange es eine stabile Unterstützungsfläche gibt, die es tragen kann!

- **Anwendung in der Pflege**

Die Kinästhetik steht in vielen Punkten im Widerspruch zu herkömmlichen Hebe- und Tragetechniken. Alle „Hauruck-Methoden“ sind zu meiden. Bewegungen nach kinästhetischen Prinzipien sind harmonisch und fließend, für den Patienten sanft und schonend und beziehen seine Fähigkeiten (Ressourcen) mit ein. Die Bobath-Methode und die Kinästhetik lassen sich miteinander verbinden, auch wenn sie von unterschiedlichen Ansätzen ausgehen. Bei Bobath steht die Hemmung der Spastizität und des abnormen Haltungs- und Bewegungsmusters im Vordergrund. Die Kinästhetik geht von den verbliebenen Bewegungsfähigkeiten aus und erweitert diese durch geschickte „Organisation des kranken Körpers“ und durch fördernde Gestaltung der Umgebung. Kinästhetik ist mit basaler Stimulation optimal, da beide Methoden die Kommunikationsfähigkeit des Patienten fördern.

- **Beispiele aus der Kinästhetik**
- Aufrichten des Patienten durch „Stapeln von Massen“ (Abb. 2-112 a und b)
- „Gehen“ auf den Sitzbeinen (Abb. 2-113 a und b)
- Umlagern unter Berücksichtigung von Massen und Zwischenräumen (Abb. 2-114 a und b)
- Aufstehen durch spiralige Bewegungen (Abb. 2-115 a bis c)
- Transfer durch „Zug und Druck“ (Abb. 2-116)
- Einsteigen ins Bett über die „Vorderseite“ (Abb. 2-117 a bis c).

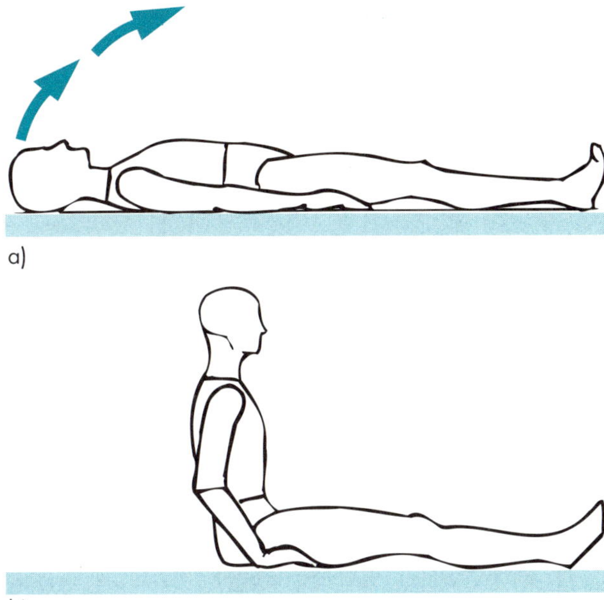

Abb. 2-112 Aufsetzen des Patienten (Aufrichten durch „Stapeln der Massen").
a) Bewegungsrichtung von Kopf und Brustkorb.
b) Beim Sitzen „ruht" der Kopf auf dem Brustkorb, die Brust auf dem Becken, das gesamte Gewicht auf der Unterlage.

2.8.2 Basale Stimulation

Die basale Stimulation ist pflegerisches Handeln zur Förderung wahrnehmungsgestörter Menschen. Sie orientiert sich an der frühkindlichen aufeinanderfolgenden Entwicklung in der Embryonalphase. Professor Doktor Andreas Fröhlich (Sonderpädagoge und Heilpädagogischer Psychologe) entwickelte in den 70er Jahren dieses Konzept zur Förderung schwerst mehrfachbehinderter Kinder. Christel Bienstein übertrug Mitte der 80er Jahre diese Erkenntnisse und Erfahrungen auf die Pflege beatmeter, desorientierter und somnolenter Patienten.

- **Stufen der embryonalen Erfahrungen**

Somatisch:	Fähigkeit zur ganzkörperlichen Wahrnehmung, z. B. Größe und Umfang, Grenze zwischen dem Ich und der Umwelt Uterus.

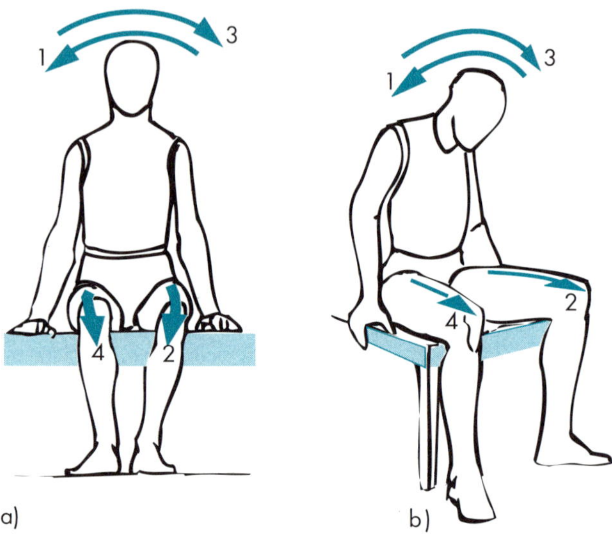

Abb. 2-113 Gehen auf den Sitzbeinen. Das Gewicht wird seitlich auf die rechte Körperhälfte verlagert (1). Das linke Bein wird jetzt ohne Kraftaufwand nach vorne gezogen (2). Danach wird das Gewicht seitlich auf die linke Körperhälfte verlagert (3) und das rechte Bein nach vorne gezogen (4). Der Patient befindet sich nun auf der Kante der Sitzfläche, aus dieser Position ist das Aufstehen erleichtert.
a) Der Patient bewegt sich zur Bettkante (Vorderansicht).
b) Der Patient bewegt sich zur Stuhlkante.

Vestibulär: Fähigkeit, Lageveränderung im Raum wahrzunehmen, z. B. Stehen oder Liegen der Mutter.

Vibratorisch: Fähigkeit, Rhythmus (Atemrhythmus) oder feine Bewegungen (Laufen der Mutter) wahrzunehmen.

Audiorhythmisch: Fähigkeit, Rhythmen zu hören, z.B. Herzschlag.

Olfaktoriell-oral: Fähigkeit, Geruch und Geschmack wahrzunehmen, z. B. Fruchtwasser.

Auditiv: Fähigkeit, z.B. Stimmen, Musik, Darmgeräusche, Umgebungsgeräusche wahrzunehmen.

Visuell: Sehfähigkeit, z. B. Licht durch die Bauchdecke.

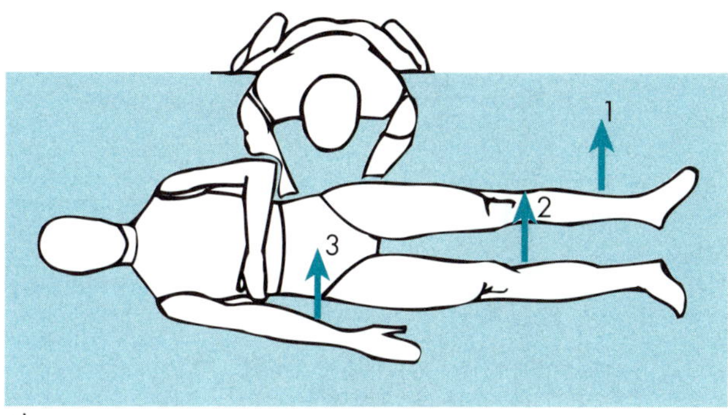

a)

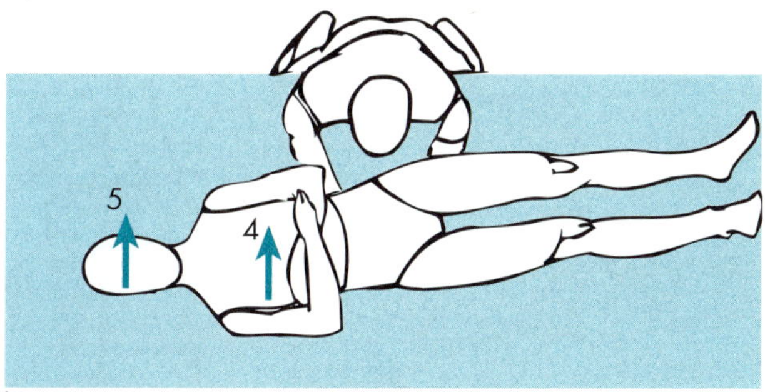

b)

Abb. 2-114 Umlagern des Patienten.
a) Zuerst wird das linke Bein seitlich verlagert (1), danach das rechte (2). Die Pflegekraft hebt das Becken seitlich leicht an und schiebt beide Arme unter das Gesäß. Nun zieht sie das Becken des Patienten zu sich heran.
b) Der Patient legt beide Arme auf die Brust. Die Pflegekraft hebt den Brustkorb seitlich leicht an und schiebt beide Arme darunter. Nun zieht sie ihn zu sich heran (4). Danach wird der Kopf seitlich verlagert (5).

Anwendung bei folgenden Patientengruppen
Menschen mit Wahrnehmungsveränderungen, z. B.:
- hemiplegische Patienten
- Apalliker
- desorientierte alte Menschen
- Patienten im Durchgangssyndrom
- M. Alzheimer

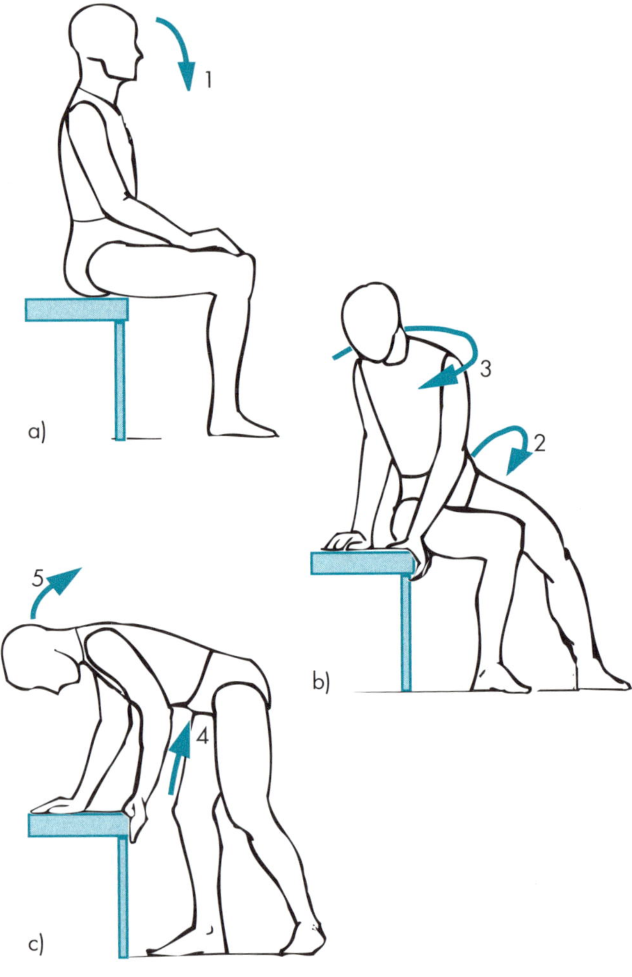

Abb. 2-115 Aufstehen.
a) Der Patient sitzt auf der vorderen Kante der Sitzfläche. Er nimmt den Kopf auf die Brust (1).
b) Der Patient setzt den linken Fuß einen kleinen Schritt vor (2). Er dreht den Oberkörper nach rechts (3) und stützt die Hände an der Kante der Sitzfläche ab.
c) Der Patient dreht sich weiter nach rechts und hebt das Gesäß an, während er gleichzeitig die Beine streckt (4). Anschließend richtet er den Oberkörper auf (5).

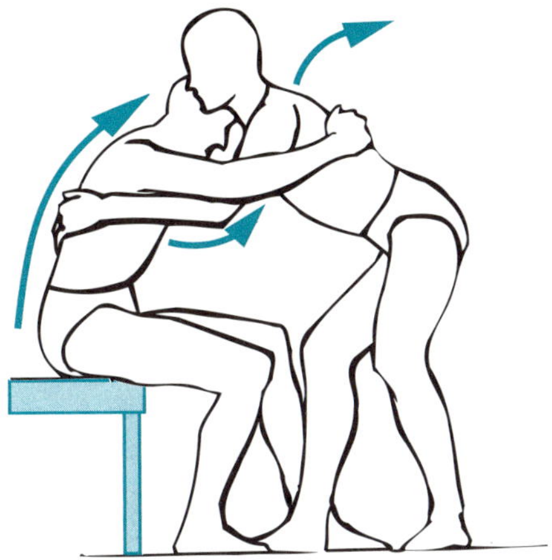

Abb. 2-116 Aufstehen mit Hilfe.

- unruhige aggressive Patienten, aufgrund einer situativen Fehlinterpretation (z. B. Temperaturmessung wird als Bedrohung mit einem Messer empfunden)
- bewußtseinsgetrübte Patienten

Ziele
Die basale Stimulation greift Urerfahrungen zur gezielten Reaktivierung verlorener Fähigkeiten und Vermittlung positiver Reize auf.
- physische und psychische Entspannung, Beruhigung
- Vermittlung des Gefühls der Geborgenheit und Nähe
- Wiedererlangung des Körpergefühls, Bewußtmachen des Körpers, Körperschema wiederentdecken
- Gleichgewichtssinn anregen
- Interesse an der Umgebung wecken
- Verbesserung der Bewegungsfähigkeit und Koordination

• **Biographische Anamnese**
Um einen Menschen gezielt anregen zu können, ist es wichtig, möglichst viel über ihn zu erfahren:
- Wer steht dem Kranken emotional am nächsten?
- Wen hat er gerne/nicht gerne um sich?
- Was ist ihm im Leben sehr wichtig?
- Woran hängt „sein Herz" (Kinder, Hobbys, Tiere, Beruf)?
- Welche Dinge tut er gerne?
- Welche Geräusche, Gerüche und andere sensorischen Erfahrungen sind damit verbunden?

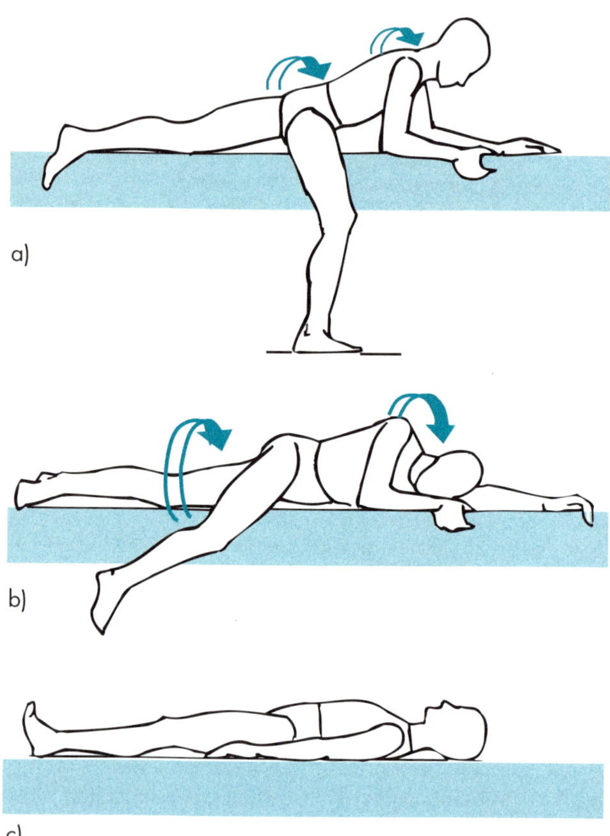

Abb. 2-117 Einsteigen ins Bett.
a) Der Patient stützt sich mit den Unterarmen auf dem Bett ab und legt das linke Bein ins Bett.
b) Der Patient streckt den linken Arm und dreht sich dabei, so daß er sich in die linke Seitenlage bringt. Er rollt sich weiter auf den Rücken und zieht das rechte Bein nach.
c) Der Patient liegt auf dem Rücken.

- Wogegen bestehen Abneigungen?
- Wodurch werden Ängste ausgelöst?
- Was ist der Mensch für ein Typ (introvertiert, extrovertiert, lebenslustig und optimistisch oder eher pessimistisch)?
- Liebt er Trubel, oder mag er die Besinnlichkeit und Ruhe?

- Welche Reize könnten mit einem traumatischen Erlebnis, z. B. Unfall, in Verbindung gebracht werden?
- Was ißt und trinkt er gerne?
- Wogegen bestehen Abneigungen?
- Was riecht er gerne (Rasierwasser, Parfüm, Küchengerüche, Werkstattgerüche, Tiergerüche, Holzgeruch, Gewürze)?
- Welche Geräusche hört er gerne (Musikrichtung, Meeresgeräusche, Fußballspielübertragung, Autorennen)?
- Welche Farben und Bilder mag er oder rufen angenehme Gefühle und Erinnerungen hervor (Fernsehen, Bäume, Bilder, Leuchtreklame)?
- Welche Dinge fühlt er gerne (Tierfell, glatte, kalte Flächen)?
- Hat der Kranke Berührungen am Körper gerne (an den Händen fassen, Füße kneten, Rücken kraulen)?

- **Grundlagen der basalen Stimulation**

Der Verlust der Bewegungsfähigkeit und der Mangel an angenehmen Reizen führen beim Kranken zum inneren Rückzug (sensorische Deprivation). Er nimmt seinen Körper nicht mehr als zu ihm gehörig wahr. Bei älteren Menschen sind häufig eindeutig geistige Rückbildungstendenzen zu beobachten (Regression), die sich in Lustlosigkeit und Müdigkeit äußern. Mit der basalen Stimulation wird so früh wie möglich begonnen, auch wenn der Kranke von sich aus keine Reaktion zeigt. Viele „Bewußtlose" können trotz eindeutiger Defizite Signale aus dem eigenen Körper und der Umgebung wahrnehmen. Durch Stimulation werden im Gehirn neuronale Verknüpfungen aktiviert bzw. wiederhergestellt.

Die Pflege sollte so organisiert werden, daß die Pflegekräfte möglichst selten wechseln (Bezugspflege).
Jede Pflegekraft sollte sich an die vorher festgelegten Maßnahmen halten.
Dem Kranken sehr nahe stehende Menschen (Angehörige oder Freund/Freundin) sind mit in die Pflege zu integrieren (1–2 Personen).
Überforderung ist zu vermeiden. Es sollte berücksichtigt werden, daß andere Aktivitäten, z. B. Krankengymnastik und Untersuchungen, Kraft kosten.
Voraussetzung für die basale Stimulation ist die Fähigkeit, sich auf eine Beziehung einzulassen, und die Sensibilität, auch kleinste Reaktionen (positive und negative) wahrzunehmen.
Oft ist es sinnvoll, engen Körperkontakt aufzunehmen, was auch von Angehörigen übernommen werden kann.
Jede Kontaktaufnahme mit dem Kranken (Sprache und Berührung) sollte klar und eindeutig sein. Punktuelle, zufällige und oberflächliche Berührungen vermeiden, da sie meist als unangenehm empfunden werden und den Kranken erschrecken (z. B. Berührung mit dem Ärmel des Kittels oder einer Salbentube).
Diffuse und erschreckende Sinneseindrücke sind zu vermeiden, z. B. Piepen des Monitors, Druck durch Schläuche auf der Haut, eintönige Wandflächen.

Statt Weichlagerung sollten häufigere Lagewechsel und Einreibungen vorgenommen werden.
Jede Pflegeverrichtung ist bewußt auf Möglichkeiten der Wahrnehmungsförderung hin zu überprüfen.

Vorgehen

1. Körperstimulation

- Hervorrufen von Hautempfindungen, z. B. durch Berührungen mit der Hand, Streicheln, Einreibungen mit Salben
- Massagen, Abreibungen mit einem Massagehandschuh oder Schwamm
- bewußtes Abfrottieren nach dem Waschen
- Baden im warmen Schaumbad, Sprudelbad
- Abbrausen mit unterschiedlichem Duschstrahl
- Anblasen von warmer Luft mit einem Fön
- weiches Fell fühlen lassen

2. Vestibuläre (Gleichgewichts-)Anregung

- Veränderungen der Körperlage vornehmen, z. B. Seiten-, Bauch-, Oberkörperhochlagerung
- Pflegekraft nimmt den Oberkörper in den Arm und schwingt sanft vor, zurück und seitlich
- sanfte Schaukelbewegungen auf einem Wasserkissen oder Luftkissenbett, Lifter, Schaukelstuhl

3. Vibratorische (Schwingungs-)Anregung

- Schwingungen erzeugen, z. B. durch Einsatz kleiner Massagegeräte, die an den Fersen angesetzt werden
- Elektrorasierer in die Hand des Patienten legen
- Hand des Kranken auf eine Lautsprecherbox des Radios legen
- Kopf des Kranken an die Brust der Pflegekraft nehmen, während diese (in tiefer Tonlage) spricht, singt oder summt
- leichtes Klopfen auf dem Rücken, Thoraxvibrator einsetzen

4. Orale Stimulation

- Streichbewegungen der Wangen in Richtung der Lippen
- mit den Fingern über die Lippen streichen
- Lieblingsspeise auf die Lippen und Zunge auftragen (z. B. Eis, Pudding, Saft von sauren Gurken)
- verschiedene Geschmacksrichtungen anbieten (süß, sauer, salzig, leicht bitter)
- festere Speise (z. B. Apfelstückchen, Paprikachip) in Mull einwickeln und im Mund hin und her bewegen und zwischen die Zahnreihen schieben (Pflegende hält die Mullgaze gut fest, damit der Kranke nicht aspiriert)

5. Geruchsanregung

- unterschiedliche, für den Kranken angenehme Gerüche als Riechproben anbieten (Kaffee, frische Brötchen, Pizza, Gewürze, Pfefferminze, Zitronenduft, Rosmarin, Lavendel)
- Lieblingsgerüche, z. B. eigenes Rasierwasser, Parfüm oder das

des Partners, auf die Haut, das Nachthemd oder Kissen auftragen
- vom Partner benutzes Kopfkissen, bei Kindern das der Mutter, mit ins Bett legen (länger anhaltende vertraute Gerüche vermitteln ein Gefühl der Geborgenheit)

6. Akustische Anregung
- immer wieder mit Namen ansprechen
- Stimmen des Partners, der Kinder, der Eltern hören lassen
- Lieblingsmusik vorspielen
- vertraute Geräusche, z. B. Bellen des eigenen Hundes, Motorengeräusch des eigenen Autos, Meeresrauschen, Zug-/Bahnhofsgeräusche

7. Visuelle Anregung
- nachts das Zimmer im Dämmerlicht
- tagsüber den Raum erhellen, jedoch kein grelles Licht
- Bilder mit klaren Farben und großen strukturierten Motiven in der Nähe anbringen
- mobiles mit klaren, gut erkennbaren Motiven anbringen (leicht seitlich vom Patienten an der Decke)
- wohldosiert Fernsehen lassen
- Dias zeigen, z. B. Urlaubsbilder des Kranken

8. Haptische (Tast-)Stimulation
- Dinge mit unterschiedlicher Oberfläche in die Hand oder unter die Fußsohle legen bzw. mit den Handinnenflächen darüber streichen lassen, z. B. Tierfell oder weichen Teddy
- mit rauher Bürste über die Handinnenflächen streichen
- Hände und/oder Füße in eine Schüssel mit Reiskörnern oder Erbsen wühlen lassen
- Noppenball und Knetmasse tasten lassen
- im Wasser „planschen" lassen
- den eigenen Körper tasten lassen

Unangenehme Reize jeglicher Art vermeiden.
Keine Überprüfung der Bewußtseinslage durch Kneifen (Schmerzreiz), provoziert Totstellreflex. Patienten nicht überfordern.

- **Anwendungsbeispiele aus der basalen Stimulation für die Pflege**

Basalstimulierende Ganzkörperwäsche

Ziel:
- Verbesserung der Orientierung
- den Körper erfahrbar machen

Jedes Körperhaar ist an der Wurzel von Nerven umgeben, die Informationen aufnehmen und weiterleiten (Abb. 2-118 a und b). Werden die Haare „gegen den Strich" berührt, so werden diese Berührungen intensiver wahrgenommen. Der Mensch wird angeregt. Berührungen, die mit der Haarwuchsrichtung am Kör-

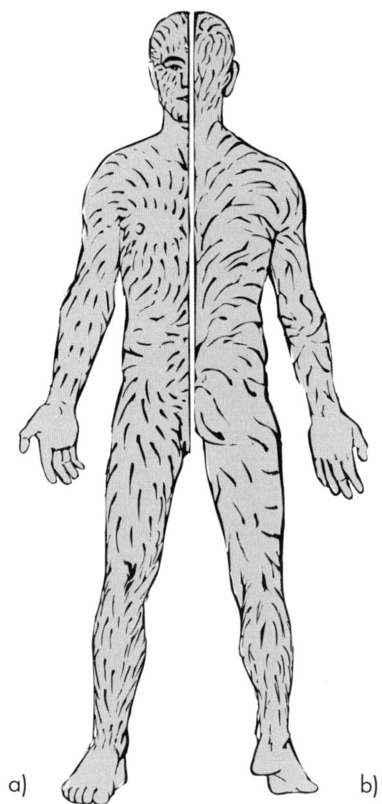

Abb. 2-118 Behaarung des Körpers.
a) Körpervorderseite.
b) Körperrückseite.

per entlanggleiten, wirken wohltuend entspannend. Die basalstimulierende Wäsche sollte nur von einer Pflegekraft durchgeführt werden, um Irritationen durch die unterschiedliche Qualität der Berührungen zu vermeiden. Das Waschen und das Abtrocknen erfolgen immer in langen, gleichmäßigen Strichen, wobei sich die Hand der Pflegekraft der Körperform anschmiegt. Die Hand darf nicht am Körper zurückgeführt werden, sondern sollte neu ansetzen, damit die Streichrichtung erhalten bleibt (beruhigend mit der Haarwuchsrichtung, anregend gegen die Haarwuchsrichtung).

Belebende Ganzkörperwäsche
Patientengruppen:
- bewußtlose Patienten
- somnolente Patienten
- depressive Menschen
- Diabetiker
- Gefäßkranke (AVK, Ulcus cruris)

Vorgehen
- Temperatur des Wassers ca. 25 °C
- evtl. Zusatz von Rosmarin
- rauher Waschhandschuh, anfeuchten (tropfnaß)
- Waschung gegen die Haarwuchsrichtung
- Gesicht mit Waschlappen waschen
- Oberkörper, Arme
- Handbad
- Rücken
- Beine
- Fußbad
- Intimpflege wird separat durchgeführt
- Dauer der Waschung ca. 15 Minuten

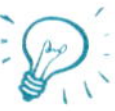
Nicht bei unruhigen und verwirrten Patienten, da sie die Unruhe verstärkt (anregende Wirkung)!

Beruhigende Ganzkörperwäsche
Patientengruppen:
- unruhige Patienten
- überaktive Patienten
- verwirrte Patienten, z. B. M. Alzheimer
- Patienten mit Schlafstörungen (abends waschen!)
- ängstliche Patienten

Vorgehen
- Wassertemperatur ca. 37–40 °C
- evtl. Zusatz von Lavendel
- Waschlappen gut auswringen
- Waschung mit der Haarwuchsrichtung
- Reihenfolge s.o.

Während der Körperwaschung keine intensive Gesprächsführung mit dem Patienten, gedämpftes Licht.

Basalstimulierende Bobath-Wäsche
Patientengruppen:
- Patienten mit Hemiplegie
- Patienten mit neurologischen Ausfällen

Vorgehen
- Wassertemperatur ca. 25–30 °C
- Waschlappen anfeuchten
- Waschzusatz oder Seife des Patienten (vertrauter Geruch)

- Waschung erfolgt von der gesunden zur beeinträchtigten Seite, wobei die Mittellinie des Körpers betont wird
- Waschhandschuh über die gelähmte Hand streifen
- die Pflegekraft führt die Hand des Patienten
- der Kranke wird aufgefordert nachzuspüren, wie sich die gesunde Seite anfühlt
- Gesicht, Oberkörper
- Pflegekraft wäscht vom gesunden zum gelähmten Arm herüber
- gleiche Vorgehensweise bei den Beinen

Alle Pflegeverrichtungen erfolgen von der gelähmten Seite, um die Wahrnehmung der beeinträchtigten Körperseite zu fördern.

2.8.3 Fußreflexzonenmassage

Die Fußreflexzonenmassage war in verschiedenen alten Kulturen (z.B. in Indien/China) als Heilverfahren bekannt. In den zwanziger Jahren hat der amerikanische Arzt W. H. Fitzgerald diese Methode wiederentdeckt. Durch Beobachtung entdeckte er Zusammenhänge zwischen Organen und verschiedenen Punkten an Händen und Füßen. Er teilte den Körper vom Kopf bis zu den Zehen in zweimal je fünf Längszonen (Abb. 2-119) ein.
Alle Organe der Zone eins (Körpermitte) sind an der Fußinnenseite bzw. der Daumenseite der Hand wiederzufinden. Die Zone fünf (Ohr, Schulter, Hüfte) liegt auf der Fußaußenseite bzw. Kleinfingerseite. Der Kopfbereich entspricht den Zehen und Fingern; der Schultergürtel verläuft durch die Zehen- und Fingergrundgelenke; der untere Rippenrand wird den Gelenken der Mittelfuß- und Mittelhandknochen zugeordnet; der Beckenbereich liegt im Fersen-Knöchel-Bereich und am Handgelenk.
Durch Massieren der Punkte an den Füßen und Händen können Organe beeinflußt werden, z.B. Spannung, Durchblutung, Schmerzen, und die Selbstheilungskräfte werden stimuliert. Schmerzpunkte und Verhärtungen der Reflexzonen können auf eine ernste Organstörung hindeuten (muß aber nicht).

In der Pflege sollte **nicht** versucht werden, Krankheiten zu behandeln (Aufgabe des Arztes). Durch die Kenntnisse über die Fußmassage kann die Pflegekraft bewußter beobachten und dem Patienten Zuwendung durch Körperkontakt erfahren lassen.

Vorbereitung
- für Ruhe und Entspannung sorgen
- Patienten bequem auf dem Rücken lagern, Oberkörper leicht erhöht
- Kissen unter die Unterschenkel legen, so daß die Füße frei zugänglich sind, Beine leicht gespreizt
- Patienten zudecken, nur der zu massierende Fuß liegt frei

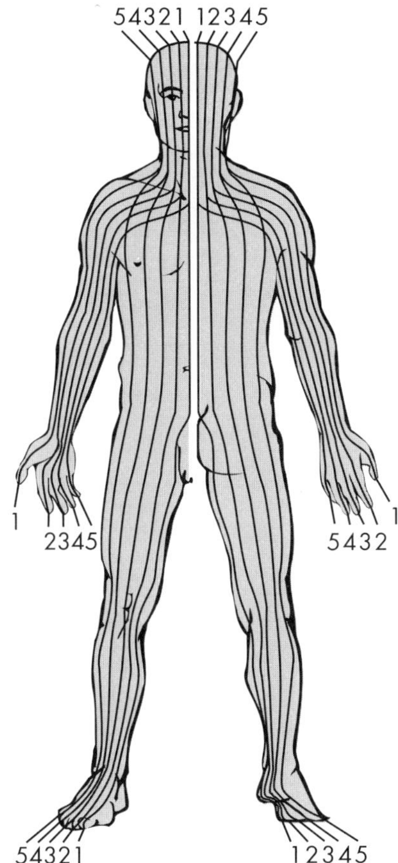

Abb. 2-119 Längszonen.

Vorgehen

Zum Verständnis der Vorgehensweise dienen Abb. 2-120 a und b und Abb. 2-121.

- mit dem rechten Fuß beginnen
- Kontaktaufnahme mit der Hand am Fußrücken
- Fuß lockern und Gelenke durchbewegen, Zehen spreizen
- mit dem Daumen das „Sonnengeflecht" drücken, Finger ruhen ohne Druck auf dem Fußrücken = „Solarplexusgriff": Druckpunkte liegen an beiden Fußsohlen zwischen 1. und 2. Mittelfußknochen, von der Mitte bis zum proximalen Ende

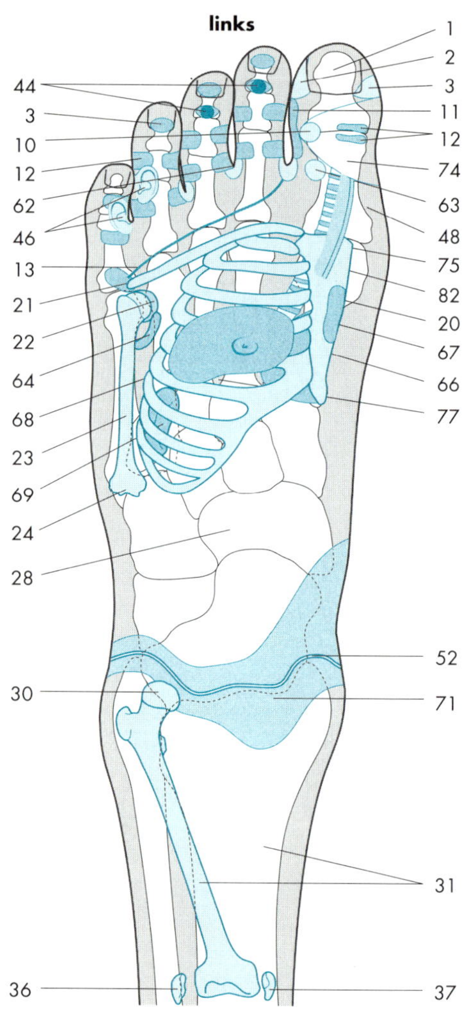

Knochen, Muskeln
1 Stirn
2 Schläfe
3 Stirnhöhlen
4 Schädeldach
5 seitliches Haupt
6 Schädelbasis
7 Proc. mastoideus
8 M. sternocleido-mastoideus
9 Nackenmuskulatur
10 Kiefergelenk
11 Kopf und Hals außen
12 Zähne
13 Trapeziusrand
20 Sternum
21 Klavikula
22 Schultergelenk
23 Oberarm
24 Ellenbogen
25 Thoraxrand

Abb. 2-120 Fußreflexzonen.
a) Rechter und linker Fußrücken.

▲ ▶

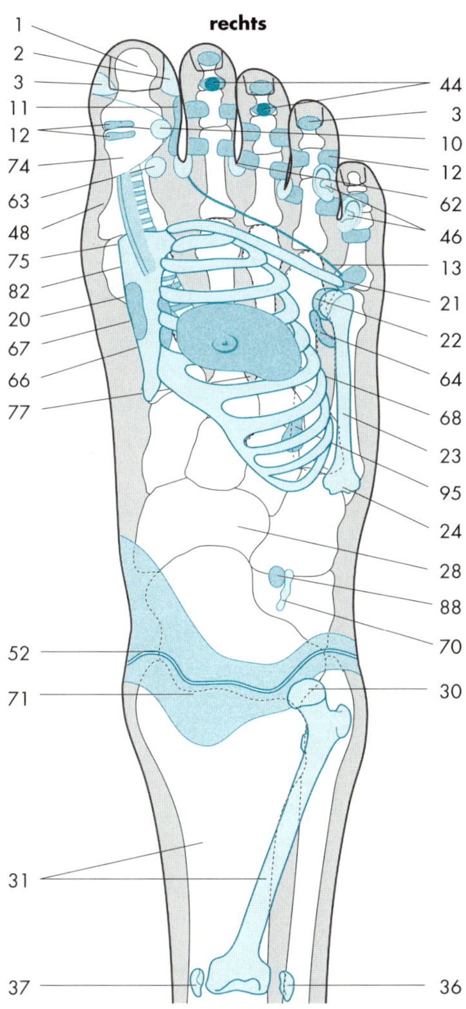

26 Schulterblatt
27 Zwerchfell
28 Bauchdecke
30 Hüftkopf
31 Oberschenkel vent.
36 Knie lateral
37 Knie medial
40 Gewebe Bauchraum/ Becken

41 kleines Becken
43 Sitzbeinhöcker

Sinnesorgane, Hormonsystem

44 Auge
45 Sehzentrum
46 Ohr
47 Hypophyse
48 Schilddrüse
49 Nebenniere
52 Eileiter
57 Solarplexus (pl. coeliacus)

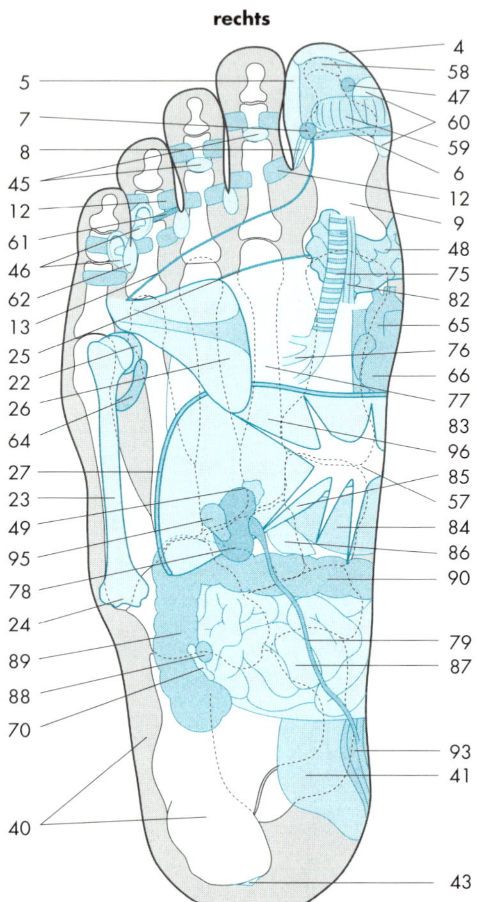

Gehirn, Herz, Lymphsystem
58 Großhirn
59 Kleinhirn
60 Hirnstamm, Rückenmark
61 Ohrtrompete
62 Lymphe Kopf/Hals
63 Tonsillen
64 Aorta, obere Hohlvene
66 Herz
67 Thymus
68 weibliche Brust
69 Milz
70 Appendix
71 Lymphe Leistengebiet

Atemorgane
74 Nasenrachenraum
75 Luftröhre
76 Bronchialäste
77 Lungen

Abb. 2-120 Fußreflexzonen.
b) Rechte und linke Fußsohle.

▲▶

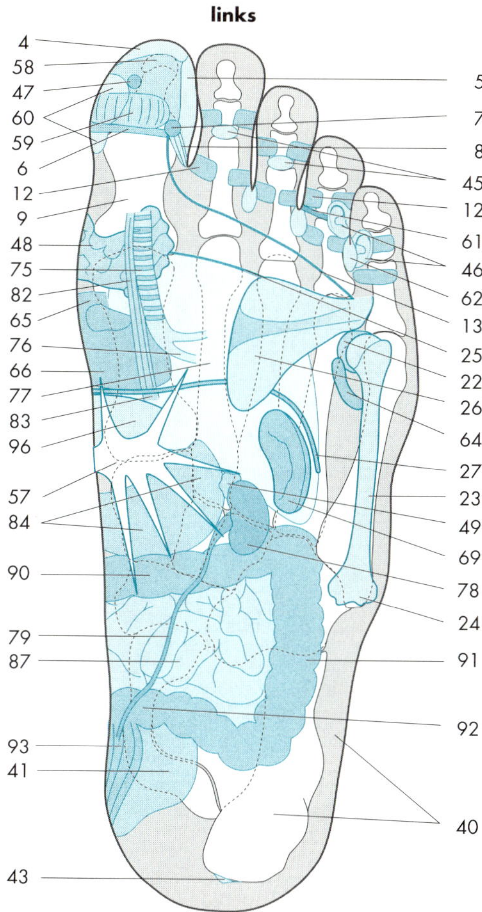

Harnwege
78 Niere
79 Harnleiter

Verdauungstrakt
82 Speiseröhre
83 Mageneingang/ Kardia
84 Magen
85 Magenausgang
86 Duodenum
87 Jejunum/Ileum
88 Bauhin-Klappe
89 aufsteigender Dickdarm
90 querliegender Dickdarm
91 absteigender Dickdarm
92 Sigmoid
93 Rektum
95 Gallenblase
96 Leber

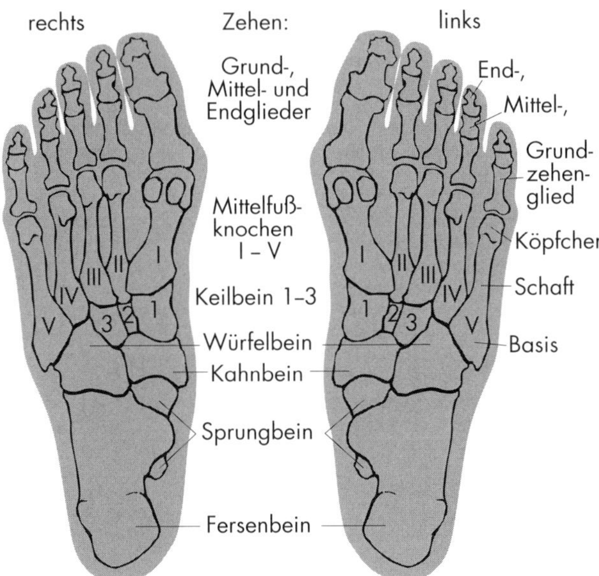

Abb. 2-121 Knochen der Füße.

- Ausstreichen der Füße: bei Patienten mit niedrigem Blutdruck zu den Zehen hin, bei Patienten mit hohem Blutdruck von den Zehen in Richtung Knöchel, Verteilen der Lotion bzw. des Öls (sehr wenig!)
- alle Bewegungen ineinanderfließend ausführen, immer im Hautkontakt mit dem Patienten bleiben
- am kleinen Zeh beginnen, lockern und von allen Seiten massieren
- die „Wirbelsäule“ = Fußinnenseite vom Großzeh zur Ferse seitlich an 1. Mittelfußknochen, innerem Keilbein, Kahnbein, Fersenbein massieren
- „Schulter und Arm“ = Außenseite des Fußes
- mit dem Daumen über die Fußsohle vorarbeiten, nach punktuellem Kreisen den Daumen um seine Breite versetzen, nach Organsystemen vorgehen
- „Lungenbereich“ = Mitte des Fußballens massieren
- „Niere = proximales Ende des 2. Mittelfußknochens, Harnleiter = zwischen 1. und 2. Keilbein, schräg über das Kahn-

bein zur Innenseite des Fersenbeins, Blasenbereich“ = Innenseite der Fersenbeins, unterhalb des Innenknöchels
- „Darm“, dabei den Verlauf berücksichtigen; am „Appendix“ = unter der Fußsohle des rechten Fußes, proximale äußere Ecke des Würfelbeins beginnen, den „aufsteigenden Dickdarm“ = unter der Fußsohle des rechten Fußes, äußere Kante des Würfelbeins von proximal nach distal und „Hälfte des querverlaufenden Dickdarms“ = unter der Fußsohle des rechten Fußes, distale Kante des Würfelbeins und der Keilbeine 3 bis 1 entlang
- Ferse bearbeiten und über die Achillessehne am Unterschenkel ausstreichen
- Knöchel beidseitig kreisend umfahren
- Fußrücken mit den Fingerbeeren massierend ausstreichen, „Lymphfluß“ aktivieren
- „Herzbereich“ = (nur kleiner Bereich am rechten Fuß), Mitte bis distales Ende des 1. Mittelfußknochens zuletzt vornehmen
- zum Abschluß fächerförmig mit den Fingern vom Spann bis zu den Zehen und an der Fußsohle von den Zehen zur Ferse ausstreichen, mit beiden Händen mehrmals ineinanderfließend wiederholen
- rechten Fuß zudecken
- linken Fuß massieren (Verlauf der Organe berücksichtigen: Harnwege = proximales Ende des 2. Mittelfußknochens, zwischen dem 1. und 2. Keilbein entlang, schräg über das Kahnbein zur Innenseite des Fersenbeins; Hälfte des querverlaufenden Dickdarms = unter der Fußsohle des linken Fußes distale Kante der Keilbeine 1 bis 3 und des Würfelbeins, absteigender Dickdarm = äußere Kante des Würfelbeins von distal nach proximal, Sigma = proximale Kante des Würfelbeins und des Kahnbeins von außen nach innen, Rektum = Mitte der inneren Kante des Fersenbeins)
- Patienten zudecken und ruhen lassen
- bei Schmerzen und Schlaflosigkeit wirkt das Drücken des „Sonnengeflechts“ mit den Daumen an beiden Füßen gleichzeitig sehr beruhigend und lindernd auf den Patienten durch Beeinflussung des vegetativen Nervengeflechts (Parasympathikus)

Die Reflexzonenmassage aktiviert den Körper, so daß Organfunktionen und Krankheiten verstärkt werden, daher:
- **keine** Reflexzonenmassage des „Magen- und Darmbereichs“ direkt nach einer Mahlzeit, da es zu Übelkeit und Durchfällen kommen kann
- **keine** punktuelle Massage bei schweren akuten Organschäden, z.B. Krebs, Herzinfarkt, Thrombosen, Embolien, Stoffwechselstörungen, da Komplikationen eintreten können (Metastasierung bei Krebs, Embolie bei Thrombosen)
- **keine** Massage bei Implantationen wie z.B. Herzschrittmacher (Implantate stören den Engergiefluß, evtl. Reizung des umliegenden Gewebes)

- **keine** Massagen der Knöchel und Handgelenke (Gebärmutterbereich) bei Schwangeren und während der Menstruation (vermehrte Durchblutung und Aktivierung der Muskulatur kann in der Schwangerschaft Wehentätigkeit mit Blutungen auslösen, während der Menstruation die Blutung verstärken)
- **keine** Massage bei schweren Infektionen mit hohem Fieber (Fieber kann weiter steigen, Infektion fortschreiten)
- **keine** schmerzenden Reflexzonen massieren, evtl. Daumen mit leichtem Druck auf dem Druckpunkt ruhen lassen (falls erträglich, Schmerz läßt langsam nach).

Während der Massage gute allgemeine Krankenbeobachtung: Hautfarbe, Mimik, Schmerzäußerungen, Schwindel.
Bei nervösen Menschen langsam massieren; zum Anregen der Patienten schneller und aktiver massieren.
Drüsen der inneren Sekretion höchstens 10 Sekunden behandeln, damit keine Überfunktion provoziert wird.
Bei intensiver Massage kann es primär zur Verschlimmerung einer Erkrankung kommen, was auf eine Aktivierung des Körpers hindeutet.
Treten während der Massage Störungen auf, sofort unterbrechen und durch den „Solarplexusgriff“ beruhigen.

2.8.4 Wickel und Auflagen

Wadenwickel zählen nicht zu den neuen Methoden in der Pflege, sie wurden nur aus dem Grund der Zugehörigkeit zur Thematik hier eingeordnet.

• **Wadenwickel**

Wadenwickel entziehen dem Körper durch Verdunstung Wärme und werden bei erhöhter Körpertemperatur ab ca. 38,5 °C angelegt. Sie werden um die Waden gewickelt, wobei die Knöchel und Knie frei bleiben. Das Wickeltuch ist immer feucht und kühl zu halten (nach Bedarf rechtzeitig erneuern). Es darf nur an gut durchbluteten (warmen) Beinen angelegt werden.

Vorbereitung
- Bettschutz
- Gefäß mit kaltem Wasser (kein Eiswasser!)
- 2 Leintücher

Vorgehen
- Bettdecke entfernen
- Patienten mit einem dünnen Tuch bis zu den Knien bedecken
- Bettschutz unter die Unterschenkel legen
- gut angefeuchtete kalte Leintücher locker um die Unterschenkel legen
- Abnahme der Wadenwickel nach ca. 10 Minuten (bei Bedarf erneuern)
- Erfolgskontrolle und gute Krankenbeobachtung durchführen (Temperatur und Vitalzeichen)

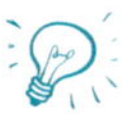
Wadenwickel **nicht** mit einem trockenen Tuch abdecken (Wärmestau).

- **Zitronenbrustwickel**

Der warme Zitronenbrustwickel wird bei Bronchitis und Lungenentzündung angelegt. Durch die Wärme wird die Durchblutung im Thoraxbereich gefördert. Das ätherische Öl der Zitrone löst den Schleim und aktiviert die körpereigene Abwehr.

Vorbereitung
- 1/2 ungespritzte Zitrone
- eine Schüssel mit ca. 750 ml heißem Wasser
- Gabel, Messer, Glas (hohes festes Wasserglas)
- Innentuch aus Baumwolle (25–30 cm breit), Frotteetuch (4 cm breiter als Innentuch), Wolltuch (zweites Frotteetuch)

Vorgehen
- die halbe Zitrone in die Schüssel mit heißem Wasser geben, mit der Gabel festhalten
- unter Wasser die Schale mit dem Messer einritzen und mit dem Glas die Zitrone ausdrücken
- das Wolltuch unter die entkleidete Brust legen
- das an beiden Enden eingerollte Innentuch auf das Frotteetuch legen und damit in die Schüssel tauchen
- Tücher kräftig auswringen
- die Tücher so heiß wie möglich und faltenfrei um die Brust wickeln
- Wolltuch in mittlerer Ausatemphase eng anlegen (keine Atembehinderung!)
- Patienten gut zudecken
- sorgfältige Krankenbeobachtung, Vitalzeichen
- Einwirkzeit ca. 45 Minuten, bei Unverträglichkeit und Schweißausbruch den Wickel abnehmen
- nach Abnahme des Wickels die Brust warm abwaschen und gut abtrocknen, evtl. Eincremen der Haut
- Patienten 30 Minuten ruhen lassen
- evtl. Thorax vibrieren und kräftig abhusten lassen

- **Zitronenhalswickel**

Die zusammenziehende Wirkung der Zitronen unterstüzt die Heilung und Abschwellung bei Entzündungen. Die Anwendung als kühlender Halswickel mit Zitronenscheiben oder mit verdünntem Zitronensaft ist wohltuend.

Vorbereitung
- eine ungespritzte Zitrone in dünne Scheiben schneiden
- dünnes Innentuch (Baumwolle)
- Wolltuch, z. B. Halstuch

Vorgehen
- Zitronenscheiben nebeneinander auf die Mitte des Innentuchs legen, den oberen und unteren Rand darüberschlagen

- das Tuch pressen, so daß der Saft austritt
- den Wickel mit den Zitronenscheiben mit der unteren Seite um den Hals legen
- mit dem Halstuch den Wickel fixieren
- Einwirkungszeit eine Stunde, kann nach Belieben länger liegen
- Hals anschließend warm halten

Bei empfindlicher Haut wird der Saft der Zitrone einschließlich der ausgepreßten Flüssigkeit der Schale in 200 ml Wasser verdünnt und das Innentuch damit getränkt.

- **Heiße Rolle**

Durch die heiße Rolle kann auf einfache und effektive Weise eine lokale feuchte Wärmeanwendung mit leichtem Massageeffekt durchgeführt werden. Der Patient bestimmt selbst nach eigenem Empfinden die Intensität der Wärme und Dauer der Anwendung durch das Abrollen des Handtuchs. Bei Schlafstörungen und Nervosität (am ganzen Körper, v.a. an den Beinen), bei chronischen rheumatischen Beschwerden (an den oberen Gelenken) und bei Verdauungsbeschwerden (am Bauch) wirkt die heiße Rolle wohltuend.

Vorbereitung
- 3–4 Frotteehandtücher werden längsgefaltet
- anschließend fest zu einer Rolle aufwickeln (dabei entsteht an den Faltkanten eine Spitze, an der anderen Seite ein kleiner Trichter; Abb. 2-122)
- in diesen Trichter ca. 1 Liter kochendes Wasser langsam eingießen
- ein fünftes Handtuch zum Festhalten um die Rolle schlagen

Vorgehen
- die heiße Rolle sanft massierend über die zu behandelnde Haut streichen, z.B. Bauch, schmerzende Gelenke
- läßt die Wärme des äußeren Tuches nach, so wird es abgenommen
- mit der heißen Rolle wird weiter sanft massiert, jeweils das äußere Frotteetuch nach Abkühlung abwickeln (als Gegenrolle zum Festhalten aufwickeln)
- Einwirkdauer ca. 20 Minuten
- nach der Anwendung die Haut gut zudecken, evtl. eincremen

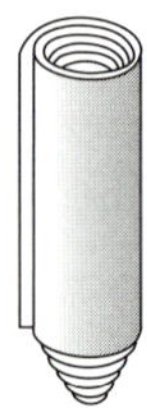

Abb. 2-122 Heiße Rolle.

- **Feucht-heißer Bauchwickel mit Kamillenzusatz** (Abb. 2-123 a bis c)

Bei Magen-Darm-Störungen wie Erbrechen, Bauchschmerzen, Krämpfen (Tenesmen) kann feucht-heiße Wärme hilfreich sein. Die krampflösende Wirkung von Kamille wird durch Wärme verbessert und ist deshalb gut für obengenannte Indikationen einsetzbar.

Keine feucht-heißen Bauchwickel bei unklaren Bauchschmerzen (Appendizitis!).

Vorbereitung
- Kamillenblüten mit einem Liter kochend-heißem Wasser übergießen
- Sud ca. 5–10 Minuten ziehen lassen
- Baumwoll- oder Leintuch in ein Handtuch einschlagen und mit dem Aufguß übergießen
- Tücher aufrollen und kräftig auswringen

Vorgehen
- heißes Leintuch um den Bauch des Patienten schlagen
- das Wolltuch ebenfalls eng anliegend um den Bauch legen (speichert die Wärme)
- zur Wärmespeicherung können zusätzlich noch rechts und links neben dem Bauch jeweils eine Wärmflasche eingelegt werden

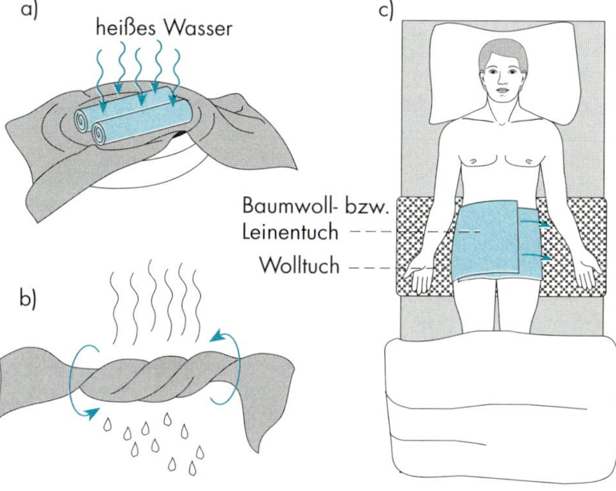

Abb. 2-123 Feucht-heißer Bauchwickel mit Kamille.
a) Übergießen der Wickeltücher mit dem Kamillensud.
b) Baumwoll- bzw. Leinentuch und Handtuch kräftig auswringen.
c) Anlegen des Wickels.

- den Wickel nach 15–30 Minuten entfernen
- Patient soll im Anschluß an den Wickel ruhen
- empfindet der Patient während des Wickels ein unangenehmes Druckgefühl im Bauchbereich, so ist der Wickel abzunehmen

• Kataplasmen

Kataplasmen sind Breiumschläge, die kalt oder warm angelegt werden. Am häufigsten verwendet werden gebrauchsfertige Pasten wie z. B. Enelbin®-Paste. Sie werden eingesetzt bei:
- rheumatischen Gelenk- und Muskelerkrankungen
- Lymphdrüsenschwellungen des Halses, Angina
- Mumps, Parotitis
- Bronchitis
- bei Verstauchungen, Verrenkungen
- Schwellungen, Hämatomen

Vorgehen

Warmanwendung:
- entlüftete Pastentube mit dem Schraubverschluß nach unten im Wasserbad (ca. 45 °C) erhitzen
- Paste in der Tube kräftig durchwalken
- Enelbin®-Paste ca. 1/2 cm dick auf ein Leintuch auftragen und mit einer Mullage abdecken
- Packung mit der Mullage auf den betroffenen Bereich auflegen
- mit Watte, Woll- oder Flanelltuch abdecken und befestigen
- die Packung kann bis zu 24 Stunden belassen werden
- Kataplasma entsorgen, Haut reinigen und evtl. eincremen

Kaltanwendung:
- kalte Paste kräftig durchwalken und als Packung auflegen, s.o.

Breiumschläge können außerdem aus Heilerde, gemahlenem Leinsamen und Senfkörnern hergestellt werden, die heute im klinischen Bereich nicht mehr eingesetzt werden. Die sehr wirkungsvollen Packungen aus Senfmehl, z.B. bei Bronchitis, führen häufig zu starken Hautreizungen und dürfen daher nur sehr kurz auf die Haut aufgelegt werden, ca. 1–6 Minuten.

• Quarkauflage

Quark ist ein bewährtes Mittel für Wickel und Auflagen, sowoh kalt als auch warm angewendet. Durch die Milchsäure wirkt e schmerzlindernd, heilend und entzündungshemmend. Warm Anwendung bei Husten, Bronchitis und chronischen Gelenk entzündungen, kalte Anwendung bei akuten Entzündungen wi oberflächlichen Venenentzündungen, Brustdrüsenentzündung Akne, Epikondylitis (Tennisarm), Verstauchungen, Prellunger Sonnenbrand

Vorbereitung
- naturbelassener Magerquark ohne Bindemittel
- je nach Größe eine oder mehrere Kompressen
- dünnes Tuch oder Binde zum Fixieren
- für warme Quarkauflage Alufolie und zwei heiße Wärmflaschen

Vorgehen
- Quark direkt auf die Haut oder 1 cm dick auf eine Kompresse auftragen (evtl. mit einer dünnen Gaze abdecken, läßt sich besser von der Haut entfernen)
- für warme Quarkauflage Quark auf Kompresse auftragen, Kompresse einschlagen, mit Alufolie umwickeln, Alufolie mit Quarkkompresse zur Erwärmung zwischen die beiden heißen Wärmflaschen legen
- Quarkkompresse auflegen
- erneuern, wenn die Kühlung (bzw. Wärmung) nachläßt, nach ca. 20 Minuten
- Einwirkdauer 1–2 Stunden; warme Wickel können über Nacht liegengelassen werden

• **Joghurtkompresse**
Joghurt kann zur Heilung wunder infizierter Hautwunden (Intertrigo) angewendet werden. Die Vorbereitung und das Vorgehen entsprechen denen der Quarkauflage.

2.8.5 Aromatherapie

Die positive Beeinflussung des Menschen und seiner Gesundheit durch wohlriechende Pflanzenextrakte wurde bereits Tausende von Jahren vor Christus angewendet. Erst in den letzten Jahren erlangten „alternative Verfahren“ in der Pflege immer mehr an Bedeutung. Durch ein verändertes Gesundheitsbewußtsein und durch die Erfahrung, daß der Kranke ganzheitlich („holistisch“) Linderung erfährt, kommt es zur Renaissance dieser Methoden. Ätherische Öle sind flüchtige Stoffe, die aus Pflanzen auf unterschiedliche Weise gewonnen werden. Sie sind chemisch sehr verschieden und bestehen aus mehreren Einzelkomponenten. Beim Kontakt mit der Haut und den Schleimhäuten dringen sie ein und entfalten ihre Wirkung im gesamten Körper.
Ätherische Öle können vielfältig eingesetzt werden. Die äußeren Anwendungsbereiche sind Waschungen, Bäder, Wickel, Kompressen, Umschläge, Einreibungen, Massagen und Inhalationen. Zur inneren Anwendung werden sie als Tees, Säfte, Tropfen, Liköre und Tabletten verabreicht, was jedoch großes Wissen erfordert und in der Pflege außer der Verabreichung der bekannten bewährten Tees (z. B. Kamille, Pfefferminze, Fenchel, Salbei) **nicht** erfolgen sollte.

Ätherische Öle werden mit Trägersubstanzen (sehr wenige Ausnahmen) und sehr niedrig dosiert angewendet, da es sonst zu Hautreizungen führen kann.

Trägersubstanzen
- Kochsalz: für Bäder, Kompressen, in Duftlampen
- Milch, Sahne, Kondensmilch: für Waschungen und Bäder
- Öle für Einreibungen: Weizenkeimöl bei Mykosen, Aprikosenkernöl für das Gesicht, Jojoba- und Avocadoöl für trockene Haut, Mandelöl besonders gut für Kinder und alte Menschen, Sonnenblumen-, Nuß- und Olivenöl sind ebenfalls zu empfehlen

Dosierung
- Badewanne ca. 5–10 Tropfen, Teilbad entsprechend weniger
- Waschung: 3 Tropfen
- Einreibung: 15–20 Tropfen auf 50 ml Trägeröl
- Kompresse: ca. 5 Tropfen in das Wasser zum Anfeuchten
- Inhalation: 3–4 Tropfen
- Duftlampe: ca. 2 Tropfen, zweimal täglich ca. 20 Minuten
- Baumwolltuch mit ca. 2–5 Tropfen beträufeln

Bei Kindern jeweils die halbe Dosis verwenden.
Schwangere Pflegekräfte sollten keine Einreibungen mit Ölen vornehmen, da sich die ätherischen Substanzen negativ auf den eigenen Körper auswirken können.
Bei Fieberkranken keine Öle oder Fette als Trägersubstanzen verwenden, da ein Wärmestau die Folge sein kann.
Nicht mehr als zwei bis drei verschiedene ätherische Öle gleichzeitig anwenden, da es sonst zur Reizüberflutung kommt. Sie dürfen keine gegensätzlichen Wirkungen haben.
Nur rein pflanzliche Öle verwenden; sie rufen seltener als synthetische Öle Überempfindlichkeitsreaktionen hervor. Eine Übersicht über die Anwendung ätherischer Öle zeigt Tabelle 2-18.

2.8.6 Einreibungen

- **Atemstimulierende Einreibungen (ASE)**

Die atemstimulierende rhythmische Einreibung (Abb. 2-124 a und b) wurde von Christel Bienstein entwickelt. Ziel der ASE ist es, dem Patienten zu einer ruhigen, gleichmäßigen und vertieften Atmung zu verhelfen. Die Körperwahrnehmung wird gefördert, der Patient entspannt sich und schläft erholt ein.

Zielgruppen für die ASE
- Patienten mit Atemstörungen
- Patienten mit depressiven Zuständen
- Patienten mit Schmerzen
- aufgeregte und verwirrte Patienten
- Patienten vor und nach operativen Eingriffen
- zur Unterstützung des Abtrainierens vom Beatmungsgerät

Vorbereitung
- für Ruhe im Zimmer sorgen, keine Störung durch Fernseher, Gespräche, Öffnen der Türe
- Fenster schließen

Ätherisches Öl	Wirkung	Anwendungsform und Besonderheiten
Anis pernella anisum)	krampflösend, beruhigend, schleimlösend, auswurffördernd, blähungsmindernd, verdauungsfördernd, appetitanregend, milchbildend	Einreibung und Auflagen bei Darmbeschwerden, Menstruationsschmerzen, (Pim-Husten, Asthma Tee bei Milchmangel, Blähungen **Vorsichtig dosieren!**
Basilikum (Ocimum basilicum)	auswurffördernd, hustenreizlindernd, antiseptisch, beruhigend, stimmungshebend, menstruationsfördernd	Einreibung und Auflagen bei Darmbeschwerden, Menstruationsbeschwerden, Husten, Bronchitis Bäder und Einreibungen bei Schlafstörungen, Verstimmung, Migräne **Nicht in der Schwangerschaft anwenden!**
Benzoe (Styrax tonkinensis)	antiseptisch, verdauungsfördernd, durchblutungsfördernd, wärmend, entspannend, wundheilend	Einreibung und Bäder bei Ekzemen, Gicht Einreibung bei Husten, Bronchitis **Nicht innerlich anwenden!**
Bergamotte (Citrus bergamia)	belebend, erfrischend, magenstärkend, appetitanregend, stimmungsaufhellend, fiebersenkend, schmerzlindernd, antiseptisch, antiparasitär gegen Läuse und Würmer	Inhalation oder Duftlampe bei Verstimmung, Konzentrationsschwäche Einreibungen zur Hautbräunung **Vorsicht, Fotosensibilität möglich!** Bäder und Waschungen bei Akne, Ekzem, Juckreiz im Genitalbereich, Wunden Gurgeln bei Halsentzündung, innerlich bei Appetitmangel, Verdauungsenzym-mangel, geeignet zum Backen
Cajeput (Melaleuca leucadendra)	anregend, auswurffördernd, schleimlösend, krampflösend, entzündungshemmend, antiseptisch, antiparasitär, schmerzlindernd	Kopf-, Brust-, Rückeneinreibung bei Rachen-, Kehlkopfentzündung, Bronchitis, Asthma, Erschöpfung, Pneumonieprophylaxe Inhalation oder Duftlampe bei Erkältung, Erschöpfung Bäder bei Verstimmung, Erschöpfung, Erkältung, Rheuma, Hämorrhoiden **Gut für Kinder geeignet!**
Eukalyptus (Eucalyptus globulus)	hyperämisierend, auswurffördernd, kühlend, fiebersenkend, antiseptisch, antiviral	Einreibungen und Inhalationen bei Husten, Sinusitis, Bronchitis, Asthma Einreibung bei Kopfschmerzen, rheumatischen Beschwerden **Nicht für Kleinkinder, Bronchospasmus möglich!**
Fenchel (Foeniculum vulgare)	milchbildend, blähungmindernd, spasmolytisch, appetitanregend, auswurffördernd, harntreibend menstruationsfördernd	Tee bei Blähungen, Übelkeit, Husten, Asthma, Milchmangel Einreibung bei Störungen im Bauch und in der Brust **Nicht für Epileptiker! Für Kinder vorsichtig dosieren!**
Fichtennadel (Picea obovata)	hyperämisierend, schleimlösend, auswurffördernd, antiseptisch	Duftlampe, Inhalationen, Einreibungen und Bäder bei Atemwegerkrankungen Bäder und Einreibungen bei Rheuma, Muskelverspannungen, Erkältungen

Tabelle 2-18 (Fortsetzung)

Ätherisches Öl	Wirkung	Anwendungsform und Besonderheiten
Geranium (Pelargonium graveolenz)	antiseptisch, funizid, wundheilend, schmerzlindernd, erfrischend, ausgleichend, stimmungsaufhellend, konzentrationsfördernd	Bäder bei schlecht heilenden Wunden, Hautunreinheiten Kompressen bei Leberstörungen, Menstruationsbeschwerden, Bruststauungen Spülung bei Zahnfleischentzündungen Duftlampe
Jasmin (Jasminum officinalis)	entspannend, schmerzstillend, stimmungsaufhellend, milchbildend, wehenanregend, aphrodisisch	Einreibungen bei der Geburt, zur Hautpflege, Wechseljahresbeschwerden, Schlafstörungen Duftlampe bei Verstimmung, gut für Frauen **Nicht innerlich anwenden!**
römische Kamille (Anthemis noblis)	entzündungshemmend, antiseptisch, spasmolytisch, schmerzstillend, entspannend	Tee bei Magen-Darm-Verstimmung Einreibungen und Bäder bei Wunden, Hautentzündungen, Rheuma Auflagen bei Menstruationsstörungen, Rheuma
Kampfer (Cinnamomum camphora)	hyperämisierend, herzkreislaufanregend, antiseptisch, wärmend, atemdepressiv	Einreibungen bei Bronchitis, Pneumonie, Rheuma, Schwellungen **Nicht in der Schwangerschaft, bei Epileptikern und Asthmatikern!**
Lavendel (Lavendula officinalis)	beruhigend, entspannend, schmerzlindernd, antiseptisch, fiebersenkend, allgemeine Heilwirkung	Bäder und Einreibungen bei Schlafstörungen, Migräne, Hautstörungen, Wunden **Bewährtes Einreibemittel bei Verbrennungen und Narbenbildung!**
Lemongrass (Cymbopogon flexuosus)	erfrischend, anregend, antispetisch, fiebersenkend, entzündungshemmend	Duftlampe, Bäder und Einreibungen bei Erkältungen, Müdigkeit, Konzentrationsschwäche Einreibungen bei Verdauungsbeschwerden, Blähungen **Vorsicht, Fotosensibilität möglich!**
Melisse (Melissa officinalis)	erfrischend, beruhigend, fiebersenkend, stimmungsaufhellend, antiviral, antiseptisch	Tee bei Magenverstimmung, Übelkeit, Schlafstörungen Bäder und Einreibungen bei Verspannungen, Verstimmungen Betupfen bei Herpes labialis
Muskatellersalbei (Salvia sclarea)	stimmungsaufhellend, ausgleichend, krampflösend, abwehrstärkend, schweißhemmend, aphrodisisch	Duftlampe bei Bronchitis, Erschöpfung Einreibungen und Bäder bei Erschöpfung, zur Geburtsförderung **Nicht in der Schwangerschaft und bei Epilepsie!** **Niedrig dosieren!**
Myrrhe (Commiphora molmol)	stark entzündungshemmend, antiseptisch, antiviral, fungizid, wundheilend	Betupfen bei Aphthen Spülung bei Zahnfleischentzündung Bäder bei Hämorrhoiden, Ekzem

Neroli (Orangenblüten, Citrus aurantium)	stark entspannend, antidepressiv, krampflösend, verdauungsfördernd, antiseptisch, aphrodisisch	Bäder und Einreibungen bei Schlafstörungen, Depression, prämenstruellem Syndrom als Gesichtsöl bei trockener, empfindlicher Haut
Patschuli (Pogostemon cablin)	antiseptisch, fungizid, wundheilend, deodorierend, entspannend	Einreibung und Spülung sehr wirksam bei Soor, Vaginalpilz, Hautentzündung, Hautjucken durch Ekzeme Duft vertreibt Motten **Nicht innerlich anwenden!**
Pfefferminze (Mentha piperita)	kühlend, erfrischend, antiseptisch, fiebersenkend, anregend, spasmolytisch, schleimlösend, appetitanregend	Waschungen und Bäder bei Fieber, Schwellungen, Hautreizungen Inhalationen bei Husten, Schnupfen, Sinusitis, Kopfschmerzen, Konzentrationsschwäche Tee bei Übelkeit, Husten, Konzentrationsschwäche, zur Mundspülung **Nicht abends anwenden!**
Rose (Rosa damascena)	hautpflegend, entzündungshemmend, stimmungsaufhellend, aphrodisisch	Bäder und Einreibung bei Migräne, Herzschmerzen, Menstruationsschmerzen, Geburtsschmerzen, bei Schwerkranken zur Hautpflege sehr gut für die Babypflege **Nicht innerlich anwenden!**
Rosmarin (Rosmarinus officinalis)	hyperämisierend, wärmend, erfrischend, antriebsteigernd, konzentrationsfördernd, herz- und magenstärkend, antiseptisch, harntreibend	Waschungen, Bäder, Einreibungen, Kompressen bei Erkältungen, Bronchitis, Asthma, Rheuma, Blasenstörungen, niedrigem Blutdruck gut für Haut- und Haarpflege **Nicht abends anwenden! Vorsichtig dosieren!** **Nicht in der Schwangerschaft, bei Epileptikern!**
Salbei (Salvia officinalis)	schweißreduzierend, harntreibend, entschlackend, milchhemmend, abwehrsteigernd, ausgleichend, entzündungshemmend, menstruationsfördernd	Tee und Spülungen für Mundpflege, Halsschmerzen Waschungen und Bäder zur Schweißhemmung **Nicht für Stillende und in der Schwangerschaft!**
Sandelholz (Santalum album)	ausgleichend, antiseptisch, entzündungshemmend, schleimlösend, harntreibend, aphrodisisch	Duftlampe bei Anspannung, Schnupfen Auflagen und Einreibungen bei Nieren- und Blasenstörungen, Bronchitis, Akne, Ekzem **Nicht bei Nierenentzündungen!**
Teebaum (Tea-Tree, Melaleuka alternifolia)	stark antiseptisch, antiviral, fungizid, antiparasitär, abwehrsteigernd	Einreibungen, Bäder, Spülungen sehr wirksam bei Infektionen verschiedener Ursache Auflagen bei Mund- und Scheidenpilz, Erkältungen, Wunden, Neurodermitis Betupfen bei Herpes labialis, Warzen, Insektenstiche, Krätze

Tabelle 2-18 (Fortsetzung)

Ätherisches Öl	Wirkung	Anwendungsform und Besonderheiten
Thymian (Thymus vulgaris)	stark antiseptisch, auswurffördernd, abwehrsteigernd, entkrampfend, schweißfördernd, appetitanregend	Tee und Einreibung bei Sinusitis, Husten, Bronchitis, Asthma, Darminfektionen, Rheuma, Gicht, Erschöpfung Bäder und Einreibungen bei Erkältungen, Erschöpfung, Hautproblemen, Akne
Weihrauch (Boswellia sacra)	schmerzlindernd, angstlösend, entspannend, antiseptisch	Duftlampe zur Raumluftverbesserung, bei Bronchitis, Husten, zur Vertiefung der Atmung Bäder und Einreibungen zur Hautpflege, bei Geschwüren **Nicht innerlich anwenden!**
Ylang-Ylang (Cananga odorata)	beruhigend, ausgleichend, blutdruck- und pulssenkend, stimmungsaufhellend, aphrodisisch	Einreibungen bei Schlaflosigkeit, Migräne, Muskelverspannung, Wechseljahresbeschwerden, zur Gesichtspflege **Nicht innerlich anwenden!**
Zimt (Cinnamomum verum)	stark antiseptisch, antiparasitär, spasmolytisch, stimulierend, verdauungsfördernd	Bäder und Einreibungen bei Erkältungen, Verkrampfungen, Menstruationsschmerzen **Schwach dosieren, Hautreizung!** **Nicht in der Schwangerschaft!**
Zitrone (Citrus limon)	erfrischend, kühlend, anregend, fiebersenkend, abwehrstärkend, appetitanregend	Duftlampe zur Raumluftverbesserung, bei Infektionen der Atemwege Einreibungen, Bäder, Waschungen, Auflagen bei Atemweginfektionen, bei Akne und fettiger Haut **Vorsicht, Fotosensibilität möglich!** Innerlich bei Magen-, Darminfektionen und Erkältungen Beträufeln bei Herpes labialis, Insektenstichen, kann zum Kochen und Backen verwendet werden, nicht im Kühlschrank aufbewahren

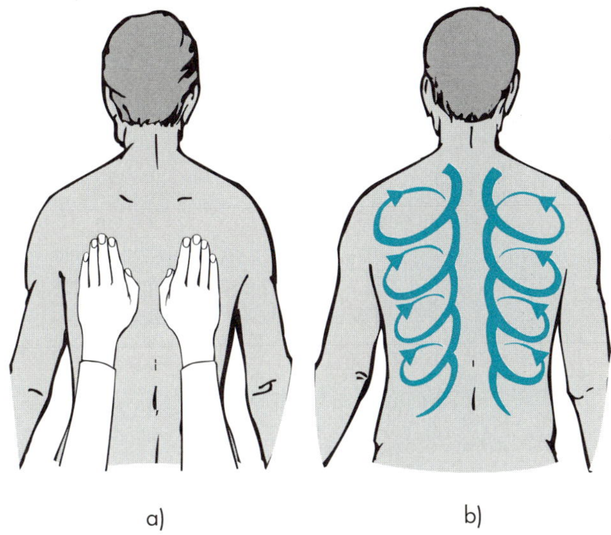

Abb. 2-124 Atemstimulierende Einreibung.
a) Haltung der Hände auf dem Rücken des Patienten beim Einreiben.
b) Kreisförmige Einreibung des Rückens in Pfeilrichtung.

- unparfümierte W/O-Lotion
- den Rücken des Patienten entkleiden
- Patienten in eine bequeme Position bringen, so daß der Rücken frei zugänglich ist, z. B.:
  - Patient sitzt auf einem Hocker und legt die Arme nach vorne auf ein dickes, weiches Kissen, das vor ihm auf dem Tisch liegt
  - Patient sitzt auf der Bettkante (die Füße aufgestützt) und legt die Arme nach vorne auf ein dickes, weiches Kissen (evtl. Unterstützung durch eine Stuhllehne oder das Nachtschränkchen)
  - schwache Patienten in eine 135°-Lagerung bringen

Vorgehen
- Die Pflegekraft wärmt einen Spritzer der W/O-Lotion zwischen den Händen an.
- Die Lotion wird in langen gleichmäßigen Strichen von oben nach unten auf dem Rücken des Patienten verteilt.
- Beide Hände werden auf die Schultern des Patienten gelegt. Die Finger und Daumen liegen aneinander. Die gesamte Handfläche ruht flach auf der Haut des Patienten (Abb. 2-124 a).

- Bei der Ausatmung (im Rhythmus der Pflegekraft) gleiten die Hände ein wenig neben der Wirbelsäule herunter, dabei üben Daumen und Zeigefinger einen sanften Druck aus.
- Die Hände werden nun nach außen gedreht (Nachlassen des Druckes) und beschreiben in der Einatemphase einen Kreis (linke Hand im Uhrzeigersinn, rechte Hand gegen den Uhrzeigersinn).
- In dieser Weise mehrere Kreise bis zum unteren Rand des Brustkorbes ausführen (Abb. 2-124 b). Die Hände versetzt wieder zu den Schultern bringen (zuerst eine Hand vom Körper lösen und auf die Schulter legen, dann die zweite Hand nachholen; auf diese Weise bleibt der Kontakt zwischen Pflegekraft und Patient erhalten, und die Berührungen sind fließender). Im gleichmäßigen Atemrhythmus weiter einreiben.
- Fünf- bis achtmal hintereinander den gesamten Rücken einreiben.
- Zum Abschluß erfolgt ein Abstreichen vom Nacken bis zum Steiß. Durch Nachlassen des Druckes die Hände sanft vom Körper des Patienten lösen.
- Den Rücken warm zudecken und den Patienten ruhen lassen.

Einreiberhythmus wie bei der gesunden Atmung: Ein-/Ausatmung 1 zu 2, Atemfrequenz: 16–20 Atemzüge pro Minute. Die Hände geschlossen am Körper lassen, immer in Körperkontakt bleiben. Seitlich die Hände bis zur mittleren Axillarlinie führen, dadurch wird die Körperwahrnehmung gefördert.

• **Beineinreibung** (Abb. 2-125 a und b)
Die Beineinreibung dient der Förderung des venösen Rückflusses, der verbesserten Beweglichkeit in den Knie- und Hüftgelenken und vermittelt ein besseres Körpergefühl.

Vorbereitung
- Patienten entspannt auf dem Rücken lagern, die Beine leicht gespreizt
- Beine mit einem kleinen Kissen oberhalb der Knie unterpolstern, so daß die Waden freiliegen, ein dünnes Kissen (zusammengelegtes Handtuch) unter die Fersen legen
- Patienten zudecken, nur das einzureibende Bein liegt frei
- Einreibemittel werden nach den Wünschen und Bedürfnissen des Patienten ausgewählt: Öle mit Zusätzen, Salben, Hautcremes (keine O/W-Lotionen, da sie zu schnell von der Haut aufgenommen werden und die Hände schlechter über die Haut gleiten!)

Vorgehen
- Öl in der Hand anwärmen und in langen Strichen nach oben hin auf die Haut auftragen.
- Beginn der Einreibung von außen an der Achillessehne entlang hoch, zunächst mit den Fingerbeeren kleine Kreise beschreiben.

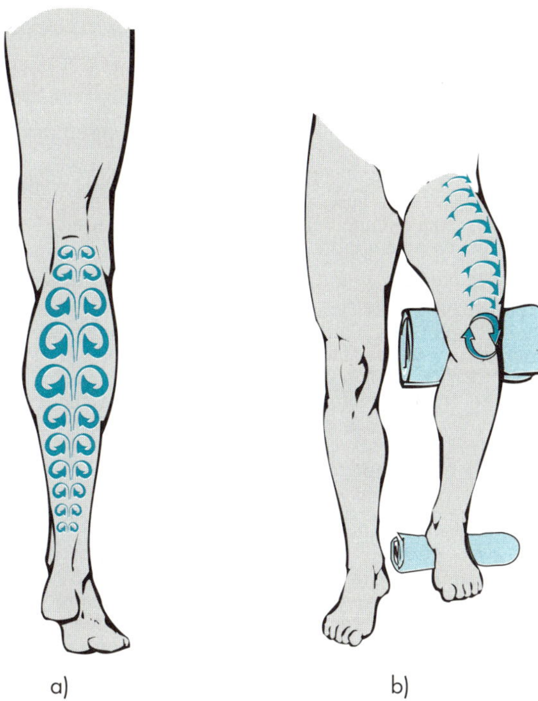

Abb. 2-125 Beineinreibung.
a) Rückseite des Unterschenkels, die Einreibung erfolgt in Pfeilrichtung.
b) Rückenlage des Patienten. Das einzureibende Bein wird auf Handtuchrollen oder kleine Kissen gelagert, so daß die Unterseite des Unterschenkels und der Oberschenkel seitlich für die Einreibung gut zugänglich sind.

- Die Kreise größer werden lassen, so daß die flache Hand den äußeren Bauch des Wadenmuskels einreibt, Orientierungslinie ist die Mitte der Wade (Abb. 2-125 a).
- Von der Kniekehle die Hand auf das Knie gleiten lassen und oberhalb ruhen lassen.
- Mit der zweiten Hand von der Innenseite her, an der Achillessehne beginnend, bis zur Kniekehle kreisförmig einreiben (Abb. 2-125 b).
- Das Knie von innen nach außen umkreisen. Dabei beschreibt eine Hand einen kompletten Kreis, während die zweite Hand gegenüberliegend jeweils neu ansetzt (oberhalb des Knies) und einen Halbkreis ausführt (ca. fünfmal).

Durch die mehrmalige Umkreisung wird das Knie erwärmt („Wärmekäppchen").
- Dann die kreisförmigen Einreibungen am Oberschenkel in Richtung Hüfte fortsetzen, Orientierungslinie ist der Verlauf des Schneidermuskels.
- Über dem Trochanter mehrmals kreisförmig einreiben (zweites „Wärmekäppchen").
- Zum Abschluß das Bein mit beiden Händen von den Hüften zu den Zehen ausstreichen.
- Das eingeriebene Bein zudecken und das zweite Bein in gleicher Weise einreiben.

Die Einreibung soll mit fließenden Bewegungen unter sanftem Druck ausgeführt werden. Beim „Wärmekäppchen" am Knie sollte kein Druck auf die Kniescheibe ausgeübt werden, da es sonst für den Patienten unangenehm und evtl. schmerzhaft sein könnte (Kniescheibe aussparen).
Keine Beineinreibung bei schweren Gefäßschäden (Varizen, Thrombosen, AVK) und Hautläsionen durchführen.

- **Baucheinreibung**

Das Ziel der sanften Baucheinreibung ist die Anregung des Darmes. Sie dient der Obstipationsprophylaxe und fördert die geregelte Stuhlentleerung.

Vorbereitung
- Patienten bequem auf dem Rücken lagern, vorher den Patienten auffordern, die Harnblase zu entleeren
- evtl. eine Knierolle unter die Knie legen zur Entspannung der Bauchdecke
- Öl evtl. mit Zusätzen (Fenchel, Anis, Kamille) oder W/O-Lotion

Vorgehen
- Pflegekraft wärmt das Öl zwischen den Händen an und verteilt es auf dem Bauch
- Hände flach rechts und links neben den Nabel legen, im Uhrzeigersinn um den Nabel kreisen lassen
- linke Hand beschreibt einen ganzen Kreis, während die rechte Hand gegenüberliegend jeweils einen Halbkreis vom linken Beckenkamm zur Schambeinmitte ausführt

Alternative Einreibetechnik
- Fingerbeeren beider Hände liegen mit kleinem Abstand voneinander auf dem rechten Unterbauch (Zäkum)
- den Verlauf des Dickdarms entlang führen beide Hände gleichzeitig kleine Kreise aus
- die Hände bewegen sich dabei aufeinander zu, beide Kreise drehen im Uhrzeigersinn (Abb. 2-126)

Die kreisenden Bewegungen langsam im Rhythmus der Atmung (16–20/Minute) fließen lassen.
Druck über dem Sonnengeflecht (Magengrube und Harnblase) vermeiden.

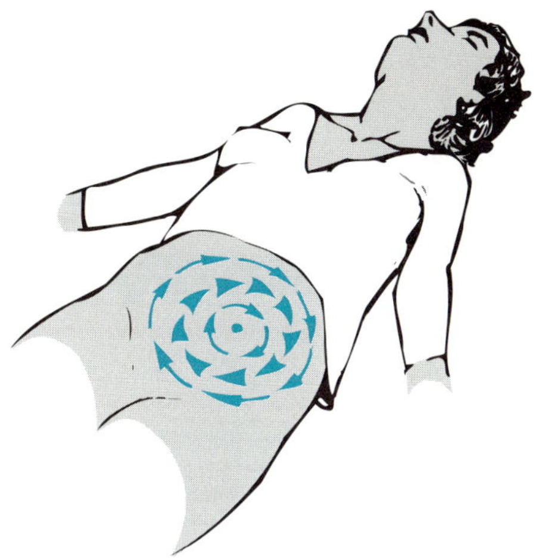

Abb. 2-126 Baucheinreibung.

Keine Baucheinreibung beim Ileus oder bei Darmtumoren durchführen, da es für den Patienten unangenehm und schmerzhaft ist und evtl. Komplikationen (z.B. Perforation) ausgelöst werden können.

2.9 Kommunikation

Das wichtigste Mittel, um menschliche Beziehungen aufzubauen und zu erhalten, ist die sprachliche (verbale) und nichtsprachliche (nonverbale) Kommunikation, der Informationsaustausch.

2.9.1 Hilfsmittel und Methoden der Kommunikation

(Tab. 2-19)

2.9.2 Kommunikationsmodelle

Kommunikation ist ein sehr komplexes Geschehen. Ein vereinfachtes Modell ist: Eine Nachricht wird verbal und nonverbal von einem Sender zum Empfänger transportiert (Abb. 2-127).
Für eine störungsfreie Kommunikation müssen verschiedene Bedingungen erfüllt sein.
Der **Sender** (Sprecher) muß:
- die gleiche Sprache wie der Empfänger (Zuhörer) sprechen
- deutlich und laut sprechen

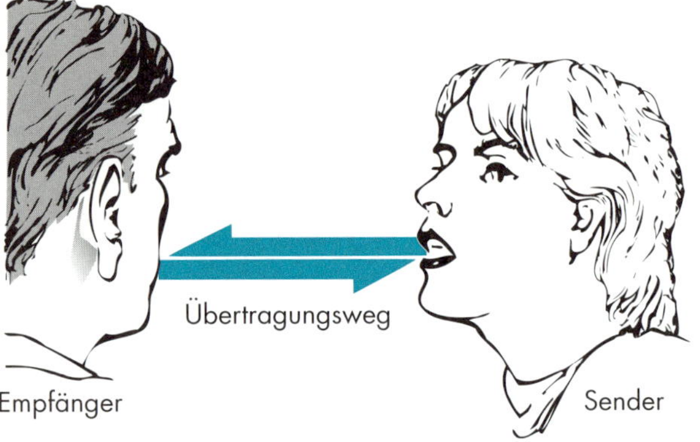

Abb. 2-127 Einfaches Kommunikationsmodell.

Tabelle 2-19 Kommunikationsmittel und -wege.

Piktogramme der folgenden Tabelle

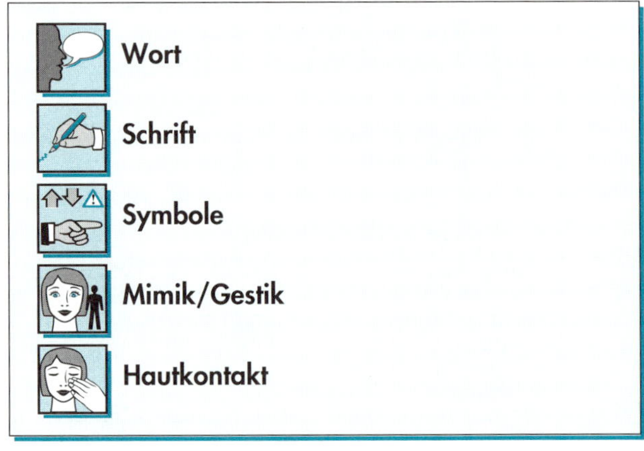

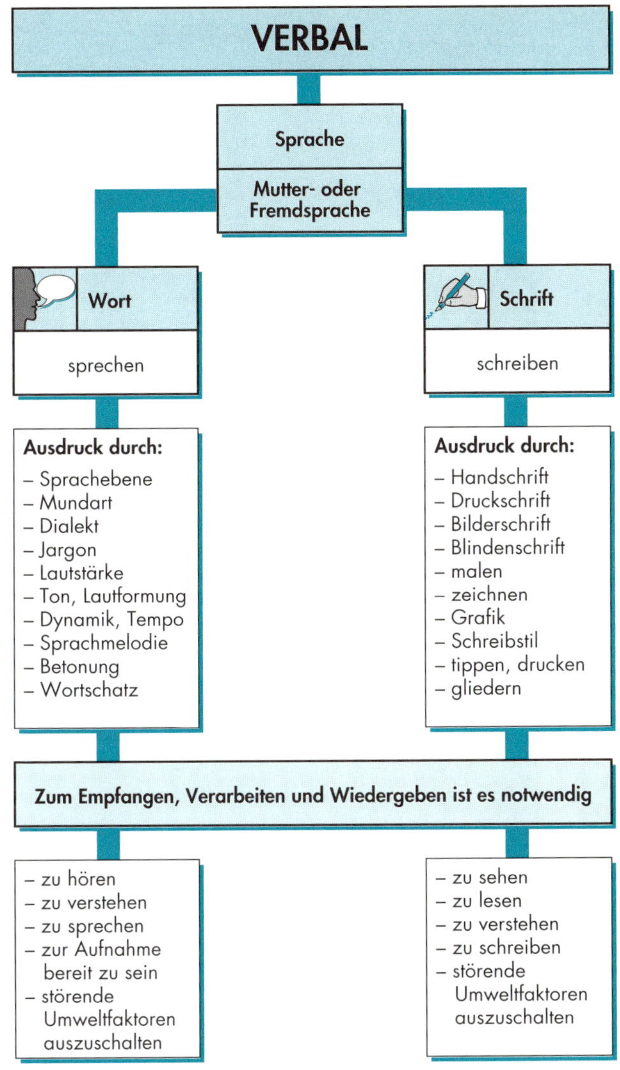
VERBAL
Sprache
Mutter- oder Fremdsprache
Wort
sprechen
Schrift
schreiben
Ausdruck durch:
– Sprachebene
– Mundart
– Dialekt
– Jargon
– Lautstärke
– Ton, Lautformung
– Dynamik, Tempo
– Sprachmelodie
– Betonung
– Wortschatz
Ausdruck durch:
– Handschrift
– Druckschrift
– Bilderschrift
– Blindenschrift
– malen
– zeichnen
– Grafik
– Schreibstil
– tippen, drucken
– gliedern
Zum Empfangen, Verarbeiten und Wiedergeben ist es notwendig
– zu hören
– zu verstehen
– zu sprechen
– zur Aufnahme bereit zu sein
– störende Umweltfaktoren auszuschalten
– zu sehen
– zu lesen
– zu verstehen
– zu schreiben
– störende Umweltfaktoren auszuschalten

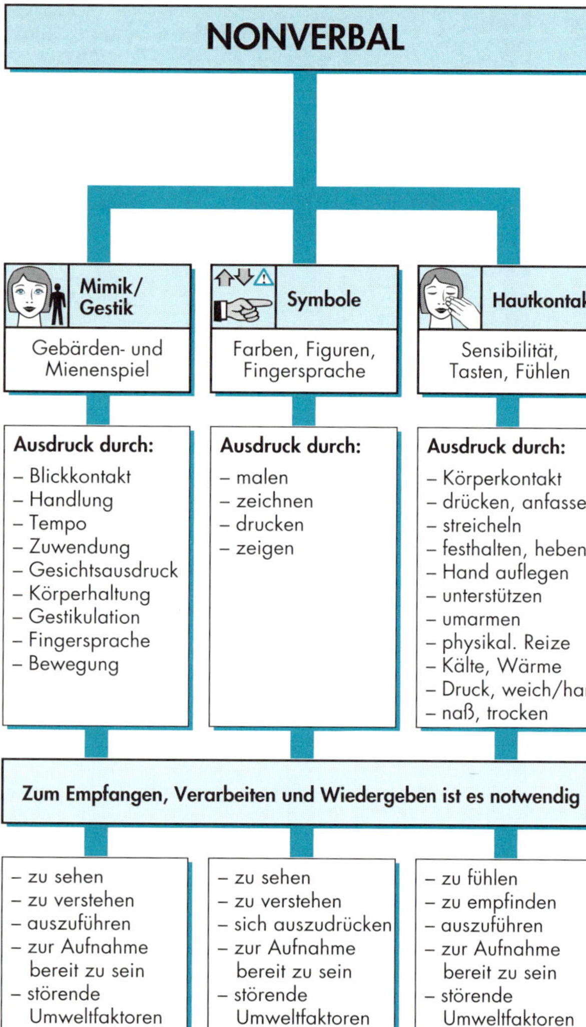
NONVERBAL
Mimik/ Gestik
Gebärden- und Mienenspiel
Ausdruck durch:
– Blickkontakt
– Handlung
– Tempo
– Zuwendung
– Gesichtsausdruck
– Körperhaltung
– Gestikulation
– Fingersprache
– Bewegung
Symbole
Farben, Figuren, Fingersprache
Ausdruck durch:
– malen
– zeichnen
– drucken
– zeigen
Hautkontakt
Sensibilität, Tasten, Fühlen
Ausdruck durch:
– Körperkontakt
– drücken, anfassen
– streicheln
– festhalten, heben
– Hand auflegen
– unterstützen
– umarmen
– physikal. Reize
– Kälte, Wärme
– Druck, weich/hart
– naß, trocken
Zum Empfangen, Verarbeiten und Wiedergeben ist es notwendig
– zu sehen
– zu verstehen
– auszuführen
– zur Aufnahme bereit zu sein
– störende Umweltfaktoren auszuschalten
– zu sehen
– zu verstehen
– sich auszudrücken
– zur Aufnahme bereit zu sein
– störende Umweltfaktoren auszuschalten
– zu fühlen
– zu empfinden
– auszuführen
– zur Aufnahme bereit zu sein
– störende Umweltfaktoren auszuschalten

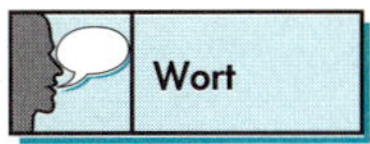

Wort

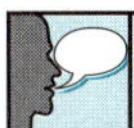

sprechen

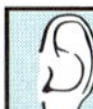

hören

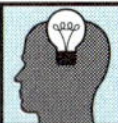

verstehen

- störende Umgebungsgeräusche ausschalten
- laut und deutlich sprechen
- vertraute Atmosphäre schaffen
- bekannte Sprache sprechen
- Dolmetscher hinzuziehen
- logopädisch behandeln
- Sprachunterricht anbieten
- Zahnprothese einsetzen
- Hörgerät einsetzen
- Sprechapparat verwenden
- Sprechkanüle einsetzen
- Spieluhr einschalten
- Tonband, Kassettenrekorder anbieten
- Fernsehen anbieten
- Radio anbieten
- Film anbieten

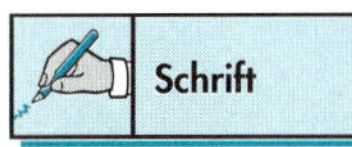

Schrift

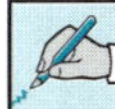

schreiben

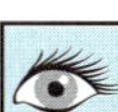

sehen

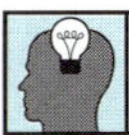

lesen verstehen

- Schreibstifte, Filzstifte, Schreibpapier
- Schreibmaschine
- ABC-Zeigetafel
- Magnetbuchstaben und Magnettafel
- Schultafel, Kreide
- Löschtafel und Stift
- Halterungen für Schreibhilfen
- Brille, Kontaktlinsen, Vergrößerungsglas
- Licht
- Lesematerial, z.B. Zeitung, Zeitschrift, Buch
- Buchstütze
- Sehschule
- Film mit Untertiteln
- Fremdsprachenwörterbuch
- elektronischer Kommunikator

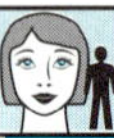

Mimik/ Gestik

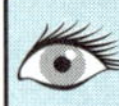

sehen

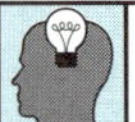

verstehen

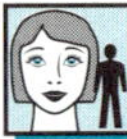

ausführen

- Brille, Kontaktlinsen
- Zeichensprache erklären
- Fingersprache
- Bewegungsübungen
- Blickkontakt
- Zuwendung

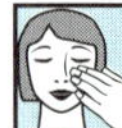

Hautkontakt

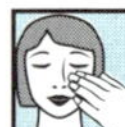

fühlen

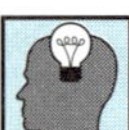

empfinden

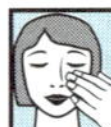

wiedergeben

- innere Bereitschaft
- menschliche Nähe, Zuwendung
- vertraute Atmosphäre, Geborgenheit
- Körperkontakt z.B. streicheln, Hand halten, umarmen, festhalten, Hand auflegen

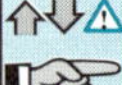

Symbole

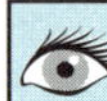

sehen

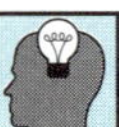

verstehen

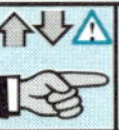

ausführen

- Brille, Kontaktlinsen, Vergrößerungsglas
- Symbole zeigen und erklären z.B. Bilder, Figuren, Farben, Bildtafel

- die Wörter müssen für ihn die gleiche Bedeutung wie für den Empfänger haben

Der **Übertragungsweg** (die Luft im Raum):

- darf nicht durch laute Nebengeräusche oder andere Störquellen behindert sein

Der **Empfänger** (Zuhörer) muß die Wörter:

- hören können (kein Hörschaden) und wollen
- verstehen, d.h. entschlüsseln können (kein Gehirnschaden)
- den Sinn und die Absicht erfassen können
- situationsgerecht darauf reagieren können

Schon dieses einfache Modell des Kommunikationsprozesses – Sender, Übertragungsweg, Empfänger – macht deutlich, daß Störungen leicht auftreten können. In den folgenden beschriebenen Kommunikationsmodellen werden unterschiedliche Begriffe (Sender = Sprecher und Empfänger = Zuhörer) angewendet, die jedoch als gleichwertig zu betrachten sind.

- **Vier-Ohren-Modell nach Schulz von Thun** (Psychologe)

Schulz von Thun hat sich mit der „Nachricht" näher beschäftigt. Er entwickelte ein psychologisches Modell zwischenmenschlicher Kommunikation, das besagt, daß in jeder kommunikativen Äußerung vier Aspekte (Nachrichten) verpackt sind. Diese Nachrichten werden vom Sprecher mehr oder weniger deutlich artikuliert (Abb. 2-128).

- **Sachinhalt:** Jede Nachricht enthält einen Sachinhalt über Dinge und Vorgänge; Informationen werden weitergegeben. Bei Fachgesprächen haben die sachlichen Fakten den größten Anteil. Diese Ebene wird oft dann verwendet, wenn wir über die Beziehung zum Empfänger im unklaren sind.
- **Selbstkundgabe (Selbstoffenbarung):** Durch eine Äußerung gibt der Sender etwas **von sich,** d.h. Informationen über sich, seine Befindlichkeit, bewußte Selbstdarstellung und mehr oder minder unfreiwillige Selbstöffnung. Offenbarungsbotschaften werden jedoch aus Angst, Schwäche zu zeigen, sich angreifbar zu machen, meist vermieden.
- **Beziehungshinweis:** Der Sender gibt zu erkennen, wie er zum Empfänger steht, was er von ihm hält und wie er die Beziehung zwischen sich und ihm definiert. Dieser Aspekt bestimmt sehr häufig die Kommunikation.
- **Appell:** Die Nachricht dient einem Zweck, z.B. Einfluß auf den Empfänger zu nehmen, so daß er in einer bestimmten Weise handelt, denkt oder fühlt. Wichtig ist es, offen zu kommunizieren. **Offener** Appell (könntest du bitte den Patienten waschen), **verdeckter** Appell (kannst du wenigstens heute einmal pünktlich kommen; Vorwurf).

Beispiel: Die Stationsleitung sagt nach der morgendlichen Übergabe zu den Krankenpflegeschülern/innen: „Heute nacht sind vier Neuaufnahmen gekommen, die noch alle umfassend versorgt werden müssen. Wir haben viel zu tun!"

In dieser Aussage („Nachricht") kann folgendes enthalten sein:

- **Sachinhalt:** Die Stationsleitung betont, daß im Vergleich zu gestern vier Patienten mehr auf der Station sind. Bei diesen

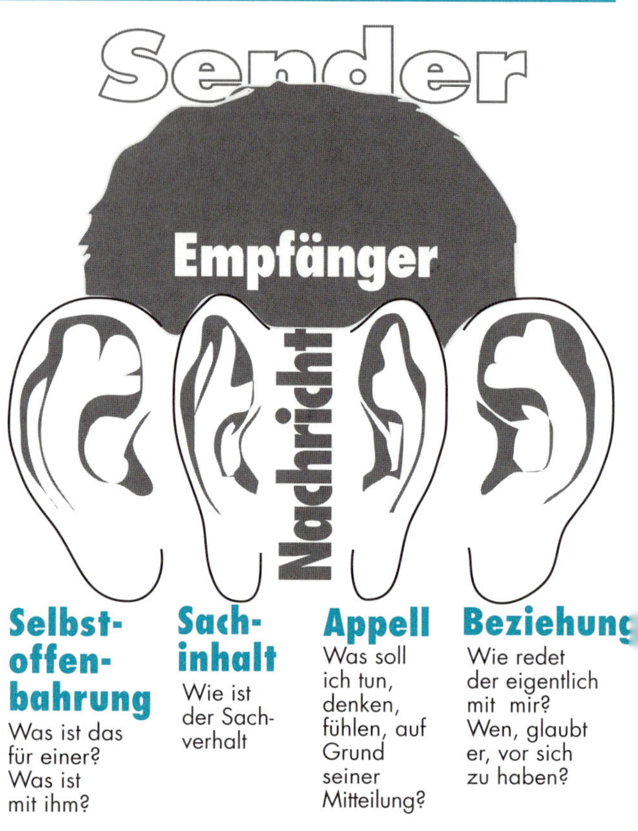
Sender
Empfänger
Nachricht
Selbst-offen-bahrung
Was ist das für einer? Was ist mit ihm?
Sach-inhalt
Wie ist der Sach-verhalt
Appell
Was soll ich tun, denken, fühlen, auf Grund seiner Mitteilung?
Beziehung
Wie redet der eigentlich mit mir? Wen, glaubt er, vor sich zu haben?

Abb. 2-128 Vier-Ohren-Modell nach Schulz von Thun.

Patienten müssen zusätzlich zu den üblichen Arbeiten wie Vitalzeichenkontrollen und Bettenmachen weitere Tätigkeiten durchgeführt werden wie z.B. messen, wiegen und zu Untersuchungen fahren.

- **Selbstkundgabe:** Die Stationsleitung spürt die Verantwortung für den Ablauf und die Qualität der Pflege. Sie hat Sorge, daß die Arbeit nicht rechtzeitig erledigt wird.
- **Beziehungsebene:** Sie als Stationsleitung ist befugt, Anweisungen zu erteilen. Evtl. unterstellt sie den Krankenpflegeschülern/innen, daß sie bei der Übergabe unaufmerksam waren, und drängt, daß die vermehrte Arbeit in der knapp bemessenen Zeit erledigt wird.

- **Appell:** Die Stationsleitung richtet die Aufforderung an die Krankenpflegeschüler/innen, schneller zu arbeiten.

In der Verantwortung des **Senders** liegt es, seine Botschaften auf der gewünschten Ebene zu senden.
Häufige **Fehler** beim Sender: Mitteilungen, die die Beziehung betreffen, werden auf der Sachebene gesendet, aber Beziehungsstörungen lassen sich nicht auf der Sachebene klären. Entsprechend der Nachricht mit vier Botschaften empfängt der Zuhörer mit „vier Ohren", und er entscheidet darüber, was er vom Gesagten aufnimmt. Dabei gibt es meist ein „bevorzugtes" Ohr (abhängig von der Lebensgeschichte, der Selbsteinschätzung und den Glaubenssystemen).

- Das **Sach-Ohr** versucht, den Informationsgehalt zu vestehen.
- Mit dem **Selbstkundgabe-Ohr** versucht er zu verstehen, welche Motive und Gefühle der andere mit der Äußerung verbindet; was mit ihm los ist.
- Mit dem **Beziehungs-Ohr** nimmt er auf, was der Sprecher von ihm zu halten scheint, und fühlt sich entsprechend gut oder schlecht behandelt (getadelt, beschuldigt, gelobt, unterstützt). Die Gefühle und das Selbstwertgefühl werden dadurch stark beeinflußt.
- Mit dem **Appell-Ohr** werden die Aufforderungen herausgehört, was wird erwartet.

Der Verlauf eines Gespräches hängt davon ab, welches Ohr vorrangig „auf Empfang geschaltet" ist. Eine Nachricht „hat es in sich", die teils beabsichtigt oder unbeabsichtigt, direkt oder indirekt mit in die Mitteilung verpackt wurde. Der Zuhörer hat die „vier Ohren" in unterschiedlichem Maße „auf Empfang" gestellt, je nachdem, was er erwartet oder befürchtet, wie er sich fühlt, in welcher Situation er sich befindet, welche Normen und Wertvorstellungen er hat und welches Verhältnis er zum Sprecher hat.

Der **Empfänger** hat prinzipiell die freie Auswahl, auf welche Seite der Nachricht er reagieren will! In seiner Verantwortung liegt es jedoch, sich über sein „bevorzugtes" Ohr bewußt zu werden!
Häufige **Fehler** beim Empfänger: Er nimmt etwas wahr, er interpretiert, was der Sender gemeint haben könnte, er reagiert auf die Gefühle aufgrund der Interpretation.

- **Transaktionsanalyse nach Eric Berne** (Psychiater)

Als „Transaktion" wird die soziale Verbindung bezeichnet, die bei der Begegnung von Menschen entsteht. Zwei oder mehrere Menschen treffen sich und beginnen ein Gespräch, treten also in Beziehung zueinander, verhalten sich unterschiedlich und ändern ihr Verhalten. Eric Berne geht davon aus, daß in jedem Menschen drei Persönlichkeits-Instanzen vorhanden sind: das **Eltern-Ich**, das **Erwachsenen-Ich** und das **Kindheits-Ich** (Abb. 2-129).

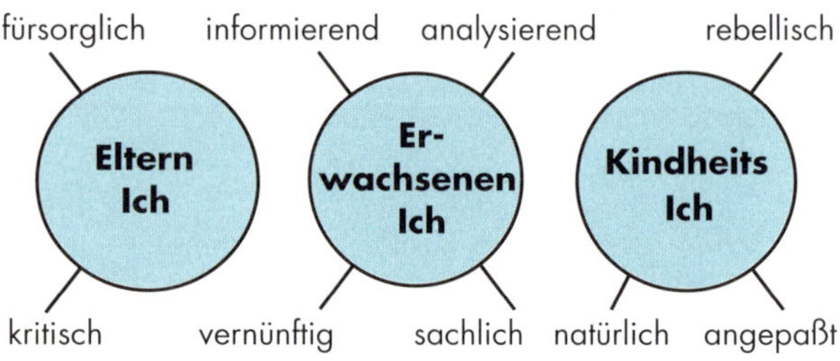

Abb. 2-129 Persönlichkeits-Instanzen.

- **Eltern-Ich:** Es ähnelt der Elternfigur, die sich kritisch und fürsorglich verhalten kann. Im Eltern-Ich ist all das aufgenommen, was die Eltern dem Kind vermittelt haben: Hilfe, Behütung und Lebensweisheit, aber auch Ermahnungen, Ge- und Verbote sowie Vorstellungen darüber, wie „man" zu sein habe. Viele Dinge, die wir erledigen, haben wir von unseren Eltern übernommen, ohne sie zu hinterfragen, weil „man sie so tut". Es ist nützlich, denn es erspart uns viel Mühe, Zeit und Energie.
- **Erwachsenen-Ich:** Das Erwachsenen-Ich ist die sachlich nüchterne Ebene des Menschen. Es nimmt Informationen auf und analysiert sie, stellt fest. Es überprüft Impulse aus dem Eltern- und Kindheits-Ich, ob sie der Situation angemessen sind. Befindet sich der Sprecher im Erwachsenen-Ich, klingt es sachlich, informierend, analysierend, um Auskunft fragend und vernünftig. Sprecher und Zuhörer pflegen einen partnerschaftlichen Umgangsstil, sie befinden sich auf gleicher Ebene.
- **Kindheits-Ich:** Im Kindheits-Ich stecken alle Gefühle und Reaktionen von damals, mitsamt der Spontaneität, Lebensfreude, Intuition und Kreativität, aber auch Wut, Angepaßtheit und Trotz:
  - natürlich: verspielt, ausgelassen, spontan
  - angepaßt: brav, unterwürfig, schüchtern, einschmeichelnd
  - rebellisch: trotzig, patzig, wehleidig

Alle drei Persönlichkeitsaspekte gehören zum Menschen und können je nach Situation aktiviert werden. Sie gehören zum erfüllten und produktiven Leben.

Die Transaktionsanalyse versucht zu ergründen, welcher Ich-Zustand durch die Begegnung der Menschen ausgelöst wurde und welche Reaktion darauf erfolgte.
Der einfachste Umgang ist, wenn beide beteiligten Personen vom gleichen Ich-Zustand aus miteinander reden, z. B. beide im Erwachsenen-Ich beim Austausch von Sachinformationen bei der Arbeit oder im Kindheits-Ich während des Kartenspielens, beim Sport und Tanz (Komplementär-Transaktion).

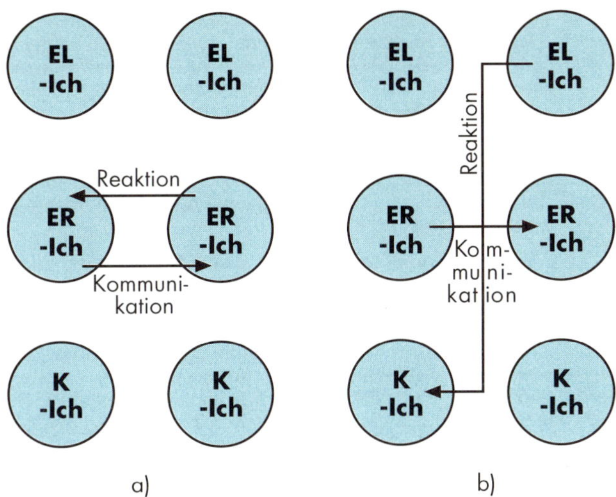

Abb. 2-130 Transaktionsformen.
a) Komplementär-Transaktion.
b) Überkreuz-Transaktion.

Zu **Störungen** kommt es bei Überkreuz-Transaktionen: Kommunikation vom Erwachsenen-Ich zum Erwachsenen-Ich, Reaktion vom Eltern-Ich zum Kindheits-Ich (Abb. 2-130 a und b).
Beispiel: Beim Verbandwechsel richtet eine Pflegekraft eine Bitte an ihre Kollegin: „Können Sie mir bitte noch eine Packung mit sterilen Kompressen holen." Antwort: „Wissen Sie immer noch nicht, wieviel Sie für den Verbandwechsel brauchen?"

- **Fünf Axiome (Regeln) der Kommunikation nach Watzlawick** (Kommunikationswissenschaftler)

Kommunikation ist für Watzlawick jedes Verhalten, das die Eigenschaft hat, dem anderen etwas mitzuteilen, d.h. eine Form zwischenmenschlichen Verhaltens mit „Mitteilungscharakter". Er sagt außerdem, daß „das Verhalten jedes einzelnen Individuums das jeder anderen Person bedingt" (Menschen beeinflussen sich durch ihr Verhalten gegenseitig).

1. „Man kann nicht **nicht** kommunizieren."
Solange eine zweite Person beobachtend dabei anwesend ist, hat auch jedes nichtsprachliche Verhalten Mitteilungscharakter. Auch wenn jemand schweigt und durch seine Körperhaltung zeigt, daß er nicht reden will, ist es Kommunikation (das Schweigen ist die Rede).

Beispiel: Während der kurzen Kaffeepause sitzen sich zwei Krankenschwestern schweigend gegenüber. A blättert in einer Zeitschrift. B überlegt, was mit A los ist und warum sie sich so verhält. Ist A zu erschöpft, um reden zu können? Ist sie vielleicht beleidigt, sucht sie angespannt nach einem Artikel oder bedrückt sie etwas so sehr, daß sie noch nicht darüber reden kann? A drückt bewußt oder unbewußt durch ihr Schweigen und durch das Blättern in der Zeitschrift etwas aus. Die Botschaft, die sie nonverbal aussendet, kann nicht immer richtig verstanden werden.

2. „Jede Kommunikation hat einen **Inhalts**- und einen **Beziehungsaspekt** derart, daß letzter den ersten bestimmt und es daher eine **Metakommunikation** ist" (das Reden über das Reden). Bei jeder sprachlichen Äußerung richte ich verbal, durch Worte, Sachinhalte an den anderen; nonverbal, d.h. durch die Körperhaltung, ob ich nah oder entfernt stehe, wie ich ihn ansehe, durch die Lautstärke und den Tonfall, drücke ich die Beziehung (Metaebene) aus, die ich zu ihm habe. Watzlawick mißt der Beziehung die größere Bedeutung zu.
Beispiel: Die Pflegedienstleitung lobt die Stationsleitung wegen der guten Organisation und Umsetzung der neu eingeführten Gruppenpflege. Da bisher das Verhältnis eher gespannt war, kann die Stationsschwester dieses Lob schlecht annehmen und sich darüber nicht freuen. Sie interpretiert das Lob negativ, da sie glaubt, daß die Pflegedienstleitung ihr keine gute Arbeit zutraut.

3. „Die **Natur** einer **Beziehung** ist durch die **Interpunktion** der Kommunikationsabläufe seitens der **Partner** bedingt" (Interpunktion = Punkt zwischen zwei Wörtern, Bedeutung, Blickwinkel, Blickrichtung).
Eine Tatsache oder ein Ding kann völlig andersartig erscheinen, je nachdem von welcher Seite man es betrachtet, d.h., es kommt immer auf den Blickwinkel des Betrachters an. Dadurch kommt es häufig zu Diskrepanzen (Unstimmigkeiten), wodurch Beziehungskonflikte entstehen (unterschiedliche soziale Wirklichkeiten).
Beispiel: Ein Krankenpflegeschüler unterhält sich morgens beim Betten länger mit einem sonst schweigsamen Patienten. Dadurch kann er die ihm aufgetragenen Arbeiten nicht rechtzeitig erledigen. Aus der Sicht der Schichtleitung hat er keinen Überblick über den Stationsablauf und trödelt bei der Arbeit, obwohl noch viele andere Patienten zu versorgen sind. Der Krankenpflegeschüler hat nach seinem Empfinden richtig gehandelt, da es ihm gelungen war, den Patienten zum Reden zu motivieren.

4. „Menschliche Kommunikation bedient sich **digitaler** und **analoger Modalitäten**" (digitale Zeichen: Zeichen oder Symbole für einen Gegenstand, die Buchstabenfolge TISCH bedeutet ein Möbelstück; bei analogen Zeichen besteht eine Ähnlichkeit zwischen dem Zeichen und der Realität).

Die vierte Kommunikationsregel bedeutet, daß wir verbal und nonverbal kommunizieren. Wir bedienen uns sprachlicher Zeichen, um einen Sachverhalt darzulegen. Die Beziehung, die wir zum anderen haben, drücken wir direkt (unverschlüsselt) aus durch die Körperhaltung, Gestik, Mimik, Tonfall, Sprechrhythmus. Sie wird viel schneller und direkter wahrgenommen.
Beispiel: Eine Krankenpflegeschülerin erscheint abgehetzt einige Minuten verspätet zum Dienst. Die Stationsleitung sagt: „Schön, daß Sie jetzt schon kommen, wir haben heute viel zu tun!“ Besteht ein gutes Verhältnis zwischen beiden, wird die Krankenpflegeschülerin die Äußerung positiv aufnehmen und als anerkennend empfinden. Sie weiß, daß ihre Arbeit gebraucht und geschätzt wird und die Stationsleitung erfreut darüber ist, daß sie sich beeilt hat, relativ pünktlich zu sein. Ist das Verhältnis jedoch gestört, empfindet sie dieselbe Bemerkung als ironisch formulierte Rüge für ihre Verspätung.

5. „Alle zwischenmenschlichen Kommunikationsprozesse sind entweder **symmetrisch** oder **komplementär** strukturiert, je nachdem ob die **Beziehung** auf **Gleichheit** oder **Unterschiedlichkeit** beruht.“
Unter Symmetrie versteht Watzlawick gleichartiges Verhalten, unter Komplementarität unterschiedliche Verhaltensmuster. Das bedeutet, durch die Kommunikation wird der andere veranlaßt, das gleiche (symmetrische Kommunikation) oder das Ergänzende (komplementäre Kommunikation) zu tun, je nachdem in welcher Beziehung er zum Sprecher steht.
Beispiel: In einer Unterhaltung wird eine examinierte Krankenschwester laut und heftig, die andere examinierte Pflegekraft wird ebenfalls laut und heftig (symmetrisch).
Die examinierte Pflegekraft beginnt lauter zu sprechen, die Krankenpflegeschülerin spricht leiser und verschüchtert (komplementär).

- **Aktives Zuhören/spiegelnde Methode nach Carl Rogers** (Psychotherapeut)

Carl Rogers geht davon aus, daß ein Mensch, der ein Problem hat, es selbst lösen kann, wenn man ihm hilft, es besser zu erkennen. Es setzt ein Selbstheilungsprozeß ein. Rogers prägte mit dieser Methode die klientenzentrierte Gesprächstherapie.

Das **„aktive Zuhören“** ist eine Möglichkeit, ein helfendes Gespräch zu führen. Es ist keine Technik, sondern eine Grundeinstellung, eine partnerzentrierte Haltung (auf den Partner gerichtet).
Es geht hauptsächlich darum, das in Worte zu fassen, was der Gesprächspartner nicht deutlich sagen kann. Die Gefühle, die sich hinter dem Gesagten verbergen, aufzudecken. Wie bei einem Spiegel wird nur das wiedergegeben, was ihm gezeigt wird. Der Klient/Patient fühlt sich verstanden und angenommen. Es vermittelt Nähe und Anteilnahme, ohne zu interpretieren und Ratschläge zu erteilen. Durch das Sprechen über seine

Konflikte fühlt sich der Klient/Patient erleichtert. Er denkt über das Problem nach, strukturiert es klarer, bearbeitet es und findet eine Lösung. Folgende Regeln gilt es zu beachten:
- Der Zuhörende muß sich die Zeit zum Zuhören nehmen.
- Er bringt keine eigene Meinungen, Empfindungen, Ansichten oder Lösungsvorschläge ein.
- Es wird vermieden, zu lenken oder zu manipulieren.
- Beim aktiven Zuhören kommt es darauf an, nicht nur einfach die Worte in anderer Weise zu wiederholen, sondern Empfindungen und Meinungen, die dahinterstecken, herauszuhören – das braucht viel Zeit!

Rogers fordert vom Therapeuten:
- Äußerungen **spiegelbildlich** zurückzugeben (Verbalisierung der Emotionen). Der Therapeut gibt die Gefühle wieder, die der Patient mit der Aussage ausdrücken will. Der Patient fühlt sich verstanden und beginnt sich zu korrigieren und sein Verhalten zu ändern.
- **Positive Wertschätzung** und emotionale Wärme (Empathie = einfühlendes Verstehen). Das Selbstvertrauen wird gestärkt und das Vertrauen in die Therapie.
- **Echtheit** und **Selbstkongruenz** (Übereinstimmung) bedeuten, dem Hilfesuchenden echte Anteilnahme und Verständnis entgegenbringen, seine Sichtweise und Einstellung zu akzeptieren.

Formulierungen, die hilfreich sind
- Bei mir ist der Eindruck entstanden, daß …
- Es muß schlimm für Sie sein, daß …
- Ich verstehe Sie jetzt so, …
- Ich habe das Gefühl, daß …
- Sie fühlen sich jetzt … (z.B. ausgelaugt, im tiefen Loch, bedrückt)

Beispiele:
- Aussage: „Warum muß ich schon wieder ins Krankenhaus? Was habe ich nur verbrochen, daß Gott mich so straft?“ Mögliche Antwort: „Ihnen wird viel aufgeladen. Sie fühlen sich ungerecht behandelt.“
- Aussage: „Warum muß meine Frau jetzt sterben? Sie hat doch immer nur allen anderen geholfen und nie an sich gedacht.“ Mögliche Antwort: „Sie hätten Ihrer Frau gewünscht, ihr Leben nach der vielen Arbeit zu genießen.“
- Aussage: „Ich werde morgen operiert und habe entsetzliche Angst. Ich werde bestimmt kein Auge zumachen!“ Mögliche Antwort: „Ich verstehe, daß Sie sich viele Gedanken machen und Schlimmes befürchten. Die Ungewißheit bedrückt sie sehr.“

- **Themenzentrierte Interaktion (TZI) nach Ruth Cohn** (Psychoanalytikerin)

Für die Arbeit in und mit Gruppen bietet die themenzentrierte interaktionelle Methode nach Ruth Cohn den Vorteil, daß ver-

schiedene menschliche Grundbedürfnisse aus dem rationalen, emotionalen und sozialen Bereich berücksichtigt werden.
Beim gemeinsamen Arbeiten geht es um das **Es** (das Thema), das **Ich** (das Individuum), und das **Wir** (die Gruppe) im Zusammenhang mit der Umwelt/äußeren Einflüssen (Abb. 2-131).

Kommunikationsregeln für Gruppen

- Versuche, in dieser Sitzung das zu geben und zu empfangen, was du **selbst** zu geben oder empfangen möchtest (sachliche Informationen und gefühlsmäßige Wärme).
- Sei dein **eigener Chairman** (Leiter und Vorsitzender seiner selbst) und bestimme, wann du reden oder schweigen willst und was du sagst. Ich akzeptiere mich, wie ich bin, was meine Wünsche, mich zu ändern, einschließt.
- Es darf **nie mehr als einer** auf einmal reden. Wenn mehrere auf einmal sprechen wollen, muß eine Lösung für diese Situation gefunden werden.
- **Unterbrich** das Gespräch, wenn du **nicht** wirklich **teilnehmen** kannst, z.B., wenn du dich langweilst, ärgerlich oder aus einem anderen Grund unkonzentriert bist.
- **Sprich nicht** per **„man“** oder **„wir“**, sondern per **„ich“**. Ich kann nicht wirklich für andere sprechen. Das „man“ oder „wir“ in der persönlichen Rede ist fast immer ein Verstecken vor der individuellen Verantwortung.
- Es ist beinahe immer besser, eine **persönliche Aussage** zu **machen,** als eine **Frage** an andere zu stellen. Meine Äußerung ist ein persönliches Bekenntnis, das andere Teilnehmer zu eigenen Aussagen anregt, viele Fragen sind unecht; sie stellen indirekt Ansprüche an den anderen und vermeiden eine persönliche Aussage. Wenn du Fragen stellst, erkläre kurz, warum du sie stellst und was sie für dich bedeutet.
- **Beobachte** Signale aus **deiner** Körpersphäre, und **beachte** Signale dieser Art bei den **anderen** Teilnehmern. Diese Regel

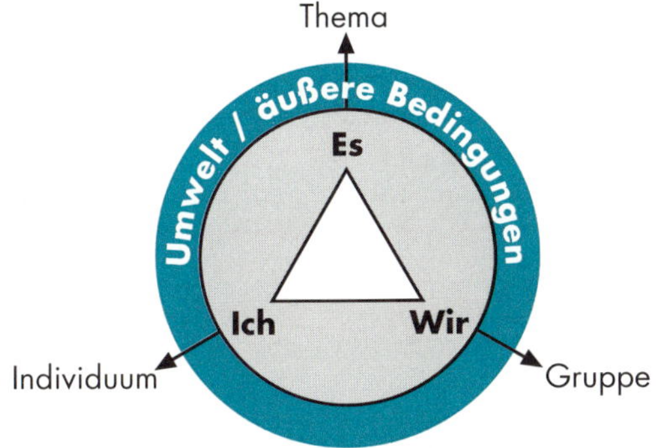

Abb. 2-131 Themenzentrierte Interaktion nach Cohn.

ist ein Gegengewicht gegen die kulturell bedingte Vernachlässigung unserer Körper- und Gefühlswahrnehmung.
- **Störungen haben Vorrang.** Wenn du nicht dabeisein kannst, unterbrich das Gespräch, und teile deine Störung mit (Störungen = positive und negative emotionale Regungen).
- Mache dir **bewußt,** was du denkst und fühlst, und wähle, was du sagst und tust. Sei authentisch (echt) und selektiv (auswählend) in deinen Kommunikationen. Wenn ich etwas nur sage oder tue, weil ich es soll, dann fehlt es an der eigenen Überprüfung, und ich handle nicht eigenständig.
- Interpretiere nicht das Verhalten anderer, sondern teile lieber deine persönliche Reaktion mit. Wenn du jemandem aus der Gruppe etwas mitteilen möchtest, sprich ihn direkt an. Sprich nicht zu einem Dritten oder der Gruppe, wenn du einen bestimmten Menschen meinst.
- Sei **zurückhaltend** mit **Verallgemeinerungen.** Sie unterbrechen den Gruppenprozeß.
- **Seitengespräche haben Vorrang.** Sie stören und sind meist wichtig. Wenn ein Gruppenmitglied Aussagen an seinen Nachbarn richtet, so ist er wahrscheinlich stark beteiligt. Er kommt vielleicht nicht gegen den schnellen Sprecher an.

Diese Regeln finden in unterschiedlichen Gruppen Anwendung, z.B. in Arbeitsgruppen mit neutralen Themen, in Teamversammlungen, in Therapiegruppen.
Der Abschluß einer Gruppenarbeit sollte ein Feedback (Rückmeldung, Rückkopplung) sein. Jedes einzelne Gruppenmitglied äußert sich kurz darüber, wie es ihm mit der Gruppe und der Bearbeitung des Themas ergangen ist (positive und negative Empfindungen).
Dadurch wird der Lern-, Arbeits- und Gruppenprozeß bewußt gemacht und ggf. korrigiert. „Willst du ein guter Partner sein, dann horch erst in dich selbst hinein!“

- **Frageformen und Fragetechnik**

In einem Gespräch gibt es zwei Elemente, die Aussage und die Frage. Die Fragetechnik ist ein Instrument der Gesprächsführung. Es ist ein Zeichen der Zuwendung. Durch die Frage wird der Gesprächspartner direkt veranlaßt zu reagieren.
Es gibt geeignete und nichtgeeignete Fragen.

- **Geeignete Fragen** sind:
  - offene Fragen: nichtstrukturierte Fragen
  - geschlossene Fragen: strukturierte Fragen, Entscheidungsfragen
  - W-Fragen
  - Reflexionsfragen
  - Sondierungsfragen

Offene Fragen
Sie sind geeignet, mit einem Menschen ins Gespräch zu kommen und den Kontakt zu fördern. Der Patient wird ermutigt über sich und sein Problem zu berichten. Dabei ist er veranlaßt

seine Gedanken zu ordnen und über sich und seine Probleme nachzudenken.
Möchte oder kann der Patient im Moment nicht darüber sprechen, hat er die Möglichkeit auszuweichen und das Gespräch in eine andere Richtung zu lenken.
Beispiele: Wie sehen Sie Ihren Zustand heute? Wie sehen Sie Ihre berufliche Zukunft? Es interessiert mich sehr, wie Sie die letzten Tage nach der Operation erlebt haben? Durch den Unfall sind Sie in der Beweglichkeit sehr eingeschränkt. Was, glauben Sie, bedeutet es für Ihren Alltag?

Geschlossene Fragen
Sie haben den Vorteil, schnell und gezielt Informationen zu bekommen. Sie werden mit Ja, Nein oder kurzen Angaben (Fakten) beantwortet. Ein Thema kann dabei nicht erörtert werden.
Beispiel: Möchten Sie ein Glas Wasser trinken? Soll ich das Fenster schließen? Möchten Sie, daß ich das Kopfteil Ihres Bettes höher stelle?

W-Fragen (wann, was, wo, wer, wie)
Sie werden gestellt, um Näheres zu einem Sachverhalt zu erfahren.
Beispiel: Wo haben Sie Schmerzen? Wann treten Ihre Schmerzen auf? Wer ist Ihr Hausarzt?

Reflexionsfragen
Sie vertiefen ein angeschnittenes Thema. Ein Teil der Aussage wird in der Frage aufgegriffen, damit der Patient beim Thema bleibt und weiter darüber nachdenkt.
Beispiel: Auch mit der Schlaftablette liegen Sie die ganze Nacht wach? Sie haben sich schon seit längerem nicht wohl gefühlt?

Sondierungsfragen
Sie werden gestellt, um spezielle Informationen zu einem Problem zu erhalten. Die Gefahr, daß der Patient dem Gespräch ausweicht, ist nicht so einfach gegeben.
Beispiel: Sind Ihre Schmerzen in Ruhe oder unter Belastung stärker? Treten die Pulsunregelmäßigkeiten manchmal auch im Liegen auf?

- **Ungeeignete Fragen** sind:
  - Suggestivfragen: Sie üben einen unterschwelligen Druck aus, so daß eine ehrliche Antwort meist nicht gegeben wird. **Beispiel:** „Geht es Ihnen nicht heute schon viel besser?“
  - Überfallfragen: Sie überrumpeln den Gesprächspartner, signalisieren Ungeduld, Unhöflichkeit und Unfähigkeit, sich einzufühlen. **Beispiel:** „Haben Sie gestern abend Kuchen oder Süßigkeiten gegessen? Der Blutzucker war hoch!“
  - Doppel- oder Mehrfachfragen: Sie signalisieren Ungeduld und überfordern den Gesprächspartner. **Beispiel:** „Haben

Sie sich schon für die Untersuchung vorbereitet, und haben Sie schon die Urinprobe abgegeben?"
- Fangfragen: Durch Fangfragen wird versucht, den Befragten zu überfahren und zu übertölpeln. **Beispiel:** „Haben Sie, wenn Sie die Zuckertabletten weglassen, mehr oder weniger Durst?"
- Neugierfragen: Sie dienen nicht dazu, notwendige Informationen zu erhalten, sondern befriedigen die Neugier des Fragers. **Beispiel:** „Sie sagten, daß Ihre Rente recht niedrig ist, und Sie machen sich um Ihre finanzielle Situation Sorgen. Was geben Sie denn monatlich für Miete, Telefon, Lebensmittel und Kleidung aus?"
- Wertungsfragen: Der Befragte wird abgewertet und in die Defensive gedrängt, statt wirkliche Gründe für sein Verhalten zu erfahren. **Beispiel:** „Der Arzt hat Ihnen doch verboten aufzustehen. Warum sind Sie nur so unvernünftig und halten sich nicht an seine Anweisungen?"
- Aggressionsfragen: Sie setzen den Befragten unter Druck, etwas zu tun, statt ihn zu motivieren. Meist wird jedoch ein gegensätzliches Verhalten provoziert. **Beispiel:** „Wollen oder können Sie jetzt nicht aufstehen?"
- Provokative Behauptung als Frage: Es handelt sich nicht um eine Frage im eigentlichen Sinne. Der Befragte wird provoziert, verletzt und in eine Verteidigungsposition gedrängt. **Beispiel:** „Zanken Sie sich zu Hause auch soviel wie hier mit Ihrem Bettnachbarn?"

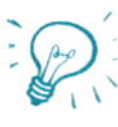

Diese Fragen behindern eine Kommunikation, verletzen den Gesprächspartner, setzen ihn herab, versuchen ihn zu manipulieren oder zu überfordern.

2.9.3 Störungen der Kommunikation

Störungen, die den Prozeß des Austauschens von Informationen beeinträchtigen, werden als Kommunikationsstörungen bezeichnet. Sie können auftreten als
- **psychische Kommunikationsstörung,** z. B. als Störung der Informationsaufnahme und -verarbeitung durch mangelndes Hintergrundwissen
- **physische Kommunikationsstörung,** z. B. bei Schwerhörigkeit, Sehschwäche, Blindheit oder Sprachbehinderung

- **Kommunikation mit dem hörbehinderten Menschen**
- Hörbehinderung bei der Pflegeanamnese erfragen
- deutlich und langsam, mit kleinen Pausen sprechen (nicht schreien)
- evtl. nahe am Ohr des Schwerhörigen sprechen
- den hörbehinderten Menschen beim Sprechen ansehen
- für ausreichende Beleuchtung sorgen (Patient liest evtl. von den Lippen ab)
- technische Hilfsmittel (Hörgerät) einsetzen

- **Kommunikation mit gehörlosen Menschen**
  - Gehörlosigkeit bei der Pflegeanamnese erkennen
  - deutlich und langsam, mit kleinen Pausen sprechen, damit der gehörlose Patient von den Lippen ablesen kann
  - Sprache mit Mimik und Gestik unterstützen
  - Personen, die die Gehörlosen-Zeichensprache können, einbeziehen
  - wenn notwendig, Informationen aufschreiben oder aufschreiben lassen

- **Kommunikation mit sehbehinderten oder blinden Menschen**
  - Ausmaß der Sehbehinderung bei der Pflegeanamnese erfragen
  - Patienten umfassend über Räumlichkeiten, Bettklingel, Bett etc. informieren
  - sich nie dem Patienten ohne Ansprache nähern
  - bei Betreten oder Verlassen des Zimmers immer Patienten informieren
  - visuelle Eindrücke beschreiben (z. B. Essen, Ausblick aus Fenster)
  - Bücher, Zeitschriften usw. in Blindenschrift anbieten

- **Kommunikation mit sprachbehinderten Menschen**
  - Ausmaß der Sprachbehinderung bei der Pflegeanamnese erkennen
  - einfache oder mit Ja/Nein zu beantwortende Fragen stellen
  - Sprechtafeln mit Bildern benutzen oder Patienten schreiben lassen
  - Erlernen einer Ersatzsprache (z. B. Speiseröhrensprache) ermöglichen

2.10 Organisation und Administration

2.10.1 Krankenpflegeprozeß

Beim Krankenpflegeprozeß handelt es sich um einen „kybernetischen Regelkreis“ (griech. kybernetes = Steuermann). Er hat zum Ziel, auf systematische Art und Weise dem Bedürfnis des Patienten nach pflegerischer Betreuung zu entsprechen. Der Krankenpflegeprozeß besteht aus einer Reihe von logischen, voneinander abhängigen Überlegungs-, Entscheidungs- und Handlungsschritten, die auf eine Problemlösung, also auf ein Ziel hin, ausgerichtet sind und im Sinne eines Regelkreises (Abb. 2-132) einen Rückkoppelungseffekt (Feedback) in Form von Beurteilung und Neuanpassung enthalten“ (Verena Fiechter, Martha Meier 1985). Die Beurteilung der Pflege beruht auf einer neuen Informationssammlung. Sie ermöglicht die Kontrolle und Korrektur der Pflege.
Der Pflegeprozeß dient der Erkennung der individuellen Bedürfnisse des Patienten nach Pflege in seiner augenblicklichen Situation.

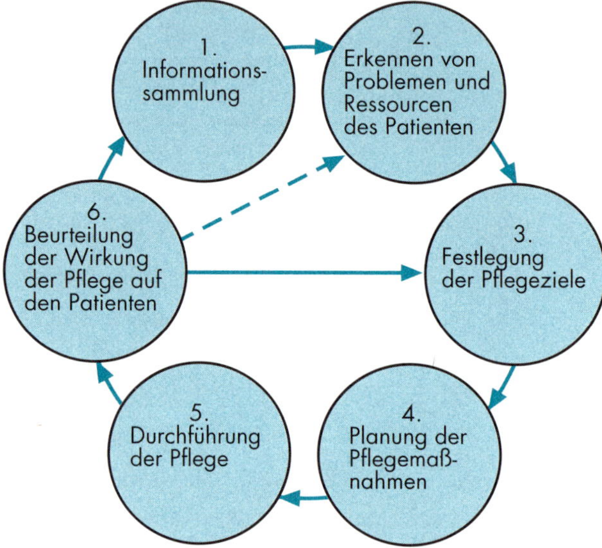

Abb. 2-132 Krankenpflegeprozeß.

• **Phasen des Pflegeprozesses**

1. Informationssammlung

Die Informationssammlung (Abb. 2-133) hat das Ziel, den Patienten kennenzulernen, seine Möglichkeiten und die erhaltenen Kräfte sowie Art und Ausmaß seiner Pflegebedürftigkeit abzuklären und herauszufinden, welche pflegerischen Hilfen er benötigt.

Diese erste Begegnung ist der Grundstein für eine partnerschaftliche Beziehung.

Quellen für die Informationssammlung sind:

- das Gespräch mit dem Patienten
- die Aussagen der Angehörigen
- die eigene Krankenbeobachtung und die des Pflegeteams
- die Unterlagen vom Arzt, Krankenhaus, Altenheim

Die Informationen enthalten Angaben zu folgenden Bereichen:

- Name, Vorname, Geburtsname, Geburtsdatum, und -ort, Geschlecht, Familienstand, Wohnsituation (lebt alleine, in der Familie, im Altenheim), Religion, Staatsangehörigkeit, Krankenkasse
- nächste Angehörige (Name, Verwandtschaftsgrad, Adresse mit Telefon), Seelsorger, Betreuer (Adresse, Umfang der Betreuung)
- Haustiere (die versorgt werden müssen)

- Art der Aufnahme
- behandelnder Arzt, ärztliche Diagnosen und Medikation
- Allergien, z. B. auf Medikamente, Lebensmittel, Pflaster
- Probleme in den ATLs, Ressourcen (selbständig, teilweise selbständig, pflegebedürftig)
- Allgemeinzustand und Ernährungszustand (Größe, Gewicht), äußere Erscheinung, Körperbehinderung, Seh-, Hörbehinderung, Prothesen, Sprachschwierigkeiten (Aphasie, Fremdsprache)
- psychischer Zustand, geistiger Zustand, Bewußtseinslage, Verhalten
- tägliche Gewohnheiten (Hygiene, Schlaf, Essen usw.)
- Einschätzungen und Erwartungen des Patienten in bezug auf die Krankheit
  - Kennt er sie?
  - Wie denkt er über die Gesundung und frühere Behandlung?
  - Liegen allergische Reaktionen vor?
  - Ist er behindert?
  - Wie steht er dazu?

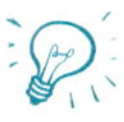
Informationen sammeln heißt **nicht,** ein standardisiertes Fragebogeninterview durchzuführen, sondern ein Gespräch zu führen, in dem u.a. offene Fragen gestellt werden (s. Kap. 2.9.2).

2. Probleme und Ressourcen

Unter Pflegeproblemen werden die Beeinträchtigungen verstanden, die den Kranken in seinen alltäglichen Aktivitäten behindern oder belasten und die mit Pflegemaßnahmen beseitigt oder gelindert werden können.

Ressourcen sind die Fähigkeiten, Kräfte und Möglichkeiten, die dem Patienten helfen, sein Leben und seine Krankheit zu bewältigen. Diese können äußere und innere Faktoren sein:

- positive Beziehung zu Menschen (Verwandte, Freunde)
- soziale und finanzielle Absicherung (Beruf, Geld, Rente)
- Interesse am Umfeld, Hobbys
- Lebenswille, Lebensmut
- Hoffnung, Freude, Humor, Kreativität

Vorrangig sollten die Probleme beachtet werden, von denen die größte Störung oder Bedrohung von Lebensfunktionen ausgeht. Die Probleme werden deshalb ihrer Dringlichkeit nach eingeteilt in:

- aktuelle Probleme
- potentielle Probleme
- verdeckte Probleme
- generelle Probleme
- individuelle Probleme

- **Aktuelle Probleme**
  - müssen sofort angegangen werden, z. B. Luftnot, Schmerzen, Fieber, Durchfall

Patient	**Individuelle Probleme durch krankheitsbedi…** **Einschränkung der Lebensaktivitäten beim:**
	Atmen:
	Essen und Trinken:
	Ausscheiden:
	Kommunizieren:
	Sich sauberhalten und kleiden:
Einweisungsdiagnose:	Regulieren der Körpertemperatur:
	Sich bewegen:
	Arbeiten/Spielen:
	Schlafen:
	Für eine sichere Umgebung sorgen:
Aufnahme: ☐ Notfall	Sich als Mann/Frau fühlen und verhal…
☐ gehend ☐ sitzend ☐ liegend	
☐ überwiesen von:	Sterben:
☐ hausinterne Verlegung	Besondere Gewohnheiten/Wünsche:
☐ Erstaufnahme	
☐ Wiederaufnahme	
Aufnahmezustand:	
☐ gepflegt ☐ ungepflegt	Mobilisation
☐ ansprechbar ☐ orientiert	Körperpflege
☐ benommen ☐ verwirrt	Ankleiden
☐ bewußtlos ☐ erregt	Nahrungsaufnahme
☐ teilweise orientiert ☐ alkoholisiert	Ausscheidung
Bisherige Medikamente:	
Allergien/Unverträglichkeiten:	Dekubitus
	Thrombose
	Pneumonie

Abb. 2-133 Beispiel für einen Patientenaufnahmebogen.

		Soziale Situation Wohnverhältnisse
		berufstätig
		selbständig
		Hausfrau
		arbeitslos
		Schüler
		Umschüler
		Auszubildender
		Rentner
		allein lebend
		in der Familie
		bei den Kindern
		bei den Eltern
		bei Verwandten
		Altenheim
		andere:
		Hilfsmittel
		Brille
		Kontaktlinsen
		Zahnprothese
		Hörgerät
Kontrakturen	Soor/Parotitis	Gehhilfen
Zystitis		Perücke/Haarteil
Obstipation		andere:

- **Potentielle Probleme**
  - erfordern vorbeugendes Handeln, z.B. Dekubitus-, Pneumonie-, Thrombose-, Infektions-, Sturzgefahr

- **Verdeckte Probleme**
  - können aufgrund der Situation vermutet werden
  - treten oft im emotionalen oder zwischenmenschlichen Bereich auf
  - zeigen sich durch den Gesichtsausdruck, Seufzer, negative Ausdrucksweisen, z.B. Ängste, Befürchtungen, Sorgen

- **Generelle Probleme**
  - treten bei jedem Kranken mit einem bestimmten Krankheitsbild und dieser Lebenssituation auf, z.B. Luftnot bei Asthma, Angst vor Operationen, Schmerzen und Gefahr der Wundinfektion bei großen Wunden

- **Individuelle Probleme**
  - spezifisch für jeden einzelnen, z.B. übermäßige Angst durch frühere negative Erlebnisse, Schmerzen durch Narben nach einem Unfall, Sorgen wegen des behinderten Ehepartners

Problemformulierung
Probleme sollten kurz und knapp, exakt und spezifisch, objektiv und ohne Wertung formuliert sein.
Probleme enthalten drei Elemente: den Bereich, die Art und den Umfang der Beeinträchtigung.

3. Festlegung der Pflegeziele
Pflegeziele beschreiben, welcher Erfolg mit der Pflege angestrebt wird. Sie dienen der Überprüfung der Wirksamkeit der Pflege. Pflegeziele beziehen sich auf körperliche Veränderungen, Verhaltensveränderung und Einstellung des Patienten zu seiner Krankheit und Behinderung.

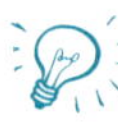

Fernziele (Grobziele) sind übergeordnete Ziele der Pflege.
Nahziele (Teilziel) sind einzelne Schritte, die zum Fernziel führen.
Die Ziele müssen sein:
- realistisch
- erreichbar
- überprüfbar
- eindeutig, unmißverständlich
- knapp formuliert
- möglichst unter Zeitangabe, wann es erreicht sein soll
- vom Patienten aus formuliert sein

4. Planung der Pflegemaßnahmen
In der Pflegeplanung werden die Maßnahmen festgelegt, durch die der Patient Gesundung bzw. Erhaltung der verbliebenen Gesundheit erfährt. Wünschenswert wäre, wenn die Planung im

Team erstellt wird, so daß die Entscheidung auf einer breiten Basis beruht und ein hoher Informationsstand im Pflegeteam erreicht wird. Die Maßnahmen werden erstellt unter Einbeziehung der Ressourcen und in Absprache mit dem Patienten. Es wird festgelegt **was, wie, wann** bzw. **wie oft** etwas getan werden muß.

Die Pflegeplanung gilt für alle Pflegekräfte **verbindlich** und ist eine **Handlungsanweisung,** nach der jeder zu pflegen hat.

5. Durchführung der Maßnahme, die Pflege
Die Ausführung der geplanten Pflegemaßnahmen orientiert sich immer am Patienten. Jeder Patient reagiert individuell.
Im **Pflegebericht** wird der Pflegeverlauf dokumentiert, d.h., welche Maßnahmen durchgeführt wurden und wie der Patient darauf reagiert hat. Täglich wiederkehrende Tätigkeiten werden auf den Formblättern mit Handzeichen abgezeichnet (z.B. Ganzwaschung, Prophylaxen) und in der Fieberkurve eingetragen (z.B. Puls-, Blutdruck- und Temperaturwerte, Bilanzierung).
Der Pflegebericht informiert über:
- Veränderungen des Krankheitsbildes (Fortschritte, Komplikationen)
- Reaktionen auf Medikamente u.a. therapeutische Maßnahmen
- Reaktionen auf Pflegemaßnahmen
- Beobachtung hinsichtlich der Verfassung (physisch-geistig) und der Stimmungslage
- das Verhalten des Patienten gegenüber Mitpatienten, Pflegekräfte, Ärzte, Angehörige

6. Überprüfung der Wirksamkeit der Pflege
Die Wirksamkeit der Pflege wird anhand folgender Kriterien überprüft:
- Sind die gesetzten Ziele erreicht?
- Wie reagiert der Patient auf die Maßnahmen?
- Wie ist sein momentanes Befinden?
- Sind Veränderungen seines Zustandes aufgetreten?

Ursachen von Zielverfehlung
- Informationssammlung war lückenhaft
- Probleme wurden verkannt, Ressourcen falsch eingeschätzt
- Pflegeziele waren unerreichbar (zu hoch, fachlich falsch)
- einige Maßnahmen sind unsachgemäß durchgeführt worden
- unvorhersehbare Ereignisse (z.B. Komplikationen) haben die Pflegewirkung beeinflußt

2.10.2 Weitergabe von Informationen

Die umfangreiche mündliche Weitergabe von Informationen erfolgt bei der Übergabe, wenn die Pflegekräfte von zwei Schichten anwesend sind. Diese ist so zu organisieren, daß Störungen auf ein Minimum beschränkt werden (z.B. Information über die

Übergabezeiten im gesamten Haus; Anrufe außer in Notfällen auf ein Minimum beschränken).
Folgende Grundsätze sind zu beachten:
- Die Übergabe erfolgt mit dem Dokumentationssystem. Dabei werden Veränderungen jedes Patienten besprochen (Zustand, Verordnungen, Untersuchungsergebnisse) und Hinweise auf Tätigkeiten, diagnostische und therapeutische Maßnahmen gegeben, die noch erledigt werden müssen („Signalreiter" ziehen).
- Akute Ereignisse werden sofort mündlich weitergegeben (Arztanruf) und sobald wie möglich unter Angabe der Uhrzeit eingetragen.
- Beobachtungen und ausgeführte Pflegetätigkeiten werden sofort eingetragen bzw. abgezeichnet.
- Ärztliche Verordnungen, z. B. Medikamente, Laboranforderungen, vom Arzt unterschreiben lassen.
- Für häufig wiederkehrende Tätigkeiten stehen spezielle Bogen zur Verfügung, z. B. Lagerungsschema, Bilanzierungsbogen, Überwachungsbogen, Blutzucker-/Diätüberwachungsblatt.
- Berichte sind kurz und präzise zu formulieren, ohne Interpretation und Wertung, nur objektiv Beobachtbares.
- Die Schrift muß deutlich und lesbar sein.
- Falsche Eintragungen durchstreichen, **kein** Tipp-Ex o.ä. verwenden, nicht überkleben.
- Die Handzeichen müssen eindeutig zu identifizieren und dem vollen Namen zuzuordnen sein, so daß auch noch nach Jahren erkennbar ist, wer, wann, welche Eintragungen vorgenommen hat.
- Besonders übersichtlich sind Eintragungen mit unterschiedlichen Farben, z. B. morgens blau, nachmittags schwarz, nachts rot.

Die Krankenakten sind wertvolle Dokumente, die im Rechtstreit als Beweismittel für die korrekte Pflege und Therapie dienen!

2.10.3 Pflegekonzepte/-modelle und Pflegetheorien

Konzepte sind gedankliche Entwürfe (Ideen) oder Beschreibungen einer Sache, von Eigenschaften oder Ergebnissen, die von individuellen Erfahrungen abgeleitet werden. Sie beschreiben Phänomene, z. B. Streß, Angst, Schmerz.
Erst durch den Zusammenhang mehrerer Konzepte gewinnen sie an Bedeutung.

Modelle sind vereinfachte, verkleinerte Darstellungen bzw. Abbildungen der Realität, z. B. eines Gegenstandes oder einer Handlung. Pflegemodelle stellen das Charakteristische der Pflege dar.

Theorien sind abstrakte Betrachtungen bzw. wissenschaftliches Denken über die Zusammenhänge mehrerer Konzepte, die beschrieben, erklärt oder vorhergesagt werden.

Konzeptionelle Modelle sind Ausgangspunkte für **Theorien,** die die höchste Ebene der Abstraktion darstellen (beide Begriffe werden oft synonym verwendet). Theorien finden nicht unmittelbar Anwendung in der Praxis, sondern einzelne abgeleitete Aspekte beeinflussen direkt die Pflege und können empirisch (erfahrungsmäßig) überprüft werden.

• **Einteilung der Pflegetheorien**
Die Pflegemodelle unterscheiden sich in folgenden Punkten:
- Menschenbild
- Einschätzung des Patienten
- Gründe für das pflegerische Handeln
- Zielsetzung und Planung der Pflege
- Schwerpunkt der Pflege
- Bewertung der Pflege
- Rolle der Pflegeperson

• **Bedürfnismodelle**
Sie gehen von hierarchisch geordneten Bedürfnissen (Defiziten) aus, von deren Erfüllung das Wohl des Patienten abhängt. Die wichtigste Frage ist: **Was** tut die Pflegekraft?
Wichtige Theoretikerinnen:
- Virginia Henderson (14 Grundbedürfnisse)
- Nancy Roper (12 Lebensaktivitäten/Modell des Lebens)
- Dorothea Orem (8 Selbstfürsorgedefizite)
- Faye Abdellah (21 Pflegeprobleme)

• **Interaktionsmodelle**
Der Prozeß der Pflege und die fortlaufende Interaktion zwischen Pflegenden und Pflegebedürftigen stehen im Vordergrund. Die wichtigste Frage ist: **Wie** machen die Pflegepersonen das, was sie tun?
Wichtige Theoretikerinnen:
- Hildegard E. Peplau (psychodynamische Krankenpflege)
- Ida Jean Orlando Pelletier (Pflegeprozeßtheorie/dynamische Beziehung zwischen Patient und Pflegeperson)
- Imogene M. King (Zielerreichungstheorie/dynamisches interaktives System)
- Ernestine Wiedenbach (helfende Kunst der klinischen Krankenpflege)
- Joyce Travelbee (mitmenschliches Beziehungsmodell)

• **Pflegeergebnismodelle**
Der Schwerpunkt der Theorie befaßt sich mit dem Ergebnis der Pflege, z.B. Erhaltung von Energie und Homöostase, Stabilität, Harmonie mit seiner Umwelt.
Die wichtigsten Fragen: **Warum** pflegen die Pflegepersonen? Was wollen sie erreichen?
- Dorothy E. Johnson (Verhaltenssystemmodell)
- Myra Estrin Levine (vier Erhaltungsprinzipien)
- Martha E. Rogers (einheitliche Menschen)
- Callista Roy (Adaptionsmodell)

Bedürfnisorientierte Modelle aus dem deutschsprachigen Raum:
- ATL (Juliane Juchli)
- AEDL (Monika Krohwinkel)

Sie sind aus den Pflegemodellen amerikanischer Theoretikerinnen entwickelt worden. Die ATL = Aktivitäten des täglichen Lebens und AEDL = Aktivitäten und existentielle Erfahrungen des Lebens sind Hilfen für die Einschätzung der Pflegebedürftigkeit eines Kranken. Sie decken systematisch Lebensbereiche ab, die für die Gesundung eine Rolle spielen.
Tabelle 2-20 zeigt in der Übersicht drei bedürfnisorientierte Pflegemodelle.
Tabelle 2-21 zeigt den ATLs zugeordnete Beispiele für häufig auftretende Pflegeprobleme, Ziele und Maßnahmen.

Zur Arbeitsersparnis, Reduzierung des Schreibaufwandes immer wiederkehrender Probleme, Ziele und Maßnahmen sind Pflegestandards (s. Kap. 2.10.7) sinnvoll.

2.10.4 Einordnung der Patienten nach der PPR = Pflegepersonalregelung

Seit dem 1. 1. 1993 müssen die Patienten einmal pro Tag nach der PPR eingruppiert werden. Für jede Pflegestufe sind Pflegeminuten festgelegt, nach denen der Personalschlüssel errechnet wird. Die Pflegedokumentation belegt die Intensität des Pflegebedarfs des Patienten. Die Einordnungsbereiche sind:
- „Allgemeine Pflege“ (Tab. 2-22)
- „Spezielle Pflege“ (Tab. 2-23)

Obengenannte Tabellen enthalten auch die Zuordnungsregeln für beide Bereiche.

2.10.5 Pflegekategorien nach der Deutschen Krankenhausgesellschaft

Aus der Einteilung der Pflegebedürftigen in Pflegekategorien kann die Pflegeintensität abgeleitet werden. Sie findet in Alten- und Pflegeheimen häufig Anwendung.

Pflegekategorie I: Der Patient ist unabhängig. Er ist in der Lage, die Aktivitäten des Lebens selbständig auszuführen.

Pflegekategorie II: Der Patient ist eingeschränkt durch Bettruhe und/oder leichte Behinderung. Der Patient ist in der Lage, die Aktivitäten des täglichen Lebens auszuführen, wenn er die notwendigen Hilfeleistungen dafür erhält. Art und Umfang der Hilfeleistungen sind abhängig von Art und Umfang der Einschränkungen.

Pflegekategorie III: Der Patient ist eingeschränkt durch strenge Bettruhe und/oder schwere Behinderung. Der Patient ist ohne ständige Hilfeleistungen nicht in der Lage, die Aktivitäten des

12 Aktivitäten des täglichen Lebens (ATL) nach Liliane Juchli	**13 Aktivitäten und existentielle Erfahrungen des Lebens (AEDL)** nach Monika Krohwinkel	**12 Lebensaktivitäten nach Nancy Rooper (LA)**
Kommunizieren	Kommunizieren	Kommunizieren
Sich bewegen	Sich bewegen	Sich bewegen
Körpertemperatur regulieren	Vitale Funktionen des Lebens erhalten	Körpertemperatur regulieren
Sich waschen und kleiden	Sich pflegen	Sich sauberhalten und kleiden
Essen und Trinken	Essen und Trinken	Essen und Trinken
Ausscheiden	Ausscheiden	Ausscheiden
	Sich kleiden	
Atmen		Atmen
Wach sein und schlafen	Ruhen und Schlafen	Schlafen
Raum und Zeit gestalten, arbeiten und spielen (sich beschäftigen)	Sich beschäftigen	Sich beschäftigen
Kind, Frau, Mann sein	Sich als Mann oder Frau fühlen und verhalten	Sich als Mann oder Frau fühlen und verhalten
Sich sicher fühlen und verhalten	Für eine sichere Umgebung sorgen	Für Sicherheit der Umgebung sorgen
Sinn finden im Werden, Sein, Vergehen	Soziale Bereiche des Lebens sichern	Sterben
	Mit existentiellen Erfahrungen des Lebens umgehen – Die Existenz gefärdende Erfahrung wie Verlust von Unabhängigkeit, Sorge/Angst, Mißtrauen, Trennung, Isolation, Ungewißheit, Hoffnungslosigkeit, Schmerzen, Sterben – Die Existenz fördernde Erfahrung wie Wiedergewinnung von Unabhängigkeit, Zuversicht/Freude, Vertrauen, Interaktion, Sicherheit, Hoffnung, Wohlbefinden – Erfahrungen, welche die Existenz fördern oder gefährden, wie kulturgebundene Erfahrungen wie Weltanschauung, Glauben und Religionsausübung und lebensgeschichtliche Erfahrungen	

Tabelle 2-21 Beispiel einer Pflegeplanung; dabei sind den ATLs häufig auftretende Pflegeprobleme, Ziele und Maßnahmen zugeordnet.

ATL	Pflegeprobleme	Pflegeziele	Maßnahmen
Wachsein und Schlafen	Pat. schläft schlecht durch veränderte Umgebung, ist am Tag müde und erschöpft	Pat. schläft ruhig und erholt, fühlt sich am Tag frisch und erholt	– vor dem Schlafen beruhigende Einreibung mit Lavendelöl – Raum gut lüften – entspannende Musik – bequeme Lagerung – evtl. pflanzl. Beruhigungsmittel nach ärztlicher Anordnung
Sich Bewegen	Dekubitusgefahr	Pat. hat intakte, gut durchblutete Haut	– 2stdl. Lagewechsel s. Lagerungsplan – Weichlagerung durch Gelmatratze – 3× tägl. Einreibung Gesäß und Fersen mit O/W-Lotion
	Thrombosegefahr	venöser Rückstrom ist intakt	– Ausstreichen der Beine im Rahmen der Ganzwaschung – in Rückenlage Unterschenkel auf Kissen lagern – angepaßte Antithrombosestrümpfe – 3× tägl. s.c. Heparin-Injektion nach Arztanweisung
	Kontrakturengefahr Spitzfußgefahr	Beweglichkeit der Gelenke ist erhalten	– 3× tägl. alle Gelenke durchbewegen – zur aktiven Bewegung anregen – festes Kissen gegen die Fußsohlen legen
Waschen und Kleiden	Pat. kann Körperpflege nicht selbständig durchführen	Pat. fühlt sich sauber, frisch, wohl, gepflegt	– 1× tägl. Ganzwaschung im Bett – zur Mithilfe anregen – Intimsphäre wahren – abends Teilwäsche (Gesicht, Genitalbereich) durchführen – 1× wöchentlich Haarwäsche und Nagelpflege durchführen
	Soor- und Parotitisgefahr	Pat. hat intakte, feuchte Mundschleimhaut, keine Parotitis	– 2stdl. Mundpflege mit Kamillentee – Lippen mit Bepanthen®-Salbe eincremen,

ATL	Pflegeprobleme	Pflegeziele	Maßnahmen
	trockene Nasenschleimhaut	Pat. hat intakte Nasenschleimhaut	– 3× tägl. Naseneingang mit NaCl-Lösung 0,9% reinigen und eincremen mit Bepanthen®-Nasensalbe
Essen und Trinken	Pat. kann nicht selbständig essen und trinken, kann das Essen nicht kleinschneiden	Pat. nimmt 2000 kcal zu sich	– Nahrung mundgerecht vorbereiten
	Appetitmangel	Pat. ißt mit Appetit	– Wunschkost – tägl. frischen Salat und Obst anbieten
	Exsikkosegefahr durch mangelndes Durstgefühl	Pat. trinkt 1500 ml	– Fruchtsäfte, Mineralwasser in Greifnähe hinstellen – zum Trinken anhalten
Ausscheiden	Obstipationsgefahr	Pat. führt jeden 2.–3. Tag ab physiologische Darmentleerung	– 2× tägl. Baucheinreibung – ballaststoffreiche Kost s.o. – 3× tägl. Bifiteral® nach Arztanordnung
	verminderte Urinausscheidung Blasenverweilkatheter	Pat. scheidet ausreichend (ca. 1l) aus kontinuierliche Entleerung der Blase ohne Komplikationen	– Bilanzierung – 2× tägl. Entleerung des Beutels unter Beachtung der Hygiene – Diskonnektion vermeiden
Körpertemperatur regulieren	Pat. friert leicht	Pat. fühlt sich wohl, schwitzt bzw. friert nicht	– Zimmertemperatur regulieren – Wolldecke anbieten
Atmen	Pneumoniegefahr Schonatmung Gefahr der Schleimansammlung	Pat. hat eine gut belüftete Lunge Pat. kann Schleim abhusten	– 3× tägl. Atemübungen – zum tiefen Durchatmen und Abhusten anhalten, Hilfestellung geben – 2× tägl. Inhalation mit Ultraschallvernebler nach Arztanordnung – 2× tägl. atemstimulierende Einreibung – 5× tägl. Atemtrainer anwenden – 3× tägl. V-Lagerung, Oberkörperhochlagerung – je nach Zustand 3× tägl. auf die Bettkante setzen

Tabelle 2-21 (Fortsetzung)

ATL	Pflegeprobleme	Pflegeziele	Maßnahmen
Sich sicher fühlen und verhalten	Zystitisgefahr	Pat. erleidet keine Komplikationen (z.B. keine Zystitis)	– Katheterwechsel alle 2 Wochen – 2× tägl. Intimpflege durchführen – Urinbeutel nicht über Blasenniveau anheben – Zug am Katheter vermeiden
	Pat. hat Angst, nachts aus dem Bett zu fallen	Pat. fühlt sich sicher	– abends Bettrahmen auf eigenen Wunsch anbringen
Sich beschäftigen	Pat. langweilt sich	Pat. ist abgelenkt und beschäftigt	– bei der Handhabung des Fernsehers, Radios behilflich sein, Anlegen der Kopfhörer – Tageszeitung/Zeitschriften anbieten – Gesprächsbereitschaft signalisieren
Kommunizieren	Pat. ist schwerhörig, zieht sich dadurch zurück, ist kontaktarm	Pat. hat Kontakt	– beim Umgang mit dem Hörgerät behilflich sein – deutlich und langsam sprechen – Gesprächskontakte ermöglichen
Sinn finden	Pat. sorgt sich um den Gesundheitszustand	Pat. fühlt sich verstanden, angenommen Pat. ist über seinen Zustand informiert	– 1× tägl. Zeit nehmen für ein ausführliches Gespräch – Angehörige mit einbeziehen – über die Erkrankung schonend informieren, aktives Zuhören
	Pat. hat Schmerzen durch langes, ruhiges Liegen	Pat. ist schmerzfrei	– Umlagern, weich lagern s.o. – bei Bedarf: Schmerzmedikation nach Arztverordnung
Kind, Mann, Frau sein	Pat. fühlt sich einsam	Pat. ist einbezogen, fühlt sich mit den Sorgen angenommen	– Gespräch mit den Angehörigen führen, Kontakt zu Mitpatienten fördern

Tabelle 2-22 Zuordnungsregeln und Einordnungsmerkmale für den Bereich „Allgemeinpflege".

Zuordnungsregel

- Jeder Patient ist einmal am Tag einer der drei Pflegestufen zuzuordnen.
- Einordnungsmerkmale sind durch getrennte Felder kenntlich gemacht.
- Für die Zuordnung zu der Pflegestufe „A2" muß mindestens in zwei Leistungsbereichen je ein Einordnungsmerkmal zutreffen; trifft nur ein Einordnungsmerkmal aus „A2" zu und ist ein zweites aus „A3" gegeben, ist der Patient der Pflegestufe „A2" zuzuordnen.
- Bei Vorliegen von mindestens zwei Einordnungsmerkmalen aus „A3" ist der Patient dieser Pflegestufe zuzuordnen.

Pflegestufen	**A1**	**A2**	**A3**
Leistungsbereiche	**Grundleistungen**	**Erweiterte Leistungen**	**Besondere Leistungen**
Körperpflege		Hilfe bei überwiegend selbständiger Körperpflege	Überwiegende oder vollständige Übernahme der Körperpflege
Ernährung		Nahrungsaufbereitung oder Sondennahrung	Hilfe bei der Nahrungsaufnahme
Ausscheidung		Unterstützung zur kontrollierten Blasen- oder Darmentleerung	
	Alle Patienten, die nicht A2 oder A3 zugeordnet werden	Versorgen bei häufigem Erbrechen	Versorgen bei unkontrollierter Blasen- oder Darmentleerung
		Entleeren oder Wechseln von Katheter- oder Stomabeuteln	
Bewegung und Lagerung		Hilfe beim Aufstehen und Gehen	Häufiges (zwei- bis vierstündliches) Körperlagern oder Mobilisieren
		Einfaches Lagern und Mobilisieren	

täglichen Lebens auszuführen. Art und Umfang der Hilfeleistungen sind abhängig von Art und Umfang der Einschränkungen; z.T. müssen Aktivitäten völlig übernommen werden.

Pflegekategorie IV: Der Patient ist vollständig abhängig. Der Patient kann nur noch wenig Aktivitäten des täglichen Lebens selbst ausführen. Er benötigt ständige Hilfeleistungen bzw. ständige Übernahme der Aktivitäten.

Tabelle 2-23 Zuordnungsregeln und Einordnungsmerkmale für den Bereich „Spezielle Pflege".

Zuordnungsregel			
• Jeder Patient ist einmal am Tag einer der drei Pflegestufen zuzuordnen. • Einordnungsmerkmale sind durch getrennte Felder kenntlich gemacht. • Für die Zuordnung zu der Pflegestufe „S2" muß mindestens ein Einordnungsmerkmal zutreffen. • Eine Zuordnung nach „S3" erfolgt, wenn mindestens ein Einordnungsmerkmal aus „S3" zutrifft.			
Pflegestufen	**S1**	**S2**	**S3**
Leistungsbereiche	**Grundleistungen**	**Erweiterte Leistungen**	**Besondere Leistungen**
Leistungen im Zusammenhang mit: – Operationen – invasiven Maßnahmen – akuten Krankheitsphasen		Beobachten des Patienten und Kontrolle von mindestens zwei Parametern vier- bis sechsmal innerhalb von acht Stunden Aufwendiges Versorgen von Ableitungs- oder Absaugsystemen	Beobachten des Patienten und Kontrolle von mindestens drei Parametern fortlaufend innerhalb von wenigstens zwölf Stunden zum Erkennen einer akuten Bedrohung
Leistungen im Zusammenhang mit medikamentöser Versorgung	Alle Patienten, die nicht S2 oder S3 zugeordnet werden	Bei kontinuierlicher oder mehrfach wiederholter Infusionstherapie oder bei mehreren Transfusionen Bei intravenösem Verabreichen von Zytostatika	Fortlaufendes Beobachten und Betreuen des Patienten bei schwerwiegenden Arzneimittelwirkungen
Leistungen im Zusammenhang mit Wund- und Hautbehandlung		Aufwendiger Verbandwechsel Behandlung großflächiger oder tiefer Wunden oder großer Hautareale	Mehrmals täglich: Behandlung großflächiger oder tiefer Wunden oder großer Hautareale

2.10.6 Pflegequalitätsstufen (nach der Kaderschule für Krankenpflege Quaran, Schweiz)

Zur Beurteilung der Qualität der Pflege können die folgenden Kriterien herangezogen werden.

Stufe 0 (gefährliche Pflege):	Der Patient erleidet physischen und psychischen Schaden. Er erhält keine Informationen. Informationsweitergabe und -fixierung sind mangelhaft.
Stufe 1 (sichere Pflege, minimal):	Der Patient wird routinemäßig mit dem Notwendigen versorgt und erleidet dabei keinen Schaden. Er erhält knappe Informationen und muß sich den Krankenhausregeln unterordnen. Wichtigste Informationen werden weitergegeben.
Stufe 2 (angemessene Pflege):	Die Pflege wird den individuellen Bedürfnissen angepaßt. Er fühlt sich akzeptiert und gut versorgt. Er kann seine Bedürfnisse äußern und wird adäquat unterstützt. Helfende Gespräche finden statt, und eine individuelle Pflegeplanung ist vorhanden. Es finden regelmäßig Teambesprechungen statt.
Stufe 3 (Miteinbeziehung des Patienten):	Der Patient wird aktiviert und motiviert. Er und seine Angehörigen erhalten sinnvolle Gesundheitserziehung. Dem Patienten werden Sinn und Zweck der Behandlung erklärt, und er wird in die Pflege mit einbezogen. Er erhält psychische Unterstützung und gezielte Beratung im physischen, psychischen und sozialen Bereich. Patient und Angehörige werden mit in die Pflegeplanung einbezogen. Es erfolgt eine enge Zusammenarbeit krankenhausintern und -extern.

2.10.7 Pflegestandard

„Ein Standard in der Pflege ist ein vereinbartes Maß an für einen bestimmten Zweck benötigter pflegerischer Betreuung“ (WHO 1983). In der deutschen Übersetzung von 1988 heißt es darüber hinaus: „Ein Standard ist ein an einem Kriterium ausgerichtetes, erreichbares Leistungsniveau. Die tatsächliche Leistung wird daran gemessen“ (aus Stösser, A.: Pflegestandards, Springer-Verlag, Berlin 1992, S. 2).

• **Einteilung der Standards**

Strukturstandards: beschreiben die Kriterien, unter denen die Pflege stattfindet, z.B. bauliche Voraussetzungen, Personalressourcen, Dokumentationssystem, Pflegeartikel.
Prozeßstandards: beschreiben das pflegerische Handeln, z.B. Pflegesysteme und -methoden, Auflistung der Pflegemaßnahmen, Handlungsabläufe der Pflegetätigkeiten, Standardpflegepläne.
Ergebnisstandards: beschreiben die angestrebte Wirkung der Pflege, das Ergebnis des pflegerischen Bemühens; z.B., es wird der Soll-Zustand festgelegt, der als Überprüfungskriterium nach erfolgter Pflege dient.

Alle drei Kriterien, die äußeren Bedingungen und vorhandenen Pflegeartikel (Struktur), der Handlungsablauf der Pflegetätigkeit (Prozeß) und das beabsichtigte Pflegeziel (Ergebnis), sollten bei der Erstellung eines Pflegestandards berücksichtigt werden, da sie sich gegenseitig beeinflussen. Pflegestandards enthalten somit die Pflegeziele, die Pflegemaßnahmen und die benötigten Ressourcen (des Patienten, der Pflegekräfte, das Material).

Ziele von Pflegestandards
- Anhebung der pflegerischen Qualität, Festlegung des Pflegeniveaus
- Überprüfbarkeit der Pflegequalität
- Vereinheitlichung der Pflegemaßnahmen
- Festlegung der pflegerischen Aufgaben
- Dokumentation der erbrachten Leistungen
- Erleichterung und Vereinheitlichung der Einarbeitung neuer Mitarbeiter/innen und Schüler/innen
- Auswahl und Entscheidung über Pflegekonzepte treffen
- Vereinfachung der täglichen Pflegepraxis, damit nicht immer wiederkehrende Pflegemaßnahmen im Detail neu aufgeschrieben werden müssen

Erarbeitung der Pflegestandards
Pflegestandards können von Arbeitsgruppen erstellt werden, di für das gesamte Krankenhaus, für bestimmte Abteilungen (z. B Innere, Chirurgie; Urologie) oder für einzelne Stationen Gültig keit haben.
Der Zeit- und Kostenaufwand ist enorm. In vielen Fällen ist e günstiger, auf fertige Standards (A. v. Stösser) zurückzugreifen die auf die Bedürfnisse und Möglichkeiten (personelle un finanzielle Ressourcen) des Hauses abgeändert werden.
Bei der Erstellung der Pflegestandards ist zu berücksichtigen welche Stufe der Pflegequalität (s.o.) erreicht werden soll un evtl. wann die nächst höhere Stufe in Angriff genommen werde kann.
Pflegestandards müsse schriftlich fixiert und Begriffe und Kürze erläutert werden. Außerdem sind die Namen der Ersteller un der zugrundeliegenden Literatur anzugeben. Die fertigen Stan dards werden überprüft und genehmigt und für jede Pflegekra einsehbar auf der Station aufbewahrt. Die Handhabung mu den Pflegekräften in der innerbetrieblichen Fortbildung vermit telt werden. Ebenso ist die Einhaltung der Pflege nach Standard zu überprüfen.

Vorteile der Pflegestandards
- **Pflegekraft**
  - Standards geben Sicherheit für die ausgeführten Pflegehandlungen (rechtlicher Nachweis bei Regreßansprüchen).
  - Die Pflege wird vereinheitlicht, so daß Differenzen selten entstehen. Gute Standards lassen Spielraum, die individuellen Bedürfnisse des Patienten zu berücksichtigen.

- Die Berufszufriedenheit wächst, da die Pflegekräfte wissen, was sie mit dem Pflegeziel erreichen wollen und dieses begründen und bei anderen vertreten können, v.a. wenn es um Pflegemaßnahmen im psychosozialen Bereich geht (zur Gesprächsführung ist ausreichend Zeit vorhanden, da als Standard festgelegt).

- **Patient**
  - Der Patient erhält eine Pflege, die ihm keinen Schaden zufügt und die Gesunderhaltung fördert. Der Patient wird nach neuestem Stand des Pflegewissens betreut.
  - Der Patient erhält Hilfen zur Bewältigung der schwierigen Situation Krankheit, Behinderung und Tod.
  - Der Patient erhält Hilfen, die ihn befähigen, in Zukunft gesundheitsbewußter zu leben, bzw. ihm aufzeigen, wie er mit seiner Erkrankung besser umgehen kann.

- **Allgemeinwohl** (Umweltbelastung/Kosten)
  - Materialaufwand wird auf das für die Sicherheit notwendige Maß reduziert (geringere Umweltbelastung, geringere Kosten, geringere Menge).
  - Durch die Festlegung, wer, wann, was zu machen hat, kann zeitsparender und koordinierter gearbeitet werden.
  - Der Personalaufwand ist geringer, da die Pflegekräfte gezielter eingesetzt werden können.

Anwendung der Pflegestandards
Aufgrund der Pflegeanamnese werden die Probleme und Pflegeziele für den Patienten festgelegt und daraus der Pflegebedarf des Patienten ermittelt. Danach wird überlegt, welche Pflegestandards bei diesem Patienten angewendet werden können und ob und welche Maßnahmen zusätzlich ergriffen werden müssen, um den individuellen Bedürfnissen gerecht zu werden. Die Erfolgskontrolle erfolgt laufend und zu den festgelegten Zeiten.

Pflegestandards sind Bestandteil der Pflegeplanung. Sie haben, einmal festgeschrieben, Dienstanweisungscharakter, an die sich jede Pflegekraft zu halten hat. Wenn sie es nicht tut, kann sie rechtlich belangt werden.
Der Patient hat ein Recht, nach Standard gepflegt zu werden. Weicht die Pflege vom festgelegten Standard ab, so muß dieses mit Begründung im Pflegebericht vermerkt werden.
Pflegestandards gelten für einen bestimmten, festgelegten Zeitraum und müssen dann überprüft und nach neuen Erkenntnissen abgeändert werden.

- **Beispiel eines Pflegestandards (Kontrakturenprophylaxe)**

Die Kontraktur ist eine Gelenksteife mit Verkürzung von Muskeln und Sehnen sowie Schrumpfung der Gelenkkapsel durch Bewegungsmangel in Verbindung mit Risikofaktoren.

Ziel: Erhaltung der Beweglichkeit der Gelenke und Kräftigung der Muskulatur.

Gefährdete Patienten:
- schwerkranke und geschwächte Patienten
- bewußtseins- und antriebsgestörte Patienten
- Patienten mit Schmerzzuständen
- alte Menschen, Patienten mit M. Parkinson
- Patienten mit Gelenkerkrankungen (Arthrosen, Arthritis, Gicht)
- Patienten mit Verletzungen und Verbrennungen in Gelenknähe
- Patienten mit zentralen oder peripheren Lähmungen, z. B. Hemiplegie, Querschnittgelähmte, mit Multipler Sklerose, schwerem Schädel-Hirn-Trauma, schwerer Polyneuropathie, Schädigung einzelner Nerven, Myopathien
- langer Ruhigstellung, z. B. durch Gips- und Streckverbände

Anzahl der Pflegekräfte: eine Pflegekraft, zwei Pflegekräfte bei Schwerkranken und bei Mobilisation außerhalb des Bettes

Materialien: Fußstütze oder „Bettkiste" zur Spitzfußprophylaxe (nicht bei Apoplexie!); bei Schwerkranken fünf Lagerungskissen

Maßnahmen:

1. Beobachtung
- Beweglichkeit der Gelenke bzw. Einschränkung der Beweglichkeit
- Schmerzen bei Bewegungen
- funktionsgerechtes Sitzen und Gehen
- Bewußtsein, Motivation, Verständnis

2. Information des Patienten
- Patienten über Gefahr der Muskel- und Gelenkveränderungen aufklären
- Patienten über Art und Umfang der Bewegungsübungen informieren
- Patienten zu Eigenständigem motivieren, anleiten und auffordern

3. Bewegungsübungen
- Gelenke: Finger- und Handgelenke, Ellenbogen- und Schultergelenk, Fuß-, Knie- und Hüftgelenk, Halswirbelsäule
- jedes Gelenk dreimal täglich durchbewegen (keine kreisenden Bewegungen)
- gezielte Bewegungsübungen durch Krankengymnasten nach Arztverordnung
- Bewegungsübungen nach Zustand des Patienten auswählen
- **passiv:** Pflegekraft bewegt Gelenke durch, stützt (fixiert) die Gliedmaßen oberhalb der Gelenke, Patient bleibt passiv
- **assistierend:** Pflegekraft unterstützt die Bewegungsübungen des Patienten, hält die Gliedmaßen, aktiviert die Restbeweglichkeit des Patienten
- **aktiv:** Patient bewegt allein unter Anleitung

   - **resistierend:** Patient führt aktiv die Bewegungsübungen durch. Pflegekraft hält die Gliedmaßen und übt dabei einen Gegendruck aus. Widerstand langsam steigern.
4. **Lagerung**
   - Lagewechsel: zweistündlich
   - Lagerung in Funktionsstellung im Wechsel mit Streckung der Gelenke
   - Fußsohlendruck durch Fußstütze oder festes Kissen, Vermeiden von Druck auf die Zehen durch die Bettdecke
5. **Mobilisation außerhalb des Bettes**
   - nach erfolgreich durchgeführten Bewegungsübungen im Bett, stabiler Kreislauf
   - stundenweises Sitzen im Lehnstuhl nach Zustand des Patienten und Zustimmung des Arztes
   - Gehübungen im Zimmer
   - Gehübungen auf dem Flur
6. **Unterstützende Maßnahmen**
   - Einreibungen und leichte Massagen der benachbarten Muskelpartien
   - Anwendung von physikalischen Maßnahmen vor den Bewegungsübungen, z. B. Wärme durch Rotlicht oder Wickel/Auflagen, Kälte durch Eispackung, Alkohol-/Rivanol®-Umschläge oder Quarkauflage mit Zustimmung des Arztes
   - Aktivierung einzelner Muskelpartien durch Ausstreichung, z. B. bei Neigung zu Beugespastik: Aktivierung der Streckmuskeln
   - bei Schmerzen: vor den Bewegungsübungen Schmerzmittelgabe nach Arztverordnung

Dokumentation:
- Pflegemaßnahmen und dabei erfolgte Beobachtungen
- Abweichungen vom Pflegestandard mit Begründung
- Datum, Uhrzeit, Handzeichen

2.10.8 Visite

Die Visite ist wichtiger Bestandteil der Therapie und Pflege innerhalb des Krankenhauses und bedeutet den Besuch des Kranken durch den Arzt und/oder das Pflegepersonal.

• **Erwartungen an die Visite vom:**
Patienten
- medizinische Hilfe
- Informationen
- Beratung

Pflegepersonal
- Vermittlung der vom Arzt weisungsabhängigen Maßnahmen
- fachliche Diskussion über angeordnete oder anzuordnende Pflegemaßnahmen

Ärztlichen Dienst
- fachliche Diskussion über Sinn, Zweck und Erfolg angeordneter und anzuordnender Therapiemaßnahmen

- **Verschiedene Visitenformen**
- tägliche Visite durch den Stationsarzt
- wöchentliche Oberarzt- und/oder Chefarztvisite
- Verbandvisite
- Pflegevisite

Vorbereitung
- Bereitlegen aller notwendigen Patientenunterlagen (z.B. Patientendokumentation, Untersuchungsergebnisse, Röntgenbilder)
- Richten benötigter Materialien, z.B. Verbandwagen
- Mitteilung wichtiger Beobachtungen am Patienten (z.B. Veränderungen der Ausscheidungen) vor Beginn der Visite an den Arzt
- Reinigungsarbeiten im Krankenzimmer während der Visite sollen unterbleiben
- Zeitpunkt und Art der Visite müssen allen beteiligten Personen (z.B. Patienten, Pflegepersonen) bekannt sein

Ablauf der Visite
- zeitliche Freiräume für Patientenfragen einplanen
- Patienten sollen sich zur Visite im Krankenzimmer aufhalten
- Bettruhe ist nur bei bestimmten Patienten notwendig (z.B. geplantem Verbandwechsel oder Untersuchungen)
- die verantwortliche Pflegeperson steht dem verantwortlichen Arzt gegenüber
- angeordnete Maßnahmen werden sofort schriftlich dokumentiert und abgezeichnet

Nachbereitung der Visite
- sachgerechte Versorgung aller benötigten Gegenstände
- Ausarbeitung und Aktualisierung der angeordneten Maßnahmen (z.B. Änderung von Pflegeplänen, Anmeldung von Laboruntersuchungen)

2.10.9 Pflegediagnosen

- **Entstehungsgeschichte**

Pflegediagnosen wurden zuerst in Amerika entwickelt. Pflegepersonen aus den USA und Kanada schlossen sich zur „Nordamerikanischen Pflegediagnosenvereinigung“ (NANDA) zusammen, um die Pflegediagnosen zu systematisieren und klassifizieren. 1990 wurde eine allgemein anerkannte Definition festgelegt:
„Eine Pflegediagnose stellt eine klinische Beurteilung der Reaktionen eines Individuums, einer Familie oder einer Gemeinde auf aktuelle und potentielle Gesundheitsprobleme/Lebenspro

zesse dar. Pflegediagnosen bilden die Grundlage für die Auswahl von pflegerischen Interventionen, um die aufgestellten Ziele und erwünschten Pflegeergebnisse zu erreichen, für welche die/der Krankenschwester/-pfleger verantwortlich ist.“

Vereinfacht ausgedrückt, eine Pflegediagnose benennt ein Gesundheitsproblem, das durch eine Pflegetätigkeit behoben werden kann!

Da durch die unterschiedlichen Gesundheitssysteme die erarbeiteten amerikanischen Pflegediagnosen nicht einfach übertragbar sind, wird zur Zeit im Auftrag des ICN (Weltbund der Krankenschwestern und Krankenpfleger) an einem europäischen Klassifizierungssystem gearbeitet (europäische Pflegediagnosenvereinigung ENDA, seit 1993).

- **Einteilung der Pflegediagnosen**

Die inzwischen 107 von der NANDA anerkannten Pflegediagnosen sind nach einem „Baukastenprinzip“ aufgebaut und bestehen aus einem, zwei oder drei Elementen. Die Pflegediagnosen sind entwickelt aus den menschlichen Reaktionsmustern (von der NANDA angewandtes Klassifizierungssystem, ähnlich den bedürfnisorientierten Pflegetheorien) und den funktionellen gesundheitsorientierten Verhaltensmustern (Pflegemodell nach Marjory Gordon, Professorin für Krankenpflege, Boston; Tab. 2-24).

abelle 2-24 Übersicht über angewandte Klassifizierungssysteme zur rstellung von Pflegediagnosen.

Menschliches Verhaltensmuster (NANDA)	Funktionelle gesundheitsorientierte Reaktionsmuster (nach Gorden 1987)
1. Wählen	1. Wahrnehmung und Umgang mit der eigenen Gesundheit
2. Kommunizieren	2. Ernährung und Stoffwechsel
3. Austauschen	3. Ausscheiden
4. Fühlen	4. Aktivität und körperliche Bewegung
5. Wissen	5. Schlaf und Ruhe
6. Sich bewegen	6. Kognition und Perzeption
7. Wahrnehmen	7. Selbstwahrnehmung und Selbstkonzeption
8. In Beziehung treten	8. Rolle und Beziehungen
9. Wertschätzen	9. Sexualität und Reproduktion
	10. Streßbewältigung (Coping) und Streßtoleranz
	11. Werte und Überzeugungen

- **Vier verschiedene Arten von Pflegediagnosen wurden erstellt.**

- **Aktuelle Pflegediagnosen**
  Sie sind durch drei Elemente gekennzeichnet:
  - einen Pflegediagnose- oder Problemtitel (Definition)
  - subjektive und objektive Kennzeichen (Symptome)
  - Angaben über mögliche Ursachen oder beeinflussende Faktoren (Ätiologie)

  Beispiel: Obstipation in Verbindung (Problem) mit geringer Flüssigkeitsaufnahme, angezeigt durch (Ätiologie) eine geringere Stuhlfrequenz als üblich, harten Stuhl und abdominelle Schmerzen (Symptom).

- **Hochrisiko- oder Gefährdungs-Pflegediagnosen (potentielle Gefährdung)**
  Sie enthalten zwei Elemente:
  - einen Pflegediagnose- oder Problemtitel (Definition des Risikofaktors)
  - Angaben über mögliche Ursachen oder beeinflussenden Faktoren (Ätiologie).

  Beispiel: Verletzungsgefahr in Verbindung mit (Problem) eingeschränkter Sehfähigkeit (Ätiologie).

- **Syndrom-Pflegediagnosen**
  Sie enthalten ein Bündel von aktuellen und potentiellen Pflegeproblemen (Pflegediagnosen), die sich durch eine bestimmte Situation ergeben.
  Beispiel: Inaktivitätssyndrom (ein Zustand, bei dem ein Mensch der Gefahr eines körperlichen Abbaus als Folge auferlegter oder unvermeidbarer muskuloskelettaler Inaktivität ausgesetzt ist). Dazu gehören die Gefahr des beeinträchtigten Hautzustandes, die Obstipationsgefahr, Gefahr der veränderten Atemfunktion, Infektionsgefahr, Gefahr der Aktivitätsintoleranz (= abnorme Reaktion auf Energieverbrauch durch körperliche Aktivität, z. B. Dyspnoe), Gefahr der beeinträchtigten körperlichen Mobilität, Verletzungsgefahr, Gefahr der veränderten Sinneswahrnehmung, Machtlosigkeit und Körperbildstörung.

- **Wellness-Pflegediagnosen**
  Sie beziehen sich auf Menschen, bei denen ein Zustand geistiger und körperlicher Gesundheit ohne Schmerzen besteht und die den Wunsch haben, ein höheres Gesundheitsniveau zu erreichen.
  Wellness-Pflegediagnosen sind einteilig und beginnen wie folgt: „Möglichkeit eines verbesserten/gesteigerten …“ z. B. Ernährungsverhaltens.

Vorteile von Pflegediagnosen

- die Pflege entwickelt eine eigene, allgemeingültige Fachsprache

- Pflegediagnosen definieren den Aufgabenbereich der Pflege
- Pflegediagnosen beschreiben präzise die einzelnen Gesundheitszustände
- sie helfen bei der Ermittlung von Pflegeproblemen
- der strukturierte Aufbau von Pflegediagnosen legt die Pflegehandlung fest und begründet sie
- pflegerische Leistungen werden nachweisbar und können durch Computer erfaßt und analysiert werden
- Personalbedarfsermittlungen können nach den pflegerischen Diagnosen erstellt werden
- sie dienen als Instrument der Pflegewissenschaft zur Konzept- und Theorienbildung
- sie helfen, die Krankenpflegeausbildung zu strukturieren

• **Einbindung in den Krankenpflegeprozeß**
Pflegerischer Handlungsbedarf entsteht, wenn ein Mensch infolge einer Krankheit eine bestimmte Maßnahme der Selbstpflege nicht mehr eigenverantwortlich durchführen kann und/oder infolge der Krankheit in eine Krisensituation gerät, d.h., die Pflege beschäftigt sich mit der Reaktion des Patienten, die er durch die Gesundheitsstörungen zeigt. Die Pflege nimmt ganzheitlich die Lebens- und Leidenssituation des Kranken wahr. Durch die Erstellung der Pflegediagnosen werden die Reaktionen des Patienten auf die Krankheit beurteilt, woraus sich die Pflegehandlungen ableiten lassen. Nach der Erhebung der Informationssammlung werden die Pflegediagnosen festgelegt. Sie fügen sich somit als zweiter Schritt (statt der bisherigen Problemformulierung) in den Krankenpflegeprozeß ein. Da die Pflegediagnosen die Pflegeprobleme näher beschreiben, lassen sich die zu ergreifenden Maßnahmen gezielt ableiten.

Die Arbeit mit Pflegediagnosen ist auch in Amerika nicht unumstritten. Pflegediagnosen decken nicht den gesamten Bereich der Pflege ab. Es wird nach weiteren Diagnosen gesucht. Ob z.B. ein Verhaltensmuster funktionell oder gestört ist, hängt von kulturellen, sozialen und anderen Normen ab. Es bleibt die Frage, ob und wie diese Normen für ein Individuum festzulegen sind. Hier in Deutschland arbeitet das Agnes-Karll-Institut für Pflegeforschung intensiv an der Entwicklung von Pflegediagnosen. Bis zur landesweiten Einführung der Pflegediagnosen in die tägliche Pflegepraxis werden sicher einige Jahre vergehen.

2.11 Spezielle Pflegesituationen

2.11.1 Pflege kranker Kinder

Für die Pflege kranker Kinder ist das Verstehen der kindlichen Verhaltensweisen und der Bedürfnisse ebenso Voraussetzung wie die Fachkenntnisse der Krankenpflege und Medizin.
Jeder Krankenhausaufenthalt ist ein einschneidendes Erlebnis, herausgerissen aus dem vertrauten, überschaubaren Zuhause in eine völlig fremde, beängstigende Umgebung, die verbunden

ist mit negativen Gefühlen wie Schwäche, Unwohlsein und schmerzhaften Eingriffen am Körper, die das Kind nicht versteht. Daher sollten die Bezugsperson und vertraute Dinge wie Kuscheltier, Schmusekissen und Lieblingsspielzeug in der Nähe sein. Ebenso wichtig ist eine behutsame Annäherung in ruhiger, freundlicher Atmosphäre, um das Vertrauen des Kindes zu gewinnen. Zur Erleichterung der Eingewöhnung sollten Rituale (z.B. zum Schlafen) und Anrede des Kindes mit Kosenamen übernommen werden. Vor allem bei Kleinkindern sollte erfragt werden, wie es Bedürfnisse wie Hunger, Durst, Stuhl- und Harndrang benennt, um darauf reagieren zu können.

Kinder sind keine kleinen Erwachsenen. Sie unterscheiden sich je nach Alter und Entwicklungsphase erheblich voneinander.

- **Unterschiede zum Erwachsenen**

Alters- und Entwicklungsstand (Tab. 2-25)
Der Gesamtorganismus hat noch keine ausgeprägten Kompensationsmöglichkeiten und reagiert somit schneller und heftiger auf Veränderungen. Die Krankenbeobachtung muß deshalb differenzierter und kontinuierlicher als beim Erwachsenen erfolgen. Kinder können meist keine gezielten Angaben über die Art und Lokalisation der Beschwerden machen.

Reaktionsweise
Kinder sind in ihrem Verhalten oft unberechenbar, so daß eine intensive Betreuung, unter Gewährung ihres Freiraums, notwendig ist.

Fähigkeit der Informationsverarbeitung
Informationen über Pflegehandlungen und über die Erkrankung müssen altersgemäß erteilt werden. Die Verarbeitung der Situation kann durch das Spiel unterstützt werden.

Möglichkeit der Beschäftigung
Die selbständige Beschäftigung ist immer vom Alter und vom Entwicklungsstand abhängig. Eltern, Geschwister, Klassen- und Spielkameraden sollten je nach Zustand so oft wie möglich Gelegenheit erhalten, mit dem Kind zu reden und zu spielen. Bei längerem Krankenhausaufenthalt ist stundenweise Unterricht zu ermöglichen. Fernsehsendungen sind sorgfältig und altersentsprechend auszuwählen.

- **Mögliche Reaktion auf den Krankenhausaufenthalt**

– Protest (Weinen, Schreien, Aggressionen)
– Verzweiflung (verschlossen, zurückgezogen, apathisch)
– Verleugnung (Resignation, scheinbar glücklich und zufrieden)
– psychischer Hospitalismus (Sprachstörungen, Wiedereinnässen, Eßstörungen, Schlafstörungen, rhythmisches Schaukeln, übermäßige Beschäftigung mit dem eigenen Körper)

Tabelle 2-25 Übersicht über Entwicklungsstand von Kindern in verschiedenen Altersstufen.

Alter	Entwicklung
Erster Monat	Es reagiert meist reflektorisch auf Hunger und Durst durch Schreien. Bis zu ca. 20 Stunden pro Tag verbringt es schlafend, in den Wachphasen trinkt und saugt es. Das Hören ist ausgeprägt. Es reagiert auf den Anblick von Gesichtern. Die Körperhaltung ist meist gebeugt.
Dritter Monat	Es „antwortet" mit freudigen Lauten auf die Befriedigung der Bedürfnisse, beobachtet aufmerksam mit den Augen und steckt alles in den Mund. Es kann den Kopf halten und stützt sich in Bauchlage mit den Armen ab.
Sechster Monat	Es greift nach Spielsachen und beschäftigt sich damit. Hören und Sehen sind ausgereift. Es kann ohne Probleme die Lage verändern und kurzfristig mit nach vorn gebeugtem Körper sitzen.
Neunter Monat	Es „fremdelt", d.h., es lehnt unbekannte Personen ab. Laute und einzelne Silben werden „gesprochen". Das Kind kennt den eigenen Namen und reagiert auf einfache Begriffe. Gegenstände können zwischen Daumen und Zeigefinger gehalten werden. Es wirft Gegenstände gern auf den Boden und sieht ihnen nach. Durch Krabbeln bewegt es sich fort und zieht sich an Gegenständen hoch.
Zwölfter Monat	Das Kind macht nach Aufforderung winke, winke und sagt „Mama" und „Papa". Es ißt selbständig Kekse u.a. mit den Fingern. Das Stehen ist sicher, und an der Hand kann das Kind gehen.
Zweites Jahr	Das Kind kann alleine mit dem Löffel essen und trinkt aus einem Becher. Es spricht Ein- oder Mehrwortsätze und kann für sich spielen, braucht aber die Nähe der Bezugsperson. Der Gang ist frei und sicher einschließlich Treppensteigen.
Drittes Jahr	Das Kind ist im Denken und Verhalten stark auf sich bezogen, grenzt sich ab (Trotzalter), strebt nach Selbständigkeit und versucht mit Nachdruck seinen Willen durchzusetzen. Es spielt und singt gerne und kommt meist stundenweise auch ohne direkte Nähe der Bezugsperson aus.
Grundschulalter	Das Kind hat Freude an der Bewegung, mißt gerne seine Kräfte und ist gerne mit gleichaltrigen Kindern zusammen. Sie hecken gerne Streiche aus und sind psychisch meist stabil und „tapfer".
Beginn der Pubertät	In dieser Phase kommt es häufig zu Stimmungschwankungen, so daß der Umgang schwieriger wird. Sie möchten sich gerne von den Kindern und Erwachsenen abgrenzen und reagieren oft impulsiv und unvernünftig. Der Körper wirkt durch den Wachstumsschub schlacksig und unkoordiniert.

Das Ausmaß des psychischen Hospitalismus ist abhängig vom Alter des Kindes, von der Dauer des Verlustes und von der Hilfe und Zuwendung der „Ersatzmütter" (Pflegekräfte). Die Auswirkungen zeigen sich oft noch im späteren Erwachsenenalter als mangelnde Bindungsfähigkeit, Mangel an Vertrauen und Offenheit sowie Oberflächlichkeit der Gefühle.

Psychischer Hospitalismus kann vermieden werden, wenn bei Kindern unter vier Jahren immer eine Bezugsperson mit ins Krankenhaus aufgenommen wird.
Die Eltern sind wichtige Partner bei der Pflege und Therapie. Ihre Ängste, Sorgen und Fragen sind ernst zu nehmen, und durch gute Informationen ist das Vertrauen der Eltern zu gewinnen.

2.11.2 Pflege betagter Menschen

„Altern ist ein Prozeß, der mit Veränderungen im körperlichen, vor allem aber im Erleben und Verhalten einhergeht" (Definition nach Ursula Lehr).
Das Alter ist geprägt von Veränderungen in biologischen, psychisch-geistigen und sozialen Bereichen. Der körperlichen Leistungsabnahme steht eine Leistungszunahme im sozio-kulturellen Bereich (z. B. Berufserfahrung, Lebensweisheit) gegenüber (Tab. 2-26).

Die Pflege betagter Menschen orientiert sich grundsätzlich an:
- Wahrung der individuellen Selbständigkeit und Eigenverantwortlichkeit des Menschen
- Rehabilitation im körperlichen Bereich durch Training von Kraft, Ausdauer und Koordination (aktivierende Pflege)
- Eingliederung des betagten Menschen in eine Umgebung, in der er sich wohl fühlt und Lebensfreude, Lebenssinn und Unabhängigkeit entwickeln kann

Alte Menschen sind sehr unterschiedlich:
- **Junge alte Menschen:** 60- bis 70jährig: Sie sind nicht mehr erwerbstätig, jedoch oft bei bester Gesundheit und gestalten

Tabelle 2-26 Menschliches Leistungsvermögen.

Leistungsabnahme	Leistungszunahme
Augen (kompensierbar) Gehör (kompensierbar) Tastsinn (kompensierbar) Muskelenergie (kompensierbar) körperliche Leistung seelische Kräfte Kurzzeitgedächtnis geistige Wendigkeit	Lebens- und Berufserfahrung Urteilsvermögen Selbständigkeit planendes Denken Verantwortungsbewußtsein Zuverlässigkeit Ausgeglichenheit positive Arbeitseinstellung

ihr Leben kreativ und konstruktiv, sind oft aktiv und reiselustig.
- **Alte alte Menschen:** über 75jährig: Sie ziehen sich aufgrund des Kräfteverlustes aus Aktivitäten und der Gesellschaft zurück.

- **Wichtige Begriffe**

Gerontologie	= Lehre vom Altern, biologische und medizinische Grundlagenforschung mit Ausblick auf psychologische und soziale Auswirkungen
Geriatrie	= Altersheilkunde, Lehre von Krankheiten im Alter
Gerontopsychiatrie	= Teilgebiet der Psychiatrie, das sich mit psychischen Störungen des höheren Lebensalters beschäftigt
Geragogik	= Lehre von der Bildung alter Menschen
Sozialgerontologie	= Lehre von den gesellschaftlichen Aspekten des Alters
Gerohygiene	= Teilgebiet zur Gesunderhaltung im Alter und Vorbereitung auf das Alter

- **Institutionen der Altenhilfe**
- **Offene Altenhilfe**
  Zur offenen Altenhilfe zählen Altenbegegnungsstätten, Tageskliniken und Übergangsheime, in denen alte Menschen für Stunden oder einige Tage bis zu Wochen vorübergehend betreut werden zur Entlastung der Bezugsperson und um sie möglichst lange in der vertrauten Umgebung zu belassen. Mahlzeitendienste, Hilfen zur Haushaltsführung, ambulante Pflege und Besuchsdienste werden angeboten.

- **Stationäre Altenhilfe**
  Zur stationären Altenhilfe gehören Institutionen, in die alte Menschen zum Wohnen, zur Betreuung und Pflege aufgenommen werden.
  - Altenheime mit voller Selbstversorgung (betreutes Wohnen): Verhältnismäßig gesunde alte Menschen mieten Wohnungen an, meist in der Nähe eines Altenheims, in denen sie sich selbst versorgen, im Notfall jedoch schnelle Hilfe herbeirufen können.
  - Altenheime mit teilweiser Selbstversorgung: Die Bewohner leben in gemieteten Zimmern mit eigenen Möbeln im Altenheim und werden mit Essen und soweit nötig pflegerisch betreut.
  - Altenpflegeheim bzw. Pflegestation im Altenheim: Die pflegebedürftigen alten Menschen erhalten eine vollständige pflegerische Betreuung mit dem Ziel der Aktivierung zur Erhaltung der noch verbliebenen Fähigkeiten. Diese Stationen sind mit Krankenstationen einer Klinik vergleichbar.
  - Geriatrische Klinik bzw. geriatrische Abteilungen einer

Klinik: Auf diesen Fachabteilungen sind körperlich und psychisch kranke alte Menschen untergebracht, die ständig pflegerischer und medizinischer Betreuung bedürfen.

- **Veränderungen im Alter**

Mit zunehmendem Alter treten verstärkt gesundheitliche Störungen im körperlichen, psychischen und sozialen Bereich auf. Ist eine Einweisung ins Krankenhaus oder das Überwechseln in ein Altenheim notwendig, so führt es häufig zu einer rapiden Verschlechterung des Zustandes, da der alte Mensch sich nur sehr langsam anpassen kann. Es ist ein gravierender Einschnitt, der mit starkem Verlusterleben, Trauer, Resignation oder auch verzweifelter Auflehnung einhergehen kann.

Körperliche Veränderungen

- **Herz-Kreislauf**
  - Verlust der Elastizität der Gefäße: Arteriosklerose
  - Leistungsfähigkeit des Herzens nimmt ab: Herzinsuffizienz, Herzrhythmusstörungen
  - Durchblutung des Gewebes und des Gehirns nimmt ab: Leistungsstörungen
- **Atmung**
  - Elastizitätsverlust des Lungengewebes: Alters-Lungenemphysem, Abnahme der Vitalkapazität
  - die Selbstreinigung des Flimmerepithels nimmt ab: chronische Bronchitis, Infektanfälligkeit
- **Bewegungsapparat**
  - Mineralverlust des Knochens: Osteoporose, Gefahr von Knochenbrüchen auch bei leichten Stürzen
  - Schrumpfung und Elastizitätsverlust des Bindegewebes: Arthrose, Bewegungseinschränkung und Sturzgefahr
  - Kräfteverlust der Muskulatur
- **Verdauungssystem**
  - mangelnde Kauleistung führt häufig zur einseitigen Ernährung: Verstopfung, Vitaminmangel
  - Rückgang der Enzymbildung und Motorik des Verdauungstraktes: mangelnde Nährstoffausnutzung, Mangelernährung, Verstärkung der Osteoporose
  - herabgesetztes Durstempfinden: Exsikkose, Obstipation
- **Nieren und ableitende Harnwege**
  - Abnahme der Nierenleistung (glomeruläre Filtrationsrate) bei meist gleichzeitig reduzierter Trinkmenge: mangelnde Ausscheidung der harnpflichtigen Substanzen
  - herabgesetzter Blasen- und Schließmuskeltonus: Harninkontinenz, erhöhte Infektionsgefahr
  - Prostatahypertrophie: Harnverhaltung, Überlaufblase, erhöhte Infektionsgefahr
- **Sinneswahrnehmung**
  - Geruch- und Geschmacksempfindungen sind herabgesetzt: Appetitmangel
  - Verlust der Sehschärfe und Abnahme der Hell-/Dunkel-

anpassung: beim Lesen und bei anderen Aktivitäten behindert
  - Abnahme der Hörfähigkeit: Altersschwerhörigkeit: Kommunikationsprobleme
  - Kälte- und Hitzewahrnehmung sind herabgesetzt: Gefahr der Erkältung, Verbrühung, Sonnenstich
  - Sensibilitätsstörungen: zu enge Schuhe oder Fremdkörper im Schuh werden nicht rechtzeitig bemerkt; Druckschäden (Schmerzschwelle kann nach oben oder unten verschoben sein)
- **Haut**
  - Farb- und Elastizitätsverlust: psychische Belastung durch Falten möglich
  - trockene Haut: erhöhte Verletzlichkeit, Haut kann einreißen
  - verlangsamte Wundheilung: erhöhte Infektionsneigung
- **Immunsystem**
  - Abwehrkräfte nehmen ab: erhöhte Infektionsneigung v.a. der Atemwege
- **Schlaf**
  - Schlafdauer und -qualität nehmen ab: tagsüber kurze Einschlafphasen

Veränderungen der kognitiven Funktionen (Wahrnehmen, Denken, Erkennen, Erinnern)
- **„kristallisierte Funktionen“**
  - Wortverständnis und Sprachflüssigkeit nehmen kaum ab, können gesteigert werden
- **„flüssige Funktionen“**
  - Informationsverarbeitung, Gedächtnisbildung, Orientierung in neuer Umgebung sind verlangsamt, Konzentration nimmt ab

Veränderung der Emotionen
- nicht eindeutig, individuell vom gesamten Gesundheitszustand abhängig

Veränderung der Persönlichkeit
- Charaktereigenschaften verändern sich kaum, leicht Rückzugstendenz im hohen Alter

Soziale Veränderungen
- Bedürfnis nach Sicherheit, Selbstbestimmung, Handlungsspielraum, sozialer Anerkennung, Identifikation mit der Gesellschaft und Aktivität für die Gesellschaft (gebraucht werden) sind unverändert erhalten. Diesen Bedürfnissen wird leider oft nicht entsprochen.

Die Pflege sollte den alten Menschen insbesondere auch in sozialen Bereichen unterstützen.

2.11.3 Umgang mit Sterbenden

Pflegepersonen werden heute immer mehr mit dem Thema Sterben, Sterbehilfe und Tod konfrontiert. Etwa 60% der deutschen Bevölkerung sterben im Krankenhaus und benötigen somit professionelle Hilfe in Form von Sterbebegleitung. Sachliches Wissen um die Vorgänge des Sterbens und des Todes und den damit verbundenen Trauerprozeß beim Sterbenden, bei dessen Angehörigen und nicht zuletzt beim Pflegenden selbst ist Voraussetzung für diese schwere Aufgabe.
Die Auseinandersetzung mit diesem Thema und die Einstellung dem eigenen Tod gegenüber prägen das Verhalten. Wenn das Sterben zum Leben dazugehörig betrachtet wird, so wie die Geburt, wird auch die Unausweichlichkeit des Todes leichter akzeptiert. „Der Tod folgt dem Leben mit der gleichen Sicherheit wie das Ausatmen dem Einatmen“ (alte ägyptische Tafel).
Das Sterben als biologischer Vorgang beginnt mit dem Ausfall aller lebenswichtigen Funktionen von Zentralnervensystem, Herz und Kreislauf, Atmung und Ausscheidung. Vor dem biologischen Tod kommt für viele der gesellschaftliche Tod. Sie fühlen sich alleingelassen, abgeschoben, verlassen und aufgegeben. Sterbende vermissen oft die menschliche Wärme und Zuwendung von ihnen nahestehenden Menschen. Dieses kann auch eine gute professionelle Hilfe nicht ersetzen, aber dem Sterbenden kann der letzte, schwerste Weg erleichtert werden.

- **Wichtige Begriffe**

Sterben = Vorgang des Erlöschens der Lebensfunktionen bis zum Tod
Natürlicher Alterstod = gleichmäßige und generelle Abnutzung des Organismus bis hin zum Erlöschen aller Körperfunktionen
Tod durch Krankheit = Teile des Gesamtorganismus werden durch Krankheit und irreversible Folgen von Unfällen zerstört
Tod durch Gewalt = Zerstörung des Gesamtorganismus durch äußere Gewalteinwirkung, unnatürlicher Tod
Suizid = Selbsttötung, Freitod, Selbstmord, Tod durch Autoaggression (Gewaltanwendung gegen sich selbst)
Klinischer Tod = Zustand bei Herzkreislaufstillstand und ausgesetzter Atmung, Reanimation ist u.U. innerhalb von Minuten möglich
Hirntod = vollständiger Ausfall des Gehirns einschließlich Stammhirn, gilt als Kriterium für den Tod des Individuums
Biologischer Tod = Absterben aller Körperzellen
Euthanasie = Sterbehilfe

Aktive Sterbehilfe	= gezielte Lebensverkürzung, grundsätzlich strafbar; auch auf ausdrücklichen Wunsch des Patienten (§ 216 StGB)
Passive Sterbehilfe	= Sterbenlassen durch Verzicht auf lebensverlängernde Maßnahmen, wenn die Weiterbehandlung aussichtslos erscheint
Agonie	= Todeskampf
Thanatologie	= Wissenschaft von den Ursachen und Umständen des Todes

Ziele bei der Betreuung Sterbender
- die Befriedigung der Grundbedürfnisse
- Abschied nehmen können
- vertrauensvolle Atmosphäre schaffen
- über Ängste und Sorgen reden können
- unnötige körperliche Beschwerden und Belastungen vermeiden
- ein gepflegtes Äußeres

Pflegeschwerpunkte
- Schmerz lindern, Atmung erleichtern
- Ruhe und Schlaf gewährleisten
- dem Bedürfnis nach Sauberkeit und bequemer Lagerung entsprechen
- Wünsche nach Flüssigkeit und Nahrung erfüllen
- belastende Dinge wie grelles, blendendes Licht, zu warmes oder kühles Zimmer, Lärm, neugierige Besucher vermeiden
- Sterbenden nicht alleine lassen, Nähe anbieten (Hand halten)
- Ermöglichen einer privaten Sphäre
- Kontakt zu Angehörigen und Freunden herstellen und erhalten
- Angehörige stützend führen, so daß sie sich nicht unbeherrscht verhalten und laut losweinen oder schreien
- zum Sprechen über Fragen des Lebens und des Sterbens bereit sein (Wahrheit am Krankenbett), widersprüchliche Äußerungen vermeiden
- bei fremdsprachigen Patienten für einen Beistand in der Muttersprache sorgen
- Religion des Patienten berücksichtigen und religiöse Rituale ermöglichen, auf Wunsch Geistlichen hinzuziehen

Sterbebegleitung
Das Sterben ist die schwerste Krise im Leben eines Menschen. Es ist ein Prozeß, bei dem der Kranke Phasen wechselnder Gefühle ausgesetzt ist. Wenn die tödliche Diagnose zweifelsfrei feststeht, sollte der Arzt den Patienten schonend darüber informieren, ohne ihm die Hoffnung auf Heilung zu nehmen. Die meisten Menschen erahnen ihren Zustand auch, wenn nicht

darüber gesprochen wird. Der Patient hat bei einer rechtzeitigen Information die Möglichkeit, in relativ gutem Zustand seine Angelegenheiten zu regeln oder sich noch einen Wunsch zu erfüllen, z. B. Erbschaft, Verabschiedung von Freunden und Verwandten, eine Reise zu unternehmen.
Für die Begleitung Sterbender ist es wichtig, den Kranken wohlwollend anzunehmen, mit all seinen Problemen, Ängsten und Aggressionen. Dabei besteht die Gefahr, den Gefühlen zu nahe zu kommen (Gefühlssog) und sich zu verausgaben, wobei die therapeutische Distanz verlorengeht.
Das „aktive Zuhören" (empathisch-widerspiegelnd) ist die geeignete Form der Kommunikation (s. Kap. 2.9.2). Durch interpretierende, moralisierende, diagnostizierende und zu sachliche nüchterne Gesprächsführung entstehen zwischenmenschliche Störungen, und der Kranke fühlt sich unverstanden und alleingelassen.

- **Sterbephasen nach Elisabeth Kübler-Ross**

Kübler-Ross hat fünf Phasen unterschieden, die jedoch nicht chronologisch ablaufen müssen. Einzelne Phasen können übersprungen werden, oder auch ein Zurückgehen in die Anfangsphasen ist möglich.

1. **Nicht-Wahrhaben-Wollen und Isolierung**
   - **Reaktion des Patienten**
     - er ist schockiert, fühlt sich wie betäubt, reagiert mit Panik
     - er versucht zu ignorieren, zu verdrängen, da er die Wahrheit noch nicht ertragen kann
     - er sucht nach Möglichkeiten eines Irrtums, wechselt evtl. den Arzt
     - im weiteren Verlauf kann es zur Abspaltung der Gefühle kommen, so daß sie über sich und die Krankheit sprechen können wie über einen Fremden
     - es kann zum Rückzug bis hin zum Suizid kommen, wenn die Schwere der Erkrankung nicht zu leugnen ist
   - **Reaktion der Pflegenden und Angehörigen**
     - sie reagieren wie der Patient mit Schock und Panik und ziehen sich zurück
     - es wird oft versucht aufzumuntern, aber die Worte wirken leer und hilflos
   - **Helfende Begleitung**
     - einfühlendes Beobachten und gesprächsbereit sein
     - das Leugnen des Patienten akzeptieren, nicht vom Gegenteil überzeugen wollen
     - unrealistische Erwartungen auf Gesundung nicht bestätigen, trotzdem nicht die Hoffnung nehmen
2. **Zorn und Auflehnung**
   - **Reaktion des Patienten**
     - der Patient erkennt, daß die Krankheit und der Tod unausweichlich sind
     - er lehnt sich auf, wird aggressiv, sucht einen Schuldigen

- es kann dem Kranken oft nicht recht gemacht werden, es wird genörgelt und geschimpft
- jeder kann Zielscheibe des Zorns, der Wut und des Ärgers werden
- Neid auf die Lebenden und Angst vor dem Tod machen sich breit

- **Reaktion der Pflegenden und Angehörigen**
  - die Vorwürfe und Wutausbrüche werden nicht selten persönlich genommen
  - sie beteiligen sich daran, einen Schuldigen zu suchen, oder verteidigen ungerechtfertigte Vorwürfe, die gegen Behandelnde, Pflegende oder Gott erhoben werden
  - mitreißen bei den Gefühlswallungen
- **Helfende Begleitung**
  - geduldig zuhören können, damit der Kranke sich erleichtern kann und sich nicht verlassen und „verurteilt“ fühlt
  - Vorwürfe und Aggression nicht persönlich nehmen, sondern als Ausdruck der Kraft, leben zu wollen, und der Todesangst des Patienten

3. **Verhandeln**
   - **Reaktion des Patienten**
     - die Schwere der Krankheit und die Unausweichlichkeit des Todes werden erkannt, aber es wird um einen Aufschub gerungen
     - die Hoffnung auf eine positive Veränderung und Lebensverlängerung wird durch angepaßtes Verhalten oder eine gute Tat (Spende, Gelübde u.ä.) erwartet
     - der Kranke setzt sich oft ein Ziel, bis wann er noch leben möchte, z.B. Geburtstag, Weihnachten, Hochzeit der Tochter/des Sohnes
   - **Reaktion der Pflegenden und Angehörigen**
     - sie schöpfen ebenfalls neue Hoffnung und suchen nach Möglichkeiten, das Unausweichliche abzuwenden
     - Fragen nach neuen Behandlungsmöglichkeiten und Therapievorschläge sind lästig
   - **Helfende Begleitung**
     - Illusion nicht verstärken, aber auch nicht die Hoffnung nehmen
     - Mitarbeit des Patienten positiv unterstützen
     - verständnisvolle Begleitung
4. **Depression**
   - **Reaktion des Patienten**
     - der Kranke wird immer schwächer, er fühlt sich hilflos und ausgeliefert
     - Verdrängen und Ausflüchte werden aufgegeben
     - er trauert um den Verlust seines Lebens, zieht sich zurück, er wird stiller
     - er leidet darunter, Abschied von lieben Menschen und von der Welt nehmen zu müssen
     - er denkt über sein Leben nach und zieht Bilanz

- **Reaktion der Pflegenden und Angehörigen**
  - sie trauern mit dem Kranken und können die Situation kaum ertragen
  - sie versuchen, ihn aufzumuntern, da sie merken, daß er sich von ihnen entfernt, sie möchten ihn festhalten
- **Helfende Begleitung**
  - Trauer zulassen, dabeibleiben, aber sich nicht aufdrängen
  - Aufheiterungen sind fehl am Platz
  - menschliche Nähe und Wärme geben
  - letzte Möglichkeit der Hilfestellung bei unerledigten Dingen, Erfüllung des letzten Wunsches

5. Zustimmung, Annahme des Todes

- **Reaktion des Patienten**
  - Patient ist ruhig und gelassen, er ist müde und erschöpft
  - er nimmt sein Schicksal an und löst sich innerlich von allem
  - er findet Frieden und sieht seinem Ende mit Gleichmut entgegen
  - er hat ein großes Bedürfnis nach Ruhe und Schlaf
- **Reaktion der Pflegenden und Angehörigen**
  - es fällt schwer, die Annahme des Todes mitzuvollziehen und langsam innerlich loszulassen
  - nicht selten treten Schuldgefühle auf
- **Helfende Begleitung**
  - dem Sterbenden seine Ruhe gewährleisten, aber nicht alleine lassen
  - Hautkontakt und körperliche Nähe spüren lassen
  - keine Betriebsamkeit, nicht mehr viel reden
  - die Pflege auf das Nötigste beschränken
  - in dieser Phase brauchen die Angehörigen die meiste Hilfe und Unterstützung, damit sie die letzten Stunden gemeinsam mit dem Sterbenden durchstehen können

Trauerprozeß der Angehörigen
Nach dem Tod durchlaufen die Hinterbliebenen einen Trauerprozeß, der dem des Sterbeprozesses ähnelt. Für die Verarbeitung des schweren Verlustes ist es wichtig, daß die Trauer auch zugelassen wird, um sich dem Leben wieder zuzuwenden und es für sich neu zu bejahen.

Zeichen des nahenden Todes
- unregelmäßige schnappende Atmung
- unregelmäßiger Puls
- Blutdruckabfall
- reduzierte Durchblutung der Peripherie (kalte, blasse und bläulich marmorierte Haut)
- Eintrübung des Bewußtseins
- Unruhe, Verwirrtheit, Angst oder ausgeglichene Ruhe

Todeszeichen
- Pulslosigkeit, Atemstillstand, keine Herztöne hörbar
- Blässe der Haut, Abkühlung besonders der Extremitäten

- fehlender Muskeltonus, keine Reflexe
- reaktionslose weite Pupillen
- Totenflecken: rot-violette ineinander übergehende Flecken
- Leichenstarre nach 2–6 Stunden, löst sich nach 2–3 Tagen

Einem Toten ist die gleiche Achtung entgegenzubringen, wie sie dem Lebenden gebührt. Die Würde des Menschen ist unantastbar auch über den Tod hinaus!

Aufgaben bei Eintritt des Todes

- Arzt benachrichtigen (Feststellung des Todes und der Leichenschau), Arzt füllt den Totenschein aus
- Uhrzeit dokumentieren
- Benachrichtigung der Angehörigen durch den Arzt
- Lagerungshilfsmittel und Kissen aus dem Bett entfernen
- Entfernen aller Sonden und Drainagen, evtl. Verband auf die Austrittsstellen
- evtl. Toten waschen, frisches Hemd anziehen
- die verschiedenen Sitten und Gebräuche je nach Religionszugehörigkeit beachten
- Namensetiket am Verstorbenen anbringen: Name, Geburtstag, Todestag und -stunde, Infektionskranke zusätzlich kennzeichnen
- Unterkiefer zum Schließen des Mundes hochbinden oder mit einem Polster unterlegen (Zahnprothese vorher einsetzen)
- Schließen der Augenlider, evtl. feuchte Tupfer auflegen, Hände über dem Körper zusammenlegen
- den Leichnam mit Tüchern abdecken und ca. zwei Stunden auf der Station belassen
- persönliche Gegenstände des Patienten zusammenpacken (Inventarliste möglichst zu zweit erstellen)
- administrative Aufgaben erledigen (z. B. Meldung des Sterbefalls an die Verwaltung)
- den Trauernden tröstend und beratend zur Seite stehen
- Totenbett (für die Bettenzentrale) mit entsprechendem Zettel versehen

Zum eigenen Schutz Wertsachen und größere Geldbeträge nur an den Ehepartner (falls bekannt!) gegen Unterschrift aushändigen oder gegen Vorlage eines amtlich beglaubigten Erbscheins.

Hospiz

Hospize sind Einrichtungen, die unheilbar Kranke aufnehmen, die nach menschlichem Ermessen innerhalb eines absehbaren Zeitraums sterben werden. Den Schwerkranken und den Angehörigen wird ermöglicht, die kurze verbleibende Zeit (Wochen, Monate) gemeinsam zu gehen. Der Sterbende wird als Lebender mit all seinen Wünschen nach Eigenständigkeit, Selbstverantwortung und Selbstbestimmung ernst genommen. Die ganzheitliche Pflege findet rund um die Uhr statt. Feste Weck-, Schlaf- oder Essenszeiten gibt es nicht. Es wird indivi-

duell nach Wunsch gestaltet. Auf die Schmerzfreiheit wird besonderer Wert gelegt.
Die Kranken werden durch Krankenpflegekräfte, Arzt, Seelsorger und Sozialarbeiter betreut. Freiwillige Helfer sind willkommen.

- **Bibelverse und Gebete**

Die vorgeschlagenen Bibelverse und Gebete sollen eine Hilfe sein zur Überwindung der Sprachlosigkeit im Umgang mit Sterbenden und zur Erfüllung eines häufig formulierten Wunsches von Patienten im Sterben nach Gebeten und Bibel-/Liedversen.

Da in einigen Religionsgemeinschaften (z.B. Zeugen Jehovas, jüdischer Glaube und Islam) Gebete nur von Mitgliedern der entsprechenden Religionsgemeinschaft gesprochen werden dürfen, wurden bewußt keine Gebete und Liedverse dieser Religionen aufgenommen.

Jesus spricht: Ich bin die Auferstehung und das Leben. Wer an mich glaubt, der wird leben, auch wenn er stirbt; und wer da lebt und glaubt an mich, der wird nimmermehr sterben.
(Joh. 11, 25–26)

Leben wir, so leben wir dem Herrn; sterben wir, so sterben wir dem Herrn. Darum: wir leben oder sterben, so sind wir des Herrn. (Römer 14, 8)

Der HERR ist mein Hirte, / mir wird nichts mangeln. Er weidet mich auf einer grünen Aue / und führet mich zum frischen Wasser. Er erquicket meine Seele. / Er führet mich auf rechter Straße um seines Namens willen. Und ob ich schon wanderte im finstern Tal, / fürchte ich kein Unglück; denn du bist bei mir, / dein Stecken und Stab trösten mich. Du bereitest vor mir einen Tisch / im Angesicht meiner Feinde. Du salbest mein Haupt mit Öl / und schenkest mir voll ein. Gutes und Barmherzigkeit werden mir folgen mein Leben lang, / und ich werde bleiben im Hause des Herrn immerdar. (Psalm 23, 1–6)

Dennoch bleibe ich stets an dir; / denn du hältst mich an meiner rechten Hand, du leitest mich nach deinem Rat / und nimmst mich am Ende mit Ehren an. Wenn ich nur dich habe, / so frage ich nicht nach Himmel und Erde. / Wenn mir gleich Leib und Seele verschmachtet, / so bist du doch, Gott, allezeit meines Herzens Trost und mein Teil. (Psalm 73, 23–24)

Apostolisches Glaubensbekenntnis

Ich glaube an Gott, den Vater, den Allmächtigen, den Schöpfer des Himmels und der Erde, und an Jesus Christus, seinen eingeborenen Sohn, unsern Herrn, empfangen durch den Heiligen Geist, geboren von der Jungfrau Maria, gelitten unter Pontius Pilatus, gekreuzigt, gestorben und begraben, hinabgestiegen in das Reich des Todes, am dritten Tage auferstanden von den Toten, aufgefahren in den Himmel; er sitzt zur Rechten Gottes, des allmächtigen Vaters; von dort wird er kommen, zu richten die Lebenden und die Toten. Ich glaube an den Heiligen Geist, die heilige christliche Kirche, Gemeinschaft der Heiligen, Vergebung der Sünden, Auferstehung der Toten und das ewige Leben. Amen.

Vater unser
Vater unser im Himmel, geheiligt werde dein Name. Dein Reich komme. Dein Wille geschehe, wie im Himmel, so auf Erden. Unser tägliches Brot gib uns heute. Und vergib uns unsere Schuld, wie auch wir vergeben unsern Schuldigern. Und führe uns nicht in Versuchung, sondern erlöse uns von dem Bösen. Denn dein ist das Reich und die Kraft und die Herrlichkeit in Ewigkeit. Amen.

2.12 Spezielle Problemfelder in der Pflege

Im Zusammenhang mit den vielfältigen beruflichen und privaten Aufgaben können für Pflegekräfte Probleme auftreten, die einerseits durch die physischen und psychischen beruflichen Belastungen (Burn-out-Syndrom), andererseits durch zwischenmenschliche Konflikte (Mobbing) bedingt sind. Um sich langfristig gesund und arbeitsfähig zu erhalten, ist es wichtig, bereits erste Signale einer Störung zu erkennen und effektiv gegenzusteuern.
Das Burn-out-Syndrom und Mobbing sind scherwiegende Störungen, die häufiger auftreten, als allgemein angenommen wird.

2.12.1 Burn-out-Syndrom

Das Burn-out-Syndrom ist ein Zustand körperlicher, emotionaler und geistiger Erschöpfung. Die Entwicklung verläuft in Phasen, und es dauert im Durchschnitt sieben Jahre bis zur vollständigen Ausprägung (es kann auch weit früher eintreten oder sich länger hinziehen). Es handelt sich um einen sehr ernst zu nehmenden Endzustand mit vielfältigen psychosomatischen Störungen wie Magen-Darm-Störungen, Magenulzera, schweren Schlafstörungen, Depression, Verlust an Lebenslust, der nicht selten zu einem Suizid führt. Dieser Zustand kann zu jedem Zeitpunkt durch gezielte Intervention unterbrochen werden.

- **Prozeß des Burn-out**
  - Überengagement: hohe Ziele, idealistisch, großer emotionaler und zeitlicher Einsatz, („Feuer und Flamme sein“), auch bei Mißerfolgen Erhöhung des Einsatzes
  - Reduzierung der Anstrengung, das Gefühl, nichts bewirken zu können, Zweifel an den eigenen Fähigkeiten
  - Schuldzuweisung, zynisches bissiges Reagieren, Sarkasmus, forsches Auftreten, Konflikte mehren sich
  - Abbau der Leistungsfähigkeit, Anstrengungen nützen nichts, Dienst nach Vorschrift, „innere Kündigung“

- Desinteresse am Leben, kein emotionaler Austausch, Isolation, Horror vor der Arbeit
- psychosomatische Störungen, Kopfschmerzen, Anfälligkeit für Infektionen (Erkältungskrankheiten), Häufung von Unfällen, Magenschmerzen
- Hoffnungslosigkeit, sich selbst fremd werden, „Ausgebranntsein", Verzweiflung, Depression, Suizid

Betroffene
- Menschen in emotional belastenden Berufen (z.B. Problempatienten sind auch zu Hause Gesprächsthema)
- Menschen mit fehlender Distanzfähigkeit (z.B., es wird mit dem Patienten „mitgelitten")
- Menschen, die viel „geben" und wenig zurückbekommen (beruflich und privat)
- engagierte, kreative, leistungsfähige Menschen
- ehrgeizige Menschen, die sich viel abverlangen, die emporkommen wollen, Geld und Titel erreichen möchten
- Menschen mit hohen Idealen und Zielen
- Menschen, die zum Perfektionismus neigen
- Menschen, die Zeit und Aufwand zur Erreichung der Ziele unterschätzen und die Erfolgsaussichten überschätzen; die die Notwendigkeit, sich zu arrangieren, nicht einsehen
- Menschen mit der Unfähigkeit, für sich selbst Hilfe in Anspruch zu nehmen

Menschen, die nicht von den überhöhten Idealen herunterkommen, „brennen aus", denn das Aufgeben des Ziels ist für sie nicht ohne Verlust an Selbstwertgefühl möglich; das Erreichen des Ziels ist genausowenig möglich.

Begünstigende Umfeldfaktoren
- ungenügende Einarbeitung in einen neuen Arbeitsbereich
- mangelnde Information
- qualitative und quantitative Unter- oder Überbelastung
- starre, bürokratische Strukturen
- geringe Entscheidungsmöglichkeiten
- Einschränkung der Aufstiegsmöglichkeiten
- Angst vor dem Abstieg
- mangelnde Zielvereinbarungen
- mangelnde Effizienzerfahrung und Erfolgserlebnisse
- Führungsfehler
- Mangel an Anerkennung

Private Faktoren
- Überbelastung (Haushalt, Kinder, kranke Angehörige)
- Mangel an sozialen Kontakten (Freunde)
- Konflikte (z.B. instabile Partnerschaften)
- Mangel an entlastenden Faktoren (Hobbys, bewußte Entspannung, „Abschaltenkönnen", Sport, Freiräume zur Besinnung)

- **Vorbeugung und Behandlung des Burn-out-Syndroms**
- **Medizinische Hilfen**
  - Behandlung körperlicher Symptome
  - Psychotherapie
  - Kur

- **Individuelle Maßnahmen**
  - psychohygienische Gestaltung der Freizeit: genügend Zeit nehmen zur Entspannung und zum Schlaf, bewußt gedanklich von der Arbeit trennen, sportliche und spielerische Betätigung
  - soziale Kontakte knüpfen und pflegen, Gespräche führen
  - neue Wege suchen: dem eigenen Leben Sinn geben
  - positives Denken üben
  - bewußt schönen Dingen zuwenden: Natur, Kultur, Lektüre
  - partnerschaftliche und familiäre Konflikte lösen, Rollenerwartungen und -verhalten überdenken und ändern

- **Berufliche Maßnahmen als Arbeitnehmer**
  - überdenken, wie groß der Abstand zwischen Wirklichkeit und eigenem Ideal ist
  - reflektieren, was ich von mir selbst und anderen erwarte
  - überdenken, wo meine Normen liegen: Niveau der Arbeitsqualität
  - überdenken, ob ich es ertragen kann, wenn ich das Ziel nicht erreichen kann; wie bewerte ich ein Scheitern
  - evtl. Jahresurlaub nehmen, hausinterne Versetzung, wenn möglich keinen Schichtdienst, Arbeitszeitverkürzung, falls finanziell machbar
  - Stellenwechsel, wenn die eigene Haltung und das eigene Verhalten **nicht** die Ursache sind (sehr genau überprüfen)
  - Förderung des Informationsaustausches auf sachlicher Ebene
  - Abbau von Konkurrenzdenken
  - Konflikte auf sachlicher Ebene austragen: nicht „unter den Teppich kehren", nicht anstauen lassen
  - offene Kommunikation (**nie** hinter dem Rücken anderer reden)
  - regelmäßige Mitarbeiterbesprechung zur gegenseitigen Unterstützung und Entwicklung von Solidarität
  - vertrauensvolle Atmosphäre schaffen, in der über Fehler und Schwächen geredet werden kann
  - Tratsch und Klatsch über Kollegen unterlassen
  - Motivationsseminare, Bildungsurlaub

- **Berufliche Maßnahmen in Führungspositionen**
  - richtige Mitarbeiterauswahl nach Fähigkeiten und Qualifikation (der richtige Mitarbeiter am richtigen Platz)
  - keine falschen Hoffnungen über Aufstiegschancen wecken
  - Stellenbeschreibung, klare Aufgabenstellung, Vereinbarung von Zielen
  - Einarbeitung neuer Mitarbeiter, Mentoren benennen

- Fortbildungen anbieten, ermöglichen und fördern zur Erhöhung der Arbeitsqualität und als Entspannungs- und Reflexionsphase
- Organisation und Veränderungen mit den Mitarbeitern besprechen
- zur Vorbeugung und als Konfliktintervention Supervision bzw. Balint-Gruppen ermöglichen, v. a. auf belastenden Stationen wie Onkologie, Intensivpflege
- Delegation von Aufgaben; den Mitarbeitern etwas zutrauen (Vertrauen in die Mitarbeiter haben), es ihnen auch zeigen
- Anerkennung und Lob über die geleistete Arbeit aussprechen

Menschen im pflegerischen Beruf sind vom Burn-out-Syndrom besonders häufig betroffen, da viele begünstigende Faktoren zusammenkommen. Es ist nicht das Versagen des einzelnen, aber jeder einzelne kann etwas für sich tun, um diesen schleichend, unmerklich beginnenden Prozeß zu erkennen, aufzuhalten und wenn nötig zu behandeln.

Supervision
Der aus dem angloamerikanischen Sprachraum stammende Begriff „Supervision" heißt wörtlich Leitung, Aufsicht, Kontrolle. In der Psychotherapeutenausbildung reflektiert ein Lehrtherapeut die therapeutische Beziehung zwischen Patienten und Therapeuten, der sich in der Ausbildung befindet.
Die heutige Bedeutung des Begriffs „Supervision" ist eine systematische Reflexion der Berufspraxis von Personen in helfenden Berufen. Es geht dabei um die Bearbeitung aktueller Situationen und nicht um eine tiefenpsychologische Aufdeckung der hinter den Problemen liegenden Konflikte, einzelner Teilnehmer. Die Supervision wird meistens in Gruppen durchgeführt, z. B. Stationsteam, die sich regelmäßig zu festgelegten Zeiten zusammensetzen, um aktuelle berufliche Belange zu besprechen. In diesen Sitzungen werden sowohl Konflikte erörtert, die in der Zusammenarbeit untereinander auftreten, als auch die Beziehung der Pflegekräfte zu Patienten.

Ziele der Supervision:
- Erlernen der Fähigkeit, sich selbst realistisch wahrzunehmen und mit eigenen Interessen und Bedürfnissen verantwortlich umzugehen
- Verbesserung der Fähigkeit, komplexe zwischenmenschliche Beziehungen und Situationen wahrzunehmen und angemessen darauf zu reagieren
- Entwicklung neuer, problemorientierter Lösungsstrategien

Der Supervisor sollte möglichst nicht im selben Krankenhaus beschäftigt und kein Mediziner sein, um Rollenkonflikte auszuschließen und um die Neutralität zu wahren. Er sollte jedoch den Arbeitsbereich/Beruf kennen.

Balint-Gruppen
Die Balint-Gruppen sind nach dem Begründer Michael Balint (Psychotherapeut) benannt. Eine Gruppe von Menschen mit gleichen Berufen, z.B. aus helfenden und medizinischen Berufen (früher nur Ärzte), trifft sich regelmäßig über einen längeren Zeitraum, um Probleme mit Patienten/Klienten zu bearbeiten. In diesen Sitzungen wird die Beziehung des Behandelnden zum Patienten/Klienten analysiert und werden die Ursachen für Störungen und positive Einflüsse aufgedeckt.

Der Supervisor ist traditionsgemäß ein Psychoanalytiker. Der bei den Sitzungen entstehende Gruppenprozeß dient dazu, den Teilnehmern die eigene Haltung und Reaktion bewußter zu machen (Übertragung- und Gegenübertragung aufzudecken).

2.12.2 Mobbing

Mobbing (to mob = anpöbeln, über jemanden herfallen) bedeutet einen systematischen Angriff auf eine Person über einen längeren Zeitraum. Die Schikanen und Intrigen können von einer oder mehreren Personen ausgehen, die mindestens einmal in der Woche und mindestens ein halbes Jahr lang anhalten (Definition von Professor Heinz Leymann, Schweden). Bei den einzelnen Vorfällen kann es sich um „Lappalien" handeln, wie z.B. abschätzende Blicke, spitze Bemerkungen oder Schweigen, sobald der Betroffene den Raum betritt, oder auch um gravierende Aggressionen wie Anschreien, Androhen von Gewalt, Schikanieren durch unter- oder überfordernde Arbeitsaufträge, Sabotageakte wie Vernichten oder Verstecken von Arbeitsunterlagen und persönlichen Dingen oder Einschließen auf der Toilette. Der Psychoterror am Arbeitsplatz führt oft innerhalb eines halben Jahres zur psychischen und körperlichen Erschöpfung des Betroffenen.

- **Prozeß des Mobbings**
  - Der Auslöser für Mobbing ist immer ein Konflikt unter den Mitarbeitern, der nicht offen ausgetragen und angemessen gelöst wird.
  - Der schwelende Konflikt führt zu immer neuen Reibereien und Spannungen.
  - Frustration und Verstimmung entstehen, auf verbaler Ebene scheinen die sachlichen Differenzen nicht lösbar zu sein. Bewußt oder unbewußt werden der Streß und die Frustration in Form von Aggression an einem meist schwächeren Mitarbeiter abreagiert (Sündenbockfunktion).
  - Die Konflikte verlagern sich auf die zwischenmenschliche Ebene. Es werden am Mitmenschen nur noch negative Eigenschaften wahrgenommen, das Feindbild entsteht.
  - Gerüchte werden verbreitet und Intrigen gesponnen, um den Gegner „klein zu kriegen" und selbst Verbündete zu bekommen.

- Der Kampf wird offener und nimmt an Härte zu. Dem Gegner zu schaden befriedigt den Angreifer.
- Der Leidtragende verhält sich aufgrund des immer größeren Druckes auch für neutrale Beobachter sonderbar. Er hat das Gefühl, sich permanent rechtfertigen und verteidigen zu müssen.
- Die gewohnte Arbeitsleistung kann nicht mehr erbracht werden, Fehler häufen sich, die wiederum zu verstärktem Druck führen.
- Das Mobbing-Opfer leidet zunehmend unter der Ausgrenzung aus der Gruppe. Die Folgen sind psychosomatische Störungen wie Schlafstörungen, Herz- und Kreislaufbeschwerden, Erkrankungen des Magen-Darm-Trakts, Atembeschwerden, Kopf-, Nacken- und Rückenbeschwerden sowie psychische Störungen wie Konzentrationsstörungen, Angstzustände, Depression, die in einem Suizid enden können.

Mobbing-Opfer

Mobbing-Opfer kann **jeder** werden. Jeder vierte ist statistisch einmal im Berufsleben gezielten Schikanen durch Kollegen ausgesetzt. Ein Selbstverschulden des Opfers liegt primär nicht vor. Die Wesensveränderung der betroffenen Person ist die Folge des Mobbingprozesses. Wer rechtzeitig bemerkt, daß gegen ihn „etwas läuft", und sich wehrt, kann den Zermürbungsprozeß, der sich verselbständigt, aufhalten.

Besonders für Mobbing gefährdet sind Personen:

- die neu in einen Arbeitsbereich kommen und sich von den anderen unterscheiden, z. B. durch das Alter, das Geschlecht, Berufserfahrung und Ausbildung (besonders Höherqualifizierte scheinen zur „Bedrohung" für einzelne oder für die Gruppe zu werden)
- mit einer geschwächten körperlichen und seelischen Verfassung
- mit geschwächtem Selbstvertrauen
- die wenige soziale Kontakte, v. a. im Arbeitsbereich, haben
- die ein geringes Ansehen und einen niedrigen Status im Arbeitsbereich haben
- durch persönliche Probleme belastet sind

Begünstigende Umfeldfaktoren

Hauptsächliche Ursachen für Mobbingverläufe liegen in den drei Faktoren Organisation, Gestaltung und Leitung der Arbeit, z. B.:

- schlechte Arbeitsbedingungen und Arbeitsklima
- keine privaten und persönlichen Kontakte zwischen Mitarbeitern vorhanden, z. B., es werden keine gemeinsamen Mahlzeiten eingenommen
- es herrscht hoher Konkurrenzkampf und Neid, Gerüchte und Tratsch sind üblich
- es bestehen strenge hierarchische Strukturen, die wenig Entscheidungsfreiheit für den einzelnen bieten

- der Vorgesetzte ist launisch, unberechenbar oder eigenbrötlerisch, so daß er nicht als Gesprächspartner zur Verfügung steht
- es werden unklare, widersprüchliche Arbeitsaufträge erteilt
- es gibt keine Stellenbeschreibung, und der Arbeitsbereich ist nicht klar definiert

Mobbing-Täter
Personen, die zu Tätern werden, verhalten sich meist nicht deshalb destruktiv, weil sie es sich bewußt vorgenommen haben. Es ist die Reaktion auf ihre eigenen Ängste, ihre Unsicherheiten und den entstandenen Frust. Sie reagieren sich dort ab, wo sie nicht mit negativen Folgen rechnen, am Schwächsten.

- Oft haben sie schon als Kind einen Mangel an Zuwendung und Wertschätzung erfahren.
- Sie neigen dadurch zum aggressiven und feindseligen Verhalten.
- Konflikte auf sachlicher Ebene mit fairen Mitteln auszutragen haben sie nicht gelernt.
- Ihr eigenes mangelndes Selbstwertgefühl kompensieren sie durch die Abwertung des anderen.
- Innere seelische Konflikte werden nach außen verlagert, sie „wehren sich", projizieren eigene Schwächen auf andere und gehen aggressiv dagegen an.
- Die innere Leere und Langeweile wird durch die Belästigung der Mitmenschen überspielt.
- Sie streben um jeden Preis nach Macht und Ansehen und gehen dabei ohne Rücksicht vor („über Leichen").
- Sie sind neidisch auf andere und haben oft das Gefühl, im Leben zu kurz gekommen zu sein.
- Meist liegen viele negative Vorurteile vor.
- Manche versuchen auszuprobieren, wie weit sie mit ihren unfairen „Späßen" gehen können, und werden immer dreister, wenn sie nicht gehindert werden.
- Das Mitgefühl läßt mit Fortschreiten des Mobbingprozesses immer mehr nach, man glaubt sich im Recht, da sich das Opfer immer seltsamer verhält.

• **Intervention bei beginnendem Mobbing**
Betroffene
Der Betroffene bemerkt den schleichenden Prozeß anfangs kaum. Oft wird es lediglich als unbestimmtes Unbehagen empfunden. Er wertet die Vorfälle als Nichtigkeiten ab, nimmt sie nicht ernst, sucht Fehler bei sich, beobachtet sich verstärkt und ist verunsichert. Die Kenntnis, daß gemobbt wird, trifft ihn häufig unvorbereitet, wie aus heiterem Himmel.
Wichtig ist, gezielt und sachlich vorzugehen und nicht emotional zu reagieren.

- Sich über bestehende Konflikte Klarheit verschaffen und gemeinsame Lösungsvorschläge machen.
- Konflikte aktiv zu lösen versuchen und nicht in eine passive Opferhaltung zu geraten.

- Signalisieren, daß eine gütliche Einigung angestrebt wird, sich versöhnlich zeigen.
- Um Mithilfe bei einer Kollegin/einem Kollegen des Vertrauens bitten, die/der gleichzeitig auch Ansehen in der Abteilung hat.
- Entspannung und Ablenkung suchen, z. B. im privaten Bereich, um Abstand zu gewinnen, Kraft zu schöpfen. Mit Freunden und vertrauenswürdigen Kollegen über die Probleme reden.
- Nicht auf falsche „Lösungen" wie Alkohol oder Medikamente zurückgreifen, da sie zur Abhängigkeit und Depression führen und noch weiter in die Sackgasse treiben.
- Frühzeitig, bevor der Betroffene durch Krankheit geschwächt ist und längere Fehlzeiten aufgetreten sind, vom Beschwerderecht innerhalb der Arbeitsstelle, z. B. beim Arbeitgeber und beim Betriebsrat, Gebrauch machen. Die Vorfälle sachlich und konkret benennen.

Kollegen

Wer Mobbing beobachtet und nichts unternimmt, macht sich mitschuldig und wird zum Mitspieler.

Folgendes Verhalten ist ratsam:

- Mit dem Mobbing-Opfer offen über die Probleme reden und Unterstützung zusichern (im Anfangsstadium weiß der Betroffene oft nicht, was über ihn geredet wird).
- Schritt für Schritt und taktisch klug vorgehen, um nicht selbst in die Schußlinie zu geraten.
- Möglichst in Einzelgesprächen, mit anderen freundlichen Arbeitskollegen, das Problem ohne Schuldzuweisung ansprechen, um ein Problembewußtsein bei ihnen zu erzeugen; das Problem als ein gemeinsames Teamproblem darstellen.
- Gemeinsam nach einem geeigneten Schlichter suchen.
- Nach dem Konfliktgespräch darauf achten, daß Kompromisse und Lösungen auch umgesetzt werden.

Führungspersonen

Tritt Mobbing in einem Arbeitsbereich auf, so handelt es sich um Führungsfehler.

Schwache Vorgesetzte, die überfordert sind, verunsichern die Mitarbeiter. Autoritäre Vorgesetzte erzeugen Druck und Spannungen. Dieser Druck erhält ein Ventil durch die Sündenbockfunktion eines Schwächeren. Nicht selten sind Vorgesetzte selbst die Täter oder mehr oder weniger heimliche Drahtzieher, um unliebsame Mitarbeiter loszuwerden.

Gute, qualifizierte und kompetente Führungspersonen schaffen eine Atmosphäre, in der Mobbing keine Chance hat und bei eventuellem Auftreten bereits im Keim erstickt wird.

Außerbetriebliche Hilfen für den Betroffenen

Die Betroffenen sollten sich, sobald sie physische und psychische Veränderungen bei sich bemerken, Hilfen in Anspruch nehmen. Dazu zählen:

- sich an einen Arzt oder Psychologen wenden
- Gesprächskreise und Selbsthilfegruppen in Anspruch nehmen, evtl. mit Hilfe kirchlicher oder sozialer Organisationen Gruppen initiieren
- an Seminaren, Workshops und Tagungen zum Thema Mobbing teilnehmen
- eine Kur in einer psychosomatischen Klinik bzw. Klinik für Mobbing-Kranke beantragen, in denen Entspannungstechniken erlernt werden können, Einzel- und Gruppengespräche erfolgen, Selbstsicherheitstrainings durchgeführt werden, somatische medizinische Therapie erfolgt
- soziale Beratung, um evtl. juristische Schritte einleiten zu können

Oft bleibt in der ausweglosen Lage, die bei längerem Mobbing entsteht, nur noch ein Weg, sich einen neuen Arbeitsplatz zu suchen. Dies sollte der Betroffene überlegen, bevor er „am Ende" seiner Kräfte ist.

Vorbeugemaßnahmen durch den Arbeitgeber
Vorbeugemaßnahmen verbessern den Zusammenhalt unter den Mitarbeitern, so daß die Arbeitseffektivität gesteigert wird.
- Mobbing bei Dienst- und Leitungsbesprechungen offen thematisieren
- Befragungen unter Mitarbeitern durchführen, damit Störungen schon früh bemerkt werden
- Schulungen und Seminare zum Thema Konfliktbewältigung veranstalten
- Schulungen für Führungskräfte zur Verbesserung der Mitarbeiterführung, zur Sensibilisierung für Störungen sowie zum Erlernen von Konfliktlösungsmodellen
- sorgfältige Mitarbeiterauswahl, um Über- oder Unterforderung zu vermeiden
- gründliche Einarbeitung neuer Mitarbeiter und Benennung einer Vertrauensperson
- Abbau von starren hierarchischen Strukturen und Reglementierungen
- für guten Informationsfluß innerhalb des Betriebes sorgen, Mitarbeiter bei Veränderungen in den Entscheidungsprozeß einbinden, eigenverantwortliches Handeln und Vorschläge von Mitarbeitern fördern
- starken Konkurrenzkampf und zu große Arbeitsbelastungen ebenso wie Unterforderung reduzieren

Mobbing in einem Betrieb ist mit hohen Kosten für den Arbeitgeber verbunden. Mobbing-Opfer sind durch den Dauerstreß zu sehr belastet, arbeiten ineffektiv und machen häufig Fehler. Sie sind im fortgeschrittenen Stadium oft wochen- und monatelang krank.
Mobbing-Täter brauchen Zeit und Energie zum Ausklügeln von Boshaftigkeiten und arbeiten ebenfalls weniger und schlechter.
„Nichtbeteiligte", v.a. gute Mitarbeiter kündigen nicht selten, wegen des schlechten Arbeitsklimas.

III. Fachspezifische Krankenpflege

Grundlagen für Pflege und Behandlung in allen Fachdisziplinen sind Ruhe, Entlastung und Schonung des Patienten und seine frühzeitige Rehabilitation.
Die pflegerischen Schwerpunkte orientieren sich an der Leistungsfähigkeit, dem aktuellen Befinden, den individuellen Bedürfnissen des Patienten und den vom Arzt verordneten Maßnahmen.
Die individuelle, umfassende, ganzheitliche und optimale Pflege ist deshalb nur über eine exakte und gewissenhafte Pflegeplanung zu erreichen.
Alle gesetzten Pflegeziele und Pflegemaßnahmen müssen im Pflegeteam besprochen und dem Patienten erläutert werden.
Eine kontinuierliche psychische Betreuung vermittelt dem Patienten Sicherheit, Geborgenheit und Akzeptanz. Auch hier soll noch einmal darauf hingewiesen werden, daß es selbstverständlich ist, den Patienten vor allen Maßnahmen zu informieren und abschließend die Materialien zu entsorgen.

Im nachfolgenden fachspezifischen Teil werden folgende Symbole verwendet:

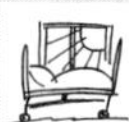
Umgebung des Patienten (z. B. Zimmer, Krankenbett)

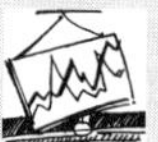
Krankenbeobachtung (z. B. Kontrolle der Vitalzeichen, Ausscheidung)

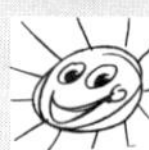
Psychische Betreuung (z. B. Psycho- und Gesprächstherapie)

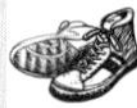
Mobilisation (z. B. Bettruhe, Lagerungen, Krankengymnastik)

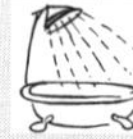
Körperpflege (z. B. Ganzwaschungen, Intimtoilette)

Prophylaxe (z. B. Schutz vor Sekundärschäden)

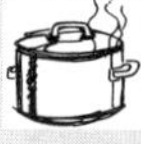
Ernährung (z. B. enterale/parenterale Ernährung, Diäten)

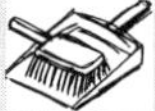
Hygiene

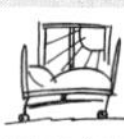
Sonstiges (z.B. Medikamente, Diagnostik, Laboruntersuchungen)

3 Innere Medizin

3.1 Pflege bei Erkrankungen des Herzens

Krankheiten am Herzen können als chronisch verlaufende oder akut und als lebensbedrohliche Zustände auftreten. Die Pflegeperson hat die Möglichkeit, den Patienten bei der Bewältigung des Krankheitsgeschehens und bei der eventuell notwendigen Umstellung seiner Lebensgewohnheiten zu helfen.

• **Wichtige Begriffe**

Angeborene Herzfehler	=	angeborene (kongenitale) Fehlentwicklungen des Herzens und der großen Gefäße – **primär ohne Zyanose:** Vorhofseptumdefekt, Ventrikelseptumdefekt, persistierender Ductus arteriosus, Pulmonalstenose, Aortenstenose – **mit Zyanose:** Fallot-Tetralogie, Transposition der großen Gefäße
Herzinsuffizienz	=	Unvermögen des Herzens, den Blutbedarf der peripheren Kreislaufabschnitte zu decken **Stadien nach NYHA:** – **I:** keine Beschwerden bei normaler Belastung – **II**: leichte Beschwerden, Leistungsminderung – **III:** erhebliche Leistungsminderung bei gewöhnlicher Belastung – **IV:** Ruhedyspnoe
Herzrhythmusstörungen	=	Störungen der normalen Herzschlagfolge (Abb. 3-1a bis f)
Entzündungen am Herzen		verursacht durch Erreger, Toxine und körpereigene Stoffe: – Endokarditis (Enzündung der Herzinnenwand und der Klappen) – Myokarditis (Herzmuskelentzündung) – Pericarditis (Herzbeutelentzündung – Pericarditis sicca (Herzbeutelentzündung ohne Ergußbildung) – Pericarditis exsudativa (feuchte Herzbeutelentzündung, große Exsudatmengen führen zur Herzbeuteltamponade, erhebliche Einengung des Herzens)

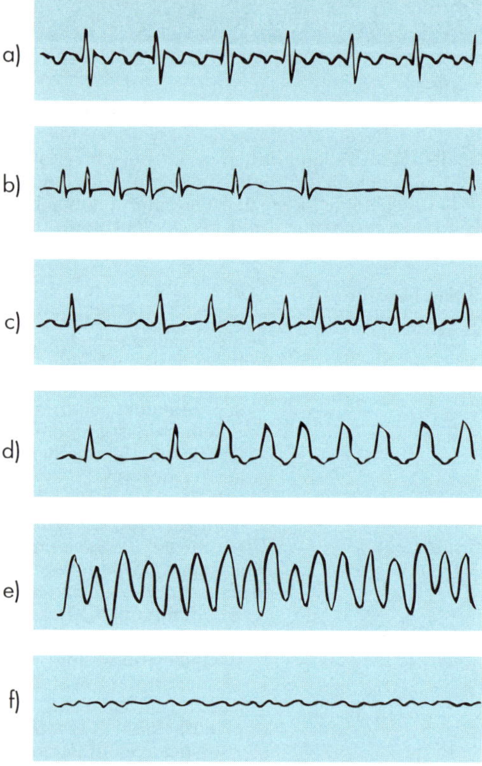

Abb. 3-1 EKG-Bilder bei Herzrhythmusstörungen.
a) Vorhofflattern.
b) Vorhofflimmern.
c) Paroxysmale supraventrikuläre Tachykardie.
d) Ventrikuläre Tachykardie.
e) Kammerflattern.
f) Kammerflimmern.

Herzklappenfehler	= Verengungen (Stenosen) oder Schließunfähigkeiten (Insuffizienz) der Herzklappen (Ventilstörungen)
Koronare Herzkrankheit (KHK)	= arteriosklerotische Veränderungen, Spasmen oder Entzündungen der Herzkranzgefäße mit

	einer nachfolgenden Minderdurchblutung des Herzmuskels
Angina pectoris	= anfallartige Herzschmerzen (Sekunden bis Minuten) mit Druck und Beklemmungsgefühl retrosternal, Ausstrahlung in den linken Arm), Auslöser: Kälte, Anstrengung, Aufregung
Instabile Angina pectoris	= Zunahme an Intensität und Häufigkeit der Herzschmerzen und Abnahme der beschwerdefreien Belastung
Herzinfarkt	= akutes Absterben eines umschriebenen Muskelbezirkes durch plötzlichen oder schubweisen Verschluß eines Herzkranzgefäßes
Kardiomyopathie	= strukturelle und funktionelle Erkrankung des Myokards
Cor pulmonale	= durch Lungenerkrankung hervorgerufene Rechtsherzhypertrophie mit nachfolgender Herzinsuffizienz
Hypotonie	= erniedrigter arterieller Blutdruck bei Erwachsenen (unter 100 mmHg systolisch) – **essentielle** (primäre) Hypotonie: konstitutionell, familiär bedingt, z. B. junge Frauen – **symptomatische** (sekundäre) Hypotonie: bei oder als Folge von Erkrankungen, z. B. Herzinsuffizienz, Herzrhythmusstörungen, M. Addison, Medikamente (z. B. Diuretika, Psychopharmaka, Antiarrhythmika
Hypertonie	= Erhöhung des arteriellen Blutdrucks (systolisch und/oder diastolisch) über der Norm – **essentielle** (primäre Hypertonie (90%): Ursache unbekannt, Ausschlußdiagnose) – **sekundäre** Hypertonie (10%): bei oder als Folge von Erkrankungen, z. B. Nierenarterienstenose, Phochromozytom, Cushing-Syndrom, Aortenisthmusstenose, EPH-Gestose, Medikamente (z. B. Ovolationshemmer, Psychopharmaka) **Stadien** der Folgeerkrankungen bei Hypertonie:

		– Stadium I: ohne Organveränderungen – Stadium II: Linksherzhypertrophie, Retinopathie, Proteinurie – Stadium III: Linksherzhypertrophie, Retinopathie (z. B. Netzhautblutung), Niereninsuffizienz, zerebrale Komplikationen (z. B. Hirnblutung)
Grenzwerthypertonie	=	Blutdruckwert systolisch 140–159 mmHg, diastolisch 90–94 mmHg
Belastungshypertonie	=	Patient ist nur bei körperlicher Anstrengung hyperton
Labile Hypertonie	=	Patient ist nicht immer hyperton (manchmal hyper-, manchmal normoton)
Milde Hypertonie	=	Blutdruckwert systolisch über 160 mmHg, diastolisch über 90–104 mmHg
Mittelschwere Hypertonie	=	Blutdruckwert systolisch über 160 mmHg, diastolisch über 105–114 mmHg
Schwere Hypertonie	=	Blutdruckwert systolisch über 160 mmHg, diastolisch über 115 mmHg
Maligne Hypertonie	=	Blutdruckwert diastolisch über 120 mmHg (Retinopathie, Niereninsuffizienz)
Hypertensive Krise	=	krisenhafter Blutdruckanstieg auf über systolisch 230 mmHg/ diastolisch 120 mmHg mit vital bedrohenden neurologischen und/oder kardialen Symptomen

Überlegungen zur Pflegeplanung bei Erkrankungen des Herzens

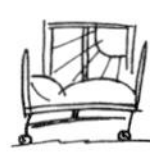

- ruhiges und helles Zimmer, wenn möglich Fensterplatz (viele Patienten leiden unter Platzangst und Sauerstoffnot)
- verstellbares, vierteiliges Niveaubett zur entstauenden Lagerung (Herzbett)

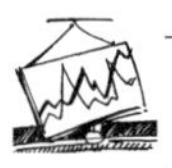

- regelmäßige Kontrolle und Dokumentation von Puls und Blutdruck, Pulsoxymetrie (evtl. Monitoring bei Gefahr einer akuten Verschlechterung, z. B. Herzinfarkt)
- konsequente Kontrolle von Ein- und Ausfuhr (Gefahr der Ödembildung bei Patienten mit verminderter Herzleistung)

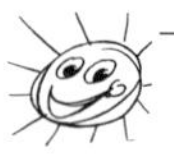

- Leistungsminderung kann zu erheblichen Ängsten (Organneurosen) führen. In gezielten Gesprächstherapien werden Verhaltensstrategien eingeübt und Ängste abgebaut

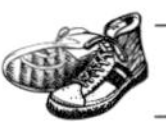

- in der akuten Krankheitsphase kann zur Schonung und Entlastung des Körpers Bettruhe notwendig sein
- mäßige Oberkörperhochlagerung mit Fußstütze (atemerleichternd und entstauend)
- häufiges Umlagern vermeiden (Belastung)
- gezielte Spannungs- und Bewegungsübungen nach Arztanordnung, zum Vermeiden von Sekundärschäden (z. B. Kontrakturen)
- stufenweise Rehabilitation (Unabhängigkeit) fördern

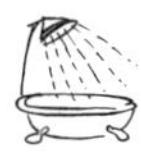

- Ganzwaschung bzw. Waschhilfe in der akuten Phase

- sämtliche Prophylaxen bei immobilen Patienten (s. Kap. 2.7.1)
- Thorax nicht abklopfen oder vibrieren, kein Giebelrohr und Atemtrainer
- keine AT-Strümpfe bei Kardiomyopathie und Herzinsuffizienz (Arztanordnung)

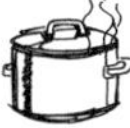

- leicht verdaulich und nicht blähend
- kleine Portionen
- bei Übergewicht Kalorieneinschränkung
- bei Ödemen Flüssigkeit und Kochsalz einschränken
- Schwarztee, Kaffee und Alkohol nur mit Erlaubnis des Arztes

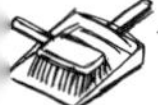

- da eine nosokomiale Infektion den abwehrgeschwächten Patienten erheblich gefährdet, Hygieneplan beachten

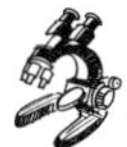

- nach Arztanordnung Kontrollen der Elektrolyte und Medikamente im Blut (z. B. Digitalis)
- auf regelmäßige Medikamenteneinnahme achten (Aufbau und Erhaltung eines Medikamentenspiegels, s. Kap. 2.7.4)
- bei Zyanose und/oder Dyspnoe evtl. Sauerstoffapplikation nach Arztverordnung (s. Kap. 2.7.9)
- beim frischen Herzinfarkt keine intramuskulären Injektionen (wegen massiver Blutungsgefahr Fibrinolyse zur Wiedereröffnung des thrombosierten Koronargefäßes nicht möglich), kein Digitalis (Gefahr komplexer Rhythmusstörungen)

3.1.1 Umgang und Pflege bei Herzschrittmacher/implantiertem Kardiofibrillator

Die Herzschrittmachertherapie ist angezeigt bei schweren Herzrhythmusstörungen, die zum Ausfall der Pumpleistung führen und mit zerebraler Minderdurchblutung einhergehen, z. B. Adams-Stokes-Anfall, AV-Block II° und III°, tachykarde Rhythmusstörungen, die nicht medikamentös beherrschbar sind. Die Elektroden werden meist in Lokalanästhesie transvenös eingelegt. Das Gerät befindet sich beim passageren (temporären) Schrittmacher außerhalb des Körpers, beim permanenten Schrittmacher wird er im Bereich des M. pectoralis implantiert.

• **Wichtige Begriffe**

Pacemaker	=	Herzschrittmacher (SM)
Passagerer Schrittmacher	=	vorübergehend i.v. oder durch den Ösophagus eingelegte Elektroden eines externen Herzschrittmachers
Permanenter Schrittmacher	=	dauerhaft implantierter Herzschrittmacher
Schrittmacher-Code	=	– 1. Buchstabe Stimulationsort: A = Atrium, V = Ventrikel, D = doppelt = A + V – 2. Buchstabe Wahrnehmungsort: = A, V, D s. o. – 3. Buchstabe Betriebsart: I = Inhibition (Hemmung bei Eigenaktionen des Herzens), T = Triggerung (Auslösung der Ventrikelerregung im Takt des Vorhofs), D = doppelt = I + T – 4. Buchstabe Programmierbarkeit: P = 1–2 Funktionen, M = multiprogrammierbar, R = frequenzadaptiert – 5. Buchstabe Antitachykardiefunktion: O = keine, P = antiarrhythmische Stimulation, S = Elektroschock (= Defibrillation), C = Kardioversion D = doppelt = P + S
Ventrikel-Demandschrittmacher (VVI)	=	Schrittmacher gibt Impulse an den Ventrikel, wenn eine eingestellte Minifrequenz unterschritten wird
Zweikammerschrittmacher (DDD)	=	Schrittmacher gibt Impulse an Vorhof und Ventrikel, wenn eine eingestellte Minimalfrequenz unterschritten wird
Antitachykarder/ antibradykarder Schrittmacher (PCD)	=	Schrittmacher, der bei Bradykardien stimuliert und bei Tachykardien EKG-abhängig defibrilliert

Überlegungen zur Pflegeplanung bei Herzschrittmachern

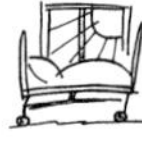

- ruhiges und helles Krankenzimmer
- verstellbares Krankenbett (evtl. Herzbett)

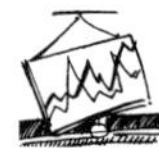

- in den ersten Stunden nach Schrittmacher-Implantation und bei liegendem passagerem SM kontinuierliche EKG-Überwachung
- regelmäßige Kontrolle und Dokumentation von Puls und Blutdruck
- konsequente Kontrolle von Ein- und Ausfuhr

- sichere Fixierung des passageren SM, Kontrolle des Verbandes auf Nachblutungen, regelmäßiger steriler Verbandwechsel

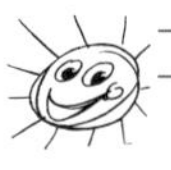

- akute Lebensbedrohung löst Ängste aus, Patient beruhigen
- bei permanentem SM: Informationen geben, z. B. tägliches Pulsfühlen durch den Patienten, Wissen über regelmäßige Arztbesuche, keine Stromanwendungen (z. B. Kurzwelle), keine schweren körperlichen Tätigkeiten (z. B. Holzhacken) oder Sportarten (Hochleistungssport, Wettkampfsport), die mit starker Anstrengung und Erschütterungen verbunden sind
- Patient erhält einen Herzschrittmacherpaß mit technischen Angaben über den Schrittmacher und die durchzuführenden Kontrollen

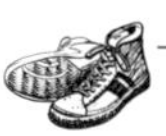

- beim passageren SM: absolute Bettruhe, Vorsicht bei jeder Bewegung, schon Kopfwendung und Armbewegung (Schrittmacherkabel) können eine Dislokation verursachen, Umlagern vermeiden
- beim permanenten SM: in den ersten Stunden absolute Bettruhe, dann schrittweise Mobilisation nach Zustand des Patienten je nach Arztangaben möglich
- keine abrupten Bewegungen, kein Überstrecken des Arms

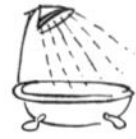

- beim passageren SM: Ganzwaschung
- beim permanenten SM: je nach Zustand Ganzwaschung bzw. Waschhilfe

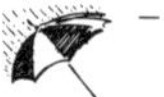

- sämtliche Prophylaxen bei immobilen Patienten (s. Kap. 2.7.1)
- kein Abklopfen und Vibrieren zur Pneumonieprophylaxe
- Arme und Schultern vorsichtig bewegen

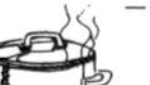

- je nach Zustand des Patienten, siehe Herzpatienten

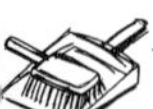

- Regeln des Infektionsschutzes beachten (s. Kap. 2.7.2)

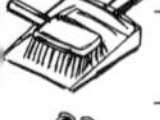

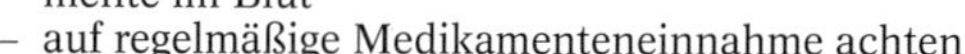

- nach Arztanordnung Kontrolle der Elektrolyte und Medikamente im Blut
- auf regelmäßige Medikamenteneinnahme achten
- bei Dyspnoe evtl. Sauerstoffgabe nach Arztverordnung (s. Kap. 2.7.10)
- EKG-Kontrollen
- Schrittmacherkontrollen auf Funktionstüchtigkeit
- Aufklärung des Patienten:
  - keine Sensibilitäts- und Vitalitätsprüfungen bei der Zahnbehandlung mit Elektrogeräten
  - verboten sind: Ionisationsbäder, Stanger-Bäder, Diathermie, Elektroakupunktur (Auftreten von elektrischen Störfeldern, Beeinflussung der Steuerfunktion des Schrittmachers)

- erlaubt sind: leichte Gymnastik, Schwimmen, Waldläufe, Massagen, Unterwassermassagen, Wärmeanwendung (Heizkissen jedoch nicht unmittelbar auf den Schrittmacher legen)
- keine Magnetresonanz-/Kernspintomographie (Kammerflimmern kann ausgelöst werden)
- Vorsicht mit Metalldetektoren auf Flughäfen

3.2 Pflege bei Erkrankungen des Bronchial- und Lungensystems

Chronische Erkrankungen der Atemwege können sich über einen langen Zeitraum hinweg entwickeln und die Lebensqualität des Betroffenen erheblich beeinflussen. Die Pflegeperson muß bei allen Maßnahmen wissen und berücksichtigen, daß die Atmung neben der vitalen Funktion auch wichtiger Bestandteil der Kommunikation (z. B. Sprechen und Lachen) ist.

• **Wichtige Begriffe**

Bronchitis = Entzündung der Bronchialschleimhaut

Einfache chronische Bronchitis = schleimig-weißer Auswurf ohne bronchiale Obstruktion („Raucherhusten")

COLD = chronisch-obstruktive Bronchitis mit Auswurf bei Bronchialobstruktion durch Bronchospasmus, zäher Schleim und Schleimhautödem

Obstruktives Emphysem = wie COLD, zusätzlich mit vergrößertem Residualvolumen

Bronchiektasen = sackartige oder zylinderförmige irreversible Erweiterungen der Bronchialäste

Asthma bronchiale = anfallartig auftretende Einengung (Obstruktion) der intrapulmonalen Atemwege mit Atemnot infolge von Entzündungen und Allergien

Stadieneinteilung:

- **I** (gering): geringe Dyspnoe, diffuses Giemen
- **II** (mäßig): Ruhedyspnoe, Gebrauch der Atemhilfsmuskulatur, lautes Giemen, Gasaustausch normal bis eingeschränkt
- **III** (schwerwiegend): schwere Dyspnoe, Zyanose, Gebrauch der Atemhilfsmuskulatur, Giemen oder Fehlen von Atemgeräuschen, Blutdruckabfall während der Inspiration
- **IV** (akut lebensbedrohlich): Orthopnoe, Lethargie, Verwirrung, Blutdruckabfall

Lungenemphysem	= Überdehnung des Lungengewebes mit irreversibler Zerstörung der Alveolen (Emphysem-Aufblähung)
Pneumonie	= Entzündungen der Bronchien (Broncho-Pneumonie), der Alveolen (alveoläre Pneumonie) oder des Interstitiums (interstitielle Pneumonie) durch verschiedene Erreger
Silikose	= „Staublunge", Krankheit der Bergleute, durch jahrzehntelange Einatmung von Staub (Quarz)
Lungenfibrose	= Verdickungen der Lungen durch Bindegewebseinlagerungen
Pleuritis	= Entzündung des Rippenfells, die trocken (Pleuritis sicca) oder mit Erguß (Pleuritis exsudativa) auftreten kann
Lungenödem	= Austritt von Flüssigkeit in den Alveolen infolge Linksherzversagen
Lungenembolie	= Verlegung eines arteriellen Gefäßes der Lunge mit nachfolgender Dekompensation des rechten Herzens, lebensbedrohlich

Überlegungen zur Pflegeplanung bei Erkrankungen des Bronchial- und Lungensystems

- ruhiges, helles, gut belüftbares Zimmer, Fensterplatz
- ausreichende Luftfeuchtigkeit
- Zentralanschluß für Sauerstoff im Zimmer
- verstellbares Krankenbett

- regelmäßige Kontrolle und Dokumentation von Puls, Blutdruck, Atmung, Pulsoxymetrie (Monitoring)
- auf Veränderungen des Aussehens (z. B. Zyanose) und der Körperhaltung (Einsatz der Atemhilfsmuskulatur) achten
- konsequente Ein- und Ausfuhrkontrolle bei Lungenödem

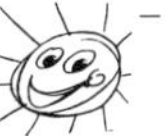

- durch die reduzierte Lebensqualität bei akuten und chronischen Atemwegerkrankungen kann die Persönlichkeit des Patienten verändert sein
- Gespräche und Anwesenheit der Pflegeperson (Gefühl der Geborgenheit) helfen Ängste abzubauen

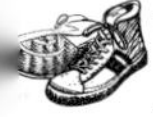

- Bettruhe je nach Ausprägungsgrad der Erkrankung und Arztanordnung
- atemerleichternde, mäßige Oberkörperhochlagerung mit Fußstütze, evtl. zusätzlich seitliche Hochlagerung der Arme (s. Kap. 2.1.2)
- Lagerungsdrainagen zum Sekrettransport, zur besseren Verteilung der Inspirationsluft und Verbesserung des Gasaustausches) nach ärztlicher Anordnung vornehmen; Lagerung

richtet sich nach den betroffenen Lungenabschnitten (Abb. 3-2 a bis j); folgendes beachten:
  - Lagerung nicht vor und nach den Mahlzeiten
  - zur bequemen Lagerung gezielt Lagerungshilfsmittel einsetzen (s. Kap. 2.1.3)
  - keine Lagerung bei kreislaufstabilen Patienten
  - Kontrolle der Vitalzeichen und der Atmung während der Lagerung
  - Unterstützung der Lagerungsdrainage durch Inhalation und physikalische Maßnahmen
- aufbauende Mobilisation und Rehabilitation nach Arztanordnung und gezielte Atem- und Krankengymnastik

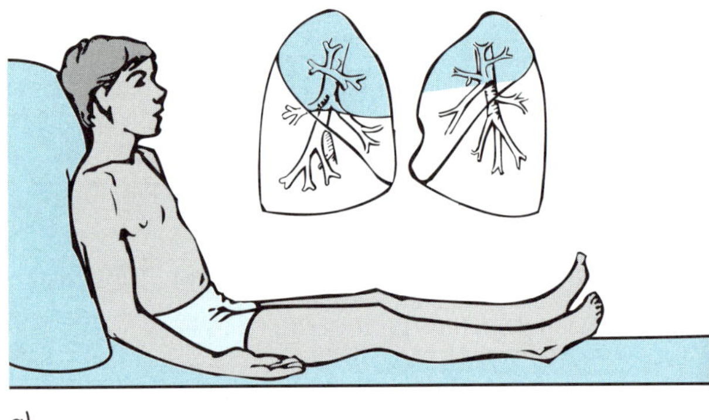

a)

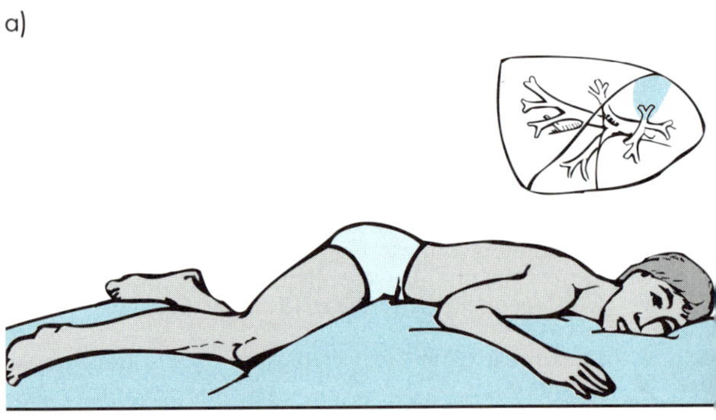

b)

Abb. 3-2 Möglichkeiten der Lagerungsdrainagen.
a) Rechte und linke obere Lungenlappen (apikale Segmente).
b) Rechter Oberlappen (posteriores Segment).

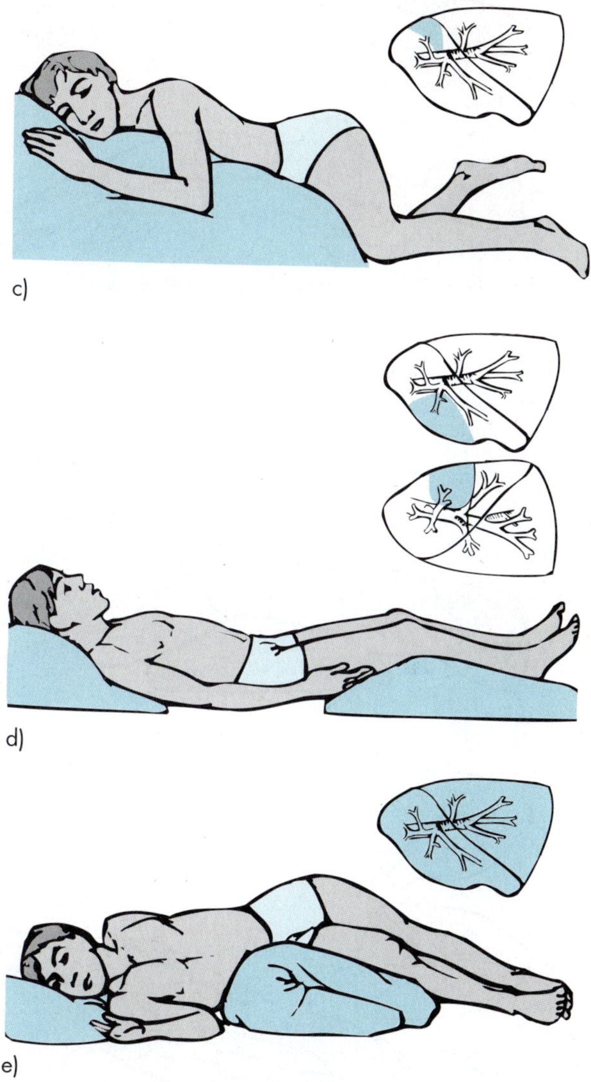

Abb. 3-2 Möglichkeiten der Lagerungsdrainagen.
c) Linker Oberlappen (posteriores Segment).
d) Rechte und linke Oberlappen (anteriore Segmente).
e) Linke Lunge.

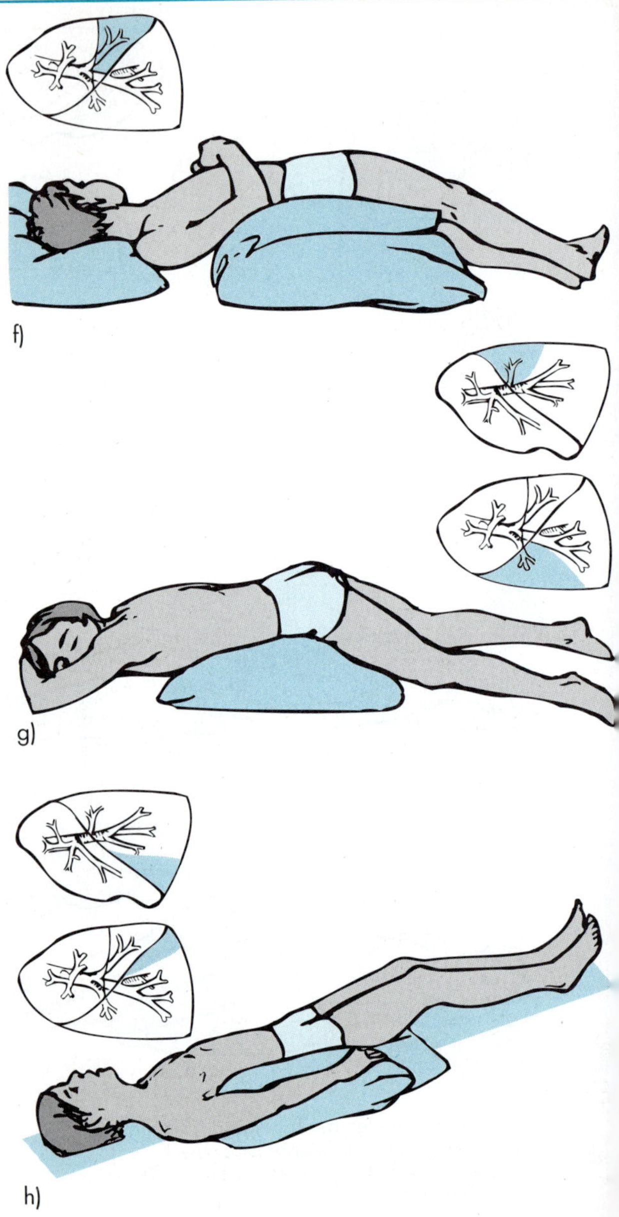
f)
g)
h)

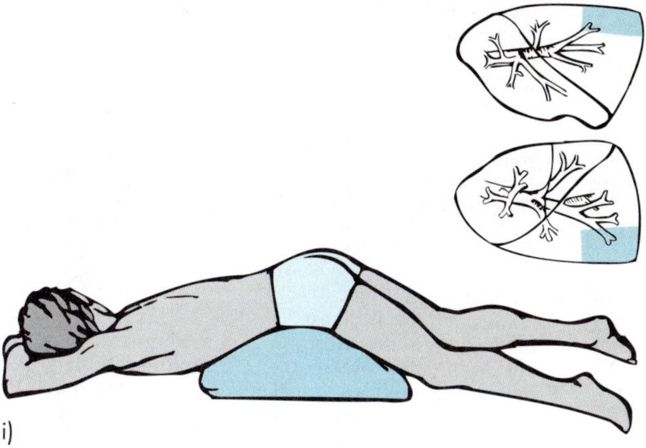

i)

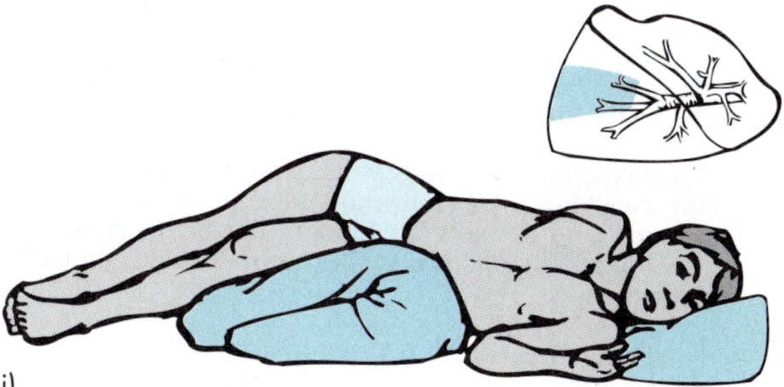

j)

Abb. 3-2 Möglichkeiten der Lagerungsdrainagen.
f) Rechte Lunge (Mittellappen).
g) Rechter und linker Unterlappen (apikale Segmente).
h) Rechter und linker Unterlappen (anteriore basale Segmente).
i) Rechter und linker Unterlappen (posteriore basale Segmente).
j) Linker Unterlappen (laterales basales Segment).

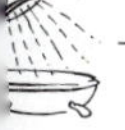

– Waschhilfe oder tägliche Ganzwaschung bei Patienten mit reduziertem Allgemeinzustand

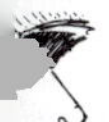

– sämtliche Prophylaxen bei immobilen Patienten (s. Kap. 2.7.1)

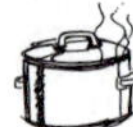

- eiweiß- und vitaminreiche Ernährung zur Stärkung der körpereigenen Abwehr
- ausreichende Flüssigkeitszufuhr bei Expektoration
- bei Übergewicht Kalorieneinschränkung
- Flüssigkeit und Kochsalz bei Lungenödem einschränken

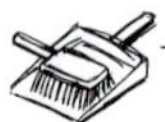

- Sekrete der Atemwege können infektiös sein; um Kreuzinfektionen zu vermeiden, Hygieneplan einhalten
- Patienten mit Atemwegerkrankungen sollen beim Husten immer die Hand vor den Mund halten und sich von anderen Personen abwenden (s. Kap. 3.11)

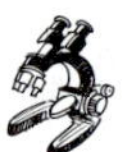

nach Arztanordnung:

- Kontrollen der Blutgase
- bakteriologisches Monitoring der Atemwegsekrete
- auf regelmäßige Medikamenteneinnahme achten, kein eigenmächtiges Absetzen von Medikamenten durch den Patienten bei Besserung seiner Beschwerden (s. Kap. 2.7.4)
- bei Zyanose und/oder Dyspnoe evtl. Sauerstoffapplikation (s. Kap. 2.7.10)

3.3 Pflege bei Erkrankungen von Magen und Darm

Schmerzen und Störungen bei der Verdauung sind Leitsymptome von Magen-Darm-Erkrankungen. Hauptaufgaben der Pflegenden sind deshalb das Lindern der Schmerzen, das Bessern der Verdauung und das Einbeziehen des sozialen Umfeldes des Patienten.

• **Wichtige Begriffe**

Gastritis	=	Entzündung der Magenschleimhaut
Achalasie	=	neuromuskuläre Störung von glattmuskulären Hohlorganen, z. B. Ösophagus
Dysphagie	=	Schluckstörungen, subjektives Gefühl des „Steckenbleibens“ der Nahrung (schmerzlos)
Odynophagie	=	schmerzhafte Behinderung des Schluckaktes
Refluxösophagitis	=	Entzündung der Speiseröhre durch Hochsteigen der Magensäure (mit Sodbrennen) durch Insuffizienz des unteren Ösophagussphinkters
Regurgitation	=	Zurückfließen von bereits verschluckter Nahrung
Aerophagie	=	Aufstoßen von Luft
Zenker-Divertikel	=	Schleimhautausstülpung im dorsalen Halsteil des Ösophagus

Ulcus ventriculi und duodeni	=	Schleimhautdefekte im Magen oder Darm; es können alle Schichten der Schleimhaut und das darunterliegende Gewebe betroffen sein
Colitis ulcerosa	=	chronische Darmentzündung, die sich auf die Schleimhaut und die angrenzenden Gewebeschichten des Kolons beschränkt
Morbus Crohn	=	chronische Enteritis, die alle Abschnitte des Magen-Darm-Traktes befallen kann
Dickdarmpolypen	=	gut- oder bösartige Geschwulst der Dickdarmschleimhaut
Hämorrhoiden	=	Hyperplasien (Vergrößerungen) der hämorrhoidalen (zum unteren Teil des Mastdarms gehörenden) Gefäßgeflechte
Perianalthrombose	=	schmerzhafter, prall elastischer, bläulich-livider Knoten durch geplatzte Vene des Plexus haemorrhoidales
Analprolaps	=	Ausstülpung der Analschleimhaut, Sphinkter intakt
Rektumprolaps	=	Vorfall aller Wandschichten des Rektums mit Inkontinenz unterschiedlicher Ausprägung
Analfissur	=	schmerzhafter Längsriß der distalen Analhaut
Akutes Abdomen	=	Sammelbegriff aller Schmerzen im Abdomen, die ein akutes Eingreifen erfordern, z. B. Verletzungen, Ischämie, Peritonitis, Perforation, Pankreatitis, Cholezystitis, Extrauteringravidität

Überlegungen zur Pflegeplanung bei Erkrankungen von Magen und Darm

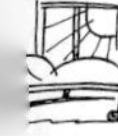

- ruhiges und helles Zimmer
- wenn möglich, ein Platz in Toilettennähe
- verstellbares Krankenbett

- regelmäßige Kontrolle und Dokumentation von Puls, Blutdruck und Atmung
- Beobachtung des Eßverhaltens bei Verdauungsstörungen
- Kontrolle der Darmtätigkeit
- Inspektion der Stuhlausscheidungen auf Konsistenz und Beimengungen

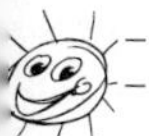

- kontinuierliche psychische Betreuung
- ruhige und angenehme Atmosphäre

- Aufregungen vermeiden
- Ruhepausen ermöglichen
- Streßabbau durch Psychotherapie
- Mithilfe bei der Entwicklung von Strategien zur Konfliktbewältigung

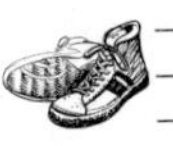

- Bettruhe nach den Mahlzeiten oder nach Arztverordnung
- Lagerung erfolgt nach Wunsch des Patienten
- bei Neigung zur Obstipation auf ausreichende Bewegung des Patienten achten

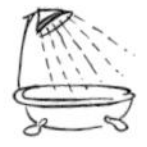

- Waschhilfe oder tägliche Ganzwaschung bei Patienten mit reduziertem Allgemeinzustand

- sämtliche Prophylaxen bei Patienten mit reduziertem Allgemeinzustand (s. Kap. 2.7.1)

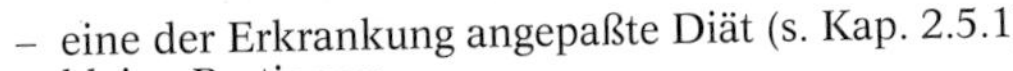

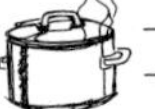

- eine der Erkrankung angepaßte Diät (s. Kap. 2.5.1)
- kleine Portionen
- Patient soll seine Nahrung gut kauen
- Kaffee, Alkohol und sonstige säurelockenden Nahrungsbestandteile (scharfe Gewürze) vermeiden
- bei Übergewicht Kalorieneinschränkung

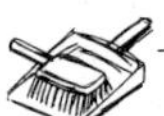

- konsequente Intimtoilette bei Patienten mit häufiger Defäkation und der damit verbundenen Reizung der Analregion

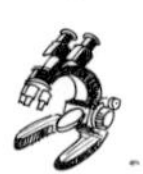

- auf eine regelmäßige Medikamenteneinnahme achten
- wenn möglich, sollen die Medikamente nicht nüchtern (Ausnahme: Säurehemmer) eingenommen werden (s. Kap. 2.7.4)

3.4 Pflege bei Erkrankungen der Leber und Gallenblase

Die Funktionen des zentralen Stoffwechselorgans Leber könne durch einige Substanzen (z. B. Alkohol, Chemikalien, Medik mente) und durch Infektionen beeinträchtigt werden.
Pflegende werden zunehmend mit Patienten konfrontiert, b denen durch einen Alkoholmißbrauch körperliche Schäden au getreten sind. Nach Besserung der akuten Beschwerden schwi det oft der Leidensdruck der Patienten und somit die Einsic für einen Entzug. Eine der Hauptaufgaben der Pflegeperson deshalb, den Patienten von der Wichtigkeit einer Änderung d Lebensgewohnheiten (z. B. Trinkverhalten) zu überzeugen.

- **Wichtige Begriffe**

Ösophagusvarizen = durch regionale Stauung kommt es im Ösophagus zur Krampfaderbildung (akute, lebensbedrohliche Blutungsgefahr)

Cholezystitis = akute oder chronische Entzündung der Gallenblase

Cholelithiasis = Gallensteinleiden

Virushepatitis = durch verschiedene Viren hervorgerufene akute Leberentzündung
- Hepatitis A (HAV): fäkal-orale Übertragung
- Hepatitis B (HBV): parenterale, sexuelle, perinatale Übertragung
- Hepatitis C (HCV): Non-A/Non-B: parenterale, sexuelle, perinatale Übertragung
- Hepatitis D (HDV): parenterale Übertragung, nur bei Infektion mit HBV möglich
- Hepatitis E: fäkal-orale Übertragung, in Europa selten

Leberzirrhose = Zerstörung des Lebergewebes durch die chronische, irreversible Bildung von Knoten und Bindegewebe

Überlegungen zur Pflegeplanung bei Erkrankungen der Leber und Gallenblase

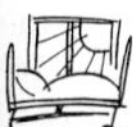

- ruhiges und helles Zimmer mit der Möglichkeit zur Isolation bei infektiöser Lebererkrankung
- eigene Toilette
- verstellbares Krankenbett

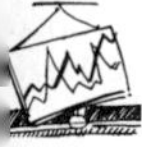

- regelmäßige Kontrolle und Dokumentation von Puls, Blutdruck, Atmung, Bewußtsein
- auf regelmäßige Darmtätigkeit achten
- Kontrolle der Ausscheidungen (z. B. gallenartiges Erbrechen)
- besondere Kontrolle der Ein- und Ausfuhr bei Aszites
- auf Blutungen aus dem Magen-Darm-Trakt (z.B. bei Ösophagusvarizen) achten (s. Kap. 2.7.3)
- Farbveränderungen der Haut registrieren (z.B. Ikterus)
- auf Eß- und Suchtverhalten achten (z.B. Koliken durch umfangreiche fetthaltige Mahlzeiten)

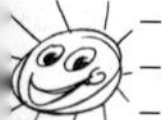

- kontinuierliche psychische Betreuung der Patienten
- taktvoll und konsequent Alkoholabstinenz überwachen
- Psycho- und Gesprächstherapie zur Suchtbewältigung

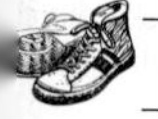

- möglichst ausgedehnte Phasen der Bettruhe zum Verbessern der Leberdurchblutung
- körperliche Anstrengungen vermeiden
- Lagerung erfolgt nach Wunsch des Patienten unter Berücksichtigung seiner Beschwerden (z. B. Knierolle zur Entlastung der Bauchdecke)
- aufbauende Rehabilitation nach Arztanordnung

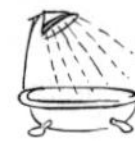

- Waschhilfe oder tägliche Ganzwaschung bei Patienten mit reduziertem Allgemeinzustand

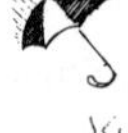

- sämtliche Prophylaxen bei immobilen Patienten (s. Kap. 2.7.1)

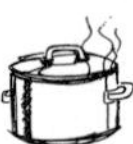

- eine der Erkrankung angepaßte fettarme und kohlenhydratreiche Diät (s. Kap. 2.5.1)
- kleine Portionen
- Patient soll seine Nahrung gut kauen
- absolutes Alkoholverbot
- scharfe Gewürze (säurelockend) vermeiden
- bei Übergewicht Kalorieneinschränkung
- viel Flüssigkeit zum Ausschwemmen des erhöhten Bilirubins

- Regeln des Infektionsschutzes beachten (s. Kap. 2.7.2 und Kap. 3.11)

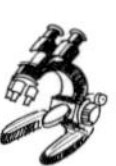

- regelmäßige Kontrollen der Leberwerte nach Arztverordnung
- auf regelmäßige Medikamenteneinnahme achten (s. Kap. 2.7.4)

3.5 Pflege bei Erkrankungen der Bauchspeicheldrüse

Erkrankungen der Bauchspeicheldrüse können z. B. als Pankreatitis oder als Diabetes mellitus auftreten. Eine konsequente Pflege und Betreuung ist für den Patienten mit einer akuten Pankreatitis lebensnotwendig (Letalität bis zu 50%). Der chronisch kranke Diabetespatient braucht besonders intensive Beratung und Unterstützung beim Umgang mit seiner Krankheit.

• **Wichtige Begriffe**

Diabetes mellitus = „Zuckerkrankheit“: Störung des Kohlenhydratstoffwechsels mit Insulinmangel bzw. verminderter Insulinwirkung
- **Typ I** (IDDM): Insulinmangel aufgrund zerstörter β-Zellen durch Autoimmunreaktion, z. B. nach Virusinfektion, meist vor dem 40. Lebensjahr (10%), Diättherapie, Insulintherapie
- **Typ II** (NIDDM): verminderte Insulinwirkung an den Zellen bei pathologischer Insulinsekretion (anfangs vermehrt, später vermindert), meist im höheren Alter, hohes Vererbungsrisiko, Diättherapie, orale Antidiabetika
  - Typ IIa: normalgewichtig (8%)
  - Typ IIb: übergewichtig (80%)

- **Mody** (maturity onset diabetes of young people), im Kindesalter beginnend, milde verlaufend, Vererbungsrisiko
- **sekundärer** Diabetes mellitus: Zuckerkrankheit infolge anderer Erkrankungen, z. B. Pankreatitis, Pankreaskarzinom, Pankreasresektion, Cushing-Syndrom

Pankreatitis = akute oder chronische Entzündung der Bauchspeicheldrüse mit Funktionsausfall und Gefahr der Selbstandauung

Überlegungen zur Pflegeplanung bei Erkrankungen der Bauchspeicheldrüse

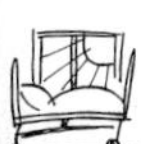

- ruhiges und helles Krankenzimmer, vor allem bei Patienten mit Pankreatitis
- verstellbares Krankenbett

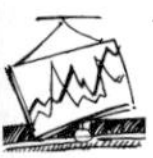

- regelmäßige Kontrolle und Dokumentation von Puls, Blutdruck, Atmung, Körpertemperatur und Bewußtsein (z. B. Absinken des Blutdrucks und eine Ausgleichtachykardie sind Zeichen eines drohenden Schocks)
- eine besondere Ein- und Ausfuhrkontrolle nur bei Pankreatitis
- Haut regelmäßig auf Farbveränderungen beobachten (z. B. Ikterus bei Stenose der Papilla Vateri; s. Kap. 2.7.3)
- auf Zeichen der Unter- (hypoglykämisch-) und Überzuckerung (hyperglykämisch) achten (Tab. 3-1)
- Beobachten des Appetits und der Reaktion auf bestimmte Speisen (z.B. Unverträglichkeit von Fett und süßen Speisen)

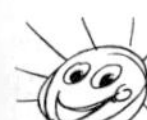

- ruhige und angenehme Atmosphäre
- Aufregungen vermeiden
- Ruhepausen ermöglichen
- Diabetesberatung
- Anleitung und Unterstützung bei subkutanen Injektionen
- Selbsthilfegruppen
- Hilfe bei der Planung des Tagesablaufs
- Angehörige in die Betreuung einbeziehen

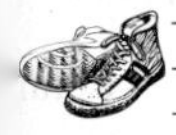

- Bettruhe nur bei Patienten mit akuter Pankreatitis
- körperliche Anstrengungen vermeiden
- Lagerung erfolgt nach Wunsch des Patienten unter Berücksichtigung seiner Beschwerden (z. B. Knierolle zur Entlastung der Bauchdecke)
- stufenmäßige Rehabilitation nach Arztanordnung, z. B. Training der Selbstinjektion von Insulin

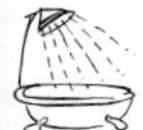

- Waschhilfe oder tägliche Ganzwaschung bei Patienten mit reduziertem Allgemeinzustand oder in der akuten Krankheitsphase

Tabelle 3-1 Zeichen der Hypo-, Hyperglykämie und die Pflegemaßnahmen.

	Zeichen	Maßnahmen
Hypoglykämischer Schock	– gereizte Stimmung – Kopfschmerzen – Hungergefühl, Heißhunger – feuchte, kalte Haut, Schweißausbruch – Blässe – normale Atmung – Tremor, angespannte Muskeln, Unruhe – normale Urinausscheidung rückläufig – normale Augenbulbi – Verhaltensauffälligkeiten (Verwirrtheit) bis Koma	– sofortige Blutzuckerkontrolle – traubenzuckerhaltige Getränke verabreichen (nur bei ansprechbaren Personen) – Vitalzeichenkontrolle
Hyperglykämischer Schock	– Appetitlosigkeit, Durstgefühl – Übelkeit, Erbrechen, Schwäche – trockene, gerötete Haut – Kussmaul-Atmung, Azetongeruch (nicht bei hyperosmolarem Koma) – schlaffe Muskulatur, nie Krämpfe – Polyurie, helle Farbe – weiche Augenbulbi – Bewußtseinstrübung bis Koma	– Blutzucker kontrollieren – Flüssigkeitsbilanz – Vitalzeichen kontrollieren – Aspirationsprophylaxe

- auf Wichtigkeit der sorgfältigen Hautpflege und regelmäßigen Inspektion der Haut hinweisen

- sämtliche Prophylaxen bei immobilen Patienten (s. Kap. 2.7.1)

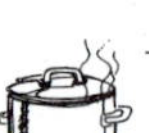

- eine der Erkrankung angepaßte und berechnete Diät (kohlenhydratarm; s. Kap. 2.5.1)
- kleine Portionen
- bei akuter Pankreatitis ausschließlich parenterale Ernährung
- bei Übergewicht Kalorieneinschränkung

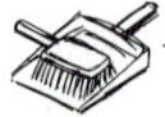

- Regeln des Infektionsschutzes beachten (s. Kap. 2.7.2 und Kap. 3.11)

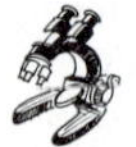

- regelmäßige Blutzuckerkontrollen
- Kontrolle der Pankreasenzyme nach Arztanordnung

- auf regelmäßige Medikamenteneinnahme achten (Insulininjektionen)
- Patienten mit Diabetes mellitus auf die Wichtigkeit der Fußpflege und Beingymnastik (Abb. 3-3 a bis h) hinweisen

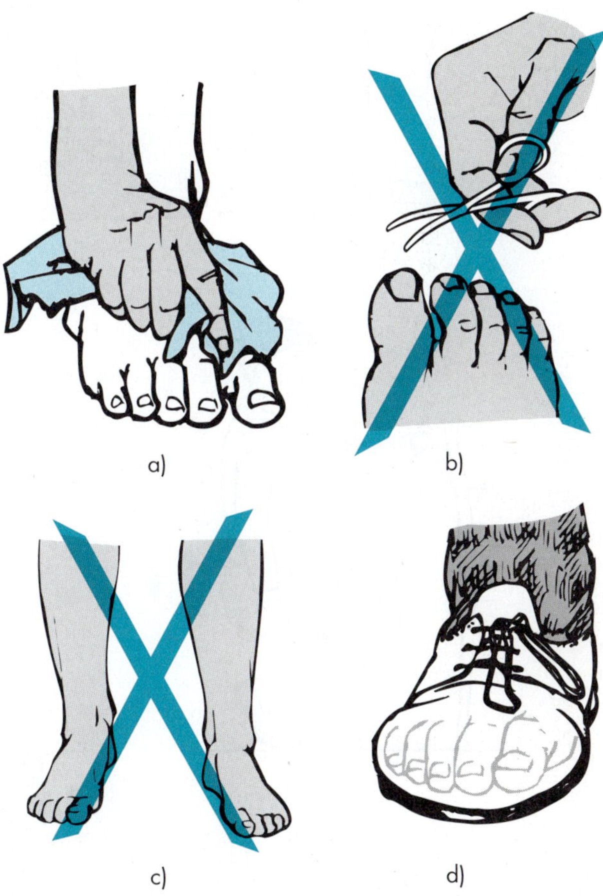

Abb. 3-3 Ratschläge zur Fußpflege und Beingymnastik für Patienten mit Diabetes mellitus.
a) Füße, besonders zwischen den Zehen, sorgfältig abtrocknen.
b) Nägel gerade feilen. Eingewachsene und verdickte Nägel nur durch Fußpfleger behandeln lassen.
c) Nicht barfuß laufen.
d) Schuhe und Strümpfe müssen die richtige Größe haben.

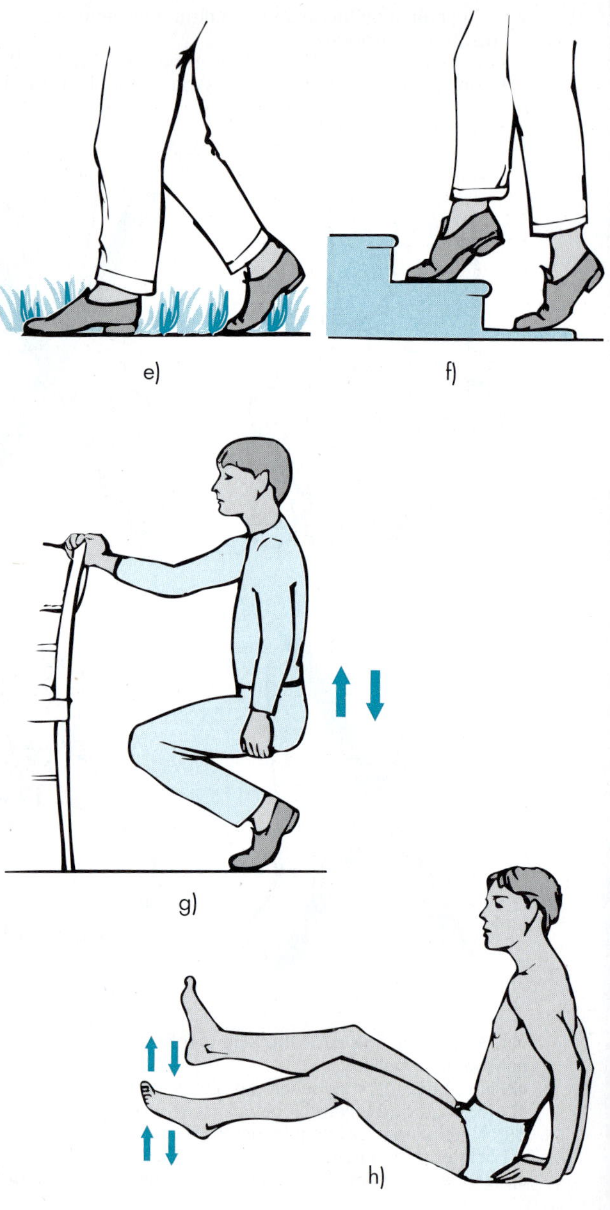
e)
f)
g)
h)

3.6 Pflege bei Tumoren

„Krebs“ ist die allgemeine Bezeichnung für eine bösartige (maligne) Gewebeneubildung (Tumor). Bösartige Tumorzellen vermehren sich schnell, wachsen infiltrativ in das umgebende Gewebe, zerstören es dadurch und bilden Metastasen. Gutartige Tumoren verdrängen aufgrund der Größe das gesunde Gewebe, so daß sie zu gravierenden Schäden führen können, z.B. Einengung der Blutgefäße, Kompression der Nerven. Tumorerkrankungen können alle Organsysteme des menschlichen Körpers befallen und rufen unterschiedliche Symptome hervor. Zur umfassenden physischen und psychischen Betreuung des Patienten sind vielseitige Pflege- und Behandlungsmaßnahmen zu berücksichtigen.

• **Tumoreinteilung**

Maligne (bösartige) und **benigne** (gutartige) Tumoren lassen sich z.B. gliedern in:
- anatomische Untergruppen (z.B. Karzinome, Sarkome, Adenome, Papillome)
- histologische Unterguppen (z.B. Plattenepithel, Schleimhautepithel)

Beispiele für maligne und benigne Tumoren

- **Maligne** Tumoren:
  - Lungen-, Mamma-, Pankreas-, Rektum-, Uterus-, Schilddrüsen- und Hodenkarzinom (epitheliales Gewebe)
  - Knochensarkom (Binde- und Stützgewebe)
  - Melanom (Melanozyten = pigmentbildende Zellen)
  - Leukämie (blutbildende Zellen mit Knochenmark)
  - Lymphome (lymphoretikuläre Zellen)

Häufigkeit und geschlechtliche Verteilung von Tumorerkrankungen (Abb. 3-4)

- **Benigne** Tumoren:
  - Neurofibrom
  - Lipom
  - Osteom
  - Papillom
  - Polypen

◄ **Abb. 3-3** Ratschläge zur Fußpflege und Beingymnastik für Patienten mit Diabetes mellitus.
e) Tägliches Gehtraining (ca. ½ Stunde), wenn möglich ausweiten.
f) Treppensteigen auf Zehenspitzen.
g) Kniebeugen zur Anregung der Muskelpumpe.
h) Lockerung der Füße, zur Entspannung und Erwärmung Füße schütteln.

Organ	Männer	Frauen
Gehirn	2%	1%
Mundhöhle und Rachen	5%	2%
Haut	2%	2%
Atemwege	25%	6%
Brust		
Verdauungsorgane	25%	23%
Harnblase und Niere	9%	4%
Geschlechtsorgane	18%	19%
Blut- und Lymphsystem	9%	7%
andere Organe	5%	9%

Abb. 3-4 Erkrankungsrate (Männer und Frauen) bei Tumoren.

- Myxom (bindegewebeartige und schleimige Grundsubstanz)
- Chondrom (Knorpelgewebe)
- Adenom (Drüsengewebe)
- Fibrom (Bindegewebe)
- Myom (Muskelgewebe)
- Leiomyom (glatte Muskulatur)
- Rhabdomyom (quergestreifte Muskulatur)
- Neurinom (Nervengewebe)
- Hämangiom (Blutgefäß)

• **Wichtige Begriffe**

Progression	=	Fortschreiten des Primärtumors
Remission	=	Rückbildung des bösartigen Tumors
Vollremission	=	vollständige Rückbildung des Tumors, nicht mehr nachweisbar
5-Jahres-Überlebensrate	=	in Prozenten angegebene Zahl der Patienten, die nach Diagnosestellung und Therapie nach fünf Jahren noch leben
Präkanzerose	=	Vorstufe eines Malignoms
Semimalignome	=	(„halbbösartig"), Mittelstellung zwischen gut- und bösartigen Tumoren, z. B. Basaliom (häufiger Hautkrebs), unkontrolliertes, infiltratives Wachstum, jedoch keine Metastasierung

- **TNM-System**

Für die Beurteilung der Prognose bei einer Tumorerkrankung sind vor allem zwei Aspekte wichtig:

- die Größe, Infiltration in benachbarte Strukturen, Metastasierung = Staging
- Aggressivität des Tumorgewebes (feststellbar durch histopathologische Untersuchungen) = Grading

Des weiteren wird empfohlen, die Klassifizierung aufzutrennen in:

- TNM (pretreatment clinical classification): Klassifizierung aufgrund von klinisch, radiologischen und endoskopischen Befunden
- pTNM (post surgical histopathological classification): Klassifizierung nach der Operation aufgrund der histologischen Untersuchung

Dieses System findet für solide Tumoren Anwendung, für einzelne Tumorarten existieren jedoch andere Enteilungssysteme (z.B. Einteilung nach Dukes bei Kolon- und Rektumkarzinomen).

Staging	**= Festlegung des Tumorstadiums**
Tis	= nichtinvasives Karzinom
T_0	= kein nachweisbarer Tumor
T_1	= Tumorgröße bis 2 cm
T_2	= Tumorgröße 2–5 cm
T_3	= Tumorgröße mehr als 5 cm
T_4	= Tumor jeder Größe mit breiter Infiltration in angrenzende Gewebe (> 10 cm)
T_x	= Mindesterfordernisse zur Erfassung des Primärtumors nicht erfüllt
N	**= regionäre Lymphknoten**
N_0	= keine tastbaren Lymphknoten
N_1	= einzelne, bewegliche, vergrößerte Lymphknoten
N_2	= zahlreiche, regionäre, noch bewegliche Lymphknoten
N_3	= ausgedehnte, fixierte Lymphknoten
N_4	= Hinweise für den Befall nichtregionärer Lymphknoten
N_x	= Mindesterfordernisse zur Erfassung von Lymphknotenbeteiligung nicht erfüllt
M	**= Metastasen**
M_0	= keine Fernmetastasen
M_1	= Fernmetastasen sind nachweisbar
M_x	= Mindesterfordernisse zur Erfassung von Fernmetastasen nicht erfüllt
G	**= histopathologisches Grading**
G_1	= gut
G_2	= mäßig
G_3	= schlecht differenziert
G_4	= undifferenziert
G_x	= Differenzierungsgrad kann nicht bestimmt werden

Folgende weitere Informationen können der Klassifizierung noch hinzugefügt werden:
- **y** = Fälle, die vor der Operation durch Chemo- bzw. Strahlentherapie behandelt worden sind
- **r** = Rezidive
- **C-Faktor** = Beschreibung des zur Tumordiagnostik verwendeten diagnostischen Verfahren

• **Sterilbetteinheit/Life Island**

Bei dieser Form der protektiven Isolierung wird Keimfreiheit aller Gegenstände angestrebt, mit der der immungeschwächte Patient in Berührung kommt. Die in das Zimmer einströmende Luft wird gefiltert. Im Zimmer herrscht ein höherer Luftdruck im Vergleich zu den umgebenden Räumen (Laminar-flow). Der Patient wird durch eine zwei bis drei Tage dauernde protektive Isolierung vorbereitet. Die Dauer des Aufenthaltes beträgt ca. drei bis acht Wochen. Der Patient muß selbständig, kooperativ und mobil sein.

Ziel

Schutz des Patienten vor den Keimen der Umgebung sowie der körpereigenen Keime.

Indikationen
- Knochenmarktransplantation
- Knochenmarkaplasie, z. B. medikamentös bedingt bei myeloischer Leukämie

Vorgehen
- ausführliche Information und Instruktion des Patienten, da die psychische Belastung sehr groß ist
- alle vom Patienten benötigten Gegenstände werden steril eingeschleust, z. B. Waschutensilien, Pflegeartikel, Zeitungen einschließlich Briefe
- die Körperpflege übernimmt der Patient selbst mit sterilem Wasser und desinfizierenden Seifen/Lösungen
- die Ernährung erfolgt keimfrei, in steriler Verpackung angereicht, keine frischen Lebensmittel (z. B. Salat)
- Reduktion der Keime im Mund-, Rachen- , Magen-Darm-Bereich durch Antibiotika und Antimykotika
- Patient übernimmt selbst die desinfizierende Reinigung des Zimmers
- kein Zutritt für Besucher, Zutritt für Pflegekräfte auf ein Minimum beschränken, Körperkontakt vermeiden
- Kontakte erfolgen durch eine durchsichtige Trennwand und durch Telefonate

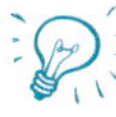

Der Patient bedarf großer psychischer Unterstützung, da die Situation sehr belastend ist, z. B. durch:
- die Erkrankung selbst: Angst vor Ansteckung und Tod
- die Isolierung: Gefühl des Ausgeliefert- und Eingesperrtseins

- Verlust von Kontakten, von Selbstwertgefühl und Selbständigkeit
- schwierige Ernährungssituation: Mahlzeitenangebot ist eingeschränkt

Überlegungen zur Pflegeplanung bei Tumorerkrankungen
Zur Planung der pflegerischen Maßnahmen ist es wichtig, die vielfältige Tumorsymptomatik zu beachten. Dazu zählen u. a.:
- Gewichtsabnahme in kürzerer Zeit
- Appetitlosigkeit, anhaltende Schluckbeschwerden
- Leistungsknick, schlechter Allgemeinzustand
- Änderung von Blasen- und Darmtätigkeit
- Blutungen aus Körperöffnungen
- Bildung von Knoten und Verhärtungen
- Veränderung von Warzen und Muttermalen
- Schmerzen
- anhaltende Heiserkeit und Husten
- nichtheilende Wunden
- Ikterus
- seröse Ergüsse (Pleura-, Perikarderguß, Aszites)
- Anämie, Leukopenie, Thrombopenie, Eiweißmangel, Leukozytose, erhöhter Tumormarker, Erhöhung der Blutkörperchensenkungsgeschwindigkeit)
- Temperaturerhöhung, Fieber
- nächtliches Schwitzen

Die pflegerischen Schwerpunkte bei Tumorpatienten orientieren sich immer an der Leistungsfähigkeit der befallenen und erkrankten Organe, am aktuellen Befinden des Patienten, an seinen individuellen Bedürfnissen und der vom Arzt ausgewählten Therapieart.
Da die einzelnen Tumorerkrankungen unterschiedlich verlaufen und die Pflege sehr individuell sein muß, wird hier bewußt auf die Darstellung der Pflegemaßnahmen verzichtet.

Unerläßlich ist die psychische Betreuung der betroffenen Patienten und ihrer Angehörigen in allen Krankheitsphasen und Krisen.

3.7 Pflege bei Erkrankungen der Gefäße

Für den Transport von Sauerstoff, Stoffwechselprodukten und Kohlendioxid ist beim Menschen der große und kleine Kreislauf verantwortlich. Das Herz dient als Motor. Besonders anfällig für Erkrankungen sind die peripheren arteriellen und venösen Gefäße.
Neben der Ruhigstellung, Schmerzbekämpfung und sorgfältigen Überwachung des Kreislaufs der Patienten sind psychische Betreuung und Erziehung zur gesunden Lebensweise Hauptaufgaben der Pflegeperson.

- **Wichtige Begriffe**

Arterielle Verschlußkrankheit (AVK) = Unterbrechung der arteriellen Strombahnen durch Gefäßerkrankungen oder Störungen der Blutgerinnung

Stadieneinteilung der peripheren AVK (nach Fontaine):
- **I:** keine Beschwerden
- **II:** Gehstreckenbegrenzung (Claudicatio intermittens)
- **IIa:** Gehstrecke über 200 m
- **IIb:** Gehstrecke unter 200 m
- **III:** Ruheschmerz in Horizontallage
- **IV:** Ruheschmerz, Ulkus, Nekrose/Gangrän

Thrombophlebitis = Entzündung der Venenwand (Phlebitis) mit thrombotischem Verschluß des Lumens

Phlebothrombose = Verschluß einer tiefen Vene durch ein Blutgerinnsel

Varikosis – Varizen (Krampfadern) = Erweiterungen oberflächlicher Venen

Embolie = akuter Arterienverschluß

Symptome der akuten Extremitätenischämie (6 „p“)
- pain (Schmerz)
- pulsless (fehlender Puls)
- paleness (Blässe und Kälte)
- paresthesia (Gefühlsverlust)
- paralyse (Bewegungsverlust)
- prostation (Schock, selten)

Überlegungen zur Pflegeplanung bei Gefäßerkrankungen

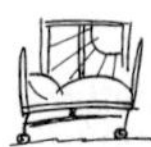

- ruhiges und helles Zimmer, konstante Zimmertemperatur
- verstellbares Krankenbett

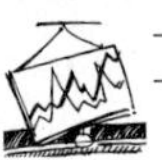

- Inspektion, Palpation und Auskultation der Gefäße
- Umfang der betroffenen Extremität zur Verlaufskontrolle in Abständen messen
- regelmäßige Kontrolle und Dokumentation von Puls, Blutdruck, Atmung, peripherer Durchblutung – Gefahr einer Embolie! (s. Kap. 2.7.3)
- auf Zeichen einer Thrombose (z. B. Schmerzen, Rötung, Schwellung, Temperaturerhöhung) achten

- krankheitsfördernde Faktoren bewußtmachen (z. B. wenig Bewegung, Streß)
- Hilfestellungen bei Verhaltensänderungen
- Angst vor Embolien abbauen
- Gefühl der Sicherheit vermitteln

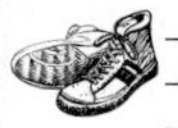

- konsequente Bettruhe bei akuter Emboliegefahr
- Beine bei arteriellen Verschlüssen tieflagern
- Beine bei venösen Verschlüssen hochlagern
- Stauungen vermeiden

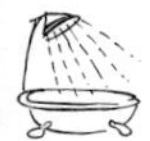

- Waschhilfe oder tägliche Ganzwaschung bei Patienten mit reduziertem Allgemeinzustand oder Emboliegefahr
- Zwischenräume von Zehen und Fingern gut abtrocknen
- Verletzungen bei Pediküre/Maniküre unbedingt vermeiden

- sämtliche Prophylaxen bei immobilen Patienten (s. Kap. 2.7.1)

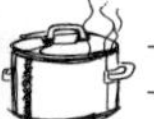

- ausgewogene, eiweiß- und vitaminreiche Ernährung
- bei Übergewicht Kalorieneinschränkung

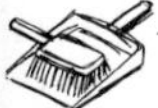

- Regeln des Infektionsschutzes beachten (s. Kap. 2.7.2 und Kap. 3.11)

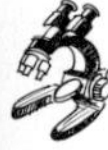

- regelmäßige Kontrolle der Blutgerinnungswerte nach Arztanordnung
- auf regelmäßige Medikamenteneinnahme (Antikoagulanzien) achten (s. Kap. 2.7.4)
- Schutz vor Überwärmung und Unterkühlung (konstante Hauttemperatur von 32–34 °C optimal)
- konsequentes Tragen von Kompressionsstrümpfen bei Varizen und zur Thrombose-Embolie-Prophylaxe (s. Kap. 2.7.1)

3.8 Pflege bei Erkrankungen der Nieren

Die Nieren produzieren den Harn und sorgen für das Ausscheiden der harnpflichtigen Substanzen und entgiften somit kontinuierlich den Körper. Sie regulieren den Wasser- und Elektrolythaushalt und das Säure-Basen-Gleichgewicht. Erkrankungen der Niere und ableitenden Harnwege führen immer zur Störung der Urinausscheidung.
Durch den oft chronischen Verlauf von Nierenkrankheiten wird die Pflegeperson bei der Betreuung mit körperlichen, psychischen und sozialen Veränderungen des Patienten konfrontiert (z. B. Dialyse-Patienten).

• **Wichtige Begriffe**

Akuter Harnweginfekt (Zystitis)	=	plötzlich auftretende bakterielle Entzündung der ableitenden Harnwege (Blase)
Pyelonephritis	=	Entzündung des Nierenbeckens und des Nierenparenchyms

Glomerulonephritis	=	abakterielle oder bakterielle Entzündung der Glomerula (Nierenkörperchen)
Nephrolithiasis	=	Bildung von Steinen in den Hohlsystemen der Nieren und der ableitenden Harnwege
Chronische Niereninsuffizienz	=	langsame Abnahme des funktionstüchtigen Nierengewebes mit Störungen bei der Ausscheidung
Nierenversagen	=	totaler Ausfall der Nierenfunktion als Folge einer Nierenparenchymschädigung
Urosepsis	=	von entzündeten Harnwegen ausgehende Keiminvasion in die Blutbahn (E. coli, Proteus, Pseudomonas)
Urämie	=	„Harnvergiftung“ durch fortschreitende Niereninsuffizienz Symptome: – Übelkeit, Erbrechen, Durchfälle – Blässe, Juckreiz – Kopfschmerzen, Konzentrationsstörungen, Krämpfe, Koma – Kardiomyopathie, Hypertonie – Anämie – Ödeme, Hyperkaliämie – Pleuritis, Azidoseatmung – Parästhesie, Polyneuropathie – Knochenschmerzen

Überlegungen zur Pflegeplanung bei Nierenerkrankungen

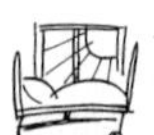

- ruhiges und helles Krankenzimmer
- abdunkelbar (Lichtempfindlichkeit bei Urämie)
- verstellbares Krankenbett

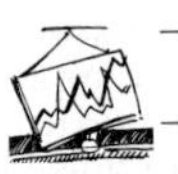

- regelmäßige Kontrolle und Dokumentation von Puls, Blutdruck, Atmung und Bewußtsein
- Gewichtskontrollen (Gefahr der Ödembildung) (s. Kap. 2.7.3)
- regelmäßige Ein- und Ausfuhrkontrolle, evtl. Stundenurin

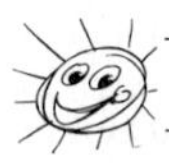

- durch den oft chronischen Verlauf ist eine kontinuierliche und umfassende psychische Betreuung notwendig
- Vermittlung eines Selbstwertgefühls
- Mithilfe bei der Konsolidierung des sozialen Umfeldes
- Aufregungen vermeiden
- Vermittlung von Selbsthilfegruppen

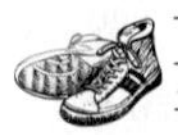

- Bettruhe nur bei Patienten mit akuten Nierenerkrankungen
- Ruhepausen ermöglichen
- die Lagerung erfolgt nach Wunsch des Patienten

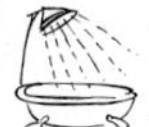

- Waschhilfe oder tägliche Ganzwaschung bei Patienten mit reduziertem Allgemeinzustand
- bei Urämie mindestens zweimal täglich Ganzwaschung (Ausscheidung von harnpflichtigen Substanzen über die Haut)

- sämtliche Prophylaxen bei immobilen Patienten (s. Kap. 2.7.1)

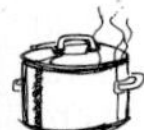

- eine der Erkrankung angepaßte salz- und eiweißarme Diät (s. Kap. 2.5.1)
- evtl. eingeschränkte Flüssigkeit
- bei Übergewicht Kalorieneinschränkung

- Regeln des Infektionsschutzes beachten (s. Kap. 2.7.2 und Kap. 3.11)

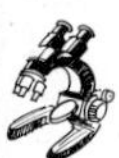

- Blutkontrollen der harnpflichtigen Substanzen (Harnstoff, Harnsäure und Kreatinin) nach Arztanordnung
- regelmäßige Medikamenteneinnahme (s. Kap. 2.7.4)

3.9 Pflege bei Erkrankungen der Gelenke

Der Bewegungsapparat ermöglicht dem Menschen, sich aktiv in seiner Umwelt zu betätigen. Fällt die Bewegungsfähigkeit teilweise oder vollständig aus, so kommt es zu vorübergehenden oder bleibenden Störungen im körperlichen, psychischen und sozialen Bereich. Oft müssen Lebensgewohnheiten verändert werden.

• **Wichtige Begriffe**

Arthrose	= degenerative Gelenkerkrankung
Polyarthritis	= Entzündung von mehreren Gelenken
Rheumatoide Arthritis	= chronische Polyarthritis (cP) durch Autoimmunreaktion
Spondylitis ankylosans	= Morbus Bechterew, in Schüben verlaufende, chronisch-entzündliche Veränderungen der Wirbelsäule mit Versteifung
Reiter-Syndrom	= reaktive Arthritis nach Infektionen (Chlamydien, Yersinien, Salmonellen) mit der Trias Arthritis, Konjunktivitis, Urethritis
Arthritis urica	= Urikopathie, durch chronisch verlaufende Purinstoffwechselstörung lagern sich harnsaure Salze insbesondere in Gelenken ab (Gicht)

Überlegungen zur Pflegeplanung bei Gelenkerkrankungen

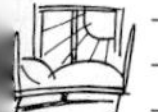

- ruhiges und helles Krankenzimmer
- behindertengerechte Einrichtung (z. B. Haltegriffe)
- verstellbares Krankenbett

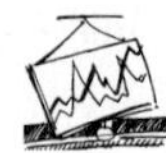

- regelmäßige Kontrolle und Dokumentation von Puls, Blutdruck, Atmung und Bewußtsein
- Beobachtung des Bewegungsapparats auf falsche Beweglichkeit, Schonhaltung, Versteifung, Deformitäten, Schwellung, Entzündung (s. Kap. 2.7.3)
- Schmerzäußerungen wahrnehmen

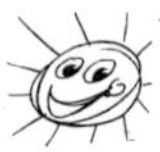

- chronische Erkrankungen mit Schmerzen und Bewegungseinschränkungen führen oft zu Depressionen oder Angst vor Verkrüppelung; Psycho-, Beschäftigungs- oder Arbeitstherapie helfen dem Patienten, ein neues Selbstwertgefühl zu entwickeln

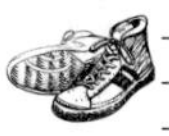

- Bettruhe nur bei Patienten mit akuten Rheumaschüben
- ausreichende Ruhepausen
- Lagerung in physiologischer Grundstellung oder nach Arztanordnung, den Bedürfnissen des Patienten anpassen
- stufenweise Rehabilitation und Training verschiedener Verrichtungen mit gezielter Krankengymnastik (Sicherung und Verbesserung der bestehenden Beweglichkeit)

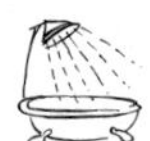

- Waschhilfe oder tägliche Ganzwaschung bei reduziertem Allgemeinzustand und eingeschränkter Beweglichkeit

- sämtliche Prophylaxen bei immobilen Patienten (s. Kap. 2.7.1)

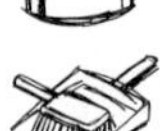

- der Erkrankung angepaßte Diät (z. B. purinarm bei Gicht; s. Kap. 2.5.1)
- bei Übergewicht Kalorieneinschränkung

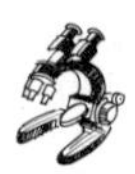

- die Regeln des Infektionsschutzes beachten
- auf ausreichende Intimtoilette des Patienten achten, evtl. liegt Vernachlässigung bei eingeschränkter Beweglichkeit vor (s. Kap. 2.7.2 und Kap. 3.11)

- Blutkontrollen der Harnsäure und Rheumawerte nach Arztanordnung
- auf regelmäßige Medikamenteneinnahme achten (s. Kap. 2.7.4)
- Pflegehilfsmittel (z.B. Anziehhilfen, Gehwagen) einsetzen
- Patientenmerkblatt mit Ratschlägen bei Gelenkerkrankungen (Abb. 3-5) verteilen

3.10 Pflege bei Erkrankungen des Blutes

Das Blut setzt sich aus zellulären Bestandteilen, Erythrozyten (ca. 4–5 Mio./µl), Leukozyten (6000–8000/cm^3), Thrombozyten (200.000–300.000/cm^3), sowie dem hellgelben Blutplasma (Wasser, Salze, Eiweißkörper, Fette, Kohlenhydrate, Fermente, Hormone, Stoffwechselzwischen- und -endprodukte) zusammen. Zu den wichtigsten Aufgaben zählen:

Merkblatt für Patienten mit Erkrankungen der Gelenke

Liebe Patientin, Lieber Patient,
Selbstbeobachtung und Selbsterfahrung (Tagebuch) sind die Grundlage für den Umgang mit bereits aufgetretenen Funktionseinschränkungen sowie für das Erkennen bzw. Vermeiden weiterer Einschränkungen.

Beachten Sie bitte folgende Grundsätze:
- Führen eines persönlichen Schmerzprotokolls, Strategien zur Schmerzbewältigung (autogenes Training, häufige Ruhepausen, Biofeedback), Schmerzgrenze respektieren, ohne zu resignieren
- Ablenkung und Konzentration durch Hobbys, Ergotherapie
- Gesprächs- und Selbsthilfegruppen in Anspruch nehmen
- körpergerechte Sitzmöbel, funktionsgerechte Arbeitshöhe an Tischen und Schränken, ggf. Stützen und Haltegriffe anbringen lassen
- Anpassen von gesundem Schuhwerk (flache Absätze, Gummisohlen), zweckmäßige Kleidung (Schutz vor lokaler Abkühlung), Kälte und Nässe meiden
- keine Überbelastung der Gelenke (Hebelwirkung ausnutzen), Laufen auf weichem Boden
- regelmäßige Trainingseinheiten (Bewegungstherapie, Schwimmen, Radfahren) unter krankengymnastischer Betreuung
- Hilfsmittel (Bandagen, orthopädische Schuhe, Einlagen) annehmen

Abb. 3-5 Merkblatt bei Gelenkerkrankungen.

- Transport von Sauerstoff, Kohlendioxid, Nähr- und Schlackstoffen
- Abwehrfunktion (Antikörperbildung und Phagozytose)
- Aufrechterhaltung des Säuren-Basen-Haushaltes
- Gerinnungsfunktion

Da Bluterkrankungen kein einheitliches Krankheitsbild aufweisen (akuter/chronischer Verlauf, gut-/bösartig, junge/alte Patienten), wird das Pflegepersonal mit den unterschiedlichsten Pflegesituationen konfrontiert.

• **Wichtige Begriffe**

Anämie = Blutarmut (Erythrozytengehalt kleiner 4 Mio./mm^3 bzw. Hämoglobingehalt weniger als 12 g% (Männer), 14 g% (Frauen), Einteilung (Tab. 3-2)

Tabelle 3-2 Einteilung der Anämien.

Anämieform	Ursache
Blutungsanämie (normochrom)	akuter oder chronischer Blutverlust
Hämolytische Anämie (normochrom/normozytär), z.B. Kugelzellanämie, Thalassämie	gesteigerter Blutzerfall, z.B.: – korpuskulär (Strukturdefekt der Erythrozyten) – serogen (durch Substanzen, die gegen die körpereigenen Erythrozyten gerichtet sind) – toxisch (z.B. Tier- und Pflanzengifte, Benzin) – infektiös (Malaria)
Eisenmangelanämie (hypochrom/mikrozytär)	Hämoglobin-Synthesestörung, z.B. durch: – Mangelernährung, geringe Resorption – erhöhten Bedarf (z.B. Schwangerschaft) – chronische Blutungen (z.B. Menstruation, Magenulkus, Karzinom)
Sideroachrestische Anämien (hypochrom)	Eisenverwertungsstörung
Megaloblastäre Anämie (hyperchrom), z.B. perniziöse Anämie	Vitamin-B_{12}-Mangel, z.B.: – Vitamin-B_{12}-Mangel in der Nahrung – Mangel an Intrinsic-Faktor (z.B. nach Gastrektomie)
Aplastische Anämie (normochrom)	toxische oder mechanische Knochenmarkschädigung

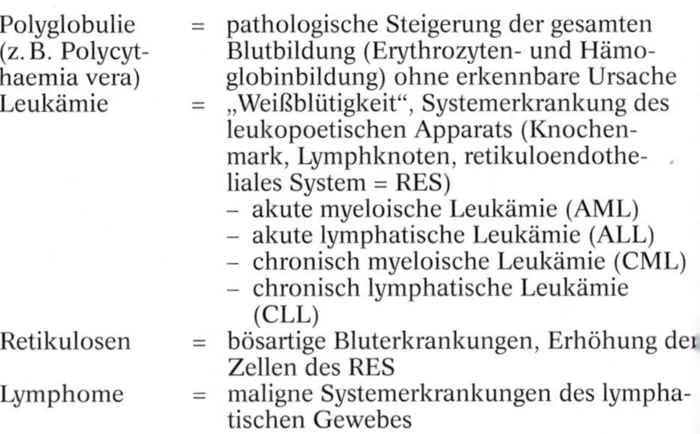

Polyglobulie (z.B. Polycythaemia vera)	=	pathologische Steigerung der gesamten Blutbildung (Erythrozyten- und Hämoglobinbildung) ohne erkennbare Ursache
Leukämie	=	„Weißblütigkeit", Systemerkrankung des leukopoetischen Apparats (Knochenmark, Lymphknoten, retikuloendotheliales System = RES) – akute myeloische Leukämie (AML) – akute lymphatische Leukämie (ALL) – chronisch myeloische Leukämie (CML) – chronisch lymphatische Leukämie (CLL)
Retikulosen	=	bösartige Bluterkrankungen, Erhöhung der Zellen des RES
Lymphome	=	maligne Systemerkrankungen des lymphatischen Gewebes

- Lymphogranulomatose = Morbus Hodgkin
- Non-Hodgkin-Lymphome

Plasmozytom = bösartige Erkrankung, lokalisierte oder generalisierte Wucherung der Plasmazellen des Knochenmarks

Agranulozytose = im peripheren Blut kommt es zum Verschwinden der Granulozyten, im Knochenmark fehlen ihre Vorstufen

Hämorrhagische Diathese = Sammelbegriff für Krankheiten mit Blutungsneigung bzw. Störungen der Blutbildung

Verbrauchskoagulopathie (DIC) = Blutungsneigung aufgrund intravasaler Aktivierung des Gerinnungssystems mit Mikrothrombenbildung bei Schock, Sepsis, geburtshilflichen Komplikationen

Hämophilie = Bluterkrankheit
- Mangel an Faktor VIII = Hämophilie A
- Mangel an Faktor IX = Hämophilie B

Überlegungen zur Pflegeplanung bei Erkrankungen des Blutes

- ruhiges und helles Krankenzimmer
- Patienten mit akuten Krankheitsbildern (schwere Agranulozytose, AML) in Spezialabteilungen (Isolierung), da in hohem Maße infektgefährdet
- in der Remissionsphase (ALL, AML, M. Hodgkin, Non-Hodgkin-Lymphome) ambulante Betreuung möglich

- regelmäßige Kontrolle und Dokumentation von Blutdruck, Puls, Atmung und Bewußtsein, bei akuten Ereignissen zusätzlich Urinausscheidung, ZVD und Flüssigkeitsbilanz (bei Blutdruckmessung Manschette nicht zu stark und lange aufpumpen)
- regelmäßige Temperaturkontrollen (Schweißausbrüche, Fieberschübe beachten)
- gute Hautbeobachtung (Blutungen bei hämorrhagischen Diathesen, geschwürige Veränderungen an den Schleimhäuten in Nase, Mund-Rachen-Raum bei Agranulozytose, AML, CLL)
- Stuhl und Urin auf Blutbeimengungen beobachten
- Kontrolle und Überwachung von Transfusionen, Zytostatikatherapie und regelmäßiger Medikamenteneinnahme
- Pflege bei Erbrechen (Chemotherapie)

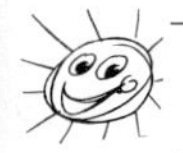

- Patienten so aktiv wie möglich in die Pflege einbeziehen, auch bei Verschlechterung des Krankheitsbildes Freiraum gewähren
- Eltern von erkrankten Kindern in den Behandlungs- und Pflegeplan aktiv einbeziehen (z.B. Elternabende für leukämieerkrankte Kinder)
- Möglichkeiten der sinnvollen Beschäftigung bei Isolierungsmaßnahmen

- Motivation und Information für die regelmäßige ambulante Kontrolle
- Gruppengespräche zur Sinnfindung, zur Bewältigung von Angst und Trauer
- Sterbebegleitung (s. Kap. 2.11.3)

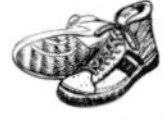

- Bettruhe bei akuten Schüben, akuten Blutungen
- für Ruhe sorgen, körperliche Anstrengung vermeiden
- nach Abklingen der Akutphase zügige Mobilisation, Unterstützung und Förderung der Selbständigkeit

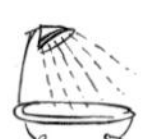

- Waschhilfe oder Ganzwaschung bei Patienten in der Akutphase
- schonende Mundpflege, nur weiche Zahnbürste benutzen, evtl. nur Mund spülen
- sorgfältige Hautpflege
- Pflege bei Fieber, Schüttelfrost und Schweißausbrüchen (s. Kap. 2.7.3)

- sämtliche Prophylaxen bei Patienten in der Akutphase (s. Kap. 2.7.1)
- Infektionsprophylaxe, Isolierung (s. Kap. 2.7.2 und Kap. 3.11)
- Hämatom- und Blutungsprophylaxe vor Eingriffen (z. B. Zahnextraktionen, Operationen)

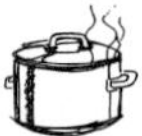

- Wunschkost, vitamin- und eiweißreich, weiche Nahrung (z. B. keine Brötchen)
- Kompensation von Mangelstoffen, z. B. Verabreichung von Eisen bei Eisenmangelanämie
- ausreichende Flüssigkeitszufuhr (z. B. bei Polyglobulie)
- bei hoher Infektionsanfälligkeit keine rohen bzw. ungeschälten Nahrungsmittel

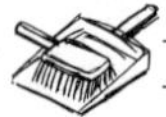

- Regeln des Infektionsschutzes beachten (s. Kap. 2.7.2)
- Druckverband nach Punktionen

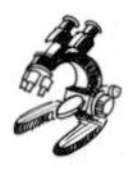

- regelmäßige Laborkontrollen (Blutbild, Gerinnung, Knochenmarkausstrich)
- keine intramuskulären Injektionen bei Patienten mit hämorrhagischen Diathesen
- Pflege bei Bestrahlungen (s. Kap. 17.3)

3.11 Pflege bei Infektionskrankheiten

Infektionen sind beispielsweise durch Bakterien, Viren, Pilze oder Protozoen hervorgerufene Erkrankungen. Der Organismus reagiert darauf mit ausgeprägten subjektiven und objektiven Symptomen (z.B. schweres Krankheitsgefühl, Fieber, Appetitlosigkeit).
Durch die Langwierigkeit von Infektionskrankheiten wird die

Pflegeperson mit körperlichen, psychischen und sozialen Veränderungen des Patienten konfrontiert.

- **Wichtige Begriffe**

Salmonellose (Salmonella enteritidis	=	durch Salmonellen (gramnegative Stäbchen der Familie Enterobacteriaceae) ausgelöste meldepflichtige Infektionskrankheit (Enteritis)
Tuberkulose	=	durch Bakterien (Mycobacterium tuberculosis) hervorgerufene und in Schüben verlaufende, meldepflichtige Infektionskrankheit
Hepatitis (A, B, C, D, E)	=	Leberentzündung; meist infektiös, durch Viren hervorgerufen; betroffen sind der Gefäß- und Bindegewebeapparat der Leber (s. Kap. 3.4)
AIDS	=	Abkürzung für Acquired immune deficiency syndrome: erworbenes, virusbedingtes (HIV) Immundefektsyndrom

Überlegungen zur Pflegeplanung bei Infektionskrankheiten

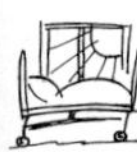

- ruhiges und helles Zimmer
- eigene Toilette und Dusche
- bei übertragbaren Infektionskrankheiten Patienten isolieren
- verstellbares Krankenbett
- evtl. Besucherbalkon mit Telefon

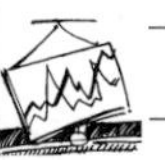

- regelmäßige Kontrolle und Dokumentation von Puls, Blutdruck, Atmung, Bewußtsein und Temperatur
- psychische Veränderungen wahrnehmen (s. Kap. 2.7.3)

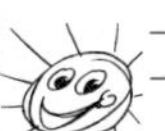

- sinnvolle Beschäftigungen bei Isolation
- Kontakte zur Außenwelt (z. B. Telefon und Post) ermöglichen
- Besuche nur nach Erlaubnis durch den Arzt

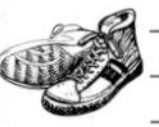

- Bettruhe nur bei Patienten in akuten Phasen der Erkrankung
- auf Ruhepausen achten
- Lagerung den Bedürfnissen des Patienten anpassen

- Waschhilfe oder tägliche Ganzwaschung bei Patienten mit reduziertem Allgemeinzustand

- sämtliche Prophylaxen bei immobilen Patienten
- grundsätzlich Infektionsprophylaxe zur Vermeidung von Kreuzinfektionen (s. Kap. 2.7.2)

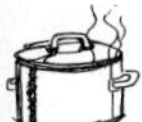

- eine der Erkrankung angepaßte eiweiß- und vitaminreiche, leicht verdauliche Diät
- bei Übergewicht Kalorieneinschränkung
- Aufbaukost bei Untergewicht

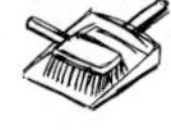

- Patienten mit Verdacht auf eine Infektionskrankheit müssen bis zur endgültigen Klärung wie Erkrankte behandelt werden! (Konkrete Hygiene bei Lungentuberkulose, Hepatitis, Salmonellose und AIDS siehe folgende Seiten.)

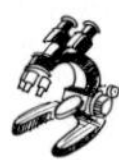

- regelmäßige Blutkontrollen nach Arztanordnung
- regelmäßige Medikamenteneinnahme (s. Kap. 2.7.4)

• **Hygiene bei einem Patienten mit offener Lungentuberkulose** (s. Kap. 2.7.2)

Isolierung:
- ja

Schutzkleidung:
- Schutzkittel und Handschuhe vor Betreten des Zimmers anlegen (Schleuse)

Gesichtsmasken:
- Patient soll eine Gesichtsmaske tragen
- Personal vor Betreten des Zimmers

Händedesinfektion:
- vor und nach dem Betreten des Patientenzimmers
- vor und nach jeder Maßnahme

Flächendesinfektion:
- täglich als laufende Desinfektion

Sputumdesinfektion:
- Sputum in Einmalbehälter als infektiösen Müll entsorgen

Schlußdesinfektion:
- Scheuer- und Raumdesinfektion mit Formaldehyddampf

persönliche Gegenstände:
- im Zimmer belassen bis zur Schlußdesinfektion

Instrumente:
- z.B. Blutdruckgerät, Stethoskop, Thermometer bleiben im Zimmer
- laufende Desinfektion

Wäsche:
- im Zimmer in Wäschesack, zur Entsorgung mit Plastiksack überziehen

Geschirr:
- Einmalgeschirr und -besteck als infektiösen Müll entsorgen

Müll:
- Müll im Zimmer sammeln und wie Wäsche versorgen

Besucher:
- über Verhaltensregeln informieren
- Schutzkittel, Handschuhe und Gesichtsmaske

Untersuchungsmaterialien:
- als infektiös kennzeichnen und dicht verpacken

• **Hygiene bei einem Patienten mit Hepatitis A oder Salmonellose**

Isolierung:
- sinnvoll
- eigene Toilette notwendig

Schutzkleidung:
- Schutzkittel und Handschuhe bei Patientenkontakt und Umgang mit infizierten Materialien

Händedesinfektion:
- vor und nach dem Betreten des Patientenzimmers
- vor und nach jeder Maßnahme

Flächendesinfektion:
- täglich als laufende Desinfektion

Desinfektion der Ausscheidungen:
- nach Hygieneplan

Schlußdesinfektion:
- Scheuerdesinfektion

Instrumente:
- z. B. Blutdruckgerät, Stethoskop, Thermometer bleiben im Zimmer
- laufende Desinfektion

Wäsche:
- im Zimmer in Wäschesack, zur Entsorgung mit Plastiksack überziehen

Geschirr:
- Einmalgeschirr und -besteck als infektiösen Müll entsorgen

Müll:
- Müll im Zimmer sammeln
- Sprühdesinfektion
- wie Wäsche versorgen

Besucher:
- über Verhaltensregeln informieren
- Schutzkittel und Handschuhe

Untersuchungsmaterialien:
- als infektiös kennzeichnen und dicht verpacken

- **Hygiene bei einem Patienten mit AIDS**

Handschuhe:
- bei allen Tätigkeiten, bei denen ein Kontakt mit Blut, Blutbestandteilen, Körperflüssigkeiten, Ausscheidungen oder Sekreten möglich ist
- beim Berühren von Schleimhäuten

Mund- und Nasenschutz, Brille:
- wenn mit Aerosolbildung (Absaugung) oder Verspritzen von Blut, Blutbestandteilen, Körperflüssigkeiten oder Ausscheidungen zu rechnen ist

Schutzkittel:
- bei allen Arbeiten, bei denen mit Kontamination der Kleidung mit Blut, Blutbestandteilen, Körperflüssigkeiten oder Ausscheidungen zu rechnen ist
- bei Entsorgung von Patientenausscheidungen

3.12 Pflege bei Erkrankungen des Bewußtseins

(s. Kap. 4.12.1 und Kap. 9.3)

4 Chirurgie

4.1 Spezielle Lagerungen

Spezielle Lagerungen in der Chirurgie erfolgen in physiologischer Mittelstellung, unter Berücksichtigung pathologischer Veränderungen (z.B. Arthrosen, Frakturen), der ausgeführten Operation, des Zustandes des Patienten, seiner Bewegungseinschränkungen (z.B. Gipsverbände, Extensionen, Schienen) und der ärztlichen Anordnung (s. Kap. 2.1.2 und 2.1.3).

Information des Patienten über die beabsichtigte Lagerung.
Lagerungshilfsmittel wirkungsvoll einsetzen.
Vermeiden von Sekundärschäden (z.B. Dekubitus, Kontrakturen), Patienten situationsgerecht umlagern.
Regelmäßige Bewegungsübungen der nicht erkrankten und fixierten Gelenke (Kontrakturenprophylaxe).
Notwendigkeit und Effektivität der Lagerungsart und der eingesetzten Lagerungshilfsmittel überprüfen.
Regelmäßige Kontrolle der gelagerten Extremität auf Sekundärschäden (z.B. Dekubitus, Ödeme, Kontrakturen).
Dokumentation der Lagerungsart und der eingesetzten Lagerungshilfsmittel.

4.1.1 Lagerung bei der Versorgung mit Schienen

Vorbereitung
- ärztliche Anordnung über die Schienenart und den Gelenkwinkel
- benötigte Materialien richten (Schiene, Polster- und Verbandmaterialien, evtl. Lochstabgeräte)
- prüfen, ob die Schiene sauber und funktionstüchtig ist
- Schiene (Länge, Breite, Gelenkwinkel) immer der gesunden Extremität anpassen, um dem Patienten nicht zusätzliche Schmerzen zu bereiten (Abb. 4-1)
- Schiene sorgfältig polstern

Vorgehen
- das Anlegen einer Schiene erfolgt möglichst durch zwei Pflegepersonen
- druckgefährdete Körperstellen hochlagern oder polstern (z.B. Ferse, Achillessehne, Oberschenkel)
- Patienten beobachten (Schmerzen und Sensibilitätsstörungen)
- Schiene im Bett ausreichend fixieren (z.B. durch Lochstabgeräte)
- nach ärztlicher Anordnung Extremität an der Schiene mit Binden fixieren
- mehrmals täglich korrekten Sitz der Schiene kontrollieren

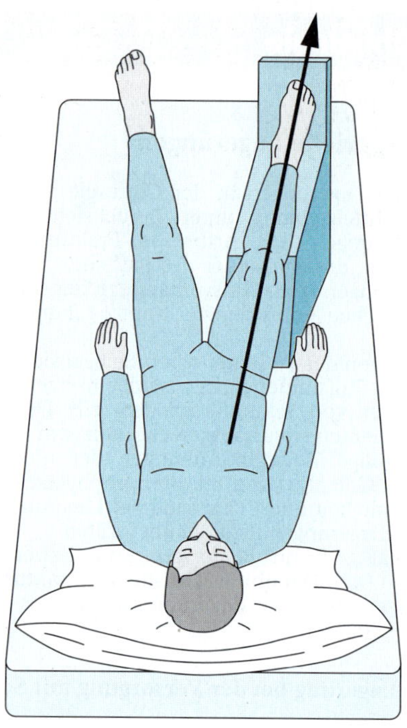

Abb. 4-1 Optimale Achse bei der Schienbeinlagerung der unteren Extremität.

- mehrmals täglich Kontrolle der geschienten Extremität auf Druckstellen, Verfärbungen, Ödeme, Temperaturunterschiede und Kontrakturen

4.1.2 Lagerung bei Gipsverbänden

Anstelle eines herkömmlichen Gipsverbandes werden oft schnellhärtende, leichte Kunststoffverbände angelegt. Kunststoffverbände haben eine geringe Aushärtungszeit, sind leicht und stabil. Ein großer Nachteil ist jedoch die Entsorgung der Kunststoffabfälle! Zur Gipsbehandlung ist immer eine ärztliche Anordnung notwendig. Nur geschultes Fachpersonal darf Gips- oder Kunststoffverbände anlegen.

- **Indikationen für Gipsverbände**
  - Ruhigstellen und Fixieren von Extremitäten nach Frakturen und Luxationen

- Sichern eines Operationsergebnisses (z.B. nach Osteotomie)
- Ruhigstellen von entzündeten Körperregionen (z.B. Osteomyelitis)
- Korrektur von Fehlstellungen

Verschiedene Formen der Gipsbehandlung
- zirkulärer Gipsverband (Abb. 4-2 a und b)
- Gipsschiene
- Gipsliegeschalen

• **Beim Umgang mit Gipsverbänden ist zu beachten**
- Information des Patienten über den Gipsverband (z.B. Bewegungseinschränkungen, Wärmebildung beim Anlegen)
- Austrocknung des Gipses (bis zu 48 Stunden) beachten
- Gips immer an der Luft ohne zusätzliche Wärmezufuhr (Fön) trocknen (siehe Herstellerangaben)
- Kunststoffgips härtet schneller

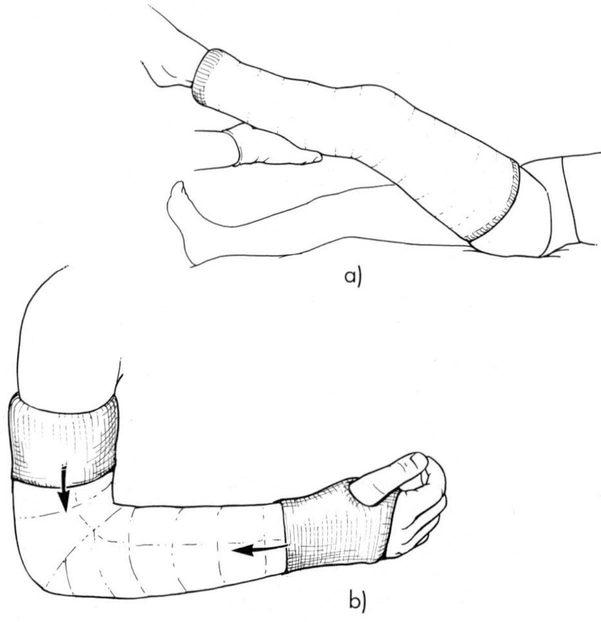

Abb. 4-2 Zirkulärer Gipsverband.
a) Ober- und Unterschenkel.
b) Ober- und Unterarm.

- der feuchte Gipsverband muß bis zur völligen Trocknung flächenhaft aufliegen
- ruhiggestellte Gliedmaßen im Gipsverband nicht bewegen

Krankenbeobachtung
- Schmerzen
- Sensibilitätsstörungen (Kribbeln, Gefühllosigkeit)
- ödematöse Schwellungen
- Hautverfärbungen (Rötung, Blaufärbung)
- Temperaturveränderungen der Extremität (Kälte oder Wärme)

Beim Auftreten eines dieser Zeichen ist der behandelnde Arzt zu verständigen!

4.1.3 Extensionen

Bei einer Extension wird ein Gliedabschnitt zur Ruhigstellung und Streckung von Frakturen oder zur Korrektur bestehender Kontrakturen in Längsrichtung gezogen.
Es ist immer eine ärztliche Anordnung über das Zuggewicht, die Zugrichtung und die Lagerung notwendig.
Das Anlegen einer Extension ist die Aufgabe von geschultem Fachpersonal.

Verschiedene Formen der Extension
- Drahtextension (Abb. 4-3)
- Pflasterextension
- Glisson-Schlinge (bei Erkrankungen der Halswirbelsäule)
- Crutchfield-Klammer (Abb. 4-4)
- Halo-Fixateur externe (Halswirbelsäulen-Extension; Abb. 4-5)

- **Beim Umgang mit Extensionen ist zu beachten**
- Information des Patienten über die Extension
- Polsterung besonders druckgefährdeter Körperstellen
- aseptische Wundbehandlung bei Drahtextensionen und Klammern
- Fixierung einer evtl. benötigten Lagerungsschiene am Lochstabgerät
- ruhiggestellte Gliedmaßen nicht bewegen
- regelmäßige Kontrolle der Zugrichtung und des -gewichtes (der Zug muß frei sein, das Gewicht darf nur auf Arztanordnung abgehängt werden)
- vorsichtiges Betten und Lagern des Patienten durch mehrere Pflegepersonen
- sämtliche Prophylaxen (s. Kap. 2.7.1)
- Training der gesunden Gliedmaßen

Krankenbeobachtung:
- Schmerzen
- Sensibilitätsstörungen (Kribbeln, Gefühllosigkeit)

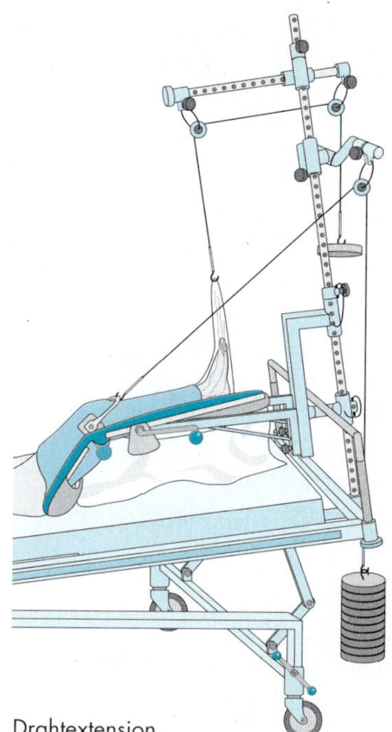

Abb. 4-3 Drahtextension.

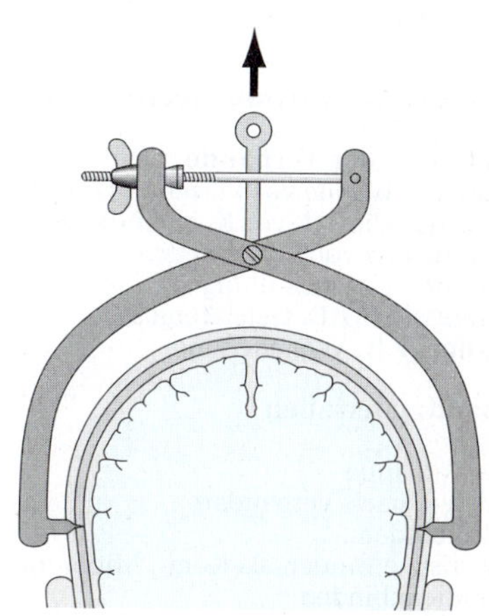

Abb. 4-4 Crutchfield-Klammer.

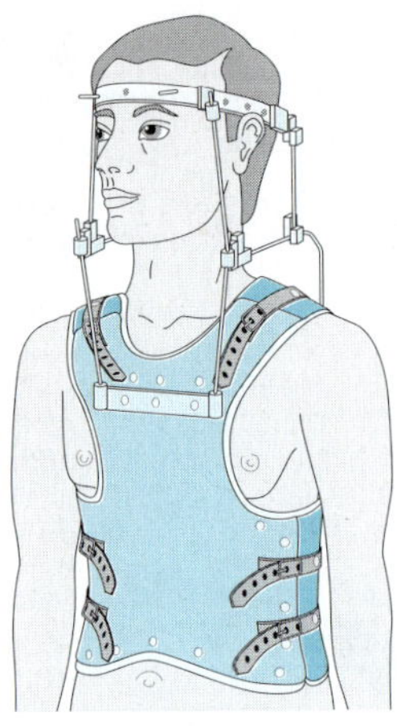

Abb. 4-5 Halo-Fixateur externe (Haloweste).

- ödematöse Schwellungen
- Hautverfärbungen (Rötung, Blaufärbung)
- Temperaturveränderungen der Extremität (Kälte oder Wärme)

Beim Auftreten eines dieser Zeichen ist der behandelnde Arzt zu verständigen!

4.2 Spezielle Verbandtechniken

- **Funktionen der Verbände**
  - Schutz der Wunde vor Verschmutzung und Erregern
  - Schutz der Umwelt vor Keimen (infizierte Wunden)
  - Ruhigstellung von Körperteilen
  - Blut- und Schmerzstillung
  - Kompression (z.B. Gelenkergüsse)
  - Stützung (z.B. Verstauchung)

- **Verbandmaterialien**
  - Pflaster
  - Tape-Verbände
  - Binden je nach Verbandart
    - Mullbinden
    - elastische Binden als Kurz-, Mittel- oder Langzugbinden
    - Zinkleimbinden
    - Gipsbinden
    - Zellstoffbinden

- Sprühkleber
- Netzverbände
- Schlauchverbände mit und ohne Applikator
- Polstermaterialien

- **Grundsätze beim Umgang mit Verbänden**
- Verbandmaterialien wirkungsvoll einsetzen (straff, aber nicht einschnürend)
- die Lokalisation und die Funktion des geplanten Verbandes bestimmt, ob der Verband unter Ent- oder Belastung angelegt wird und ob der Patient dabei liegt, sitzt oder steht
- zum Vermeiden von Sekundärschäden muß die Haut vor dem Anlegen eines Verbandes trocken und sauber sein, Rückstände von z.B. Schweiß oder Salben vorher entfernen
- kleinere Hautdefekte mit einem Wundverband abdecken
- druckgefährdete Körperstellen (z.B. Knöchel, Tibiaköpfchen) polstern
- Kontrolle der verbundenen Körperregion auf Sekundärschäden (z.B. Ödeme, Schmerzen, Sensibilitätsstörungen)
- Notwendigkeit und Effektivität des Verbandes überprüfen
- regelmäßige Bewegungsübungen der nicht erkrankten und verbundenen Gliedmaßen (Kontrakturenprophylaxe)

4.2.1 Kopfhaubenverband mit Schlauchmull

Indikation
- Fixieren einer Wundauflage

Vorbereitung
- Schlauchmull (dreifache Kopflänge) oder Fertigverband
- Schere
- Schmuck (Ohrringe), Brille, Hörgerät entfernen

Vorgehen (Abb. 4-6a bis d)

4.2.2 Fingerverband mit Schlauchmull und Applikator

Indikation
- Fixieren einer Wundauflage

Vorbereitung
- Schlauchmull oder Fertigverband
- Applikator
- Schere
- Schmuck (Ringe) entfernen

Vorgehen (Abb. 4-7 a bis f)

4.2.3 Brustverband

Indikation
- Fixieren einer Wundauflage

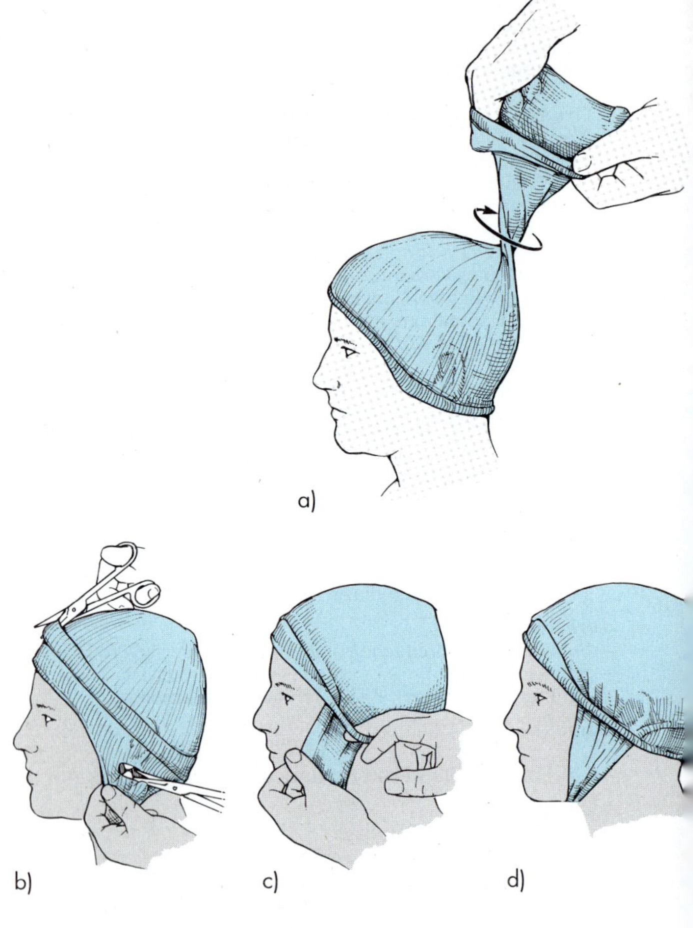

Abb. 4-6 Kopfhaubenverband.
a) Das erste Verbanddrittel über den Kopf ziehen und über dem Scheitel drehen; den Schlauchmull umschlagen und über die erste Schicht stülpen.
b) Die obere Lage an der Stirn einschneiden, die untere Lage an den Ohren.
c) Die Enden der oberen Lage durch die Ohrenschlinge ziehen.
d) Beide Enden unter dem Kinn verknoten.

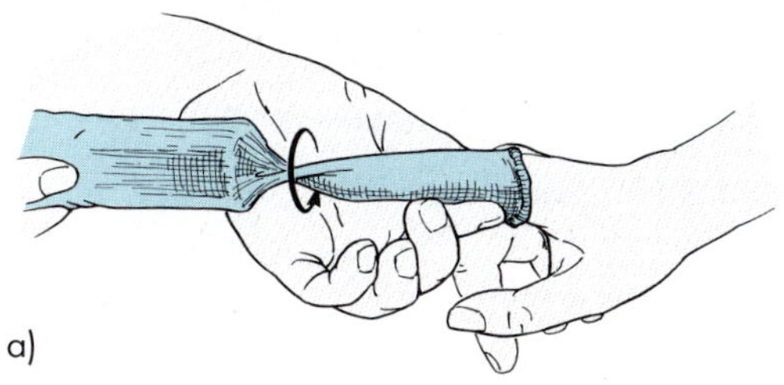

a)

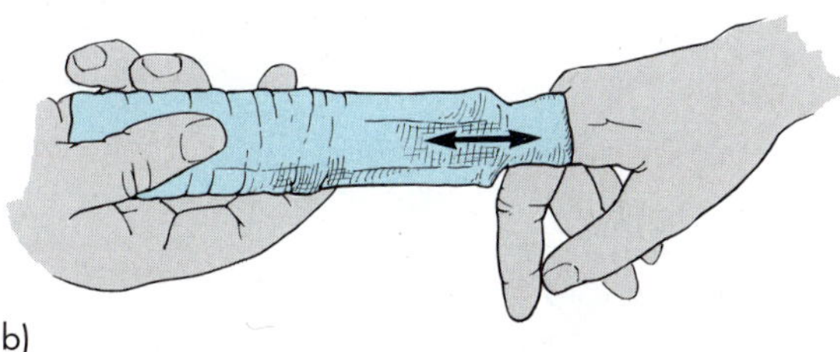

b)

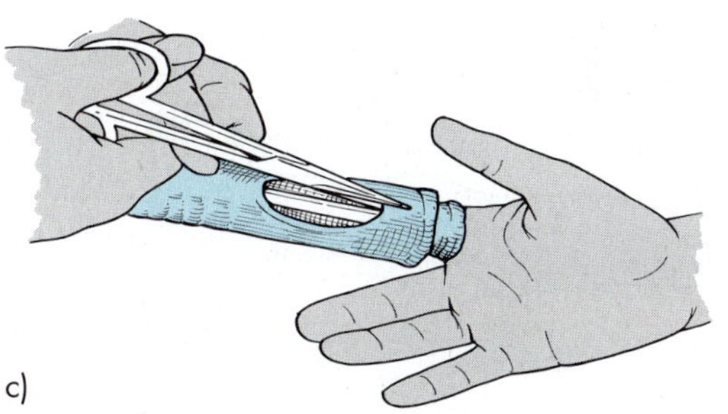

c)

Abb. 4-7 Fingerverband mit Schlauchmull.
a) Passenden Schlauchmull auf Applikator ziehen, offenes Schlauchstück über Finger ziehen und durch Drehen um 180° schließen.
b) Der Verband ist durch beliebig viele Schlauchmullagen zu vervollständigen.
c) Schlauch in Längsrichtung an der Beugeseite des Fingers einschneiden (Einschnittspitze am Fingergrundgelenk).

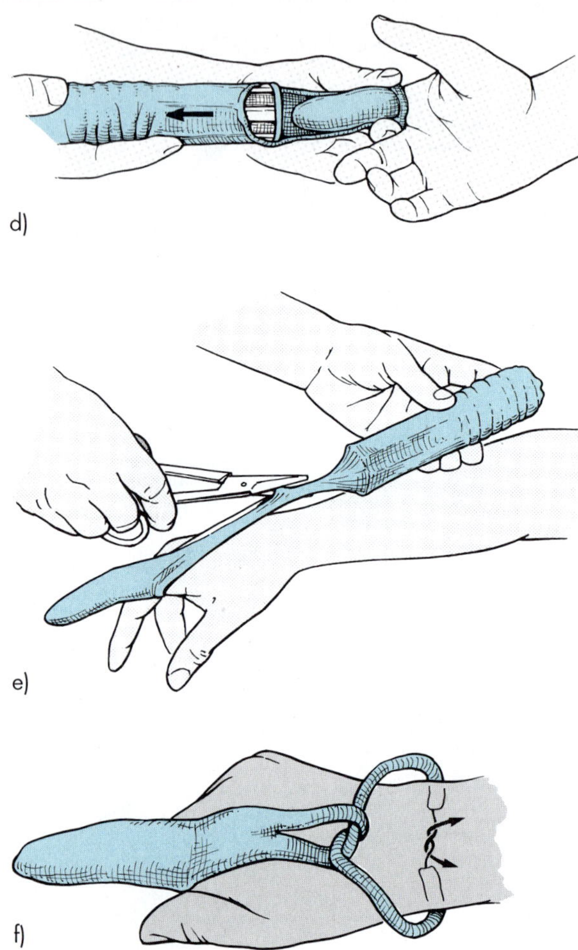

Abb. 4-7 Fingerverband mit Schlauchmull.
d) Applikator zurückziehen, indem man die Spitze des Einschnitts festhält.
e) Den Finger durch den entstandenen Schlitz stecken und den Applikator zum Handrücken führen. In Höhe des Handgelenkes den Schlauchmull längs einschneiden.
f) Die entstandenen Bänder um das Handgelenk schlingen und m einander verknoten.

Vorbereitung
- Schlauchmull oder Fertigverband
- Pflaster
- Schere

Vorgehen (Abb. 4-8 a bis d)
Je nach Brustumfang Verbandgröße wählen. Bei Schlauchmull zweimal Brustumfang.

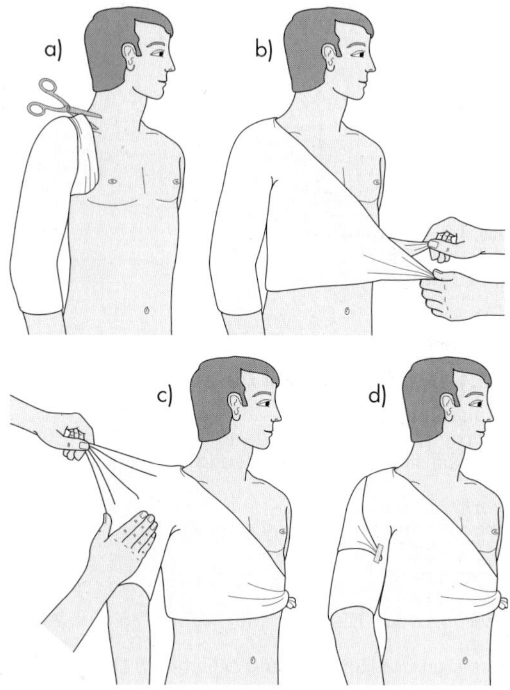

Abb. 4-8 Brustverband.
a) Den Schlauchmull so umschlagen, daß er doppelt liegt. Den Verband über den Arm ziehen. Der umgeschlagene Teil befindet sich unterhalb des Ellbogens. An der Schulter Schlauchmull raffen und durchschneiden.
b) Beide Enden schräg nach unten über die Brust ziehen und verknoten.
c) Am Oberarm ein Ende herausziehen.
d) Das Ende nach vorne um den Oberarm wickeln und fixieren.

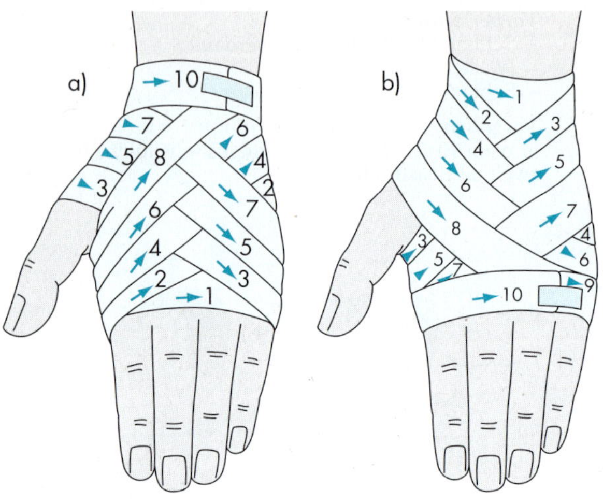

Abb. 4-9 Handverband.
a) Aufsteigend.
b) Absteigend.

4.2.4 Handverband mit Binden (Abb. 4-9 a und b)

Indikationen

- Fixieren einer Wundauflage
- Stabilisierung bei einer Handgelenkverstauchung

Vorbereitung

- elastische Binden (etwa 4 cm Breite)
- Pflaster
- Schere

Aufsteigender Handverband beginnt an den Fingergrundgliedern.
Absteigender Handverband beginnt am Handgelenk.

4.2.5 Knie- oder Ellbogenverband (Abb. 4-10 a und b)

Indikationen

- Fixieren einer Wundauflage
- Kompression nach Punktionen

Vorbereitung

- elastische Binden (etwa 6 cm Breite)
- Pflaster
- Schere

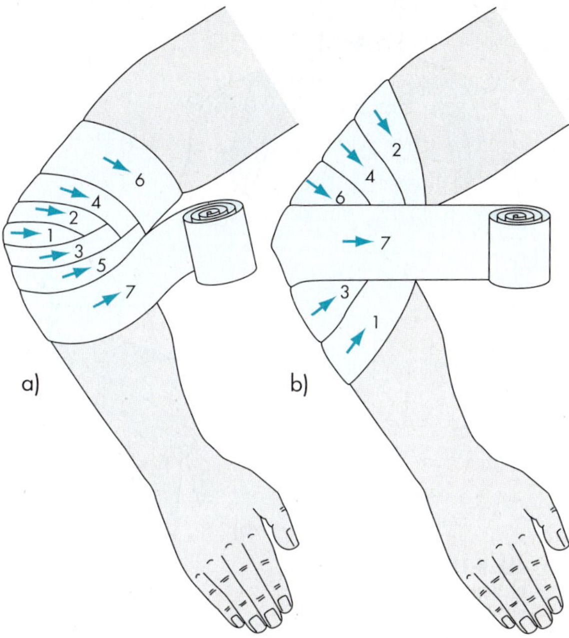

Abb. 4-10 Ellbogenverband.
a) Von innen nach außen.
b) Von außen nach innen.

4.2.6 Rucksackverband (Abb. 4-11 a und b)

Indikation
- Fixieren einer Schlüsselbeinfraktur

Vorbereitung
- Fertigverbände in verschiedenen Größen
- Schere

4.2.7 Fußverband (Abb. 4-12)

Indikation
- Kompressionsverband zum Ruhigstellen nach einer Verstauchung

Vorbereitung
- elastische Binden (etwa 4–6 cm Breite)
- Schere
- Pflaster

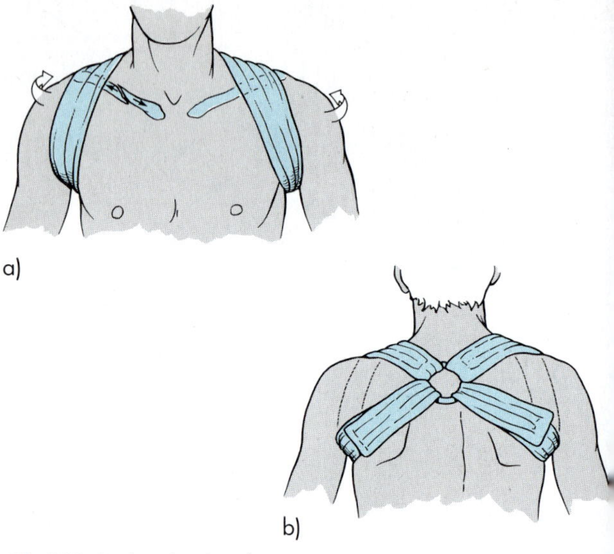

Abb. 4-11 Rucksackverband.
a) Von vorne.
b) Von hinten.

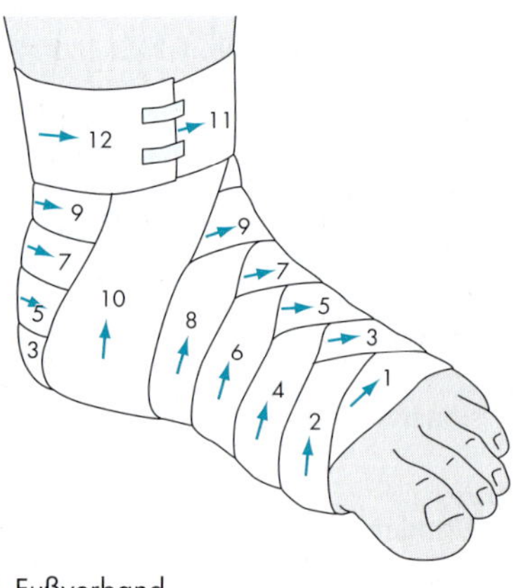

Abb. 4-12 Fußverband.

Der Verband beginnt immer an den Zehengrundgliedern, von innen nach außen (Fußgewölbe).
Die Ferse wird mit eingewickelt.

4.2.8 Desault-Verband

Indikation
- Zustand nach Reposition einer Schultergelenkluxation

Vorbereitung
- Schlauchmull, Fertigverband oder elastische Binden (etwa 6–8 cm Breite)
- Achselpolster
- Schere
- Pflaster

Die Achselhöhle der betroffenen Schulter polstern.
Beim Desault-Verband mit Binden immer in Richtung der betroffenen Schulter wickeln.

Vorgehen (Abb. 4-13 a und b)
- Ein Schlauchmull-Ende so umschlagen, daß ein doppelter Schlauch entsteht. Diesen raffen, dabei dehnen und über den gesunden Arm und Kopf führen. Das umgeschlagene Ende liegt oben. Oder Patient in den gerafften Schlauchmull einsteigen lassen und den Verband nach oben ziehen.
- Achselhöhle polstern. Schlauchmull über den angewinkelten Arm ziehen und zum Körper hin einschlagen.

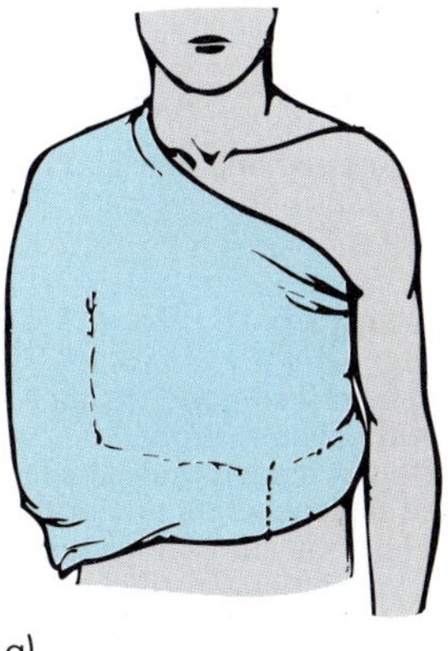

a)

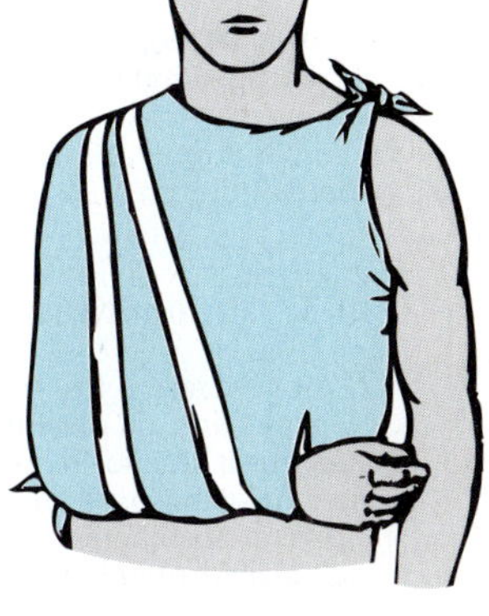

b)

Abb. 4-13 Desault-Verband.
a) Primäranlage.
b) Ausleiten der Hand.

– Schlauchmull am Handgelenk einschneiden und Hand ausleiten. Verband an gegenseitiger Schulter verknoten. Arm durch Pflasterstreifen stabilisieren.

4.2.9 Desault-Verband – Gilchrist (Abb. 4-14 a bis d)

Indikationen
- Ruhigstellen von Schulter und Oberarm
- Schulterluxation nach Reposition

Vorbereitung
- Fertigverband oder Schlauchmull (viermal Armlänge)
- Watte zum Polstern
- Pflaster
- Schere

Vorgehen
- Den Schlauch zwischen äußerem und mittlerem Drittel zur Hälfte einschneiden und den Arm in den längeren Schlauchteil einführen. Nackenpartie mit Watte polstern. Das kleinere Ende um den Nacken nach vorne schieben, um das Handgelenk legen und fixieren.
- Das längere Ende dorsal um den Thorax führen. Nach Watteeinlage um den Oberarm führen und fixieren.

4.2.10 Halskrawatte (Abb. 4-15 a und b)

Indikationen
- Verletzungen der Halswirbelsäule
- Halswirbelsäulensyndrom

Vorbereitung
- Fertigverband, Größe nach Herstellerangaben

Verband muß auf der herabgezogenen Schulter und dem Brustbein aufliegen.

4.3 Präoperative Maßnahmen

Eine Operation löst bei jedem betroffenen Menschen Angst und Unruhe aus, da der Eingriff sein Leben bedroht.
Die individuelle Belastung ist verschieden und hängt auch von der Ausgangsposition ab. Eine geplante Operation (z.B. Korrektur von abstehenden Ohren) oder ein Eingriff bei einer akuten, lebensbedrohlichen Situation ruft unterschiedliche Ängste und Bedenken hervor.
Die präoperativen Maßnahmen sind abhängig von der Patientensituation und werden eingeteilt in:

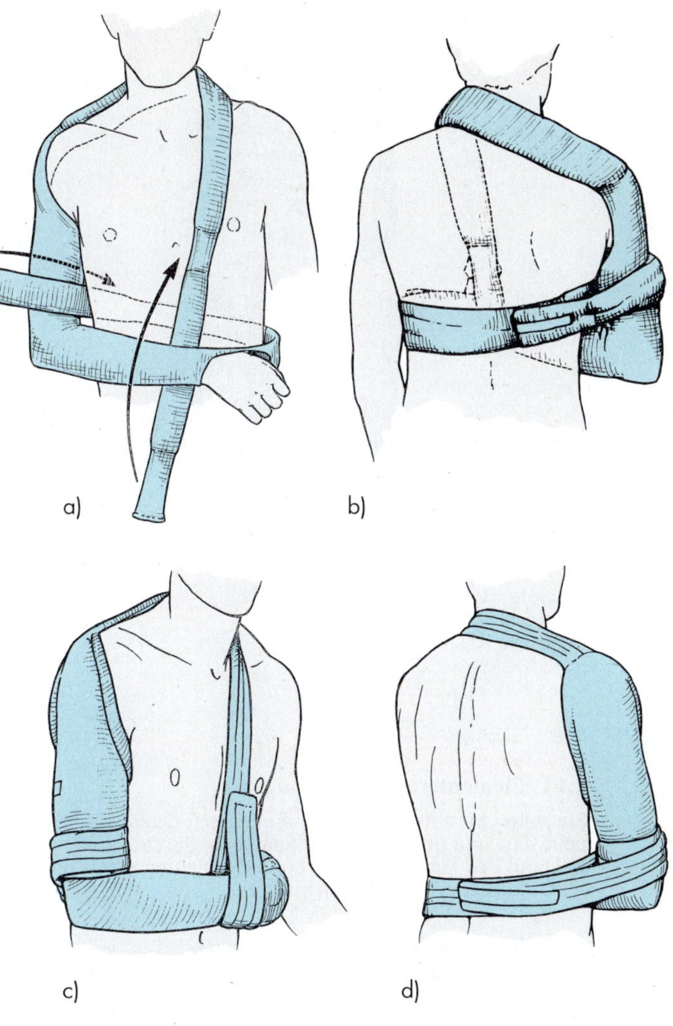

Abb. 4-14 Gilchrist-Verband.
a) Mit Schlauchmull, vorne.
b) Mit Schlauchmull, hinten.
c) Fertigverband, vorne.
d) Fertigverband, hinten.

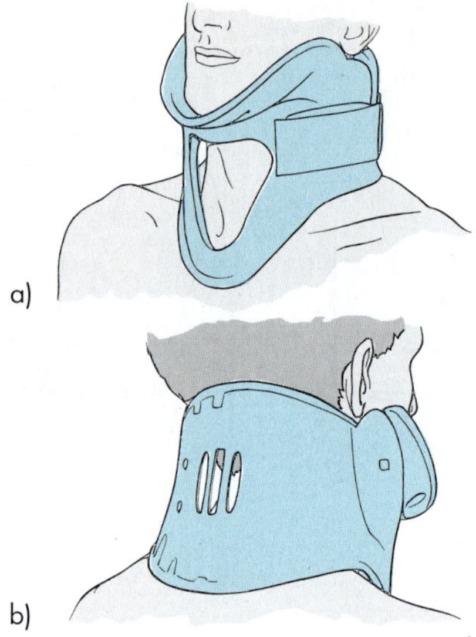

Abb. 4-15 Halskrawatte.
a) Ansicht von vorne.
b) Ansicht von hinten.

4.3.1 Elementare Vorbereitungen

Sie gelten für alle Patienten und umfassen diagnostische, therapeutische und pflegerische Maßnahmen. Sie sind abhängig vom Zustand des Patienten und von der geplanten Operation (z. B. EKG, Röntgen, Blutuntersuchungen).

4.3.2 Spezielle Vorbereitungen

Diagnostische, therapeutische und pflegerische Maßnahmen, die zur Operation notwendig sind (z.B. Diagnoseverfahren wie CT, Blutabnahme zur Autotransfusion, Training postoperativ notwendiger Maßnahmen wie Gehen mit Gehhilfen, s. Kap. 2.2.3).

4.3.3 Vorbereitungen bei Notfällen

Diagnostische, therapeutische und pflegerische Maßnahmen werden in kürzester Zeit erledigt und auf das Wichtigste beschränkt (z.B. Verzicht auf bestimmte Untersuchungen).

4.3.4 Vorbereitung am Operationsvortag

- Informationen über Art, Zeitpunkt der geplanten Operation (OP-Programm) und besondere Verordnungen einholen
- Information und Aufklärung des Patienten über die geplante Operation (ärztliche Aufgabe)
- Nahrungskarenz richtet sich nach der geplanten Operation
- Darmentleerung durch Klysma oder Reinigungseinlauf (s. Kap. 2.6.2) nach Schema oder Arztanordnung
- Bad oder Körperganzwaschung (s. Kap. 2.4.1 und Kap. 2.4.9)
- Körpergewicht und Körpergröße bestimmen
- Richten der Materialien (z. B. OP-Hemd, Haarhaube, Lagerungshilfsmittel, Abwurfschale mit Zellstoff, Bettschutz, Antithrombosestrümpfe)
- Verabreichen von Medikamenten (Schlaf- und Beruhigungsmittel) nach Arztanordnung (Anästhesievisite)
- Bereitlegen der Patientendokumente (z. B. Patientenaufkleber, Kurve, Röntgenbilder)
- Patienten individuell psychisch betreuen (Gespräche, bei ihm bleiben bis zum Einschlafen)

4.3.5 Vorbereitung am Operationstag

- Assistenz oder Übernahme der morgendlichen Toilette
- Kontrolle der Vitalzeichen (Temperatur, Puls, Blutdruck)
- Kontrolle des Operationsgebiets auf Sauberkeit
- Rasur des Operationsgebiets (Abb. 4-16 a bis j)
- Entleerung der Blase, evtl. Legen eines Blasen-Dauerkatheters nach Arztanordnung (s. Kap. 2.6.1)
- Entfernen von Schmuck, Prothesen und Hörgeräten
- Anziehen des OP-Hemdes, der Antithrombosestrümpfe (s. Kap. 2.7.1) und der Haarhaube
- Prämedikation (medikamentöse Narkosevorbereitung zur psychischen und körperlichen Dämpfung des Patienten)
- nach der Prämedikation darf der Patient nicht mehr aufstehen (Kollapsgefahr), gute Kreislaufüberwachung
- rechtzeitiger und ruhiger Transport zur Operationsabteilung
- Übergabe des Patienten und der dazugehörenden Dokumente an das OP-Personal
  - Patientenkurve bzw. Dokumentationsmappe mit allen aktuellen Befunden
  - Anästhesieprotokoll
  - OP-Leistungsschein
  - schriftliche Einverständniserklärung des Patienten
  - evtl. Medikamente (z.B. Insulin)
- sich vom Patienten verabschieden (Aufmunterung und Trost, Gefühl der Sicherheit vermitteln)

Rasur des Operationsgebiets
(Abb. 4-16 a bis j s. Seiten 416 bis 418) →

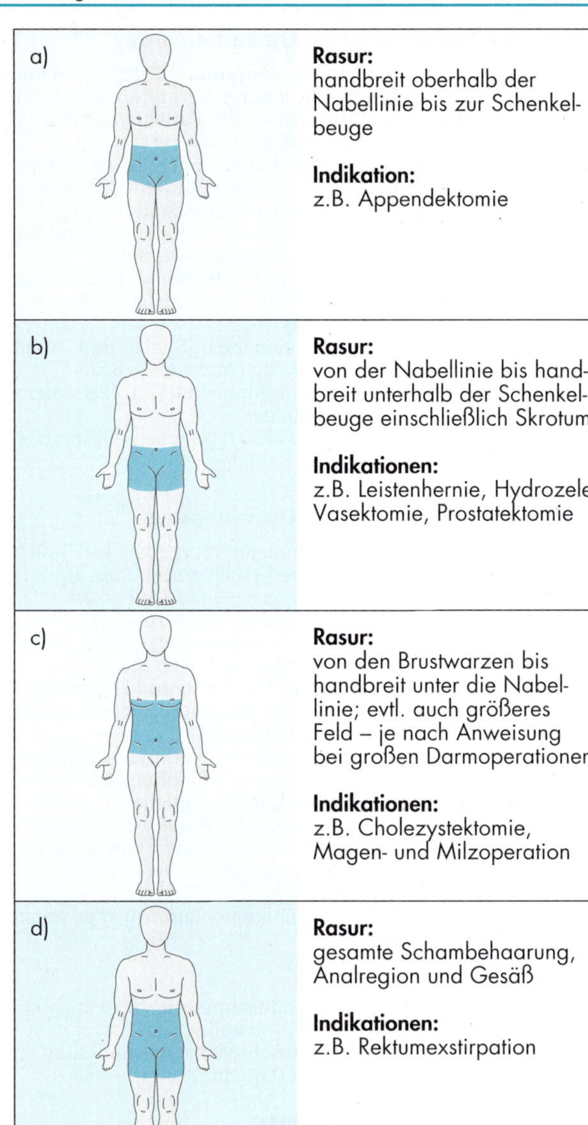

a)
Rasur:
handbreit oberhalb der Nabellinie bis zur Schenkelbeuge
Indikation:
z.B. Appendektomie
b)
Rasur:
von der Nabellinie bis handbreit unterhalb der Schenkelbeuge einschließlich Skrotum
Indikationen:
z.B. Leistenhernie, Hydrozele, Vasektomie, Prostatektomie
c)
Rasur:
von den Brustwarzen bis handbreit unter die Nabellinie; evtl. auch größeres Feld – je nach Anweisung bei großen Darmoperationen
Indikationen:
z.B. Cholezystektomie, Magen- und Milzoperation
d)
Rasur:
gesamte Schambehaarung, Analregion und Gesäß
Indikationen:
z.B. Rektumexstirpation

Abb. 4-16 a bis j Rasurschemen.

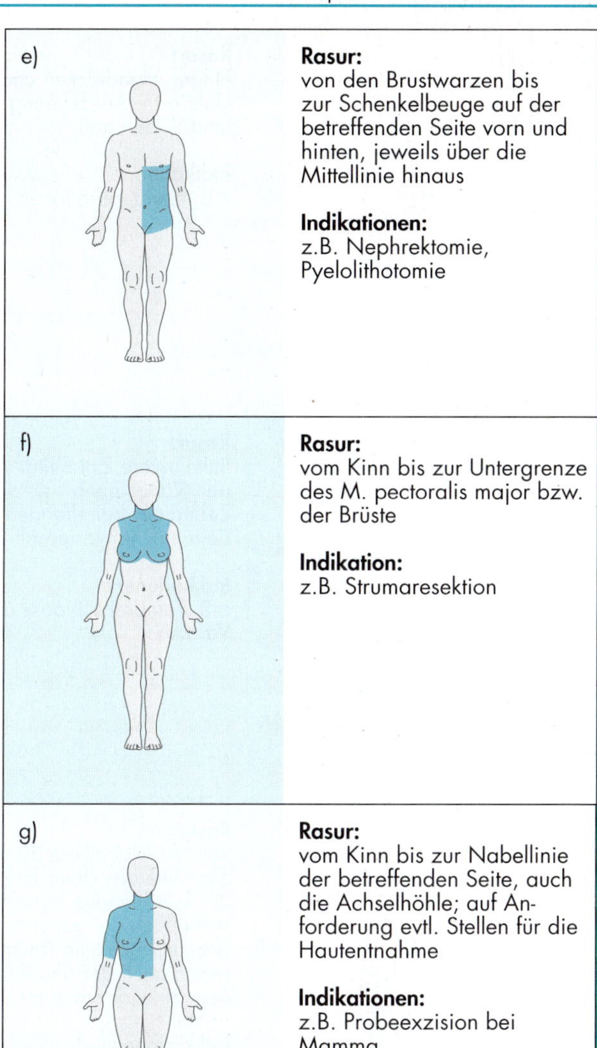

e)

Rasur:
von den Brustwarzen bis zur Schenkelbeuge auf der betreffenden Seite vorn und hinten, jeweils über die Mittellinie hinaus

Indikationen:
z.B. Nephrektomie, Pyelolithotomie

f)

Rasur:
vom Kinn bis zur Untergrenze des M. pectoralis major bzw. der Brüste

Indikation:
z.B. Strumaresektion

g)

Rasur:
vom Kinn bis zur Nabellinie der betreffenden Seite, auch die Achselhöhle; auf Anforderung evtl. Stellen für die Hautentnahme

Indikationen:
z.B. Probeexzision bei Mamma, Mammaamputation

Abb. 4-16 a bis j (Fortsetzung)

h)

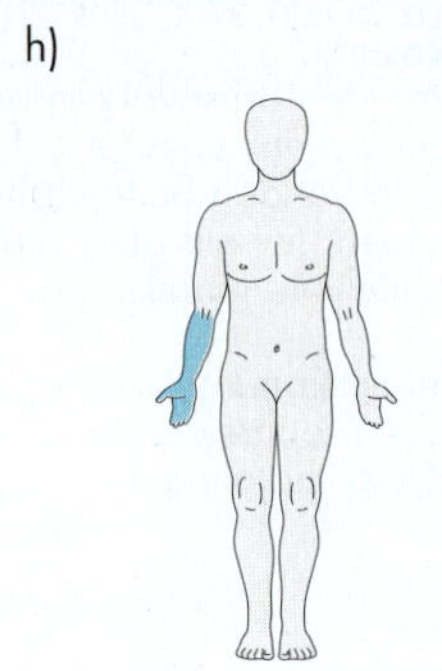

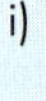

Rasur:
Finger, Handrücken und Unterarm, Ausdehnung je nach Operation

Indikation:
z.B. Handoperationen

i)

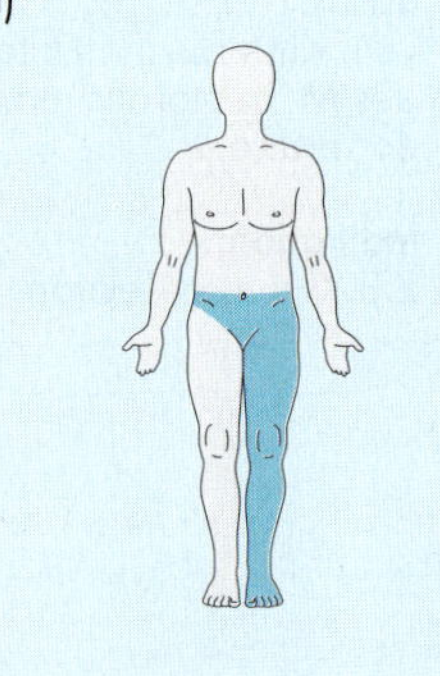

Rasur:
linke untere Extremität von der Nabellinie bis zu den Zehen der betreffenden Seite. Bein zirkulär rasieren!

Indikationen:
z.B. Femoralis-Bypass u.a., Varizen

j)

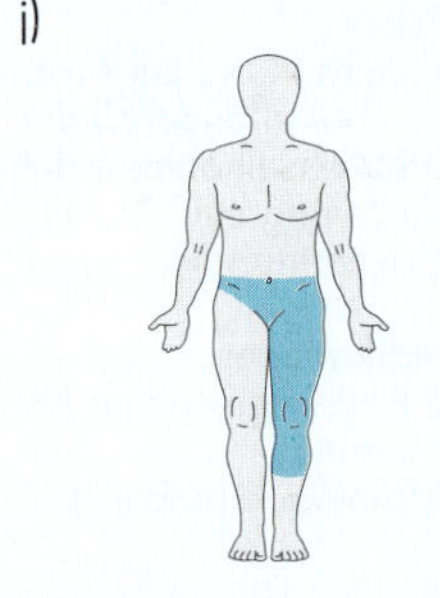

Rasur:
von der Nabellinie bis etwa zur Mitte des Unterschenkels der betreffenden Seite einschließlich der gesamten Schambehaarung (beim Mann auch des Skrotums); Bein zirkulär rasieren!

Indikationen:
z.B. Schenkelhalsnagelung, Oberschenkelnagelung, Endoprothese

Abb. 4-16 a bis j (Fortsetzung)

4.4 Übernahme eines Patienten aus dem Operationssaal oder Aufwachraum

Die Pflege und Überwachung eines frischoperierten Patienten beginnt mit seiner Übernahme aus der Operationsabteilung oder dem Aufwachraum.

Die Übernahme und der Transport frischoperierter Patienten erfolgt immer durch zwei Pflegekräfte (mindestens eine Pflegeperson davon mit dreijähriger Krankenpflegeausbildung).

Notwendige Informationen bei der Übernahme:
- ausgeführte Operation (z.B. Appendektomie)
- Operationsverlauf (z.B. intraoperative Komplikationen wie starke Blutungen)
- Anästhesieform (z.B. Intubationsnarkose)
- Zustand des Patienten (z.B. kreislaufstabil, Reflexe vorhanden)
- intraoperativ angelegte Sonden, Katheter, Drainagen und Infusionen
- verordnete Nachbehandlung, (z.B. Lagerungen, Kontrollen der Vitalfunktionen, medikamentöse Therapie, Sauerstoffgabe)

Postoperative Verordnungen müssen schriftlich dokumentiert sein.

4.5 Spezielle Prophylaxen

Es sind besondere Prophylaxen notwendig, um sekundäre Schäden zu vermeiden (s. Kap. 2.7.1).

- **Nahtinsuffizienz** durch Husten oder Bewegung
  Prophylaxe:
  - Anlegen einer Bauchbinde
  - Hilfe beim Abhusten
  - Hand auf Naht drücken
- **Pneumonie und Atelektasen** durch eingeschränkte Spontanatmung (z.B. Schmerzen, atemdepressive Medikamente)
  Prophylaxe:
  - Atemgymnastik
  - Totraumvergrößerung (Giebelrohr)
  - Schmerzmittel nach Arztverordnung
  - Triflow
  - Luftbefeuchtung
- **Nachblutungen**
  Prophylaxe:
  - Kompressionsverbände
  - Vermeiden von körperlicher Belastung
- **Thrombose**
  Prophylaxe:
  - Beinmassagen (s. Kap. 2.8.6)

- Antithrombosestrümpfe
- Beinhochlagerung
- Antikoagulanzien nach Arztverordnung
• **Parotitis** durch Nahrungskarenz
Prophylaxe:
- gezielte Mundpflege
- „saure Drops" lutschen lassen
- Kaugummi

4.6 Postoperative Überwachung und Pflege

Operative Eingriffe belasten den Patienten erheblich. Psychische und physische Störungen müssen rechtzeitig erkannt und beseitigt werden (Abb. 4-17).

Folgende **regelmäßige Kontrollen** sind notwendig:
- Bewußtsein (Bewußtseinseintrübung durch Anästhetika)
- Atmung (Atemdepression durch Anästhetika)
- Kreislauf (Blutdruckabfall und Pulsfrequenzsteigerung durch Blutverluste)

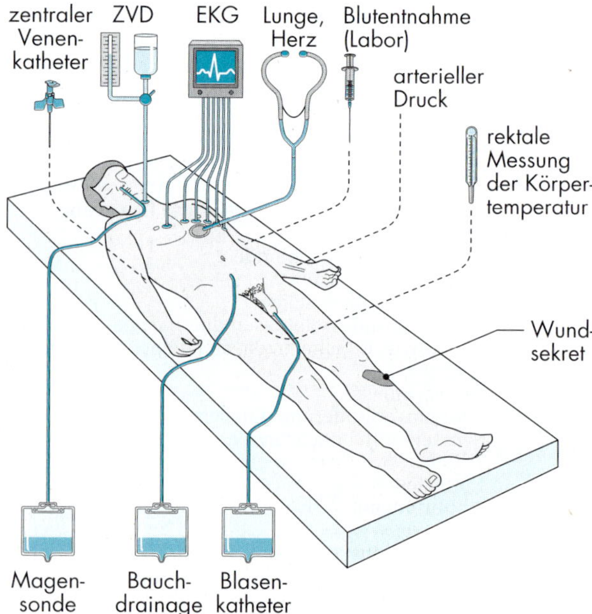

Abb. 4-17 Postoperative Überwachung nach Reifferscheid.

- Schmerzen (Wundschmerzen)
- Körpertemperatur (Resorptionsfieber)
- Blasenfunktion (Miktionsstörungen)
- Darmfunktion (Darmatonie)
- Aussehen (verändertes Hautkolorit bei Atemdepression, Blutdruckabfall, Blutungen)
- Verhalten (Postaggressionssyndrom)
- Verbände (Nachblutung)
- Sonden und Drainagen (Durchgängigkeit und Ausscheidungen)
- Infusionen (verordnete Infusionsgeschwindigkeit)
- Blutwerte (Hämoglobin, Hämatokrit, Blutgasanalyse)

Lagerung und Mobilisation
Die postoperative Lagerung (s. Kap. 2.1.2) ist abhängig von:
- der ausgeführten Operation
  (z.B. leichte Oberkörperhochlage bei Schädeloperation)
- der Anästhesieform
  (z.B. flache Rückenlage bei Lumbalanästhesie)
- dem Zustand des Patienten
  (z.B. Seitenlage bei Aspirationsgefahr)

Die Mobilisation (s. Kap. 2.2) soll so frühzeitig wie möglich erfolgen und beinhaltet:
- passive und aktive Bewegungstherapie im Bett
- Sitzen am Bettrand
- Stehen neben dem Bett
- Gehen im Zimmer

Ernährungsplan
Die postoperative Ernährung richtet sich immer nach der ausgeführten Operation und dem Zustand des Patienten (Übelkeit, Erbrechen). Während der Nahrungskarenz und dem langsamen Nahrungsaufbau erhält der Patient in der Regel eine Infusionstherapie.

4.7 Umgang mit Sonden und Drainagen

(s. Kap. 2.7.11)

4.8 Sachgerechtes Versorgen von Wunden

(s. Kap. 2.7.13)

4.9 Verbandvisite

Zum Wechseln der Verbände finden auf chirurgischen Stationen besondere Visiten statt.
Für aseptische und septische Verbände empfehlen sich separate Verbandwagen.
Die Ausstattung ist auf die Anforderungen der jeweiligen Abteilung abgestimmt und muß der modernen Krankenhaushygiene entsprechen.

Aufwendige Verbandwechsel sollen unter möglichst keimarmen Bedingungen und deshalb in speziellen Behandlungs- oder Verbandzimmern erfolgen.
Um eine Keimverschleppung zu verhindern, ist die Verbandvisite so zu organisieren, daß die aseptischen immer vor den septischen Verbänden gewechselt werden.

- **Häufig benötigte Instrumente** (Abb. 4-18 a bis m)

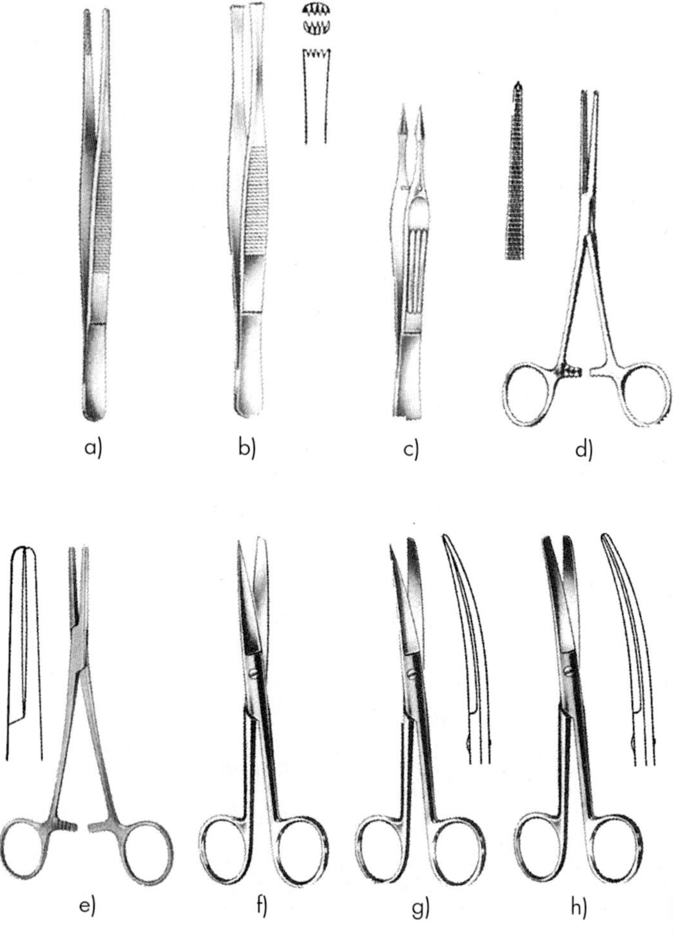

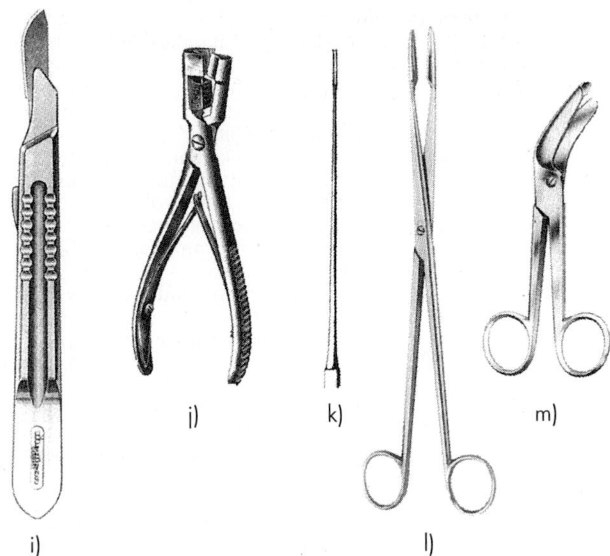

Abb. 4-18 Einige wichtige Instrumente.
a) Anatomische Pinzette.
b) Chirurgische Pinzette.
c) Splitterpinzette.
d) Kocher-Klemme.
e) Schlauch- bzw. Pean-Klemme.
f) Chirurgische Schere, spitz/stumpf.
g) Chirurgische Schere, spitz/stumpf, gebogen.
h) Chirurgische Schere, stumpf/stumpf, gebogen.
i) Skalpell.
j) Klammeranlege- und -entfernungszange.
k) Doppelknopfsonde.
l) Kornzange, gerade.
m) Verbandschere.

4.10 Pflege bei Wundinfektionen

Erkrankungen, die durch Mikroorganismen hervorgerufen werden, treten in der Klinik häufig auf. Infektionen können zu erheblichen Beeinträchtigungen des Patienten führen. Chirurgische Wundinfektionen sind Entzündungen, die durch unterschiedliche Erreger hervorgerufen werden und die meist einer operativen Behandlung bedürfen. Durch die chirurgische Behandlung mit Desinfektion, Wundexzision und Wundnaht wird eine schnelle Regeneration des infizierten Gewebes erreicht.

• **Wichtige Begriffe**

Abszeß = abgekapselte Eiteransammlung in einer vorgebildeten Höhle

Empyem = Eiteransammlung in einer vorgebildeten Körperhöhle (Gallenblasen-Empyem, Gelenk-Empyem)

Phlegmone = diffuse, sich flächenhaft ausbreitende eitrige Zellgewebeentzündung von Kutis und Subkutis, häufig Streptokokken

Lymphangitis, Lymphadenitis, Phlebitis = Einbruch eines peripher gelegenen Infektionsherdes in Lymphbahnen, Lymphknoten oder Blutgefäße

Furunkel = akute, eitrige Entzündung eines Haarfollikels und seiner Talgdrüse

Karbunkel = flächenhafte, aus mehreren Furunkeln bestehende schmerzhafte Entzündung

Erysipel = akute, flächenhafte Hautinfektion durch hämolysierende Streptokokken („Wundrose")

Erysipeloid = Rotlaufinfektion, erysipelähnliche, schmerzhafte, bläulich-rote Schwellung der Finger, Hände, Gelenke

Gangrän = superinfizierte, feuchte Nekrose

Panaritium = eitrige Fingerinfektion mit Gewebeeinschmelzung infolge infizierter Bagatellverletzungen

Sepsis = sogenannte Blutvergiftung. Allgemeininfektion des Körpers durch Erreger, die die Lymph-Blut-Schranke passieren

Bakteriämie = vorübergehendes Vorhandensein von Bakterien im Blut, ohne Krankheitsbedeutung

Pyämie = wiederholte virulente Bakteriämien, kann zu multiplen Abszessen führen

Gasbrand = meist tödlich verlaufende, meldepflichtige, schwere Wundinfektion durch Anaerobier (Clostridium perfringens) mit blauschwarzer Verfärbung und Gasblasen im Gewebe

Tetanus = Wundstarrkrampf, durch die Toxine der Tetanusbazillen (Clostridium tetani) ausgelöste Muskelstarre

Tollwut = durch Tierbiß übertragene Virusinfektion mit Schädigung des zentralen Nervensystems

Überlegungen zur Pflegeplanung bei Wundinfektionen

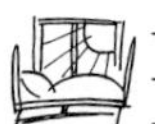

- ruhiges und helles Zimmer
- Patienten mit septischen bzw. aseptischen Wunden trennen
- verstellbares Krankenbett

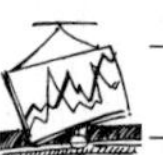

- regelmäßige Kontrolle und Dokumentation von Puls, Blutdruck, Atmung, Bewußtsein, Temperatur
- auf lokale Entzündungszeichen achten

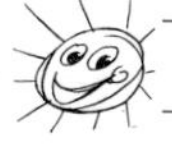

- Zuwendung (Zeit haben) und Gespräche – Gefühl der Geborgenheit vermitteln
- Patienten sind durch Verzögerungen der Wundheilung und Beeinträchtigung des Allgemeinbefindens meist ungeduldig

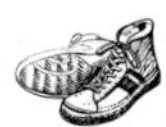

- Bettruhe und Lagerung je nach Ausprägungsgrad und Lokalisation der Wundinfektion
- infizierte Körperteile hochlagern (durch die Wundruhe wird die Durchblutung im Wundgebiet verbessert und mechanische Irritation vermindert)
- frühzeitige Mobilisation und Rehabilitation durch gezielte Krankengymnastik (Arztanordnung)

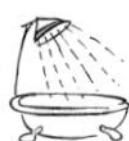

- Waschhilfe oder tägliche Ganzwaschung bei Patienten mit reduziertem Allgemeinzustand oder Bewegungseinschränkungen

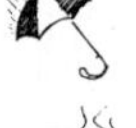

- sämtliche Prophylaxen bei immobilen Patienten (s. Kap. 2.7.1)

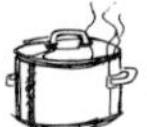

- vitamin- und eiweißreiche Ernährung

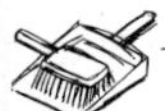

- Grundregeln der Hygiene beachten (s. Kap. 2.7.2 und 2.7.12)

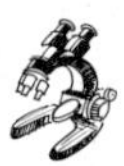

- Kontrolle des Differentialblutbildes und der Elektrophorese

4.11 Pflege nach Operationen am Bewegungsapparat

Ein intaktes knöchernes Skelett, bewegliche Gelenke mit Kapseln und Bändern, quergestreifte Muskulatur und Sehnen ermöglichen die Bewegung und Körperhaltung. Die Schädigung eines Teils aus diesem System führt zur Beeinträchtigung und/oder Bewegungsunfähigkeit des Menschen. Es sind konservative (Gipsverbände, Schienen, Extensionen) oder operative Therapieformen möglich.

- **Wichtige Begriffe**

Frakturen	=	Knochenbrüche. Einteilung nach Entstehungsmechanismen (z. B. Kompressionsfraktur), Lokalisation (z. B. Schaftbruch) und Aussehen (z. B. Grünholzfraktur)
Osteotomie	=	operative Durchtrennung des Knochens
Osteoklase	=	Beseitigung einer Achsenfehlstellung der Knochen
Osteosynthese	=	operative Knochenfixierung bei Frakturen (Abb. 4-19 a bis h)

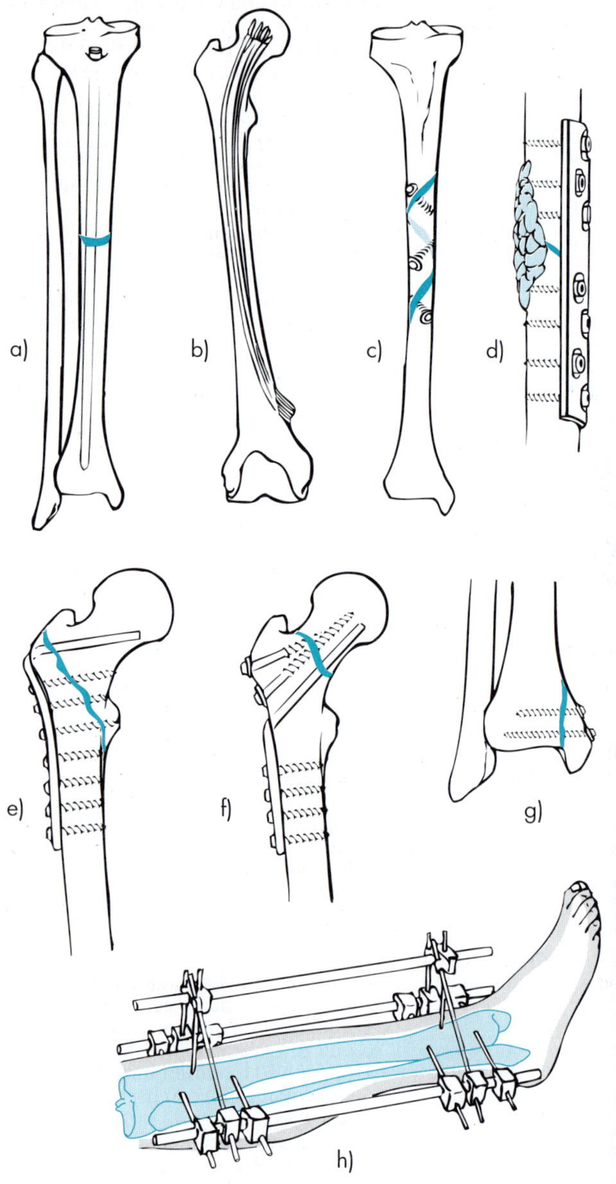
a)
b)
c)
d)
e)
f)
g)
h)

Arthrodese	=	künstliche Versteifung eines Gelenkes
Arthrotomie	=	operative Eröffnung eines Gelenkes
Arthroplastik	=	Gelenkersatz
Knochen-transplantation	=	Übertragung von körpereigenen (autologen) oder körperfremden (homologen) Knochen
TEP	=	Totalendoprothese, Einsatz eines künstlichen Hüftgelenkes
Fissur	=	haarfeiner Riß des Knochens
Kompartment-syndrom	=	Selbstkompression der Muskulatur und der in diesem Bereich verlaufenden Gefäße Gefäße und Nerven durch Drucksteigerung in der unnachgiebigen, durch Muskelfaszien begrenzten Muskelloge
Ostitis	=	Knochenentzündung
Osteomyelitis	=	Knochenmarkentzündung

Überlegungen zur Pflegeplanung bei Operationen am Bewegungsapparat

- ruhiges und helles Zimmer
- höhenverstellbares Krankenbett

- regelmäßige Kontrolle und Dokumentation von Puls, Blutdruck, Atmung, Bewußtsein und Temperatur
- Schmerzäußerungen und Fehlhaltungen wahrnehmen
- Motorik, Sensibilität und periphere Durchblutung überwachen

- Patienten ablenken und beschäftigen (lange Verweildauer)
- Gespräche und Zuwendung

- Bettruhe kann zu Beginn der Behandlung notwendig sein
- bei Eingriffen an den Extremitäten Mobilisation nach Arztanordnung am ersten postoperativen Tag
- evtl. Gehtraining (s. Kap. 2.2.3)
- die Lagerung ist abhängig von der vorgenommenen Operation (s. Kap. 2.1.2 und 4.1)
- Krankengymnastik nach Arztanordnung

◄ **Abb. 4-19** Mögliche Osteosyntheseverfahren.
a) Marknagelung nach Kutscher.
b) Ender-Feder-Nagelung
c) Verschraubung (z. B. Tibia-Torsionsfraktur).
d) Kompressionsplatte.
e) Winkelplatte.
f) Pertrochantäre Winkelplatte mit Spongiosaschrauben.
g) Verschraubung (z. B. Innenknöchel).
h) Fixateur externe.

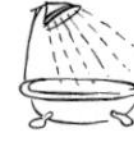

- Waschhilfe oder tägliche Ganzwaschung bei Patienten mit reduziertem Allgemeinzustand oder Schienenlagerung

- sämtliche Prophylaxen bei immobilen Patienten (s. Kap. 2.7.1)

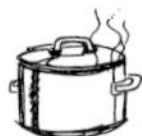

- ausgewogene Ernährung
- bei Übergewicht Kalorieneinschränkung
- Aufbaukost bei Untergewicht

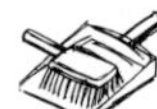

- Grundregeln der Hygiene beachten (s. Kap. 2.7.2)

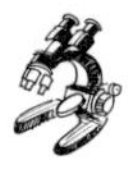

- Luxationsprophylaxe bei Patienten mit Totalendoprothese:
  - korrekte Lage des Beins (keine Außenrotation, keine Beugung der Hüfte unter 110°, keine Überkreuzung der Beine)
  - Sitzkeil zum Erhöhen des Sitzwinkels
  - bei Gehübungen kleinen Kreis gehen lassen, operiertes Bein nicht als Drehpunkt benutzen

4.12 Pflege nach Unfällen

Unfälle sind nicht vorhersehbar und treffen den Menschen deshalb plötzlich. Dadurch kommt es zu einer Ausnahmesituation, die bei allen Pflegehandlungen am Patienten berücksichtigt werden muß.

4.12.1 Pflege bei Schädel-Hirn-Trauma (SHT)

• **Einteilung der Schädel-Hirn-Traumen**
Eine grobe Einteilung der Traumen erfolgt nach Art der Verletzungen (gedeckt oder offen) sowie nach Schweregraden (bezogen auf die Dauer der Bewußtlosigkeit)

SHT 1: leichtes Schädel-Hirn-Trauma
Schädelprellung ohne Bewußtseinsverlust (weniger als 5 Minuten; z.B. leichte Gehirnerschütterung), vollständige Rückbildung aller Symptome innerhalb von 5 Tagen

SHT 2: mittelgradiges Schädel-Hirn-Trauma
Bewußtseinsverlust bis 30 Minuten. Rückbildung innerhalb von 30 Tagen, evtl. geringe bleibende Störungen

SHT 3: schweres Schädel-Hirn-Trauma
Bewußtlosigkeit länger als 30 Minuten, bleibende Defekte mit Funktionsstörungen

- **Wichtige Begriffe**

Commotio cerebri	= Gehirnerschütterung
Contusio cerebri	= Hirnprellung (fließender Übergang zur Compressio cerebri; Abb. 4-20)
Compressio cerebri	= Hirnquetschung durch intrakranielle Hirndrucksteigerung oder direkte Verletzung
Intrakranielle Hirnblutung	= Blutung innerhalb des Schädels
Epidurale Hirnblutung	= Blutung zwischen Schädelknochen und harter Hirnhaut (Dura mater), arterielle Blutung, bei leichtem Trauma „freies Intervall“
Subdurale Hirnblutung	= Blutung zwischen harter Hirnhaut und Spinngewebehaut (Arachnoidea), venöse Blutung
Subarachnoidale Hirnblutung	= Blutung zwischen Spinngewebehaut und weicher Hirnhaut (Pia mater)
Intrazerebrale Hirnblutung	= Blutung direkt im Gehirn
Hydrozephalus	= Ventrikelerweiterung, bedingt durch Liquorabflußstörung
Impressionsfraktur	= Knochenstück, das in das Niveau der Schädelkalotte eingedrückt wird

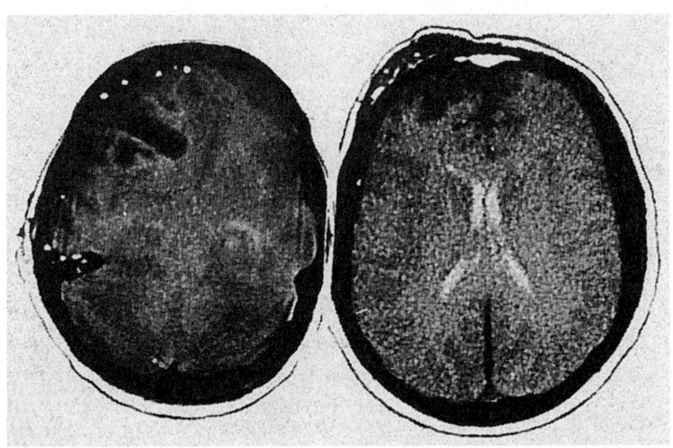

Abb. 4-20 Computertomogramm einer schweren Contusio cerebri. Hirnprellung links frontal mit Einblutungen, kleinem subduralem Hämatom und Lufteintritt.

Überlegungen zur Pflegeplanung bei Schädel-Hirn-Traumen

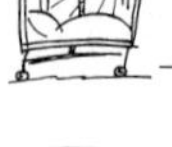

- Je nach Ausmaß der Verletzung Einrichtung und Ausstattung des Zimmers für Intensivpflege und Intensivbehandlung
- verstellbares Krankenbett

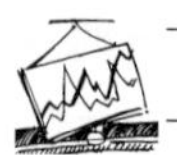

- regelmäßige Kontrolle und Dokumentation von Puls, Blutdruck, Atmung, Bewußtsein und Temperatur (Abb. 4-21)
- auf Liquorrhö (Liquorfluß) achten
  - **Otoliquorrhö** = Liquorfluß aus dem Ohr
  - **Rhinoliquorrhö** = Liquorfluß aus der Nase
- Pupillenkontrollen (Weite und Reaktion)
- Überwachung von Bewußtseinslage, Motorik und Sensibilität; Hilfsmittel ist die Glasgow-Koma-Skala mit Pupillenlegende (Abb. 4-22) zum Beurteilen des Bewußtseinszustandes (je mehr Punkte erreicht werden, desto wacher ist der Patient)
- neurologische Ausfälle, z. B. Paresen, sensorische bzw. motorische Sprachstörungen registrieren
- Möglichkeit der Krampfanfallbereitschaft bedenken
  - generalisierter tonisch-klonischer Anfall (Bewußtlosigkeit bis 30 Minuten, weite, lichtstarre Pupillen, Zungenbiß, rötlich-weißer Schaum vor dem Mund, spontaner Abgang von Urin oder Stuhl)
  - einfache oder komplexe partielle Anfälle (z. B. motorischer oder sensorischer Jackson-Anfall, rhythmische Zuckungen bzw. Kribbelgefühl, beschränkt auf eine Gesichtshälfte, eine Extremität, Anfalldauer wenige Sekunden bis Minuten, bei einfachen Anfällen ist das Bewußtsein nicht gestört, bei komplexen Anfällen kann eine Bewußtseinsveränderung auftreten
- Leitsymptome wie Übelkeit, Erbrechen und Kopfschmerzen (intrakranielle Drucksteigerung) wahrnehmen
- Bilanz der Ein- und Ausfuhr (Stundenurin)

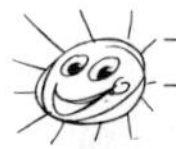

- Gespräche und viel Zuwendung
- Psychotherapie bei unverarbeiteter Schuld (Unfallverursacher)

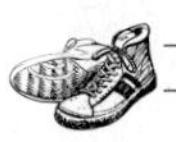

- strenge Bettruhe je nach Ausmaß des Schädel-Hirn-Traumas
- Rückenlage mit erhöhtem Kopfteil (30°) zur Druckentlastung des Gehirns (s. Kap. 2.1.2), Kopf soll nach Möglichkeit gerade liegen
- Krankengymnastik zur Mobilisation und Rehabilitation nach Arztanordnung

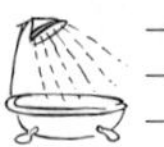

- Ganzwaschung bei Patienten mit strenger Bettruhe
- Waschhilfe bei Patienten mit reduziertem Allgemeinzustand
- gezielte Intimtoilette bei liegendem Blasendauerkatheter

- sämtliche Prophylaxen bei immobilen Patienten (s. Kap. 2.7.1)
- Hirnödemprophylaxe (Abb. 4-23)

Überwachungsbogen Name/Vorname: ______			**Uhrzeit**							
Bewußtseinslage Augen		offen								
		auf Anruf offen								
		geschlossen								
		durch Schwellung geschlossen								
Ansprechbarkeit		orientiert								
		desorientiert								
		unartikulierte Laute								
		nicht ansprechbar								
Schmerzreaktion		gezielte Abwehr								
		ungezielte Abwehr								
		Streckkrämpfe								
		keine Reaktion								
Atmung		normal								
		flach								
		Schnappatmung								
		keine Atmung feststellbar								
Kreislauf		Pulsfrequenz								
		Blutdruck								
Pupillen Pupillengröße: eng/mittel/weit Reaktion: keine = 1, verlangsamt = 2, prompt = 3	re.	Größe								
		Reaktion								
	li.	Größe								
		Reaktion								
Motorik Arme	re.	normal								
		abgeschwächt								
		Lähmung								
	li.	normal								
		abgeschwächt								
		Lähmung								
Beine	re.	normal								
		abgeschwächt								
		Lähmung								
	li.	normal								
		abgeschwächt								
		Lähmung								

Abb. 4-21 Überwachungsbogen Schädel-Hirn-Trauma.

Augenöffnen		Größe
spontan	4 Punkte	eng
auf Anruf	3 Punkte	
auf Schmerz	2 Punkte	
auf Schmerz nicht	1 Punkt	mittel
Beste motorische Antwort		
auf Aufforderung	6 Punkte	
auf Schmerz gezielt	5 Punkte	weit
auf Schmerz ungezielt	4 Punkte	
Beugesynergismen	3 Punkte	
Strecksynergismen	2 Punkte	entrundet
keine Schmerzabwehr	1 Punkt	
Verbale Antwort		**Reaktion**
koordiniertes Gespräch	5 Punkte	+ prompt
unkoordiniertes Gespräch	4 Punkte	
einzelne Wörter	3 Punkte	(+) verlangsamt
unverständliche Laute	2 Punkte	
keine Antwort	1 Punkt	– keine
Durch Addition 3–15 Punkte möglich		

Abb. 4-22 Glasgow-Koma-Skala.

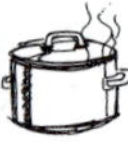

- hochkalorische Ernährung bei Störung der Stoffwechsellage
- Infusionstherapie nach Arztverordnung
- vor der ersten oralen Nahrungsaufnahme Schluckakt auf Unversehrtheit überprüfen (Möglichkeit einer Schlucklähmung!)

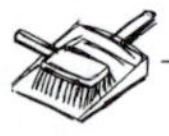

- Grundregeln der Hygiene beachten (s. Kap. 2.7.2)

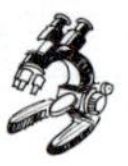

- regelmäßige Kontrollen der Blutgerinnung, Elektrolyte, Hämatokrit, Blutgase nach Arztanordnung
- bei Liquorfluß aus Nase und Ohren keine Tamponaden, sie führen zur Stauung mit aufsteigender Infektionsgefahr
- bei Entlassung dem Patienten Merkblatt (Abb. 4-24) mitgeben

Liebe Patientin, lieber Patient,
soweit bis jetzt erkennbar, ist durch Ihre Kopfverletzung kein ernsthafter und bleibender Schaden entstanden. Ein weiterer Krankenhausaufenthalt ist deshalb nicht mehr notwendig.
Bitte beobachten Sie sich aber selbst in der nächsten Zeit sehr sorgfältig.
Sollten sich eine oder mehrere der folgenden Störungen zeigen, suchen Sie sofort Ihren behandelnden Arzt auf oder kommen Sie in die Notaufnahme einer Klinik.

- Zunehmende Müdigkeit und Schläfrigkeit
- Sie werden morgens sehr schwer wach
- Erbrechen
- Langsamer Herzschlag
- Anhaltende Kopfschmerzen
- Schwäche in den Armen und Beinen
- Schmerzen im Nacken (Nackensteife)
- Krämpfe
- Austritt von Blut oder klarer Flüssigkeit aus Nase und/oder Ohren

Abb. 4-23 Merkblatt für Patienten mit Kopfverletzungen.

4.12.2 Pflege bei Verbrennungen

Verbrennungen sind Schädigungen der Haut durch eine trockene Hitzeeinwirkung. Das Ausmaß der Verbrennung ist abhängig von der Einwirkungszeit der Hitze auf die Haut und der tatsächlichen Temperatur.
Die Gefährdung des Patienten ist abhängig von:
- der Größe der verbrannten Körperoberfläche
- der Tiefe der Schädigung
- bereits bestehenden Systemerkrankungen
- dem Alter (Kleinkinder, ältere Menschen)

• **Einteilung einer Verbrennung nach Graden**

I. Grad: Hautrötung mit Schwellung, starke Schmerzen
II. Grad: zusätzlich Blasenbildung
III. Grad: Schädigung der gesamten Haut mit Unterhaut und den Hautanhangsgebilden
IV. Grad: tiefe, schwarze Nekrose (Verkohlung)

• **Einteilung einer Verbrennung nach Prozenten** (Abb. 4-25)

Komplikationen
- Schock durch Flüssigkeits-, Elektrolyt- und Eiweißverluste, Schmerzen
- Infektion durch eine große Wundoberfläche, Resorption von Bakterientoxinen an der Hautoberfläche

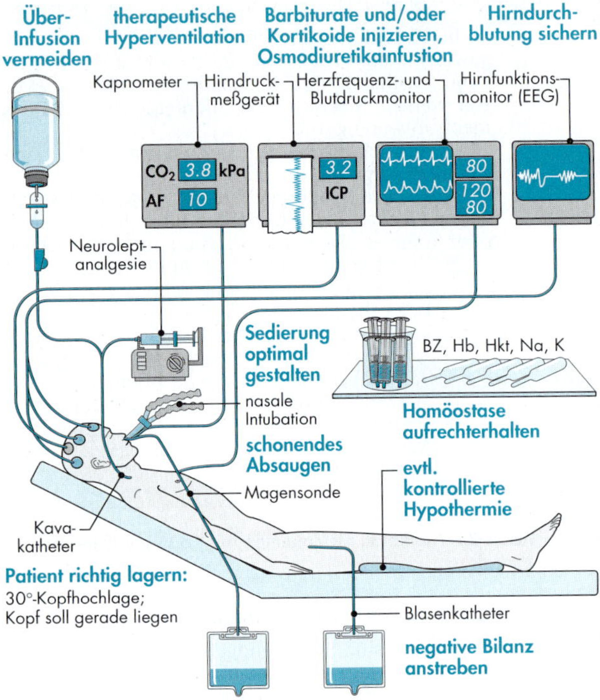

Über-Infusion vermeiden
therapeutische Hyperventilation
Barbiturate und/oder Kortikoide injizieren, Osmodiuretikainfustion
Hirndurchblutung sichern
Kapnometer
Hirndruckmeßgerät
Herzfrequenz- und Blutdruckmonitor
Hirnfunktionsmonitor (EEG)
CO_2 3.8 kPa
AF 10
3.2
ICP
80
120
80
Neurolept-analgesie
Sedierung optimal gestalten
BZ, Hb, Hkt, Na, K
nasale Intubation
Homöostase aufrechterhalten
schonendes Absaugen
evtl. kontrollierte Hypothermie
Magensonde
Kava-katheter
Patient richtig lagern:
30°-Kopfhochlage;
Kopf soll gerade liegen
Blasenkatheter
negative Bilanz anstreben

Abb. 4-24 Prinzipien der Hirnödemtherapie.

- Nierenschädigung durch Verstopfung der Nierenkapillaren mit Lipoproteinen
- Kontrakturen durch schmerzhafte Fehlhaltungen und Narbenbildung mit Strikturneigung

Überlegungen zur Pflegeplanung bei Verbrennungen

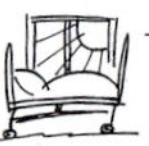

- bei Patienten mit großflächigen Verbrennungen immer. Einzelzimmer mit protektiver Isolierung (Umkehrisolierung da Infektionsabwehr gestört
- Intensivpflegestation (spezielle Verbrennungseinheit)
- Zimmertemperatur richtet sich nach dem Ausmaß der Verbrennung und nach der Körpertemperatur (etwa 28–32 °C)
- Luftfeuchtigkeit etwa 40%
- evtl. Drehbett

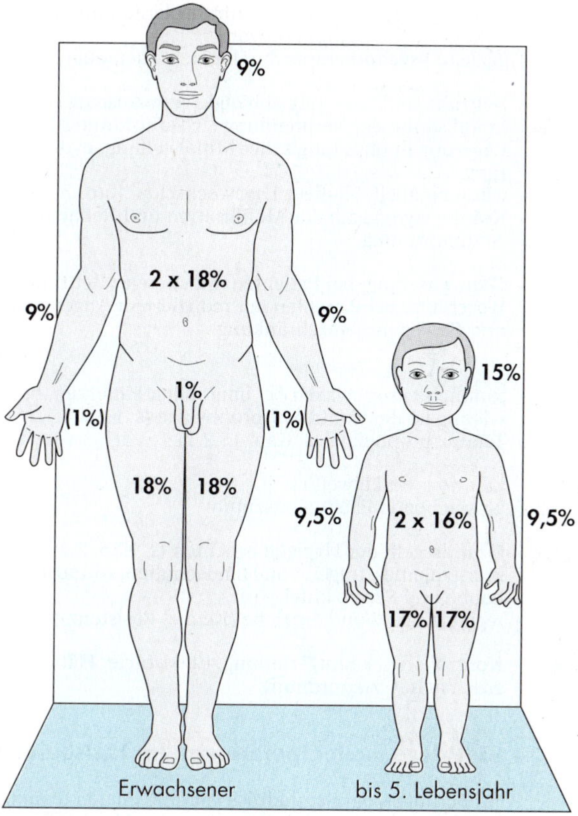

9%
2 x 18%
9% 9%
1%
(1%) (1%)
18% 18%
15%
9,5% 2 x 16% 9,5%
17% 17%
Erwachsener
bis 5. Lebensjahr

Abb. 4-25 Berechnung der Fläche der verbrannten Haut nach der sog. Neuner-Regel nach Wallace (Referenzfläche: Handfläche = 1%).

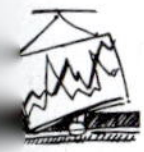

- regelmäßige Kontrolle und Dokumentation von Puls, Blutdruck, Atmung, Bewußtsein, Temperatur (Monitoring)
- Zeichen des Volumenmangelschocks erkennen
- Flüssigkeitsbilanz (Kontrolle von Ein- und Ausfuhr)
- gezieltes Schmerzmonitoring (Medikamente auf Anordnung) und Schmerzprotokoll

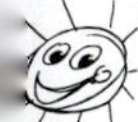

- Besondere Belastung durch
  - Angst vor Entstellung
  - Trennung von der Familie

- häufige Operationen (Hauttransplantationen)
- körperliche Behinderungen
- gezielte Psychotherapie durch einen Therapeuten

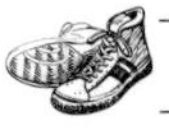

- Bettruhe und Lagerung abhängig vom Ausmaß und von der Lokalisation der Verbrennung (Arztanordnung)
- Lagerung in physiologischer Mittelstellung, evtl. mit Freilagerung
- wenn möglich, häufiger Lagewechsel (s. Kap. 2.1.2)
- Krankengymnastik zur Mobilisation und Rehabilitation nach Arztanordnung

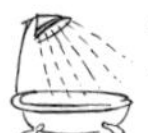

- Ganzwaschung bei Patienten mit strenger Bettruhe
- Waschhilfe bei Patienten mit reduziertem Allgemeinzustand und Bewegungseinschränkung

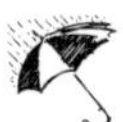

- sämtliche Prophylaxen bei immobilen Patienten, besonders wichtig ist die Kontrakturprophylaxe (s. Kap. 2.7.1)
- Tetanusprophylaxe (s. Kap. 13.2.1)

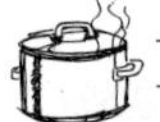

- kalorien- und eiweißreich
- ausreichende Flüssigkeitszufuhr

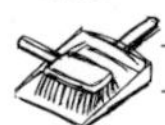

- Grundregeln der Hygiene beachten (s. Kap. 2.7.2)
- konsequentes Tragen von Handschuhen, Mundschutz, Haarhaube und Schutzkittel
- regelmäßige Wundabstriche (Keime, Resistenz)

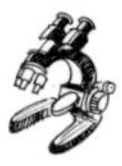

- Kontrollen der Blutgerinnung, Elektrolyte, Hämatokrit, Blutgase nach Arztanordnung

4.13 Pflege nach Operationen im Halsbereich

Veränderungen der Schilddrüse gehören zu den Symptomen be[i] Erkrankungen des endokrinen Systems. Häufig sind sie durc[h] einen chronischen Jodmangel bedingt (Jodmangelgebiete).

• **Wichtige Begriffe**

Struma	=	Schilddrüsenvergrößerung, „Kropf"
Euthyreote Struma	=	Schilddrüsenvergrößerung ohne Funktionseinschränkung
Hyperthyreote Struma	=	Schilddrüsenvergrößerung mit Funktionseinschränkung

Überlegungen zur Pflegeplanung nach Operationen im Halsbereich

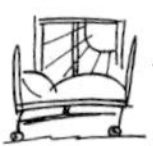

- ruhiges und helles Krankenzimmer
- regelmäßige Kontrolle und Dokumentation von Puls, Blutdruck, Atmung, Bewußtsein

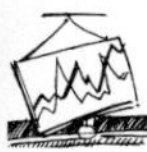

- Zeichen des postoperativen Hormonmangels erkennen (z.B. Tetanien)
- auf Nachblutungen achten, regelmäßige Kontrolle von Wundverband und Wunddrainage
- Verletzungen des Nervus recurrens sind an Heiserkeit, Stimmverlust und/oder Stridor erkennbar

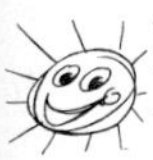

- Gespräche und persönliche Zuwendung
- auf die Bedürfnisse des Patienten eingehen
- zu regelmäßigen Sprechübungen anhalten, Patienten auffordern, stimmhafte Wörter (z. B. Anna, Ananas, Aralie) zu sprechen

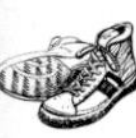

- Bettruhe nur bis zum Abklingen der Anästhesie
- flache Rückenlage bis zum völligen Erwachen des Patienten
- anschließend halbsitzend oder sitzend
- Nackenrolle zum Unterstützen des Halses
- Fußstütze, um ein Herunterrutschen zu verhindern (s. Kap. 2.1.2)
- ruckartige Bewegungen vermeiden
- Kopf bei Drehungen unterstützen und fixieren (Nahtspannungen vermeiden)
- leichte Massagen mit kampferhaltigen Salben, um Verspannungen im Nacken zu vermeiden
- Krankengymnastik nach Arztanordnung

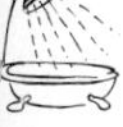

- Waschhilfe bei Patienten mit reduziertem Allgemeinzustand

- sämtliche Prophylaxen bei immobilen Patienten (s. Kap. 2.7.1)

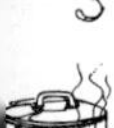

- erste Nahrungsaufnahme unter Kontrolle (evtl. gestörter Schluckakt)

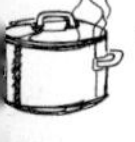

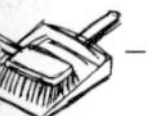

- Grundregeln der Hygiene beachten (s. Kap. 2.7.2)

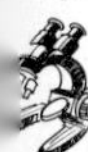

- Kontrolle der Schilddrüsenwerte nach Arztverordnung

4.14 Pflege nach Operationen am Thorax

Das Bronchialkarzinom ist eine der verbreitetsten bösartigen Erkrankungen in den Industrieländern, deren Häufigkeit ständig zunimmt. Die Therapie der Wahl ist die operative Entfernung von Lungenanteilen (Abb. 4-26)

Etwa 85% aller Erkrankten sind Männer. Das Risiko ist bei starken Rauchern (mehr als 40 Zigaretten täglich) um 64mal größer als bei Nichtrauchern. In der Lunge bilden sich am häufigsten Metastasen von anderen Tumoren.

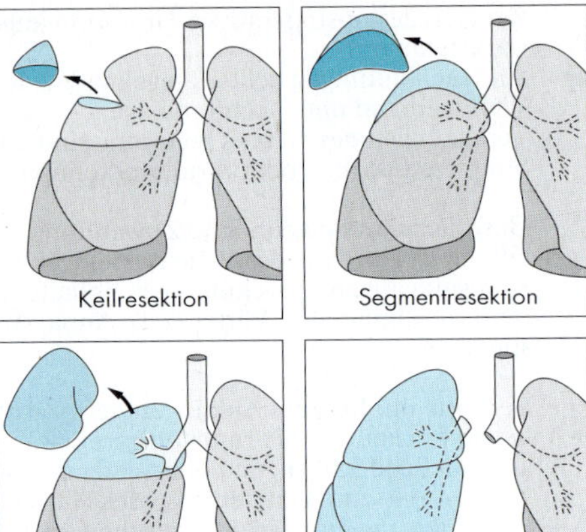

Abb. 4-26 Lungenresektionen.

• **Wichtige Begriffe**

Pneumonektomie	=	operative Entfernung eines Lungenflügels
Lobektomie	=	operative Entfernung eines Lungenlappens
Segmentresektion	=	operative Entfernung eines einzelnen oder mehrerer Lungensegmente
Thorakotomie	=	operative Eröffnung des Thorax
Thoraxdrainage	=	intrapleurale Saugdrainage, z.B. bei Pneumothorax

Überlegungen zur Pflegeplanung nach einer Lungenoperation

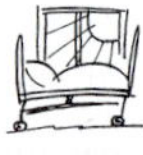

- während der ersten postoperativen Tage ist eine Betreuung auf der Intensivabteilung notwendig
- Einrichtung und Ausstattung des Zimmers zur Intensivpfleg[e] und Intensivbehandlung
- verstellbares Krankenbett
- zentraler Sauerstoffanschluß

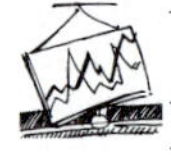

- regelmäßige Kontrolle und Dokumentation von Puls, Blutdruck, Atmung, Bewußtsein, Temperatur
- Pulsoxymetrie
- Kontrolle der Urinausscheidung

- auf Nachblutungen achten, regelmäßige Kontrolle von Wundverband und Thoraxdrainage (s. Kap. 2.7.12 und Kap. 2.7.13)
- auf Atemstörungen (z. B. Dyspnoe) achten (s. Kap. 2.7.3)
- Auftreten eines Hautemphysems beachten

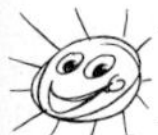

- Abbau der psychischen Probleme nach Lungenresektion durch Gespräche und Zuwendung
- Teilnahme des Patienten an Selbsthilfegruppen

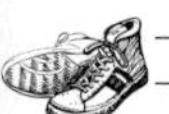

- Bettruhe während der Intensivbehandlung
- flache Rückenlage bis zum völligen Erwachen des Patienten
- anschließend Kopfteil stufenweise erhöhen bis zur halbsitzenden oder sitzenden Position
- Fußstütze, um Herunterrutschen des Patienten zu verhindern
- besondere Lagerungen, z. B. auf die gesunde (bei Lobektomie, Segmentresektion) oder operierte (Pneumektomie) Körperseite, je nach Arztverordnung (s. Kap. 2.1.2)
- gezielte Atem- und Krankengymnastik nach Arztverordnung (der Körper muß sich an die kleinere Atemfläche gewöhnen)
- zusätzliche Mobilisation ist von den Primärerkrankungen (z. B. Knochenkarzinom) abhängig

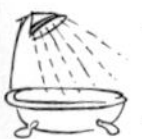

- Waschhilfe bzw. Ganzwaschung in der akuten Phase und bei Patienten mit reduziertem Allgemeinzustand
- optimale Mundpflege

- sämtliche Prophylaxen bei immobilen Patienten (s. Kap. 2.7.1)

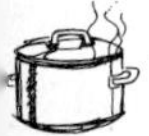

- erste Nahrungsaufnahme nach dem Abklingen der Anästhesie

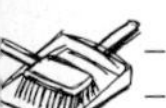

- Grundregeln der Hygiene beachten (s. Kap. 2.7.2)
- bei Aerosolbildung immer Mundschutz tragen

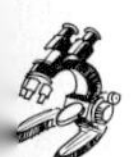

- Lungenfunktionsprüfung und Röntgenaufnahme der Lunge nach Arztverordnung
- bei Schmerzmittelgabe Gefahr der Atemdepression

4.15 Pflege nach Operationen am Abdomen

Eine Reihe von Baucherkrankungen (z.B. Entzündungen, Perforationen und Blutungen) können einen operativen Eingriff notwendig machen. Unter einem akuten Abdomen versteht man einen plötzlich einsetzenden Krankheitszustand.

- **Wichtige Begriffe**

Vagotomie	=	Durchtrennung der Vagusnerven am Magen zur Reduzierung der Magensäureproduktion
Magenresektion	=	teilweise Entfernung des Magens – **Billroth I:** 1/3- bis 2/3-Resektion des Magens mit End-zu-End-Anastomose (Magen – Duodenum) – **Billroth II:** 2/3-Resektion des Magens mit End-zu-Seit-Anastomose (Magen – Jejunum)
Gastroenterostomie	=	Verbindung des Magens mit dem Jejunum (Seit-zu-Seit-Anastomose)
Totale Gastrektomie	=	vollständige Entfernung des Magens mit einer Ösophagojejunostomie
Dumping Syndrom	=	vorzeitige Entleerung des Mageninhalts in die abführenden Dünndarmschlingen, unzureichende Verdauung von kohlenhydratreicher Nahrung, zwei Formen – Frühdumping-Syndrom: Symptome (Schmerzen, Übelkeit, Völlegefühl, Brechreiz, Pulsanstieg, Kollapsneigung) 10–30 Minuten nach der Nahrungsaufnahme – Spätdumping-Syndrom: Symptome (Hungergefühl, Schweißausbruch, Herzklopfen, Schwindel) 2–3 Stunden nach der Nahrungsaufnahme
Cholezystektomie	=	operative Entfernung der Gallenblase
Appendektomie	=	operative Entfernung der Appendix (Wurmfortsatz)
Hernien	=	„Bruch“, Vorfall von Eingeweideteilen in verschiedene anatomische Strukturen (z. B. Leistenhernie, Nabelhernie, epigastrische Hernie)
Reponible Hernie	=	kann durch die Bruchpforte jederzeit in das Abdomen zurückgedrückt werden
Irreponible Hernie	=	kann nicht mehr in das Abdomen zurückgedrängt werden
Reposition	=	Vorgang des Zurückbringens des Bruchinhaltes in die Bauchhöhle
Inkarzerierte Hernie	=	eingeklemmter Bruch

Überlegungen zur Pflegeplanung nach Operationen am Abdomen

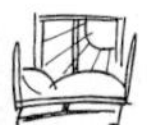

- je nach Ausmaß der Operation Intensivpflege und Intensivbehandlung
- verstellbares Krankenbett

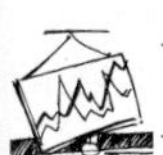

- regelmäßige Kontrolle und Dokumentation von Puls, Blutdruck, Atmung, Bewußtsein, Temperatur
- Pulsoxymetrie
- auf Nachblutungen achten, regelmäßige Kontrolle von Wundverband und Wunddrainage
- auf Atemstörungen (z. B. Dyspnoe) achten (s. Kap. 2.7.3)
- Kontrolle der Urinausscheidung und Überwachung der Darmtätigkeit
- Beobachtung der abfließenden Sekretmenge (z. B. bei liegender Magensonde)
- Beachtung von Sonden und Drainagen (s. Kap. 2.7.11 und Kap. 2.7.12)

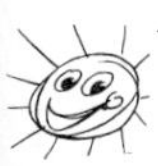

- Gespräche und persönliche Zuwendung zur gezielten Gesundheitserziehung (viele Störungen des Magen-Darmsystems werden durch ungesunde Lebens- und Verhaltensweisen begünstigt)
- auf Ruhepausen achten

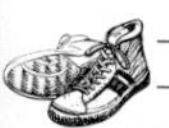

- Bettruhe nur bis zum Abklingen der Anästhesie
- flache Rückenlage bis zum völligen Erwachen des Patienten
- Knierolle entlastet die Bauchdecke
- besondere Lagerungen je nach Arztverordnung (s. Kap. 2.1.2)
- beim Abhusten ausreichenden Gegendruck auf die Wunde ausüben (Verhinderung einer Nahtdehiszenz)
- gezielte Krankengymnastik zur Mobilisation und Rehabilitation nach Arztverordnung

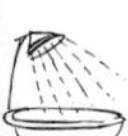

- Waschhilfe bzw. Ganzwaschung in der akuten Phase und bei Patienten mit reduziertem Allgemeinzustand
- optimale Mund- und Nasenpflege

- sämtliche Prophylaxen bei immobilen Patienten (s. Kap. 2.7.1)

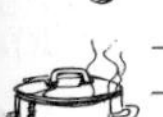

- in den ersten postoperativen Tagen Infusionstherapie
- je nach ausgeführter Operation und Darmtätigkeit aufbauende Ernährung (z.B. Tee, Schleim, Brei)
- erste Nahrungsaufnahme grundsätzlich nach dem Abklingen der Anästhesie (sonst Gefahr der Aspiration)

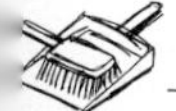

- Grundregeln der Hygiene beachten (s. Kap. 2.7.2)

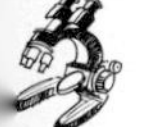

- Kontrolle von Blutgerinnung und Hämatokrit
- Schmerzmittel nach Arztverordnung

- spezielle Verhaltensregeln für Patienten nach Magenoperationen:
  - immer nur kleine Mahlzeiten zu sich nehmen
  - 6–8 Mahlzeiten über den Tag verteilen
  - langsam essen und gut kauen, Mahlzeiten im Sitzen einnehmen
  - keine Getränke während des Essens
  - Süßspeisen, Milch und Zucker vermeiden
  - Ruhepause nach den Mahlzeiten nicht in flacher Rücken-, sondern in Oberkörperhochlage (Refluxgefahr)

4.16 Pflege nach Gefäßoperationen

Arteriosklerose (Arterienverkalkung), Varikose (Krampfaderleiden) und Thrombose (Blutpfropfbildung) sind häufige Erkrankungen des Gefäßsystems, die zu lebensbedrohlichen Situationen (z. B. Lungenembolie, Herzinfarkt, Schlaganfall) führen können. Durch die eingeschränkte Bewegung (z. B. Gehunfähigkeit) fühlen sich die Patienten in ihrer Lebensqualität erheblich beeinträchtigt.

- **Wichtige Begriffe**

Venenstripping nach Babcock	=	Vena saphena magna wird auf eine Sonde aufgefädelt und herausgezogen
Varizenoperation	=	operative Entfernung von Krampfadern
Bypass-Operation	=	Umgehung verschlossener Gefäßabschnitte durch Einsetzen von Venen oder Gefäßplastiken
Gefäßplastiken	=	Einsetzen von Kunststoffplastiken in verengte Gefäßabschnitte
Embolektomie	=	operative Entfernung von Blutgerinnseln
Perkutane transluminale Angioplastie (PTA)	=	Ballondilatation eines verengten Gefäßes (Auffräsen einer Verengung)
Arteriektomie	=	Auffräsen einer Verengung
Stent-Implantation	=	Einlegen einer inneren Gefäßstütze zur Erweiterung eines verengten Gefäßes
Thrombektomie	=	operative Entfernung eines Thrombus aus der Arterie oder einem Bypass
Thrombendarteriektomie (TEA)	=	operatives Ausschälen eines arteriosklerotischen Verschlusses
Patch-Plastik	=	Streifen- oder Erweiterungsplastik, Einnähen eines „Flickens“ (Dracon-Plastik) zur Erweiterung eines engen Gefäßes
Interponat	=	Überbrückung eines Gefäßdefektes durch Zwischenschalten eines Ersatzgefäßes
Aneurysma	=	umschriebene krankhafte Arterienerweiterungen, können plötzlich zerreißen, häufig im Bauchaortenbereich
Aneurysma verum	=	alle drei Schichten (Intima, Media, Adventitia) sind vorgewölbt

Aneurysma falsum = Defekt der Gefäßwand, der durch eine Bindegewebekapsel gedeckt wird

Aneurysma dissecans = die arteriosklerotisch vorgeschädigte Gefäßinnenwand ist eingerissen, während die äußere Schicht noch standhält

Überlegungen zur Pflegeplanung nach Gefäßoperationen

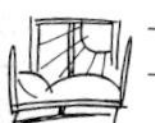

- ruhiges und helles Krankenzimmer
- je nach Zustand des Patienten und ausgeführter Operation erfolgen in den ersten postoperativen Tagen die Pflege und Behandlung in der Intensivabteilung
- verstellbares Krankenbett

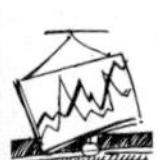

- regelmäßige Kontrolle und Dokumentation von Puls, Blutdruck, Atmung, Bewußtsein, Temperatur
- auf Nachblutungen achten, regelmäßige Kontrolle von Wundverband und Wunddrainage
- auf Atemstörungen (z.B. Dyspnoe) achten (s. Kap. 2.7.3)
- Kontrolle der Urinausscheidung
- auf Zeichen eines thrombotischen Gefäßverschlusses achten

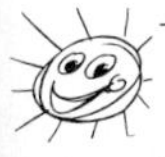

- Gespräche und Zuwendung zur gezielten Gesundheitserziehung (viele Gefäßerkrankungen werden durch ungesunde Lebens- und Verhaltensweisen begünstigt)
- Angst vor einer Emboliegefahr nehmen
- auf Ruhepausen achten

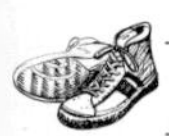

- Bettruhe ist nur für drei bis vier Tage bei gelenküberschreitenden Gefäßplastiken notwendig
- flache Rückenlage bis zum völligen Erwachen des Patienten
- besondere Lagerungen je nach Arztverordnung (s. Kap. 2.1.2)
- bei Femoralisbypass das Abknicken der Leiste vermeiden
- gezielte Krankengymnastik zur Mobilisation und Rehabilitation nach Arztverordnung
- nach Varizenoperationen:
  - erhält der Patient im Operationssaal einen Kompressionsverband
  - Patient soll häufig aufstehen und viel gehen („Storchengang“)
  - Faustregel: Stehen und Sitzen ist ungünstig, Laufen und Liegen ist ungünstig

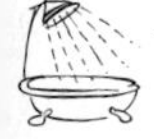

- Waschhilfe bzw. Ganzwaschung in der akuten Phase und bei Patienten mit reduziertem Allgemeinzustand

- sämtliche Prophylaxen bei immobilen Patienten (s. Kap. 2.7.1)

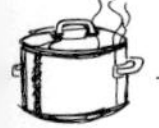

- erste Nahrungsaufnahme nach dem Abklingen der Anästhesie

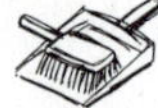

- Grundregeln der Hygiene beachten (s. Kap. 2.7.2)

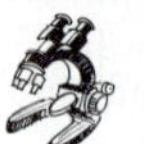

- Kontrolle von Blutgerinnung und Hämatokrit
- Schmerzmittel nach Arztverordnung
- Kompressionsverbände nach Varizenoperationen
- keine Kompressionsverbände und -strümpfe bei arterieller Verschlußkrankheit

4.17 Pflege nach Amputationen

Lebensbedrohliche Wundinfektionen, schwere Verletzungen der Gliedmaßen (Trümmerfrakturen), arterielle Durchblutungsstörungen oder Tumoren am Skelettsystem können eine Amputation notwendig machen (Abb. 4-27).
Für den Patienten bedeutet das immer einen Organverlust mit massiver Einschränkung seiner Beweglichkeit.

• **Wichtige Begriffe**

Amputation	= operatives Abtrennen einer Extremität
Exartikulation	= Amputation eines Gliedes durch Auslösung im Gelenk

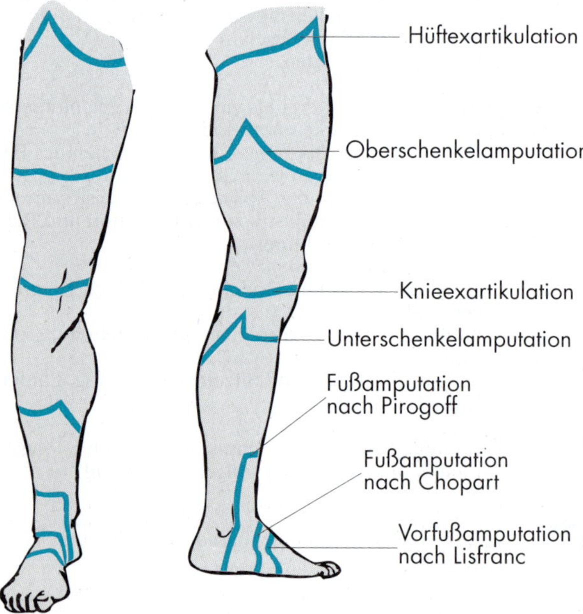

Abb. 4-27 Amputationsstellen der unteren Extremität.

Überlegungen zur Pflegeplanung nach Amputationen

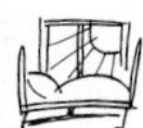

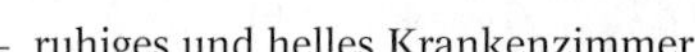

- ruhiges und helles Krankenzimmer

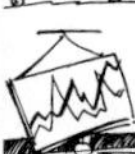

- regelmäßige Kontrolle und Dokumentation von Puls, Blutdruck, Atmung, Bewußtsein, Temperatur
- auf Nachblutungen achten, regelmäßige Kontrolle von Wundverband und Wunddrainage
- Kontrolle der Urinausscheidung
- Phantomschmerz beachten

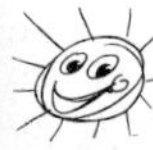

- Gespräche und Zuwendung. Patient leidet unter dem Organverlust und der Einschränkung seiner Beweglichkeit, fühlt sich als Krüppel

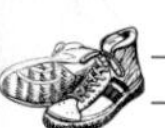

- Bettruhe nur bis zum Abklingen der Anästhesie
- flache Rückenlage bis zum völligen Erwachen des Patienten
- zum Vermeiden einer Beugekontraktur dürfen bei Amputation der unteren Extremitäten keine Kissen unter Knie bzw. Oberschenkel gelegt werden
- bestimmte Lagerungen (Abb. 4-28 a bis h) in der postoperativen Phase vermeiden (für einen späteren Protheseneinsatz nicht förderlich)
- besondere Lagerungen nach Arztverordnung (s. Kap. 2.1.2)
- gezielte Krankengymnastik zur Mobilisation und Rehabilitation nach Arztverordnung
- für viel Bewegung und ein aktives Muskeltraining sorgen

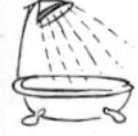

- Waschhilfe bzw. Ganzwaschung in der akuten Phase und bei Patienten mit reduziertem Allgemeinzustand

- sämtliche Prophylaxen bei immobilen Patienten (s. Kap. 2.7.1)

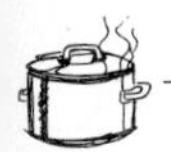

- erste Nahrungsaufnahme nach dem Abklingen der Anästhesie

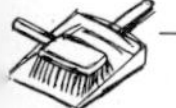

- Grundregeln der Hygiene beachten (s. Kap. 2.7.2)

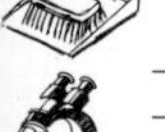

- Kontrolle von Blutgerinnung und Hämatokrit
- Schmerzmittel nach Arztverordnung
- **Stumpfformung:** Stumpfbandagierungen in den ersten postoperativen Tagen, um ein Wundödem und eine Hämatombildung (Abb. 4-29) zu vermeiden; für die Anpassung an heutige Prothesen wird eine tropfenförmige Form des Stumpfes angestrebt (Abb. 4-30)
- sorgfältige Hautreinigung und -pflege
- Prothesenversorgung: Die Anfertigung einer Prothese und die Schulung im Umgang mit Prothesen übernimmt ein Orthopädietechniker

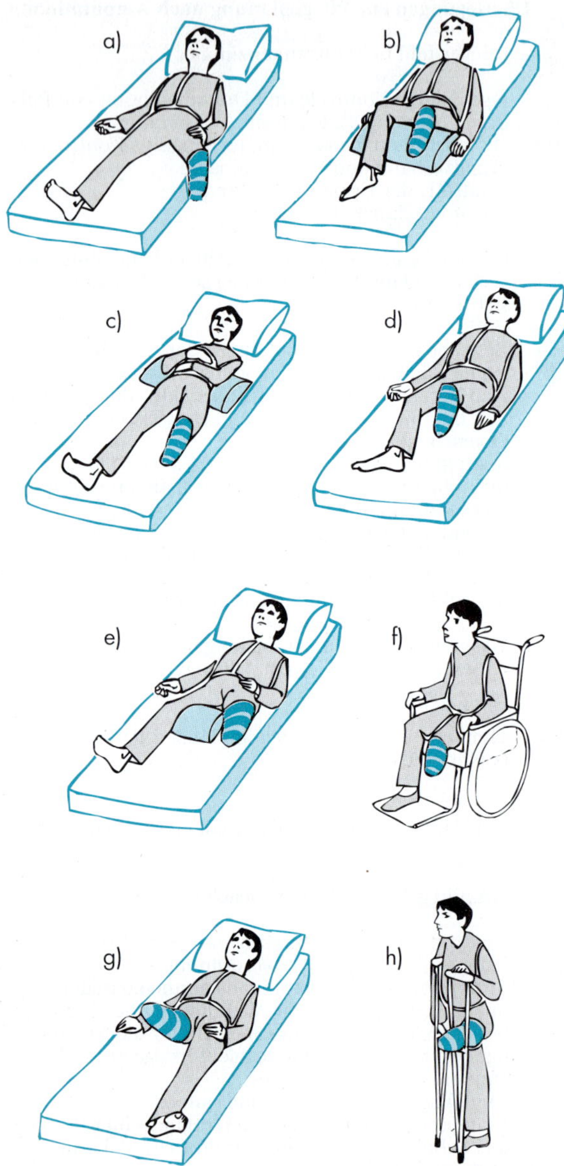
a)
b)
c)
d)
e)
f)
g)
h)

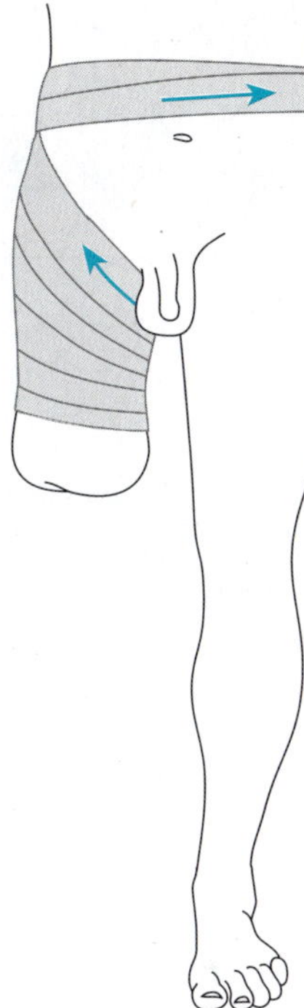

Abb. 4-29 Wickeln eines Stumpfes in Tropfenform (von proximal nach distal).

◄ **Abb. 2-28** Unzweckmäßige Lagerungen eines Stumpfes in der postoperativen Phase.
a) Den Stumpf nicht über das Bett herabhängen lassen.
b) Kein Kissen unter die Hüfte oder das Knie legen.
c) Kein Kissen ins Kreuz legen.
d) Nicht mit angezogenen Knien liegen.
e) Kein Kissen zwischen die Beine legen.
f) Nicht mit gebeugtem Stumpf im Rollstuhl sitzen.
g) Den Stumpf nicht anwinkeln.
h) Den Stumpf nicht an der Krücke aufstützen.

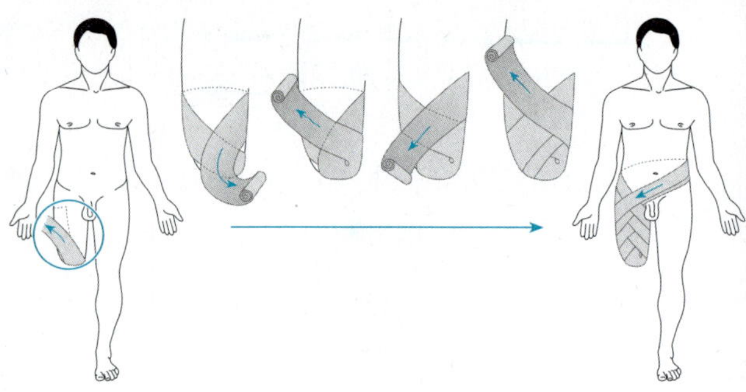

Abb. 4-30 Wickeln eines Stumpfes in den ersten postoperativen Tagen zur Hämatom- und Ödemprophylaxe (wird nicht mehr zur Stumpfformung angewandt). Der Bindenzug sollte vom Stumpfende zum Körper hin abnehmen.

5 Gynäkologie

5.1 Gynäkologische Untersuchungen

Gynäkologische Untersuchungen sind notwendig, um Veränderungen an den weiblichen Geschlechtsorganen frühzeitig festzustellen (Vorsorgeuntersuchungen) oder bereits manifeste Erkrankungen zu erfassen.

Das Schamgefühl der Frau ist grundsätzlich zu berücksichtigen. Bei allen gynäkologischen Untersuchungen soll neben dem untersuchenden Arzt eine zweite, weibliche Person (Pflegeperson) anwesend sein.
Günstig für gynäkologische Untersuchungen sind eine entleerte Blase und die Steinschnittlage.

- **Gynäkologische Untersuchungen**

- **Anamnese**
  - Eigenanamnese (z. B. Zyklus, Menarche, Beschwerden, Schwangerschaften, Geburten, Aborte, Menopause)
  - Sozialanamnese (z. B. Familien- und Wohnsituation, Beruf)
  - Klinikanamnese (z. B. Operationen, Erkrankungen)
- **Inspektion** des **äußeren Genitales**
  - Behaarungstypus
  - Größe der Labien und der Klitoris (Virilisierungszeichen = Zeichen der Vermännlichung)
  - Hymen (Jungfernhäutchen)
  - entzündliche Prozesse (z. B. Rötung, Ausfluß)
  - trophische Veränderungen (z. B. Schleimhautatrophie)
  - Harninkontinenz
  - Hämorrhoiden
  - Tumoren, Kondylome, Ulzeration
  - Zytozele, Rektozele, Uterusvorfall (Prolaps)
- **Inspektion** des **inneren Genitales** (Spekulumuntersuchungen)
  - Darstellung der Scheidenwände und des Muttermundes
- **Palpation**
  Bimanuelle Tastuntersuchung: Zeige- und Mittelfinger werden in die Scheide eingeführt. Die äußere Hand liegt oberhalb der Symphyse und drückt die Bauchwand gegen den Uterus. Beurteilt werden:
  - Scheide
  - Portio (Stand, Gestalt)
  - Uterus (Lage, Form, Größe, Beweglichkeit)
  - Adnexen

  Rektovaginale Untersuchung: Der Zeigefinger wird in die Scheide eingeführt, der Mittelfinger in das Rektum zur Beurteilung:

  - des hinteren Scheidengewölbes
  - der Parametrien
  - des Douglas-Raums
- **Entnahme** von **Vaginalsekret**
  Um das Scheidenmilieu zu beurteilen, wird routinemäßig Vaginalsekret entnommen. Nachweis z.B. von:
  - bakterieller Keimbesiedelung der Scheide
  - Pilzen
  - atypischen Zellen
  - Trichomonaden
- **Kolposkopie**
  Durch die Kolposkopie kann die Oberfläche des Muttermundes (Portio) mittels einer besonderen Vergrößerungsoptik (10- bis 20fach) betrachtet werden.
  Um das Oberflächenrelief besser darstellen zu können, ist es möglich, die Portio mit einer 3%igen Essigsäurelösung einzupinseln (Schiller-Jodprobe).
- **Brustuntersuchung**
  Die Brustuntersuchung erfolgt im Sitzen oder Liegen. Dabei werden die vier Quadranten der Brust und die Achselregion auf Veränderungen abgetastet (Abb. 5-1 a und b).

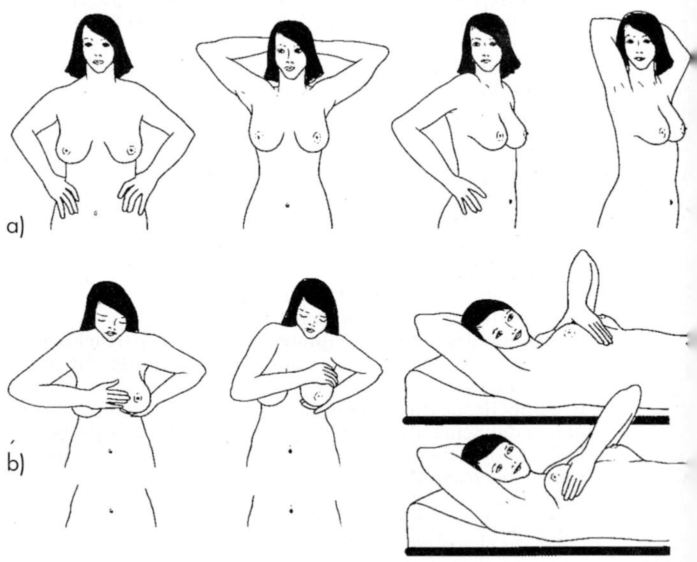

Abb. 5-1 Untersuchung der weiblichen Brust.
a) Vorgehen bei der Beobachtung (Positionen).
b) Vorgehen bei der Palpation.

- **Ultraschalluntersuchung**
  In der Gynäkologie können mit Ultraschall bzw. Sonographie Tumoren des Abdomens oder der Brust diagnostiziert werden sowie eine Schwangerschaft und deren Verlauf.
- **Röntgenaufnahmen**
  Mammographie (Darstellung der weiblichen Brustdrüse) in zwei Ebenen, Tumoren zeigen sich als Verdichtung im Drüsengewebe.
  Galaktographie (Darstellung der Milchgänge mittels Kontrastmittel) wird bei pathologischer Sekretion aus der Brustdrüse durchgeführt.
- **Thermographie**
  Darstellung stärker durchbluteter Bezirke in der Brustdrüse mittels Infrarotkamera, unspezifisches Verfahren, kann Hinweise auf herdförmige Veränderungen in der Brustdrüse geben.

5.1.1 Entnahme von Untersuchungsmaterial

Die Entnahme von Blut, Urin und Stuhl zu diagnostischen Zwecken erfolgt nach Arztverordnung (s. Kap. 2.6).
Spontan abgehendes Gewebe bei einem Abort muß zur histologischen Untersuchung in einem speziellen Gefäß (hausspezifisch) aufgefangen werden.

5.1.2 Ziehen von Tamponaden

Tamponaden werden zum Aufnehmen von Wundsekreten und Blut in die Vagina eingelegt.
Das Ziehen von Tamponaden geschieht nur nach Arztverordnung.

Vorbereitung
- Händedesinfektion
- Richten der benötigten Gegenstände (Einmalhandschuhe, Pinzette, Abwurfbehälter)

Vorgehen
- Information der Patientin über die Pflegemaßnahme
- Rückenlagerung mit leicht gespreizten und angewinkelten Beinen
- Einmalhandschuhe anziehen
- Spreizen der Schamlippen
- Tamponade mit Pinzette fassen, vorsichtig entfernen und entsorgen
- Dokumentation (Uhrzeit, Aussehen der Sekretbeimengungen)

5.1.3 Spülungen des äußeren Genitales

Um nach außen tretendes Wundsekret und Blut zu entfernen, ist das Spülen des äußeren Genitales als Infektionsprophylaxe notwendig. Die vaginale Spülung erfolgt nur auf Anordnung des Arztes.

Vorbereitung

- Händedesinfektion
- Richten der benötigten Gegenstände:
  - sterile Handschuhe
  - Einmalschürze, evtl. Mundschutz
  - sterile Vorlagen
  - 500 ml Spülflüssigkeit (gebrauchsfertig, körperwarm)
  - Irrigator (nur für vaginale Spülungen)
  - Vaginalrohr
  - Bettschüssel
  - Abwurfbehälter

Vorgehen

- Information der Patientin
- Vorlage entfernen und entsorgen
- Patientin die Blase entleeren lassen
- Rückenlagerung mit leicht gespreizten und angewinkelten Beinen
- Einmalhandschuhe anziehen
- Patientin auf die Bettschüssel setzen
- Spreizen der Schamlippen
- Irrigator mit dem Vaginalrohr verbinden
- Anheben des Irrigators und vorsichtiges Abspülen des äußeren Genitales und der Leistenbeuge
- Spülflüssigkeit auf Beimengungen kontrollieren
- Flüssigkeitsreste mit Mullkompressen abtupfen (immer von der Symphyse zum Anus)
- neue Vorlagen anlegen und fixieren
- sachgerechtes Entsorgen der benötigten Gegenstände

5.1.4 Beobachtung von Vaginalsekreten

Ausfluß (Fluor genitalis) entsteht durch eine gesteigerte Sekretion verschiedener Genitalabschnitte und kann unterschiedliche Ursachen haben. Das Pflegepersonal muß die Art des Ausflusses (klar, zäh, milchig) genau beschreiben können.

• **Wichtige Begriffe**

Fluor vaginalis = gesteigerte Sekretabsonderung der Vagina
- serös, selten blutig, „Fischgeruch“: unspezifische Entzündung
- weißlich-bröckelig: Soor
- wäßrig: B-Streptokokken
- eitrig-blutig, übelriechend: Fremdkörper
- gelblich-serös, mit starkem Juckreiz: Trichomonaden

Fluor cervicalis = gesteigerte Sekretabsonderung der Zervixdrüsen
- blutig-stinkend: Malignome
- blutig: Chlamydien
- gelblich: Urogenitaltuberkulose

Bei einer gesteigerten Absonderung von Vaginalsekreten ist der Arzt zu informieren. Gegebenenfalls muß ein bakteriologischer Abstrich abgenommen werden.

5.2 Pflege bei entzündlichen Erkrankungen des weiblichen Genitales

Entzündliche Erkrankungen des weiblichen Genitales führen zu einem beeinträchtigten Allgemeinbefinden der Patientin. Gründe für das Eindringen von Keimen in das Gewebe sind mechanische, chemische oder thermische Irritationen.

• **Wichtige Begriffe**

Vulvitis	=	Entzündung der großen und kleinen Schamlippen durch verschiedene Erreger (z. B. Staphylokokken, Streptokokken)
Bartholinitis	=	Infektion der Bartholin-Drüsen durch verschiedene Erreger (z. B. Staphylokokken, Streptokokken), mit schmerzhafter Eiteransammlung
Kolpitis	=	Infektion der Scheide (Vagina) durch verschiedene Erreger (z. B. Staphylokokken, Streptokokken, Trichomonaden)
Endometritis	=	aufsteigende Infektion (z. B. Vulvitis, Kolpitis) des Gebärmutterhalses und der Gebärmutterhöhle
Salpingitis	=	aufsteigende Entzündung der Eileiter (Tuben) durch verschiedene Erreger
Adnexitis	=	aufsteigende Infektion (z. B. Endometritis) der weiblichen Adnexe (Tuben, Ovarien)
Parametritis	=	Entzündung des Beckenbindegewebes
Gonorrhö	=	Geschlechtskrankheit durch Gonokokken (Tripper)
Lues	=	Geschlechtskrankheit durch Treponema pallidum (Syphilis)

Überlegungen zur Pflegeplanung bei Entzündungen des weiblichen Genitales

Die **Intimsphäre** der Patientinnen ist bei allen Pflegemaßnahmen zu **wahren**.

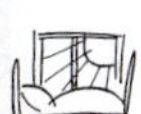

- ruhiges und helles Krankenzimmer
- verstellbares Krankenbett
- häufiger Wechsel der Bettwäsche

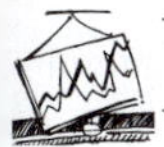

- regelmäßige Kontrolle und Dokumentation von Puls, Blutdruck, Atmung, Bewußtsein und Temperatur
- auf lokale Entzündungszeichen und vaginalen Ausfluß achten
- Wahrnehmung von Schmerzäußerungen (z. B. kolikartige Bauchschmerzen)

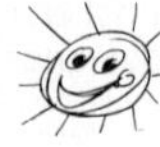

- Zuwendung und Gespräche zum Überwinden der psychischen Probleme (bedingt durch Schmerzen im Genitalbereich, Einschränkung der sexuellen Aktivität, evtl. wurde der Partner infiziert bzw. umgekehrt)

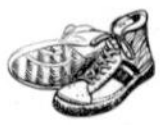

- Bettruhe evtl. notwendig im akuten Stadium der Erkrankung
- Lagerung nach Wunsch der Patientin
- evtl. Beckentieflagerung (Douglas-Lagerung)
- gezielte Krankengymnastik (z.B. Beckenboden) nach Arztverordnung

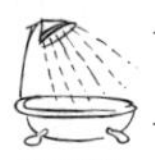

- Waschhilfe bzw. Ganzwaschung in der Akutphase der Erkrankung und bei Patientinnen mit reduziertem Allgemeinzustand
- sorgfältige Intimpflege (z.B. Spülungen)

- sämtliche Prophylaxen bei immobilen Patientinnen (s. Kap. 2.7.1)

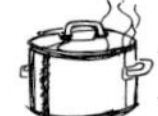

- vitamin- und eiweißreich
- Wunschkost

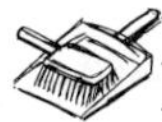

- die Grundregeln der Hygiene beachten (s. Kap. 2.7.2)
- bei allen Maßnahmen im Intimbereich Handschuhe tragen
- Einmalwaschlappen und Einmalhandtücher verwenden

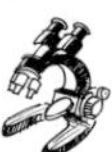

- Vaginaltabletten zur lokalen Infektionsbekämpfung und Schmerztherapie nach Arztanordnung
- bakteriologische Untersuchungen (Ausfluß, Vaginalabstrich) nach Arztanordnung

5.3 Pflege vor und nach einem Abort

Als Abort wird der gewollte (Schwangerschaftsabbruch) oder ungewollte Abgang eines Fetus bezeichnet. Frauen mit einer drohenden oder vollständigen Fehlgeburt stehen unter einer großen Anspannung, die bei der Pflege individuell berücksichtigt werden muß.

- **Wichtige Begriffe**

Abort	=	Fehlgeburt – Frühabort bis zur 16. Schwangerschaftswoche (SSW) – Spätabort: ab 16. bis 28. SSW
Abortus artificialis (Interruption)	=	Schwangerschaftsabbruch
Abortus imminens	=	drohende Fehlgeburt (Muttermund geschlossen)
Abortus incipiens	=	beginnende Fehlgeburt (Muttermund öffnet sich)
Abortus incompletus	=	unvollständige Fehlgeburt
Abortus completus	=	vollständige Fehlgeburt

Abortus spontaneus = spontane Fehlgeburt
Missed abortion = verhaltene Fehlgeburt (Muttermund geschlossen, Frucht abgestorben)

Überlegungen zur Pflegeplanung nach einem Abort

Die **Intimsphäre** der Patientinnen ist bei allen Pflegemaßnahmen zu **wahren.**

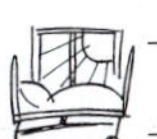

- ruhiges und helles Zimmer, Belegung mit schwangeren oder bereits entbundenen Frauen vermeiden
- verstellbares Krankenbett

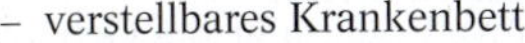

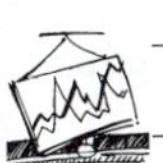

- regelmäßige Kontrolle und Dokumentation von Puls, Blutdruck, Atmung, Bewußtsein und Temperatur
- auf vaginale Blutungen achten
- Wahrnehmung von Schmerzäußerungen (z.B. kolikartige Bauchschmerzen)

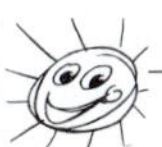

- Zuwendung, Gespräche und gezielte Beschäftigung helfen der Patientin bei der Verarbeitung einer Fehlgeburt

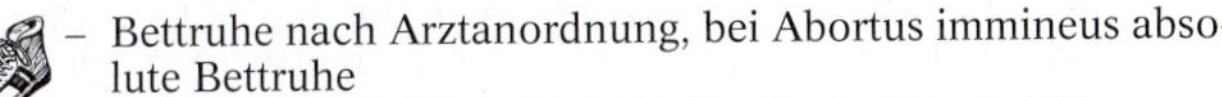

- Bettruhe nach Arztanordnung, bei Abortus immineus absolute Bettruhe
- Lagerung nach Wunsch der Patientin (s. Kap. 2.1.2)
- Mobilisation nach Arztanordnung

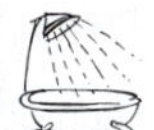

- Waschhilfe bzw. Ganzwaschung bei Patientinnen mit reduziertem Allgemeinzustand
- sorgfältige Intimpflege

- sämtliche Prophylaxen bei immobilen Patientinnen (s. Kap. 2.7.1)

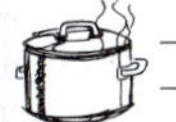

- vitaminreich, ballaststoffhaltig, eiweißreich
- Wunschkost

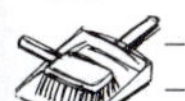

- Grundregeln der Hygiene beachten (s. Kap. 2.7.2)
- bei allen Maßnahmen im Intimbereich Handschuhe tragen
- Einmalwaschlappen und Einmalhandtücher verwenden

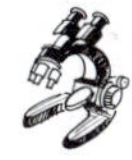

- Vaginaltabletten zur lokalen Infektionsbekämpfung und Schmerztherapie nach Arztanordnung

5.4 Pflege nach vaginalen und abdominalen Operationen

Gynäkologische Operationen werden vaginal oder abdominell vorgenommen. Sie greifen immer in die Intimsphäre der Frau ein und können zu schweren psychischen Problemen durch den Organ- und Fruchtbarkeitsverlust (z.B. Hysterektomie, Entfernung der Ovarien) führen. Prä- und postoperative Betreuung (s. Kap. 4.3 und 4.6).

Wichtige Begriffe

Cerclage	=	zirkulär angelegte subkutane Zervixnaht (bei Insuffizienz des Gebärmutterhalses)
Kürettage	=	instrumentelle Ausschabung der Gebärmutter (Uterus)
Konisation der Portio	=	kegelförmiges Ausschneiden des Muttermundes zu diagnostischen oder therapeutischen Zwecken
Douglas-Punktion	=	Punktion oder Inzision eines Douglas-Abszesses
Vaginale Hysterektomie	=	operative Entfernung der Gebärmutter durch die Vagina
Abdominale Hysterektomie	=	operative Entfernung der Gebärmutter durch Eröffnung der Bauchhöhle
Abdominale Adnektomie	=	operative Entfernung der Eierstöcke durch Eröffnung der Bauchhöhle
Laparotomie	=	Eröffnung der Bauchhöhle
Tubensterilisation	=	Unterbindung der Eileiter (Schwangerschaftsverhütung)

Junge Frauen, die ihre Fruchtbarkeit durch eine Operation verlieren, müssen besonders einfühlsam betreut werden. Oft braucht auch der Partner Unterstützung.

5.5 Pflege bei Erkrankungen der weiblichen Brust

Die weibliche Brust (Mamma) ist Sinnbild für Fruchtbarkeit und Weiblichkeit. Sie hat deshalb einen großen Stellenwert für die Frau. Operative Eingriffe an der Brust stellen immer eine große Belastung für die Frau dar und rufen Ängste (Partnerverlust) und Sorgen hervor.

Wichtige Begriffe

Mastitis	=	Entzündung der Brustdrüse
Makromastie	=	Hypertrophie (Zellvolumenzunahme) und Hyperplasie (Zunahme der Zellzahlen) führen zu einer Gewichtserhöhung der Brust, Krankheitswert bei einer Zunahme auf über 600 g
Ptose	=	Senkung der Brust
Mastopathie	=	hormonabhängige Veränderungen der Brust
Mastopathia cystica fibrosa	=	knotenförmige Verdichtungen des Bindegewebes der Brust mit zusätzlicher Zystenbildung
Probeexzision (PE)	=	Entnahme von Gewebestückchen zur histologischen Untersuchung
Mammakarzinom	=	Brustkrebs
Quadrantenresektion	=	Entfernung des tumorbefallenen Quadranten (Abschnitts) der Brust

Mastektomie	=	Brustamputation mit oder ohne Lymphknotenentfernung in der Axilla
Lymphknotendissektion	=	Lymphknotenentfernung
Expander	=	Implantation eines leeren Kunststoffimplantats, das mit Kochsalzlösung aufgefüllt wird (Formverbesserung), zur Rekonstruktion der amputierten Brust

Überlegungen zur Pflegeplanung bei Erkrankungen der weiblichen Brust (Mamma-Operation)

Die **Intimsphäre** der Patientinnen ist bei allen Pflegemaßnahmen zu **wahren.**

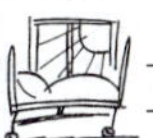

- ruhiges und helles Krankenzimmer
- verstellbares Krankenbett

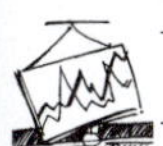

- regelmäßige Kontrolle und Dokumentation von Puls, Blutdruck, Atmung, Bewußtsein und Temperatur
- auf Nachblutungen achten, regelmäßige Kontrolle des Wundverbandes und der Wunddrainagen
- auf Schmerzäußerungen achten
- Lymphstauung erkennen (Schwellung des Armes)

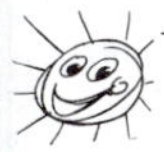

- Zuwendung, Gespräche und die Mitarbeit in einer Selbsthilfegruppe helfen der Patientin bei der Überwindung ihrer psychischen Probleme (z. B. bedingt durch den Organverlust, durch Entstellung, Verlust der Weiblichkeit, durch evtl. bösartige Erkrankung)

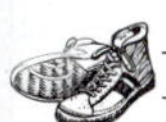

- Bettruhe nur bis zum Abklingen der Anästhesie
- flache Rückenlage bis zum völligen Erwachen der Patientin
- anschließend leichte Oberkörperhochlagerung
- Arm der betroffenen Seite hochlagern, um ein Lymphödem zu verhindern (s. Kap. 2.1.2)
- gezielte Krankengymnastik nach Arztanordnung
- Kontakte zu einer **Selbsthilfegruppe** herstellen, z. B.:
  Deutsche Krebsliga e.V.
  Thomas-Mann-Str.
  53111 Bonn

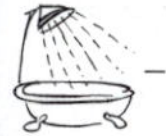

- Waschhilfe bzw. Ganzwaschung in der akuten Phase und bei Patientinnen mit Lymphknotenausräumung der Achselhöhle

- sämtliche Prophylaxen bei immobilen Patientinnen
- Lymphödemprophylaxe:
  - Arm hochlagern
  - Patientin auffordern, häufig die Faust zu öffnen und zu schließen (Pumpbewegungen fördern den Lymphrückfluß)
  - während des Klinikaufenthaltes Nachthemd mit weiten Ärmeln

- keine Blutdruckmessung und Blutentnahme am betroffenen Arm
- keine subkutanen und intravenösen Injektionen
- keine engen Büstenhalter
- gezielte Krankengymnastik des Schultergürtels und der Arme

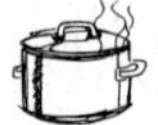

- vitamin- und eiweißreich
- Wunschkost

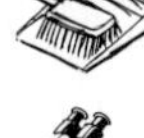

- Grundregeln der Hygiene beachten (s. Kap. 2.7.2)

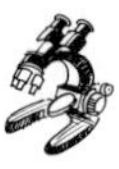

- bei Mamma ablatio auf Wunsch der Patientin Beratungsgespräch zur Vorstellung und Anpassung einer Brustprothese ermöglichen (Prothese verhindert Haltungsschäden)
- Handhabung erklären und Patientin dabei unterstützen
- bei Entlassung Merkblatt mit Verhaltensregeln (Abb. 5-2) mitgeben

Merkblatt für Patientinnen nach Mamma ablatio, zur Vermeidung eines Lymphödems

Liebe Patientin,
nach der Entlassung aus dem Krankenhaus ist es auch weiterhin empfehlenswert, bestimmte Regeln zur Vermeidung eines Lymphödems einzuhalten. Beachten Sie bitte folgende Punkte:

- krankengymnastische Behandlung regelmäßig fortführen
- Lymphdrainagebehandlung nur durch geschultes Fachpersonal (Lymphtherapeut/in)
- einschnürende Kleidungsstücke meiden
- extreme Wärme (Sauna, Sonnenbaden) oder Kälte (Alkoholumschläge, Eispackungen) führen zur vermehrten Durchblutung und begünstigen somit eine Ödembildung
- körperliche Belastung (Getränkekisten heben/tragen, Fensterputzen) und gleichförmige Bewegungen (Schreibmaschine schreiben, stricken) meiden
- Verletzungen beachten (Vorsicht bei Katzenkratzern, Schnittwunden, Insektenstiche); kommt es nach einer Verletzung zu einer Überwärmung und Rötung des Armes, ist sofort der Arzt zu konsultieren (Erysipelgefahr)
- Kontrolltermin regelmäßig wahrnehmen

Abb. 5-2 Merkblatt mit Verhaltensregeln zur Vermeidung eines Lymphödems.

6 Geburtshilfe

6.1 Beobachtung und Pflege der Schwangeren

Eine Schwangerschaft entsteht durch die Verschmelzung einer weiblichen Eizelle (Oozyt) und einer männlichen Samenzelle (Spermatozoon). Die Vereinigung beider Zellen findet im Eileiter (Tube) statt und wird als Imprägnation bezeichnet.
Die menschliche Schwangerschaft dauert normalerweise 281 Tage (= 40 Wochen). Alle Zellen, Organe und Funktionssysteme des Körpers stellen sich um.

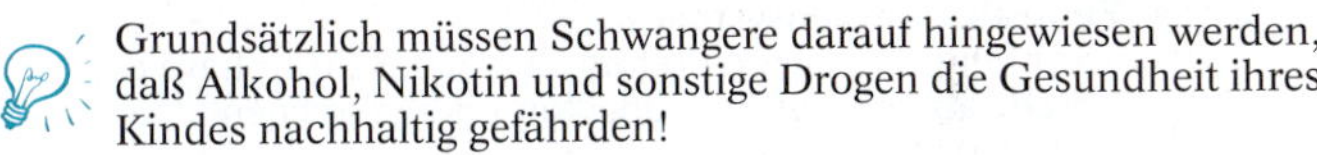

Grundsätzlich müssen Schwangere darauf hingewiesen werden, daß Alkohol, Nikotin und sonstige Drogen die Gesundheit ihres Kindes nachhaltig gefährden!

- **Wichtige Begriffe**

Imprägnation	=	Eindringen der Samenzelle in die Eizelle
Konjugation	=	Verschmelzung beider Zellkerne und Bildung eines vollständigen Chromosomensatzes
Nidation	=	Einnistung eines befruchteten Eis in die Gebärmutterschleimhaut
Gravidität	=	Schwangerschaft
Hyperemesis gravidarum	=	häufiges, nicht stillbares Erbrechen zwischen der 6. und 16. SSW

- **Berechnung des mutmaßlichen Geburtstermins nach der Naegele-Regel**

Erster Tag der letzten Regelblutung minus drei Monate, plus ein Jahr und sieben Tage.

Beispiel: Erster Tag der letzten Regelblutung = 1. Juli
– 3 Monate = 1. April
+ 7 Tage = 8. April
+ 1 Jahr = 8. April nächsten Jahres

Die meisten Geburten finden innerhalb eines Zeitraums von 10 Tagen vor bis 10 Tage nach dem errechneten Geburtstermin statt.

- **Veränderungen bei der schwangeren Frau**

- **Herz und Kreislauf**
  - stärkere Durchblutung der Genitalorgane
  - Zunahme des Blutvolumens (etwa ein Liter)
  - Blutdruckschwankungen, Blutdruck bis zu 85/135 mmHg tolerierbar
  - evtl. venöse Abflußbehinderungen (Varizen, Hämorrhoiden, Vena-cava-Kompressions-Syndrom in Rückenlage)

- **Genitalorgane und Brüste**
  - Vergrößerung und stärkere Durchblutung
  - Spannungsgefühl in den Brüsten
- **Verdauungsorgane**
  - Übelkeit, Brechreiz und Erbrechen
  - Druckgefühl im Magen
  - Neigung zu Obstipation
- **Haut und Hautanhanggebilde**
  - vermehrte Pigmentierung der Haut
  - Brüchigkeit der Nägel
  - Lockerung der Haarwurzel (Haarausfall)
  - Streifenbildung auf der Haut (Striae)
- **Körpergewicht**
  - Gewichtszunahme von 10–12 kg
- **Zentrales Nervensystem**
  - erhöhter Parasympathikotonus in der Frühphase der Schwangerschaft mit Übelkeit und Erbrechen
  - erhöhte Sensibilität
- **Fluor** (Ausfluß)
  - vermehrt auftretendes Zervikal- und Vaginalsekret
- **Miktion**
  - häufiges Wasserlassen durch Druck des vergrößerten Uterus auf die Harnblase, vorwiegend im dritten und neunten Schwangerschaftsmonat
- **Atmung**
  - zunehmende Kurzatmigkeit durch Druck des vergrößerten Uterus auf das Zwerchfell
- **Psyche**
  - Stimmungsschwankungen

6.1.1 Pflege der Schwangeren mit vorzeitiger Wehentätigkeit

Störungen der Wehentätigkeit, durch das CTG festzustellen, sind häufige Regelwidrigkeiten bei der Geburt. Zu schnelle und frühzeitige Uteruskontraktionen (hyperaktive Wehen) führen zu einer eingeschränkten Durchblutung der Gebärmutter (Uterus) und gefährden das Kind durch eine mangelnde Sauerstoffzufuhr (Hypoxie).
Der Klinikaufenthalt einer Schwangeren ist nur bei Gefahren für Mutter und Kind notwendig.

- **Wichtige Begriffe**

Hypokinetische Wehenstörungen	=	Wehenschwäche
Hyperaktive Wehen	=	verstärkte und beschleunigte Wehen
Tokolyse	=	medikamentöse Wehenhemmung
RDS-Prophylaxe	=	Respiratory-Distress-Syndrom-Prophylaxe Maßnahmen, um beim Frühgeborenen ein Atemnotsyndrom zu verhindern

(Enzymreifung erst ab der 35. SSW), z. B. durch Gabe von Dexamethason an die Schwangere bei vorzeitiger Wehentätigkeit 24–72 Stunden vor der Geburt

CTG = Kardiotokographie, Erfassung und graphische Darstellung der fetalen Herztöne und Wehentätigkeit (Abb. 6-1 a und b). Dadurch kann der intrauterine Zustand des Kindes überwacht werden. Bei Gefahr für den Fetus ist ein schnelles Eingreifen (z. B. Sectio) möglich.

Überlegungen zur Pflegeplanung bei vorzeitiger Wehentätigkeit

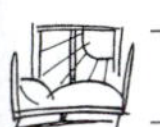

- ruhiges und helles Krankenzimmer, Belegung mit Patientinnen nach Abort vermeiden
- verstellbares Krankenbett
- erhöhtes Bettende (Entlastung des Muttermunds)

a)

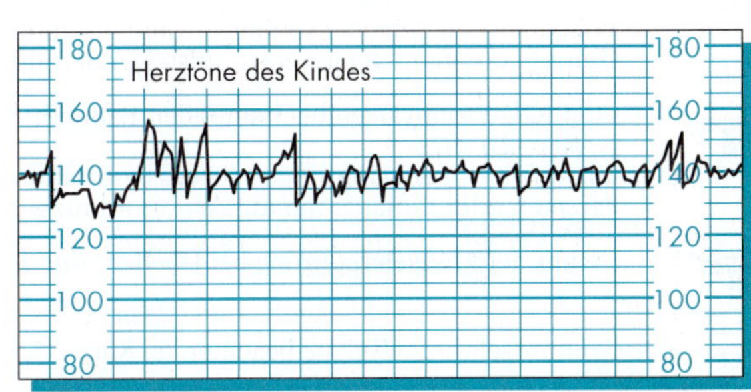

b)

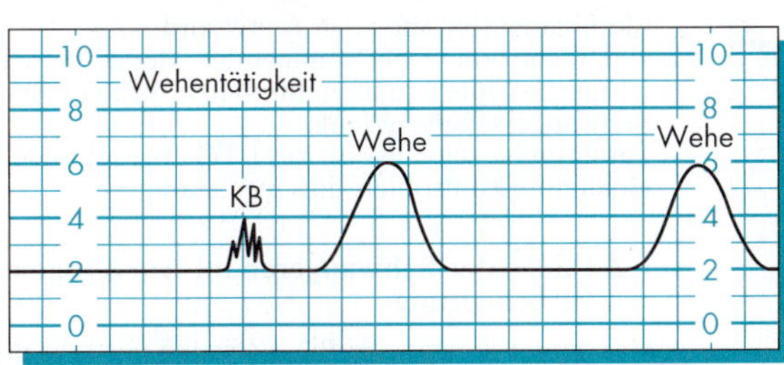

Abb. 6-1 Normales CTG.
a) Herztöne des Ungeborenen.
b) Wehentätigkeit (KB = Kindsbewegungen).

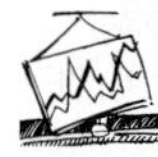

- regelmäßige Kontrolle und Registrierung von Puls, Blutdruck, Atmung, Temperatur und Bewußtsein (s. Kap. 2.7.3)
- Kontrolle der Urinausscheidung (z.B. Menge, Bestandteile)
- Bilanzierung der Ein- und Ausfuhr (Ödeme)

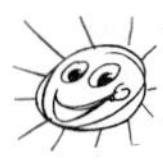

- Gespräche und Zuwendung, sinnvolle Beschäftigung und Ablenkung helfen Ängste zu nehmen
- die psychische Geburtsvorbereitung erfolgt vorwiegend durch die Hebamme:
  - Erklärung der Anatomie und Physiologie der weiblichen Genitalorgane
  - Verlauf des Geburtsvorgangs
  - Beseitigung der Angst vor der Geburt

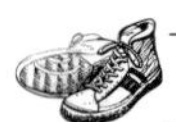

- strenge Bettruhe nach Arztverordnung bei Gefahr einer Fehl- oder Frühgeburt
- Beine zur Ödem- und Thromboseprophylaxe hochlagern (s. Kap. 2.1.2 und Kap. 2.7.1)
- gezielte Atem- und Entspannungsübungen
- Krankengymnastik nach Arztverordnung

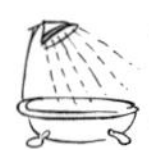

- tägliche behutsame Ganzwaschungen, Patientin darf sich nicht anstrengen
- ausreichende Intimtoilette
- Vollbäder und Scheidenspülungen sind bis zum Beginn der Geburt verboten (Gefahr einer aufsteigenden Infektion)

- sämtliche Prophylaxen bei immobilen Patientinnen (s. Kap. 2.7.1)
- für weichen Stuhlgang sorgen (Uteruskontraktionen)
- Klysmen oder Einläufe nur auf Arztanordnung

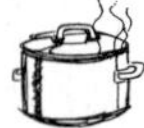

- Gefahr der Mangelernährung bei Übelkeit und Erbrechen

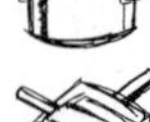

- Grundregeln der Hygiene beachten (s. Kap. 2.7.2)

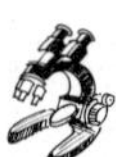

- Medikamentengabe nach Arztverordnung
- evtl. Gabe von wehenhemmenden Medikamenten (Tokolyse)
- Ultraschalluntersuchung durch den Arzt zur Beurteilung des Schwangerschaftsverlaufs
- Patientin ist zeitweise an das CTG angeschlossen, die Hebamme kontrolliert dies regelmäßig

6.1.2 Pflege der Schwangeren mit vorzeitigem Blasensprung

Unter einem vorzeitigen Blasensprung versteht man die Spontanruptur der Eihäute vor Wehenbeginn. Ist der Blasensprung nahe dem Geburtstermin, so wird die Geburt medikamentös eingeleitet. Erfolgt er zu einem Zeitpunkt, an dem das Ungeborene noch unreif ist, muß eine Frühgeburt verhindert werden.

• **Wichtige Begriffe**

Vorzeitiger Blasensprung	=	Abgang von Fruchtwasser vor dem Beginn der Wehen
Amnioninfektionssyndrom	=	aufsteigende Infektion durch eindringende Streptokokken, E. coli, Staphylokokken bei vorzeitigem Blasensprung

Schwangere mit vorzeitigem Blasensprung werden wie bei vorzeitigen Wehen behandelt (s. Kap. 6.1.1). Strenge Bettruhe, Tokolyse und Antibiotikatherapie sind angezeigt.

6.1.3 Pflege der Schwangeren mit EPH-Gestose

Die EPH-Gestose ist eine der häufigsten Erkrankungen in der zweiten Schwangerschaftshälfte, bei der Mutter und Kind gefährdet sind. Durch eine intensive Pflege und Überwachung von Mutter und Kind soll eine Eklampsie verhindert werden. Die Bezeichnung EPH-Gestose leitet sich von den wichtigsten Symptomen ab.

• **Wichtige Begriffe**

EPH-Gestose	=	**leichte Form:** – Edema (Ödem, hauptsächlich an den unteren Extremitäten, Gewichtszunahme ca. 500 g pro Woche – Proteinurie (höher 0,5 g/l im 24-Std.-Urin) – Hypertonie (RR-Anstieg: Systole höher 140, Diastole höher 90 mmHg) **schwere Form (Präklampsie):** – Edema, auch an den oberen Extremitäten, Gewichtszunahme ca. 1000 g pro Woche – Proteinurie (höher 2 g/l im 24-Std.-Urin) – Hypertonie (Systole höher 160, Diastole höher 110 mmHg)
SIH	=	EPH-Gestose – Schwangerschaft (S), induzierte (I), Hypertonie (H)
Pfropfgestose	=	Gestose aufgrund vorbestehender Organschäden (Nephropathie, Diabetes mellitus, Hypertonie), Symptome meist bereits vor der 24. SSW)
Eklampsie	=	kurzzeitige tonisch-klonische Krämpfe nach der 28. SSW oder unter der Geburt bei bestehender EPH-Gestose
HELLP-Syndrom	=	Sonderform der EPH-Gestose mit: – Hämolyse (H) – erhöhten Leberwerten (EL = elevated liver enzymes) – erniedrigten Thrombozyten (LP = low platelets)

Überlegungen zur Pflegeplanung bei EPH-Gestose

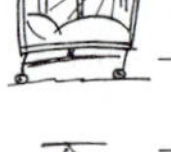

- ruhiges, verdunkelbares Zimmer, Helligkeit und Lärm begünstigen einen eklamptischen Anfall
- verstellbares Krankenbett

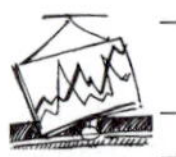

- regelmäßige Kontrolle und Dokumentation von Puls, Blutdruck, Atmung, Temperatur und Bewußtsein
- Führen eines Intensiv-Überwachungsprotokolls
- tägliche Gewichtskontrolle
- Kontrolle der Urinausscheidung (z. B. Eiweiß, Menge)
- Bilanzierung der Ein- und Ausfuhr (Ödem)
- Ödemkontrolle (regelmäßige Inspektion der Haut, Messen des Beinumfanges)
- regelmäßige Darmentleerung (Pressen vermeiden)

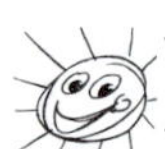

- Gespräche, Zuwendung und Ablenkung helfen Ängste abzubauen
- Beschäftigungstherapie zur sinnvollen Gestaltung des Tagesablaufs

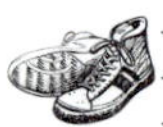

- strenge Bettruhe nach Arztanordnung
- wenn möglich, flache Lagerung (s. Kap. 2.1.2)
- Atem- und Entspannungsübungen
- Krankengymnastik nach Arztanordnung

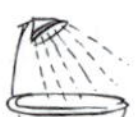

- täglich Ganzwaschung
- exakte Intimtoilette
- Vollbäder und Scheidenspülungen sind bis zum Beginn der Geburt unbedingt zu unterlassen (Gefahr einer aufsteigender Infektion)

- sämtliche Prophylaxen bei immobilen Patientinnen (s. Kap. 2.7.1)

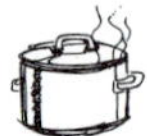

- ausreichende Ernährung bei Übelkeit und Erbrechen (Gefahr der Mangelernährung)
- salzarme Kost, Flüssigkeitsbilanz (Ödemprophylaxe)
- eiweißreiche Kost!

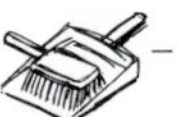

- Grundregeln der Hygiene beachten (s. Kap. 2.7.2)

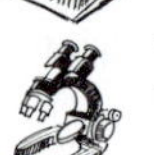

- Medikamentengabe nach Arztanordnung
- Ultraschalluntersuchung durch den Arzt zur Beurteilung des Schwangerschaftsverlaufs
- die Hebamme überwacht den Zustand des Kindes durch das CTG

Verhalten während eines eklamptischen Anfalls:
- Ruhe bewahren
- ärztliche Hilfe herbeiholen
- Patientin beruhigen, wenn ansprechbar

- Atemwege freihalten (Esmarch-Handgriff)
- bei Bedarf Mundkeil einschieben (Schutz vor Zungenbiß)
- Schutz vor Verletzungen durch umliegende Gegenstände
- Kontrolle und Überwachung von Atmung und Kreislauf

6.2 Teilnahme bei einer Geburt

Die Geburt ist die physiologische Beendigung der Schwangerschaft. Dabei öffnet sich der Muttermund, das Kind passiert den Geburtskanal, die Plazenta (Mutterkuchen) löst sich und wird ausgestoßen. Die Kontraktionen der Uterusmuskulatur bewirken eine ausreichende Blutstillung an den Geburtswunden. In der modernen Geburtshilfe geht man dazu über, die Schwangere in der Stellung entbinden zu lassen, die sie am angenehmsten empfindet (liegend, stehend, hockend). Dafür gibt es unterschiedliche Gebärstühle und -betten (s. Kap. 2.1.4).

• **Phasen einer Geburt** (Abb. 6-2 a bis d)
Die Dauer der einzelnen Phasen ist auch davon abhängig, ob es sich um eine erst- oder mehrgebärende Frau handelt.
Dauer: Mehrgebärende: ca. 4 Stunden
Erstgebärende: ca. 7–10 Stunden

Eröffnungsphase
Einsetzen regelmäßiger Wehen (alle 3–6 Minuten), Abgang von Fruchtwasser, Platzen der Fruchtblase.

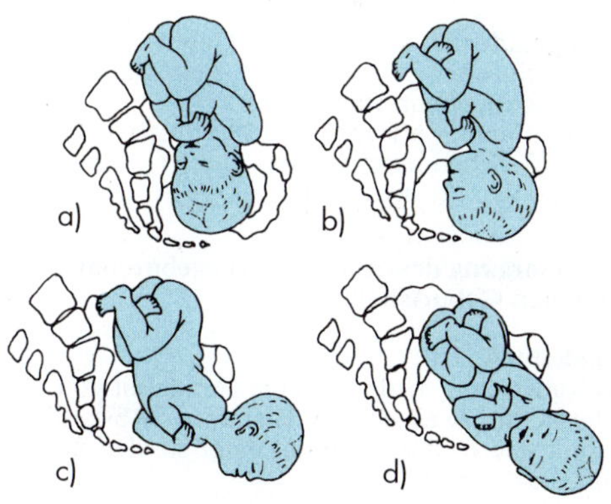

Abb. 6-2 Verlauf der normalen Entbindung bei Hinterhauptlage.
a) Durchtritt durch die Beckenhöhle.
b) Austritt aus dem Geburtskanal.
c) Austritt vollendet, Geburt des Kopfes.
d) Äußere Drehung des Kopfes vollendet, Geburt der hinteren Schulter.

Austreibungsphase
Vollständige Öffnung des Muttermundes (20–60 Minuten), Austreibung des Kindes durch den Geburtskanal (Preßwehen).

Nachgeburtsphase
Beginnt nach der Geburt des Kindes und endet mit der Ausstoßung der Plazenta (20–30 Minuten).
Durch die Nachwehen kommt es zu einer Blutstillung.
Die Geburt ist beendet, wenn die Nachgeburt vollständig ausgestoßen ist.

Die schwangere Frau wird von der Hebamme aufgenommen und auf die Geburt vorbereitet.

• **Mögliche Aufgaben des Pflegepersonals**

Eröffnungsphase
– Kontrolle von Puls und Blutdruck, Gewicht, Urin
– evtl. Teilrasur der Schambehaarung
– Vollbad
– evtl. Reinigungseinlauf
– evtl. Lagerung im Kreißbett

Austreibungsphase
– Kontrolle der Vitalzeichen von Mutter und Kind
– Richten der benötigten Pflegeutensilien für das erste Bad, Bettchen und angewärmte Kleidung für das Neugeborene

Nachgeburtsphase
– Überwachung der Vitalzeichen von Mutter und Kind

Versorgen der Mutter nach der Geburt
– Kontrolle der Vitalfunktionen (Puls, Blutdruck, Temperatur)
– Beobachtung von Blutungen
– auf spontane Entleerung der Harnblase achten
– beim Waschen unterstützen
– frische Wäsche anziehen

Erstversorgung des gesunden Neugeborenen durch den Geburtshelfer

Abnabelung
Die Nabelschur wird etwa eine Handbreit von der Bauchdeck entfernt mit zwei sterilen Klemmen (Abstand 2–3 cm) abge klemmt und in der Mitte mit einer sterilen Schere durchtrenn (Abb. 6-3).

Um ein Auskühlen zu verhindern, wird das Kind nach dem Ab nabeln in ein steriles vorgewärmtes Tuch gewickelt.
Damit das Neugeborene unbehindert atmen kann, Mund- un Rachenraum absaugen.

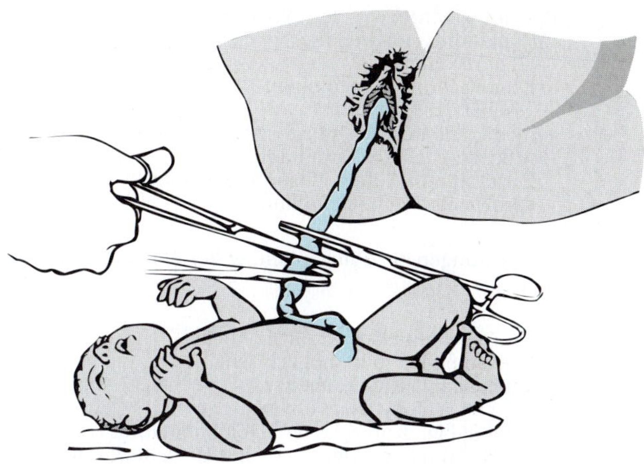

Abb. 6-3 Abnabeln.

Identifikation des Neugeborenen
Anbringen eines Armbändchens um das Handgelenk des Kindes mit folgenden Angaben:
- Name des Kindes
- Familienname der Mutter
- Geburtstag mit Geburtsstunde des Kindes
- Geschlecht

Erstes Baden im Kreißsaal
Zuerst wird das Geburtsgewicht ermittelt. Zum Entfernen von Blut-, Schleim- und Fruchtwasserresten wird das unauffällige Neugeborene im Kreißsaal kurz (ein bis zwei Minuten) gebadet und vorsichtig abgetrocknet. Frühgeborene dürfen nicht gebadet werden, da die Käseschmiere vor einem Wärmeverlust schützt. Abschließend die Windel anlegen und das Neugeborene anziehen; Credé-Prophylaxe (Einträufeln von je einem Tropfen 1%iger Argentum-nitricum- oder Nebacetin®-Lösung in jedes Auge, zur Verhütung von gonorrhoischen Augeninfektionen). Heute in den meisten Kliniken nicht mehr routinemäßig durchgeführt, nur bei dringendem Verdacht einer Infektion der Mutter üblich.

6.3 Pflege der Wöchnerin

Das Wochenbett (Puerperium) beginnt mit vollendeter Geburt, dauert etwa vier bis sechs Wochen und belastet die Frau psychisch und physisch. Während des Wochenbettes bilden sich die veränderten Organe zurück, heilen die Geburtswunden und bildet sich die Muttermilch.

Bei der Übernahme der Wöchnerin aus dem Kreißsaal sind Informationen notwendig:
- Geburtsverlauf
- Dammschnitt (Episiotomie)
- geschätzter Blutverlust
- medikamentöse Therapie während der Geburt
- Miktion nach der Entbindung
- Zustand und Aufenthaltsort des Kindes
- verordnete Nachbehandlung

Überlegungen zur Pflegeplanung bei Wöchnerinnen

(s. Kap. 17.4)

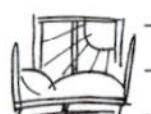

- ruhiges und helles Krankenzimmer
- „Rooming-in" muß möglich sein
- verstellbares Krankenbett

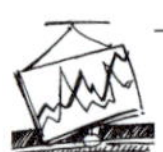

- regelmäßige Kontrolle und Dokumentation von Puls, Blutdruck, Atmung, Temperatur und Bewußtsein (Gefahr von Wochenbettfieber und Blutungen)
- Kontrolle der Urinausscheidungen (hormonbedingt Harnflut innerhalb der ersten 48–72 Stunden)
- Beobachtung des Wochenflusses auf Menge, Farbe und Beschaffenheit
- Lochienstauung, Mastitis, verzögerte Heilung einer Dammnaht, Bein-/tiefe Beckenvenenthrombose frühzeitig erkennen

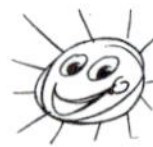

- Gespräche und Zuwendung helfen der Wöchnerin bei evtl. wechselnden Stimmungslagen in den ersten Tagen (bedingt durch die Hormonumstellung)
- gezielte Anleitungen im Umgang mit dem Neugeborenen beseitigen Ängste und Unsicherheiten

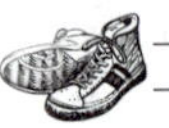

- frühes Aufstehen nach der Geburt ist erwünscht
- erstes Aufstehen nach Wunsch der Wöchnerin in Begleitung spätestens nach acht Stunden, möglichst unterstützen (Kollapsgefahr)
- Lagerung nach Wunsch
- Sitzring zur Schmerzlinderung bei Dammnaht
- Wochenbettgymnastik ab dem zweiten Tag zur Kreislaufanregung, Thromboseprophylaxe und Festigung der Bauch- und Beckenbodenmuskulatur

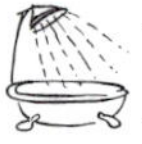

- Waschhilfe, mehrmals täglich das äußere Genitale mit einer Desinfektionslösung spülen (s. Kap. 5.1.3)
- Duschen ist ab dem dritten Tag erlaubt
- Sitzbäder ab dem fünften Tag nach Arztanweisung bei Episiotomie
- Vollbäder nach dem Abklingen des Wochenflusses (etwa nach zwei bis drei Wochen)

- bei Dammnaht zusätzlich zur Spülung Salbenläppchen nach Arztanordnung auflegen
- die Brust regelmäßig waschen und gut abtrocknen

- sämtliche Prophylaxen sind notwendig. Gefahr von Thrombose, Embolien, Blutungen und Wochenbettfieber (s. Kap. 2.7.1)

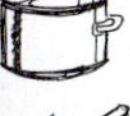

- eiweiß-, vitamin- und ballaststoffreich
- viel Flüssigkeit (z. B. milchfördernde Tees)

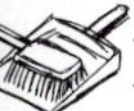

- Grundregeln der Hygiene beachten (s. Kap. 2.7.2)
- Lochien sind infektiös!
- zu allen Pflegemaßnahmen im Genitalbereich Handschuhe tragen

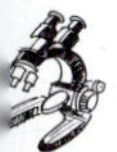

- Medikamentengabe nach Arztanordnung
- zur Förderung der Laktation das Neugeborene regelmäßig an beiden Brustwarzen anlegen

6.3.1 Pflege nach Kaiserschnitt

Ein Kaiserschnitt (Sectio caesarea) ist immer dann notwendig, wenn eine vaginale Geburt nicht möglich ist.

Indikationen
- pathologisches CTG
- Beckenanomalien der Frau
- Fehllagen des Kindes (z. B. Querlage)
- „Riesenkind“ bei Diabetes
- extreme Frühgeburt
- Mehrlinge

Die grundsätzliche pflegerische Versorgung der Patientin erfolgt wie nach einer Laparotomie.
Es ist besonders darauf zu achten, daß die Frau möglichst bald ihr Kind selbständig versorgt.

6.4 Beobachtung des Neugeborenen

Unter der Neugeborenenperiode versteht man den Zeitraum von der Geburt bis zur vierten Lebenswoche. Innerhalb dieser Phase gibt es eine Reihe von Adaptationserscheinungen (Adaptation = Anpassung), die ursächlich auf den Übergang vom intra- zum extrauterinen Leben zurückzuführen sind und genau beobachtet werden müssen.
Um den Vitalitätszustand des Neugeborenen zu erkennen, werden in der ersten, fünften und zehnten Minute nach der Geburt bestimmte Funktionen nach dem Apgar-Schema (Virginia Apgar, Anästhesistin) überprüft (Tab. 6-1).

Tabelle 6-1 Apgar-Schema.

	0	1	2	Punkte
Hautfarbe	blau oder weiß	Stamm rosig, Extremitäten blau	rosig	
Atmung	keine	mittel, träge, Flexionsbewegungen	regelmäßig, kräftig schreiend	
Reflexe beim Absaugen	keine	„Grimassen"	gut, Spontan-bewegungen	
Herzschlag-frequenz	keine	< 100	> 100	
			Asphyxieindex (Summe)	

Auswertung:
Punktzahl 0–3
akute Lebensgefahr des Kindes, schwere Asphyxie
Punktzahl 4–6
verminderte Vitalfunktion, mäßige Depression, Risikokind, da
in die Kinderklinik überwiesen werden sollte
Punktzahl 6–8
erfordert erhöhte Beobachtung des Neugeborenen
Punktzahl 8–10
guter bis sehr guter Allgemeinzustand, unauffälliges Neugebore-nes

70% aller Neugeborenen erreichen eine Apgar-Punktzahl von und mehr Punkten.

- **Reifezeichen eines ausgetragenen Neugeborenen**

Die Reifezeichen werden unmittelbar nach der Geburt durch d Hebamme oder den Kinderarzt bestimmt.

Gewicht:	2500–3500 Gramm
Körperlänge:	50–52 cm (Scheitel – Ferse)
Kopfumfang:	34 cm (Hutmaß)
Nagelwachstum:	Nägel erreichen die Finger- und Zehenkuppen
Fettpolster:	gut entwickelt
Ohr- und Nasenknorpel:	ausgebildet und gut tastbar
Reflexe:	einwandfrei funktionierender Schluck- und Saugreflex, regelrechter Muskeltonus

Äußere Geschlechtsorgane:	Hoden im Hodensack, große Schamlippen decken die kleinen Schamlippen
Turgor und Tonus:	gut, Beugestellung von Armen und Beinen

Bei allen Unregelmäßigkeiten muß sofort ein Pädiater (Kinderarzt) informiert werden.

• **Erstuntersuchung (U 1)**
Nach der orientierenden Untersuchung des Neugeborenen durch den Geburtshelfer im Kreißsaal folgt im Laufe des ersten Lebenstages die Basisuntersuchung durch den Pädiater.

Schwerpunkte der Untersuchung:
- Feststellung von Fehlbildungen (z.B. angeborene Herzfehler, Speiseröhrenverschluß)
- Kontrolle der Reifezeichen
- Nachweis von Ödemen
- physiologische Neugeborenenreflexe:
  - **Rooting**-Reflex (Suchreflex): Kind dreht den Kopf zur entsprechenden Seite bei Berührung des Mundwinkels
  - **„Automatische Reaktion":** Neugeborenes dreht in Bauchlage den Kopf zur Seite zur Freihaltung der Atemwege
  - **Saugreaktion:** Bei Berührung der Lippen wird die Saugreaktion ausgelöst
  - **Moro-Reflex (Umklammerungsreflex):** Bei Erschütterung der Unterlage oder durch Zurückfallenlassen des Kopfes werden die Arme nach außen und oben bewegt (sollte möglichst nicht ausgelöst werden)
  - **Schreitreaktion:** Berührt die Fußsohle eines Beins die Unterlage, so beugt sich dieses Bein, und das andere Bein wird gestreckt
  - **Rückgratreflex:** Streicht man mit dem Finger neben der Wirbelsäule entlang, so führt dies zu einer bogenförmigen Krümmung des Kindes in Richtung auf die stimulierte Seite
  - **Greifreflex:** Bei Berührung der Handinnenflächen schließt sich die Hand
  - **„Bauer-Reaktion":** Liegt das Kind in Bauchlage und werden die Daumen des Untersuchers auf die Fußsohlen gedrückt, so beginnt es zu kriechen

• **Zweituntersuchung (U 2)**
Im Laufe der ersten zehn Lebenstage folgt die zweite Vorsorgeuntersuchung durch den Pädiater.

Schwerpunkte der Untersuchung:
- BCG-Impfung (Bacillus Calmette-Guérin) intrakutan bei Kindern aus tuberkulosegefährdetem Milieu
- Beginn der Rachitisprophylaxe (bis Ende des 1. Lebensjahres)

- Feststellung von orthopädischen Erkrankungen (z.B. Hüftgelenkdysplasien)
- Erkennen von Miktionsstörungen
- Fontanellenuntersuchung
- erneute Kontrolle der Reifezeichen

Routinemäßig werden im Laufe der ersten Lebenswoche folgende Parameter überprüft:
- Guthrie-Test (zum Feststellen von Stoffwechselstörungen, z.B. Phenylketonurie, Galaktosämie, Ahornsirupkrankheit); wird am 5. Tag durchgeführt, nachdem das Kind vier Tage oral ernährt worden ist und keine Antibiotika erhalten hat (mikrobiologischer Hemmtest); bei der Blutabnahme aus der Ferse ist darauf zu achten, daß die Blutstropfen ausreichend groß sind, so daß die markierten Felder des Filterpapiers gut getränkt werden
- TSH-Bestimmung (Schilddrüsenhormone), spätestens am 5. Tag nach der Geburt
- Mekonium-Test (Früherkennung von Mukoviszidose); bis zur Durchführung des Mekonium-Tests (BM-Test®) sollte da Gesäß des Kindes weder eingecremt noch gepudert werden, da Salben- und Puderbeimengungen den Test verfälschen könnten

Konakion® zur Vermeidung von Blutungen: Nach zwei Stunde und am dritten Lebenstag erhalten die Neugeborenen je 1 Tropfen oral.

- **Spezielle Beobachtungen beim Neugeborenen**

Aussehen und Hautfarbe
Ein gesundes Neugeborenes hat eine helle, rosige Hautfarbe. Eine zyanotische Färbung der Extremitäten sollte innerhalb vo 48 Stunden verschwinden.
Bei übertragenen Kindern erscheint die Haut schuppig und ri sig („Waschfrauenhände“)

Neugeborenen-Gelbsucht
Durch einen physiologischen Blutzerfall und eine unreife Leb kann es beim Kind ab dem dritten Lebenstag zu einer Gel färbung der Haut kommen (regelmäßige Bilirubinkontrolle).

Atmung
Die Atemfrequenz beträgt etwa 40–55 Atemzüge pro Minu und ist anfangs unregelmäßig.

Temperatur
Das Neugeborene ist ausgesprochen thermolabil (Schutz v Wärmeverlust).

Erster Stuhlgang
Ausscheidung von schwarz-grünem Mekonium (Kindspech) den ersten 24–36 Stunden.

Urinausscheidung
Sollte in den ersten 24 Stunden erfolgen (Ausscheidung dokumentieren).

Gewicht
Physiologische Gewichtsabnahme von maximal 10% bis zum vierten Lebenstag. Das Geburtsgewicht wird in der Regel bis zum Ende der zweiten Lebenswoche erreicht.

Herz und Kreislauf
Die Herzfrequenz des Neugeborenen liegt bei 120–140 Schlägen pro Minute. Der Blutdruck (wird nur bei Bedarf gemessen) beträgt systolisch zwischen 60 und 80 mmHg (10,6–14,6 kPa).

- **Störungen beim Neugeborenen**

Haut
- starke Hautblässe: Anämie
- Schreizyanose: am ersten Tag ohne Bedeutung
- Neugeborenenerythem: Rötungen unterschiedlicher Ausprägung mit wechselnder Intensität, meist harmlos
- „Schälblasen": schwere Staphylokokkeninfektion durch mangelnde Pflege, für den Säugling bedrohlich!
- viel Käseschmiere und reichlich Lanugobehaarung: Kind ist zu früh geboren
- „Waschfrauenhände", schuppige faltige Haut: Kind ist übertrageny
- Milien (Talgretentionszysten), kleine weiße Punkte im Gesicht: ohne Bedeutung
- „Mitesser" (Komedonen): stecknadelkopfgroße, weiße bis gelbliche Knötchen, Akne durch den Hormoneinfluß bei gestillten Kindern
- „Storchenbiß" (Teleangiektasien): meist im Nacken oder an der Stirn, werden mit zunehmendem Alter blasser
- kühle, marmorierte Hände: bei sonst unauffälligen Kindern harmlos

Kopf
- Fontanellen: normal weich und pulsierend, bei erhöhtem Hirndruck sind sie gespannt, und die Schädelnähte klaffen
- Geburtsgeschwulst (Caput succedaneum): teigig-livide Anschwellung durch den Druck während des Geburtsvorganges, bildet sich innerhalb von 24–28 Stunden zurück, meist ohne Bedeutung
- Kephalhämatom (subperiostale Blutung): Schwellung überschreitet die Schädelknochen nicht, entsteht durch erheblichen Druck während des Geburtsvorganges, auf Hirnblutungszeichen achten!
- Nasenflügelatmung: schwere Atemstörungen!

Thorax
- Brustdrüsenschwellung (Mastopathie): Schwellung kann Walnußgröße erreichen, durch Hormoneinfluß bei gestillten Kindern, Brust weich abpolstern und „in Ruhe lassen"

- „Hexenmilch“: Austritt weniger Tropfen milchiger Flüssigkeit aus der geschwollenen Brustdrüse, Brust steril abdecken, keine Behandlung, beobachten
- Einziehen der Interkostalräume und des Epigastrikums bei der Einatmung: schwere Atemstörungen!

Abdomen
- Hautnabel: Haut reicht zur Nabelschnur hoch

Verhalten
- feinschlägiges Zittern der Hände: nicht pathologisch
- schrilles Schreien und Unruhe: fragliche Entzugssymptome

6.5 Ernährung des Neugeborenen

Das Neugeborene hat einen dreifach höheren Energiebedarf al ein Erwachsener. Die Ernährung kann natürlich (durch Stillen und/oder künstlich (Flaschenernährung) erfolgen.

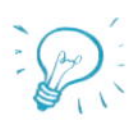

Die erste Nahrungsaufnahme erfolgt wenn möglich bereits in Kreißsaal (innerhalb der ersten sechs Lebensstunden). De Saugreflex und die Bereitschaft zur Nahrungsaufnahme sind be einem gesunden Neugeborenen dann bereits voll ausgebildet.

- **Natürliche Ernährung**

Das Neugeborene soll bereits kurz nach der Geburt angeleg werden, um die Milchproduktion zu unterstützen (erste Kon taktaufnahme).
Die Häufigkeit der Mahlzeiten richtet sich nach dem Bedarf de Kindes (ad libedum = nach Belieben; Tab. 6-2).
In der Anfangszeit haben die Neugeborenen alle zwei bis dre Stunden Hunger. Sie sollten dann auch gestillt werden.

Tabelle 6-2 Energiebedarf (Brennwertbedarf, Kalorienbedarf) pro Kilo gramm Körpergewicht und Tag.

$$\text{Energiequotient (EQ)} = \frac{\text{Brennwert (Kalorien)}}{\text{kg Körpergewicht}}$$

Lebensalter	EQ in Joule	EQ in Kalorien
Frühgeborenes	504–630	120–150
Reifes Neugeborenes	420–504	100–120
Hypotrophes Neugeborenes	504–735	120–175
Säugling bis zu 1 Jahr	460	110
Kleinkind, 1–3 Jahre	380	90
Kleinkind, 4–6 Jahre	330	80
Schulkind	250	60
Jugendlicher	210	50
Erwachsener	145	35

Nach vier bis sechs Wochen haben fast alle gestillten Kinder ihren eigenen, regelmäßigen Rhythmus gefunden (6–8 Mahlzeiten pro Tag).

Vorteile der natürlichen Ernährung
- qualitativ und quantitativ richtige Zusammensetzung der Nährstoffe
- keine Nahrungszubereitung notwendig
- immer zur Verfügung
- leicht verdaulich (durch Lipase, Albumin flockt fein aus)
- bessere Rückbildung der mütterlichen Gebärmutter
- Darminfektionen und Verdauungsstörungen sind seltener (Wachstum der Bifidus-Bakterien bewirkt im Stuhl sauren pH-Wert)
- Saugbewegungen fördern beim Kind die Gaumen-, Kiefer- und Gesichtsentwicklung
- immer die gleiche Temperatur
- Zufuhr von Antikörpern aus dem mütterlichen Blut
- Keimarmut der Nahrung
- Verstärkung der Mutter-Kind-Beziehung
- keine Kosten
- relativer Schutz vor Allergien

• **Künstliche Ernährung**
Die künstliche Ernährung mit adaptierter (angepaßter) Milch ist die Möglichkeit der Wahl, wenn eine natürliche Ernährung nicht möglich ist.

- **Stillhindernisse der Mutter**
  - Hypogalaktie (Milchmangel)
  - beginnende Mastitis (Brustdrüsenentzündung)
  - Hohl-, Schlupf- oder Flachwarzen (Saughütchen verwenden oder Milch abpumpen)
  - Überempfindlichkeit der Brustwarzen (Saughütchen verwenden)
  - Abhängigkeit von Alkohol und Drogen
  - Unterernährung
  - Rhagaden an der Brust (sorgfältige Brustpflege zur Vermeidung, Saughütchen verwenden)
- **Stillhindernisse des Kindes**
  - Fehlbildungen der Luft- und Speisewege (z.B. Lippen-Kiefer-Gaumen-Spalte, Ösophagusatresie)
  - Trinkschwäche (z.B. Herzfehler, Pneumonie)
  - Unreife
- **Grundsätzliches Stillverbot besteht bei**
  - schweren Stoffwechselkrankheiten (z.B. Diabetes mellitus, Hyperthyreose)
  - Infektionskrankheiten (z.B. Typhus, Diphtherie)
  - Medikamenteneinnahme (z.B. Chloramphenicol, Thyreostatika)

• **Flüssigkeitsbedarf**
Das gesunde Neugeborene braucht täglich mindestens folgende Flüssigkeitsmenge:

Erster Lebenstag:	in vierstündigen Intervallen 10–15 ml Tee mit 5% Traubenzucker
Erste Lebenswoche:	Tagestrinkmenge = (Lebenstage –1) × 70 g (Finkelstein-Formel)
Zweite Lebenswoche:	Steigerung der Nahrungsmenge auf etwa 1/6 des Körpergewichtes, die Menge von etwa 800–1000 g pro Tag soll nicht überschritten werden.

6.5.1 Das Stillen

Nach der Geburt wird das Neugeborene erstmals an der mütterlichen Brust angelegt. Am ersten Tag nach der Geburt fließt die sehr eiweißhaltige Vormilch (Kolostrum). Ab dem dritten bis vierten Tag erfolgt der Milcheinschuß, doch erst am 15. Tag ist die Muttermilch „reif“.

Vorbereitungen der Mutter
- Hinweis geben zum Nachthemd (vorne weit zu öffnen) und Still-BH (gut sitzender, nicht einengender, kochfester BH)
- Hinweis geben, das Kind nicht auf das Stecklaken des Bettes zu legen (Kontamination mit infektiösem Wochenfluß der Mutter)
- Information und Aufklärung der Frau über das Stillen (Stillen soll für Mutter und Kind angenehm sein)
- für Ruhe sorgen (kein Besuch oder Zeitdruck)
- Händedesinfektion der Mutter (Mastitisprophylaxe)
- Brust mit abgekochtem, lauwarmem Wasser abwaschen
- Frau nimmt Seitenlage im Bett (Abb. 6-4) oder eine bequeme Sitzposition auf dem Stuhl (Abb. 6-5) ein, Sitzring erleichtert das Sitzen (s. Kap. 2.1.2)

Vorbereitungen des Kindes
- Windel erneuern
- Kind wiegen (Ausgangsgewicht)
- Personalien der Mutter mit den Angaben auf dem Armbändchen des Kindes vergleichen
- Kind zur Mutter bringen

Anlegen des Kindes
Die Mutter braucht beim ersten Anlegen ihres Kindes Unterstützung (Abb. 6-6 a und b).
- Kind muß wach sein
- Brustwarze und Warzenvorhof müssen vollständig im Mund des Kindes sein
- die Zunge liegt unter der Brustwarze
- die Mutter hält die Brust etwas zur Seite, damit das Kind gut durch die Nase atmen kann
- Stilldauer beachten (maximal 20 Minuten, innerhalb der ersten fünf Minuten werden 80–90% der Gesamtmenge getrunken)
- Kind soll nach dem Wechseln der Brust und am Ende der Mahlzeiten aufstoßen (bei hastigem Trinken auch zwischendurch)

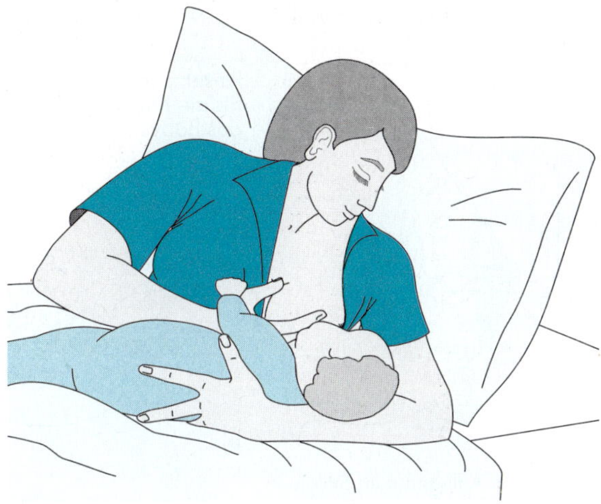

Abb. 6-4 Stillen im Bett.

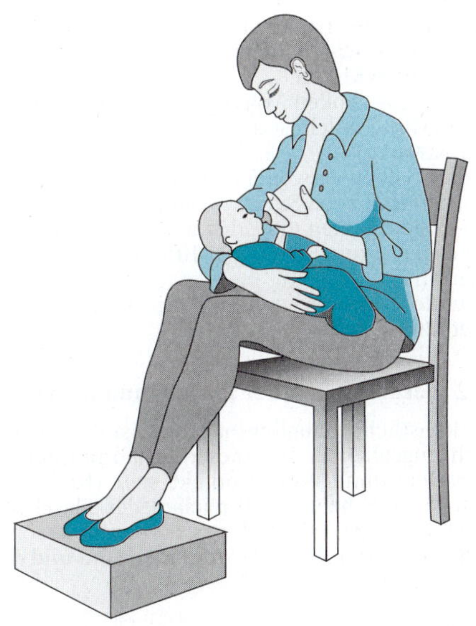

Abb. 6-5 Stillen im Sitzen. Wichtig die steile, dem Rücken angepaßte Lehne und die Unterstützung der Beine.

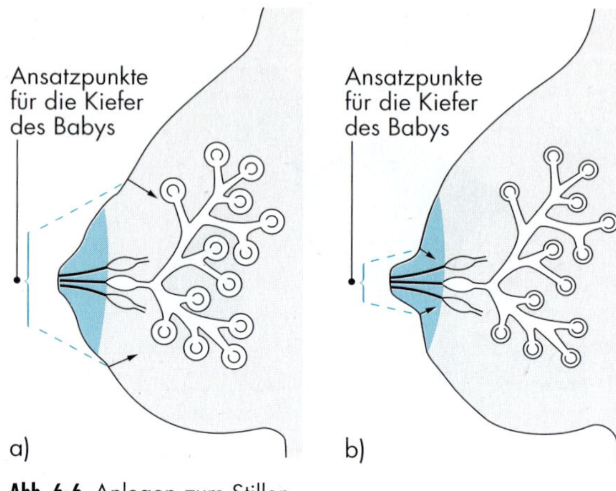

Abb. 6-6 Anlegen zum Stillen.
a) Richtig.
b) Falsch.

- Kontrolle der Trinkmenge durch erneutes Wiegen des Kindes (nur in den ersten Tagen, bei Problemen, „schlechte Trinker", „unsichere Mütter")
- nach dem Trinken Milch an der Brustwarze antrocknen lassen (Muttermilch ist das natürlichste Pflegemittel für die Brustwarze)
- keine Salben verwenden, da sie die Haut aufweichen (Mazeration) und beim Saugen vom Kind aufgenommen werden
- nach dem Stillen die Brust mit sterilen Stilleinlagen abdecken, zum Schutz der Brustwarzen und zum Aufsaugen der Milch
- wunde Brustwarzen mit Johanniskrautöl oder Salbeitinktur betupfen

6.5.2 Verabreichen der Flaschennahrung

Die künstliche Säuglingsnahrung ist weitgehend der Muttermilch angeglichen. Bei dieser Ernährungsform findet kein so intensiver Mutter-Kind-Kontakt statt (Körper-/Hautkontakte). Deshalb muß beim Verabreichen der Flaschennahrung durch die Mutter oder die Pflegeperson darauf geachtet werden, daß genügend Zeit und Ruhe vorhanden sind und das Kind Zuwendung erfährt.

Vorbereitung
- Hände desinfizieren
- Flaschennahrung nach Herstellerangaben zubereiten

- abgespülten Sauger über die Flasche stülpen (Saugerkuppe nicht berühren)
- Temperatur der Nahrung überprüfen (Tropfen auf die Innenseite der Unterarme oder auf den Handrücken)

Vorgehen
- Kind auf den Schoß nehmen und seinen Kopf in die Armbeuge oder auf die aufgestellten Beine der fütternden Person legen (Abb. 6-7 a und b)
- Flasche leicht schräg halten, Flaschenhals muß ganz mit Nahrung gefüllt sein, auf die Saugbewegungen des Kindes achten
- Kind beobachten und zum Aufstoßen Pausen machen (Flaschenmahlzeit soll nicht länger als 15 Minuten dauern)
- nach dem Trinken das Kind aufstoßen lassen
- Kind ins Bett legen (abwechselnde Seitenlagerung)
- Trinkmenge dokumentieren

Nach jeder Mahlzeit müssen Flasche und Sauger gründlich gereinigt und sterilisiert werden (Ausnahme: Einmalmaterial)
- Sauger unter fließendem Wasser abspülen und mit Salz ausreiben (entfernt Eiweißreste)
- Flasche ausspülen und mechanisch mit einer Flaschenbürste reinigen
- weiterer Umgang nach hausinternen Regelungen

6.6 Pflege des Neugeborenen

Zur Körperpflege des Neugeborenen gehört entweder die tägliche Ganzwaschung oder zwei- bis dreimal in der Woche ein Bad (Abb. 6-8 a bis f).

Vorbereitungen zum Baden des Säuglings
- Fenster schließen
- Raumtemperatur etwa 25 °C
- Hände waschen
- Kinderwaage tarieren, Windel auflegen und wiegen
- benötigte Kinderwäsche bereitlegen
- Pflegematerialien richten
- Badewasser einlaufen lassen (37 °C)

Vorgehen
- Händedesinfektion
- Windel und Stuhlreste entfernen
- evtl. Kontrolle der rektalen Körpertemperatur
- Wiegen (Windelgewicht abziehen)
- Beobachtung des Kindes (Haut, Verhalten, Motorik)
- Baden des Säuglings
- Gesicht mit klarem Wasser waschen, dann evtl. Badezusatz
- sorgfältiges Abtrocknen (Hautfalten)
- Gesichtspflege
- Hemdchen und Jäckchen anziehen (bei Bändchenverschluß

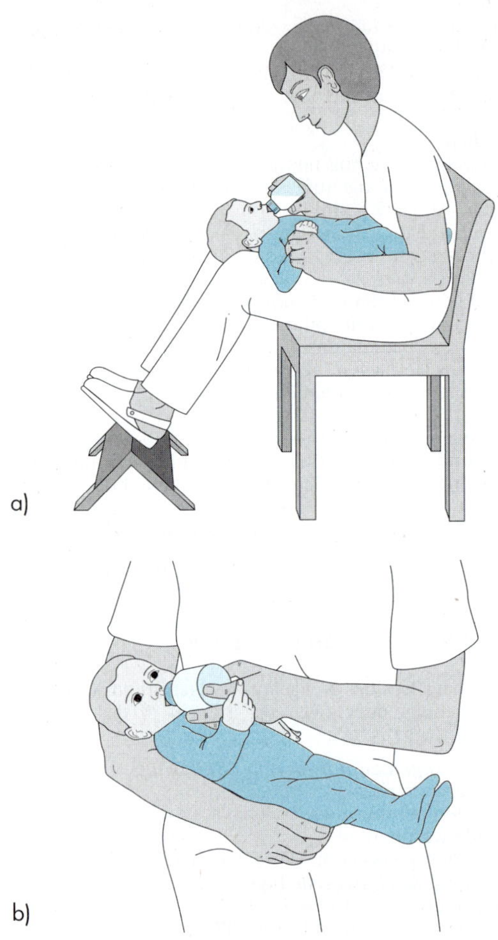

Abb. 6-7 Verabreichung von Flaschennahrung.
a) Füttern von vorne (günstigste Haltung).
b) Füttern von der Seite.

darauf achten, daß zwischen Hals und Kleidung ein Finger dazwischen paßt, sonst Strangulationsgefahr)

- Händedesinfektion
- Nabelpflege: Durch eine regelmäßige Nabelpflege trocknet der Nabelschnurrest schneller aus und infiziert sich nicht. Es

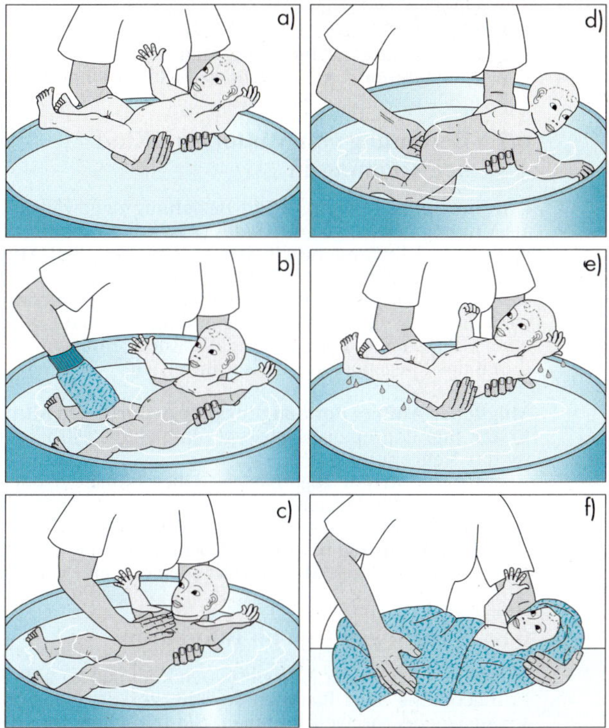

Abb. 6-8 Säuglingsbad.
a) Einbringen in die Badewanne.
b) Bad in Rückenlage.
c) Umdrehen zur Bauchlage über den Unterarm.
d) Bad in Bauchlage.
e) Herausnehmen aus dem Bad.
f) Abtrocknen.

gibt eine „offene“ und eine „geschlossene“ Methode. Der Nabelschnurrest wird bei jedem Wickeln mit sterilen Kompressen mit oder ohne Alkohol abgetupft. Um Druckstellen zu vermeiden, kommt unter die Nabelklemme (kann nach 48 Stunden entfernt werden) und um den Nabelschnurrest eine sterile Kompresse (offen). Je nach hausinterner Regelung evtl. Nabelbinde (geschlossen)

- Wickeln des Säuglings
- Strampelhose anziehen

- Nagelpflege bei Bedarf
- Kind ins Bett legen
- gebrauchte Gegenstände versorgen
- Dokumentation von Gewicht und Körpertemperatur

6.7 Betreuung von Mutter und Kind bei Rooming-in

Um eine optimale Mutter-Kind-Beziehung zu gewährleisten und als Training der Pflege des Kindes (z.B. Stillen, Baden, Wickeln) nach dem Klinikaufenthalt, hat es sich bewährt, Mutter und Kind in ein gemeinsames Zimmer zu legen.
Um der Mutter Phasen der Ruhe und Erholung zu ermöglichen, wird die Pflege des Kindes stufenmäßig aufgebaut. Jederzeit ist eine vollständige Übernahme aller notwendigen Tätigkeiten durch das Pflegepersonal zu gewährleisten.

Möglicher Aufbau der Säuglingspflege durch die Mutter
Erster Tag: Pflegeperson versorgt ohne aktive Mithilfe der Mutter das Neugeborene.
Zweiter und dritter Tag: teilweise Übernahme der Pflege durch die Mutter unter Aufsicht.
Vierter Tag: vollständige Pflege unter Aufsicht.
Ab dem fünften Tag bis zur Entlassung: selbständige Pflege des Neugeborenen durch Mutter. Pflegeperson berät bei Bedarf.

6.8 Säuglingspflege im Inkubator

Ungefähr 5–10% aller Neugeborenen kommen zu früh zur Welt. Frühgeborene sind Risikokinder, die vor der 37. Schwangerschaftswoche zur Welt kommen. Sie brauchen eine besondere Überwachung und Pflege.
Besonders wichtig sind eine gezielte Wärmezufuhr, das Stabilisieren der Vitalfunktionen und eine gute Beobachtung.
Alle Frühgeborenen sollten grundsätzlich auf eine Frühgeborenenstation oder neonatologische Intensivstation verlegt werden.

- **Die apparative Grundausstattung besteht aus**
- Inkubatoren
- Beatmungsgeräten
- Monitoren zur Überwachung von Atmung, Temperatur, Puls und Blutdruck
- transkutanen Sauerstoff- und Kohlendioxidsonden
- Infusionspumpen
- Absauggeräten
- Lampen zur Phototherapie (blaues Licht)

- **Inkubator**
- auch Brutkasten, Couveuse oder Isolette (Abb. 6-9) genannt
- elektrisch betriebene, geschlossene Einheit mit integriertem Fahrgestell und durchsichtiger Haube

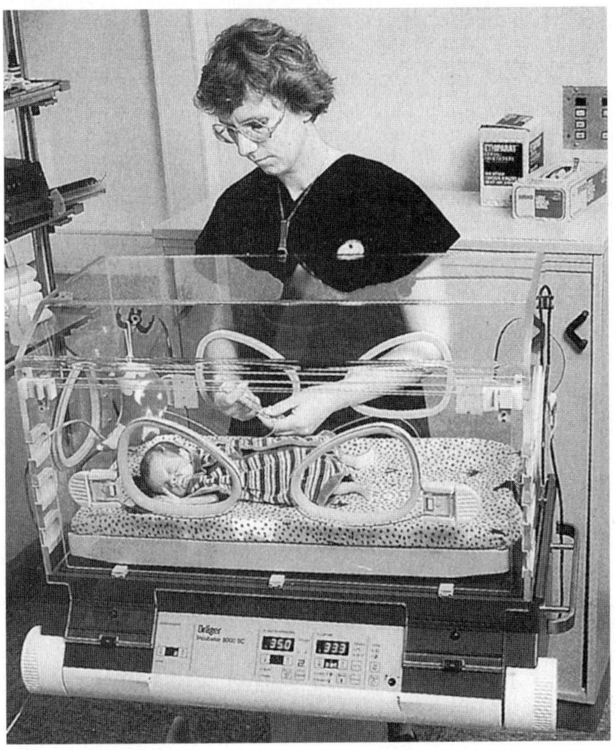

Abb. 6-9 Inkubator.

Vorteile des Inkubators

- exakte Klimatisierung
- ständig zirkulierende Luft
- regulierbare Temperatur (29–39 °C)
- regulierbare Luftfeuchtigkeit bis 100%
- gleichmäßige Sauerstoffkonzentration (bis max. 100%); wird Sauerstoff zusätzlich verabreicht, muß die Temperatur ± 1 Grad der Inkubatortemperatur sein
- optimale Krankenbeobachtung möglich (Plexiglashaube ist gut einsehbar)
- Infektionsschutz (geschlossene Einheit, Bakterienfilter)
- Pflegemaßnahmen werden im Inkubator verrichtet (verschließbare Öffnungen), das verhindert Auskühlen des Frühgeborenen

Vorbereitung des Inkubators vor dem Einsatz

Auf jeder Frühgeborenenstation ist mindestens ein Inkubator vorgewärmt.

- Kontrolle des Sauerstoffanschlusses
- zur Luftbefeuchtung Wasserbehälter mit Aqua destillata füllen
- Bakterienfilter erneuern, Datum kontrollieren
- Sauerstoffkonzentration und Luftfeuchtigkeit nach Arztanordnung einstellen
- Temperatur richtet sich nach dem Körpergewicht
  Richtwerte: 2000–2500 g = 32–33 °C
  1000–2000 g = 34–36 °C
  unter 1000 g = 37 °C

Wartung des Geräts während des Einsatzes

- mindestens dreistündliche Kontrollen der verordneten Einstellungen
- Inkubatorhaube täglich von innen nach außen reinigen, Irisblenden täglich wechseln
- Wechsel des Inkubators nach drei bis sechs Tagen (abhängig vom Zustand des Kindes) und Desinfektion nach Herstellerangaben
- Kontrollabstriche vom Inkubatorwasser

Pflege des Kindes im Inkubator

- darauf achten, daß die Manschetten bzw. Türen des Inkubators immer geschlossen sind (Wärme- und Sauerstoffverlust)
- gebrauchtes Material durch die untere Öffnung entfernen
- auf Inkubatoren nichts abstellen (Lärm)
- leise arbeiten
- schonende, koordinierte Pflege und Behandlung
- Pflege richtet sich nach dem individuellen Allgemeinzustand
- ausreichende Händedesinfektion
- eigene Pflegeartikel für jedes Kind
- zum Windelwechseln Handschuhe (Rotavireninfektion)

7 Pädiatrie

7.1 Aufnahme eines kranken Kindes

Die Aufnahme im Krankenhaus bedeutet für das Kind und seine Eltern ein einschneidendes Erlebnis. Die Situation wird von jedem Kind individuell aufgenommen und verarbeitet. Die Verarbeitung ist abhängig von:
- dem Alter
- der Persönlichkeit
- dem Entwicklungsstand des Kindes
- der Vorbereitung auf den Krankenhausaufenthalt
- der Schwere und Art der Erkrankung
- den Eingriffen

Zusätzlich beeinflussende Faktoren sind:
- das Verhältnis des Kindes zur Bezugsperson
- die familiäre Situation des Kindes (Einzelkind/Geschwister)
- Kindergarten- bzw. Schulbesuch
- der Zeitpunkt des Krankenhausaufenthaltes

• Mögliche Empfindungen und Reaktionen des Kindes

Die Trennung von der Bezugsperson und der fehlende Körperkontakt werden je nach Alter als Strafe (Liebesentzug) empfunden. Reaktionen darauf können sein:
- Angst
- Heimweh
- Trotz
- Aggressionen
- Apathie
- Depressionen
- Regression (Entwicklungsrückschritt; s. Kap. 2.11.1)

Hilfen zur besseren Verarbeitung
- Einbeziehung der Bezugsperson in die Pflege
- großzügig geregelte Besuchszeiten
- Besuchserlaubnis für Geschwister und Freunde
- Mitaufnahme eines Elternteils (Rooming-in) bei Kindern
  - unter 6 Jahren
  - mit schweren Erkrankungen
  - mit Tumorleiden und Leukämie
  - mit Behinderungen
  - ohne deutsche Sprachkenntnisse
- Förderung der Kommunikation mit dem Zuhause durch Briefe und Telefonate
- Einbeziehen eines Dolmetschers bei ausländischen Kindern
- Kenntnisse von Gewohnheiten und Eigenarten des Kindes durch eine Pflege-Anamnese (Fragebogen für Eltern; Abb. 7-1)

Eltern-Fragebogen

1. Welchen Kosenamen hat Ihr Kind?
2. Wie spricht Ihr Kind Sie und seine Geschwister an?
3. Was ist das Lieblingsspielzeug Ihres Kindes?
4. Hat Ihr Kind Lieblingserzählungen (Märchen)?
5. Welche Hobbys/Beschäftigungen hat Ihr Kind?
6. Hat Ihr Kind Ängste?
7. Hat Ihr Kind schon Erfahrungen mit Ärzten, Pflegepersonen und Krankenhaus? (Gute/schlechte Erfahrungen?)
8. Was sind die Lieblingsspeisen Ihres Kindes?
9. Gegen welche Speisen empfindet Ihr Kind eine Abneigung?
10. Ist Ihr Kind schon sauber (Tag/Nacht)?
11. Wie sagt Ihr Kind zu den Ausscheidungen?
12. Welche besonderen Einschlafgewohnheiten werden zu Hause praktiziert (Lied, Gebet, Schmusetier usw.)?
13. Gibt es sonstige beachtenswerte Eigenarten Ihres Kindes?
14. Wie haben Sie Ihr Kind auf den Krankenhausaufenthalt vorbereitet?

Abb. 7-1 Beispiel eines Eltern-Fragebogens.

Information des Kindes über
- Sinn und Zweck der Krankenhausaufnahme
- Räumlichkeiten (z.B. Spielzimmer, Schule)
- Tagesablauf
- notwendige Untersuchungen und Maßnahmen (bei der Wahrheit bleiben, Spritzen verursachen Schmerzen)
- die an der Pflege und Therapie beteiligten Personen und ihre Aufgaben

7.2 Beschäftigung mit Kindern

Das Spiel ist ein spontanes Bedürfnis des Kindes, um sich mit der Umwelt auseinanderzusetzen. Jedes Kind muß deshalb spielen dürfen.

• **Voraussetzungen zum Spielen**
- genügend Zeit
- ausreichender Platz
- spielfördernde Atmosphäre
- geeignetes Spielzeug

Anforderungen an das Spielzeug
- abwasch- oder waschbar
- farbecht
- nicht zu klein (Aspirationsgefahr)
- keine Verletzungsgefahr
- Förderung und Unterstützung der Entwicklung des Kindes

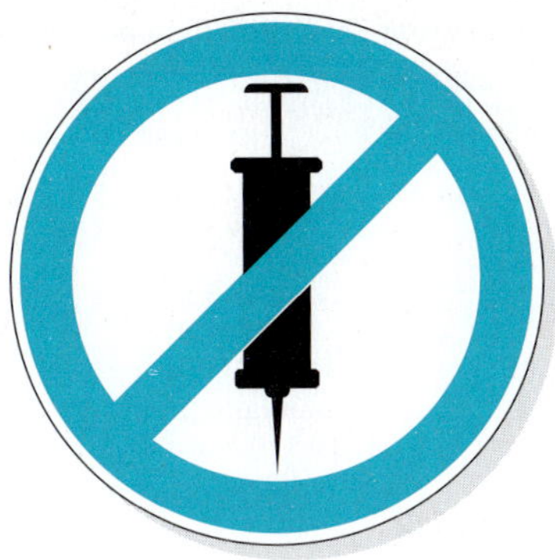

Abb. 7-2 Hinweisschild: Keine Spritzen.

Um dem Kind eine angstfreie und geborgene Atmosphäre zu schaffen, dürfen dem Kind im Spielzimmer keine Schmerzen zugefügt werden (Abb. 7-2).

7.3 Krankenbeobachtung bei Kindern

Die Krankenbeobachtung ist ein wichtiger Bestandteil der Kinderkrankenpflege. Sie berücksichtigt auch die körperliche, geistige, seelische und soziale Verfassung des Kindes.
Die Krankenbeobachtung muß kontinuierlich und sorgfältig vorgenommen werden, da das Kind nur bedingt oder gar nicht in der Lage ist, sein Befinden auszudrücken.
Auf Beobachtungen muß schnell und angemessen reagiert werden (s. Kap. 2.7.3).

- **Stufen der Krankenbeobachtung**

1. Wahrnehmung (z. B. Aussehen und Verhalten)
2. Beobachtung (z. B. Zyanose, schlechte Atmung)
3. Sensibilisierung: die beobachteten Veränderungen deuten, erklären und bewerten (z. B. Ateminsuffizienz durch Aspiration)
4. Prüfung (z. B. Kontrolle der Atemfrequenz)
5. Entscheidung (z. B. Kind hat aspiriert)
6. Konsequenzen ziehen, Arzt informieren und reagieren (z. B. Absaugen, atemerleichternde Lagerung)

7.3.1 Puls

Bei Säuglingen und Kleinkindern zählt man die Herzschläge mit einem Stethoskop. Erst wenn die „Speckfalten" an den Handgelenken verschwunden sind, ist der Puls an der Radialis tastbar (Tab. 7-1).

Tabelle 7-1 Normalwerte der Pulsschläge pro Minute in Ruhe.

Alter	Untere/obere Grenze	Mittelwert
Neugeborenes	80/160	120
Säugling	100/180	150
1–3 Jahre	100/180	130
4–7 Jahre	70/150	105
8–11 Jahre	65/120	90
ab 12. Lebensjahr	60/110	85

7.3.2 Blutdruck

Für das exakte Ermitteln des Blutdruckwertes (Tab. 7-2) ist es wichtig, die richtige Oberarmmanschette zu verwenden.
Die Breite der Manschette ist abhängig vom Umfang des Oberarms:
bei 7,5 – 10,0 cm → 4 cm breit
bei 10,0 – 12,5 cm → 5 cm breit
bei 12,5 – 15,0 cm → 7 cm breit
bei 15,0 – 20,0 cm → 9 cm breit
bei 20,0 – 30,0 cm → 12 cm breit

7.3.3 Atmung

Die Atemzüge beim Säugling werden gezählt, indem man die Hand leicht auf den Thorax legt und so die Atembewegungen spürt (Tab. 7-3).

Säuglinge haben eine typische Bauchatmung mit Beteiligung des Zwerchfells und der Bauchmuskulatur.
Im Kleinkindalter kommt es zu einer Mischform zwischen Brust- und Bauchatmung.
Ältere Kinder haben eine ausgeprägte Brustatmung.
Eine Brustatmung im frühen Kindesalter ist immer pathologisch.

7.3.4 Körpertemperatur

Die Messung der Körpertemperatur (rektal) ist eine wichtige Maßnahme, wenn das Wohlbefinden eines Kindes gestört ist.

Messen der Körpertemperatur

- Beim **Säugling**
  In Rückenlage auf einer Windel, ein Arm fixiert das eine Bein, die Hand hält das Knie des anderen Beins locker fest. Das Thermometer wird mit der zweiten Hand während der gesamten Meßdauer festgehalten (Abb. 7-3).
- Beim **Klein- und Schulkind**
  In Seitenlage mit leicht angezogenen Beinen und festgehaltenem Thermometer.

Tabelle 7-2 Normalwerte des Blutdrucks.

Alter	Systolischer/diastolischer Meßwert
Säugling	12/9 kPa (90/60 mmHg)
3–6 Jahre	13/8 kPa (95/65 mmHg)
7–9 Jahre	13/8 kPa (100/65 mmHg)
10–12 Jahre	15/9 kPa (110/70 mmHg)
13–15 Jahre	16/10 kPa (120/80 mmHg)
	kPa = Kilopascal
	mmHg = Millimeter Quecksilbersäule

Tabelle 7-3 Normalwerte der Atemzüge pro Minute in Ruhe.

Alter	Atemzüge pro Minute
Neugeborenes	45–55
Säugling	30–40
ab 1. Lebensjahr	25–30
ab 3. Lebensjahr	20–25
ab 6. Lebensjahr	ca. 20

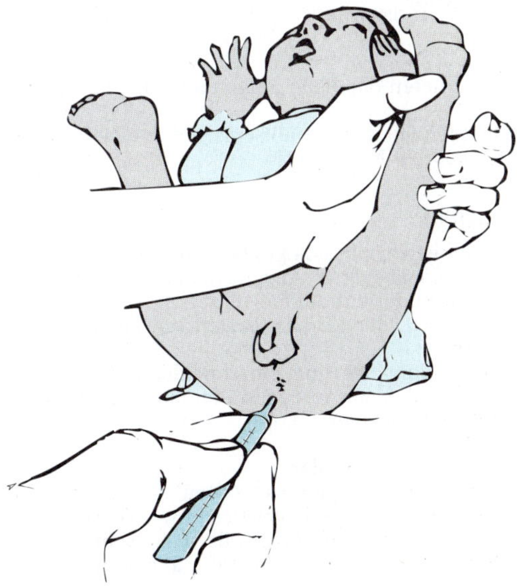

Abb. 7-3 Fiebermessen beim Säugling.

- Bei **unruhigen** Kindern
  Um Damverletzungen zu vermeiden, sollte eine Pflegeperson das Kind halten, eine weitere Pflegekraft das Thermometer.

7.3.5 Verhalten/Bewußtsein

Ein Kind mit klarem Bewußtsein ist an den Vorgängen seiner Umgebung interessiert, beobachtet aufmerksam und zeigt entsprechende Reaktionen.
Die Reaktionsfähigkeit ist dabei vom Alter und von der Entwicklungsstufe abhängig.

- **Prüfen der Bewußtseinslage des Kindes**

Beobachten
- Hält das Kind die Augen offen oder geschlossen?
- Kann es Gegenstände fixieren?

Ansprechen
- Kann das Kind Fragen nach Name, Alter, Wohnort, Geschwistern, Lieblingsbeschäftigung usw. beantworten?

Bewegen lassen
- Kann das Kind sich selbst an- oder ausziehen, bewegen?

Stärkere Reize
- Wie reagiert das Kind auf schmerzhafte Maßnahmen?

Reflexe
- Funktionieren Pupillen-, Saug- und Schluckreflex?

Zum Überprüfen des Bewußtseins gibt es eine für Kinder modifizierte Glasgow-Koma-Skala.

7.3.6 Schlaf

Der Schlaf ist ein physiologischer Zustand mit herabgesetztem Bewußtsein, mangelnder Ansprechbarkeit und dadurch verminderter Sensibilität auf äußere Reize. Die vegetativen Vorgänge sind gedrosselt, der Körper reagiert mit einer relativen Bewegungslosigkeit.
Psychische Vorgänge und einschneidende Erlebnisse können während des Schlafes in den Traumphasen aktualisiert und erneut durchlebt werden.

- **Beobachtung des Schlafs**
- Einschlafphase (lange Einschlafzeit?)
- Störanfälligkeit des Schlafes (leicht weckbar?)
- Schlafverlauf (Hin- und Herwälzen, Aufschreien?)
- Schlafwandeln, Reden im Schlaf, Zähneknirschen
- Schlafdauer (Tab. 7-4)

Tabelle 7-4 Durchschnittliches physiologisches Schlafbedürfnis.

Alter	Gesamtdauer etwa
Neugeborenes	18 Stunden
2.–3. Monat	16 Stunden
ab 1. Lebensjahr	14 Stunden
ab 4. Lebensjahr	12 Stunden
ab 6. Lebensjahr	11 Stunden
ab 12. Lebensjahr	10 Stunden
ab 15. Lebensjahr	9 Stunden

7.3.7 Ernährungszustand

Der Ernährungszustand des Kindes ist abhängig von Appetit, Nahrungsaufnahme, Resorption der einzelnen Nährstoffe und der aktuellen Stoffwechsellage.

- **Wichtige Begriffe**

Eutroph = optimaler Ernährungszustand mit gut ausgebildeten Fettpolstern
Dystroph = reduzierter Ernährungszustand mit Abmagerung, Schwinden der Fettpolster, Blässe und Verlangsamung des Körperwachstums
Atroph = stark reduzierter Ernährungszustand mit extremer Abmagerung und skelettartigem Aussehen
Hypertroph = übermäßiger Ernährungszustand, stark ausgeprägte Fettpolster

7.3.8 Ausscheidungen

Die Beobachtung und Beurteilung des Stuhls ist besonders im Säuglings- und Kleinkindalter von großer Bedeutung.
Durchfallerkrankungen führen zu einer schweren Beeinträchtigung des Allgemeinzustandes. Bei Kleinkindern führen sie oft zu gefährlichen Komplikationen (z. B. Exsikkose, Durstfieber).

- **Beobachtung des Stuhls**

Menge
- abhängig von der aufgenommenen Nahrung und dem Resorptionsvermögen des Darms
- massenhafte Stühle z.B. bei Zöliakie

  Normwerte
  Säugling bis zu 120 g/24 Std.
  Kleinkind bis zu 100 g/24 Std.

Konsistenz
- abhängig vom Wassergehalt

Geruch
- abhängig von der aufgenommenen Nahrung
- übelriechende Stühle z.B. bei Dyspepsie

Reaktion
- pH-Bestimmung, z. B. bei Malabsorption

Farbe
- abhängig vom Sterkobilin-Gehalt und von der verabreichten Nahrung

Beimengungen
- normale Beimengungen sind unverdaute Nahrungsreste
- Schleim- und Blutbeimengungen z.B. bei Darmerkrankungen

- **Typische Stühle im Säuglings- und Kleinkindalter**
- **Mekonium:** erster Stuhl, grünschwarz, zäh (bestehend aus Gallensäuren, Fruchtwasser, Lanugobehaarung und Darmepithelzellen)
- **Frauenmilchstuhl:** goldgelber bis grüngelber, aromatisch riechender Stuhl (während der Stillperiode)
- **Kuhmilchstuhl:** meist geformt, hellgelb bis lehmbraun, faulig/fäkal riechend
- **Kalkseifenstuhl:** grauweißer bis weißer, trockener Stuhl (bei eiweißreicher schlackenarmer Säuglingskost = Milchnährschäden)
- **Karottenstuhl:** karottenfarbiger, fest geformter Stuhl (bei Karottenzufuhr)

- **Beobachtung des Urins**

Die Urinausscheidung ist zum Ausschluß von Fehlbildungen und Nierenfunktionsstörungen regelmäßig zu beobachten.

Miktionsfrequenzen im Säuglings- und Kleinkindalter
Neugeborenes: ein- bis zweimal täglich
Säugling: bis zu 25 Tagesportionen
ab dem dritten Lebensjahr: willkürliche Steuerung der Blasenfunktion

Urinmenge im Säuglings- und Kleinkindalter
Die Urinmenge ist abhängig von Nierenfunktion, Flüssigkeitszufuhr, Nahrung, Umgebungstemperatur, Mobilität und Alter des Kindes.
Säugling: bis zu 500 ml täglich
bis zum achten Lebensjahr: bis zu 1000 ml täglich
ab dem achten Lebensjahr: bis zu 1200 ml täglich

7.3.9 Entwicklungsstand

Der Entwicklungsstand eines Kindes ist durch körperliche, geistige, seelische und soziale Merkmale bestimmbar. Tabellen, die sich auf breite Statistiken stützen, bieten eine gute Hilfe zur Beurteilung des Entwicklungsstandes. Dabei sind vier Altersstufen zu unterscheiden:

Neugeborenes	=	von Geburt bis zur vierten Lebenswoche
Säugling	=	bis zum Ende des ersten Lebensjahres
Kleinkind	=	bis zum Schuleintritt
Schulkind	=	ab dem Schuleintritt

• **Wichtige Begriffe**

Wachstum	=	Vermehrung von Körperzellen und Körpersubstanz
Differenzierung	=	Spezialisierung der spezifischen Gewebe
Reifung	=	Wandlung und Verbesserung der verschiedenen Organleistungen

• **Beobachtung des Entwicklungsstandes**

Körperlänge und Körpergewicht

Alter:	Länge etwa:	Gewicht etwa:
Neugeborenes:	50 cm	3,3 kg
Säugling:	65–75 cm	7–10 kg
Kleinkind:	95 cm	14 kg
Schulkind:	120 cm	21 kg

Zahnentwicklung

Als erste Milchzähne treten in der Regel die Schneidezähne des Unterkiefers im sechsten bis achten Lebensmonat durch.
Das Milchgebiß umfaßt 20 Zähne, das bleibende Gebiß in der Regel 32 Zähne (Abb. 7-4).

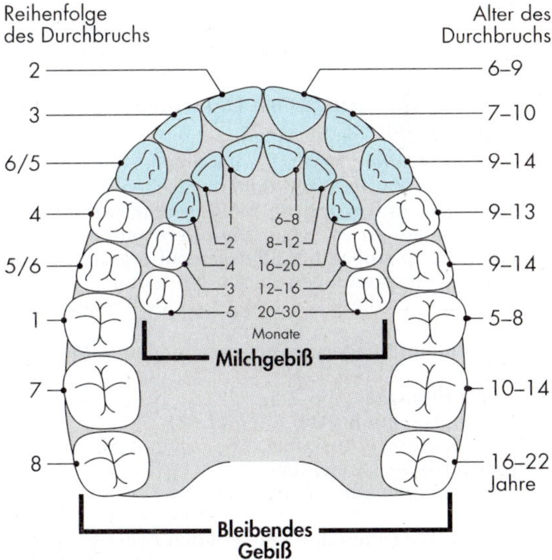

Abb. 7-4 Gebißentwicklung. Zähne in der Reihenfolge ihres Auftretens unter Angabe des Alters des Kindes.

Geschlechtsmerkmale
Zuverlässige Merkmale der Entwicklung sind die sekundären Geschlechtsmerkmale
- Wachsen des knöchernen Beckens
- Knospen (Thelarche) und Wachsen der Brust
- Wachsen von Hoden und Penis
- Schambehaarung (Pubarche)
- erste Regelblutung (Menarche)
- Achselhaare
- Stimmbruch

7.4 Hilfeleistungen bei Diagnostik und Therapie

Kinder müssen über alle Maßnahmen altersgerecht aufgeklärt werden. Oft ist es hilfreich, die Methoden am Bär oder an der Puppe des Kindes vorzumachen.

Kinder darf man nie über Schmerzen belügen, sonst verlieren sie jedes Vertrauen.

7.4.1 Gewinnung von und Umgang mit Untersuchungsmaterialien

Das Gewinnen von Untersuchungsmaterial (z.B. Blut, Urin, Stuhl) ist sorgfältig vorzunehmen. Um unruhige Kinder nicht zu gefährden, sind zwei Pflegepersonen notwendig.

7.4.2 Halten des Kindes bei Untersuchungen und Eingriffen

Da Kinder in ihrem Verhalten unberechenbar sind, müssen sie bei allen diagnostischen, therapeutischen und pflegerischen Maßnahmen im besonderen Maße beobachtet und fixiert werden. Vorteilhaft ist es, wenn die Eltern mithelfen. Alle Handlungen müssen unbedingt altersgerecht erklärt werden. Unangenehme Untersuchungen dürfen bei mobilen Kindern nie im Bett erfolgen, da diese sonst Angst vor dem Schlafen haben.

- **Fixierung und Lagerung bei verschiedenen Maßnahmen** (Abb. 7-5 bis Abb. 7-11)
- Reflexprüfungen (Abb. 7-5)
- Racheninspektion (Abb. 7-6 und Abb. 7-7)
- Ohrspiegelung (Otoskopie; Abb. 7-8 und Abb. 7-9)
- Katheterismus (Abb. 7-10)
- venöse Blutabnahme (Abb. 7-11)

Nach allen Eingriffen das Kind auf den Arm nehmen und trösten.

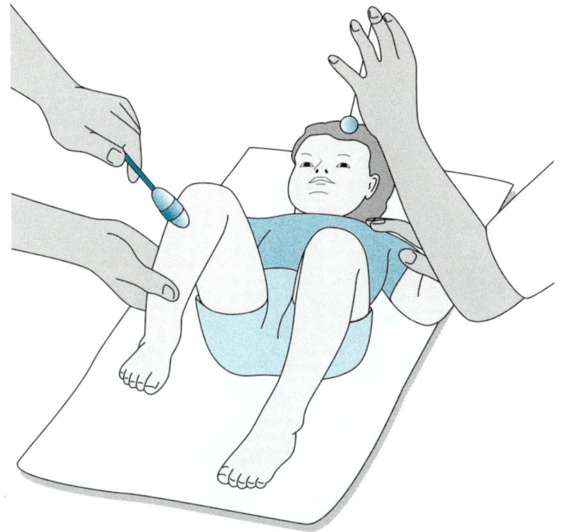

Abb. 7-5 Halten des Kindes zur Reflexprüfung.

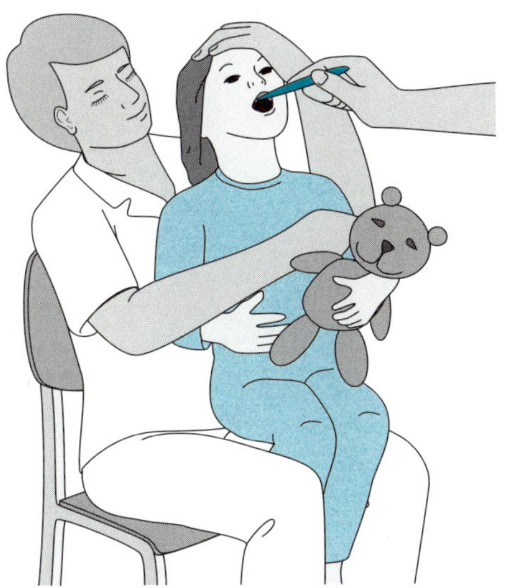

Abb. 7-6 Halten im Sitzen zur Racheninspektion.

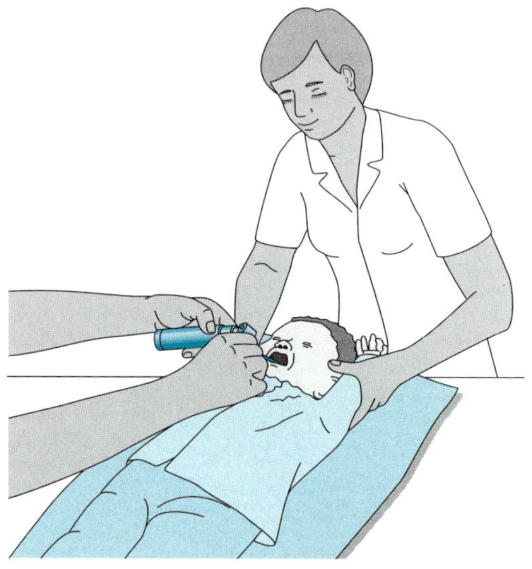

Abb. 7-7 Halten im Liegen zur Racheninspektion.

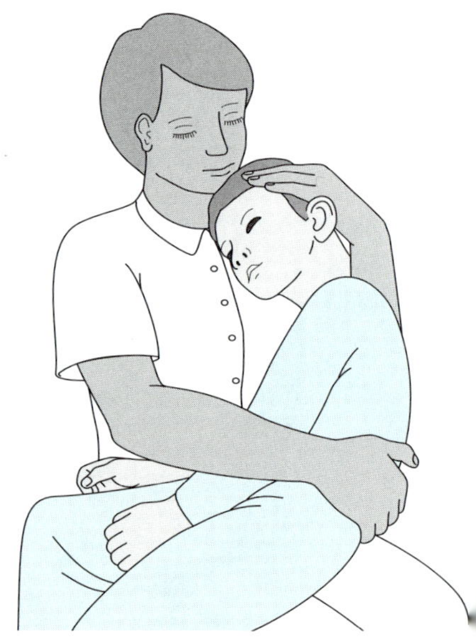

Abb. 7-8 Halten im Sitzen zur Ohrspiegelung.

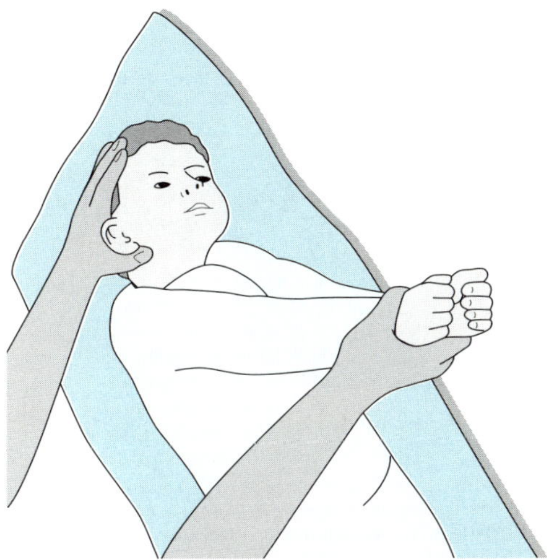

Abb. 7-9 Halten im Liegen zur Ohrspiegelung.

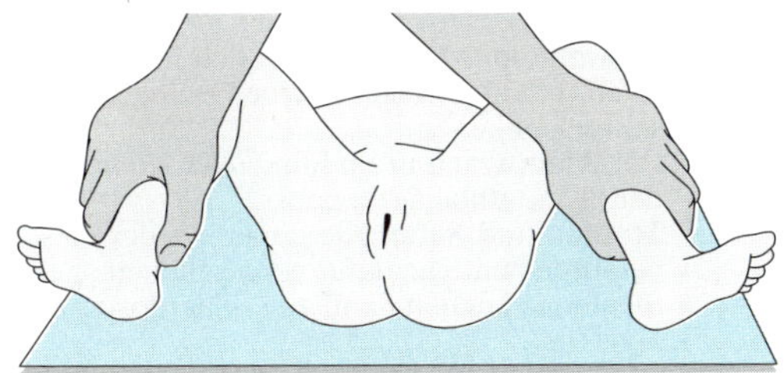

Abb. 7-10 Lagern und Halten des Kindes zur Katheterisierung.

7.4.3 Verabreichen von Medikamenten

Kinder haben einen natürlichen Widerstand gegen Medikamente, der durch Vertrauen, gutes Zureden und Erklären abgebaut werden muß. Medikamente immer gewissenhaft und sorgfältig verabreichen (s. Kap. 2.7.4).

- **Besonderheiten in der Pädiatrie beim Umgang mit Medikamenten**

– **Säuglinge und Kleinkinder:** Medikamente direkt in den Mund geben. Nie mit der Flaschennahrung verabreichen (Geschmacksveränderung, ungenaue Dosierung)

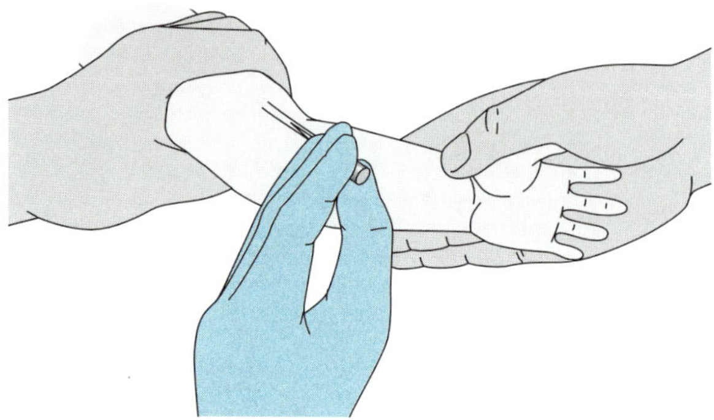

Abb. 7-11 Halten des Kindes zur peripheren Venenpunktion.

- **Schulkinder:** Sie können Medikamente selbst einnehmen, die Pflegeperson muß das Schlucken kontrollieren.
- **Tabletten:** Mit dem Mörser zerkleinern, in Tee auflösen und dem Kind zum Trinken geben (Herstellerangaben). Ausreichende Flüssigkeitszufuhr (Medikamentenreste werden weitergespült).
- **Kapseln oder Dragées:** Auf den hinteren Teil der Zunge legen, mit einer Schleuderbewegung und etwas Flüssigkeit schlucken lassen.
  Bei Widerwillen in Pudding oder Kompott verstecken und dem Kind unbemerkt geben.
- **Tropfen und Säfte:** Nie direkt aus der Flasche in den Mund verabreichen. Die dafür vorgesehenen speziellen Medikamentenschälchen benützen (Überdosierung, mangelnde Hygiene).

Bei zu großem Widerstand des Kindes gegen die Medikamente muß der Arzt eine andere Darreichungsform anordnen.

Nach der Medikamenteneinnahme Kind sorgfältig und kontinuierlich auf Wirkungen und Nebenwirkungen beobachten. Veränderungen des Zustandes dem Arzt sofort mitteilen.

7.5 Besonderheiten bei der Pflege kranker Kinder

Es gibt eine sehr große Zahl von besonderen Pflegemethoden bei Kindern.

7.5.1 Windeln

Die Haut des Säuglings und Kleinkindes ist am Gesäß und in den Gesäßfalten durch die ständige Feuchtigkeit empfindlich

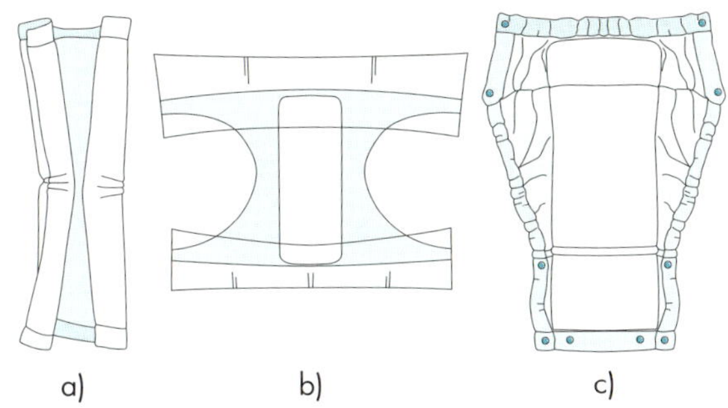

Abb. 7-12 Windelarten.
a) Höschenwindeln.
b) Wickelfolie.
c) Gummihöschen.

und besonders gefährdet. Um die Haut ausreichend vor Wundsein zu schützen, wird das Kind regelmäßig gewickelt.

- **Anforderungen an die Windeln**
  - Auffangen der Ausscheidungen (Urin und Stuhl)
  - Wärmeschutz (Säuglinge)
  - genügend Bewegungsfreiheit

- **Windelarten** (Abb. 7-12 a bis c)
  - Höschenwindel, die einfach umgelegt und an der Seite mit Klebefolie verschlossen wird (Abb. 7-12 a)
  - Wickelfolie mit einer eingelegten Vlies- und/oder Mullwindel (Abb. 7-12 b)
  - Gummihöschen (Babyslips) mit einer eingelegten Vlies- und/oder Mullwindel (Abb. 7-12 c)

Normalerweise werden Säuglinge fünf- bis sechsmal am Tag gewickelt, immer dem Schlaf-Wach-Rhythmus des Kindes angepaßt. Kinder, die zum Spucken neigen, vor der Mahlzeit, Säuglinge, die fast „verhungern“, nach der Mahlzeit wickeln.
Grundsätzlich bekommen alle Kinder nach Stuhlentleerung eine neue Windel.

7.6 Pflege bei Kindern mit Fieber

Durch die zentrale Unreife des Temperaturzentrums (Säuglinge), durch Infektionen und Ernährungsstörungen (Flüssigkeitsmangel) reagieren Kinder schnell mit einer Temperaturerhöhung und einer starken Beeinträchtigung des Allgemeinbefindens (s. Kap. 2.7.3).

- **Begleiterscheinungen des Fiebers**
  - Beschleunigung von Puls und Atmung
  - Appetitlosigkeit
  - Durst
  - Übelkeit und Erbrechen
  - Abnahme der Urinausscheidung (Oligurie)
  - Kopf- und Gliederschmerzen
  - gesteigerte Unruhe und Trinkunlust bei Säuglingen

- **Komplikationen**
  - **Fieberkrampf:** Bei einem raschen Temperaturanstieg reagieren Kinder sehr häufig mit einem Krampfanfall, der schwer von anderen zerebralen Krämpfen zu unterscheiden ist.
  - **Fieberdelirium** (Fieberphantasien): Infektionskrankheiten mit lang anhaltendem Fieber können zu Verwirrung mit visuellen Halluzinationen, Unruhe und Erregung führen.
  - **Schüttelfrost:** Ausgelöst durch die Reizung des Wärmeregulationszentrums im Gehirn, kommt es zu starkem Muskelzittern, Zähneklappern, Frieren und raschem Temperaturanstieg.

Überlegungen zur Pflegeplanung bei Fieber

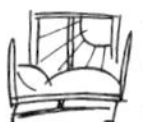

- ruhiges, abgedunkeltes Krankenzimmer
- Zugluft vermeiden
- je nach Alter des Kindes Mitaufnahme eines Elternteils
- verstellbares, altersentsprechendes Krankenbett

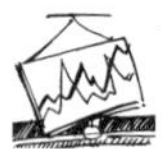

- Puls, Blutdruck, Atmung, Bewußtsein und Temperatur regelmäßig kontrollieren und dokumentieren
- Ein- und Ausfuhr bilanzieren (Windel wiegen)
- gesteigerte Unruhe, Schüttelfrost, Fieberdelirium und Fieberkrämpfe wahrnehmen

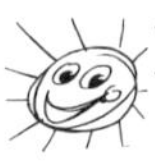

- Kind nicht alleine lassen, viel Zuwendung
- passive oder aktive Beschäftigung (z.B. Vorlesen, Basteln) je nach Ausmaß der Erkrankung (kranke Kinder sind oft unleidig)
- subjektives Krankheitsempfinden des Kindes berücksichtigen (z.B. Kind fühlt sich schwer krank)

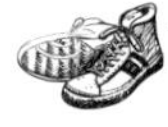

- Bettruhe nur bis zum Abklingen des Fiebers
- Lagerung richtet sich nach der Grundkrankheit, Kinder suchen sich selbst eine angenehme Lage

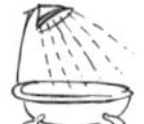

- Ganzwaschung bzw. Waschhilfe, Teilwaschungen bei Bedarf
- Bettwäsche und Kleidung bei Bedarf wechseln
- sorgfältige Mundpflege

- sämtliche Prophylaxen bei immobilen Kindern (s. Kap. 2.7.1)

- **Ausnahmen:** Thromboseprophylaxe ist bei Kindern in der Regel nicht notwendig, Kontrakturprophylaxe nur bei stark bewegungseingeschränkten Patienten

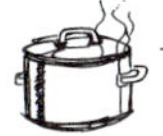

- reichlich Flüssigkeit anbieten, „gelenkte Wunschkost“, keine blähenden und schwerverdaulichen Speisen

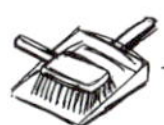

- Grundregeln der Hygiene beachten (s. Kap. 2.7.2)

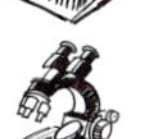

- fiebersenkende Maßnahmen:
  - Wadenwickel bei heißen Extremitäten (s. Kap. 2.8.4)
  - Kind nur leicht zudecken
  - kühle (keine kalten) Getränke
  - nach Arztverordnung fiebersenkende Medikamente

7.7 Pflege bei Kindern mit Ernährungsstörungen

Säuglinge und Kleinkinder reagieren schnell auf Belastungen der Verdauungsorgane und des Stoffwechsels. Ernährungsstörungen sind deshalb oft eine gefährliche Folge.

• **Ernährungsstörungen**

- **Akute Ernährungsstörungen**
  - Dyspepsie: meist infektionsbedingte schwere Durchfallerkrankung
  - Toxikose: schwerste Form einer Stoffwechselentgleisung, meist bedingt durch einen Brechdurchfall mit Störungen lebenswichtiger Funktionen (z. B. Herz und Kreislauf)
- **Chronische Ernährungsstörungen** (Tab. 7-5)
  - Dystrophie/Atrophie: Gedeihstörung, bedingt durch verschiedene Ursachen (z. B. Zöliakie)

Zeichen einer Ernährungsstörung
- Appetitlosigkeit
- Erbrechen
- Durchfälle (dünne, wäßrige, schleimige Stühle)
- Stillstand bzw. Abnahme des Körpergewichtes
- erhöhte Körpertemperatur

Tabelle 7-5 Ernährungsstörungen.

Schweregrad	Ernährungsstörung **akut**	Ernährungsstörung **chronisch**
Leicht	Dyspepsie (Brechdurchfälle)	Dystrophie (Gedeihstörung)
Schwer	Toxikose (Brechdurchfälle mit Schock)	Atrophie (schwere Gedeihstörung)

- herabgesetzter Hautturgor, evtl. stehende Hautfalten (Abb. 7-13)
- Wundsein (Gesäß)
- Tachykardie
- vertiefte und verlangsamte Atmung (beim Coma dyspepticum)
- reduzierte Urinausscheidung
- Unruhe
- Erregungszustände mit anschließender Erschöpfung
- Bewußtseinseintrübung

Überlegungen zur Pflegeplanung bei Ernährungsstörungen

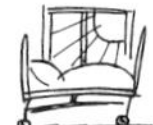

- ruhiges und abgedunkeltes Krankenzimmer
- Zugluft vermeiden (gestörte Infektabwehr)
- je nach Alter Mitaufnahme eines Elternteils
- verstellbares, altersentsprechendes Krankenbett

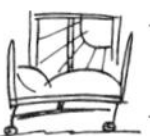

- Puls, Blutdruck, Atmung, Bewußtsein und Temperatur regelmäßig kontrollieren und dokumentieren
- Stuhlausscheidung kontrollieren (z. B. häufige, dünne und wäßrige Stühle)
- Ein- und Ausfuhr bilanzieren (z. B. verminderte Harnproduktion)
- Hautturgor regelmäßig beobachten
- Unruhe oder Teilnahmslosigkeit registrieren

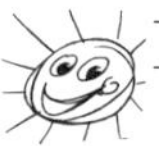

- Kind nicht alleine lassen, viel Zuwendung
- der Krankheit und dem Alter angemessene passive oder aktive Beschäftigung

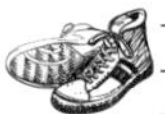

- strenge Bettruhe im akuten Stadium der Erkrankung
- Säuglinge bei Bedarf auf den Arm nehmen
- Säuglinge regelmäßig umlagern, Kleinkinder drehen sich selbst (Intertrigo, Dekubitus)

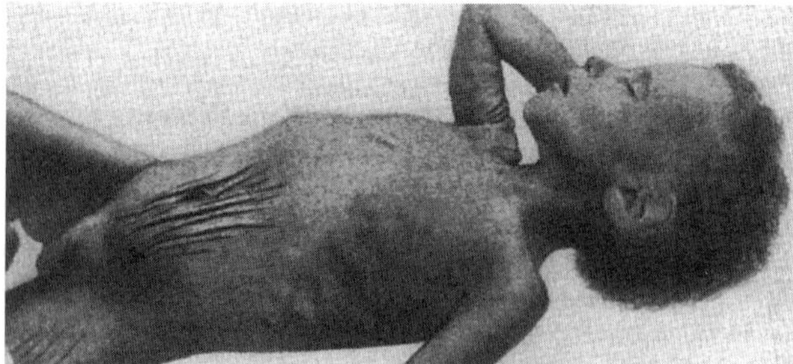

Abb. 7-13 Zwei Jahre altes Mädchen. Angehobene Hautfalten bleiben stehen.

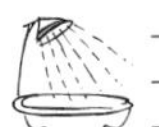

- Ganzwaschung bzw. Waschhilfe, bei Bedarf Teilwaschungen
- Kleidung und Bettwäsche bei Bedarf wechseln
- gründliche Genitalhygiene, bei Bedarf Gesäß eincremen (Schutz vor dem Wundsein)
- gute Mundpflege, besonders bei Nahrungskarenz

- sämtliche Prophylaxen bei immobilen Kindern (s. Kap. 2.7.1)
- **Ausnahmen:** Thromboseprophylaxe ist bei Kindern in der Regel nicht notwendig, Kontrakturprophylaxe nur bei größeren Kindern

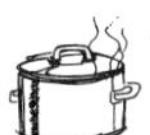

- sog. Drei-Stufen-Plan
  1. Nahrungskarenz und parenterale Ernährung
  2. Nahrungsaufbau mit Tee/Ringerlösung im Verhältnis von 2:1, mit Traubenzucker, viele kleine (8–12) Mahlzeiten
  3. Übergang zu einer altersgemäßen Dauernahrung

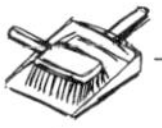

- Grundregeln der Hygiene beachten (Säuglinge mit Handschuhen wickeln)

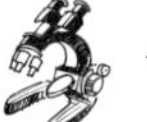

- Laborkontrollen nach Arztanordnung

7.8 Pflege bei Kindern mit Fehlbildungen

Fehlbildungen können in allen Variationen auftreten. Die Häufigkeit ist je nach Krankheitsbild unterschiedlich. Viele der schweren Fehlbildungen sind therapeutisch nicht beeinflußbar und stellen damit eine große Herausforderung an das Pflegepersonal dar.

- **Beispiele angeborener Fehlbildungen**

- **Atresien** (Verschlußbildungen)
  - Ösophagusatresie = Verschluß der Speiseröhre. In 95 % aller Fälle endet der obere Ösophagusteil blind. Der untere Teil verbindet sich mit der Hinterwand der Trachea (Abb.7-14). Etwa 30% der betroffenen Kinder leiden an zusätzlichen Fehlbildungen. Am häufigsten sind Kombinationen mit Fehlbildungen des Herzens.
  - Choanalatresie = knöcherner oder membranöser Verschluß der hinteren Nasenöffnung (Choane). Schwerste Atemnot beim Neugeborenen (bis zur Erstickung)
  - Analatresie = Fehlen der Analöffnung
- **Spaltbildungen**
  - Spina bifida = Spaltbildung der Wirbelsäule. Offene oder überhäutete Ausstülpungen des Rückenmarks. 80% der Myelozelen liegen im Bereich der Lendenwirbelsäule und des Kreuzbeins.

Je höher die Myelozele liegt, desto gravierender die Behinderung.

– Lippen-Kiefer-Gaumen-Spalte = ein- oder doppelseitige Fehlbildungen des Lippen-Kiefer-Gaumen-Bereichs durch gehemmte Verschmelzung der Gesichtsfortsätze (Abb. 7-15)

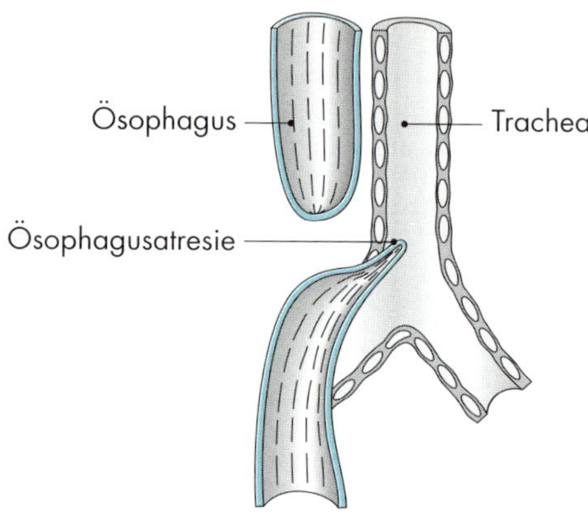

Abb. 7-14 Beispiel einer Ösophagusatresie.

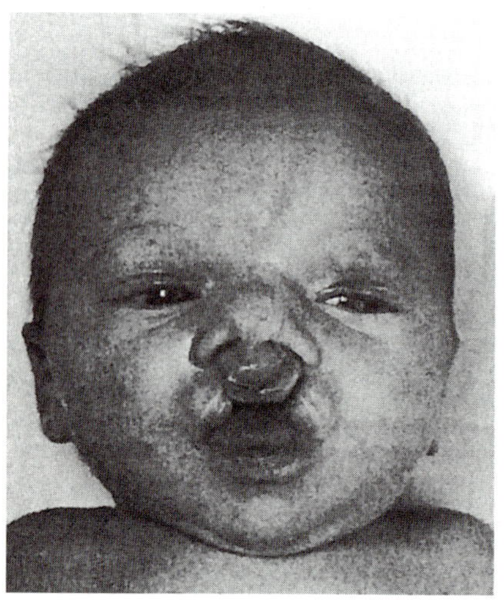

Abb. 7-15 Beidseitige Lippen-Kiefer-Gaumen-Spalte.

- **Herzfehler**
  - Ventrikelseptumdefekt = Defekt der Kammerscheidewand
  - Herzklappenfehler = Einengung (Stenose) oder Erweiterung (Insuffizienz) der Herzklappen
  - Transposition der großen Gefäße = Abgang der großen Herzgefäße aus dem falschen Ventrikel (Aorta aus der rechten, Pulmonalarterie aus der linken Herzkammer)
  - Fallot-Tetralogie = Herzfehlbildung mit Pulmonalstenose, Ventrikelseptumdefekt, rechtsverlagerter Aorta, Hypertrophie des rechten Ventrikels
- **Fehlbildungen am Hals**
  - muskulärer Schiefhals = Verkürzung oder Kontraktur des M. sternocleidomastoideus durch Fehllage im Mutterleib
- **Fehlbildungen der Haut**
  - Hämangiom = Blutschwämmchen bzw. netzartig erweiterte Hautblutgefäße (Feuermale) in allen Größen möglich
- **Skelettanomalien**
  - Hüftgelenkdysplasie = unzureichend entwickeltes Hüftgelenk
  - Klumpfuß = angeborene Fehlstellung des Fußes in Spitzfuß-, Supinations- oder Adduktionsstellung (Abb. 7-16)

Überlegungen zur Pflegeplanung bei Lippen-Kiefer-Gaumen-Spalte

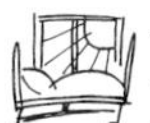

- ruhiges und helles Krankenzimmer
- je nach Alter Mitaufnahme eines Elternteils
- verstellbares, altersentsprechendes Krankenbett

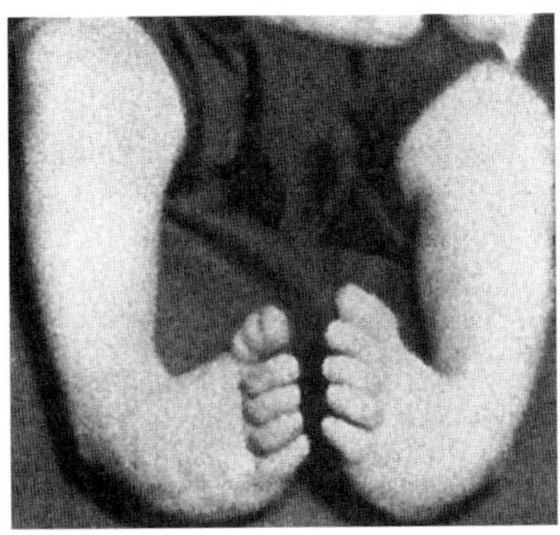

Abb. 7-16 Klumpfuß.

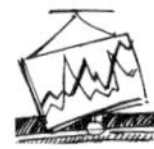

- Puls, Blutdruck, Atmung, Bewußtsein und Temperatur regelmäßig kontrollieren und dokumentieren
- Atmung besonders kontrollieren, da die Kinder veränderte Rachenverhältnisse haben (Aspirationsgefahr)

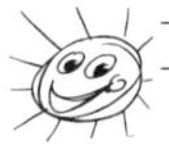

- intensive psychische Betreuung, viel Zuwendung
- Gespräche sind besonders bei größeren Kindern notwendig (Kinder müssen wiederholt zu plastischen und kosmetischen Operationen ins Krankenhaus)
- Kind möglichst nicht allein lassen
- passive oder aktive altersgerechte Beschäftigung

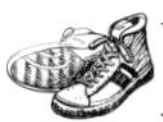

- postoperativ Arme des Kindes fixieren (Manschetten), damit die Lippen nicht berührt werden können
- Lagerung den Wünschen des Kindes entsprechend

- Ganzwaschung bzw. Waschhilfe
- gewissenhafte Mundpflege (wenn die Kinder eine Gaumenplatte haben, nach jeder Mahlzeit sorgfältig reinigen)

- wichtig ist die Soor- und Parotitisprophylaxe (besondere Verhältnisse des Mund-Rachen-Raums)
- Pneumonieprophylaxe (Aspirationsgefahr; s. Kap. 2.7.1)
- je nach Alter Kontraktur- und Thromboseprophylaxe

- parenterale bzw. Sondenernährung
- nach der ersten operativen Gaumenspaltenkorrektur (Säuglingsalter) flüssige oder leicht angedickte Kost
- reichlich ungesüßte Flüssigkeit nach jeder Mahlzeit zum Spülen der Wunde

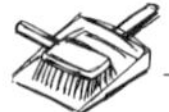

- Grundregeln der Hygiene beachten (s. Kap. 2.7.2)

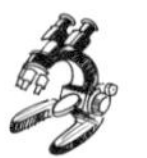

- bei Kindern mit einer Lippen-Kiefer-Gaumen-Spalte ist fast immer eine logopädische (Spracherziehung) Behandlung notwendig

8 Psychiatrie

Die Psychiatrie, „Seelenheilkunde", beschäftigt sich mit der Erkennung (Diagnostik), Behandlung, Vorbeugung (Prävention), Rehabilitation und Begutachtung psychischer Krankheiten und Störungen sowie psychischer und sozialer Verhaltensauffälligkeiten.
Für Pflegepersonen, die ausschließlich mit psychisch Kranken arbeiten möchten, empfiehlt sich eine zweijährige Fachausbildung für psychiatrische Krankenpflege.

• **Pflegerische Aufgaben in der Psychiatrie**

- Hilfe bei der Wiederherstellung der psychischen und physischen Gesundheit in Zusammenarbeit mit anderen Fachkräften (z.B. Ärzten, Psychologen, Sozialarbeitern)
- Gestaltung eines therapeutischen Milieus in der Abteilung
- soziotherapeutische Maßnahmen
- Mithilfe und Anleiten bei der Ergotherapie (Beschäftigungs- und Arbeitstherapie)
- Hilfestellung bei der sozialen Integration der Patienten

Innerhalb der Psychiatrie gibt es verschiedene Abteilungen. Grob wird in die geschlossene und offene Psychiatrie unterteilt:

- **Offene** psychiatrische Abteilung: Der Patient kann sich nach Absprache mit dem Arzt und Therapeuten innerhalb eines bestimmten Rahmens frei bewegen.
- **Tagesklinik:** Psychisch Kranke werden z.B. nach langer stationärer Behandlung in eine Tagesklinik aufgenommen. Sie verbringen den Tag von ca. 9.00 bis 17.00 Uhr in der Klinik, nehmen an Behandlungen teil und kehren abends in den häuslichen Lebensbereich zurück.
- **Nachtklinik:** Zur Nachbehandlung und Rehabilitation nach stationärem Aufenthalt können psychisch Kranke den Tag an der Arbeitsstätte oder in der Familie verbringen. Abends und nachts sind sie in der Klinik.
- **„Beschütztes Wohnen":** Zur Vorbeugung von Rückfällen psychischer Erkrankungen und zur Hilfe bei der eigenständigen Lebensbewältigung können Menschen in betreuten Wohngruppen (außerhalb der Klinik) zusammenleben.
- **Geschlossene** psychiatrische Abteilung: Die persönlichen Grundrechte des Patienten sind eingeschränkt (z.B. bei akuter Gefahr für sich durch Suizid oder für andere durch Gewalttat aufgrund mangelnder Zurechnungsfähigkeit, forensische Psychiatrie).

8.1 Aufnahme eines Patienten

Die Aufnahme eines psychiatrischen Patienten erfolgt nach den Grundsätzen der allgemeinen Pflege.

Da aber der Klinikaufenthalt in einer psychiatrischen Abteilung bei vielen Menschen immer noch mit vielen tief verwurzelten Vorurteilen und Ängsten verbunden ist, kommt hier der Aufnahme eine besondere Bedeutung zu.

Vorgehen

Die Aufnahme des Patienten hat ruhig, taktvoll, geduldig und aufmerksam zu erfolgen.

- Begrüßung des Patienten und Vorstellung der eigenen Person
- schriftliche Aufnahme der persönlichen Daten (z.B. Name, Vorname, Geburtsdatum, Geburtsort, Familienstand, Beruf, Krankenkasse, Telefonnummer naher Angehöriger)
- bei der Aufnahme in eine geschlossene Abteilung die Kleidungsstücke, mitgebrachte Geldbeträge und Wertgegenstände schriftlich fixieren
- Geld und Wertsachen werden sicher verwahrt, meist im Tresor der Verwaltung
- schriftliche Freiwilligkeitserklärung des Patienten über die stationäre Aufnahme in eine psychiatrische Klinik (Ausnahme: Zwangseinweisung)
- Mitpatienten namentlich, aber ohne Diagnose vorstellen
- Patientenzimmer zuweisen (Rücksprache mit Stationsarzt)
- Patienten nach seinen momentanen Bedürfnissen befragen
- Körpergröße, Gewicht, Puls, Blutdruck und Körpertemperatur messen

8.1.1 Information des Patienten

Der psychisch Kranke ist meistens verunsichert, ängstlich und zieht sich zurück. Das Pflegepersonal muß deshalb Zugang zum Patienten finden, seine Angst nehmen und Vertrauen aufbauen. Erster Schritt zur Bewältigung dieser Aufgabe ist die umfassende Information des Patienten über besondere Abläufe und Regelungen in der Abteilung.

Informationen

In einem Informationsblatt werden dem Patienten Stationsabläufe, Verhaltensregeln und Gepflogenheiten mitgeteilt und erläutert, beispielsweise:

- **Stationsablauf**
  - Ruhezeiten (Mittags- und Nachtruhe)
  - Mahlzeiten
  - Mitarbeit in der Beschäftigungs- oder Arbeitstherapie
- **Räumlichkeiten**
  - Aufenthaltsräume
  - Raucherecke
  - Sanitärräume (Toiletten, Duschen)
  - Telefonzellen
  - Freizeit- und Fitneßräume
  - Besucherraum
- **Einrichtungen des Patientenzimmers**
  - Rufanlage (Klingel)

  - Bett
  - Nachttisch
- **Besuchsregelung**
  - Besuchszeiten
  - evtl. Kontrolle der Besucher (z.B. auf Drogen, Alkohol)
- **Ausscheidungen**
  - veränderte Ausscheidungen (z.B. Schwitzen, Sputum, Miktion) durch die Verabreichung spezieller Medikamente (s. Kap. 8.5.1)
- **Eß- und Trinkgewohnheiten**
  - starkes Durstgefühl, Appetitlosigkeit oder -steigerung durch spezielle Medikamente (s. Kap. 8.5.1)
- **Sicherheitsmaßnahmen**
  - Abnahme und Aufbewahrung von persönlichen Gegenständen, die zu einem Suizid geeignet sind (z.B. Messer, Gürtel)
  - verschlossene Türen und Fenster (nur in der geschlossenen Abteilung)
  - absolutes Verbot von Alkohol, Drogen und Medikamenten (stichprobenartige Alkoholkontrollen mit dem Alcomaten)

8.2 Beobachtung und Berichterstattung

Die Beobachtung des körperlichen und seelischen Zustandes und des Verhaltens eines psychisch Kranken ist die wichtigste Grundlage für Diagnostik und Therapie.
Ergebnisse der Krankenbeobachtung werden in einem Beobachtungsprotokoll chronologisch festgehalten (IST-Bericht; s. Kap. 2.7.3).
Anhand der Pflegeberichte können sich alle an der Therapie beteiligten Personen ein Bild über den bisherigen Zustand und den Krankheitsverlauf des Patienten machen.

- **Beobachtungskriterien**

Allgemeine Krankenbeobachtung
Alle Beobachtungen, die zum Erfassen und Beurteilen des körperlichen Zustandes notwendig sind, wie:
- Allgemeinzustand (z.B. Ernährung, Körperhygiene)
- Vitalfunktionen
- Behinderungen

Spezielle Krankenbeobachtung (Verhaltensbeobachtung)
Das Erfassen von geringfügigen Veränderungen im Verhalten des Patienten alleine oder in der Gruppe wie:
- Stimmungslage (ängstlich, euphorisch)
- Reaktionen auf außergewöhnliche Ereignisse
- Psychomotorik (Haltung, Gang, Mimik)
- Sprache (z.B. Wortfindungsstörungen)
- Kontaktfähigkeit
- Konzentrationsfähigkeit

- Intelligenz
- Sozialverhalten (Gruppenverhalten)
- Eß- und Trinkverhalten
- Ausscheidungen
- Reaktionen auf Medikamente
- Krankheitseinstellung

8.3 Für Sicherheit sorgen

Zum Schutz des Patienten, zur Gewährleistung des Therapieerfolges und zur Abwendung von Gefahren für ihn und die Umwelt müssen verschiedene Aspekte der Sicherheit beachtet werden.

Umgang mit Schlüsseln
In geschlossenen Abteilungen müssen Fenster, Türen und Schränke verschlossen sein.
- kein gedankenloses, lautes Hantieren mit Schlüsseln (verstärkt das Gefühl des Gefangen- und Ausgeliefertseins)
- keine Demonstration der Machtposition durch offenes Tragen der Schlüssel
- moderne Schließsysteme ermöglichen es, mit nur einem Schlüssel alle Türen, Fenster und Schränke zu öffnen

Kontrolle von Besuchern
Besucher sind für die Patienten ein wichtiges Bindeglied zu ihrem normalen Leben. Es gelten folgende Regeln:
- der Besuch soll in Besucherzimmern ungestört ablaufen können. Ausnahme: überwachte Besuche bei gerichtlich eingewiesenen Patienten
- Geschenke dürfen in geschlossenen Abteilungen nicht ohne Wissen des Pflegepersonals abgegeben werden (z. B. Gefahr des Drogenmißbrauchs)
- bei begründetem Verdacht taktvolle Kontrolle der Besucher

Fixieren des Patienten (s. Kap. 2.1.3)
Zwangsmaßnahmen gehören zu den besonders belastenden Situationen in der psychiatrischen Krankenpflege.
Vor allem die Behandlung gegen den Willen des Patienten macht die Doppelfunktion deutlich – dem einzelnen zu helfen, aber auch die Allgemeinheit zu schützen.

Mögliche Indikationen
- Selbstmordgefahr
- Gefahr der Selbstverletzung für die Dauer bestimmter Therapieformen (z. B. Infusionstherapie)
- gegen die Umwelt gerichtete Aggressionen

Die Fixierung eines Patienten ist ein Eingriff in dessen **Grundrechte** und darf nur unter folgenden Bedingungen geschehen:

- prüfen, ob eine andere Sicherungsmaßnahme möglich ist
- schriftliche Anordnung durch den Arzt
- Dokumentation der Maßnahme
- besondere Beobachtung des Patienten (Sitzwache)
- sichere und feste Fixierung der Gurte (Herstellerangaben beachten)
- Gefahr der Strangulation absolut ausschließen

Isolation des Patienten
Die Isolierung in speziell abgepolsterten Räumen ist bei aggressiven Patienten, ohne Suizidgefahr, der Fixierung vorzuziehen (mehr Bewegungsfreiheit).

8.3.1 Besonderheiten des Krankenbettes

Zum Schutz des einzelnen (Suizidgefahr) und der Allgemeinheit (Zerstörung durch Aggressionen) müssen bestimmte Vorkehrungen getroffen werden:

- **Krankenbett in der Psychiatrie**

normales Krankenbett, aber:
- Haltebügel festgeschraubt
- Verstellhebel für Kopfteil fehlt
- Aufziehstange fehlt

- **Notfallbett**

wie Krankenbett in der Psychiatrie, zusätzlich mit:
- eingezogenem Gummi-Bettschutz (Inkontinenz)
- vorbereiteten Fixationsgurten, Bettgitter

8.4 Organisation und Administration

Der Informationsaustausch zwischen den einzelnen Schichten und den verschiedenen Berufsgruppen einer psychiatrischen Abteilung ist Voraussetzung für eine optimale Betreuung der Patienten. Teamkonferenzen mit allen therapeutisch tätigen Mitarbeitern stellen eine solche Möglichkeit der regelmäßigen Kommunikation dar.

- **Teamkonferenzen**

- Frühbesprechungen (Koordination des Tagesablaufs)
- Stationsbesprechungen
- Fallbesprechungen
- Personalgespräche

In diesen Konferenzen werden berufsspezifische Beobachtungen über einen Patienten ausgetauscht, wie:
- Arzt: psychologisches Zustandsbild, Therapieverlauf
- Pflegepersonal: allgemeine und spezielle Krankenbeobachtung
- Psychologe/Soziologe: Familien- und Berufsprobleme, Verhalten innerhalb der Gruppentherapie

- **Supervision**

Sie gibt den Angehörigen verschiedener Berufsgruppen die Möglichkeit der Selbstreflexion und Selbstkontrolle im beruflichen Alltag.
Sie findet regelmäßig als Team- oder Gruppensupervision statt und sollte von einem externen Psychologen oder speziell ausgebildeten Pflegesupervisor geleitet werden (s. Kap. 2.12.1)

8.5 Hilfeleistungen bei Diagnostik und Therapie

Die Beschäftigungs- und Arbeitstherapie (Ergotherapie) als Methode zur Rehabilitation soll dem psychisch Kranken zu einem besseren Selbstwertgefühl und zur Selbstachtung verhelfen. Er lernt, sich an den normalen Lebensrhythmus anzupassen und in den beruflichen Alltag wieder einzugliedern.
Die Ergotherapie erfolgt individuell angepaßt als Einzel- oder Gruppentherapie.

- **Beschäftigungs- und Arbeitstherapie**

Sobald der Zustand des Patienten es zuläßt.

Ziele sind dabei z. B.:
- allgemeine Aktivierung
- Verbesserung der Konzentrationsfähigkeit und Zielstrebigkeit
- Ausdauertraining
- Förderung der Kontaktfähigkeit
- Ablenkung von der Erkrankung
- Abbau von Aggressionen
- Erfolgserlebnisse

Möglichkeiten der Beschäftigungstherapie
- gestalterische Tätigkeiten (z. B. Malen, Modellieren)
- Handarbeiten (z. B. Stricken, Flechten, Weben)
- Holzarbeiten (z. B. Basteln)

Möglichkeiten der Arbeitstherapie
- handwerkliche Arbeiten (z. B. Korbflechten)
- Mithilfe in Handwerksbetrieben des Krankenhauses (z. B. Gärtnerei, Wäscherei)

8.5.1 Umgang mit Medikamenten

Die medikamentöse Behandlung mit Psychopharmaka gehört bei den meisten psychiatrischen Erkrankungen zu den Voraussetzungen weiterer therapeutischer Maßnahmen.
Diese Medikamente heilen nicht die Grunderkrankung, sondern beseitigen Krankheitssymptome und verbessern die Lebensqualität des Patienten (s. Kap. 2.7.4).

• **Psychopharmaka**
Psychopharmaka (Tab. 8-1) sind Medikamente, die u.a. selektiv Überträgerstoffe im Gehirn beeinflussen und normalisieren. Sie verändern dämpfend oder anregend Gefühle, Stimmungen, Handeln, Erleben und den Antrieb des Menschen.
Die meisten Medikamente werden zu Beginn der Behandlung parenteral verabreicht. Dadurch beschleunigt sich der Wirkungseintritt, und die Applikation ist bei nichtkooperativen Patienten gesichert.

Das Pflegepersonal muß die Wirkungen und Nebenwirkungen der verordneten Medikamente grundsätzlich kennen.
Solange Psychopharmaka eingenommen werden, ist eine umfassende Krankenbeobachtung notwendig.
Die Überwachung der regelmäßigen Medikamenteneinnahme ist unabdingbar.

8.6 Arbeit in der Sozialpsychiatrie

In der Sozialpsychiatrie werden Zusammenhänge zwischen dem Verhalten eines psychisch Kranken und seinen sozialen Bedingungen (z.B. Familie, Beruf, Gesellschaft) aufgezeigt.
Die Soziotherapie (eine Form der Verhaltenstherapie) versucht als gruppenorientierte Therapieform bestimmte neurotische Verhaltensmuster zu ändern.

• **Ziele der Sozialpsychiatrie**
- Änderung der Einstellung zu sich selbst
- Reduzierung sozialer Ängste und Hemmungen
- Training sozialer Fähigkeiten

Zu Beginn der Soziotherapie wird dem Patienten eine Bezugsperson aus dem Bereich des Pflegepersonals zugeteilt.

Aufgaben der Bezugsperson
- Ansprechpartner für alle Probleme des Patienten
- Verantwortung für die Einhaltung des individuellen Therapieplans
- Vermitteln einer ausreichenden persönlichen Hygiene
- Begleitung bei der Ergotherapie

8.7 Pflege bei Schizophrenien

Als Schizophrenie (Ich-Spaltung) bezeichnet man eine Psychose mit dem Zerfall der Gesamtpersönlichkeit. Etwa ein Drittel aller Patienten, die in einer psychiatrischen Klinik behandelt werden, leiden an einer Schizophrenie.

Tabelle 8-1 Übersicht über Medikamentengruppen (Psychopharmaka).

Medikamentengruppen	Medikamentenpräparate®	Therapeutische Wirkung	Nebenwirkungen
Tranquilizer (Beruhigungsmittel)	Valium, Adumbran, Librium, Tranxilium, Tavor, Lexotanil, Mogadan	– löst Angst und Spannungen – beruhigend, ausgleichend – in höherer Dosierung schlaffördernd – antikonvulsiv	– Müdigkeit, Ataxie, Schwindel – Obstipation – Reaktion verlangsamend – Appetit- und Libidoverlust
Neuroleptika: niederpotente	Melleril, Taxilan, Dogmatil, Truxal, Dipiperon, Neurozil, Psyquil, Atosil, Eunerpan, Megaphen	– dämpft psychomotorische Erregung und Angst – unterdrückt psychotische Symptome – löst seelische Spannung	– vegetative Störungen: senkt den Blutdruck, Mundtrockenheit, Übelkeit, Tachykardie, Kopfschmerzen, Akkommodationsstörungen – extrapyramidal-motorische Störungen (die Behandlung dieser Störungen erfolgt mit Antiparkinsonmedikamenten, z.B. Akineton®):
hochpotente	Haldol, Ciatyl, Impromen, Lyogen	– keine Müdigkeit	– Frühdyskinesien: unkontrollierbare Bewegungen im Zungen-, Schlund- und Gesichtsbereich – Parkinsonoid: allgemeine Bewegungsarmut v.a. im Gesicht; Bewegungsunruhe, Trippeln
Depot-Präparate	Fluanxol-Depot, Lyogen-Depot, Imap, Haldol-Decanoat	– Langzeitwirkung: Imap 1 Woche, Fluanxol-Depot 2 Wochen, Lyogen-Depot 3 Wochen, Haldol-Janssen-Decanoat 4 Wochen	– Spätdyskinesien: unkontrollierbare Schmatzbewegungen, Bewegungsstürme in der Gesichts- und Kiefermuskulatur – psychische Störungen: Interessenlosigkeit, Müdigkeit, Konzentrationsstörungen, mangelnde Spontanität – körperliche Störungen: Gewichtszunahme, Blutbildveränderungen, Leberfunktionsstörungen, Libido- und Potenzstörungen

Medikamentengruppen	Medikamentenpräparate®	Therapeutische Wirkung	Nebenwirkungen
Antidepressiva	Tofranil, Anafranil, Ludiomil, Tolvin, Gamonil, Saroten, Aponal, Laroxyl, Pertofran, Fevarin, Nortrilen	– psychomotorisch stabilisierend – sedierend – aktivierend	– vegetative Störungen: Mundtrockenheit, Schwitzen, Akkommodationsstörungen, Tachykardie, orthostatische Kollapsneigung, Obstipation, Miktionsstörungen, Harnverhaltung – psychopathologische Störungen: Delirien, manische Aktivierung, schizophrene Störungen – extrapyramidale Störungen: feinschlägiger Fingertremor – sonstige Störungen: Müdigkeit, Schläfrigkeit, Schlafstörungen, Erregbarkeit
Psychostimulanzien	Ritalin	– Steigerung der seelisch-körperlichen Leistungsfähigkeit	– Abhängigkeit – Gereiztheit, Schlafstörungen – Schwitzen
Lithium	Quilonum, Hypnorex, Lithium-Duriles	– Prophylaxe und Therapie von Manien, manisch-depressiven Psychosen, Vorbeugung von depressiven Psychosen	– Übelkeit, Erbrechen, Durchfälle – vermehrter Durst, Gewichtszunahme – feinschlägiger Tremor, Muskelschwäche – Müdigkeit, Schläfrigkeit
Antiepileptika (Carbamazepin)	Tegretal, Timonil	– Grand-mal-Anfälle, psychomotorische Anfälle	– Doppelsehen, Benommenheit, Schwindel – Leukopenien
Behandlung von Delirien	Distraneurin	– Beruhigung	– Atemdepression, Verschleimung der Atemwege – Hypotonie – Abhängigkeit, – Magenbeschwerden

- **Einteilung der Schizophrenien**

- **Hebephrene Schizophrenie**
  - schleichende Form der Schizophrenie im jugendlichen Alter, mit Intelligenzverlust und Vereinsamung, Denkzerfahrenheit, läppischem Affekt
- **Katatone Schizophrenie**
  - wechselhafte Schizophrenie, vor allem mit Störungen der Motorik (Hyperkinese – überschießend, Akinese – erstarrend) und symptomfreien Intervallen
- **Paranoid-halluzinatorische Schizophrenie**
  - Entwicklung von unterschiedlichen Wahnvorstellungen, die der erkrankte Mensch als Realität erlebt

Alle Formen der Schizophrenie haben, mit unterschiedliche[n] Ausprägung, gemeinsame Symptome, wie Störungen:
- des Denkens
- der Gefühlswelt
- der Kontakte
- von Willen und Antrieb

Daraus ergeben sich:
- Zerfall der Persönlichkeit
- Realitätsverlust
- Abkehr von der Außenwelt
- Ambivalenzen (Wunsch nach zwei sich ausschließenden Möglichkeiten)

Überlegungen zur Pflegeplanung bei Schizophrenen (s. Kap. 17.7)

Akutstadium

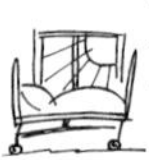

- ruhiges und helles Krankenzimmer
- Unterbringung in einer geschlossenen Abteilung bei Gefährdung des Patienten und seiner Umwelt nach Arztverordnung
- abschließbare, evtl. vergitterte Fenster
- verstellbares Krankenbett (Psychiatrie)

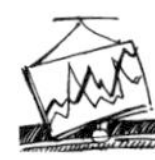

- Puls, Blutdruck, Atmung und Bewußtsein regelmäßig kontrollieren und dokumentieren
- auffälliges Verhalten wahrnehmen
- regelmäßige Kontrolle von Ernährungszustand und Körpergewicht

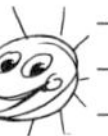

- Psycho- und Gesprächstherapie
- viel Zuwendung
- Hinweise auf die Realität geben: „Ich glaube Ihnen, daß Sie meinen, Sie wären der Herrscher des Weltalls. Aber ich kenne Sie als Frau/Herrn ..."
- Patienten nicht in seinem Wahn bestätigen, deshalb nie mit dem Namen seiner Wahnwelt ansprechen
- Wahninhalte nicht zum Gesprächsthema machen, andere Themen ansprechen
- den Patienten konsequent auf die Entlassung vorbereiten

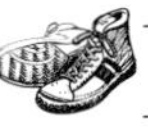

- Beschäftigungs- und Spieltherapie zur sinnvollen Gestaltung des Tagesablaufs, Höhepunkte setzen
- für ausreichende Bewegung sorgen
- gezieltes Training zur Wiedererlangung verlorengegangener Alltagsfähigkeiten

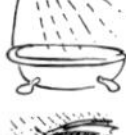

- Unterstützung bei der Körperpflege, bei Bedarf Übernahme

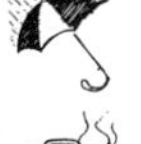

- sämtliche Prophylaxen bei immobilen Patienten (s. Kap. 2.7.1)

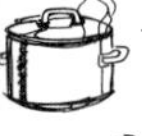

- auf ausreichende Nahrungsaufnahme achten (nach Arztverordnung parenterale Ernährung)

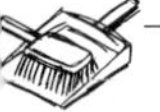

- Grundregeln der Hygiene beachten (s. Kap. 2.7.2)

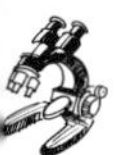

- die verordneten Neuroleptika gewissenhaft verabreichen
- konsequentes Verhalten der Pflegeperson (z. B. Versprechungen immer einhalten)
- dem Patienten kein „Du-Verhältnis" anbieten
- keine Selbstüberschätzung in akuten Krisensituationen (z. B. den Patienten bei Erregungszuständen nicht alleine betreuen)

Chronisches Stadium
Hierbei ist zusätzlich wichtig:
- kontinuierliche Aktivierung
- regelmäßige Kontrolle von Ernährungszustand und Gewicht
- konsequente Medikamenteneinnahme
- sinnvolle Beschäftigungs- und Arbeitstherapie
- Freizeitplanung (z.B. Ausflüge, Schwimmen)

8.8 Pflege bei Manien und Depressionen

Manien und Depressionen gehören zur Gruppe der affektiven Psychosen.
In den westlichen Industrienationen besteht ein Erkrankungsrisiko von etwa 10%. Das bedeutet, daß statistisch gesehen jeder zehnte Mensch einmal während seines Lebens eine affektive Psychose (meistens Depression) durchmacht.

• **Wichtige Begriffe**

Manie = Zustand mit gehobener Stimmungslage und Antriebssteigerung

Depression = Zustand der traurigen Verstimmung mit dem „Gefühl der Gefühllosigkeit"
- somatisch, exogen: Depression infolge organischer Schädigung:
  - primär durch Gehirnschädigung
  - sekundär als Begleiterscheinung bei schweren Erkrankungen (z. B. Infektion)

- endogen: Ursache der Depression unklar, wahrscheinlich durch genetische und Umweltfaktoren bedingt
- psychogen, neurotisch: Depression infolge eines traumatischen Erlebnisses, von Konflikten und großen Belastungen

Zyklothymie = Wechsel zwischen Manien und Depressionen (Abb. 8-1a bis d)

- monopolar: Wechsel zwischen einer Manie oder einer Depression und beschwerdefreien Intervallen
- bipolar: ständig wechselnd manische und depressive Phasen

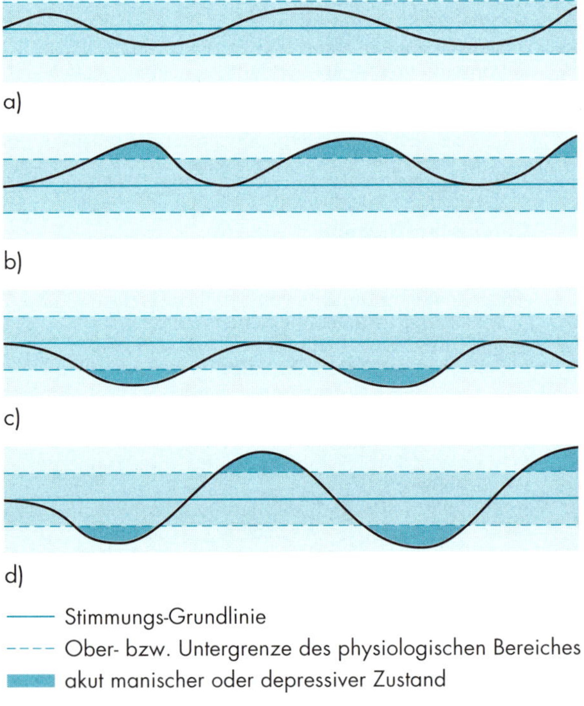

Abb. 8-1 Einteilung von Stimmungsschwankungen.
a) Physiologische Stimmungsschwankung.
b) Monopolare Zyklothymie (manisch).
c) Monopolare Zyklothymie (depressiv).
d) Bipolare Zyklothymie (manisch-depressiv).

- **Zeichen einer Manie**
  - euphorisch gehobene Grundstimmung
  - allgemeine Hemmungslosigkeit
  - Bewegungsunruhe
  - Schlaflosigkeit
  - sexuelle Überaktivität
  - stark gehobenes Selbstwertgefühl und Überschätzung der eigenen Person
  - Gefahr der rücksichtslosen Aggressivität bei Überreizung
  - Nichtbeachtung von vegetativen Körpersignalen (z. B. Essen, Trinken wird vergessen oder hemmungslose Nahrungszufuhr)

Überlegungen zur Pflegeplanung bei manischen Patienten

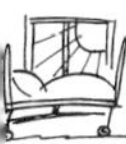

- ruhiges und helles Krankenzimmer
- Überbelegung vermeiden (Ruhelosigkeit regt Mitpatienten auf)
- verstellbares Krankenbett

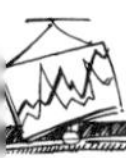

- Puls, Blutdruck, Atmung und Bewußtsein regelmäßig kontrollieren und dokumentieren
- Verhaltensauffälligkeiten wahrnehmen
- Nahrungsaufnahme und Körpergewicht kontrollieren (Ruhelosigkeit des Patienten)

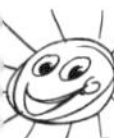

- Psycho- und Gesprächstherapie (bei mangelnder Krankheitseinsicht erschwert)
- viel Zuwendung
- durch Ergotherapie Ruhelosigkeit bremsen
- Kommunikation des Patienten (z. B. derbe Witze, sexuelle Anzüglichkeiten) ist krankheitsbedingt; sich niemals persönlich angegriffen fühlen, den Patienten in seinen Äußerungen nicht verstärken
- alle Anweisungen sachlich und entschlossen an den Patienten herantragen

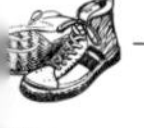

- gezielte Aktivität (z. B. Schwimmen, Laufen) für besseren Schlaf

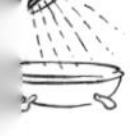

- Körperpflege überwachen (durch die Ruhelosigkeit haben Maniker keine Zeit dazu)

- prophylaktische Maßnahmen sind nicht notwendig

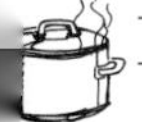

- normale Ernährung
- auf ausreichende Nahrungs- und Trinkmenge achten (evtl. Trinken unter Aufsicht)

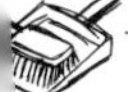

- Grundregeln der Hygiene beachten (s. Kap. 2.7.2)

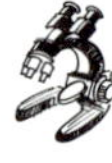

– die vom Arzt verordneten Medikamente (z. B. Neuroleptika, Sedativa) gewissenhaft verabreichen

• **Zeichen einer Depression**
– depressive Grundstimmung (z. B. niedergeschlagen, lustlos)
– gehemmter Antrieb
– Libidoverlust
– Vereinsamung
– Schuldgefühle
– Verlust der Selbstachtung
– vegetative Störungen (z. B. Schlaflosigkeit, Obstipation)
– Hoffnungslosigkeit (Suizidgefahr)

Der Ausprägungsgrad der Symptome ist morgens stärker als abends (Morgentief).

Überlegungen zur Pflegeplanung bei depressiven Patienten

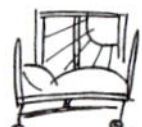

– ruhiges und helles Krankenzimmer, kein Einzelzimmer (Kontrolle und Ermunterung durch Mitpatienten)
– verstellbares Krankenbett

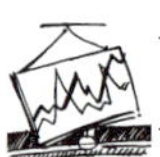

– Puls, Blutdruck, Atmung und Bewußtsein regelmäßig kontrollieren und dokumentieren
– regelmäßige Darmentleerung (medikamentös bedingte Obstipation)
– auffälliges Verhalten wahrnehmen (Suizidgefahr)
– Ernährungszustand, Nahrungsaufnahme und Körpergewicht (bei Nahrungsverweigerung) kontrollieren

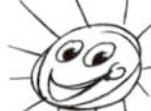

– intensive Psycho- und Gesprächstherapie
– viel Zuwendung (Zeit für den Patienten haben)
– Ergotherapie zum Überwinden der Antriebshemmung

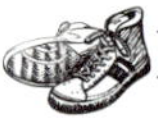

– gezielte Aktivität (z.B. Sport) für besseren Schlaf
– Beschäftigungs- und Spieltherapie zur sinnvollen Gestaltung des Tagesablaufs
– Wunsch des Patienten nach Rückzug tolerieren (nicht zum Aufstehen, Spielen etc. zwingen)
– Intensität von Aktivitäten langsam steigern (keine Kritik äußern, falls etwas nicht optimal gelungen ist)

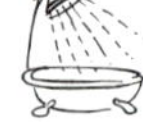

– Körperpflege überwachen und bei Bedarf assistieren

– sämtliche Prophylaxen bei immobilen Patienten (s. Kap. 2.7.1)

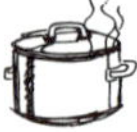

– normale, ballaststoffreiche Ernährung

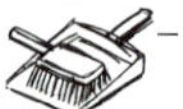

– Grundregeln der Hygiene beachten (s. Kap. 2.7.2)

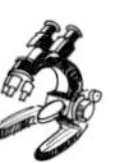

- die vom Arzt verordneten Medikamente (z.B. Antidepressiva, Tranquilizer, Lithium) gewissenhaft verabreichen
- Patienten vom Sammeln von Medikamenten abhalten
- jeder depressive Patient ist suizidgefährdet (s. Kap. 8.9)!
- erhöhte Suizidgefahr nach Abklingen der tiefsten Phase und bei Beginn der Aktivitätssteigerung

8.9 Pflege bei selbstmordgefährdeten Patienten

Der Suizid, als fast einzige Komplikation psychischer Erkrankungen (z. B. bei Depressionen), muß unbedingt verhindert werden. Das erfordert von den Pflegekräften eine kontinuierliche Überwachung des Patienten. Wichtig ist der Aufbau einer „tragenden Beziehung".

- **Wichtige Begriffe**

Suizidalität = Neigung zum Selbstmord

Suizidversuch = erfolgloser Versuch der Selbsttötung

Suizid = vorsätzliche Vernichtung des eigenen Lebens

Präsuizidales Syndrom nach Ringel =

1. Einengung der persönlichen Möglichkeiten
- situativ: durch äußere Faktoren, eigenes Verhalten und irreale Vorstellungen
- dynamisch: Erwartung von Mißerfolgen, Verlagerung innerer Konflikte in die Außenwelt
- zwischenmenschlich: Isolierung von Mitmenschen
- wertebezogen: frühere Werte werden „wertlos"

2. Aggression
- Hemmung, Aggressionen nach außen abzureagieren
- Aggressionsstau: Haß richtet sich nicht mehr gegen andere (z. B. Bezugsperson)
- Aggressionsumkehr: Aggression richtet sich gegen die eigene Person

3. Suizidphantasien
- die Vorstellung des Todes wird als entlastend empfunden
- Zwangsgedanken, Verselbständigung der Vorstellung
- Planung der Handlung

Ursachen
- scheinbar ausweglose Situationen
- Hilfeschrei an die Umwelt
- Aggressionen gegen sich und die Umwelt
- unstillbarer Wunsch nach Ruhe und Schlaf
- Abhängigkeiten (z.B. Drogen)
- Verzweiflung (z.B. Klimakterium, Pubertät)
- Vereinsamung, Alter

- Wahnideen, Halluzinationen
- nach Schicksalsschlägen (z. B. Verlust des Partners, des Kindes)

Überlegungen zur Pflegeplanung bei suizidgefährdeten Patienten

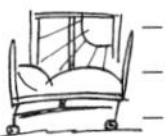

- Beobachtung in einer geschlossenen Abteilung
- Mehrbettzimmer (Kontrolle durch Mitpatienten)
- Beseitigung aller Gegenstände, die zu einem Suizid geeignet sind (z.B. Schere, Messer, Gürtel, Kabel, Medikamente)

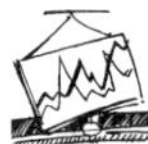

- gezielte Beobachtung zur Einschätzung der Suizidgefahr (z.B. versteckte Äußerungen, plötzliches Ordnen der eigenen Gegenstände, Verschenken liebgewordener Dinge, ruhiges Verhalten bei vorheriger Verzweiflung)

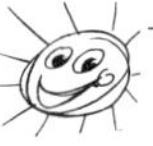

- ständige Gesprächsbereitschaft signalisieren. Patient muß seine quälenden Gedanken im Moment des Auftretens mitteilen können

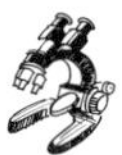

- kontrollierte Einnahme der verordneten Medikamente (Antidepressiva)
- keine Gelegenheit zum Sammeln von Medikamenten geben

8.10 Pflege bei gerontopsychiatrischen Patienten

Ältere Menschen leiden oft an einer allgemeinen Verunsicherung mit einer daraus resultierenden Entschlußunfähigkeit. Der eigene Blickwinkel ist eingeengt, die geistige Leistungsfähigkeit nimmt ab, der alte Mensch ist verwirrt. Vielfach beruht dieses „Verwirrtsein" auf Angst, Kummer und Einsamkeit. Seit einigen Jahren gibt es eine besondere Therapieform, um sich alten, desorientierten Menschen zu nähern. Bei der „Validation Therapy" nach Naomi Feil wird die demente Person in ihre Erlebniswelt begleitet, nach der Bedeutung des Verhaltens gesucht, ihre Gefühle werden erkannt, respektiert und bestätigt.

- **Wichtige Begriffe**

Gerontologie	=	Wissenschaft, die sich mit den biologischen, medizinischen, psychologischen und sozialen Aspekten des alternden Menschen beschäftigt
Altersdemenz	=	Verwirrtheit, Verlust der erworbenen Intelligenz und des Gedächtnisses
Hirnorganisches Psychosyndrom	=	psychische Störungen, verursacht durch hirnorganische Veränderungen
Morbus Alzheimer	=	diffuse Hirnatrophie, zwischen dem 50. und 60. Lebensjahr auftretend. Ursache noch unklar, evtl. genetische oder metabolische Störung

- **Ursachen für Verwirrtheit**

Akute Verwirrtheit

- **Körperliche Erkrankungen**
  - Störungen des Wasser- und Elektrolythaushaltes
  - Vitaminmangel (z.B. B_1 und B_{12})
  - Schilddrüsenfunktionsstörungen
  - Herz-Kreislauferkrankungen, Lungenfunktionsstörungen
  - entzündliche und nichtentzündliche Erkrankungen des Gehirns (z.B. Meningitis, Blutungen, Hirntumor)
  - Stoffwechselentgleisungen
  - Intoxikation
  - Unverträglichkeit oder Überdosis von Medikamenten (Digitalis, Neuroleptika, Schmerzmittel, Antiparkinsonmittel)
- **Identitätsverlust**
  - Verlust des Partners oder der Bezugsperson
  - Verlust der Wohnung, Krankenhaus- und Heimeinweisung
  - psychischer Streß
  - Verlust von Hilfsmitteln, die für den Kontakt mit der Umwelt von Bedeutung sind

Chronische Verwirrtheit (eigenständige Hirnerkrankungen)

- **Primäre Demenz**
  - Demenz vom Alzheimer-Typ = DAT, Pick-Typ
  - Mikrozirkulationsstörungen
- **Sekundäre Demenz**
  - aufgrund körperlicher und psychischer Störungen (siehe akute Verwirrtheit)

Überlegungen zur Pflegeplanung bei gerontopsychiatrischen Patienten

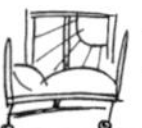

- ruhiges und helles Zimmer mit persönlichen Gegenständen
- alters- und behindertengerechte Einrichtung (z.B. Haltegriffe, höherer Toilettensitz)
- verstellbares Krankenbett
- Bettgitter zum Schutz des Patienten nach Arztanordnung

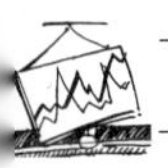

- Puls, Blutdruck, Atmung und Bewußtsein regelmäßig kontrollieren und dokumentieren
- regelmäßige Darmentleerung (altersbedingte Obstipation)
- auf verändertes Verhalten achten
- Nahrungsaufnahme und Körpergewicht kontrollieren

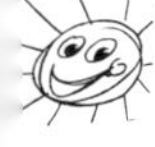

- Einfühlungsvermögen, Gespräche und viel Zuwendung.
- wenn durch sprachliche Äußerungen kein Zugang mehr gefunden werden kann, nimmt der Kranke nonverbale Kommunikation noch wahr:
  - Tonfall
  - Gestik
  - Berührungen, Streicheln („touching is talking“)

- durch die ungewohnte Umgebung verschlechtert sich oft die psychische und physische Situation, der Patient ist evtl. noch stärker verwirrt.

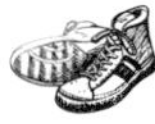

- Bettruhe nur nach Arztanordnung
- altersgerechtes körperliches Training zur Verbesserung von Kraft, Ausdauer und Koordination
- Selbständigkeit erhalten, Hilfe zur Selbsthilfe
- gezielte Rehabilitation
- Realitätsorientierungstherapie (ROT)
  - Informationen geben über zeitliche, räumliche, situative und persönliche Zusammenhänge
  - Trainieren von vorhandenen und Reaktivieren verlorener Fähigkeiten: **Fordern, jedoch nicht überfordern!**
    - körperliches und geistiges Training
    - Motivationstraining: Interesse an der Umwelt
- Krankengymnastik zur Besserung der körperlichen, geistigen und psychischen Situation (z.B. bei Lähmungen, Koordinationsstörungen, peripheren Durchblutungsstörungen)

- Waschhilfe oder Ganzwaschung bei Patienten mit reduziertem Allgemeinzustand (Selbständigkeit fördern)

- sämtliche Prophylaxen bei immobilen Patienten (s. Kap. 2.7.1)

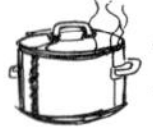

- normale, leicht verdauliche, dem Alter angepaßte Ernährung
- ausreichend Flüssigkeit

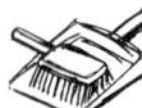

- Grundregeln der Hygiene beachten (s. Kap. 2.7.2)

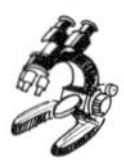

- es ist falsch, dem Patienten in einer übertriebenen Fürsorgepflicht jeden Handgriff abnehmen zu wollen!
- Angehörige unterstützen, Ratschläge zum Umgang mit dem Demenzkranken (Abb. 8-2)

8.11 Pflege bei suchtkranken Patienten

Sucht ist eine körperliche und/oder psychische Abhängigkeit von einem Stoff (z.B. Alkohol, Drogen, Nikotin). Je nach Suchtstoff und Dauer der Abhängigkeit verändert der Mensch sein Verhalten. Dies kann zum Verlust von Arbeit, Familie, Wohnung führen; oft auch zum Ausschluß aus der Gesellschaft.

• **Wichtige Begriffe**

Mißbrauch = übersteigerter Gebrauch eines Suchtstoffes mit gesundheitlicher Schädigung

Gewöhnung = psychische und körperliche Abhängigkeit mit dem Bedürfnis der Dosissteigerung und mit Entzugserscheinungen beim Absetzen

Folgende Ratschläge sollten befolgt werden:

1. Geben Sie prägnante Anweisungen in einfachen, kurzen Sätzen.
2. Sprechen Sie in klarem, bestimmtem Ton auf der Erwachsenen-Ebene.
3. Präferieren Sie einen fürsorglich-autoritären Stil im Umgang mit dem Patienten.
4. Wiederholen Sie Informationen nach Bedarf.
5. Seien Sie geduldig, und geben Sie dem Patienten Zeit für eine Reaktion oder Entgegnung.
6. Anschuldigungen überhören; nicht diskutieren.
7. Es ist sinnlos, in fruchtlose Diskussionen einzusteigen: ablenken und einlenken statt beharren.
8. Keinen Leistungsmaßstab Gesunder anwenden.
9. Feste Gewohnheiten und einfache Regeln sind oft Sicherheitsgurte für den Dementen.
10. Beziehen Sie sich auf Uhren und andere Requisiten zur Realitätsorientierung.
11. Geben Sie Realitätsinformationen wie Zeit, Datum, Ort und Namen bei allen Konversationskontakten, und bieten Sie möglichst viele Erinnerungshilfen.
12. Statt der Gegenwart die Erinnerung als Überleitung zur Gegenwart benutzen.
13. Halten Sie eine verständnisvolle Haltung aufrecht.
14. Sorgen Sie für Beständigkeit und Routine im Tagesablauf des Patienten.
15. Achten Sie auf kleine Veränderungen im Verhalten, die einen Fortschritt andeuten.
16. Beachten Sie krankheitsverschleiernde Komponenten (z.B. Fassade).
17. Belohnen Sie richtiges Reagieren mit Worten, Berühren, Lächeln usw. Loben statt kritisieren!
18. Vermeiden Sie jegliches Überfordern, um die Gefahr der Dekompensation abzuwenden. Aber: sanft aktivieren, nicht ins Bett abschieben.
19. Auf ausreichende Ernährung achten, insbesondere Trinkmenge kontrollieren.

Abb. 8-2 Ratschläge für Angehörige zum Umgang mit dem Demenzkranken.

Sucht	= physische und psychische Abhängigkeit von einem Suchtstoff mit ständiger Dosissteigerung
Delir	= akute endogene Psychose mit Bewußtseins- und Orientierungsstörungen, Halluzinationen, vegetativen Störungen, Tremor und Unruhe z. B. durch Alkohol, Stoffwechselstörung, Medikamente

Überlegungen zur Pflegeplanung bei Suchtkranken

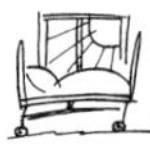

- sofortiger Entzug in einer geschlossenen Abteilung (Erfolg nur möglich bei Einsicht des Patienten)
- ruhiges, verdunkelbares Krankenzimmer (bei starker Entzugssymptomatik besteht eine Hypersensibilität auf visuelle und akustische Reize, Gefahr von Krampfanfällen z. B. bei Alkoholikern)
- verstellbares Krankenbett mit vorbereiteten Fixiergurten
- alle mitgebrachten Gegenstände des Patienten auf Suchtmittel und Suchtersatzmittel kontrollieren

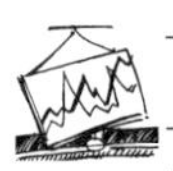

- Puls, Blutdruck, Atmung, Temperatur und Bewußtsein regelmäßig kontrollieren und dokumentieren
- bei alkoholkranken Patienten Atemkontrolle
- Auffälligkeiten wahrnehmen (Aggressivität)
- Nahrungsaufnahme und Körpergewicht kontrollieren (Süchtige vernachlässigen oft ihre Ernährung)
- gezielte Krankenbeobachtung bei Entzugssymptomatik (Zittern, Schwitzen, Unruhe, Halluzinationen)

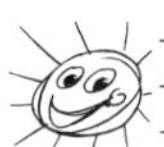

- Beschäftigungs- und Arbeitstherapie
- Gesprächstherapie in einer Suchtgruppe
- wichtig ist eine konsequente Umsetzung aller pflegerischen und therapeutischen Maßnahmen: **Nicht weich werden!**

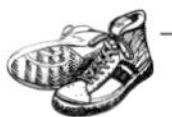

- Beschäftigungs-, Spiel- und Sporttherapie zur sinnvollen Gestaltung des Tagesablaufs. Patient schläft besser
- Vorbereitung auf die Entlassung

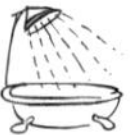

- Körperpflege überwachen und bei Bedarf assistieren

- sämtliche Prophylaxen bei immobilen Patienten (s. Kap. 2.7.1)

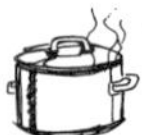

- normale, ballaststoffreiche Ernährung
- bei Untergewicht aufbauende Kost
- ausreichende Flüssigkeitszufuhr

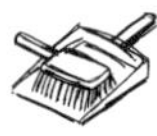

- Grundregeln der Hygiene beachten (s. Kap. 2.7.2)
- Vorsicht beim Umgang mit Blut (Hepatitis- und HIV-Infektionsgefahr)

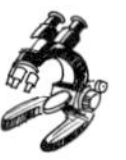

- die vom Arzt verordneten Medikamente (z.B. Distraneurin®) gewissenhaft verabreichen, dableiben, bis der Patient die Medikamente eingenommen hat

8.12 Pflege bei Neurosen und Psychopathien

Neurosen sind Störungen des Erlebens, Verhaltens und des körperlichen Empfindens. Die Gefühlsbeziehung zu sich selbst un

zur Umwelt ist gestört. Die Störungen beruhen auf fehlverarbeiteten seelischen Konflikten (meist frühkindliche, ins Unbewußte verdrängte Konflikte).
Als Psychopathen bezeichnet man Menschen mit abnormer seelischer Persönlichkeit.
Beim Umgang mit diesen Patienten ist es wichtig, daß die Pflegenden sich nicht mit deren Problemen identifizieren.

• **Wichtige Begriffe**

Psychoneurose	= psychische Zwangsvorstellung mit immer wiederkehrenden Handlungen (z. B. Waschzwang)
Organneurose	= nicht verarbeitete psychische Störung mit körperlichen Störungen ohne faßbare Organerkrankung (z. B. Herzneurose)
Phobie	= zwanghafte Angst (z. B. geschlossene Räume – Klaustrophobie)
Hysterie	= Persönlichkeitsstörung mit gesteigertem Bedürfnis nach Anerkennung und Geltung
Illusion	= Wunschvorstellung
Illusionäre Verkennung	= objektiv erkennbare Sinneseindrücke werden aufgrund psychischer Erregung fehlgedeutet
Halluzination	= sinnliche Wahrnehmung von nicht vorhandenen Gegenständen und Ereignissen
Wahn	= inhaltliche Denkstörung mit unkorrigierbarem Fehlurteil des Patienten (z. B. Verfolgungswahn, Größenwahn)
Hemmung	= Mangel an Antrieb, an Entschluß- und motorischer Ausdrucksfähigkeit
Psychosomatische Erkrankung	= körperliche Reaktionen auf psychische Vorgänge (z. B. Hypertonie, Magenulkus, Herzrhythmusstörungen, Rückenschmerzen)

Überlegungen zur Pflegeplanung bei neurotischen oder psychotischen Patienten

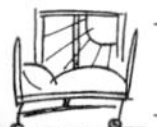

- ruhiges und helles Krankenzimmer, Mitpatienten im Zimmer gezielt auswählen
- verstellbares Krankenbett

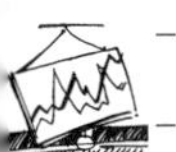

- Puls, Blutdruck, Atmung und Bewußtsein regelmäßig kontrollieren und dokumentieren
- auffälliges Verhalten wahrnehmen (z.B. bei Psychoneurosen), es können Symptome auftreten, die nicht zur Neurose gehören
- Nahrungsaufnahme und Körpergewicht kontrollieren (Nahrungsverweigerung bei Vergiftungswahn)

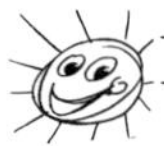

- Psycho- und Verhaltenstherapie
- Beschäftigungs- und Arbeitstherapie zur sinnvollen Gestaltung des Tagesablaufs und zur Ablenkung

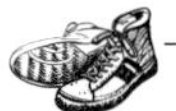

- Gesundheitsförderung durch Spaziergänge und Sport

- Körperpflege überwachen und bei Bedarf übernehmen
- z.B. auf Waschzwänge achten

- sämtliche Prophylaxen bei immobilen Patienten (s. Kap. 2.7.1)

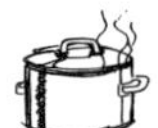

- normale Ernährung
- bei Untergewicht aufbauende Kost
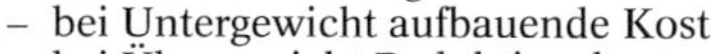
- bei Übergewicht Reduktionskost

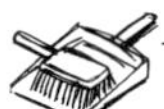

- Grundregeln der Hygiene beachten (s. Kap. 2.7.2)

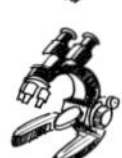

- die vom Arzt verordneten Medikamente (z.B. Sedativa) gewissenhaft verabreichen

9 Neurologie

Die Neurologie (Nervenheilkunde) beschäftigt sich mit den Erkrankungen und Verletzungen des zentralen und peripheren Nervensystems. Eine Überschneidung mit anderen Gebieten wie Psychiatrie und Innere Medizin ist möglich.

9.1 Beobachtung und Berichterstattung

Die Beobachtung des körperlichen und seelischen Zustands sowie der einzelnen motorischen Bewegungsabläufe beim Patienten ist die Voraussetzung für Diagnostik und Therapie.
Ergebnisse der Krankenbeobachtung werden in einem Beobachtungsprotokoll festgehalten (s. Kap. 2.7.3).
Anhand der Berichte können sich alle an der Pflege und Therapie beteiligten Personen ein Bild über den bisherigen Zustand und den Krankheitsverlauf machen.

- **Besondere Beobachtungen**

Periphere Lähmungen
Schädigung der peripheren Nerven mit Ausfallerscheinungen im dazugehörigen Versorgungsgebiet
- Hypotonie/Atonie der entsprechenden Muskelgruppe
- Muskelatrophie
- Minderung/Ausfall der Kraftentfaltung
- Fehlen der Muskeleigenreflexe

Zentrale Lähmungen
Schädigung des Gehirns bis zur Umschaltstelle der Vorderhornzellen (Rückenmark)
- Spastiken
- Minderung/Ausfall der Willkürbewegungen
- gesteigerte Muskeleigenreflexe
- pathologische Reflexe

Sensibilitätsstörungen
Empfindungsstörungen der Sinnesorgane, vor allem der Berührungsempfindung (Oberflächen- und Tiefensensibilität), Schmerzen und Temperatur
- Hypalgesie = herabgesetzte Schmerzempfindung
- Analgesie = aufgehobene Schmerzempfindung
- Parästhesie = Mißempfindungen
- Dysästhesie = schmerzhafte Berührungsempfindung

Koordinationsstörungen
Störungen der Koordination einzelner Bewegungen (Ataxie), die bei vielen neurologischen Erkrankungen auftreten

- Gangunsicherheit
- ungenaue und unsichere Bewegungen

Sprachstörungen und Störungen anderer Leistungen
(s. Kap. 9.3.2)

Extrapyramidale Störungen
Störungen des extrapyramidalen Systems, das die unbewußt ablaufenden motorischen Bewegungen wie Körperhaltung, Bewegen von Gliedmaßen, Mimik und Muskeltonus kontrolliert und koordiniert.
Beispielsweise:
- Parkinson-Syndrom = Einschränkung der Willkürbewegung
- Chorea Huntington = Überschießen der Willkürbewegungen

Anfälle
Plötzliche, reversible Änderungen des Bewußtseinszustandes, der vegetativen Körperfunktionen oder des Herz-Kreislauf-Systems, oft Ausdruck schwerer neurologischer Erkrankungen. Einteilung in epileptische und nichtepileptische Anfälle. Folgendes ist zu beachten:
- vorausgegangene Unruhe
- Bewußtseinslage (z.B. Somnolenz)
- motorische Erscheinungen (z.B. Krämpfe)
- Pupillenbefunde (z.B. Seitendifferenz)
- vegetative Symptome (z.B. Einnässen, Schwitzen)
- Verletzungen (z.B. Zungenbiß)
- Dauer des Anfalls
- Phase danach (z.B. Erholungsschlaf)

9.2 Hilfeleistungen bei Diagnostik und Therapie

Um vorliegende neurologische Erkrankungen festzustellen und eine optimale Therapie und Pflege zu gewährleisten, sind umfassende Untersuchungen notwendig.
Untersuchungsmethoden in der Neurologie:

- **Anamnese**
  - Vorgeschichte
  - Eigenanamnese
  - Familienanamnese
  - spezielle Anamnese
- **Körperliche Untersuchungen**
  - z.B. Ernährungszustand
- **Neurologische Untersuchungen**
  - z.B. Sensibilität, Reflexe, Vegetativum
- **Psychische Untersuchungen**
  - z.B. Bewußtsein, Intelligenz, Emotionalität
- **Klinisch-chemische Untersuchungen**
  - z.B. Blut und Urin
- **Röntgenologische Untersuchungen (Neuroradiologie)**
  - Übersichtsaufnahmen
  - Computertomographie mit und ohne Kontrastmittel

- Magnetresonanztomographie (MRT)
- Angiographien
- Positronenemissionstomographie (PET): Darstellung der Aktivität der Hirnbereiche durch radioaktiv markierte Substanz (Glukose)

- **Elektrophysiologische Untersuchungen**
  - Elektroenzephalographie (EEG): Aufzeichnung der Hirnfunktionsströme einzelner Hirnareale
  - Elektromyographie (EMG): Darstellung der elektrischen Aktivität einzelner Muskeln
  - Elektroneurographie (ENG): Messung der Nervenleitgeschwindigkeit
- **Szintigraphie**
  - Darstellung von Stoffwechselvorgängen in Gehirn, Liquorraum und Knochen mit Hilfe von Radionukliden
- **Liquoruntersuchungen** (Lumbalpunktion; s. Kap. 16.3.5)
  - Liquordruck
  - Durchgängigkeit des Spinalkanals
  - chemische Analyse des Liquors
- **Punktionen** (s. Kap. 16.3.5)
  - Lumbalpunktion (LP)
  - Subokzipitalpunktion (SOP)
  - Ventrikelpunktion (VP)
- **Hirndurchblutungsmessungen**
  - bei zerebralen Durchblutungsstörungen und intrakraniellen Drucksteigerungen (z. B. bei Tumoren) über eine Ultraschall-Doppler-Sonographie (USD)

9.3 Pflege bei Erkrankungen des Gehirns

Erkrankungen des Gehirns haben vielfältige Ursachen. Sie können erworben (Gehirnblutung durch Unfall), angeboren oder vererbt sein. Relativ häufig sind Krampfleiden (z. B. Epilepsie) und Tumorerkrankungen zu beobachten.

9.3.1 Pflege bei epileptischen Anfällen

Plötzlich einsetzende Funktionsstörungen des Gehirns, die häufig mit einer Bewußtseinsveränderung, Krämpfen und vegetativen Zeichen einhergehen, werden als hirnorganische oder epileptische Anfälle bezeichnet.
Diese Anfälle können verschiedenartig verlaufen und sind in allen Altersstufen möglich.

- **Wichtige Begriffe**

Epilepsie = hirnorganisches Anfallleiden
Status epilepticus = pausenlos aufeinanderfolgende Anfälle ohne Bewußtseinsklarheit
Absencen = kurze Bewußtseinslücken
Grand-mal-Anfall = großer Anfall (tonisch-klonischer Anfall ohne Aura)

Petit-mal-Anfall	=	kleiner Anfall (Blitz-Nick-Salaam-Krämpfe treten im Kindesalter bis ca. zum 5. Lebensjahr auf)
Fokale Anfälle	=	Herdanfälle mit unterschiedlichen Symptomen, Bewußtsein ist meist erhalten, fokale Anfälle können in Grand-mal-Anfälle übergehen (mit Aura)

Überlegungen zur Pflegeplanung bei epileptischen Anfällen

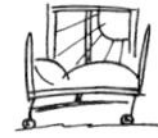

- ruhiges, verdunkelbares Krankenzimmer
- verstellbares Krankenbett

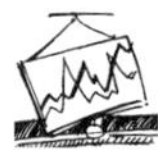

- Puls, Blutdruck, Atmung, Temperatur und Bewußtsein regelmäßig kontrollieren und dokumentieren
- auf vegetative Symptome (z.B. Schwitzen) und motorische Erscheinungen (z.B. Zittern) achten
- Pupillenveränderungen registrieren
- Sinnestäuschungen beim Patienten (z.B. akustische, optische, geschmackliche Halluzinationen) wahrnehmen

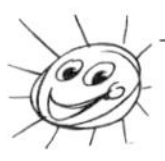

- Gespräche, viel Zuwendung, Psychotherapie und die Mitarbeit in einer Selbsthilfegruppe helfen, Ängste und psychosoziale Probleme (z.B. Fahrverbot, Arbeitsplatzverlust) zu überwinden
- bei der Neugestaltung des Lebens (z.B. regelmäßig essen, Streß vermeiden, ausreichend schlafen) mithelfen

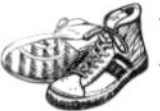

- Bettruhe nur nach dem Anfall
- Krankengymnastik nach Arztanordnung (keine Überforderungen)

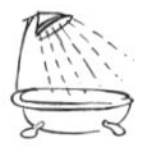

- Patient kann die vollständige Körperpflege selbst übernehmen

- sämtliche Prophylaxen bei immobilen Patienten (s. Kap. 2.7.1)
- Streß und wechselnde Lichtverhältnisse (z.B. Alleenphänomen = hell/dunkel/hell/dunkel) vermeiden

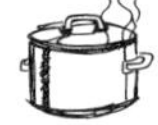

- normale Ernährung, auf regelmäßige Mahlzeiten achten

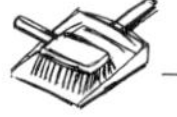

- Grundregeln der Hygiene beachten (s. Kap. 2.7.2)

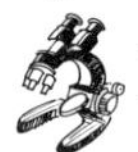

- vor Verletzungen schützen
- regelmäßige Einnahme der verordneten Medikamente

Verhalten während eines Anfalls
- Patient während des Anfalls niemals alleine lassen
- Arzt verständigen (Mitpatienten schicken, Rufanlage)

- Patienten so lagern, daß er sich nicht verletzen kann
- Gummikeil zwischen die Zähne schieben (Zungenbiß)
- beengende Kleidungsstücke öffnen
- Absauggerät bereithalten (Aspirationsgefahr)
- Puls- und Atemkontrolle
- Intubationsbereitschaft
- Patienten nicht unnötig berühren und bewegen (kann neuen Anfall auslösen)
- Dauer und Verlauf des Anfalls dokumentieren
- Pflegemaßnahmen nach dem Anfall:
  - evtl. Mundspülen nach Erbrechen
  - Kleidung wechseln bei anfallbedingter Urininkontinenz
  - Körperwäsche, erst nachdem Patient geschlafen hat, durchführen

9.3.2 Pflege bei zerebralen Durchblutungsstörungen

Gefäßerkrankungen mit Durchblutungsstörungen des Gehirns nehmen in den Industrienationen zu und stehen als dritthäufigste Todesursache in den Statistiken.

• **Wichtige Begriffe**

Apoplexie	=	Schlaganfall, plötzlich auftretende Hirnfunktionsstörung mit z.T. bleibenden neurologischen Ausfällen. Ursachen: – arteriosklerotische Veränderungen (ca. 70%) – Hirnblutungen (ca. 20%) – Hirnembolien (ca. 10%)
TIA	=	transitorische ischämische Attacke mit vorübergehenden zerebralen Störungen, Rückbildung der Symptome innerhalb von 24 Stunden
PRIND	=	prolongiertes reversibles ischämisches neurologisches Defizit: zerebrale Funktionsstörungen, die über 24 Stunden bestehenbleiben, sich aber nach maximal 14 Tagen vollständig zurückbilden
Progressiver Stroke	=	zerebrale Funktionsstörungen mit zunehmender Symptomatik, z.T. reversibel
Complete Stroke	=	Schlaganfall, chronisches neurologisches Defizit
Motorische Aphasie	=	zentralbedingte Sprachstörungen durch Schädigung des Broca-Zentrums, Sprachproduktionsstörung, Ein- und Zweiwortsätze oft lautlich entstellt
Sensorische Aphasie	=	zentralbedingte Sprachstörungen durch Schädigung des Wernicke-Zentrums, Sprachverständnisstörung bei flüssiger Sprachproduktion, oft unverständlich
Globale Aphasie	=	Sprachstörung durch größere Schäden der linken Hirnhälfte, spärliche oder

		keine Sprachproduktion, Sprachautomatismen (ja, ja, da, da)
Agraphie	=	Unfähigkeit zu schreiben
Alexie	=	Unfähigkeit zu lesen
Akalkulie	=	Unfähigkeit zu rechnen
Agnosie	=	Störungen des optischen und akustischen Erkennens, die nicht auf Seh- und Hörleistungsstörungen beruhen
Hemianopsie	=	halbseitige Gesichtsfeldeinschränkung
Apraxie	=	Störung der Fähigkeit zu koordinierten Handlungen und Bewegungen, die nicht durch Lähmungen bedingt sind
Neglectphänomen	=	„Halbseitenunaufmerksamkeit", die betroffene Körperhälfte und Umgebung wird nicht wahrgenommen und beachtet
Parese	=	motorische Schwäche, unvollständige Lähmung
Hemiplegie	=	Halbseitenlähmung
Vaskuläre Enzephalopathie	=	chronische Durchblutungsstörung mit diffusen Hirnschädigungen
Aneurysma	=	sack- oder spindelförmige Erweiterungen der Arterien
Angiom	=	durch Gefäßsprossung entstandene geschwulstartige Neubildung von Gefäßgewebe

Im folgenden werden die speziellen Problemfelder von Patienten mit Apoplexie sowie dafür notwendige pflegerische Hilfen nach dem Bobath-Konzept dargestellt.

- **Spezifische Probleme bei Apoplexie**
- **Lähmungen und Paresen**

  Frühphase:
  - Tonus der betroffenen Seite ist meist herabgesetzt, d.h. pseudoschlaffe Lähmung
  - Dauer ca. eine Woche bis zu einigen Monaten

  Spätphase:
  - Tonus meist erhöht mit typischem spastischem Muster
  - normale Haltung, Gleichgewichtsreaktion und funktionelle Willkürmotorik nicht möglich
  - Gefahr der Ausbildung von Kontrakturen
  - Kopf: zur betroffenen Seite geneigt, zur gesunden Seite gedreht
  - Rumpf: an der betroffenen Seite geneigt
  - Schulterblatt: nach hinten zur Wirbelsäule und nach unten gezogen
  - Schulter: oft schmerzhaft
  - Arm: Oberarm adduziert und innenrotiert
  - Ellbogen gebeugt und in Pronationsstellung, selten Streckmuster
  - Hand: Handgelenk, Daumen und Finger gebeugt
  - Becken: nach hinten und unten gezogen

- Hüftgelenk: gestreckt, selten gebeugt
- Bein: innenrotiert und adduziert, selten außenrotiert und abduziert
- Knie: gestreckt
- Fuß: plantarflektiert (Beugung zur Fußsohle), selten dorsalflektiert mit gestreckten Zehen

- **Pflegerische Hilfen für Lähmungen und Paresen**
- **Therapeutische Lagerung nach Bobath**

Lagerung auf die hemiplegische Seite (Abb. 9-1)
Vorteile: beste Lagerung für den Patienten, Stimulierung der Wahrnehmung der gelähmten Seite, Tonusregulierung und Hemmung der Spastizität, Bewegungsfreiheit der gesunden Seite

Vorgehen

- Bett flach stellen
- Rücken weit an die Bettkante lagern und durch Rückenkissen abstützen
- Bettrahmen als Schutz anbringen
- Kopf auf ein kleines Kissen lagern
- Schulterblatt und Schulter vorsichtig nach vorne ziehen (Patient darf nicht auf der Schulter liegen)
- Arm in Winkel von 90° abwinkeln
- Ellbogen liegt gestreckt, Hand ist geöffnet
- Becken nach vorne ziehen, Hüfte strecken
- das betroffene Knie ist leicht angebeugt
- gesundes Bein und Fuß gut unterpolstern, Knie darf nicht tiefer als die Hüfte liegen

Lagerung auf die gesunde Seite (Abb. 9-2)
Vorteil: gezielte Lagerung der betroffenen Hand möglich
Nachteile: gesunde Seite ist blockiert, Lagerung der betroffenen Schulter weniger günstig, Gesichtsfeld zum Raum ist eingeschränkt

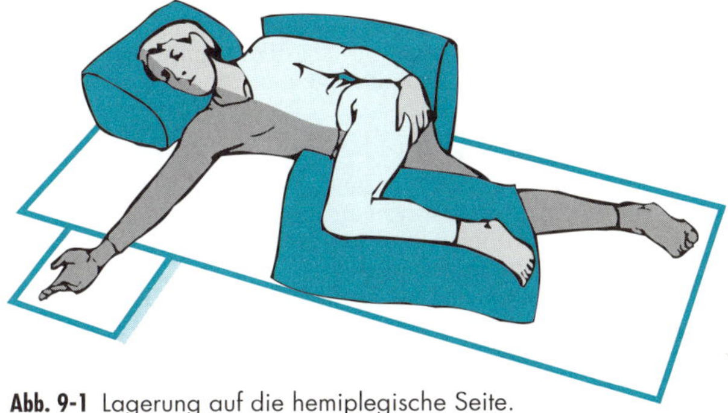

Abb. 9-1 Lagerung auf die hemiplegische Seite.

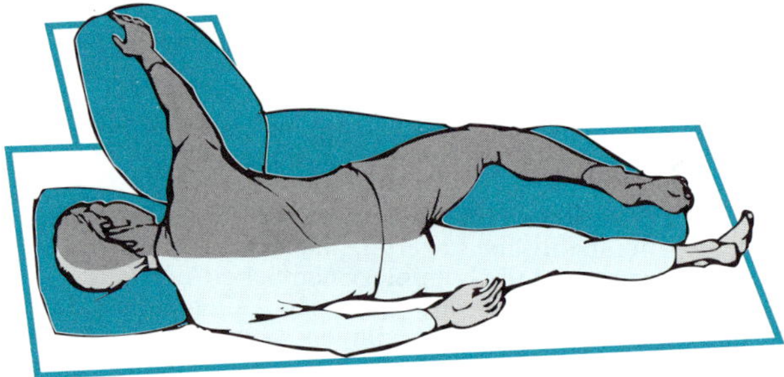

Abb. 9-2 Lagerung auf die gesunde Seite.

Vorgehen
- Bett flach stellen
- Rücken weit an die Bettkante lagern
- Bettrahmen als Schutz anbringen
- Kopf auf ein kleines Kissen lagern
- den gesunden Arm nach Belieben vor oder hinter den Körper lagern
- das gesunde Bein in der Verlängerung der Körperachse parallel zur Bettkante strecken
- den betroffenen Arm gestreckt auf ein Kissen („Schiffchen") im Winkel von 90° vom Körper abgewinkelt lagern, Daumen oder Handrücken zeigt nach oben
- Schulter des betroffenen Arms weit nach vorne holen, bis das Schulterblatt flach am Rücken anliegt
- das betroffene Bein im Hüftgelenk ca. 80–90° beugen und auf ein Kissen lagern
- den betroffenen Fuß gut unterlagern, um ein Herabhängen zu vermeiden
- vor den Bauch ein kleines Kissen legen, damit sich der Patient anlehnen kann

Lagerung auf den Rücken (Abb. 9-3)
Nachteile: begünstigt die Spastik, Gefahr der Aspiration bei Schluckstörungen, ungünstige Lagerung

Vorgehen
1. Möglichkeit
- Bett flach stellen
- Körper möglichst weit zur gesunden Seite lagern
- Kopf in Mittelstellung zur hemiplegischen Seite drehen, auf ein kleines Kissen lagern
- betroffene Seite von der Schuler bis zur Hüfte mit dünnem Kissen unterpolstern
- betroffenen Arm gestreckt auf ein Kissen lagern
- bei Innen- oder Außenrotation des Beins entsprechend durch flaches Kissen unterstützen

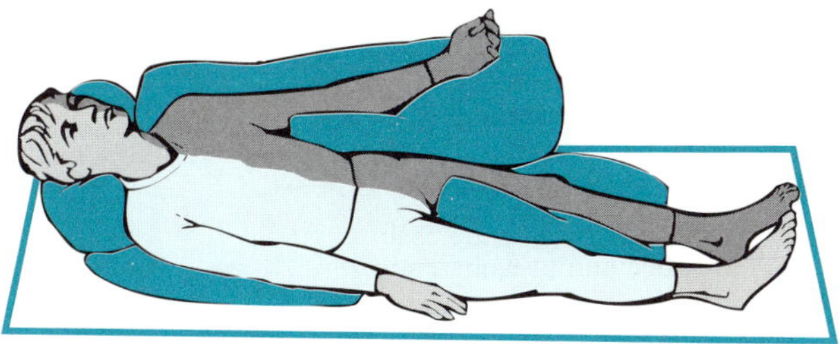

Abb. 9-3 Lagerung auf den Rücken.

2. Möglichkeit

- den Kopf und Oberkörper mit zwei zu „Schiffchen" gestauchten Kissen unterpolstern, V-förmige Spitze zum Kopfende übereinanderlegen
- den betroffenen Arm in Außenrotation vom Körper abgewinkelt auf ein Kissen lagern
- unter den Oberschenkel des betroffenen Beins diagonal ein Kissen legen, ein Zipfel unterpolstert die Hüfte, ein Zipfel liegt zwischen den Beinen

Keinen Druck auf die Fußsohle ausüben!

Sitzen im Bett (Abb. 9-4)
Vorteil: Aufrechte Körperhaltung erleichtert das Essen, Trinken und Atmen
Nachteil: ungünstige Wirkung auf die Spastik

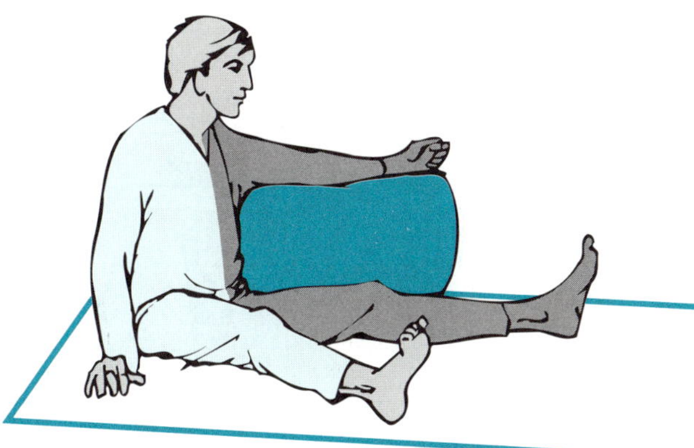

Abb. 9-4 Sitzen im Bett.

Vorgehen
- Patient im Bett nach oben an das Kopfende lagern
- Beine spreizen
- Kopfteil maximal hochstellen
- betroffenen Arm gestreckt, möglichst in Rotationsstellung, auf ein Kissen lagern

Sitzen im Stuhl (Abb. 9-5)
Vorteile: tonusregulierend

Vorgehen
- Stuhl sollte Armlehnen haben, bei Bedarf abpolstern
- Gesäß sollte die Rückenlehne berühren
- Knie- und Hüftbeugung im Winkel von 90°
- Füße stehen parallel und ca. hüftbreit auseinander
- gesamte Fußsohlen berühren den Boden
- der betroffene Arm ruht auf der Tischplatte

- **Mobilisation**

Bilaterale Armführung (sog. „Betgriff“, Abb. 9-6)
Vorgehen
- Hände falten, Daumen der betroffenen Hand liegt oben
- Arme werden gestreckt

Becken anheben (Abb. 9-7)
Vorgehen
- Beine werden angebeugt und aufgestellt
- Pflegekraft hält den betroffenen Fuß im Gabelgriff
- der Oberschenkel des Patienten wird zwischen Arm und Rumpf der Pflegekraft festgehalten

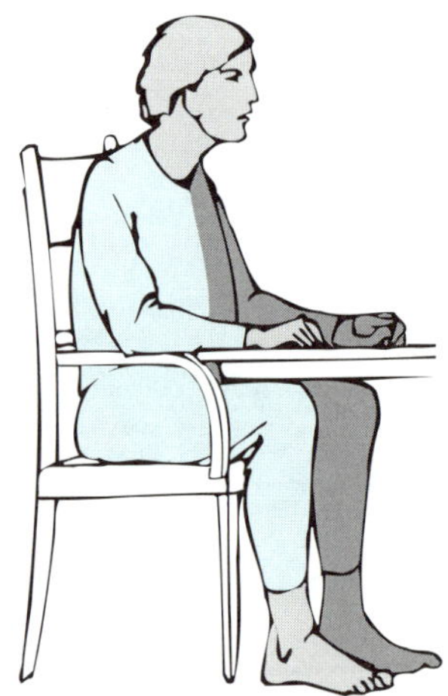

Abb. 9-5 Sitzen im Stuhl.

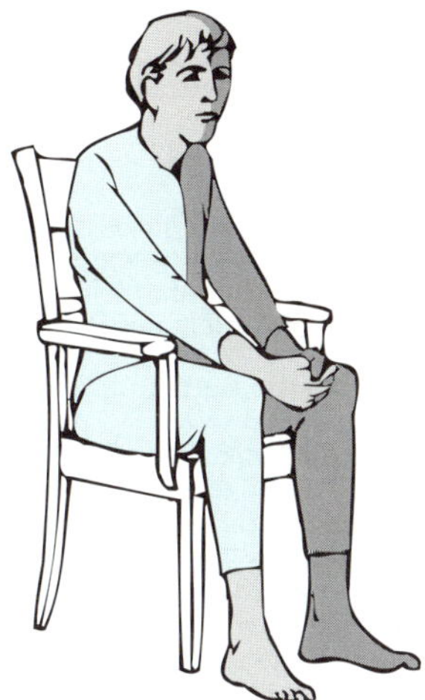

Abb. 9-6 Bilaterale Armführung.

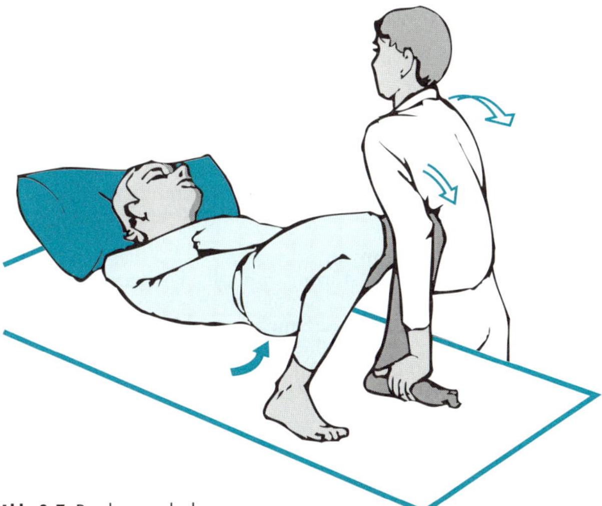

Abb. 9-7 Becken anheben.

- Pflegekraft lehnt den Oberkörper zurück, dadurch wird das Gesäß hochgehebelt
- evtl. Sitzbein leicht unterstützen (Steckbecken kann untergeschoben werden)

Oberkörper aufrichten (Abb. 9-8 a und b)
Vorgehen
- Patient liegt in Rückenlage, Beine leicht gespreizt, Arme werden bilateral geführt
- Pflegekraft faßt flächig von oben unter die Schulterblätter und streckt die Arme
- Patient hebt den Kopf an, Pflegekraft lehnt gleichzeitig den eigenen Oberkörper mit gestreckten Armen nach hinten
- das Aufsetzen geschieht durch leichte halbkreisförmige Bewegung des Oberkörpers des Patienten

Aktive Patienten an die Bettkante setzen (Abb. 9-9 a bis c)
Vorgehen
- Patient wird an die betroffene Seite gedreht
- beide Beine werden angebeugt und aus dem Bett gelassen
- die gesunde Hand stützt sich vor dem Körper in Höhe des Brustbeins am Bett ab
- Pflegekraft legt eine Hand unter den Brustkorb, die andere Hand der Pflegekraft wird von hinten auf die gesunde Schulter (oder auf den Beckenkamm) gelegt
- auf Kommando zieht die Pflegekraft die gesunde Schulter in Richtung Becken (oder das Becken in Richtung der Beine)
- das Anheben erfolgt durch Gewichtsverlagerung der Pflegekraft

Vor- und Rückwärtsbewegung im Sitzen (Abb. 9-10)
Vorgehen
- Pflegekraft umfaßt den Brustkorb und verlagert mit der anderen Hand den Rumpf, bis die Gesäßhälfte entlastet ist
- die freie Hand der Pflegekraft zieht die Gesäßhälfte vor
- die Hand der Pflegekraft faßt nun die andere Thoraxseite und verlagert das Gewicht des Rumpfes dorthin
- die so entlastete Gesäßhälfte wird nun vorgezogen

- **Schluckstörungen**
  1. Mundschlußstörung durch Fazialisparese
     - Speichelfluß, asymmetrisches Gesicht
     - Wangen können nicht aufgeblasen werden
     - sehr störend für den Patienten
  2. Motilitätsstörungen (auf aktive Bewegung eines Gelenkes bezogen) v.a. der Zunge (Zunge kann nicht abrollen, stößt nach vorne)
     - Essensreste bleiben auf der Zunge und in den Wangentaschen, unklare Artikulation
     - Essen schwierig, erhaltener Schluckreflex, daher nicht bedrohlich

---

Abb. 9-8 Oberkörper aufrichten. ▶
a) Die Pflegekraft greift von oben über die Schulter und legt die Hände auf die Schulterblätter.
b) Die Pflegekraft hebt den Oberkörper des Patienten an, indem sie den eigenen Schwerpunkt nach hinten unten verlagert.

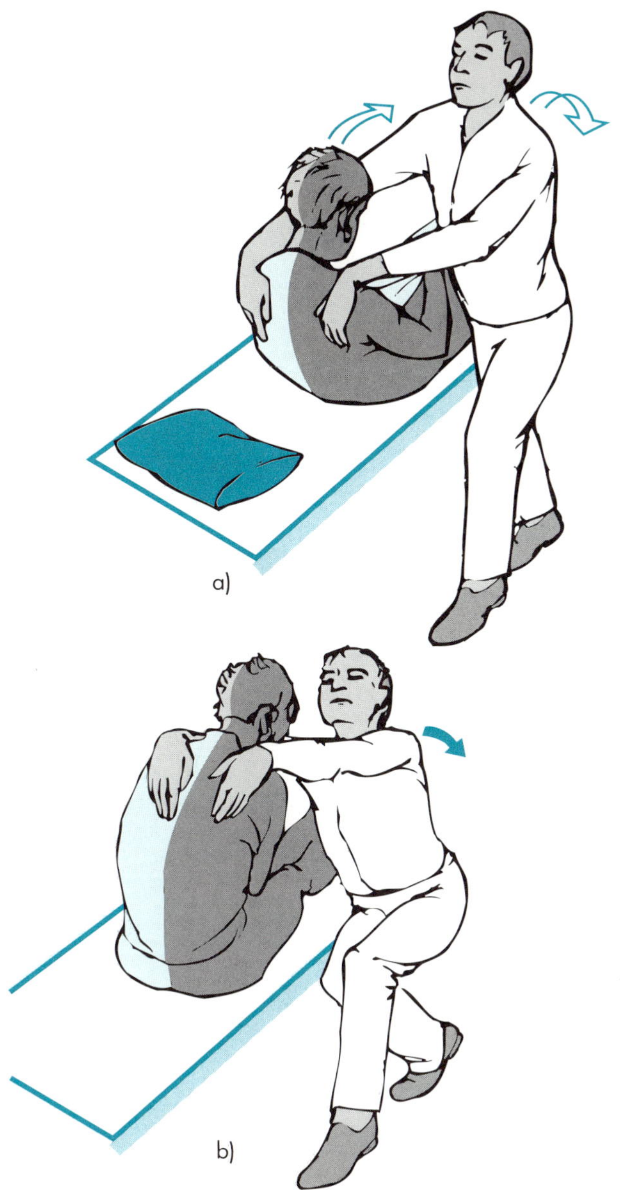
a)
b)

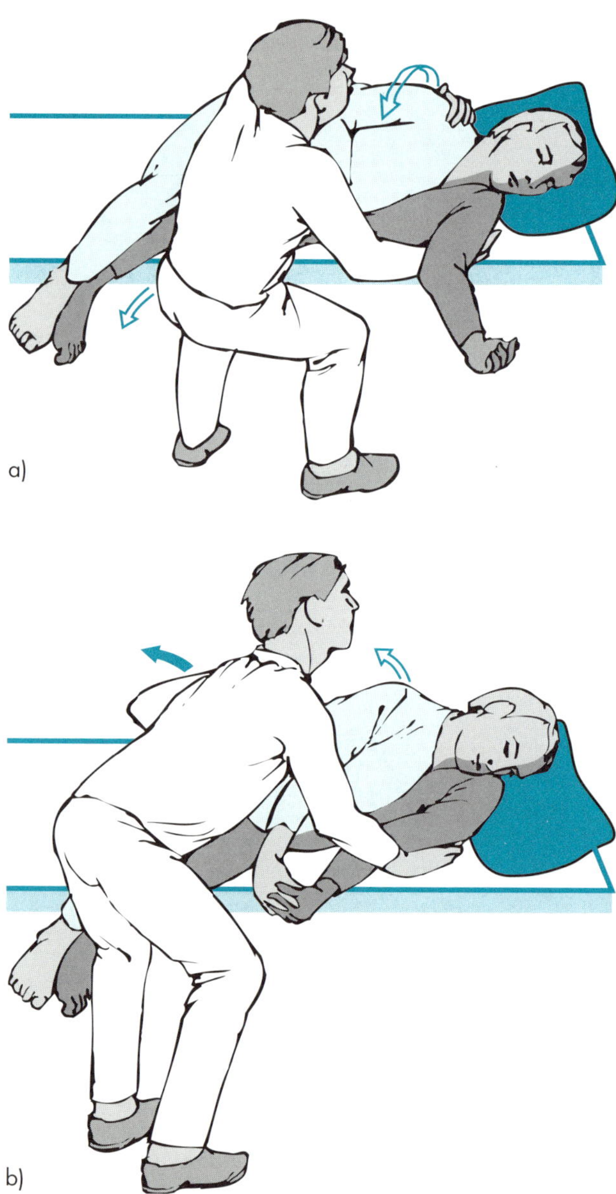
a)
b)

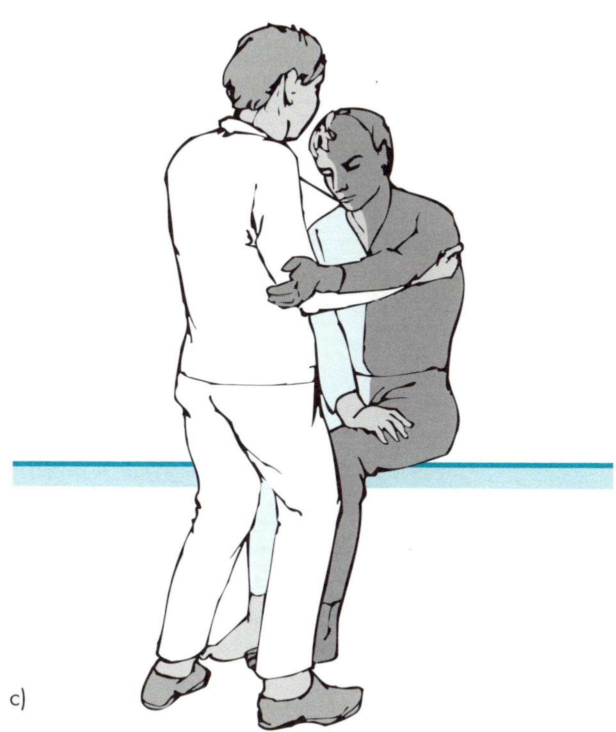

Abb. 9-9 Aktive Patienten an die Bettkante setzen.
a) Pflegekraft stützt mit der rechten Hand linke Thoraxseite ab. Linke Hand liegt von hinten auf der rechten Schulter und zieht den Oberkörper hoch.
b) Pflegekraft stützt mit der rechten Hand linke Thoraxseite ab. Die linke Hand zieht an der rechten Beckenschaufel. Durch Verlagerung des eigenen Körpergewichtes nach hinten unten wird der Oberkörper aufgerichtet.
c) Patient stützt sich beim Sitzen mit gesundem Arm ab. Pflegekraft steht vor dem Patienten und hält den Oberkörper. Mit den Knien kann sie im Notfall ein Herabgleiten des Patienten von der Bettkante vermeiden.

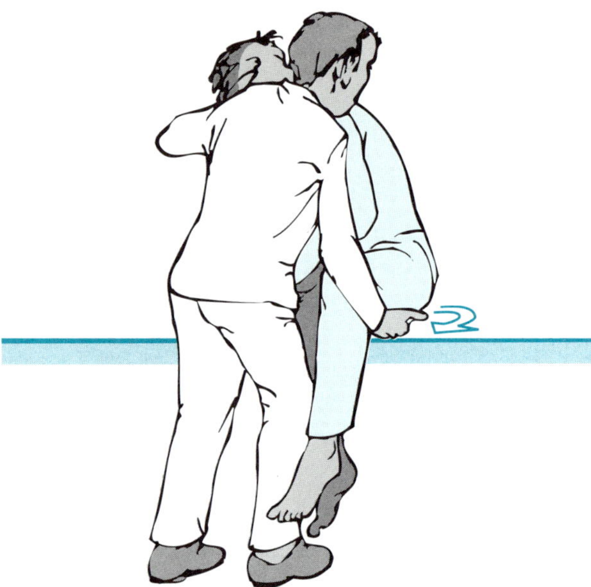

Abb. 9-10 Vor- und Rückwärtsbewegung im Sitzen.

3. Gaumensegellähmung (Gaumensegel dichtet Nasenrachenraum nicht sicher ab)
   - Getränk läuft nach dem Schlucken aus der Nase
   - Wangenaufblasen nicht möglich
   - Schlucken ist problematisch
4. Koordinationsstörungen zwischen Schluckreflex und Kehldeckelschluß
   - Reiz des Getränks wird zu spät wahrgenommen
   - Schluckakt erfolgt zu spät
   - Wellenbewegungen der Schlundmuskulatur unkoordiniert
   - Gefahr der Aspiration, lebensbedrohlich!
5. Kehldeckellähmung
   - Patient kann keine oder nur leise Töne erzeugen
   - kein Würge- oder Hustenreflex
   - Flüssigkeit läuft ungehindert in die Luftröhre
   - lebensbedrohlich, jegliche orale Zufuhr verboten!
6. verschiedene Mischformen
   - zum Teil mit Aspirationsgefahr!

- **Schluck- und Eßtraining**

Vorbereitung

Material: Handschuhe, möglichst elektrische Zahnbürste, „Eislutscher“ (eingefrorene, mit Tee oder Zitronensaft getränkte

Watteträger), Holzspatel, Mullkompressen mit geschmacksintensiven Nahrungsmittelstückchen, z.B. Apfelstückchen, Räucherschinken.
Patient: Voraussetzung, Patient ist wach und aufnahmefähig, gerade, aufrechte Sitzhaltung, „langer Nacken“.

Überprüfung des Schluckaktes
Vorgehen (Abb. 9-11)

Unterstützung des Schluckreflexes
Vorgehen
- Streichbewegungen mit sanftem Druck am Zungenrand von der Kinnspitze zum Zungenbein
- keinen Druck auf den Kehlkopf ausüben, Würgereiz!

Unterstützung des Kauens und Förderung des Speichelflusses
Vorgehen
- Voraussetzung: Kehldeckelschluß und Schluckreflex erhalten
- in feuchter Gaze eingewickelte Nahrungsstücke zwischen die Zahnreihen legen
- mit Kieferkontrollgriff Kaubewegung und Mundschluß unterstützen
- stufenweiser Nahrungsaufbau
- Götterspeise, Naturjoghurt, weiches Brot mit Butter
- Patient konzentriert sich voll auf den Schluckakt

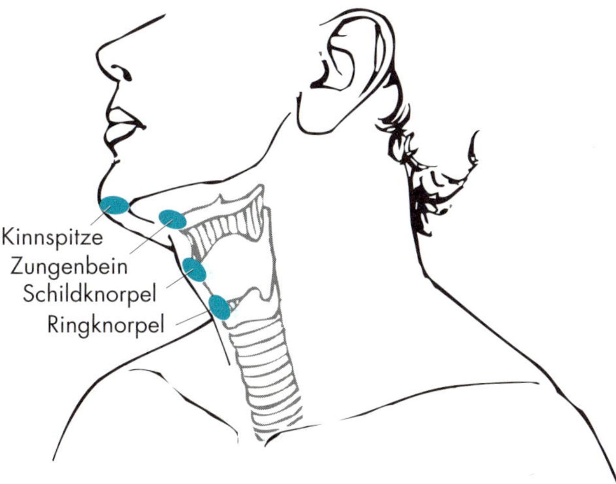

Abb. 9-11 Überprüfung des Schluckaktes (Zeigefinger liegt unter der Kinnspitze, Mittelfinger liegt unter dem Zungenbein, Ring- und Kleinfinger liegen am Kehlkopf).

- evtl. zur Tonussteigerung gleichzeitig Fäuste ballen
- immer wieder Nachschlucken abwarten und Pausen einhalten
- gerade Sitzhaltung, „langer Nacken“
- zu Beginn des Trainings Absauggerät bereithalten!

Kieferkontrollgriff (Kau- und Schluckbewegung werden unterstützt)
Vorgehen (Abb. 9-12 a und b)

Übungen zur Fazilitation der Zunge
Vorgehen
Tapping
- leichtes Beklopfen mit dem Handrücken vom Jochbein abwärts zum Kinn

Stimulation von außen
- dreimal mit Zeige- und Mittelfinger beider Hände an den Wangen vom Jochbein zum Mundwinkel entlang streichen, von der Nase zur Oberlippe, von der Kinnspitze zur Unterlippe
- statt der Finger kann die Rückseite des Bürstenkopfes der elektrischen Zahnbürste genommen werden

Stimulation im Mund
- mit dem kleinen Finger von den Schneidezähnen her über das Zahnfleisch in Richtung Backenzähne streichen

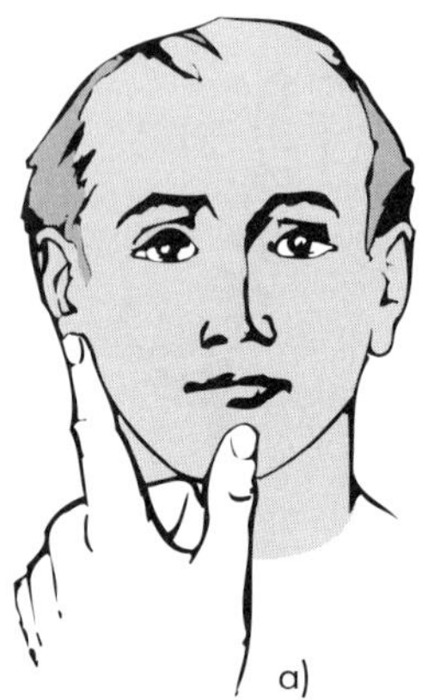

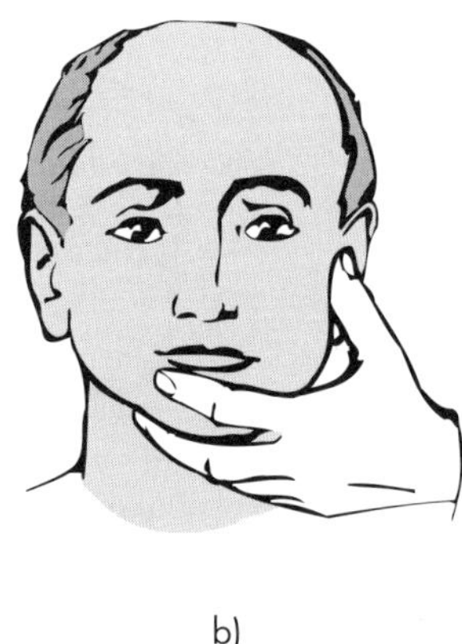

Abb. 9-12 Kieferkontrollgriff.
a) Pflegekraft befindet sich vor dem Patienten: Zeigefinger stützt sich am Jochbein ab, Daumen liegt unter der Unterlippe, Mittelfinger übt leichten Druck auf den Mundboden aus.
b) Pflegekraft befindet sich seitlich vom Patienten: Daumen stützt sich am Jochbein ab, Zeigefinger liegt unter der Unterlippe, Mittelfinger übt leichten Druck auf den Mundboden aus.

- obere und untere Zahnreihe je dreimal
- an der Wangeninnenseite kleine kreisförmige Streichungen
- Stimulation kann mit der elektrischen Zahnbürste erfolgen

Übungen für den Gaumensegel
Vorgehen
- Patient tastet mit der Zunge Zahnreihen und Gaumen ab
- gähnt mit Tönen
- spricht p/t/k/g/d/pa/pe/pi/po/pu
- Eisstimulation mit gefrorenem Watteträger (Mund- und Rachenpartie werden bewußter wahrgenommen), nur kurzes Antippen, sonst Würgereflex möglich!
- dreimal die Zunge (Mittellinie) antippen und schlucken lassen
- dreimal seitlich die Zunge (gelähmte Seite) antippen und schlucken lassen
- dreimal weichen Gaumen antippen und schlucken lassen
- einmal Zäpfchen antippen und schlucken lassen
- dreimal Gaumenbogen (gelähmte Seite) antippen und schlucken lassen
- jede Übung dreimal wiederholen

Übungen für die Mimik
Vorgehen
- Augenbrauen hochziehen
- Augenbrauen zusammenziehen
- Mund spitzen und breit machen
- Mundwinkel nach oben und nach unten ziehen
- Unterlippe über Oberlippe schieben
- Oberlippe über Unterlippe schieben
- Zungenspitze gegen die Nase strecken
- Zungenspitze zum Kinn strecken
- mit der Zungenspitze den Spatel wegschieben, seitlich, oben, unten
- Zungenspitze seitlich in die Wangentasche drücken
- Unterkiefer vor- und zurückschieben
- Unterkiefer seitlich nach rechts und links schieben
- Spatel zwischen Oberlippe und Nase klemmen

• Blasen- und Darmstörungen
Blasenstörungen (s. Kap. 10.3.4)
Aufgrund der Wahrnehmungsstörungen treten in den ersten drei Monaten relativ häufig Inkontinenzprobleme auf.
Ursachen für Inkontinenz:
- Reize aus dem eigenen Körper werden vermindert wahrgenommen
- Reize werden nicht als Harndrang interpretiert
- der Kranke kann sich nicht rechtzeitig melden, da er aufgrund der Apraxie die Klingel nicht bedienen kann und durch die Aphasie seine Bedürfnisse nicht äußern kann
- Sensibilitätsverlust und Kontrollverlust des Schließmuskels

Maßnahmen:
- Toilettentraining (s. Kap. 10.7.1)

Bei Frauen:
- Anlegen von Einmalnetzhose mit Vorlage oder Höschenwindel

Bei Männern:
- bei kleinen Mengen: spezielle tütenförmige Vorlagen, in die der Penis eingelegt wird
- bei größeren Urinmengen: Kondomurinale mit Anschluß eines Urinbeutels oder Beinbeutels (mobile Patienten)

Bei der Verwendung von Inkontinenzmaterialien sollte nicht von Windeln oder Pampers (Säuglinge) gesprochen werden, sondern von Vorlagen, Schutzhose oder Nässeschutz, um das Selbstwertgefühl des Kranken nicht zu verletzen.
Auf keinen Fall sollte ein Blasenverweilkatheter gelegt werden, da die Gefahr einer Zystitis sehr hoch ist. Außerdem kann durch den Katheter der Füllungszustand der Blase nicht wahrgenommen und trainiert werden.

- **Darmstörungen**

Bei hemiplegischen Patienten können Darmstörungen in Form von Inkontinenz und Obstipation auftreten.

Ursachen für Inkontinenz:
- Sensibilitätsstörungen und Kontrollverlust des Schließmuskels
- Orientierungs- und Bewußtseinsstörungen,
- Einschränkung der Fähigkeit, sich zu äußern und die Klingel zu bedienen

Maßnahmen:
- Toilettentraining (s. Kap. 10.7.1)
- Beckenbodentraining (s. Kap. 10.7.1)
- Anlegen von Inkontinenzmaterialien

Ursachen für Obstipation:
- Bewegungsmangel
- Flüssigkeitsmangel
- Mangel an Ballaststoffen
- Störungen der Sensibilität und Motorik: Patient nimmt Stuhldrang nicht wahr und kann nicht bewußt pressen

Maßnahmen:
- Flüssigkeitszufuhr durch Trinken, über Magensonde oder PEG
- Mobilisation (s. Kap. 2.2)
- diätisch: Ballaststoffe, Buttermilch, Joghurt, Milchzucker (s. Kap. 2.5.1)
- Baucheinreibung (s. Kap. 2.8.6)

Überlegungen zur Pflegeplanung bei einem Patienten mit Apoplexie

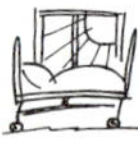

- ruhiges helles Krankenzimmer
- Umgestaltung des Raumes

  - Nachttisch an die gelähmte Seite des Patienten, Besucher sollen sich ebenfalls dort aufhalten
- verstellbares Krankenbett
- keine Aufrichthilfen am Bett anbringen
- Bettrahmen (zum Schutz des Patienten) auf Arztanordnung

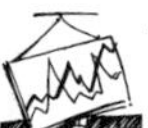

- regelmäßige Kontrolle und Dokumentation von Puls, Blutdruck, Atmung, Bewußtsein und Temperatur
- Beobachtung von Sensibilität, Reflexen sowie Grob- und Feinmotorik
- Sprachstörungen, Schluckstörungen und Lähmungen registrieren
- Stuhl- und Urinausscheidungsstörungen beachten
- auf Kontrakturen und Fehlstellungen achten
- Schmerzen und psychische Veränderungen wahrnehmen

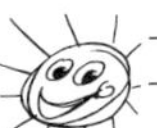

- dem Patienten bei Angst und Unsicherheit beistehen
- Informationen und Anweisungen in kurzen einfachen Sätzen geben, nicht zu laut oder zu schnell sprechen
- Patienten aussprechen lassen, nicht ins Wort fallen
- nicht unverhofft oder zu fest berühren
- dem Patienten Geduld und Einfühlungsvermögen entgegenbringen
- Sprachtherapie einleiten

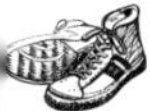

- Bettruhe nur bei Patienten in der akuten Krankheitsphase und mit ausgeprägten Lähmungserscheinungen
- Krankengymnastik zur Sicherung und Verbesserung der bestehenden Beweglichkeit
- frühzeitige Beschäftigungs- und Arbeitstherapie
- Bobath-Lagerung: therapeutische Lagerung zur Hemmung der Spastizität sowie der abnormen Haltungs- und Bewegungsmuster
- Förderung und Verbesserung der betroffenen Seite in Koordination mit der gesunden Seite zur Erreichung normaler Bewegungsabläufe
- Gehtraining (s. Kap. 2.2.3)
- Stimulation der Sensibilität

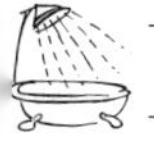

- Waschhilfe oder tägliche Ganzwaschung bei Patienten mit reduziertem Allgemeinzustand oder Lähmungen
- basalstimulierende Bobath-Wäsche (s. Kap. 2.8.2)
- schrittweise Selbsthilfetraining (z. B. Lernhilfen zum An- und Auskleiden; Abb. 9-13 a bis f)
- Augenpflege bei fehlendem Lidschluß
- regelmäßige, sorgfältige, Bobath-orientierte Mundpflege, möglichst mit elektrischer Zahnbürste, um Vibrationsreiz zu erzeugen und mit angenehmen geschmacksintensiven Lösungen

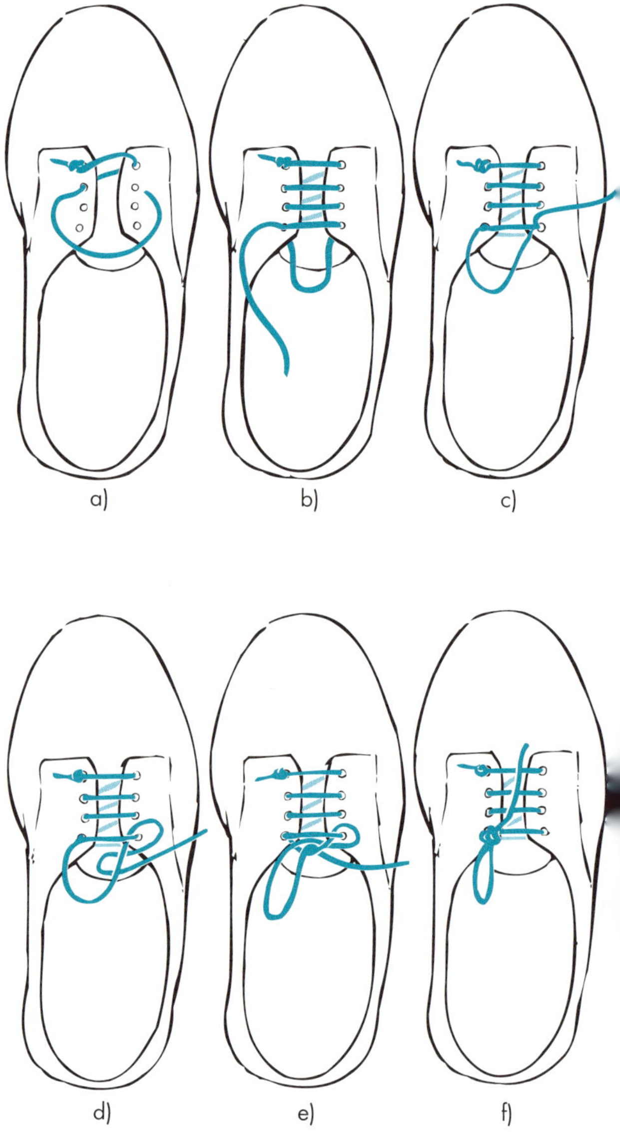
a)
b)
c)
d)
e)
f)

- sämtliche Prophylaxen bei immobilen Patienten (s. Kap. 2.7.1) unter Berücksichtigung der Kontraindikationen:
  - kein Abklopfen des Thorax zur Pneumonieprophylaxe
  - keine Spitzfußprophylaxe mittels Fußsohlendruck
- Übungen für Gesicht, Kiefer und Zunge
- Blasen- und Darmtraining bei Störungen

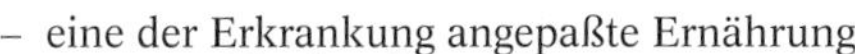

- eine der Erkrankung angepaßte Ernährung
- parenteral in der akuten Phase
- bei schweren Schluckstörungen mit Aspirationsgefahr PEG und Sondenkost (s. Kap. 2.5.3)
- je nach Gewicht des Patienten kalorienreduziert oder hochkalorische cholesterinarme Kost
- Schluck- und Eßtraining
- Spezialbesteck und Geschirr (s. Kap. 2.5.4)

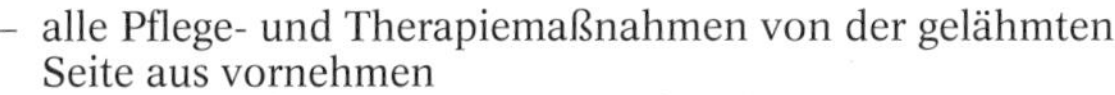

- Regeln des Infektionsschutzes beachten
- bei eingeschränkter Beweglichkeit auf ausreichende Mundhygiene und Intimtoilette achten

- alle Pflege- und Therapiemaßnahmen von der gelähmten Seite aus vornehmen
- auf regelmäßige Medikamenteneinnahme achten
- regelmäßige Blutkontrollen nach Arztanordnung
- keine Wärmflaschen oder Eisbeutel wegen der Sensibilitätsstörungen
- Rehabilitationsmöglichkeiten klären
- Angehörige in die Pflege einbeziehen, Versorgung des Patienten nach Krankenhausaufenthalt

9.3.3 Pflege bei Entzündungen im Zentralnervensystem

Entzündliche Prozesse des Zentralnervensystems kommen in unterschiedlichen Formen vor und gehen häufig auf angrenzende Hirnstrukturen über.

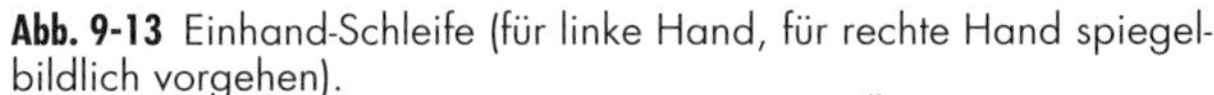

◀ **Abb. 9-13** Einhand-Schleife (für linke Hand, für rechte Hand spiegelbildlich vorgehen).
a) Schnürsenkel mit einem Knoten durch untere Öse ziehen, nach oben führen.
b) Durch die oberen beiden Ösen zweimal durchführen (verhindert Lockerung).
c) Eine kleine Schlaufe bilden, indem das freie Ende unter den obersten Querfaden gezogen wird.
d) Schlaufe über die oberen Querfäden und über das freie Ende legen.
e) Freies Ende durch die entstandene Schlaufe führen.
f) Freies Ende ruckartig zur oberen Öse führen, aus der der Schnürsenkel kommt (Ende nicht komplett durchziehen).

• **Wichtige Begriffe**

Meningitis	=	Hirnhautentzündung
Meningismus	=	typische Krankheitszeichen bei einer Reizung der Hirnhäute mit Kopfschmerzen, Opisthotonus, Nackensteifigkeit, vegetativen Störungen, Hypersensibilität und Bewußtseinseintrübung
Opisthotonus	=	starke Streckung des Kopfes nach hinten in das Kissen, gebeugte Arme, angezogene Beine, eingezogenes Abdomen, verstärkte Lordosestellung der Wirbelsäule
Meningo-enzephalitis	=	Hirnhautentzündung mit Übergreifen auf das Hirngewebe
Meningo-enzephalomyelitis	=	Hirnhaut- und Hirnentzündung mit Übergreifen auf das Rückenmark
Enzephalitis	=	Hirnentzündung

Überlegungen zur Pflegeplanung bei Meningitis

- ruhiges Einzelzimmer
- abgedunkelt, um unnötige Reize auszuschalten
- verstellbares Krankenbett

- Puls, Blutdruck, Atmung, Temperatur und Bewußtsein regelmäßig kontrollieren und dokumentieren
- auf Hirndruckzeichen achten (z.B. Kopfschmerzen, Pupillenveränderungen, Atemstörungen)
- Zwangshaltungen (z.B. Opisthotonus) registrieren
- Zeichen eines Schüttelfrostes erkennen
- regelmäßige Darmentleerung
- Bilanz der Ein- und Ausfuhr

- viel Zuwendung und Gespräche helfen, Ängste zu überwinden

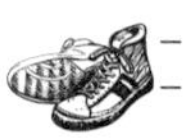

- strenge Bettruhe nach Arztverordnung
- behutsam lagern in Abhängigkeit vom Ausmaß der Zwangshaltung (Opisthotonus)
- bei Bedarf Kopfteil leicht erhöhen, um Hirndrucksteigerung zu mindern
- Krankengymnastik nach Arztverordnung (erst nach Abklingen der akuten Symptome)

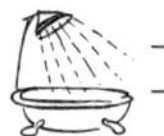

- Ganzwaschung und Körperpflege übernehmen
- später Assistenz bei der Körperpflege

- sämtliche Prophylaxen bei immobilen Patienten (s. Kap. 2.7.1)
- besonders bei bewußtseinsgestörten Patienten umfangreiche Dekubitusprophylaxe (erhöhte Schweißproduktion aufgrund von Fieber und Bewegungsmangel)

- Kontraindikationen beachten (z. B. keine Pneumonieprophylaxe durch Abklopfen oder Vibration des Thorax)

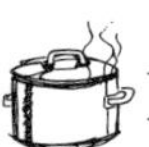

- parenterale Ernährung nach Arztverordnung
- bei Besserung orale, eiweiß- und vitaminreiche Ernährung

- Grundregeln der Hygiene beachten, hohe Infektionsgefahr! (s. Kap. 2.7.2 und Kap. 3.11)

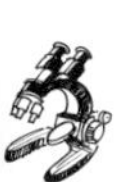

- Meningitis ist nach dem Bundesseuchengesetz meldepflichtig!
- bei hohem Fieber, Wadenwickel auf Anordnung, mindestens zweimal täglich, Körperwäsche, evtl. kalte Waschungen (z. B. Pfefferminztee als Zusatz) vornehmen

9.3.4 Pflege bei Hirntumoren

Tumoren (Geschwülste) sind raumfordernde Prozesse. Symptome, Therapie und Krankheitsverlauf sind jeweils von der Lokalisation abhängig. Hirntumorpatienten sind oft auffällig in ihrem Verhalten und haben Angst vor Wesensveränderungen.

• **Hirntumorformen**

Benigne (gutartige) Tumoren, z. B.:

Meningeom	=	Tumor, der von den Hirnhäuten ausgeht
Hypophysenadenom	=	Tumor, der vom Gewebe der Hypophyse ausgeht
Neurinom	=	Tumor, der von der Hülle der Hirnnerven und Spinalnervenwurzeln ausgeht (oft auch vom Hörnerv ausgehend = Akustikusneurinom)

Maligne (bösartige) Tumoren, z.B.:

Astrozytom	=	Wucherung der Astrozyten (wächst sehr rasch und bösartig)
Gliom	=	Tumor, der von den Gliazellen des Hirngewebes ausgeht

Überlegungen zur Pflegeplanung nach operativer Entfernung eines Hirntumors

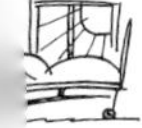

- Intensivpflegestation (in den ersten postoperativen Tagen)
- ruhiges, verdunkelbares Krankenzimmer
- verstellbares Krankenbett

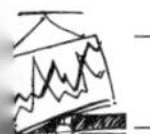

- Puls, Blutdruck, Atmung, Temperatur, Pupillen und Bewußtsein regelmäßig kontrollieren und dokumentieren
- Pulsoxymetrie (ausreichende Atmung)

- Wundverband und Wunddrainagen kontrollieren
- auf neurologische Funktionsausfälle (z.B. Lähmungen, Sensibilitätsstörungen, Schutzreflexe) achten
- vegetative Störungen (z.B. Kreislaufstörungen) erkennen
- Zeichen der Hirndrucksteigerung (z.B. Kopfschmerzen, Schwindel, Erbrechen) beachten (s. Kap. 4.12.1)
- psychische Veränderungen wahrnehmen (z.B. Apathie, Unruhe, Ängste)
- Bilanz von Ein- und Ausfuhr (Gefahr des Hirnödems)

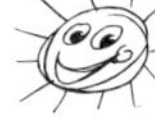

- durch Gespräche und viel Zuwendung dem Patienten die Angst vor bleibenden Schäden (z.B. neurologischen Ausfällen) und Entstellungen (z.B. Kopfrasur) nehmen

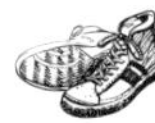

- strenge Bettruhe für etwa 48 Stunden (abhängig von der Operation) nach Arztanordnung
- seitlich (nicht auf die operierte Schädelseite) mit leicht erhöhtem Kopf (Kopfteil des Bettes 30° hochstellen) lagern
- nach Abklingen der Anästhesie flache Rückenlage mit leicht erhöhtem Kopf
- aufbauende Krankengymnastik nach Arztanordnung
- Rehabilitation rechtzeitig planen

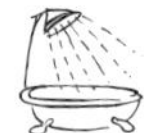

- Körperpflege übernehmen, später bei Bedarf assistieren

- sämtliche Prophylaxen bei immobilen Patienten (s. Kap. 2.7.1)
- Kontraindikationen beachten (z. B. keine Pneumonieprophylaxe durch Abklopfen des Thorax, Vibration oder Einreibung mit Alkohol), Hirndruckerhöhung!
- Antikonvulsiva (Anfallsprophylaxe) nach Arztverordnung

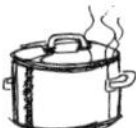

- parenterale Ernährung nach Arztverordnung
- dann aufbauend eiweiß- und vitaminreiche orale Ernährung

- Grundregeln der Hygiene beachten (s. Kap. 2.7.2)

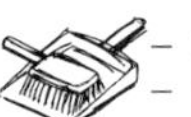

- regelmäßige Einnahme der verordneten Medikamente
- Computertomographie zum Nachweis des Operationserfolges
- EEG-Kontrolle

9.3.5 Pflege beim Parkinson-Syndrom

Erkrankungen der Stammganglien des extrapyramidalen Systems führen zu unterschiedlichen Störungen des Bewegungsablaufs.
Die häufigste Störung ist das Parkinson-Syndrom (Schüttellähmung) mit den drei wichtigsten Symptomen Rigor, Akinese, Tremor und einer typischen Körperhaltung (Abb. 9-14). Durch eine adäquate Pflege und Behandlung werden alle verbliebenen Fähigkeiten erhalten und trainiert.

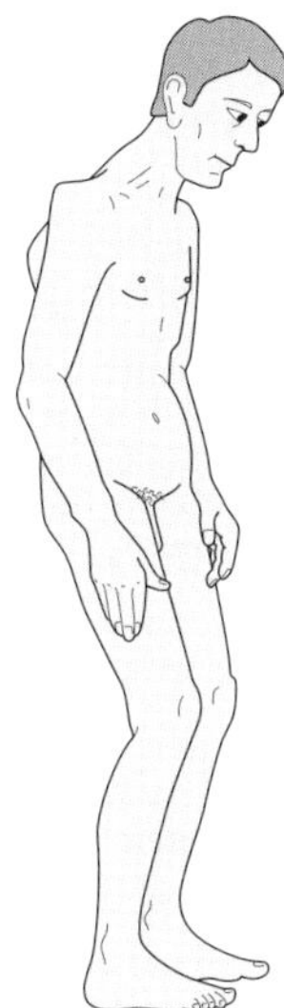

Abb. 9-14 Typische Körperhaltung beim Parkinson-Syndrom.

- **Wichtige Begriffe**

Rigor = Erhöhung des Muskeltonus mit wachsendem Widerstand (Zahnradphänomen)
Akinese = Bewegungsarmut in Mimik und Gestik
Tremor = rhythmisches Muskelzittern etwa vier- bis achtmal pro Sekunde (Pillendrehen–Finger, Ja-Nein-Kopfbewegung)

Überlegungen zur Pflegeplanung beim Parkinson-Syndrom

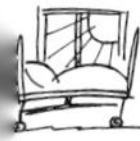

- ruhiges und helles Krankenzimmer
- behindertengerechte Einrichtung (z.B. Haltegriffe)
- verstellbares Krankenbett

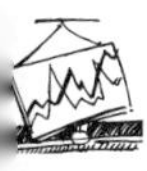

- Puls, Blutdruck, Atmung, Bewußtsein und Temperatur regelmäßig kontrollieren und dokumentieren
- auf vegetative Störungen (z.B. Speichelfluß) achten
- Intensität des Tremors wahrnehmen (z.B. Zittern bei bestimmten Bewegungsabläufen wie Essen oder Trinken)
- psychische Grundstimmung erkennen (z.B. Depressionen mit Suizidgefahr im Anfangsstadium)

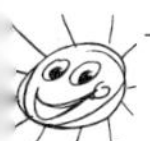

- Gespräche und viel Zuwendung erleichtern dem Patienten den Umgang mit seiner Erkrankung (hoher Leidensdruck durch wahrgenommene Veränderungen)

- eingeschränkte verbale und nonverbale Kommunikation berücksichtigen (z.B. Unverständlichkeit der Sprache)
- Sprech- und Schreibtraining durchführen
- Patienten ablenken und Tagesablauf sinnvoll gestalten

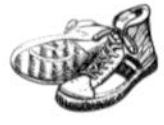

- Bettruhe ist nicht erforderlich
- viel Bewegung zur Sicherung der Mobilität
- auf Ruhepausen achten
- konsequente Krankengymnastik und Training praktischer Tätigkeiten (z.B. Ankleiden, Zähneputzen)
- Behinderungen des Kranken und sein mühsames Herumhantieren dürfen nicht zum Anlaß genommen werden, die Tätigkeiten selbst zu übernehmen (Hilfe zur Selbsthilfe)

- Waschhilfe und Assistenz bei der Körperpflege nur bei Patienten mit schlechtem Allgemeinzustand und starker Behinderung, z.B. Tremor
- regelmäßige Gesichtspflege, da Patienten eine erhöhte Talgproduktion aufweisen
- gute Mundpflege, vor allem nach der Nahrungsaufnahme (Essensreste in den Wangentaschen)

- sämtliche Prophylaxen bei immobilen Patienten (s. Kap. 2.7.1)

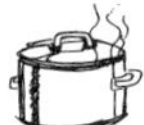

- altersgerechte Ernährung, leicht verdaulich, vitamin- und eiweißreich, kohlenhydratarm
- Patienten Zeit lassen beim Essen (Wärmeplatten, Teller anwärmen, evtl. Essen nochmals erwärmen), um das Risiko des Verschluckens (Aspiration) möglichst gering zu halten
- patientengerechtes Servieren der Mahlzeit (z.B. Fleisch schneiden, spezielles Geschirr und Besteck; s. Kap. 2.5.4)
- ausreichend Flüssigkeitszufuhr

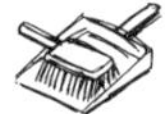

- Grundregeln der Hygiene beachten (s. Kap. 2.7.2)

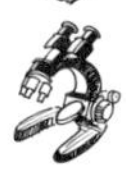

- regelmäßige Einnahme der verordneten Medikamente

9.4 Pflege bei Erkrankungen des Rückenmarks

Häufig verlaufen diese Erkrankungen sehr dramatisch für Patienten und Angehörige, da der Betroffene meist plötzlich unter Ausfallerscheinungen leidet (Tab. 9-1). Diese Zeichen bereiten Angst. Deshalb ist hier vom Pflegepersonal und von den Ärzten ein hohes Maß an Einfühlungsvermögen gefordert.

9.4.1 Pflege bei Patienten mit multipler Sklerose

Die multiple Sklerose (Encephalomyelitis disseminata = ED) ist eine Herderkrankung des Zentralnervensystems mit chronischen Entzündungen in Gehirn und Rückenmark.

Tabelle 9-1 Auswirkungen bei Rückenmarkschädigung.

Verletztes Gebiet	Ausfälle	Folgen
Halsmark	– spastische Tetraplegie	– Herzkreislaufstörungen – schwere Kontrakturen – Blasen- und Darmentleerungsstörungen
Oberhalb C4	– Lähmungen des Zwerchfells und der Interkostalmuskulatur	– Atemstillstand
C4 und unterhalb	– Lähmungen der Interkostalmuskulatur	– Ateminsuffizienz
Brustmark	– spastische Paraplegie	– Kontrakturen der Beine – Blasen- und Darmentleerungsstörungen
Lenden und Sakralmark	– schlaffe Paraplegie Blasen- und Darmlähmung	– Atrophie der Beinmuskulatur

Die weiße Substanz der Schutzhüllen der Nervenfasern ist befallen und verzögert die Leitung der Nervenimpulse. Die Erkrankung verläuft in Schüben oder langsam fortschreitend. Alle pflegerischen Maßnahmen zielen auf das Ausnutzen und Trainieren der verbliebenen Fähigkeiten.

- **Typische Krankheitszeichen**
- Parästhesien (Kribbeln in den Extremitäten)
- Koordinationsstörungen (Zielwackeln)
- spastische Paresen
- Nystagmus (Augenwackeln)
- Sehstörungen (Doppelbilder)
- skandierte Sprache (Schwierigkeiten, flüssig zu sprechen)
- Inkontinenz (Blasen- und Darmstörungen)

Überlegungen zur Pflegeplanung bei multipler Sklerose

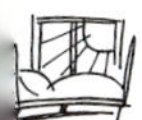

- ruhiges und helles Krankenzimmer
- behindertengerechte Einrichtung (z.B. Haltegriffe)
- verstellbares Krankenbett

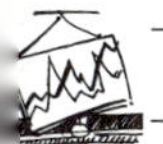

- Puls, Blutdruck, Atmung, Bewußtsein, Temperatur regelmäßig kontrollieren und dokumentieren
- Störungen der Sensibilität und Motorik (z.B. Parästhesien, Paresen) wahrnehmen
- auf Blasen- und Darminkontinenz achten
- Ausmaß der Koordinationsstörungen (z.B. Zielwackeln, Gehstörungen) einschätzen

- psychische Veränderungen (z.B. Depressionen) registrieren
- Einschränkungen des Sehens (z.B. Doppelbilder, Nystagmus)
- Schluckstörungen erkennen

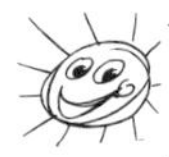

- Gespräche und viel Zuwendung (hoher Leidensdruck durch eingeschränkte Bewegungsabläufe und Angst vor der Zukunft)
- Ablenkung und sinnvolle Gestaltung des Tagesablaufs

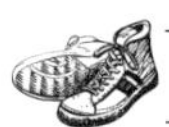

- strenge Bettruhe während des akuten Schubs verbessert die körperliche Abwehrlage
- auf Ruhepausen achten
- konsequente Krankengymnastik zur Verbesserung der Beweglichkeit und Training, z.B. von Ankleiden, Zähneputzen
- Behinderungen des Kranken und sein mühsames Herumhantieren dürfen nicht zum Anlaß genommen werden, die Tätigkeiten selbst zu übernehmen (Hilfe zur Selbsthilfe)

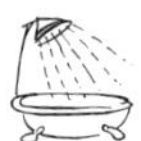

- Ganzwaschung oder Waschhilfe bei Patienten mit reduziertem Allgemeinzustand oder im akuten Krankheitsschub

- sämtliche Prophylaxen bei immobilen Patienten (s. Kap. 2.7.1)
- gezieltes Blasentraining

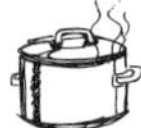

- leicht verdauliche, vitamin- und eiweißreiche, kohlenhydratarme Nahrung
- patientengerechtes Darreichen der Mahlzeit (z.B. Fleisch schneiden, spezielles Geschirr und Besteck; s. Kap. 2.5.4)
- ausreichende Flüssigkeitszufuhr

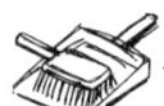

- Grundregeln der Hygiene beachten (s. Kap. 2.7.2)

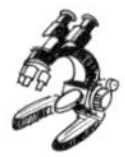

- regelmäßige Einnahme der verordneten Medikamente
- Patienten auf Selbsthilfegruppen hinweisen

9.4.2 Pflege bei Patienten mit Querschnittlähmung

Eine Querschnittlähmung ist die Folge einer vollständigen Durchtrennung aller Rückenmarkbestandteile (z.B. durch Traumen und Tumoren). Die verbliebenen Fähigkeiten müssen trainiert und ausgenützt werden.
Der Patient durchläuft abwechselnd Phasen der Aggression, Verdrängung, Depression und Hoffnung und braucht bei der Anpassung an seine extreme Behinderung viel Zuwendung und Verständnis.

- **Wichtige Begriffe**

Hemiplegie	=	Halbseitenlähmung
Paraplegie	=	vollständige Lähmung zweier symmetrischer Extremitäten

Tetraplegie = vollständige Lähmung aller vier Extremitäten
Querschnittläsion = vollständige Schädigung des Rückenmarks
Spastik = Zunahme der Muskelspannung

Überlegungen zur Pflegeplanung bei Patienten mit Querschnittlähmung

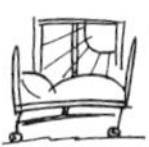

- in der akuten Phase ist eine Betreuung auf einer Intensivstation notwendig! Anschließend Verlegung in eine Spezialklinik (Rehaklinik)
- ruhiges und helles Krankenzimmer, persönliche Gegenstände (z.B. Bilder) bei längerem Klinikaufenthalt
- wenn möglich ein Stryker-Bett benutzen (Abb. 9-15)

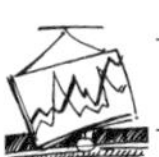

- Puls, Blutdruck, Atmung, Bewußtsein, Temperatur regelmäßig kontrollieren und dokumentieren
- fehlende Regulierung der Körpertemperatur (kein Schwitzen oder Kältezittern)
- auf Gefäßdurchblutung der gelähmten Körperteile achten
- auf spinalen Schock achten (totaler Verlust der Sensibilität, schlaffe Paraplegie, Lähmung von Blase und Darm)
- neurogene Blasen- und Darmstörungen (z.B. Inkontinenz)
- Störungen von Sensibilität und Motorik (z.B. Parästhesien, Paresen, Paraplegie) registrieren
- freie Atemwege (z.B. Störungen des Hustenreflexes)

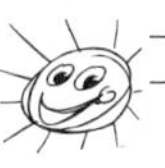

- Zeit haben für Gespräche mit dem Patienten
- gezielte Psychotherapie, Patienten haben in der Regel psychische Probleme (Inkontinenz, Bewegungs- und Wahrnehmungseinschränkung, eingeschränkte Sexualität)
- Besucher in die psychische Betreuung einbinden

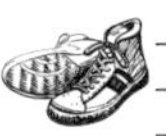

- Bettruhe, da sich der Patient nicht bewegen kann
- flache Rückenlage, zweistündlich umlagern
- zur Verbesserung der Armfunktion Armschiene (Abb. 9-16), jeweils zwei Stunden pro Tag (verhindert eine Bewegung im Handgelenk)
- konsequente Krankengymnastik und angepaßte Rehabilitation nach Arztverordnung

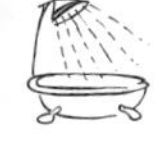

- in der akuten Phase Ganzwaschung des Patienten und Körperpflege übernehmen
- gründliche Hautpflege
- keine Bettschüssel benutzen (führt zur Störung der Wirbelsäulenausrichtung), besser sind saugfähige Unterlagen (regelmäßig wechseln)

- sämtliche Prophylaxen (s. Kap. 2.7.1)
- Kontraindikationen, z.B. keine Pneumonieprophylaxe durch Abklopfen des Thorax oder Vibration beachten

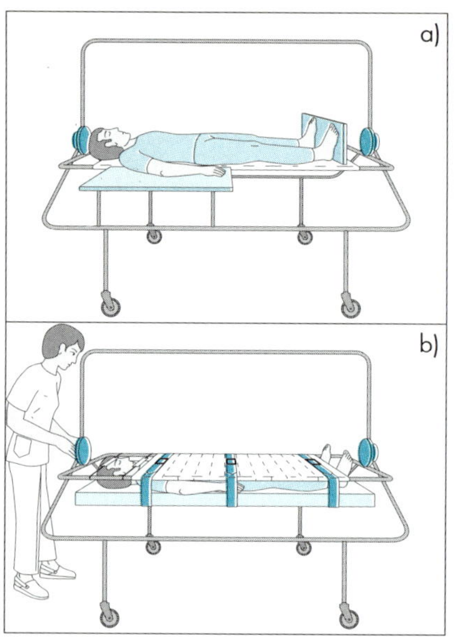

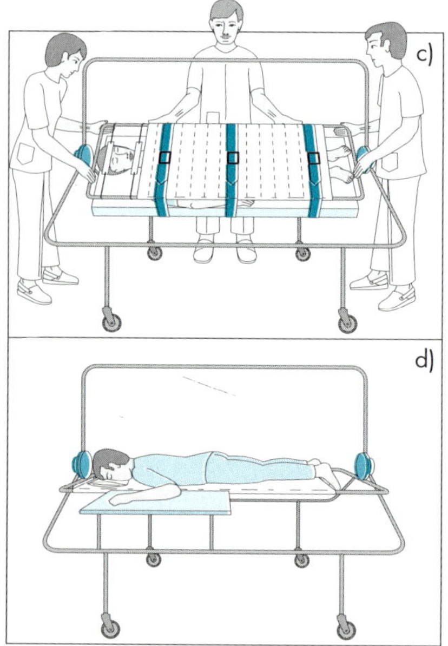

Abb. 9-15 Umlagern im Stryker-Bett.
a) Rückenlage, Lagerung mit gestreckter Wirbelsäule.
b) Befestigung des Rahmens mit Sicherheitsgurten.
c) Umwenden des Patienten.
d) Bauchlage, nach dem Umwenden wieder Lage mit gestreckter Wirbelsäule.

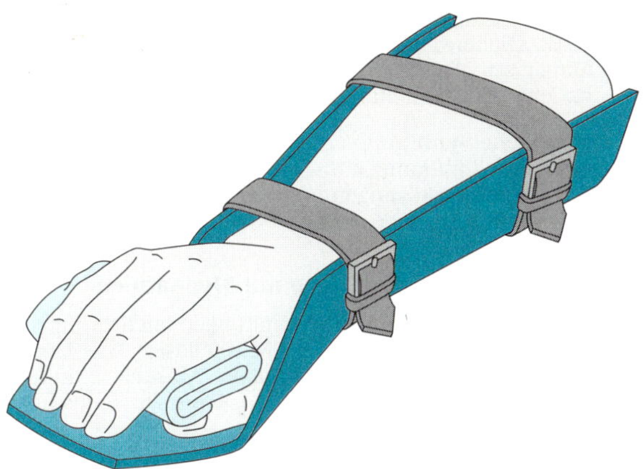

Abb. 9-16 Armschiene.

- Blasentraining: bei intaktem Reflexbogen Möglichkeit der reflektorischen Blasenentleerung durch intensives Training; kontrollierte orale Flüssigkeitszufuhr; dreistündlich die Blase nach einem bestimmten Schema abklopfen und die Oberschenkel leicht massieren, die Blase soll sich dadurch reflektorisch entleeren
- Darmtraining: Möglichkeit der reflektorischen Darmentleerung durch rektale Reizungen (Darmrohr)

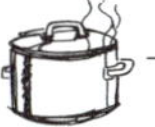

- parenterale, hochkalorische, eiweiß- und vitaminreiche Ernährung
- später orale Ernährung nach Arztverordnung

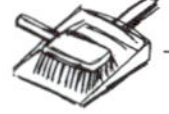

- Grundregeln der Hygiene beachten (s. Kap. 2.7.2)

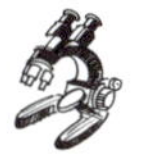

- Medikamente nach Arztverordnung

9.5 Pflege bei Erkrankungen der peripheren Nerven und Muskeln

Bei diesen Erkrankungen kommt es häufig zu akuten Funktionseinschränkungen. Dies führt zu Unsicherheit und Ängsten, die bei dem Umgang mit den Patienten besonders zu beachten sind.

9.5.1 Pflege bei Patienten mit Polyneuropathie

Der Begriff Polyneuropathie umfaßt alle Erkrankungen mit Störungen der peripheren Nerven und der Überleitungsstellen an den Erfolgsorganen. Die Ursachen können verschieden sein (z. B. Diabetes mellitus, Alkohol). Die Pflege orientiert sich immer am Ausmaß der Erkrankung. Die Selbständigkeit des Patienten soll erhalten bleiben.

• **Typische Symptome**
- schlaffe Lähmungen
- Sensibilitätsstörungen und Parästhesien
- Veränderungen des Reflexverhaltens

9.5.2 Pflege bei Patienten mit Myopathien

Myopathien sind Muskelerkrankungen mit Störungen der motorischen Endplatte oder der Muskelfaser. Die Ursachen sind verschieden. Hauptsymptom aller Muskelerkrankungen sind Lähmungen. Auch hier steht die Hilfe zur Selbsthilfe im Vordergrund der Pflege.

• **Wichtige Begriffe**

Myasthenia gravis	=	Autoimmunerkrankung mit Antikörperbildung gegen die Acetylcholinrezeptoren an der motorischen Endplatte
Progressive Muskeldystrophie	=	genetisch bedingte Degeneration des Muskelgewebes mit fortschreitendem Verlauf
Polymyositis	=	entzündlich bedingter, fortschreitender Muskelzerfall

10 Urologie

10.1 Vorbereitung und Nachsorge bei Diagnostik und Therapie

Da die Symptomatik bei Patienten mit urologischen Erkrankungen sehr vielfältig sein kann, hat die Diagnostik in der Urologie einen hohen Stellenwert.

- **Urologische Untersuchungsmethoden**

- **Allgemeinuntersuchungen**
  - Anamnese (z. B. Miktionsstörungen, Blutungsneigungen, Geschlechtskrankheiten)
  - körperliche Untersuchungen (z. B. allgemeine abdominelle Untersuchungen mit Palpation von Nieren und Blase, rektale Untersuchung der Prostata, Inspektion und Palpation des äußeren Genitales)
- **Harnuntersuchungen** (s. Kap. 2.6.1)
  - Farbe
  - Menge
  - Beimengungen (Zucker, Eiweiß, Ketonkörper, Nitrit, Urobilinogen, Bilirubin, Blut)
  - spezifisches Gewicht
  - Zucker
  - Reaktion (pH-Wert)

  Die meisten Untersuchungsergebnisse werden durch Teststreifen ermittelt.
- **Ultraschalluntersuchung**
  Sonographische Untersuchung des Abdomens zum Darstellen von z. B. Steinen oder Lageanomalien der Bauchorgane
- **Zystoskopie**
  Einführung eines Endoskops durch die anästhesierte Harnröhre in die Blase. Zur Darstellung der gesamten Blase wird sie mit sterilisiertem Wasser gefüllt (Abb. 10-1).
- **Röntgenuntersuchungen** mit und ohne Kontrastmittel
  - **Abdomen-Leeraufnahme:** Darstellung z. B. der Bauchorgane, der Wirbelsäule und von Steinen ohne Kontrastmittel
  - **Tomographie:** Schichtaufnahme
  - **Computertomographie:** Darstellung überlagerungsfreier Körperquerschnitte mit und ohne Kontrastmittel
  - **intravenöses Urogramm:** Darstellung der ableitenden Harnwege durch die intravenöse Verabreichung von Kontrastmittel (Abb. 10-2)
  - **retrogrades Pyelogramm:** Darstellung der ableitenden Harnwege durch Verabreichung des Kontrastmittels in den Ureterkatheter (Abb. 10-3)

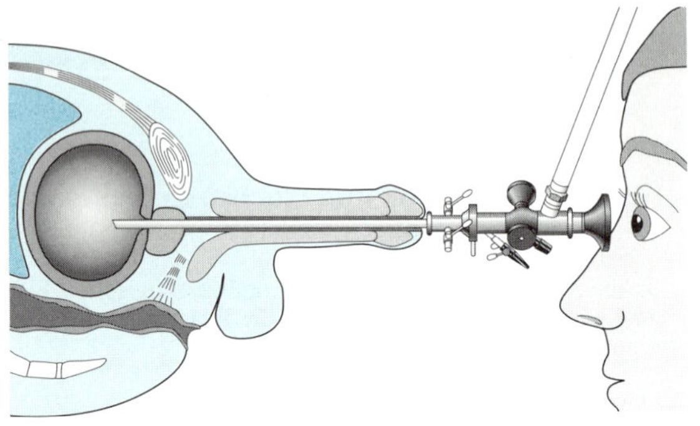

Abb 10-1 Zystoskopie.

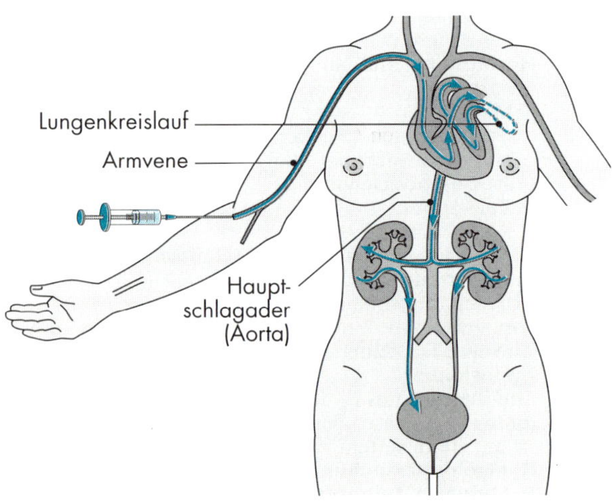

Abb. 10-2 Intravenöses Urogramm.

- **Zystographie:** Darstellung der Harnblase durch Instillation von Kontrastmittel in die Blase
- **renale Angiographie:** Darstellung der Nierenarterien durch z.B. Punktion der Arteria femoralis und Legen eines speziellen Katheters in die Aorta (Abb. 10-4)

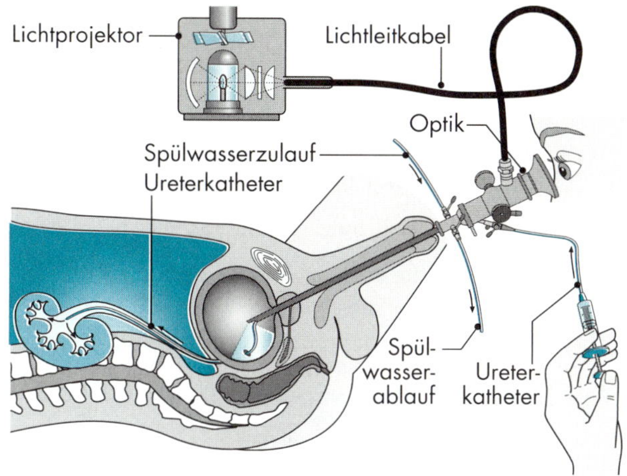

Abb. 10-3 Retrogrades Pyelogramm.

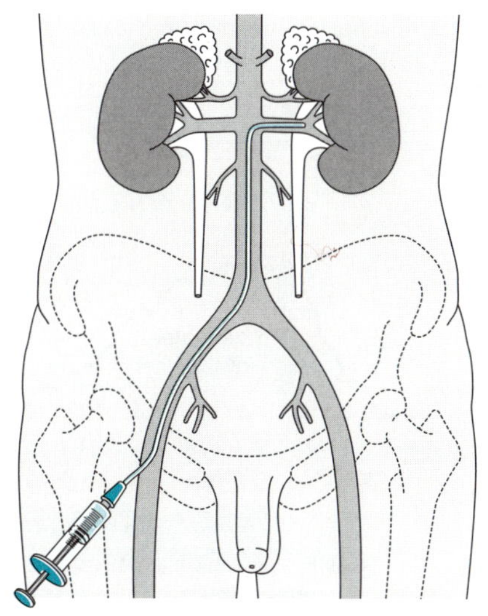

Abb. 10-4 Renale Angiographie.

Vorbereitung des Patienten zu Kontrastmitteluntersuchungen

- Information über die Untersuchung mit Einwilligungserklärung
- leichte, nicht blähende Kost am Vortag
- Nahrungskarenz am Untersuchungstag
- Verabreichen von Entschäumern (z. B. Sab simplex®) und von oralen Laxanzien (Abführmitteln) nach Arztverordnung
- je nach Untersuchung viel Flüssigkeit, z. B. bei Zystographie

Urodynamische Prüfungen

Zur objektiven Erfassung der Funktion des unteren Harntraktes z. B. durch:

- **Uroflowmetrie:** objektive Harnflußmessung durch ein Uroflowmeter. Ermittelt wird die Harnflußmenge innerhalb einer bestimmten Zeit. Der Normalwert beträgt 20–50 ml/Sekunde (Abb. 10-5).
- **Zystometrie:** fortlaufende Druckmessung in der Blase während der Füllungs- oder Miktionsphase durch elektromechanische Messungen und Aufzeichnungen des Blaseninnendruckes.

Nierenfunktionsprüfungen

- Bestimmung des **spezifischen Gewichts** (s. Kap. 2.6.1)
- **Pitressin-Test:** Stimulierung des Hypophysenhinterlappens durch die intravenöse oder subkutane Gabe von Vasopressin® bzw. Pitressin®. Dadurch wird vermehrt Adiuretin (Hormon zur Wasserrückresorption) ausgeschieden. Dies führt bei gesunden Nieren zu kleineren Urinportionen mit einem erhöhten spezifischen Gewicht.

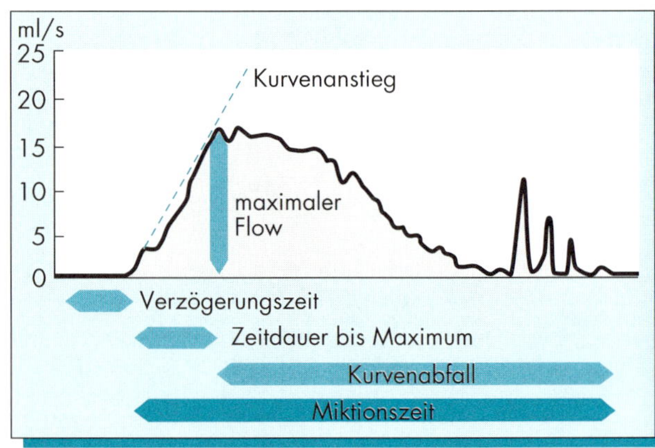

Abb. 10-5 Uroflowmetriekurve.

- **Clearance-Untersuchungen:** Clearance ist die Reinigung einer bestimmten Plasmamenge von bestimmten harnpflichtigen Substanzen innerhalb einer bestimmten Zeit.
- Blutchemische Bestimmung des **Serumkreatinins:** Messung des Kreatiningehalts im Serum (Normalwert 0,5 – 1,2 mg %). Kreatinin ist ein Endprodukt des Eiweißstoffwechsels und wird über die Nieren ausgeschieden.

10.1.1 Blasenspülung

Mit Blasenspülungen können in erster Linie Katheterverstopfungen beseitigt und Blutkoageln aus der Blase über einen liegenden Blasenkatheter entfernt werden. Eine Blasenspülung erfolgt immer auf Arztanordnung und nie routinemäßig.

• **Mögliche Indikationen**
- Blasenreinigung bei eitriger Zystitis
- Prophylaxe und Ausräumung von Blutkoageln nach urologischen Operationen

Verfügbare Methoden
- Blasenspritze (s. Kap. 2.6.1)
- Infusionssysteme
- geschlossene Spülsysteme (Abb. 10-6)

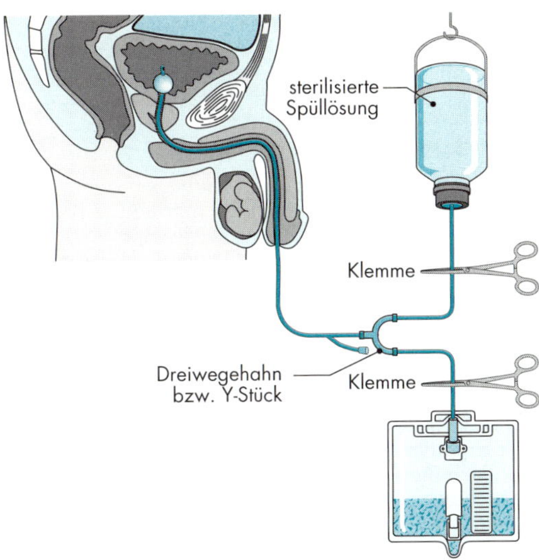

Abb. 10-6 Geschlossenes Spülsystem mit doppelläufigem Katheter zur Dauerspülung mit Y-Zwischenstück bzw. Dreiwegehahn.

Geschlossenes Spülsystem

Vorbereitung
- steriles Spülset (Beutel für die Spüllösung und Auffangbeutel mit Schläuchen und Dreiwegehahn)
- anatomische Klemme
- Desinfektionslösung
- Bettschutz
- Handschuhe
- Infusionsständer, Abwurfbehälter

Vorgehen
- flache Rückenlage des Patienten
- Handschuhe anziehen
- Bettschutz unterlegen
- Katheter abklemmen und Urinauffangbeutel entfernen
- Katheterende desinfizieren
- Spülsystem steril anschließen
- Klemme am Katheter öffnen, Schlauch am Auffangbeutel abklemmen
- evtl. vorgewärmte Spüllösung einfließen lassen
- Menge nach Arztverordnung, während des Spülvorganges Patienten beobachten (Schmerzen), Klemme am Auffangbeutel öffnen und dafür Schlauch der Spüllösung abklemmen
- Vorgang bei Bedarf wiederholen
- Spülset entfernen
- Katheterende desinfizieren
- Urinauffangbeutel anschließen
- sachgerechte Entsorgung aller benötigten Materialien
- Patienten rücklagern
- Dokumentation (Uhrzeit und Beobachtungen)

10.1.2 Blaseninstillation

Zur Behandlung von Harnweginfektionen oder als Infektionsprophylaxe nach instrumentellen Eingriffen (z.B. Blasenspiegelungen) ist eine Blaseninstillation angezeigt.
Ein vom Arzt verordnetes Medikament wird durch die Harnröhre direkt in die Blase verabreicht.

Die Instillation ist möglich
- über liegenden Katheter oder Zystoskop
- direkt in die Harnröhre

Vorbereitung
- Fertigapplikator mit Medikament
- Handschuhe
- Bettschutz
- Abwurfbehälter

Vorgehen bei liegendem Katheter
- flache Rückenlage des Patienten
- Handschuhe anziehen

- Bettschutz unterlegen
- je nach Arztverordnung Blase entleeren oder Blasenfüllung zur besseren Verteilung des Medikamentes nutzen
- Katheter hochhalten
- Applikator aufsetzen und Medikament instillieren
- Katheter abklemmen und nach oben (Bauchdecke) fixieren – verhindert das Zurückfließen des Medikamentes in den Katheter
- Katheter bleibt eine angeordnete Zeit geschlossen
- Materialien entsorgen
- Dokumentation

10.1.3 Untersuchung des Ejakulats

Zur Abklärung bei Fertilitätsstörungen (Störungen der Fruchtbarkeit) wird das Ejakulat untersucht.

- **Untersuchungskriterien**
  - Menge des Ejakulats (Normwert 2–6 ml)
  - Zahl der Spermien (Normwert 40 Millionen/ml)
  - Beschaffenheit und Beweglichkeit der Spermien (Normwert: Etwa 60% sind normal und gut beweglich)
  - Verflüssigungszeit (Normwert: in 15–20 Minuten)

- **Gewinnung des Ejakulats**

Durch ungestörte Masturbation in der Sprechstunde des Arztes nach fünftägiger sexueller Abstinenz.
Kondomsperma ist für diese Untersuchung unbrauchbar.

10.2 Mögliche Harnableitungen

Die Indikationen zur künstlichen Harnableitung sind vielfältig. Blasendauerkatheter können kurzfristig (z. B. Vorbereitung zur Operation) oder längerfristig (z. B. Inkontinenz) notwendig sein. Zur Entlastung des Operationsgebietes werden häufig postoperativ Nieren- oder Harnleiterfisteln angelegt.

10.2.1 Blasenkatheter und Nephrostomie-Drain

Katheter werden in der Urologie als diagnostisches und therapeutisches Hilfsmittel verwendet.

- **Indikationen zur Harnableitung mit einem Katheter**
  - Entleerung der Blase bei Harnverhalten
  - Bilanzierung der Flüssigkeiten (Ein- und Ausfuhr)
  - Entfernen einer Blasentamponade (Blutgerinnsel in der Blase)
  - Spülungen der Blase
  - Schienung der Harnröhre und Entleerung der Blase

Verfügbare Katheter
- Einmalkatheter (s. Kap. 2.6.1)
- Dauerkatheter (s. Kap. 2.6.1)

a)

b)

c)

d)

Abb. 10-7 Ureterkatheter (UK) mit verschiedenen Spitzen.
a) Zylindrisch, 1 Auge.
b) Oliv, 1 Auge.
c) Flötenspitze.
d) Oliv, gebogen.

- Ureterkatheter: Diese Katheter liegen im Harnleiter, sind etwa 70 cm lang, in den Größen 3–10 Charrière erhältlich und besitzen eine Graduierung in Zentimetern (Abb. 10-7 a bis d)
- Nephrostomie-Drain: zur vorübergehenden Harnableitung direkt aus dem Nierenbecken nach außen mit dicklumigen Kathetern
- suprapubische Harnableitung (s. Kap. 2.6.1)

Regelmäßige Kontrolle der Lage und Funktion von Katheter und Drainagen (Verrutschen verhindern).
Wundkontrolle bei Nephrostomie-Drainagen und suprapubischen Blasenkathetern (Gefahr von Blutungen).
Aseptischer Verbandwechsel.
Flüssigkeitsbilanz (Verstopfungen von Ureterkathetern und Nephrostomie-Drains führen zum Druckanstieg und schädigen die Niere).
Patienten über hygienischen Umgang mit Harnableitungen informieren (z.B. keine Manipulationen am Katheter).
Dokumentation der Harnableitung und aller Beobachtungen.

10.2.2 Urostoma

Große Tumoren in der Blase werden zusammen mit der Harnblase (Zystektomie) entfernt. Für die dadurch notwendige Umleitung des Harns stehen mehrere Operationstechniken zur Verfügung.

- **Möglichkeiten der Harnumleitung**

- **Ureterosigmoideostomie**
  Einleitung der Harnleiter in einen Abschnitt des Dickdarms. Die Urinausscheidung erfolgt über den Dickdarm (Abb. 10-8).

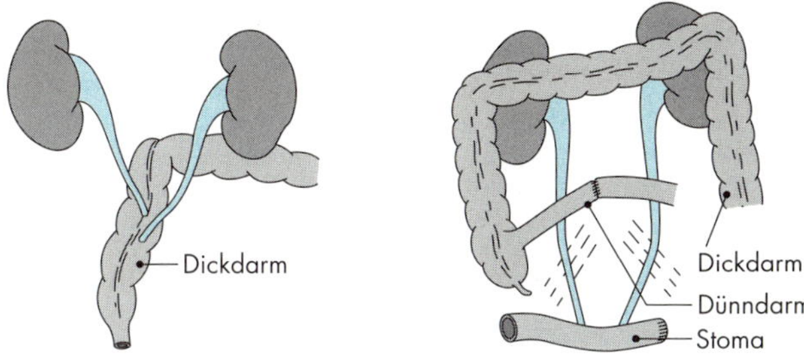

Abb. 10-8 Ureterosigmoideostomie (links).
Abb. 10-9 Isoliertes Dünndarmsegment, Ileum-Conduit (rechts).

- **Ileum-Conduit**
  Einleitung der Harnleiter in einen ausgeschalteten Abschnitt des Dünndarms. Die Urinausscheidung erfolgt über ein Stoma (Abb. 10-9).
- **Kolon-Conduit**
  Einleitung der Harnleiter in einen ausgeschalteten Abschnitt des Dickdarms. Die Urinausscheidung erfolgt über ein Stoma.

- **Allgemeine postoperative Pflege**
- Überwachung der Vitalfunktionen
- angepaßte Ernährung (ab dem sechsten postoperativen Tag soll die normale orale Ernährung erreicht sein)
- Sauber- und Trockenhalten des Wundgebietes
- Verhüten von Komplikationen (z.B. durch Prophylaxen)
- Stomapflege

- **Pflege eines Patienten mit Urostoma**

Der Wechsel des Urostomabeutels sollte morgens erfolgen, da zu diesem Zeitpunkt die Urinausscheidung am geringsten ist.

- Information des Patienten über die Pflegemaßnahmen
- frühzeitiges Anlernen zur Selbstversorgung (evtl. Stomatherapeut)
- Händedesinfektion
- Richten der benötigten Materialien (Hautschutzplatten, Beutelsystem, Handschuhe, Tupfer, Kompressen, Wasser, Seife, Bettschutz, Abwurfgefäß)
- Lagerung des Patienten in bequemer Rückenlage
- Zurechtschneiden einer Hautschutzplatte (mit einer Schablone genau nach Stomagröße)
- Überprüfen des Beutelsystems
- Handschuhe anziehen
- Entleeren des alten Beutels
- vorsichtiges Entfernen der alten Versorgung, dabei die Haut nicht zu stark reizen

- Reinigen der stomaumgebenden Haut von außen nach innen in kreisförmigen Bewegungen mit Wasser und Seife (Kompressen), starkes Reiben vermeiden
- sorgfältiges Abtrocknen der Haut
- Anbringen der neuen Urostoma-Versorgung
- sachgerechtes Entsorgen der benötigten Materialien
- Dokumentation

10.3 Pflege bei urologischen Erkrankungen

10.3.1 Pflege bei Steinleiden

Unter Harnsteinen leiden in der Bundesrepublik Deutschland etwa 2–4% der Bevölkerung.

• **Entstehungsmechanismen von Harnsteinen**

Begünstigende Faktoren
- Harnstauungen
- Infektionen
- Stoffwechselerkrankungen

Entwicklung der Harnsteine
1. Bildung einer intratubulären Grundsubstanz
2. Anlagerungen von kristallinen Substanzen
3. Entstehung von mikroskopisch kleinen Steinchen (Mikrolithen)
4. Anlagerung zu Konkrementen, dadurch Vergrößerung

Steinlokalisationen (Abb. 10-10)

Symptome
- Kreuzschmerzen
- Mikro- und Makrohämaturie
- Dysurie
- Pollakisurie
- Fieber
- Koliken

Harnsteinarten
- Kalziumoxalatsteine (etwa 60% aller Steine)
- Harnsäuresteine (etwa 20% aller Steine)
- Kalziumammoniumphosphatsteine (etwa 15% aller Steine)
- Zystinsteine (etwa 1% aller Steine)
- Mischsteine

• **Therapieformen**
- durch vermehrtes Trinken (gesteigerte Flüssigkeitszufuhr) kann es zu einem Spontansteinabgang kommen
- Steinentfernung durch Schlinge
- Litholapaxie: Zerkleinern und Entfernen von Harnleitersteinen unter Sicht
- extrakorporale Stoßwellen-Lithotripsie (ESWL): Nierensteinzertrümmerung durch spezielle Stoßwellenbehandlung

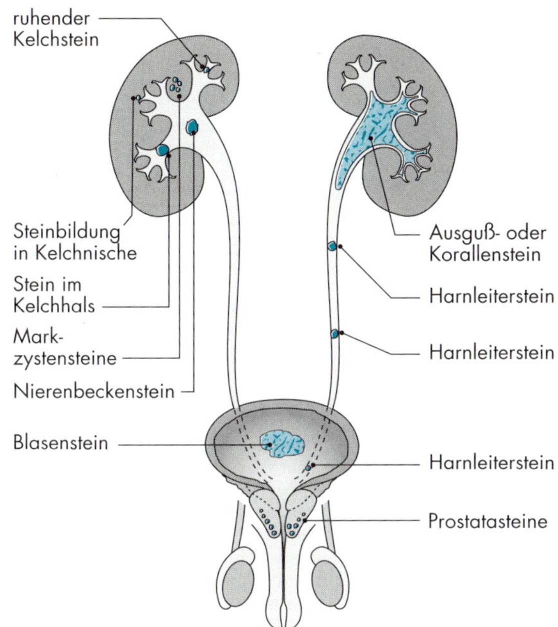

Abb. 10-10 Steinlokalisationen.

- operative Therapie
- medikamentöse Therapie:
  - zur Auflösung von Zystinsteinen (z. B. Metacaptase®, Thiola®)
  - zur Harnalkalisierung bei Kalziumoxalat-, Zystin-, Harnsäuresteinen (z. B. Oxalyt®, Uralyt®)

Überlegungen zur Pflegeplanung bei Nierensteinkoliken

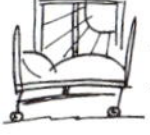

- ruhiges und helles Zimmer
- verstellbares Krankenbett

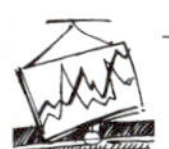

- Puls, Blutdruck, Atmung, Bewußtsein und Temperatur in kurzen Abständen kontrollieren und dokumentieren (s. Kap. 2.7.3)
- auf Zeichen eines neurogenen Schocks (z. B. Blutdruckabfall, Tachykardie, Schweißausbruch und Unruhe) achten
- kolikartige Schmerzen wahrnehmen, Lokalisation, Stärke und Häufigkeit erfragen und dokumentieren
- 24-Stunden-Sammelurin zum Nachweis eines spontanen Steinabgangs und zur Steinanalyse konsequent filtrieren

- Symptome einer Harnstauung erkennen (z.B. Oligurie, negative Flüssigkeitsbilanz)
- auf Zeichen einer Hämaturie achten

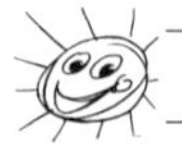

- Zuwendung, Gespräche, Zeit für den Patienten haben, er hat Todesängste durch die massiven kolikartigen Schmerzen
- bei der Ernährungsumstellung ermutigen

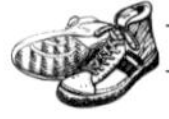

- Bettruhe nur in der akuten Phase einer Kolik
- viel Bewegung, z.B. Treppensteigen, Seilhüpfen, Trampolinspringen (fördert den Abgang von Steinen)
- Lagerung nach Wunsch des Patienten

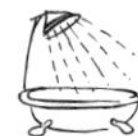

- Waschhilfe bzw. Ganzwaschung in der akuten Phase nur bei verschwitzten Patienten und bei Patienten mit reduziertem Allgemeinzustand

- sämtliche Prophylaxen bei immobilen Patienten (s. Kap. 2.7.1)

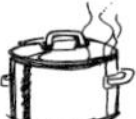

- viel Flüssigkeit (harntreibende Tees), mindestens zwei Liter in 24 Stunden (bei Ausschluß einer Harnstauung)
- bei Übergewicht Nahrung reduzieren
- gemischte, vitaminreiche Ernährung
- Patienten müssen ihre Trink- und Eßgewohnheiten ändern
- bei Harnsäuresteinen Eiweißeinschränkung, keine Innereien, Spinat und Hülsenfrüchte meiden
- bei Kalziumsteinen:
  - Kalziumphosphatsteine: wenig Milchprodukte, kochsalzarm
  - Kalziumoxalatsteine: Milchprodukte einschränken, keine Zitrusfrüchte und -säfte, keine Schokolade, keinen Kakao, schwarzen Tee

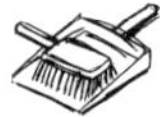

- Grundregeln der Hygiene beachten (s. Kap. 2.7.1)

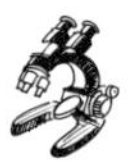

- die vom Arzt verordneten Medikamente zur Steinverhütung (Alkalisierungstherapie des Urins) regelmäßig verabreichen
- pH-Wert des Urins regelmäßig bestimmen

10.3.2 Pflege bei Tumoren der Nieren, der ableitenden Harnwege und der Hoden

Tumoren können in allen Abschnitten des Urogenitalsystems entstehen und treten als maligne (bösartige) Neubildungen auf (Abb. 10-11). Benigne (gutartige) Tumoren der Niere sind eher selten.
Hauptsymptom aller Tumoren ist die schmerzlose Blutung (Hämaturie). Deshalb ist jede unklare Hämaturie so lange tumorverdächtig, bis eine Geschwulst mit Sicherheit ausgeschlossen werden kann.

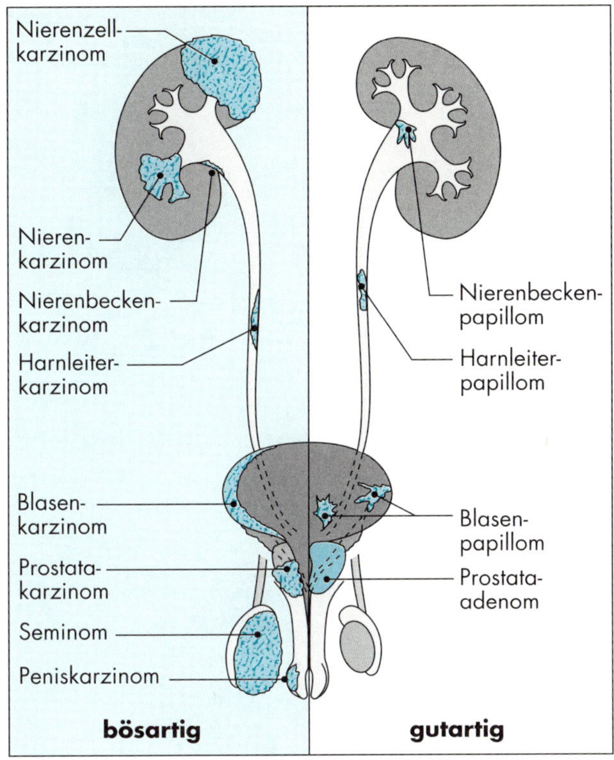

Abb. 10-11 Tumoren der Urogenitalorgane.

- **Tumoren des Urogenitalsystems**

Bösartige Tumoren

- **Nierenzellkarzinom** (früherer Begriff Hypernephrom): vom Epithel der Nierentubuli ausgehender Nierentumor, der meistens erst nach dem 30. Lebensjahr auftritt. Männer sind häufiger betroffen als Frauen. Metastasenbildung in regionären Lymphknoten, Lunge, Knochen und Leber (Abb. 10-12)
- **Karzinom:** Tumor mit Lokalisationen in Nierenbecken, Harnleiter, Blase, Prostata und Penis
- **Seminom:** Tumor des Hodens, tritt meistens zwischen dem 20. und 40. Lebensjahr auf (Abb. 10-13)

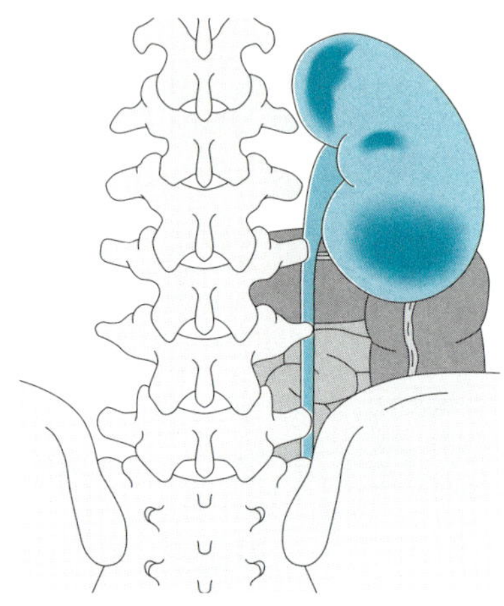

Abb. 10-12 Nierenzellkarzinom.

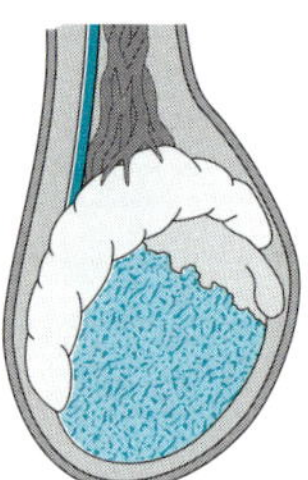

Abb. 10-13 Seminom.

Gutartige Tumoren

- **Adenom:** Wucherung des paraurethralen Drüsengewebes. Betroffen sind etwa 50% aller Männer ab dem 60. Lebensjahr
- **Papillom:** Zottengeschwulst im Urogenitalsystem, tritt am häufigsten in der Blase auf

Pflege eines Patienten mit Tumoren im Urogenitaltrakt

Zu berücksichtigende pflegerische Maßnahmen sind in folgenden Kapiteln nachzulesen:

- Tumorchirurgie (s. Kap. 4)
- Zytostatikatherapie (s. Kap. 2.7.4)
- Hormontherapie (s. Kap. 2.7.4)

10.3.3 Pflege bei entzündlichen Erkrankungen

Entzündungen im Urogenitalsystem beschränken sich wegen der funktionellen Einheit meist nicht nur auf ein Organ. So kann z. B. eine Blasenentzündung eine Nierenbeckenentzündung auslösen oder eine Nierensteinerkrankung mit Infektion die unteren Harnwege beteiligen. Häufigste Ursache der Entzündungen sind Infektionen durch Koli-Bakterien (über 50%).
Entzündungen an gewebereichen Organen wie Niere, Prostata und Hoden verursachen meistens hohes Fieber und beeinträchtigen das Wohlbefinden stark.
Entzündungen an Hohlorganen, z. B. Nierenbecken und Harnblase, verlaufen mit weniger stark ausgeprägten Symptomen.
Der Verlauf kann akut oder chronisch sein.

• **Wichtige Begriffe**

Nephritis/ Glomerulonephritis	=	akute oder chronische Entzündung des intertubulären Bindegewebes und der Nierenkörperchen (Glomerula)
Pyelonephritis	=	Nieren-/Nierenbeckenentzündung (häufigste Form entzündlicher Nierenerkrankungen); die Infektion kann erfolgen: – hämatogen, bakterielle Streuung über Blutwege – lymphogen, bakterielle Streuung über Lymphbahnen – aszendierend, ausgehend von Verletzungen und Entzündungen der unteren Harnwege – deszendierend, ausgehend von einer isolierten Entzündung der Niere – direktes Übergreifen, ausgehend von Entzündungen im Bauchraum
Pyonephrose	=	eine mit Eiter gefüllte Niere, Ursache ist z. B. eine Pyelonephritis mit bestehender Harnabflußstörung
Zystitis	=	bakteriell bedingte Blasenentzündung mit akutem oder chronischem Verlauf
Urethritis	=	eine durch Bakterien, Mykoplasmen oder Trichomonaden hervorgerufene Harnröhrenentzündung mit Ausfluß
Prostatitis	=	bakterielle Entzündung der Prostata
Orchitis	=	Hodenentzündung, z.B. durch hämatogene Streuung (Mumps)
Epididymitis	=	Nebenhodenentzündung, meistens Folge einer anderen Entzündung (z.B. Prostatitis oder Zystitis)
Balanitis	=	Entzündung der Eichel
Posthitis	=	Entzündung des inneren Vorhautblattes

Überlegungen zur Pflegeplanung bei Pyelonephritis

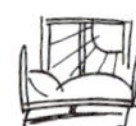

- ruhiges und helles Zimmer
- vor Zugluft schützen
- verstellbares Krankenbett

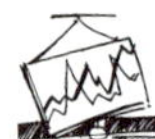

- Puls, Blutdruck, Atmung, Bewußtsein und Temperatur in kurzen Abständen kontrollieren und dokumentieren (s. Kap. 2.7.3)
- die Zeichen eines Schüttelfrostes erkennen
- regelmäßige Kontrollen des Urins mit Teststäbchen (Leukozyten, Erythrozyten)
- Bilanzierung von Ein- und Ausfuhr
- auf Symptome einer Niereninsuffizienz (z.B. Oligurie, Kopfschmerzen, Ödeme, Blutdruckanstieg) achten

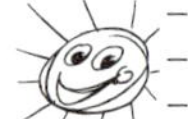

- Zuwendung, Gespräche, Zeit haben für den Patienten
- bei der Ernährungsumstellung ermutigen
- sinnvolle Gestaltung des Tagesablaufs

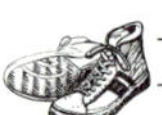

- Bettruhe nur in der akuten Phase der Pyelonephritis
- Lagerung nach Wunsch des Patienten
- körperliche Schonung, auf Ruhepausen achten
- gezielte Krankengymnastik nach Arztverordnung

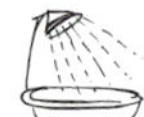

- Waschhilfe bzw. Ganzwaschung in der akuten Phase und bei Patienten mit reduziertem Allgemeinzustand

- sämtliche Prophylaxen bei immobilen Patienten (s. Kap. 2.7.1)

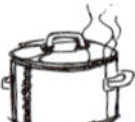

- viel Flüssigkeit – mindestens zwei Liter in 24 Stunden (bei Ausschluß einer Harnstauung)
- bei Übergewicht Nahrung reduzieren
- gemischte, vitaminreiche Ernährung

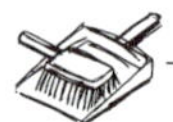

- Grundregeln der Hygiene beachten (s. Kap. 2.7.2)

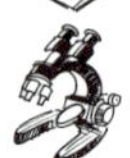

- regelmäßiger Erregernachweis im Urin (bakterielles Monitoring)
- Kontrolle der harnpflichtigen Substanzen im Blut (z.B. Serum-Kreatinin)

Bei Zystitis
- reichliche Flüssigkeitszufuhr (Spüleffekt, Abb.10-14)
- Ein- und Ausfuhr kontrollieren
- körperliche Schonung
- lokale Wärmeanwendung

Bei Epididymitis/Orchitis
- strenge Bettruhe
- reichliche Flüssigkeitszufuhr (Spüleffekt der Harnröhre)
- Salbenverbände
- Hodenhochlagerung mit einem Handtuchverband oder Hodenball (Abb.10-15)

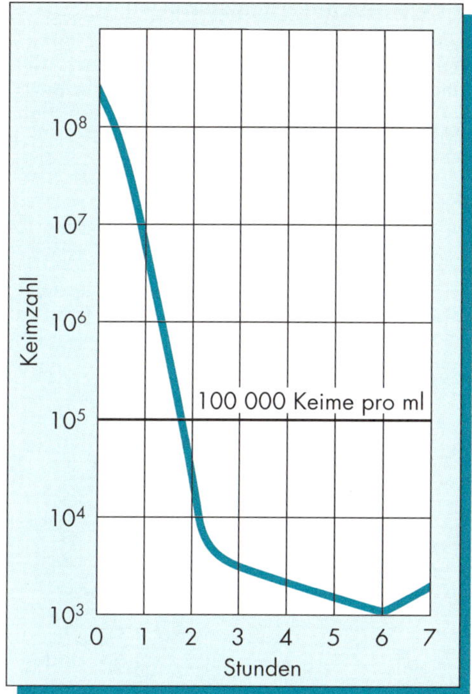

Abb. 10-14 Keimzahlabfall nach Gabe von drei Litern Flüssigkeit (Tee, Mineralwasser) im Blasenharn.

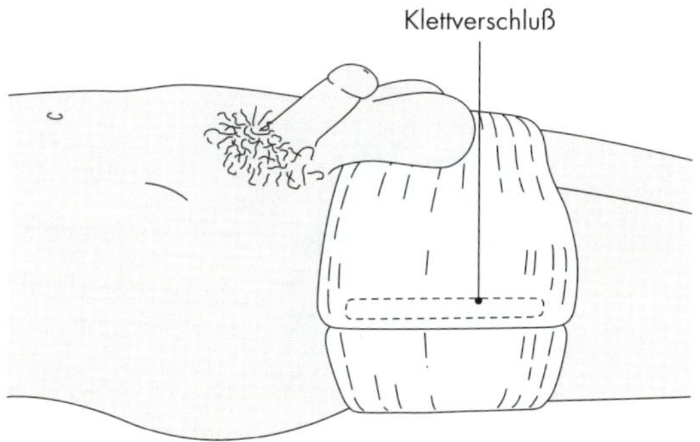

Abb. 10-15 Hodenhochlagerung.

10.3.4 Pflege bei Entleerungsstörungen

Das Urogenitalsystem ist für den Transport des Urins und für die zeitweilige Speicherung in der Harnblase verantwortlich. Erkrankungen einzelner Abschnitte des Systems haben deshalb immer auch Wirkungen auf das Gesamtsystem. Abflußbehinderungen (Abb. 10-16) der Harnleiter führen z.B. zum Rückstau ins Nierenbecken.

• Wichtige Begriffe

Hypospadie	=	angeborene Fehlmündung der Harnröhre, z.B. an der Unterseite des Penis (Abb. 10-17)
Epispadie	=	angeborene Harnröhrenspalte, z.B. an der Oberseite des Penis (Abb. 10-18)

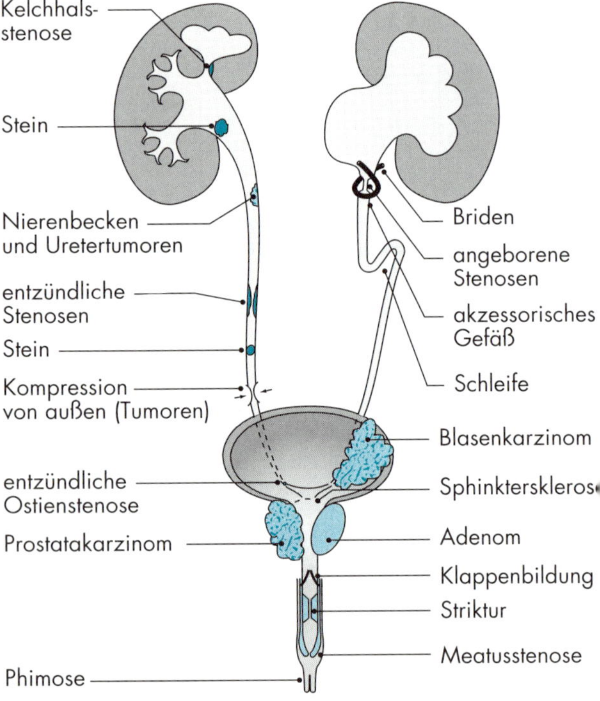

Abb. 10-16 Ursachen für Harnabflußstörungen.

Ektasie	=	Erweiterung der Harnleiter und des Nierenbeckens durch Harnstau (Abb. 10-19)
Hydronephrose	=	Harnstauungsniere mit sackartigen Erweiterungen des Nierenhohlsystems (Abb. 10-20)
Harnröhrenstriktur	=	hochgradige Lichtungseinengung der Harnröhre

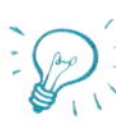

Bei Entleerungsstörungen stehen pflegerisch die exakte Überwachung der Ein- und Ausfuhr der Flüssigkeiten und der sorgfältige Umgang mit Harnableitungssystemen (z.B. Katheter, Drainagen) im Vordergrund (s. Kap. 2.6.1 und Kap. 10.2).

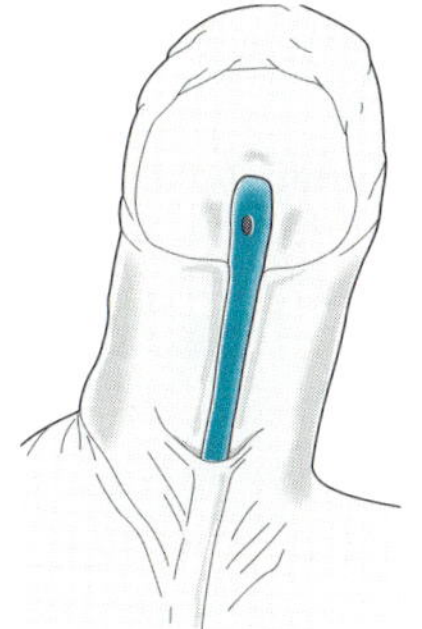

Abb. 10-17 Penile Hypospadie.

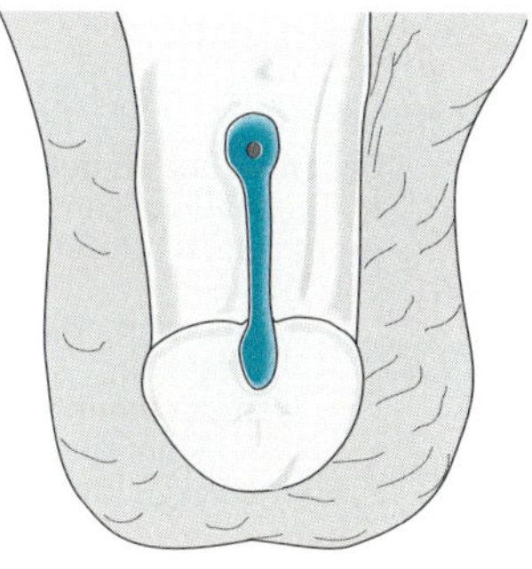

Abb. 10-18 Penile Epispadie.

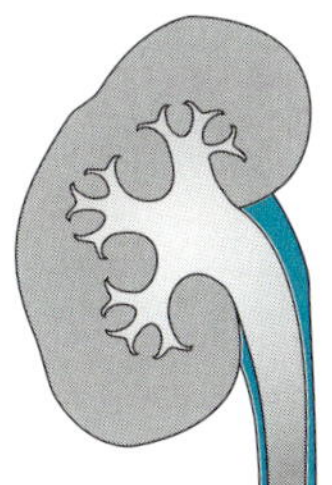

Abb. 10-19 Ektasie.

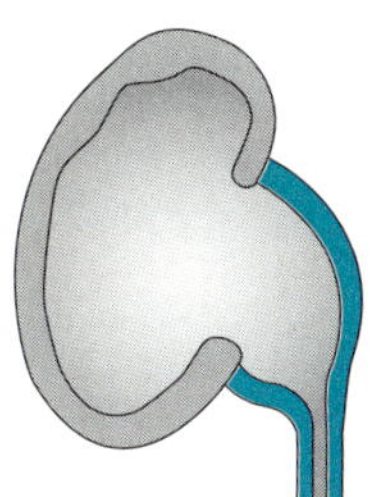

Abb. 10-20 Hydronephrose.

10.4 Pflege nach urologischen Operationen

Da es eine Vielzahl von urologischen Operationen gibt, werden hier nur Beispiele genannt.

• **Wichtige Begriffe**

Nephrektomie	=	Nierenentfernung
Polresektion	=	Entfernung eines Nierenpols
Nierenbeckenplastik	=	operative Verkleinerung eines zu großen Nierenbeckens
Pyelotomie	=	operative Eröffnung des Nierenbeckens
Pyelolithotomie	=	operative Entfernung eines Nierenbeckensteins
Ureterolithotomie	=	operative Entfernung eines Harnleitersteins
Zystektomie	=	operative Blasenentfernung
Elektroresektion der Prostata	=	Abhobeln der Prostata (Abb. 10-21) mit einem Resektoskop (Spezialinstrument mit elektrischer Schlinge)
Prostatektomie	=	operative Entfernung der Prostata (Abb. 10-22)

Besonderheiten der postoperativen urologischen Pflege

- regelmäßige Kontrollen von:
  - Puls, Blutdruck und EKG
  - Atmung
  - Temperatur
  - Bewußtsein
  - Hämodynamik
- Infusionstherapie überwachen
- Harnausscheidung überwachen

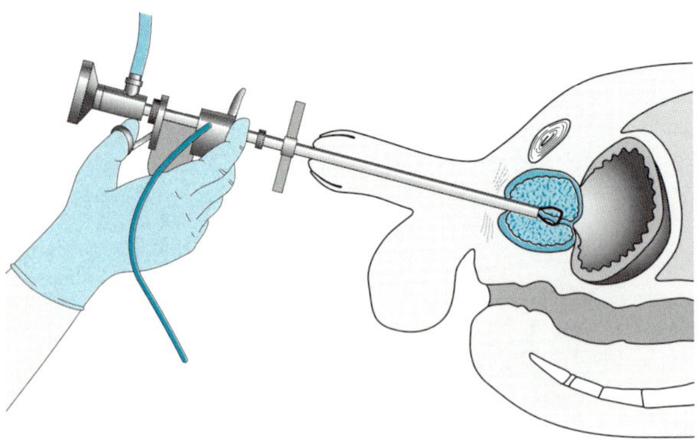

Abb. 10-21 Elektroresektion der Prostata.

  - Menge
  - Fluß
  - Druck
  - Beimengungen
- Drainagen und Harnab- und -umleitungen sichern

10.5 Pflege bei verschiedenen Dialyseverfahren

Ist die Ausscheidungsfunktion der Nieren zeitweise oder vollständig erloschen, kann das Leben des Patienten nur noch mit Hilfe einer Dialyse (künstlicher Niere) erhalten werden.

- **Funktionsprinzip**

Die Dialyse ist ein chemisch-physikalisches Trennverfahren für kolloidal gelöste Teilchen mittels selektiver (ausgewählter) Diffusion durch eine semipermeable (halbdurchlässige) Membran. Durch die Poren der Membran diffundieren nur Wasser, Mineralien und die harnpflichtigen Substanzen.
Die Diffusion erfolgt immer vom Ort der höheren zum Ort der niederen Konzentration (Abb. 10-23).
Dabei werden:
- Stoffwechselprodukte entfernt
- Wasser ausgeschieden
- Gifte oder Medikamente bei Intoxikationen entfernt
- Elektrolyte ausgetauscht
- der Säure-Basen-Haushalt korrigiert

Dialyseverfahren

Hämodialyse: Komplette Filtration des Blutes (Abb. 10-24) über einen extrakorporalen Kreislauf und spezielle Geräte (künstliche Niere).
Peritonealdialyse: Über einen Dauerkatheter wird in die freie Bauchhöhle Flüssigkeit (Dialysat) gespült. Das Peritoneum

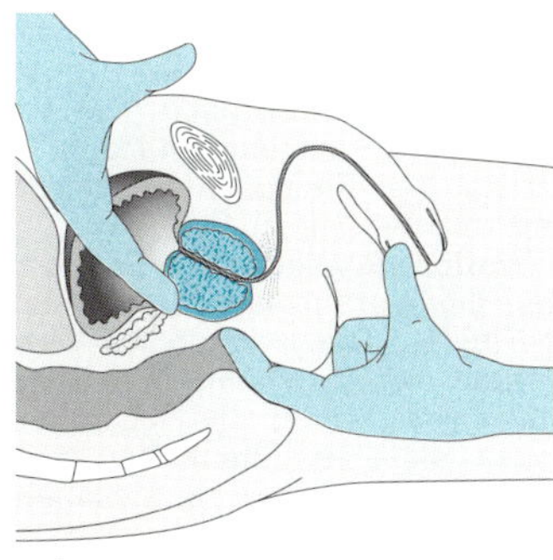

Abb. 10-22 Prostatektomie.

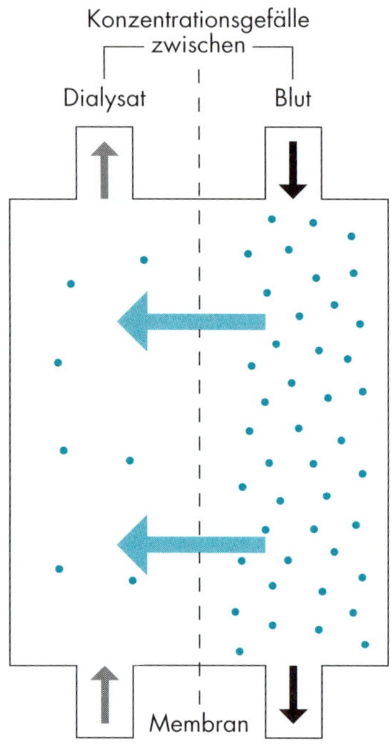

Abb. 10-23 Schematische Darstellung des Durchtritts gelöster Partikel durch eine semipermeable Membran.

(Bauchfell) dient als semipermeable Membran zum Stoffaustausch (Abb. 10-25 und 10-26).
Kontinuierliche ambulante Peritonealdialyse (CAPD): Der Patient bekommt bis zu viermal täglich zwei Liter Dialysat in die freie Bauchhöhle instilliert. Die Verweildauer beträgt vier bis acht Stunden am Tag und acht Stunden in der Nacht (Abb. 10-27). Nur für Patienten geeignet, die mit der Technik ambulant zurechtkommen.
Hämofiltration: Reinigung des Blutes erfolgt durch Ultrafiltration, ohne Dialysat (bessere Kreislaufstabilität).
Hämoperfusion: Dialyseähnliches Verfahren, Blut wird durch eine Patrone mit Aktivkohle oder Ionenaustauschern perfundiert; nicht geeignet für die Behandlung chronischer Niereninsuffizienz, dient zur Elimination von Giftstoffen bei akuten exogenen Intoxikationen (z. B. Schlafmittel).

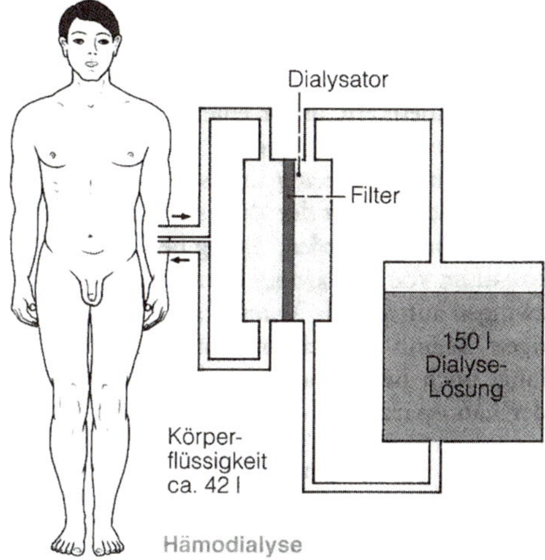

Abb. 10-24 Hämodialyse.

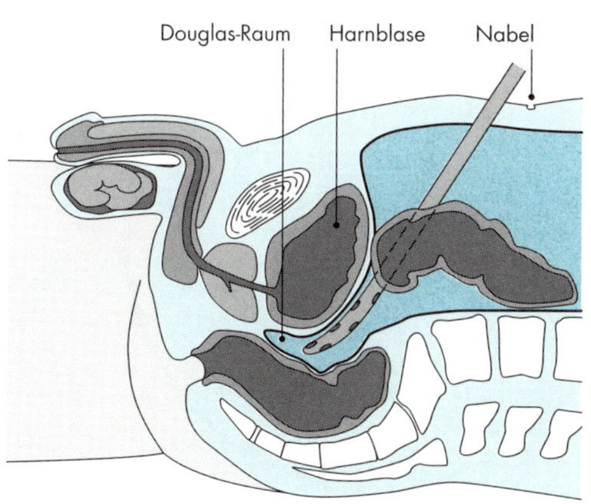

Abb. 10-25 Korrekte Lage des Peritonealkatheters.

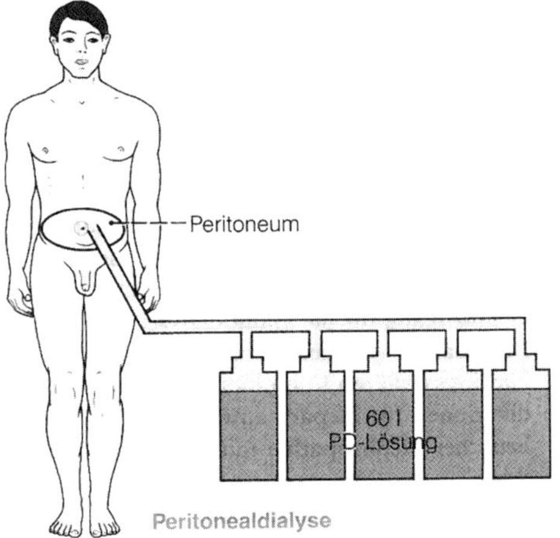

Abb. 10-26 Peritonealdialyse.

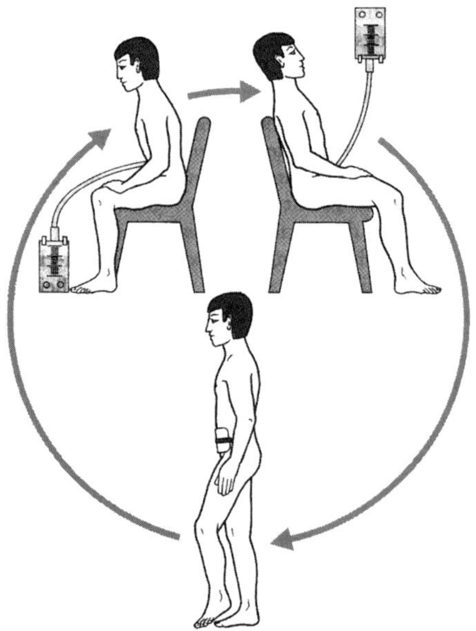

Abb. 10-27 Kontinuierliche ambulante Peritonealdialyse (CAPD).

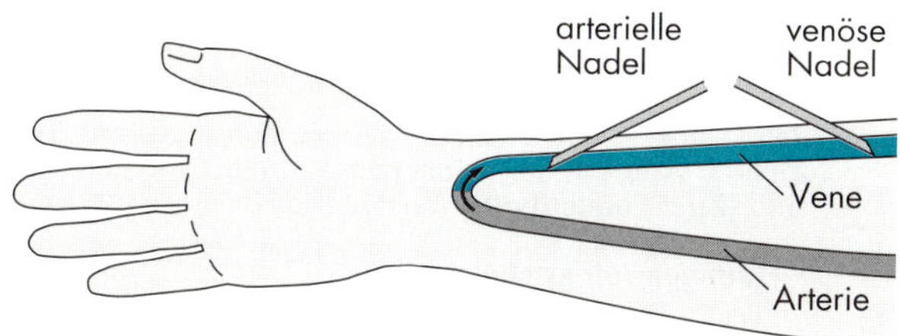

Abb. 10-28 Shunt.

• **Wichtige Begriffe**

Dialysat = Flüssigkeit zur Hämo- oder Peritonealdialyse, unterschiedlich zusammengesetzt und konzentriert

Shunt = Gefäßzugänge:
- Cimino-Fistel: operative Gefäßverbindung von Arteria radialis zur Vena cephalica antebrachii (Abb. 10-28)
- Scribner-Shunt: künstliche arteriovenöse Dauerverbindung außerhalb des Körpers durch einen Silikon-Kautschukschlauch (selten)

Besonderheiten bei Dialyse-Patienten
- Hyperkaliämie, z.B. durch Ernährungsfehler
- Lungenödem, z.B. durch zu große Trinkmenge
- Herzinsuffizienz, z.B. durch Bluthochdruck
- Anämie, z.B. durch Blutverluste bei der Hämodialyse
- Juckreiz, z.B. durch eine Hyperphosphatämie
- Infektionen, z.B. durch die eingeschränkte Immunabwehr
- Blutdruckabfall, z.B. durch den Flüssigkeitsentzug während der Dialyse
- Hepatitis B, C, z.B. durch Infektionen (Übertragung durch Geräte)
- psychische Streßsituationen, z.B. durch die ständige Abhängigkeit von einer Maschine

Pyrogene Reaktionen durch Bakterien im Dialysegerät können durch eine hygienische Arbeitsweise vermieden werden.

Shuntpflege
- Handschuhe zum Eigenschutz
- nach jeder Dialyse sterilen Wundverband auf die Einstichstelle, Verband darf nicht einengen, komprimieren
- die Haut über dem Shunt nach jedem vorsichtigen Waschen leicht einfetten (hält die Haut geschmeidig)
- keine Blutdruckmessung am Arm mit einem Shunt (unterschiedlicher Druck kann den Zugang gefährden)
- keine Injektionen und Blutentnahmen am Shunt-Arm
- Shuntkontrollen durchführen („Schwirren“) bzw. Patienten dazu anleiten

10.6 Notfälle in der Urologie

Als Notfälle in der Urologie bezeichnet man Situationen, in denen unverzüglich eingegriffen werden muß (z. B. bei Hodentorsion, Anurie), die Schmerzen für den Patienten unerträglich sind (z. B. Koliken) oder eine rasche Diagnose notwendig ist.

- **Häufige urologische Notfälle**

- **Akutes Harnverhalten**
  Störung der Harnentleerung; die Blase ist stark gefüllt und bis zum Nabel tastbar
  Therapie: Blasenpunktion oder Katheterismus
- **Anurie**
  Nierenversagen verschiedener Genese; die Urinmenge liegt unter 100 ml pro 24 Stunden; man unterscheidet drei Formenkreise: prärenal, renal und postrenal (Abb. 10-29)
  Therapie: Notfall-Dialyse, Ursachen beseitigen
- **Hodentorsion**
  Stieldrehung des Hodens mit heftigen Schmerzen; innerhalb kurzer Zeit kommt es zum Absterben des Hodens (Abb. 10-30).
  Therapie: Operation
- **Paraphimose**
  Ödematöse Schnürringbildung hinter der Eichel bei zu enger Vorhaut (Abb. 10-31 a und b); sie entsteht, wenn die Vorhaut zurückgestreift und nicht wieder reponiert wird (z.B. bei der Genitalhygiene oder bei Katheterismus)
  Therapie: vorsichtige Reposition, Zirkumzision (Beschneidung)

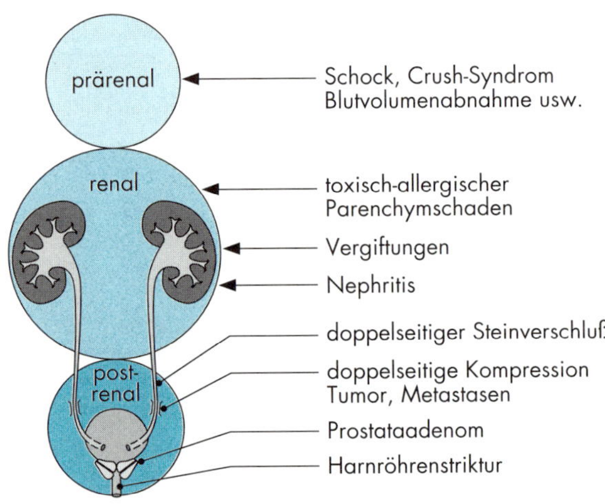

Abb. 10-29 Formenkreise beim Nierenversagen.

- **Priapismus**
  Schmerzhafte, ungewollte Dauererektion durch Störung des venösen Abflusses
  Therapie: Punktion des Schwellkörpers, Injektion von Antikoagulanzien, Anastomosenoperation
- **Steinkoliken**
  plötzlich einsetzende starke Schmerzen mit unterschiedlicher Ausstrahlung
  Therapie: intravenöse Injektion von schmerz- und krampflindernden Medikamenten nach Ausschluß einer anderen Baucherkrankung
- **Hämaturie**
  Harnblutungen, die bis zur endgültigen Abklärung immer als Zeichen einer Tumorerkrankung gelten
  Therapie: umfangreiche Diagnostik, Ursache beseitigen
- **Verletzungen**
  Verletzungen treten bei schweren Unfällen durch direkte oder indirekte Gewalteinwirkung auf
  Therapie: chirurgische Versorgung

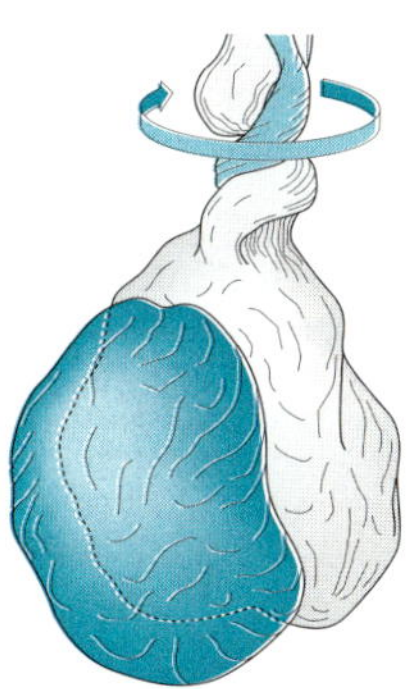

Abb. 10-30 Hodentorsion.

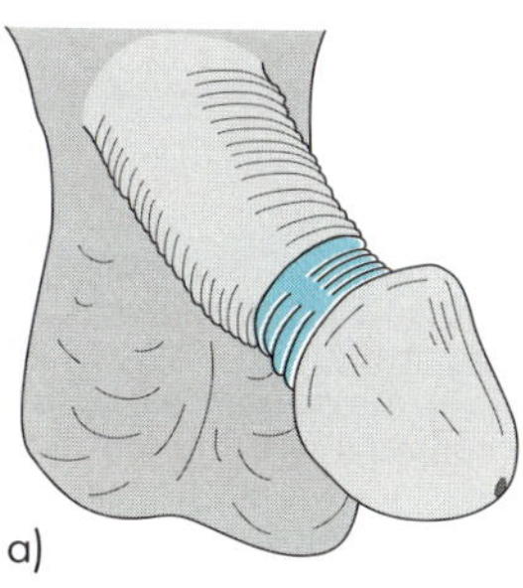

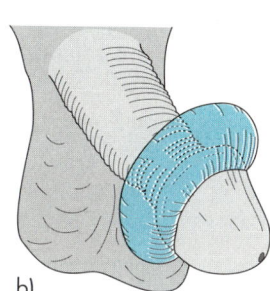

a)

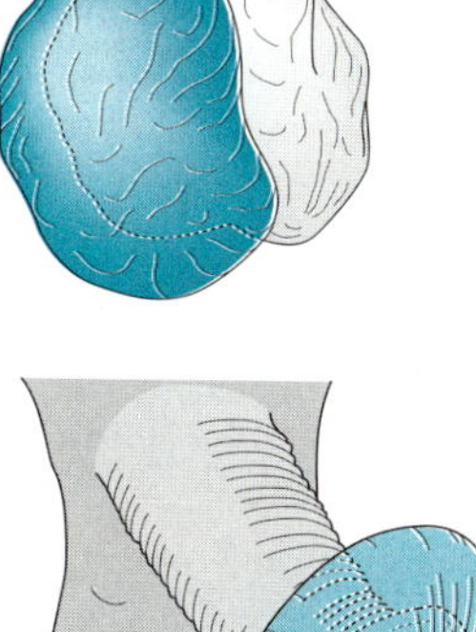

b)

Abb. 10-31
a) Paraphimose (Schürring).
b) Entwicklung eines Ödems.

10.7 Harninkontinenz

Incontinentia urinae ist das Unvermögen, den Harn willkürlich zurückzuhalten. Die Harninkontinenz kann bei relativ jungen Menschen auftreten, z. B. nach Geburten, und nimmt im Alter immer mehr zu (im Alter ab 70 Jahren ist jeder zweite betroffen).

Damit verbundene Auswirkungen und Probleme:
- Belästigung durch den Uringeruch
- Wundwerden und andere Hautprobleme im Genitalbereich
- Angst, außerhalb der Wohnung nicht rechtzeitig eine Toilette aufsuchen zu können
- Vermeidung von Kontakten, aus Sorge Mitmenschen könnten es bemerken
- Exsikkose durch geringe Trinkmenge aus Angst vor Inkontinenz
- Isolierung
- fehlende körperliche und geistige Anregung (Deprivation)
- Rückgang körperlicher und geistiger Fähigkeiten
- Depression

Die altersbedingte Inkontinenz beruht auf dem Nachlassen der Gewebefestigkeit, der Schwächung der zentralen und peripheren Nerven und der zu versorgenden Muskeln.

- **Inkontinenzformen**
- **Streßinkontinenz**
  Urinverlust durch insuffizienten Harnröhrenverschluß bei Druckerhöhung im Bauchraum
  - häufigste Form der Inkontinenz
  - meist bei Frauen durch Schwäche der Beckenbodenmuskeln, z. B. nach Geburten, Gebärmuttersenkung, schwerem Heben
  - bei Männern durch Sphinkterverletzung nach Prostatektomie

  Schweregrade der Harninkontinenz:
  1. Grad: Harnverlust beim Husten, Pressen, Niesen, schweren Heben
  2. Grad: Harnverlust beim Gehen, Bewegen, Aufstehen
  3. Grad: Harnverlust im Liegen

- **Drang- oder Urge-Inkontinenz**
  Urinverlust durch nicht unterdrückbare Blasenmuskelkontraktion (Detrusor) trotz intakten Harnröhrenverschlusses
  - zweithäufigste Inkontinenzform
  - intensiver Harndrang mit oft sturzartiger Entleerung
  - mechanische Reizung der Blase durch Entzündungen, Tumoren, Fremdkörper
  - neurologische Störungen wie multiple Sklerose

- **Reflexinkontinenz**
  Urinverlust durch Ausschaltung der zerebralen Kontrolle be erhaltenem spinalem Miktionsreflexbogen

  - Miktion kann nicht vom Willen des Betroffenen beeinflußt werden, da die Nervenbahnen vom Gehirn unterbrochen sind
  - Entzündungen, Tumoren, Verletzungen der Nerven

- **Überlaufinkontinenz**
  Urinverlust bei übervoller Harnblase, wenn der intravesikale Druck den Harnröhrendruck übersteigt
  - Urinträufeln, hoher Restharn
  - Abflußbehinderung der Harnröhre bei Prostatavergrößerung, Steinen oder Strikturen in der Urethra
  - neurogen bedingte Detrusorschwäche

- **Extraurethrale Inkontinenz**
  Urinverlust durch andere Kanäle als durch die Urethra
  - Harnleiter-Blasen- oder Harnröhren-Scheiden-Fistel
  - durch Entzündungen, Tumoren, Verletzungen

10.7.1 Pflege und unterstützende Maßnahmen bei Inkontinenz

Die Krankheit Inkontinenz ist die häufigste Erkrankung im Alter und in den meisten Fällen behandelbar. Trotzdem ist es immer noch ein Tabuthema. Die Versorgung der ca. 4–5 Millionen Menschen zuerst mit Windelhose, später mit Katheter ist nicht der einzige und richtige Weg.
Bei inkontinenten Patienten ist mehrmals täglich eine sorgfältige Waschung mit pH-neutralen Seifen und anschließendes Eincremen mit fettenden Salben durchzuführen.

- **Blasentraining**

Ziel
- das Fassungsvermögen der Blase auf ca. 250 ml zu erhöhen

Indikation
- Dranginkontinenz

Vorgehen
- Der Patient soll die Funktion der Blase beobachten und die Miktion möglichst lange zurückhalten.
- Tritt Harndrang auf, soll der Patient die Gesäß-, After- und Beckenbodenmuskeln anspannen und sich ruhig verhalten.
- Urinmenge und Zeitintervall zwischen den Miktionen werden notiert.
- Durch das bewußte Umgehen verlängern sich die Zeitintervalle und vergrößert sich die Urinmenge.

Blasentraining ist bei Überlaufinkontinenz ungeeignet.
Bei liegendem Blasenverweilkatheter ist ein Blasentraining nicht sinnvoll wegen der erhöhten Gefahr des Harnweginfektes.

- **Toilettentraining**

Ziel
- regelmäßige Entleerung der Harnblase auf der Toilette, um den günstigsten Entleerungsabstand zur Flüssigkeitsaufnahme zu ermitteln

Indikationen
- Inkontinenz bei verwirrten und alten Menschen
- bei Dranginkontinenz

Vorgehen
- Diurese anregen, festgelegte Trinkmenge (2–3 Liter) werden zu abgesprochenen Zeiten in Portionen (1–2 Tassen) getrunken und notiert.
- Der Patient wird zwei Tage lang alle zwei Stunden zur Toilette geführt.
- In einem Überwachungsbogen wird notiert, ob der Patient eingenäßt, eingekotet oder den Urin und Stuhlgang in die Toilette (Nachtstuhl) entleert hat.
- Die Urinmenge wird gemessen, beim Einnässen die Urinmenge durch Wiegen der Vorlagen ermitteln.
- Läßt der Patient kein Urin und ist die Vorlage trocken, so wird er ca. nach $^1/_2$ bis 1 Stunde erneut zur Toilette geführt.
- Aufgrund des Protokolls ist ersichtlich, wann die größten Mengen Urin ausgeschieden werden.
- Der Patient wird nach den zwei Tagen zu den ermittelten Zeiten gezielt zur Toilette geführt.
- Kommt es zu unwillkürlichen Entleerungen der Blase, verkürzt sich die nächste Entleerungszeit um ca. eine halbe Stunde.

Ist eine Einnahme von Diuretika z.B. bei bestehender Herzinsuffizienz erforderlich, erfolgt die Verabreichung genau zu den festgelegten Zeiten. Die Uhrzeit wird ebenfalls im Überwachungsbogen notiert.

- **Beckenbodentraining mit Kneifübungen**

Ziel
- die Stärkung der Blasen- und Darmschließmuskulatur sowie der Beckenmuskulatur

Indikationen
- Streßinkontinenz
- Inkontinenz nach Blasenkatheterentfernung
- zur Vorbeugung von Inkontinenz nach längerer Bettlägrigkeit und Entbindung

Vorgehen
- Mit den Kneifübungen möglichst während der Urinentleerung beginnen, da der Erfolg der Muskelkontraktion direkt sichtbar ist. Den Urinstrahl während des Entleerungsvorgangs unterbrechen. Dabei werden die Beckenboden- und Schließmuskeln für ca. 10 Sekunden angespannt und anschließend bewußt entspannt.

- Bei weiteren Harnentleerungen den Harnstrahl drei- bis viermal pro Entleerung unterbrechen.
- In Rückenlage die Beine leicht anwinkeln. Das Gesäß anheben und gleichzeitig Oberschenkel und Gesäßmuskulatur anspannen. Die Spannung ca. 10 Sekunden halten.
- Die hintere Beckenmuskeln einziehen (wie um Durchfall aufzuhalten) und zusätzlich die vorderen Beckenmuskeln anspannen. Die Spannung ca. 10 Sekunden halten. Frauen können zusätzlich einen Finger in die Vagina einklemmen.
- Die Anspannung kann im Atemrhythmus erfolgen. Bei jeder Übung beim Einatmen entspannen und beim Ausatmen After und Scheide nach innen ziehen.
- Leicht zusammengesunken auf den hinteren Beckenteil setzen und beim Ausatmen Beckenmuskeln zusammenziehen.
- Leicht nach vorne auf den vorderen Beckenteil setzen und beim Ausatmen Beckenmuskeln anspannen.
- Im Stehen die Füße nach außen und die Fersen gegeneinander stellen. Dabei die Gesäß-, Oberschenkel- und Beckenbodenmuskeln anspannen und die Spannung ca. 10 Sekunden halten.
- Durch das Einführen eines tamponförmigen Druckmeßgerätes mit Manometer (Perineometer) in die Scheide kann der Muskeldruck beim Training gemessen werden.

Kneifübungen sind mehrmals täglich, möglichst stündlich (viermal) durchzuführen. Da sie im Sitzen, Stehen oder Liegen durchgeführt werden können, bleiben die Übungen von den Mitmenschen unbemerkt.
Voraussetzung für das Beckenbodentraining ist die Fähigkeit zur bewußten, willentlichen Steuerung der Muskulatur. Anfangserfolge zeigen sich nach einigen Wochen, deutliche Kräftigung der Muskulatur stellt sich nach einigen Monaten des konseqenten täglichen Trainings ein. Die Kneifübungen sind insbesondere beim Heben durchzuführen, um einen Urinabgang bei Streßinkontinenz zu verhindern.

- **Triggern**

Ziel
- ist die Blasenentleerung durch mechanische Reizung der Blasenwand; das Triggern löst durch den erhaltenen Reflexbogen eine gleichzeitige Kontraktion der Blasenmuskeln und des äußeren Schließmuskels aus; erst beim Nachlassen der Kontraktion entleert sich die Blase

Indikation
- Reflexinkontinenz

Vorgehen
- Etwa achtmal in fünf Sekunden rhythmisch mit den Fingerspitzen der ausgestreckten Finger den suprapubischen Bereich beklopfen. Die Bauchwand wird dabei leicht eingedrückt.
- Sobald die ersten Harntropfen fließen, ist das Triggern zu unterbrechen.

- Hört die Harnentleerung auf, wird die Blase erneut getriggert. Auf diese Weise wird die Blase in Etappen entleert.
- Bei manchen Patienten ist eine Reizung durch Streichen an der Innenseite des Oberschenkels und der äußeren Genitale ausreichend, um den Reflex zur Blasenentleerung auszulösen.

Damit die Blase nicht zu sehr gefüllt und überdehnt wird, sollte die Entleerung alle drei Stunden erfolgen (eine stark gefüllte Blase kontrahiert sich nicht so kräftig).
Der Patient sollte entspannt sitzen, und er braucht Geduld, Zeit und Ausdauer.

• **Credé-Handgriff**

Ziel
- die passive Entleerung der Blase durch Ausdrücken; er kann nur bei völlig erschlafften Beckenbodenmuskeln durchgeführt werden

Indikation
- bei autonomer Blase durch Zerstörung des Sakralmarkes

Vorgehen
- Während der Patient auf der Toilette sitzt, wird der Unterbauch mit der geballten Faust komprimiert.
- Bei manchen Patienten reicht zur Blasenentleerung eine Druckerhöhung durch die Bauchpresse.

Beim Drücken auf die Blase und bei der Bauchpresse wird die Harnröhre abgeknickt und komprimiert. Dadurch wird die Blasenentleerung erschwert.

• **Elektrostimulation**

Ziel
- die Kräftigung der Schließmuskel- und Beckenbodenmuskeln durch Reizung der versorgenden Nerven
- Elektroimpulse bewirken eine Kontraktion der Beckenbodenmuskeln und eine Entspannung der Detrusormuskeln
- zusätzlich verbessert sich die Wahrnehmung im genitalen Bereich (unterschiedliche Geräte stehen zur Verfügung)

Indikationen
- Streß- und Dranginkontinenz

Vorgehen:

1. Möglichkeit des Anlegens der Elektroden
- Zur Stimulation des Beckenbodens wird eine Elektrode (Kapsel) in die Scheide oder in den Mastdarm eingeführt.

2. Möglichkeit des Anlegens der Elektroden
- Ein Sphinkter-Stimulator wird auf die Bauchwand aufgelegt und eine Elektrode unter die Schamlippen gelegt (bei Frauen) bzw. als Elektrode in den Mastdarm eingeführt.

Die Anwendung erfolgt täglich für ca. 10 Minuten.

10.7.2 Urinauffangende Hilfsmittel

- **Für Männer** (Abb. 10-32 a und b)

Tropfenfänger

Tütenförmige Penisfutterale stehen zum Auffangen geringer Urinmengen („Tröpfchen" bis zu 100 ml Urin) zur Verfügung. Sie werden über den Penis und den Hoden gestreift und mit einem Spezialhalter oder Netzhöschen gehalten.

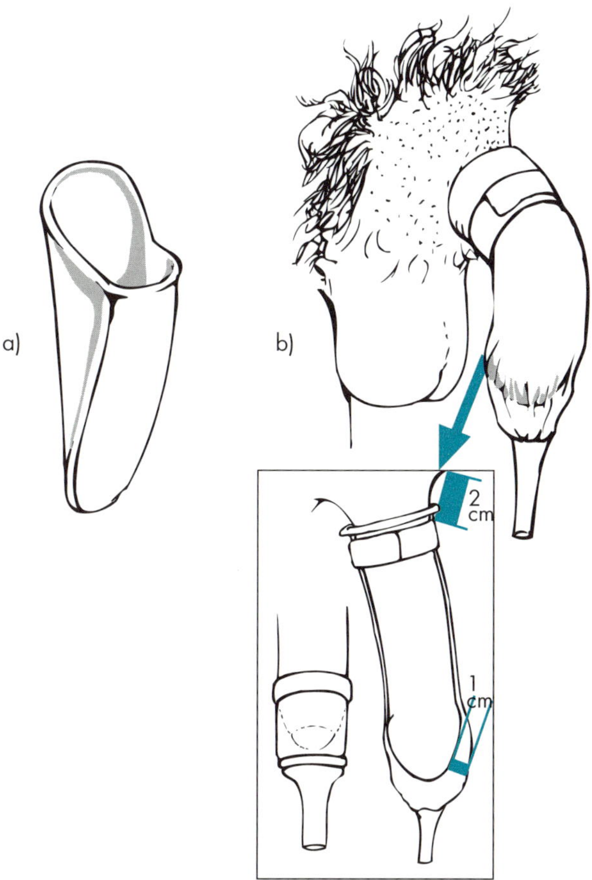

Abb. 10-32 Urinauffangende Hilfsmittel für Männer.
a) Tropfenfänger.
b) Kondomurinal.

Kondomurinal
Zum Auffangen größerer Urinmengen dient die über den Penis gestreifte Latexhülle, die mit einem Auffangbeutel verbunden wird. Der Beutel kann bei mobilen Patienten als Beinbeutel getragen werden. Kondomurinale mit weicher Spitze, mit unflexibler verstärkter Spitze oder mit einem Anti-Reflux-Ventil stehen zur Verfügung. Das Kondom wird über den gestreckten Penis abgerollt und fixiert (integrierter Kleber oder zusätzliches Fixierungsband). Zwischen Penis- und Kondomspitze sollte ca. 1 cm Abstand bleiben, damit der Druck des Urinstrahls abgefangen wird.

Vor dem Anlegen sind die störenden Haare zu entfernen, damit sie nicht mit in das Kondom eingerollt werden (schmerzhaft). Die Vorhaut wird über die Eichel gezogen, um eine Paraphimose zu verhüten.

- **Für Frauen** (Abb. 10-33 a und b)

Urinauffang- und -ableitungssystem (z.B. InCogyn®)
InCogyn®-Urinableitung fängt bei mobilen Frauen größere Mengen Urin über einen Silikonschlauch auf und leitet ihn in einen Beinbeutel ab, der am Oberschenkel befestigt wird. Der Urindefektor wird vaginal eingeführt und umschließt die Harnröhrenöffnung. Die äußere Kappe deckt den Vulvabereich passend ab. Ein Supportslip hält die InCogyn®-Urinableitung sicher in der Position.

Urinkollektor (z.B. InCare®)
Der aufklebbare Auffangbeutel dient zum Auffangen von Urin bei bettlägrigen Frauen. Die Schambehaarung muß sorgfältig abrasiert werden. Nach dem Messen der Größe der Vulvaöffnung wird die Hautschutzfläche individuell größer ausgeschnitten. Das Schutzpapier von der Hautschutzfläche entfernen und eine Schicht InCare®-Paste zwischen dem äußeren und inneren Rand auftragen zur Verbesserung der Haftung. Die Hautschutzfläche wird vom Damm ausgehend über den großen Schamlippen gut fixiert. Zusätzliches hautfreundliches Fixierungsplaster sichert den korrekten Halt. Der Urinkollektor kann über einen Urinauffangbeutel entleert werden.

Versorgung mit Vorlage und Slips
Vorlagen und Slips haben auf der Oberfläche eine hautfreundliche textile Vliesschicht. Das innere Saugkissen besteht aus Zellstoffflocken mit oder ohne Gelbildner, die mit dem Harn eine Gelatine bilden. Die Außenfolie ist undurchlässig und kann mit einem Nässeindikator versehen sein. Je nach zu erwartender Urin- und Stuhlmenge wird eine Vorlage mit Netzhöschen oder eine Windelhose angelegt. Windelhosen sind für mobile Patienten am Tag weniger geeignet, da sie knistern und relativ dick sind. Sie schließen nach außen luftdicht ab und reizen evtl. die Haut.

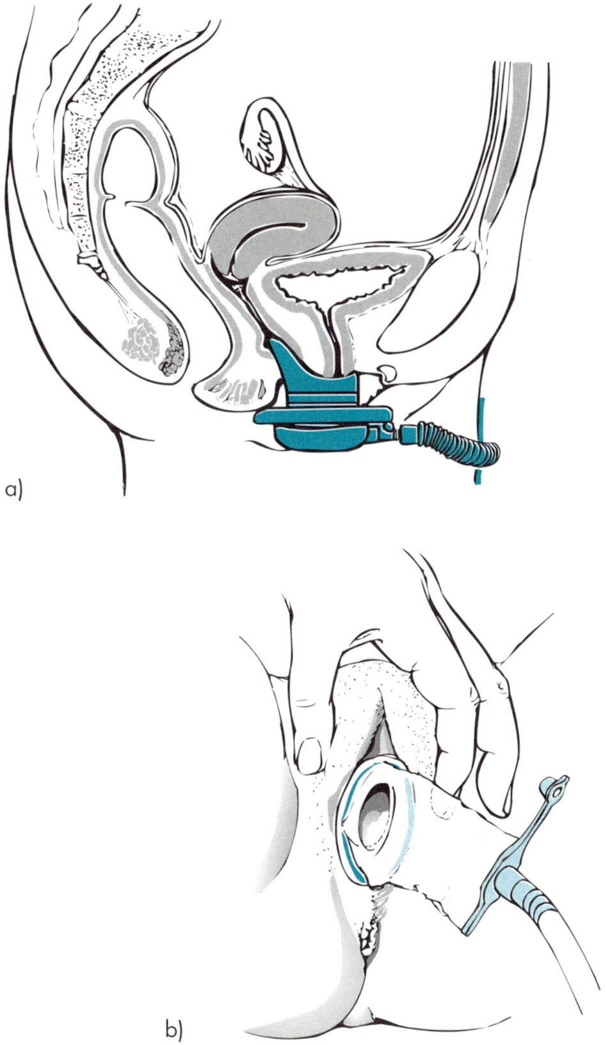

a)

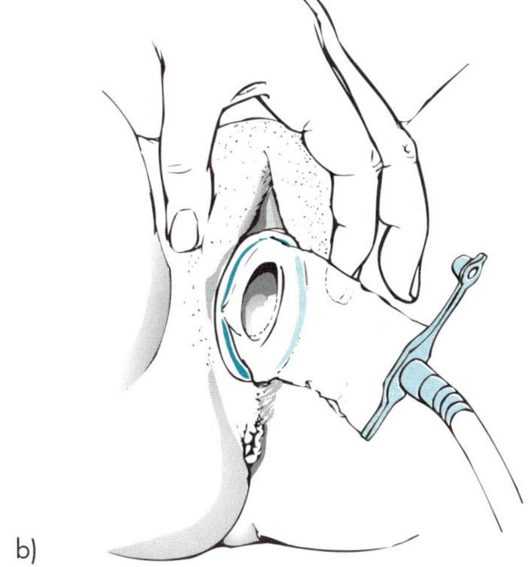

b)

Abb. 10-33 Urinauffangende Hilfsmittel für Frauen.
a) Urinableit- und -auffangsystem (z. B. InCogyn®) für mobile Frauen.
b) Urinkollektor (z. B. InCare®).

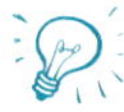

Windelhosen und Vorlagen sind von vorne nach hinten (Symphyse–Anus) anzulegen und zu entfernen, damit die Darmkeime nicht in die Harnröhre gelangen.
Zur Geruchsverbesserung können ätherische Öle angewendet werden.

11 Ambulante Krankenpflege

11.1 Organisation und Administration

Die Gemeindekrankenpflege (ambulante Pflege) wird für die Gesellschaft immer wichtiger. Viele alte Menschen möchten ihren Lebensabend zu Hause verbringen, chronisch kranke Patienten ziehen die Pflege daheim dem Krankenhaus vor. Angehörige und das übrige soziale Umfeld können in die Pflege integriert werden. Persönliche Bedürfnisse des Patienten sind leichter umsetzbar als in der Klinik.

- **Aufgaben der ambulanten Krankenpflege im gesamtpflegerischen Versorgungssystem** (Abb. 11-1)

Die optimale Pflege und Betreuung des Pflegebedürftigen ist möglich durch eine vertrauensvolle Zusammenarbeit von Patienten, den Angehörigen, dem Hausarzt und den Mitarbeitern der Sozialstationen (Abb. 11-2).

Die ambulante Krankenpflege ist abhängig von

- **Ort:** Die Pflege wird am Ort ihres Bedarfs erbracht, räumliche Gegebenheiten sind zu berücksichtigen.
- **Zeit:** Die Dauer der Pflege ist auf kleine Zeiteinheiten innerhalb des Tages oder der Woche begrenzt.
- **Inhalt:** Die Pflege wird unabhängig vom ärztlichen Dienst erbracht und beinhaltet normalerweise die pflegerische Grundversorgung.

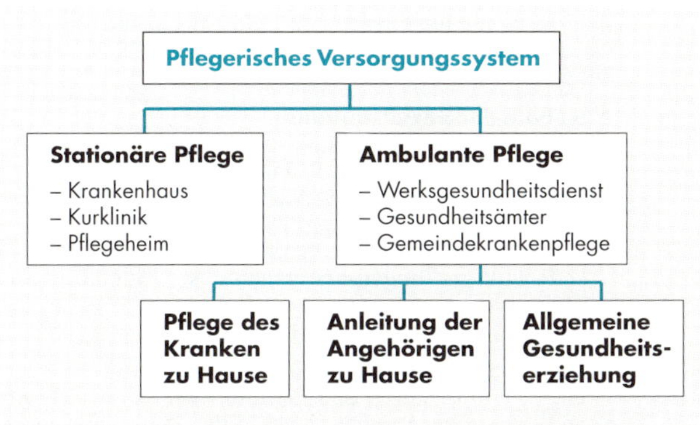

Abb. 11-1 Übersicht über die pflegerischen Betreuungssysteme.

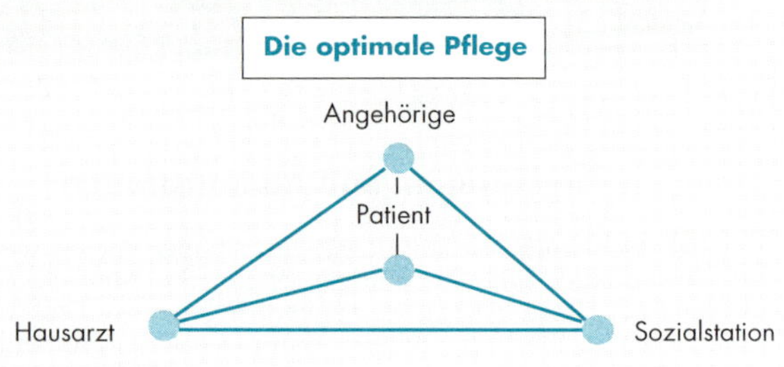

Abb. 11-2 Optimale ambulante Pflege.

Finanzierung der ambulanten Krankenpflege
- Entgelte für Leistungen entsprechend der Gebührenordnung (Krankenkasse)
- Zuschüsse der Stadt/Gemeinde
- Zuschüsse des Landkreises
- Landeszuschüsse
- Eigenmittel des Patienten
- Beiträge der Krankenpflegevereine
- Pflegeversicherung

11.2 Informationen über soziale Angebote

Kranke, alte oder behinderte Menschen wollen möglichst lange in ihrer gewohnten Umgebung bleiben. Die Angebote der Sozialstationen und der verschiedenen sozialen Dienste ermöglichen diesen Menschen eine selbständige und eigenverantwortliche Lebensführung. Angehörige pflegebedürftiger Menschen werden dadurch entlastet. Mitarbeiter der Sozialstation helfen bei der Vermittlung der einzelnen Angebote.

Angebote der Sozialstationen
- Grundpflege von kranken und alten Menschen (z.B. Waschen, Betten, Prophylaxen)
- Behandlungspflege bzw. Ausführung ärztlich verordneter Maßnahmen (z.B. Verbände, Injektionen)
- seelsorgerische Begleitung der Patienten und Angehörigen (z.B. Hilfestellungen bei Fragen über Leiden und Sterben)
- Organisation pflegeergänzender Dienste (z.B. ambulanter sozialer Dienst)

Angebote der ambulanten sozialen Dienste
- Hilfe beim Erhalten und Erweitern von Umweltkontakten (z.B. Besuche, Spaziergänge, Hilfen beim Schriftverkehr)
- Hilfen im Haushalt (z.B. Einkaufen, Wohnungsreinigung)
- Fahrdienste (z.B. Fahrten zu verschiedenen Veranstaltungen)

- Hausnotruf (ein Sender wird am Körper getragen und löst im Notfall durch Tastendruck einen Alarm bei der nächsten Leitstelle aus)
- Essen auf Rädern (z.B. warme Kost, tiefgefrorene Menüs oder Diäten werden direkt ins Haus geliefert)
- Hilfsmitteldepots (Verleihen notwendiger Geräte wie Krankenbetten, Rollstühlen und Pflegeutensilien)
- individuelle Schwerstbehinderten-Betreuung (intensive und langfristige Rund-um-die-Uhr-Betreuung von Schwerstbehinderten bei allen Verrichtungen)

12 Intensivstationen

12.1 Aufbau und Einrichtung

Eine Intensivstation ist eine spezielle Einrichtung zur Behandlung von lebensbedrohlich erkrankten Patienten. Um den umfassenden Anforderungen auf diesen Stationen gerecht zu werden, sind mehrjährige Berufserfahrung und eine spezielle Weiterbildung (Fachschwester/-pfleger für Intensivmedizin) unabdingbar.

• Aufgaben auf einer Intensivstation

Intensivüberwachung: kontinuierliche apparative und personelle Überwachung des Patienten zur Früherkennung von lebensbedrohlichen Komplikationen und zur Einleitung erforderlicher Behandlungsmaßnahmen.

Intensivpflege: kontinuierliche exakte und gewissenhafte Pflege eines Patienten, der infolge seiner schweren Erkrankung nicht mehr selbständig handeln kann.

Intensivbehandlung: Wiederherstellen, Unterstützen und Aufrechterhalten der vitalen Funktionen eines Patienten, die vorübergehend lebensbedrohlich gestört sind.

• Voraussetzungen für die Intensivpflege

Räumlichkeiten
Die Intensivstation ist vom übrigen Klinikbereich durch ein Schleusensystem getrennt. Notwendig sind genügend große und zahlenmäßig ausreichende Patienten-, Arbeits-, Lager- und Personalräume.
Die Intensivbettplätze können auf Mehrbett- oder Einzelzimmer (Boxen) verteilt sein.

Materialien/Geräte
Die zur Intensivpflege notwendigen Materialien (z.B. Pflegehilfsmittel, Medikamente) sollen in ausreichender Menge in jedem Zimmer vorhanden sein (s. Kap. 12.4).
Geräte zur Intensivüberwachung und Behandlung sind flexibel an einer Wandschiene oder Deckenampel installiert (Abb. 12-1).

Personal
Qualifiziertes Personal aus unterschiedlichen Berufsgruppen (z.B. Pflege, Medizin, Krankengymnastik) muß für die Intensivpflege und -medizin in ausreichender Zahl zur Verfügung stehen.

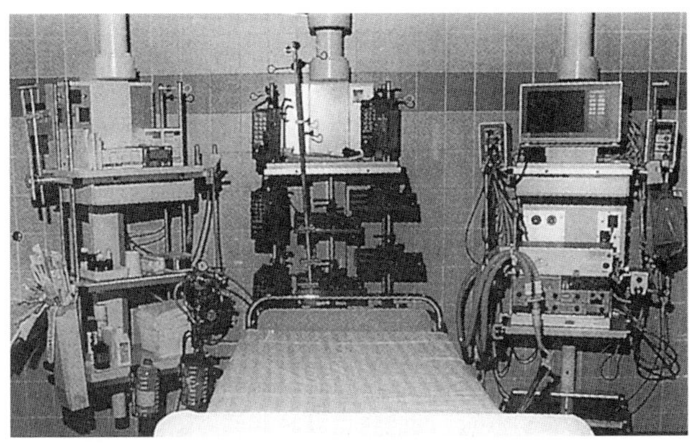

Abb. 12-1 Grundausstattung eines Intensivplatzes.

12.2 Aufnahme und Verlegung eines Patienten

Ob ein Patient auf eine Normalstation oder Intensiveinheit aufgenommen wird, ist abhängig von seinem Zustand.
Notfallpatienten werden direkt in die Intensiveinheit aufgenommen. Die Verlegung von einer Normalstation erfolgt bei akuter Verschlechterung eines Patienten.

- **Notfallschema für Intensivpatienten**

Aufnahme oder Übergabe des Patienten
Informationen über den bisherigen Zustand des Patienten und diagnostische Ergebnisse werden vom Rettungsdienst oder von der verlegenden Station in einem Notfallprotokoll festgehalten.

Klinische Notfallmedizin
Erkennen lebensbedrohlicher Störungen und das Einleiten geeigneter Therapiemaßnahmen (z.B. bei Herzstillstand, Reanimation, Gabe von Medikamenten).

Diagnostische Maßnahmen
Parallel zur klinischen Notfallmedizin ist eine detaillierte Diagnostik notwendig (z.B. Ursache für den Herzstillstand).

Kontinuierliche Überwachung der Vitalfunktionen
Mit der Aufnahme des Patienten in der Intensiveinheit beginnt eine lückenlose Überwachung der Vitalfunktionen (Herz, Kreislauf, Atmung, Bewußtsein und Ausscheidung).

Maßnahmen bei stabilem Zustand des Patienten
Hat sich der Zustand des Patienten stabilisiert oder gebessert, werden zusätzliche diagnostische und therapeutische Maßnahmen eingeleitet (z. B. Blutgruppenbestimmung, Röntgenaufnahmen).

- **Geräte zum Überwachen des Patienten (Monitoring)**

Unter einem Monitoring versteht man die apparative Überwachung des Patienten als notwendige Ergänzung zur Krankenbeobachtung durch das medizinische Personal (Pflegepersonen, Ärzte).

- **Ziele des Monitorings**

- kontinuierliche Überwachung und Dokumentation der Vitalfunktionen
- schnelles Erfassen lebensbedrohlicher Zustände
- Rekonstruierung lebensbedrohlicher Störungen
- optischer oder/und akustischer Alarm

- **Einsatzmöglichkeiten**

Temperatur
Meßverfahren mit elektronischem Thermoelement; die Sonde wird ins Rektum eingeführt.
Zum Beispiel bei:
- Verbrennungskrankheit
- Unterkühlung
- zentralem Fieber

Elektrokardiogramm (EKG)
Graphische Darstellung der elektrischen Erregung am Herzen durch verschiedene Ableitungsmöglichkeiten. Gleichzeitige Kontrolle der Herzfrequenz.
Zum Beispiel bei:
- Herzinfarkt
- Arrhythmien
- Herzschrittmacher

Atemfrequenz
Messung der Atemfrequenz über die EKG-Elektroden.
Zum Beispiel bei:
- Atemstörungen
- Schädel-Hirn-Traumen
- Bewußtlosigkeit

Arterieller Blutdruck
Unblutige oder blutige Messung des arteriellen Blutdrucks.
Zum Beispiel bei:
- Hypertonie
- Herz- und Kreislauferkrankungen
- Verlaufskontrollen

Zentraler Venendruck
Elektronische Messung des zentralen Venendrucks über eine Meßsonde (obere Hohlvene).

Zum Beispiel bei:
- Schock
- Infusionstherapie
- Verlaufskontrollen

Pulmonalarterienkatheter
Elektronische Messung der Pulmonalarteriendrücke, des Lungenkapillarenverschlußdrucks und des Herzzeitvolumens.
Zum Beispiel bei:
- Schock
- schwerem Polytrauma
- akutem Lungenversagen
- Sepsis mit instabiler Herz-Kreislauf-Funktion

Pulsoxymetrie
Elektronische Messung der Sauerstoffsättigung in den Kapillaren über eine Meßkappe oder einen Clip auf dem Finger.
Zum Beispiel bei:
- Beatmung
- Diagnostik (z. B. Gastroskopie)
- Verlaufskontrollen

Der Einsatz der verschiedenen Geräte darf erst erfolgen, wenn eine gründliche Einweisung in das Funktionsprinzip stattgefunden hat (s. MedGV).
Vor jedem Benützen muß die Funktionstüchtigkeit überprüft werden.

12.3 Pflegedokumentation

Bei einem Intensivpatienten werden innerhalb kürzester Zeit viele Daten und Befunde erhoben.
Die Fülle der Daten macht deshalb eine übersichtliche und sorgfältige Dokumentation notwendig.
Um die Übersichtlichkeit zu wahren, werden häufig verschiedene Dokumentationsbogen benutzt (z.B. für Atemfunktion oder Ausscheidung).
Von der elektronischen Datenverarbeitung (EDV) werden Verbesserungen hinsichtlich Übersichtlichkeit und des schnelleren Zugangs erwartet. Ob sich dieses Ziel verwirklichen läßt, muß die Zukunft zeigen.

12.4 Umgang mit den Geräten auf einer Intensivstation

Viele verschiedene Geräte in der Intensiveinheit ermöglichen eine kontinuierliche Überwachung des Patienten (Monitoring). Lebensbedrohliche Veränderungen werden sofort durch das Auslösen eines Alarms (akustisch, optisch) registriert und dokumentiert. Ohne Verzögerung ist dann eine adäquate Behandlung einzuleiten.

- **Richtlinien für den Umgang mit medizintechnischen Geräten**

Diese Richtlinien sind notwendig, um alle beteiligten Personen (Patienten und Benutzer) vor evtl. Gefahren durch die medizintechnischen Geräte zu schützen.
Der Arbeitgeber ist dafür verantwortlich, daß in der Klinik bzw. in verschiedenen Abteilungen ein Gerätebeauftragter benannt ist, der neue Mitarbeiter in den Umgang mit Geräten einweist bzw. neue Geräte auf der Station vorstellt.

- Lesen Sie vor der Anwendung eines Gerätes am Patienten die Betriebsanleitung (z.B. Bedienen eines Beatmungsgerätes).
- Machen Sie sich mit Problemen und Risiken der Behandlung vertraut (z.B. Umgang mit einem Defibrillator).
- Melden Sie Defekte oder Unregelmäßigkeiten sofort.
- Nehmen Sie regelmäßig an Geräteeinweisungen teil (nur wer eingewiesen ist, darf die Geräte bedienen!).

Gesetzliche Grundlagen

- Bürgerliches Gesetzbuch und Strafgesetzbuch (z.B. Haftungsrecht)
- Gerätesicherheitsgesetz (z.B. Aufstellen von medizinischen Geräten)
- Medizingeräteverordnung (MedGV), seit 1. 1. 1995 durch Medizinproduktegesetz (MPG) abgelöst, jedoch noch nicht umgesetzt
- Gewerbeverordnung (z.B. Überwachung von Anlagen)
- Unfallverhütungsvorschriften (z.B. Einweisungspflicht)

12.4.1 EKG und Pulsfrequenzmessung

Zur kontinuierlichen Überwachung des Elektrokardiogramms benötigt man EKG-Monitoren. Die Brustwandableitung erfolgt durch Elektroden (Kleberinge, Gel), die in richtiger Anordnung auf dem Thorax angebracht werden.
Die rote und die gelbe Elektrode müssen mit der elektrischen Herzachse übereinstimmen (Abb. 12-2).
Das Elektrokardiogramm wird auf einem Oszilloskop oder einem mitlaufenden Papierstreifen fortlaufend dargestellt.
Die Pulsfrequenz kann entweder durch Messung der R-Zacken im EKG oder digital durch einen peripher angebrachten Pulsrezeptor festgestellt werden (Abb. 12-3).

12.4.2 Unblutige und blutige arterielle Blutdruckmessung

Der Blutdruck kann auskultatorisch nach der Methode von Riva-Rocci, oszillographisch oder blutig durch Punktion einer Arterie gemessen werden.

- **Auskultatorische Blutdruckmessung**

Die auskultatorische Blutdruckmessung erfolgt mit einer Blutdruckmanschette und einem Stethoskop (s. Kap. 2.7.3).

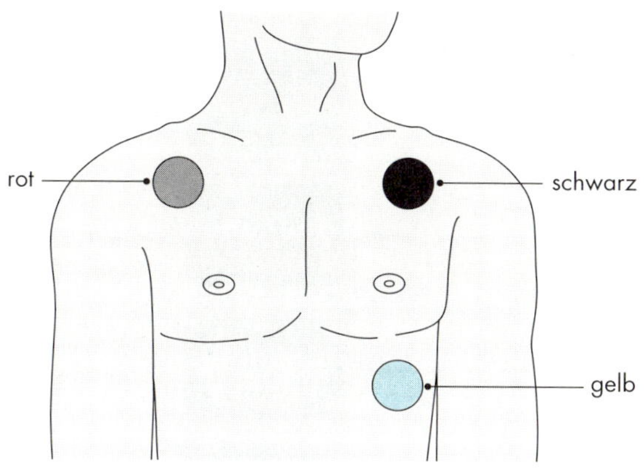

Abb. 12-2 EKG, Dreipunktableitung.

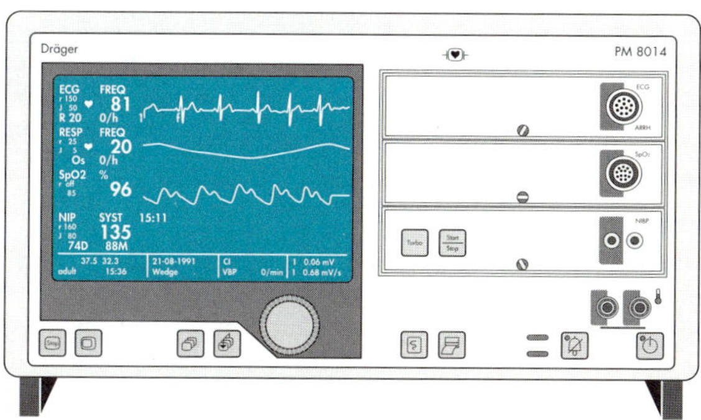

Abb. 12-3 EKG und Pulsfrequenzmessung.

- **Oszillometrische Blutdruckmessung**

Bei der oszillometrischen Messung kann der arterielle Blutdruck automatisch und kontinuierlich (z. B. in bestimmten Intervallen) erfaßt werden (Abb. 12-4).

- **Blutig-arterielle Blutdruckmessung**

Die blutig-arterielle Druckmessung kommt bei Patienten mit instabilen Kreislaufverhältnissen oder beim Einsatz von gefäßaktiven Substanzen (z. B. Katecholamine) zur Anwendung. Dafür wird eine Arterie, z. B. die A. ulnaris oder A. femoralis,

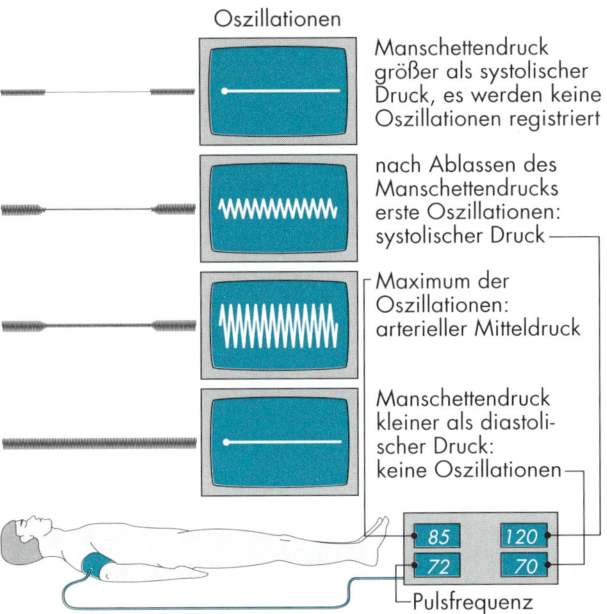

Oszillationen
Manschettendruck größer als systolischer Druck, es werden keine Oszillationen registriert
nach Ablassen des Manschettendrucks erste Oszillationen: systolischer Druck
Maximum der Oszillationen: arterieller Mitteldruck
Manschettendruck kleiner als diastolischer Druck: keine Oszillationen
85
120
72
70
Pulsfrequenz

Abb. 12-4 Oszillometrische Blutdruckmessung.

punktiert und die großlumige Kanüle oder der Katheter gut fixiert bzw. festgenäht (Abb. 12-5).
Warnschilder an der Kanüle und dem Dreiwegehahn verhindern eine versehentliche intraarterielle Injektion.

12.4.3 Pulmonalarterienkatheter

Ein Pulmonaliskatheter ermöglicht die kontinuierliche Messung der Pulmonalarteriendrücke (systolisch, diastolisch, Mitteldruck) und ermöglicht dadurch eine Beurteilung der Funktion des linken Herzens. Meist werden die Katheter in Seldinger-Technik bei ständiger Überwachung der Druckkurve am Monitor über die rechte Vena jugularis interna eingeführt (Einschwemmkatheter).
Zusätzliche Meßgrößen sind der Lungenkapillarenverschlußdruck (Wedge-Druck = Druck im linken Vorhof und linksventrikulärer enddiastolischer Druck) und die Bestimmung des Herzzeitvolumens.

Pulmonalarterienkatheter unterliegen einer strengen Indikationsstellung, da zahlreiche Komplikationen möglich sind (z. B.

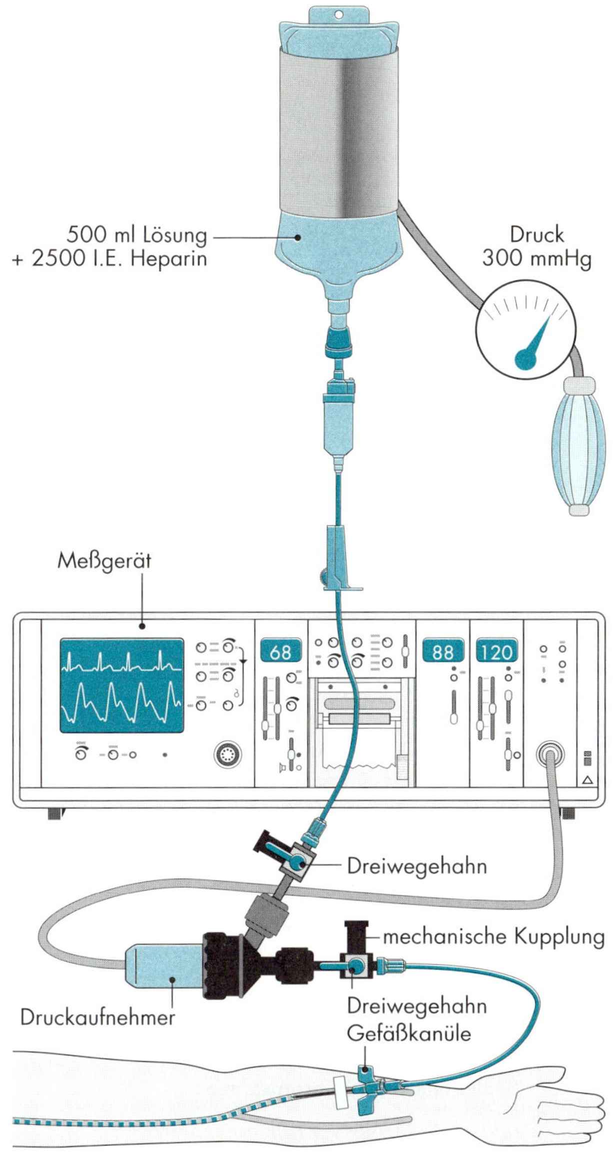

Abb. 12-5 Blutige arterielle Blutdruckmessung.

supraventrikuläre und ventrikuläre Arrhythmien, Ballonruptur, Lungeninfarkt, Gefäßruptur).

12.4.4 Zentrale Venendruckmessung

Der zentrale Venendruck (ZVD) wird im klappenlosen oberen Hohlvenensystem gemessen und dient als Parameter für die Bestimmung der Leistungsfähigkeit des Herzens und des zirkulierenden Blutvolumens.

- **Meßmöglichkeiten**
  - hydrostatische Messung über einen zentral liegenden Katheter nach dem Prinzip der kommunizierenden Röhren
  - elektrische Messung über einen zentral liegenden Katheter und einen speziellen Druckumwandler (Abb. 12-6 a und b)

Der zentral liegende Katheter muß aseptisch versorgt werden. In der Regel ist alle zwei Tage ein Verbandwechsel notwendig. Die Hautverhältnisse an der Einstichstelle sind zu dokumentieren (s. Kap. 2.7.8).

12.4.5 Temperaturmessung

Die kontinuierliche Temperaturüberwachung ist z.B. bei unterkühlten Patienten oder bei einer gezielten Temperatursenkung (Hibernation) erforderlich.
Die Körpertemperatur wird durch Meßfühler im Ösophagus, an der Haut oder im Rektum bestimmt und am Monitor durch einen Temperatureinschub oder durch Digitalthermometer angezeigt (s. Kap. 2.7.3).

12.4.6 Infusionspumpe

Hochkonzentrierte Infusionslösungen zur parenteralen Ernährung oder auch Infusionslösungen mit Medikamentenzusätzen machen eine exakte Dosierung über Infusionspumpen notwendig (Abb. 12-7).
In den meisten Geräten ist eine automatische Überwachung eingebaut. Die Genauigkeit der Dosierung liegt bei ± 2%.
Geräteausfall, abweichende Förderungsraten und Luftblasen im Infusionsschlauch werden durch akustischen oder/und optischen Alarm angezeigt.
Vor der Benutzung solcher Infusionspumpen ist eine Einweisung durch einen Gerätebeauftragten notwendig und das aufmerksame Lesen der Betriebsanleitung unabdingbar.

- **Bedienung einer Infusionspumpe**

Funktionskontrolle vor Inbetriebnahme
- Kontrolle des Gerätes auf erkennbare äußerliche Schäden, Kontrollampen müssen alle leuchten

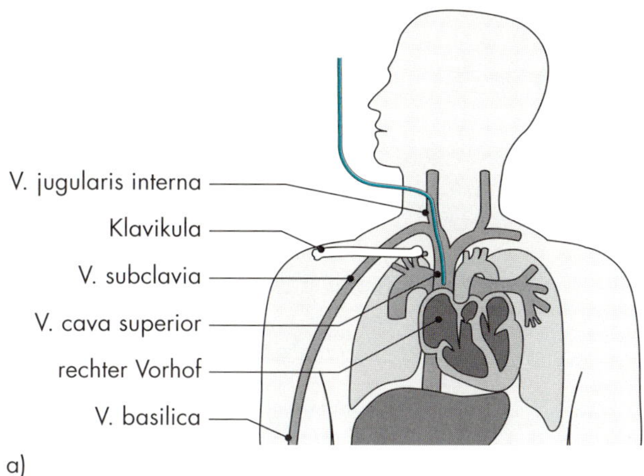

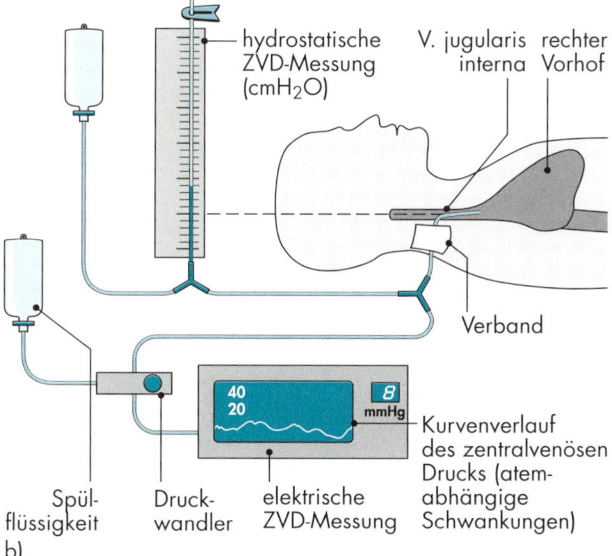

Abb. 12-6 Zentrale Venendruckmessung.
a) Zugangswege.
b) Meßmöglichkeiten (hydrostatisch/elektrisch).

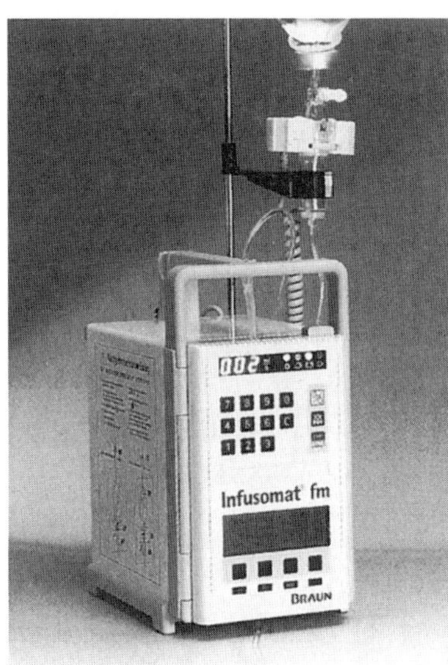

Abb. 12-7
Infusionspumpe.

- die Tropfenanzeige muß leuchten, wenn durch Fingerbewegung eine Tropfenrate in der Lichtschranke simuliert wird
- Alarmfunktionen müssen ansprechen (z. B. Luft im System)

Vorbereiten des Infusionsbestecks
- nur für Infusionspumpen vorgesehene Systeme verwenden
- Infusionssystem vollständig entlüften
- richtigen Tropfkammerspiegel einstellen
- Belüftungsventil öffnen
- Schlauch nach Bedienungsanleitung einlegen
- Lufterkennungssystem und Lichtschranke anschließen

Anschluß an den Patienten
- Verbindung zum Patienten herstellen
- evtl. vorhandene Rollenklemme vollständig öffnen
- Einschalten des Gerätes
- Infusionspumpe starten

Überwachung des Infusionsbeginns
- Kontrolle der eingestellten Infusionsrate
- Überprüfung des Patientenanschlusses auf Dichtigkeit

12.4.7 Injektionspumpen

Automatische Injektionspumpen (Perfusoren, Injektomaten etc.) werden zur kontrollierten, kontinuierlichen oder fraktionierten

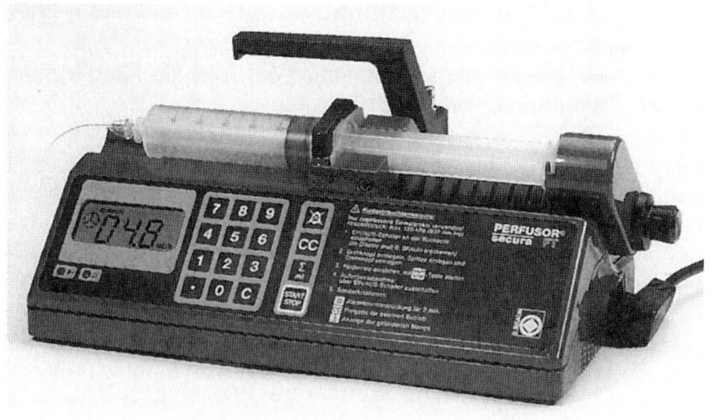

Abb. 12-8 Injektionspumpe.

Zufuhr von Medikamenten verwendet (Abb. 12-8). Eine genaue Dosierung in konstanten Zeiteinheiten ist auch über einen längeren Zeitraum möglich.

- **Indikationen**
  - langdauernde Medikation
  - hochwirksame Medikamente in kleinen Verabreichungsmengen

Vorbereitung

- Spezialspritze
- spezielles Schlauchsystem für Injektionspumpen
- Medikament
- Injektionspumpe

Vorgehen

- Händedesinfektion
- Injektionspumpe überprüfen (Funktionskontrolle – siehe Herstellerangaben)
- Aufziehen des Medikaments in der Spezialspritze
- Entlüften der Spritze
- Einlegen der Spritze in die Halterung der Injektionspumpe
- an das sterile Schlauchsystem anschließen
- Gerät auf langsame Injektionsgeschwindigkeit einstellen und Schlauchsystem entlüften
- Laufgeschwindigkeit berechnen und einstellen
- Anschluß des Schlauchsystems an den Patienten (zentraler Venenkatheter)
- Alarmgrenzen einstellen (Gerätealarm, Patientenalarm)

12.4.8 Ernährungspumpe

Die Nährstoffzufuhr über den Gastrointestinaltrakt ist neben der parenteralen Ernährung ein wichtiger Bestandteil bei der Behandlung von Intensivpatienten.
Um mit der Sondenernährung beginnen zu können, müssen die Stoffwechsellage stabilisiert, gravierende Erkrankungen des Gastrointestinaltraktes ausgeschlossen und die Sonde optimal plaziert sein.
Die Zusammensetzung der Sondennahrung ist von der Leistungsfähigkeit des Verdauungstrakts (z.B. Resorptionsfähigkeit und Darmmotilität) abhängig (s. Kap. 2.5.3).
Mit einer Ernährungspumpe (Abb. 12-9) kann die Sondennahrung langsam und in kleinen Portionen verabreicht werden. Dies ist vorteilhafter als die Zufuhr durch die Schwerkraft (Nahrungsbeutel) oder portionsweise mit einer Spritze.

12.4.9 Thoraxsaugdrainage-System

(s. Kap. 2.7.12)

12.4.10 Ultraschallvernebler

(s. Kap. 2.7.9)

12.4.11 Defibrillator

Beim Kammerflimmern (unkoordinierte Herzaktion) ist sofort eine elektrische Defibrillation notwendig. Bei rechtzeitigem Einsatz führt dies meist wieder zu einem spontanen Sinusrhythmus. Der Umgang mit solchen extern betriebenen Defibrillatoren

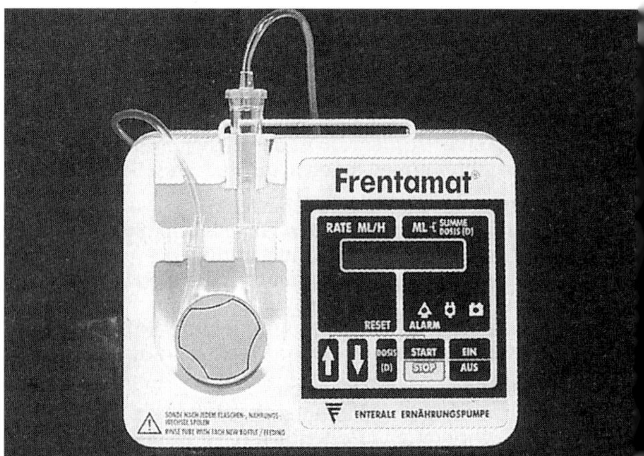

Abb. 12-9 Ernährungspumpe.

erfordert eine genaue Einweisung durch den Hersteller und das Beachten aller Sicherheitsbestimmungen (Abb. 12-10).
Der fehlerhafte Umgang mit solchen Geräten kann zu Schäden am Patienten (z.B. Verbrennungen) und an anderen beteiligten Personen (z.B. Stromverletzungen) führen.

Die Defibrillation ist ärztliches Aufgabengebiet!

Vorbereitung des Gerätes

- Gerät einschalten
- beide Elektroden mit Elektroden-Gel oder Wasser bestreichen
- Kondensator nach Anweisung des Arztes aufladen
- empfohlene Energiemenge (81 Joule = 1 Wattsekunde):
  Erwachsene 200–400 Joule
  Kinder 100–200 Joule
  Säuglinge 50–100 Joule

Vorgehen

- Elektroden aufsetzen; eine Elektrode mit mäßigem Druck im Winkel zwischen oberer Brustbeinhälfte und rechtem

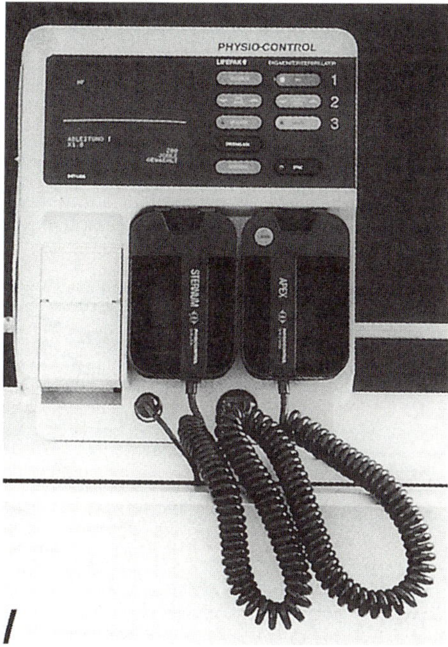

Abb. 12-10 Defibrillator.

Schlüsselbein und die andere über der Herzspitze plazieren (Abb. 12-11).
- Stromstoß durch Druckschalter an den Elektroden auslösen
- Erfolg der Defibrillation durch EKG-Ableitungen kontrollieren
- Gerät nach Herstellerangaben reinigen
- Dokumentation mit Angaben über Anzahl und Stärke der Defibrillationen

Während der Defibrillation alle Wiederbelebungsmaßnahmen am Patienten unterbrechen. Patient nicht berühren, vom Bett wegtreten (Stromschlag!).

12.4.12 Beatmungsgeräte

Die maschinelle Beatmung kann bei einer Vielzahl von Atmungsstörungen notwendig sein.
Die Einteilung der verschiedenen Beatmungsgeräte (Respiratoren) erfolgt meistens nach ihrem Steuerungsprinzip (z.B. volumen-, druck- und zeitgesteuert).
Da der Umgang mit Beatmungsgeräten eine Ausbildung in der Intensivpflege erfordert, wird hier nur auf verschiedene Beatmungsparameter und auf die Überwachung eines beatmeten Patienten eingegangen.
Alle eingestellten Beatmungsparameter müssen in einem Beatmungsprotokoll dokumentiert werden.

- **Überwachung eines beatmeten Patienten**

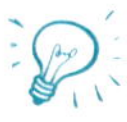

Bei jedem beatmeten Patienten sind zu überwachen:

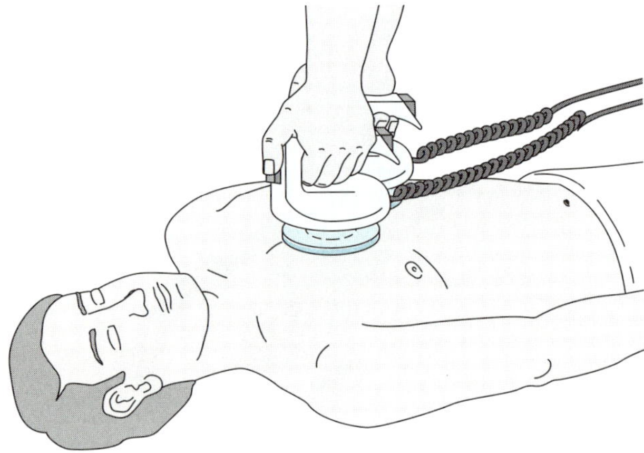

Abb. 12-11 Position der Defibrillator-Elektroden.

- Bewußtseinslage (z. B. Spontanbewegungen)
- kardiovaskuläres System (z. B. Puls, Blutdruck, ZVD)
- Haut (z. B. Hautfarbe, Temperatur)
- Ausscheidungen (z. B. Urin, Flüssigkeitsbilanz)
- Trachealsekret (z. B. Menge und Aussehen)

Inspektion
Beurteilung der sichtbaren Atembewegungen und des Aussehens des Patienten

Palpation
Auflegen der Hände auf den Thorax zum Tasten von Seitendifferenzen der Atembewegungen oder eines Hautemphysems

Perkussion
Abklopfen des Thorax, um einen Erguß (dumpfer Klopfschall) oder Pneumothorax (hypersonorer Klopfschall) festzustellen

Auskultation
Abhören der Lunge mit einem Stethoskop zum Beurteilen der Belüftung beider Lungenflügel bzw. von Sekretansammlungen (endotracheale Absaugung)

Pulsoxymetrie
Nichtinvasive, kontinuierliche Messung der arteriellen Sauerstoffsättigung des Hämoglobins

Blutgasanalyse
Invasive, punktuelle Überprüfung der Ventilation und des Säure-Basen-Haushaltes (kapillär oder arteriell)

Bakteriologisches Monitoring
Regelmäßige bakteriologische Untersuchung des Trachealsekrets

Kontrolle des Beatmungsgerätes
Technische Defekte des Beatmungsgerätes sind durch regelmäßige Kontrollen auszuschließen

Alarmsysteme
Alle Alarmsysteme wie Ober- und Untergrenzen des Beatmungsdruckes, des Atemminutenvolumens und der Frequenz müssen sinnvoll eingestellt sein

Sauerstoffkonzentration
In der Inspirations- und Exspirationsluft messen und überprüfen

Atemfrequenz
Regelmäßiges Überprüfen durch Zählen der einzelnen Atemzüge des Patienten mit einer Stoppuhr

Volumetrie
Kontrolle der eingestellten Beatmungsgrößen wie Atemzugvolumen und Atemfrequenz am Gerät

Beatmungsdruck
Überwachung des vom Arzt angegebenen Beatmungsdruckes

Befeuchter
Regelmäßiges Nachfüllen von Aqua destillata in den dafür vorgesehenen Behälter und Überwachung der Verdampfertemperatur

Schläuche und Verbindungsstücke
Alle Schläuche und Verbindungsstücke müssen dicht sein. Kondenswasser entfernen

12.5 Notfallsituationen

Da Notfälle bei Intensivpatienten vielfältig und häufig sein können, werden hier nur einige Situationen exemplarisch genannt.

- **Verhalten in Notfällen**
- Erkennen der Notfallsituation
- Ruhe bewahren
- Arzt verständigen
- umfassende Beobachtung, Kontrolle und Dokumentation aller Vitalfunktionen des Patienten
- sofort lebensrettende Maßnahmen einleiten
- Beruhigung und psychische Betreuung des Patienten
- Vorbereitungen zum Legen eines venösen Zugangs treffen
- Notfallwagen bereitstellen

- **Notfallsituation und dazugehörige Maßnahmen**

Äußere Blutung
- Druckverband
- oder Blutung an der geeigneten Körperstelle abdrücken oder abbinden

Herzinfarkt
- jegliche Anstrengung des Patienten vermeiden
- Oberkörper leicht erhöht lagern
- Sauerstoffinsufflation

Herz-Kreislauf-Stillstand
- Notruf für die Reanimation auslösen
- Einleiten der Reanimation (s. Kap. 18)

Atemstillstand
- Beutelbeatmung und Sauerstoffinsufflation
- Intubation vorbereiten

Asthma bronchiale
- Oberkörperhochlagerung
- vorsichtig dosierte Sauerstoffinsufflation
- Intubationsbereitschaft

Vaginale Blutung
- Binden vorlegen
- Oberschenkel kreuzen
- Fußende des Bettes erhöhen

Sturzgeburt
- sterile Unterlage unter das Gesäß der Patientin
- Dammschutz
- Geburtsvorgang nicht behindern
- auf Vitalzeichen der gebärenden Frau und des Neugeborenen achten

Anaphylaktischer Schock
- Adrenalin zur i.v. Injektion aufziehen
- Volumenersatz richten
- Intubation vorbereiten

Hypoglykämischer Schock
- Blutzucker bestimmen
- orale Gabe von Traubenzucker

Hypovolämischer Schock
- Sauerstoffinsufflation
- Beine hochlagern (Ausnahme: SHT)
- Volumenersatz

12.6 Beatmung

Akute Störungen der Atmung machen eine Beatmung des Patienten notwendig. Um adäquat (situationsgerecht) beatmen zu können, muß der Patient intubiert oder tracheotomiert sein.

12.6.1 Intubation

(s. Kap. 15.2.3)

12.6.2 Tracheotomie

Eine Tracheotomie ist ein operativ angelegter Luftröhrenschnitt zum Einlegen einer speziellen Trachealkanüle.
Der Arzt legt das Tracheostoma unter sterilen Bedingungen an (Abb.12-12 a und b). Bei langzeitbeatmeten Patienten schont es die oberen Atemwege (z.B. Stimmbänder) und verkleinert den Totraum.

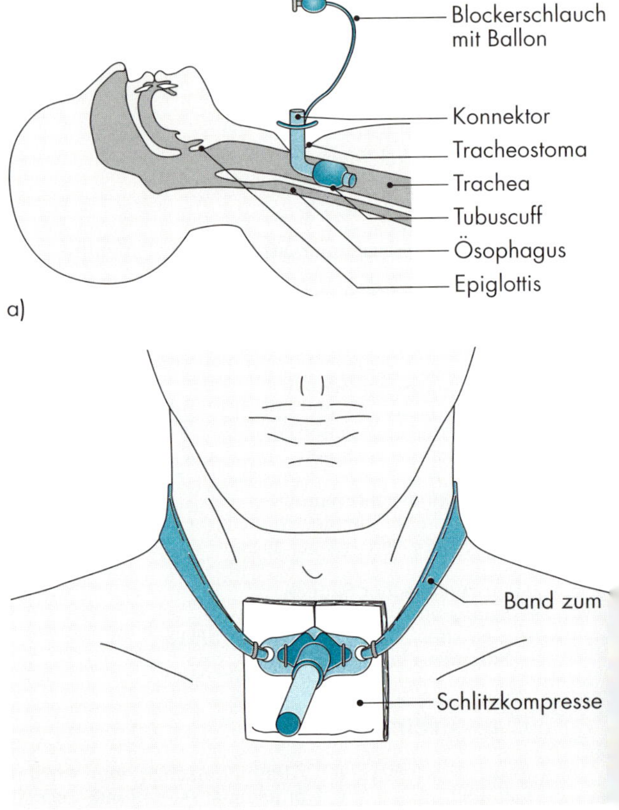

Abb. 12-12 Eingeführte Trachealkanüle.
a) Lage der Kanüle.
b) Fixierung.

Pflege bei tracheotomierten Patienten

- Absaugen von Sekreten der oberen Luftwege (Mund und Nase)
- regelmäßige Mund- und Nasenpflege
- aseptische Trachealtoilette
- Atemluft befeuchten
- Cuffdruck-Kontrolle
- sichere Fixierung der Trachealkanüle

- regelmäßiger Wechsel der Trachealkanüle (abhängig von der Verschleimung, in der Regel einmal täglich)
- aseptischer Verbandwechsel des Tracheostomas

Den ersten Trachealkanülen-Wechsel übernimmt immer der behandelnde Arzt.

- **Verbandwechsel beim Tracheostoma**

Der Stomaverband sollte bei Verschmutzung und Durchfeuchtung gewechselt werden.

Vorbereitung

- Patient informieren
- Patient in halbsitzende Position bringen, den Kopf leicht nach hinten geneigt
- Hände desinfizieren
- ggf. Schutzkittel und Mundschutz anlegen
- Gegenstände richten: Hautdesinfektionsmittel (PVP-Jod-Lösung), sterile NaCl-Lösung 0,9%, sterile Mulltupfer oder Kompressen, Metallinekompressen oder sterile Schlitzkompressen, Kanülenband, sterile Handschuhe, sterile Pinzette, Abwurf

Vorgehen

- Mundpflege und Bronchialtoilette durchführen
- Haltebändchen lösen, ggf. entfernen
- alten Verband entfernen
- sterile Handschuhe anziehen
- evtl. Krusten mit NaCl-Lösung lösen
- Hautdesinfektion im stomanahen Bereich
- mit der Pinzette den neuen Verband von unten nach oben unter die Halteplättchen ziehen
- Kanüle mit Haltebändchen fixieren, evtl. abpolstern
- Cuffdruck messen
- Atmung beobachten, evtl. Thorax abhören
- Material entsorgen
- Dokumentation

Zur Sicherheit sollte der Verbandwechsel zu zweit durchgeführt werden. Eine neue sterile Trachealkanüle ist für den Notfall in Griffnähe zu plazieren. Das Haltebändchen nicht zu locker anlegen, da sonst die Trachealkanüle in der Trachea verrutschen kann, vor allem bei Hustenreiz. Bei zu fester Fixierung besteht die Gefahr der Drucknekrosen.

- **Wechsel der Trachealkanüle**

Der erste Kanülenwechsel erfolgt frühestens nach 48 Stunden und wird immer durch den Arzt vorgenommen, da die Gefahr besonders groß ist, daß das Stoma ohne Kanüle zuschwillt. Der Wechsel der Kanüle darf nicht unmittelbar nach einer Nahrungsaufnahme erfolgen, da erhöhte Aspirationsgefahr besteht. Bei den Kanülen werden PVC-Kunststoffkanülen und

Metallkanülen unterschieden. Für beide Varianten sind auch sog. Sprechkanülen verfügbar. Bei Metallkanülen kann der Sprecheinsatz nach einer Reinigung mit Wasserstoffsuperoxid und einer kleinen Bürste sowie der anschließenden gründlichen Spülung mit Kochsalzlösung sofort wieder eingesetzt werden. Kunststoffkanülen sind immer durch neue sterile Kanülen auszutauschen (Material ist nicht bakterizid).

Vorbereitung
- Patient informieren
- Patient in halbsitzende Position bringen, Kopf leicht nach hinten geneigt
- evtl. Sauerstoff verabreichen (Arztanordnung)
- Hände desinfizieren
- Material wie zum Verbandwechsel vorbereiten
- Trachealkanülen bereitlegen (gleiche Größe wie die liegende und kleinere), Cuff überprüfen, Trachealkanüle einsprühen (Lokalanästhetikum oder Silikon-Spray)
- evtl. Nasenspekulum (Trachealspreizer zur evtl. notwendigen Aufdehnung des Stomas)
- Führungsmandrin (erleichtert das Einführen der neuen Kanüle)

Vorgehen
- Mundpflege und Bronchialtoilette durchführen
- Haltebändchen lösen und entfernen
- alten Verband entfernen
- sterile Handschuhe anziehen
- Cuff entblocken
- Kanüle unter gleichzeitiger Absaugung in der Ausatemphase herausziehen
- Wundränder reinigen und desinfizieren
- Handschuhe wechseln
- neue Kanüle vorsichtig in der Einatemphase einführen
- Cuff blocken (bei Spontanatmung nicht erforderlich)
- neuen Verband von unten nach oben unter die Halteplättchen ziehen
- Kanüle mit Haltebändchen fixieren, evtl. abpolstern
- Atmung beobachten, evtl. Thorax abhören
- Material entsorgen
- Dokumentation

Bei beatmeten Patienten erfolgt der Kanülenwechsel durch den Arzt. Bei tracheotomierten Patienten sollte für den Notfall immer ein Intubationsbesteck bereitliegen, falls nach Entfernung der Trachealkanüle ein erneutes Einsetzen nicht möglich ist.

12.6.3 Endotracheales Absaugen

(s. Kap. 2.7.14)

13 Ambulanz

13.1 Mithilfe im Gipsraum

Ruhigstellende Verbände aus Gips oder Kunststoff sollten möglichst in einem speziell dafür eingerichteten Arbeitsraum angelegt werden. Notwendig sind ein höhenverstellbarer Lagerungstisch für den Patienten, ein Röntgenbildverstärker, übersichtliche Regale für die Materialien und ein Absatzbecken für das Tauchen der Gipsbinden.

Gips und Kunststoffreste nie in einem normalen Abfluß entsorgen, da dieser sofort verstopft.

13.1.1 Anlegen eines Gipsverbandes

Zum Ruhigstellen und Fixieren von z.B. Frakturen und Luxationen ist ein Gipsverband notwendig.
Je nach Indikation und ärztlicher Anordnung werden diese Verbände als zirkulärer Gipsverband oder als Gipsschiene angelegt.
Die Vorteile des herkömmlichen Gipsverbandes sind:
- geringe Materialkosten, lange haltbar (Kunststoffbinden sind nur begrenzt, ca. zwei Jahre, haltbar)
- außerordentlich gut modellierbar
- nach der Aushärtung sind Korrekturen (z.B. mit dem Rabenschnabel) möglich (nicht bei Kunststoffverbänden)
- ökologisch unbedenklich in der Herstellung und Entsorgung im Gegensatz zu verschiedenen Kunststoffmaterialien

• **Grundsätze beim Anlegen eines Gipsverbandes**
- der Gipsverband muß fest sitzen
- er darf nicht drücken
- die Bewegungsmöglichkeit ruhiggestellter Gelenke im Gipsverband muß verhindert werden

Vorbereitung
(z.B. Unterschenkel-Liegegips nach Bänderverletzung)
- **Material** (ausreichende Mengen richten)
  - Schlauchmull (in der entsprechenden Größe)
  - Synthetikwatte (à 10 cm × 3 m)
  - Krepp-Papierbinden zur Fixierung der Polsterwatte
  - Wattepolster
  - Gipsbinden (à 10 cm × 3 m)
  - Gipslonguette für die Sohlenverstärkung (achtfach, 10 cm breit)
  - Wasserbecken mit 18–25 °C kaltem Wasser
- **Information** des Patienten
  - Sinn und Zweck des Gipsverbandes (z.B. Ruhigstellung)
  - Dauer des Gipsverbandes (z.B. abhängig von Frakturart und Heilungstendenz)

  - Belastbarkeit
    (volle Belastbarkeit erst nach vollständiger Trocknung)
  - Wärmeentwicklung
    (durch den Abbindevorgang von Gips entsteht Wärme)
- **Hautschutz**
  - sorgfältige Hautkontrolle
    (auf Druckstellen und lokale Infektionen achten)
  - Hautreinigung und Hautpflege
    (nach Arztverordnung wird die Haut gereinigt, gepudert oder eingefettet)
- **Polsterung**
  - sorgfältige Polsterung gefährdeter Körperstellen wie Knie, Tibiakante, Fußrücken und Ferse

Vorgehen (Abb. 13-1 a bis j)

Anfertigen einer Gipsschale für den Unterschenkel
Bei Gefahr der Schwellung oder Hämatombildung und zum Vermeiden von Druckstellen kann der Unterschenkel-Liegegips nach Arztanordnung an beiden Seiten aufgetrennt werden (Abb. 13-2 a bis c).
Der erste Gipsverband bei einer frischen Verletzung **muß** immer gespalten werden!

Da der Gipsverband bis zur vollständigen Erhärtung noch feucht ist, muß er überall flächenhaft aufliegen.
Die Lagerung darf deshalb nicht auf harten Kanten erfolgen.
Um Dellen am Gipsverband zu vermeiden, wird zum Umlagern, Stützen oder beim Hochhalten des Beines immer die flache Hand benutzt.

Abb. 13-1 Anlegen eines Gipsverbandes am Unterschenkel. ▶
a) Bein auf der Böhler-Bank (Fußstellung im 90°-Winkel) lagern, Schlauchmull (dient als Überzug) anlegen.
b) Zirkulär mit Synthetikwatte (Fußranderhöhung durch Wickeln von lateral nach medial) polstern.
c) Krepp-Papierbinden faltenfrei anwickeln und die Ferse und das Fibulaköpfchen mit Wattepolstern schützen.
d) Gipsbinden schräg eintauchen (Wasser kann gleichmäßig ins Innere der Binde vordringen), bis keine Luftblasen mehr aufsteigen.
e) Gipsbinden von distal nach proximal anwickeln.
f) Gipsbinden modellieren und die Fußstellung überprüfen.
g) Proximalen Unterzug (Schlauchmull) umlegen, Sohlenplatte mit der vorbereiteten Gipslonguette (Pfeil) verstärken, mit einer weiteren Gipsbinde anwickeln.
h) Zehen freilegen, verschönern des distalen und proximalen Gipsabschlusses.
i) Fertiger Unterschenkel-Liegegips.
j) Gipsverband (etwa 24–48 Stunden, je nach Gipsart) austrocknen lassen.

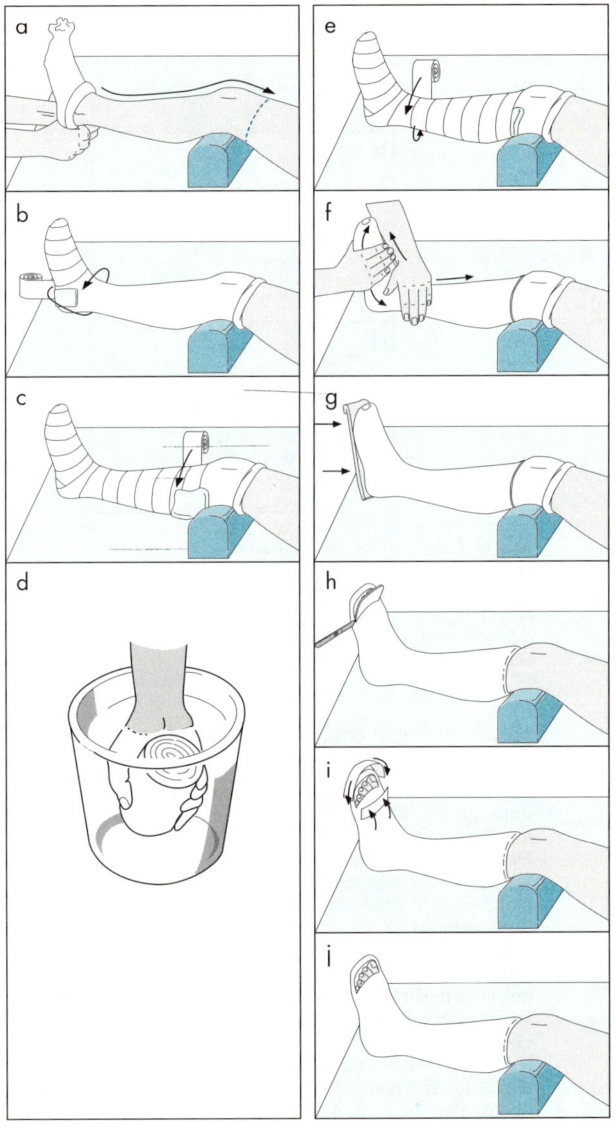
a
b
c
d
e
f
g
h
i
j

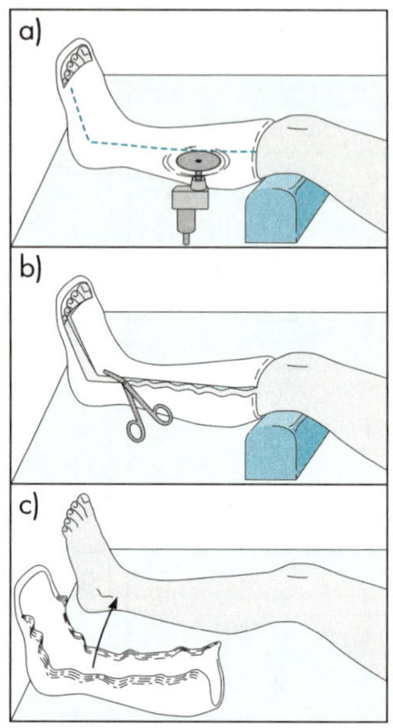

Abb. 13-2 Auftrennen des Gipsverbandes.
a) Gipsverband mit einer oszillierenden Säge (beidseitig) auftrennen.
b) Unterzug und Polstermaterialien aufschneiden.
c) Geöffneten Unterschenkelgips abnehmen und die Kanten entschärfen.

13.1.2 Anlegen eines Kunststoffverbandes

Kunststoffverbände (z.B. Scotchcast oder Scotchflex) bestehen aus gewebtem Fiberglas und sind mit einem Polyurethanharz imprägniert. Die Kunstharzbinden härten bei der Verbindung mit Wasser aus.
Der Vorteil der Kunststoffverbände liegt in der guten Formbarkeit und Flexibilität während der Verarbeitung.
Der fertige Verband ist wesentlich leichter als der herkömmliche Gipsverband.
Kunststoffverbände haben eine größere Bruchfestigkeit und eine höhere Dauerbelastbarkeit (längere Haltbarkeit, Wechsel seltener erforderlich).
Die meisten Kunststoffmaterialien sind röntgentransparent (bei Gipsverbänden sind Röntgenaufnahmen oft schwer beurteilbar).
Je nach Indikation und ärztlicher Anordnung werden diese Verbände als zirkulärer Kunststoffverband oder als Kunststoffschiene angelegt (s. Kap. 4.1).

Der Kunststoffverband muß fest sitzen.
Er darf nicht drücken.
Die Bewegungsmöglichkeit ruhiggestellter Gelenke im Kunststoffverband muß verhindert werden.
Beim Arbeiten mit Kunststoffbinden Handschuhe tragen (allergische und toxische Hautreaktionen).
Kunststoffbinden nach dem Tauchen (3–5 Sekunden) nicht kneten, damit die Bindenlagen nicht verkleben.
Längselastische Kunststoffbinden (Herstellerangaben beachten) ohne Zug anwickeln (Verband wird zu eng!).
Glätten und Modellieren von Kunststoffverbänden kann mit Silicon-Handcreme vorgenommen werden.

Vorbereitung
(z.B. zirkulärer Unterarmverband)

- **Material** (in ausreichender Menge)
  - Schlauchmull (in der entsprechenden Größe)
  - Synthetikwatte (à 7,5 cm × 3 m)
  - Kunststoffbinde (à 7,5 cm × 3 m)
  - Schaumstoffbinde zur Fixierung der Polsterwatte (erleichtert Feuchtigkeits- und Temperaturausgleich)
  - Handschuhe
  - Silikon-Handcreme
  - Wasserbecken mit 18–25 °C kaltem Wasser
- **Information** des Patienten
  - Sinn und Zweck des Kunststoffverbandes (z.B. Ruhigstellung von Frakturen)
  - Dauer des Kunststoffverbandes (ist abhängig von der Frakturart, Heilungstendenz)
  - Belastbarkeit (volle Belastbarkeit schon nach 30–45 Minuten)
- **Hautschutz**
  - sorgfältige Hautkontrolle (auf Druckstellen, lokale Infektionen und Allergien achten)
- **Hautreinigung/-pflege**
  (nach Arztverordnung wird die Haut gereinigt, gepudert oder eingefettet)
- **Polsterung**
  - sorgfältige Polsterung gefährdeter Körperstellen wie Knie, Tibiakante, Fußrücken und Ferse

Vorgehen (Abb. 13-3 a bis c)

Gips- bzw. Kunststoffreste müssen unmittelbar nach dem Anlegen entfernt werden (Druckgefahr).
Kontrolle der betroffenen Extremität auf
- Stauungszeichen und Schwellungen
- Schmerzen
- Sensibilitätsstörungen (z. B. Kribbeln)
- Lähmungserscheinungen
- Hautverfärbungen (Allergien, Durchblutungsstörungen)
- Veränderungen der Hauttemperatur (Wärme oder Kälte)

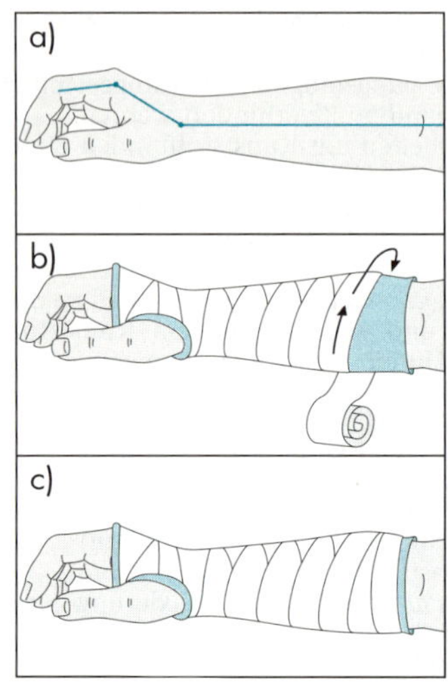

Abb. 13-3 Anlegen eines Kunststoffverbandes am Unterarm.
a) Lagerung des Unterarms in Funktionsstellung (Schlauchmull dient als Unterzug, Unterarm zirkulär mit Polsterwatte umwickeln).
b) Binden spiralförmig mit leichtem Zug anwickeln. Die Binden sollen $^1/_2$ bis $^2/_3$ der Bindenbreite überlappen. Für Verbände, die nicht belastet werden, genügen 3–4 Bindenlagen. Belastete Verbände benötigen 6–7 Bindenlagen.
c) Bis der Verband vollständig gehärtet ist, wird der Unterarm weiterhin in Funktionsstellung gelagert.

Fensterung des Verbandes nach Arztverordnung zur Kontrolle von darunterliegenden Wunden. Nach Kontrolle muß das Fenster wieder geschlossen werden (Gefahr eines Fensterödems).

13.2 Mithilfe bei der chirurgischen Wundversorgung

Wunden sind meist durch Verletzungen entstandene Hautdefekte. Durch Eröffnung von Gefäßen treten Blut und Lymphflüssigkeit aus. Um den Verlust lebenswichtiger Stoffe sowie den Ein- und Austritt von Erregern zu verhindern, ist ein schneller Wundverschluß nötig.

Vorbereitung

- **Material**
  - Hautdesinfektionsmittel
  - Tupfer

  - Lokalanästhetikum nach Verordnung
  - Spritzen, Kanülen
  - Wundverband (z. B. Pflaster, Binden)
  - Nahtmaterial
  - sterile Handschuhe
  - sterile Abdecktücher
  - Abwurfbehälter
  - Haarhaube, Mundschutz
- **Instrumente**
  - Skalpell
  - chirurgische Pinzetten
  - anatomische Pinzette
  - Präparierschere
  - Péan-Klemmen
  - Nadelhalter

Vorgehen
Wundversorgung ist ärztliches Aufgabengebiet. Die Pflegeperson assistiert.

- Information des Patienten
  - Sinn und Zweck der chirurgischen Wundversorgung
  - Belastbarkeit, Schonung und Körperpflege des betroffenen Hautareals
- Lagerung entsprechend der Verletzung
- Wundversorgung
- Anlegen des Wundverbandes
- sachgerechtes Versorgen der Materialien

13.2.1 Tetanusprophylaxe

Da bei Verletzungen Wunden mit Tetanus infiziert sein können, wird routinemäßig bei jeder chirurgischen Wundversorgung der Tetanusschutz überprüft.
Eine ausreichende Grundimmunisierung besteht aus drei Injektionen von z. B. 0,5 ml Tetanol®.
Ist zum Zeitpunkt der Verletzung eine Grundimmunisierung vollständig nachweisbar (Impfausweis), so erfolgt eine Auffrischung mit Tetanus-Adsorbationsimpfstoff nur, wenn die letzte Impfung länger als fünf Jahre zurückliegt.
Bestand zum Zeitpunkt der Verletzung kein ausreichender Impfschutz (Grundimmunisierung fehlt oder ist nicht vollständig), so erfolgt eine Simultanimpfung (0,5 ml Tetanus-Adsorbationsimpfstoff und 250 Einheiten Tetanus-Hyperimmunglobulin).

- **Impfschema**
- erste und zweite Impfung im Abstand von etwa 4–6 Wochen
- dritte Impfung sollte etwa 6–12 Monate nach der zweiten erfolgen (Tab. 13-1)

- **Wichtige Begriffe**

Aktive Immunisierung = Verabreichen des ungiftigen Tetanustoxoids (z. B. Tetanol® oder Teta-

Tabelle 13-1 Schema zur Tetanus-Simultanprophylaxe im Verletzungsfall.

Vorangegangene Tetanus-Impfungen (lt. Impfausweis)	Abstand zur letzten Injektion am Verletzungstag	Am Verletzungstag gleichzeitig an kontralateralen Körperstellen		Abstände der weiteren Injektionen mit Tetanus-Adsorbatimpfstoff zur Vervollständigung des aktiven Schutzes		
		Tetanus-Hyperimmunglobulin	Tetanus-Adsorbatimpfstoff	2 bis 4 Wochen	6 bis 12 Wochen	alle 10 Jahre (Auffrischimpfung)
keine	–	●	■	■	■	■
1	bis 2 Wochen	●	–	■	■	■
1	2 bis 8 Wochen	●	■	–	■	■
1	über 8 Wochen	●	■	■	■	■
2	bis 2 Wochen	●	–	–	■	■
2	über 2 Wochen bis 6 Monate	–	–	–	■	■
2	6 bis 12 Monate	–	■	–	–	■
2	über 12 Monate	●	■	–	–	■
3	bis 5 Jahre	–	–	–	–	■
3	über 5 Jahre bis 10 Jahre	–	■	–	–	■
3	über 10 Jahre	●	■	–	–	■

● 250 I.E. Tetanus-Hyperimmunglobulin ■ Tetanus-Adsorbatimpfstoff

		toxoid). Der Körper bildet selbst aktiv Antikörper (Antitoxine).
Passive Immunisierung	=	Verabreichen eines von Tieren nach aktiver Immunisierung gebildeten Antitoxins (z.B. Tetagam®).
Simultanimpfung	=	gleichzeitige passive und aktive Immunisierung an unterschiedlichen Körperstellen (kontralateral), z.B. Tetanol® und Tetagam®.

Die Impfung erfolgt subkutan oder intramuskulär.
Routinemäßige Auffrischimpfungen sind alle 10 Jahre notwendig.
Alle Impfungen sind im Impfausweis zu dokumentieren.

13.3 Mithilfe bei Verbänden

13.3.1 Funktionelle Verbände (Tape-Verband)

Funktionelle Verbände schützen, stützen und entlasten gefährdete, geschädigte oder gestörte Abschnitte des Bewegungsapparates. Sie erlauben eine funktionelle Belastung und verhindern extreme Bewegungen, bieten also eine maximale Stabilität bei gezielter Mobilität (Abb. 13-4 a und b).

Das Behandlungsziel, z.B. Vorbeugung von Verletzungen bei Extrembelastungen, evtl. Bandrupturen, in günstigen Fällen bei stabilen Frakturen in Bereich der Hände und Füße (Entscheidung zum Tape-Verband liegt bei einem erfahrenen Traumatologen) bestimmt die Art und das Anlegen des Verbandes.
Zur Anlage des Tape-Verbandes ist der betroffene Körperteil optimal zu lagern, der Arzt fixiert die Gelenkposition.
Die Haut vor allergischen Hautreaktionen (Reaktion auf Zinkoxid-Kautschukkleber) durch einen Unterzug schützen. Tape-Verbände nicht bei erkrankter Haut anlegen.
Exaktes Anlegen und regelmäßige Kontrolle des Verbandes.

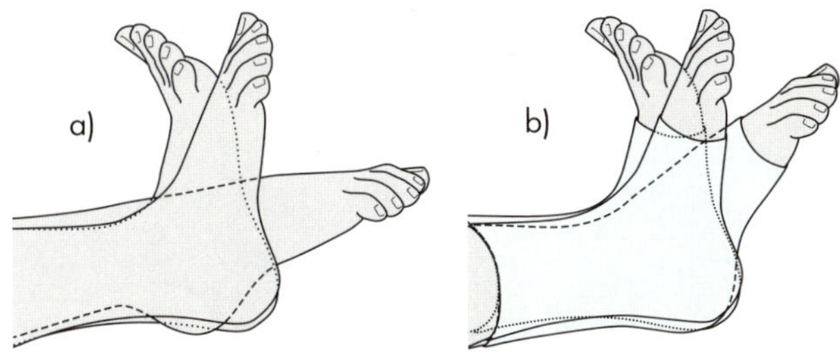

Abb. 13-4 Vergleich der Beweglichkeit mit und ohne Tape-Verband.
a) Normale Beweglichkeit des Sprunggelenkes.
b) Eingeschränkte Beweglichkeit bei voller Belastbarkeit.

Vorbereitung
(z. B. Sprunggelenkverband)
- **Material**
  - elastische Mullbinde (à 8 cm × 4 m)
  - Tape-Binde (à 3,75 cm × 10 m)
  - Polsterplatte
  - Pflaster oder Pflasterspray
- **Information** des Patienten
  - Sinn und Zweck des Verbandes
  - Dauer des Tape-Verbandes
  - Belastbarkeit (z. B. eingeschränkte Belastbarkeit)
- **Hautschutz**
  - sorgfältige Hautkontrolle (z. B. auf Druckstellen und lokale Infektionen achten)
  - Hautreinigung und Hautpflege (nach Arztverordnung)
- **Polsterung** gefährdeter Körperstellen

Vorgehen (Abb. 13-5 a bis d)
- Haut mit Pflasterspray einsprühen und Polster mit einer elastischen Mullbinde fixieren (Abb. 13-5 a und b)
- Verband in verschiedenen U-Zügeln und Verschalungstouren anlegen (Abb. 13-5 c und d)

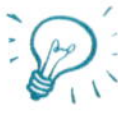

Kontrolle der vitalen Versorgung der betroffenen Extremität auf:
- Stauungszeichen und Schwellungen
- Schmerzen
- Sensibilitätsstörungen (z. B. Kribbeln)
- Lähmungserscheinungen
- Hautverfärbungen
- Veränderungen der Hauttemperatur
- Juckreiz bei Pflasterunverträglichkeit

Mitgabe eines Merkblattes (Abb. 13-6).

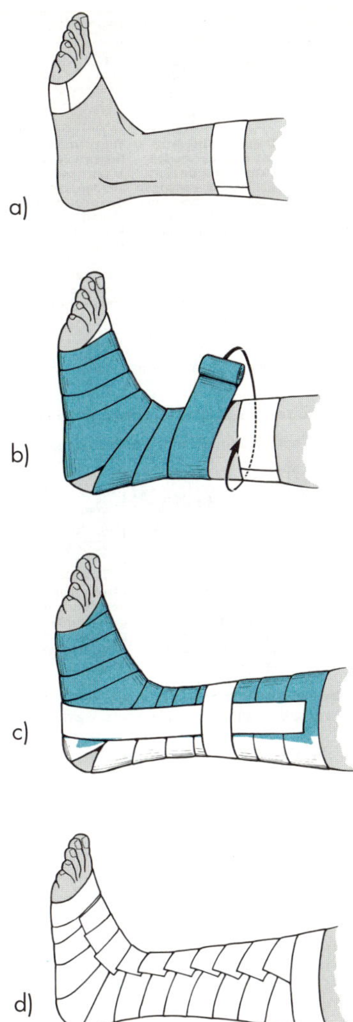

Abb. 13-5 Sprunggelenkverband.
a) Anlegen des Polsters.
b) Fixieren des Polsters.
c) U-Zügel.
d) Verschalungstouren.

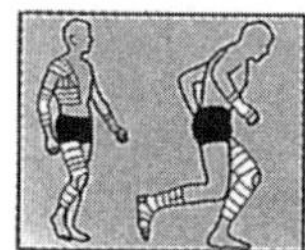

Der Vorteil des Tapeverbandes ist die Erhaltung der Mobilität. Durch Bewegung, solange sie nicht schmerzt, wird die Heilung beschleunigt.

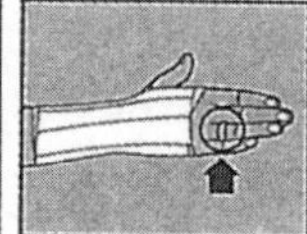

Tragen Sie bei Arm- und Handverbänden keine Ringe, da diese sich bei Schwellungen nicht mehr abnehmen lassen und es dadurch zu Durchblutungsstörungen kommen kann. Leichte Schwellungen verschwinden meist, wenn die Gliedmaße hochgelagert wird.

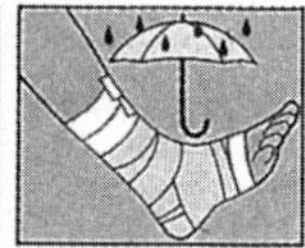

Tapeverbände vor Nässe schützen, sie können, wenn sie naß werden, enger werden oder ihre Haftfähigkeit verlieren. Vor Verschmutzung und Nässe schützt eine locker über den Verband gewickelte elastische Binde oder ein Trikotschlauch.

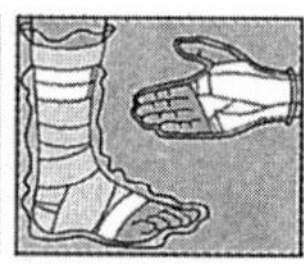

Beim Duschen dient eine Plastiktüte oder -folie zum Schutz des Verbandes. Handverbände können mit einem Einmalhandschuh geschützt werden.

Kleidung/Schuhe

Es empfiehlt sich, bequeme Kleidung und bei Fuß- oder Beinverbänden auch flache Schuhe zu tragen.

Auch bei einem korrekt angelegten Tapeverband können Komplikationen auftreten.

Der Verband muß sofort aufgeschnitten oder abgenommen werden bei:

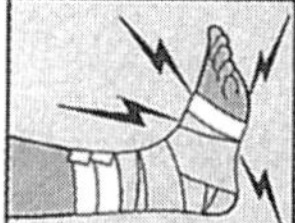

Starken zunehmenden Schmerzen.

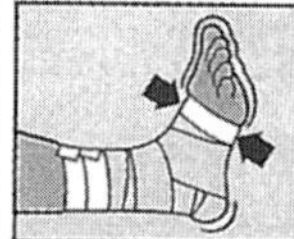

Starken Schwellungen, besonders der Finger oder Zehen, die auch bei Hochlagerung nicht zurückgehen.

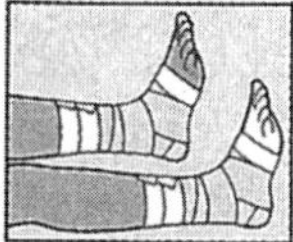

Blauer oder weißer Verfärbung von Fingern oder Zehen, die auch bei Hochlagerung nicht zurückgeht.

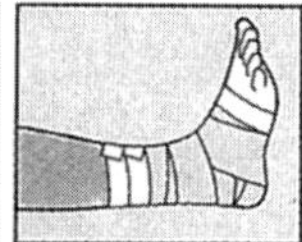

Taubheitsgefühl, „Kribbeln, Ameisenlaufen"; plötzlich auftretenden Bewegungseinschränkungen.

Starker **Juckreiz** kann ein Zeichen für eine Hautreaktion sein. Der Verband muß ggf. durch einen neuen mit zusätzlichem Hautschutz ersetzt werden.

Abb. 13-6 Patienten-Merkblatt, Beiersdorf AG Hamburg.

14 Operationsabteilung

14.1 Aufbau und Einrichtung

Für operative Eingriffe am oder im menschlichen Körper sind spezielle Räume notwendig. Sie werden in einer Klinik mit chirurgischen Fachabteilungen in einer Operationsabteilung zusammengefaßt.

Spezielle Dienstkleidung im Operationsbereich
- Hemd und Hose
- Schuhe
- Mundschutz
- Haarhaube

• Räume einer Operationsabteilung

Personal- und Patientenschleuse
Um das Einschleppen von Keimen zu vermeiden, sind in Operationsabteilungen spezielle Schutzvorkehrungen notwendig.
So dürfen die dort beschäftigten Personen die Abteilung nur über die Personalschleuse (getrennt für den aseptischen und septischen Bereich) betreten. Hier erfolgen das Anziehen der speziellen Dienstkleidung und die Händedesinfektion. Die jeweiligen Hygienepläne sind zu beachten.
Operationsabteilungen sind aus hygienischen Gründen baulich von den Stationen getrennt. Patienten werden deshalb über eine spezielle Patientenschleuse eingeschleust (Abb. 14-1a und b).

Narkose-Einleitungs- und -Ausleitungsräume
Zum Ein- und Ausleiten der Narkose und zur entsprechenden Patientenlagerung (abhängig von der geplanten Operation) sind Räume mit einer speziellen apparativen, medikamentösen und materiellen Ausstattung notwendig. Dazu zählen:
- Narkose- und Beatmungsgerät
- Überwachungsgeräte (z. B. EKG und Pulsoxymetrie)
- zentrale Versorgungsanschlüsse (z. B. Gas, Druckluft)
- spezielle Instrumente (z. B. Intubationsbesteck)
- Gebrauchsmaterialen (z. B. Spritzen, Kanülen)
- Medikamente (z. B. Anästhetika)
- Kühlschrank für Medikamente
- Verbandmaterialien

Waschräume
Zur chirurgischen Händedesinfektion ist ein Waschraum in unmittelbarer Nähe zum Operationsraum notwendig. Automatiktüren machen einen Händekontakt nach der Desinfektion unnötig (Keimübertragung). Die Räume sind folgendermaßen ausgestattet:

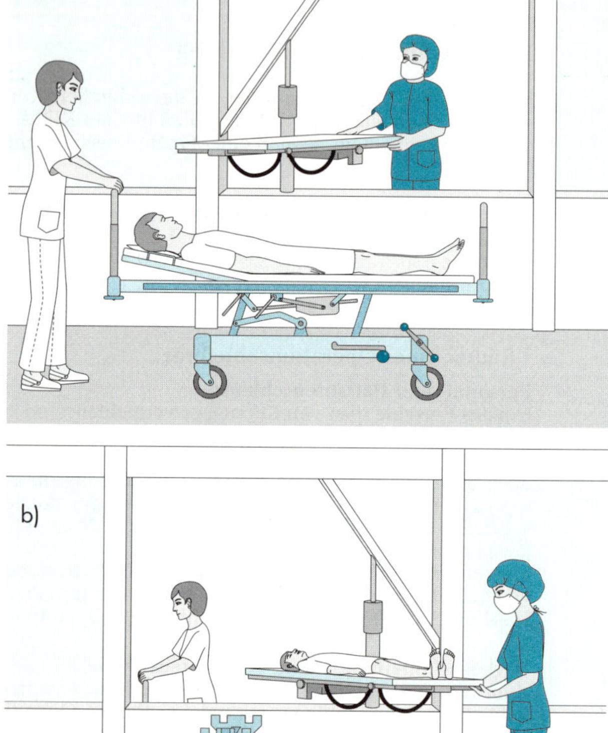

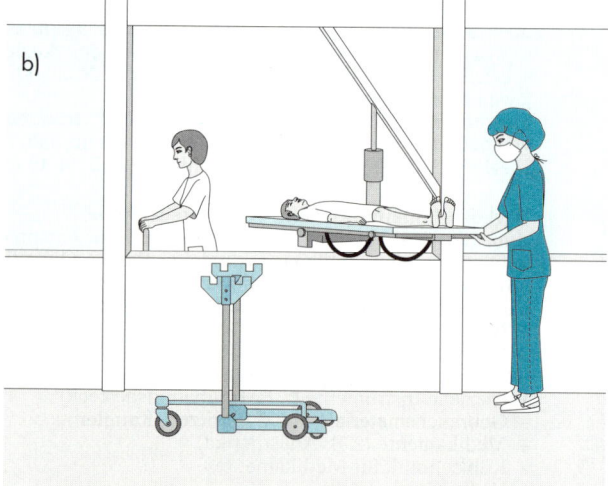

Abb. 14-1 Patientenschleuse.
a) Patient wird auf einer nach außen (außerhalb des OP-Bereiches) geschwenkten OP-Tischplatte gelagert.
b) Übernahme des Patienten in den OP-Bereich durch Einschwenkung der OP-Tischplatte und Arretierung auf einem Transportgestell.

- Seifen-, Bürsten- und Desinfektionsmittelspender (s. a. Abb. 2-72)
- sterile Einmalhandtücher
- Wasserhähne mit Lichtschranken (kein Berühren)
- Zeitschaltuhr (Dauer der Händedesinfektion)

Geräte- und Lagerräume
Zur Lagerung der vielfältigen Instrumente, Geräte und Materialien sind großzügig angelegte Räume notwendig. Übersichtliche Regale erleichtern das rasche Auffinden der benötigten Gegenstände.

Sterilisationsräume
In den Sterilisationsräumen werden alle notwendigen Instrumente, Gummiwaren, Wäsche und sonstige Gegenstände aufbereitet und sterilisiert. Innerhalb der Räume erfolgt eine Trennung in eine unreine und eine reine Seite.

Personalaufenthaltsraum
Während kurzer Pausen, in denen der Operationsbereich nicht verlassen werden kann, steht dem Operationspersonal ein Aufenthaltsraum zur Verfügung. Hier besteht die Möglichkeit, kleine Zwischenmahlzeiten und Getränke einzunehmen.

Aseptische/septische Operationsräume
Es gibt Operationsräume, die ausschließlich für aseptische (z. B. Knochenoperationen) bzw. septische (z. B. Appendektomie) Eingriffe benutzt werden. Die Geräteausstattung und die Einteilung in sterile und unsterile Zonen ist in allen Operationsräumen ähnlich (Abb. 14-2 und 14-3).
Beide Bereiche sind räumlich getrennt und nur über separate Personal- und Patientenschleusen zu erreichen.

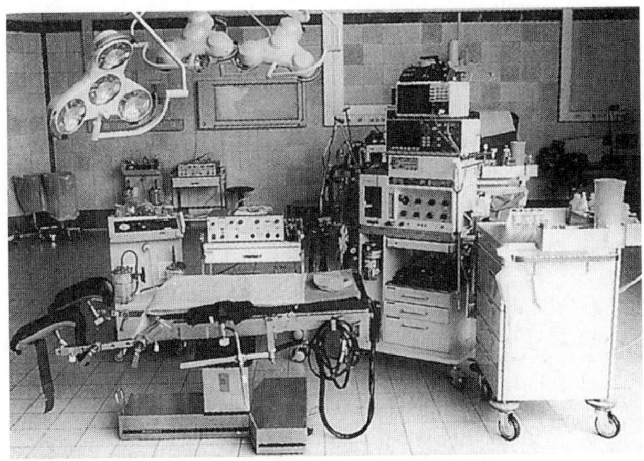

Abb. 14-2 Mögliche Geräteanordnung im Operationssaal.

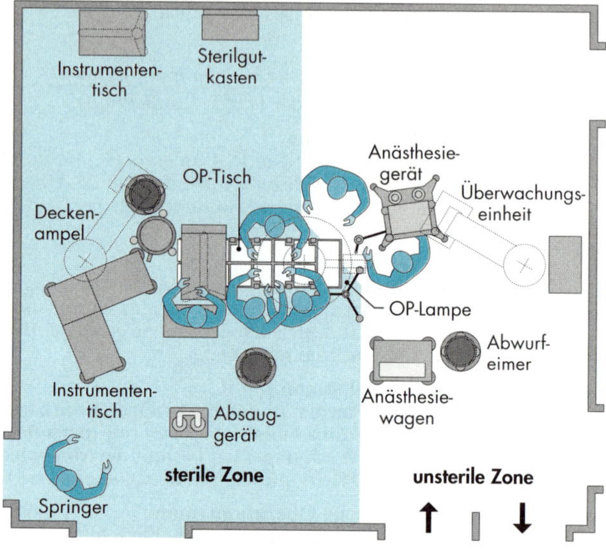

Abb. 14-3 Übersicht Operationsraum, sterile, unsterile Zone.

14.2 Übernahme und Lagerung des Patienten

Um einen reibungslosen Ablauf des Operationsprogramms zu gewährleisten, sind die Patienten rechtzeitig zur Operation zu bestellen.
Der Patient wird auf der Station nach Arztverordnung prämediziert, mit einem Operationshemd bekleidet in die Patientenschleuse gebracht, auf die Operationsplatte umgelagert (s. Abb. 14-1) und mit einem Tuch bedeckt.

Bei der Übernahme ist zu beachten:
- eindeutige Identifizierung des Patienten
- Zahnprothesen, Schmuck müssen entfernt sein
- folgende Patientendokumente müssen vorhanden sein:
  - Krankengeschichte
  - Patientenkurve
  - Röntgenaufnahmen
  - aktuelle Befunde
  - evtl. Begleitscheine für Präparate, Abstriche und Laboranforderungen
  - Einverständniserklärung
- Beobachten des Patienten und Kontrolle der Vitalfunktionen (Patienten nicht alleine lassen)
- psychische Betreuung (dem Patienten jede Handlung, die an ihm vorgenommen wird, erklären)

Bei der Lagerung ist zu beachten:
Spezielle Lagerungen werden immer erst am anästhesierten Patienten vorgenommen. Fixierung des Patienten mit Bein- und Armgurten

- Arme auf Armschiene im Schultergelenk nicht überstrecken (Gefahr der Nervenlähmung)
- Beine dürfen nicht gekreuzt werden (Dekubitusgefahr)
- sachgerechtes Befestigen der Elektroden (Unfallverhütungsvorschriften beachten)
- gefährdete Körperstellen polstern (z. B. Nervus ulnaris)

14.3 Hilfeleistungen vor, während und nach Operationen

Operationen werden in der Regel von einem Team ausgeführt. Dazu gehören der Operateur und ein oder mehrere assistierende Ärzte, der Anästhesist, ein/e Instrumentierschwester bzw. -pfleger und ein unsteriler „Springer".

Unsterile Mitarbeiter dürfen nicht in die sterilen Zonen gelangen!

14.3.1 Vorbereitungen des Operationsraums

Der Operationsraum wird von einer sterilen und einer unsterilen Pflegeperson vorbereitet.
Der Aktionsbereich der sterilen Pflegeperson ist dabei auf den Operationstisch, Instrumententisch und deren unmittelbare Umgebung begrenzt (s. Abb. 14-3).
Die unsterile Pflegeperson (Springer) reicht in erster Linie steril verpackte Materialien an (Abb. 14-4).

14.3.2 Springer-Funktion

Die „Springer-Funktion" (der unsterilen Pflegeperson) sollte nur von einer Person mit ausreichender Berufserfahrung ausgeübt werden. Sie ist zuständig für den gesamten organisatorischen Ablauf der Operation und das Richten und Anreichen zusätzlicher Instrumente und Materialien (z. B. Nahtmaterial).

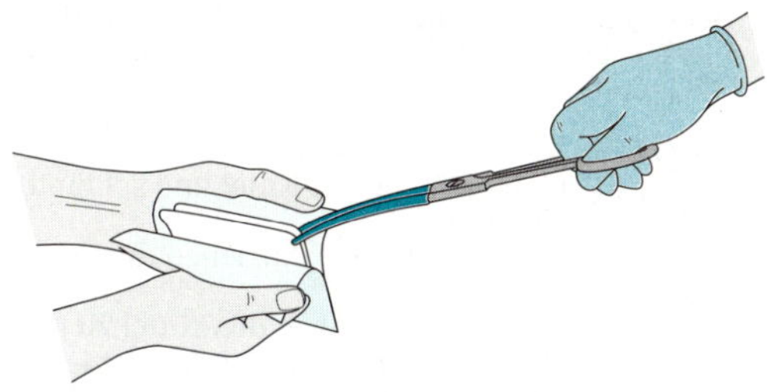

Abb. 14-4 Anreichen steril verpackter Materialien.

Präparatebehälter müssen vom Springer sorgfältig beschriftet und Begleitschreiben vorbereitet werden. Die Verwechslung von Präparaten durch mangelnde Sorgfalt kann zu einer falschen Diagnose mit unabsehbaren Folgen für den Patienten führen.

14.3.3 Ausstattung des Waschraums

Zur chirurgischen Händedesinfektion werden im Waschraum folgende Gegenstände vorbereitet:
- Plastikschürzen
- Operationshauben
- Mundschutz
- Flüssigseife in Wandspendern
- sterile Handbürsten
- sterile Nagelreiniger
- Händedesinfektionsmittel in Wandspendern
- sterile Handtücher
- Zeitschaltuhr
- Abwurfbehälter für z. B. Handtücher, Kittel, Mundschutz

14.3.4 Chirurgische Händedesinfektion

Durch eine ausreichende Händedesinfektion werden Keime der Haut reduziert und unschädlich gemacht.

Vorgehen
- gründliche Säuberung (Bürste) der Fingernägel und Handinnenflächen (etwa eine Minute)
- Waschen der Hände und Unterarme mit einer schnellwirkenden und hautschonenden Flüssigseife für etwa drei Minuten
- Abtrocknen mit sterilen Handtüchern
- Einreiben der Hände und Unterarme mit einer Desinfektionslösung (Menge s. Herstellerangaben) für etwa zwei Minuten

Werden unsterile Gegenstände berührt, ist der gesamte Vorgang steril zu wiederholen.

14.3.5 Assistenz beim Anziehen steriler Kittel

Beim Anziehen steriler Operationskittel assistiert eine unsterile Person. Diese darf den Kittel nur an bestimmten Stellen (am Rücken) berühren.

Vorgehen (Abb. 14-5 a bis c)
- sterile Person entfaltet den Kittel und schlüpft in die Ärmel (keine Körperberührung)
- unsterile Person hilft beim Anziehen durch Zug an der Knopfleiste (Abb. 14-5 a)
- unsterile Person knöpft oben den Kittel zu und nimmt den Gürtel von der sterilen Person an (Abb. 14-5 b)
- der Gürtel wird von der unsterilen Person hinten gebunden (Abb. 14-5 c)

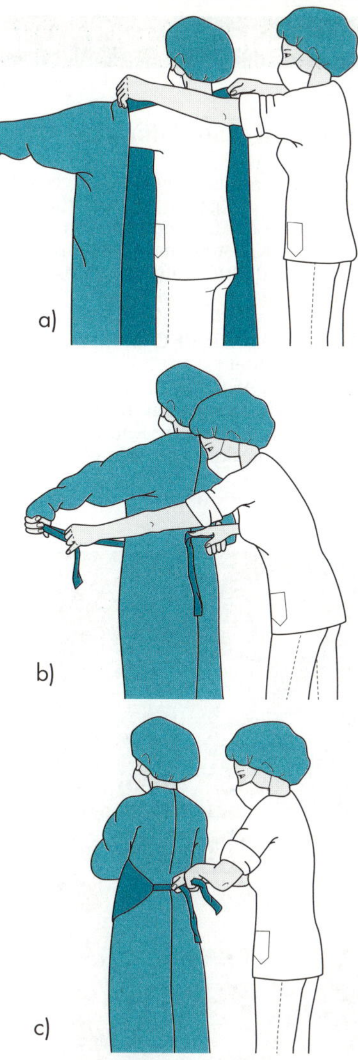

Abb. 14-5 Assistenz beim Anziehen des sterilen Operationskittels.
a) Halten des sterilen Kittels an den hinteren Kragenleisten, damit sterile Person in die Ärmel schlüpfen kann.
b) Vorsichtige Annahme der Gürtelenden.
c) Binden des Gürtels.

15 Anästhesie

15.1 Geräte und Materialkunde

Die benötigten Geräte sollen hier kurz aufgezählt werden, da die Betreuung mit zu den Aufgaben des Anästhesiepersonals gehört und zum Verständnis der folgenden Seiten beiträgt.

- Narkosegerät mit Kreisteil und Anschluß an die zentrale Gas-, Vakuum- und Druckluftversorgung (Abb. 15-1 und 15-2).
- Absauggerät
- Überwachungsgeräte wie EKG-Monitor, Pulsoxymetrie und Sauerstoffwächter
- Narkosewagen mit Arbeitsplatte und allen notwendigen Materialien wie Medikamenten, Infusionen, Spritzen, Kanülen, Pflastern, Kathetern, Endotracheal-Tuben, Sonden sowie: Beatmungsmasken und -beutel
- Infusionsständer

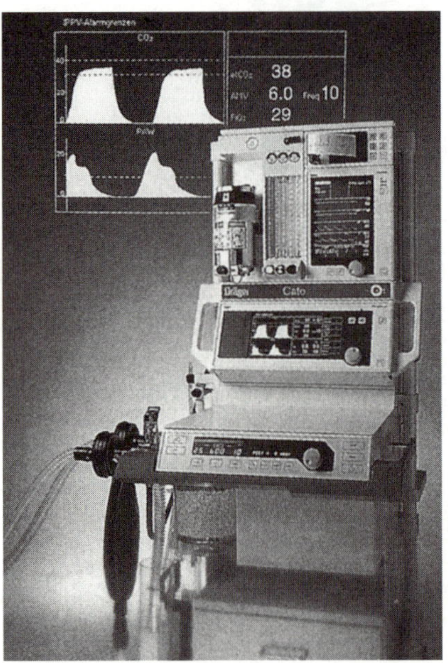

Abb. 15-1 Narkosegerät.

15.2 Aufgaben in der Anästhesie

Mit einer Anästhesie ist eine Empfindungslosigkeit und Schmerzfreiheit zu erreichen.
Die Narkose ist das Ausschalten von Bewußtsein und Schmerzempfindungen. Durch die Gabe von bestimmten Medikamenten (z.B. Narkotika und Muskelrelaxanzien) werden die Reflexe gedämpft oder vollständig ausgeschaltet. Es kommt zu einer Muskelerschlaffung.
Die verabreichten Medikamente rufen einen gezielten, reversiblen Lähmungszustand des zentralen Nervensystems hervor. Durch die richtige Dosierung und Kombination wird nach Abklingen der Medikamentenwirkung wieder der normale Wachzustand erreicht.

- **Aufgaben des Pflegepersonals**

Bereitstellen der zur Anästhesie benötigten Medikamente, Materialien und technischen Geräte
- Aufziehen der vom Arzt verordneten Medikamente (z.B. Narkotika, Muskelrelaxanzien, Analgetika)
- Vorbereiten eines venösen Zugangs und Richten von Infusionen
- Richten der Gegenstände zur Intubation
- Anlegen des EKG zum Monitoring
- Anschließen und Überprüfen der Narkose- und Absauggeräte

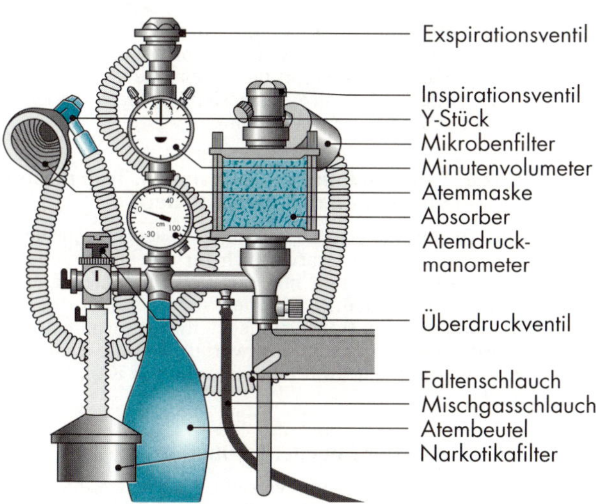

Abb. 15-2 Narkosekreisteil.

Assistenz bei der Einleitung, Ausführung und Überwachung der Narkose
- Maskenbeatmung
- Injizieren von Medikamenten nach Arztverordnung
- Assistenz bei der Intubation
- regelmäßige Kontrolle der Vitalfunktionen

Protokollführung während der Narkose
- Name und Dosierung verabreichter Medikamente
- Anästhesie- und Beatmungsform
- ermittelte Werte der Vitalfunktionen
- Besonderheiten, Komplikationen
- postoperativ notwendige Maßnahmen

Assistenz bei der Narkoseausleitung
- Absaugen des Patienten
- Assistenz bei der Extubation

Übergabe des Patienten an das Personal der Zielstation (z.B. Aufwachraum, Station)
- kurzer mündlicher Bericht über den Operationsverlauf und den Zustand des Patienten
- Anordnungen des Arztes weitergeben bzw. auf schriftliche Anordnungen aufmerksam machen

15.2.1 Kontrolle der Vitalfunktionen

Da die Medikamente bei einer Narkose in lebensnotwendige Vitalfunktionen (z.B. Atmung, Bewußtsein und Herz/Kreislauf) eingreifen, sind kontinuierliche Kontrollen wichtig. Die Ergebnisse werden in einem Anästhesieprotokoll dokumentiert. Bei Auffälligkeiten wird sofort die entsprechende Maßnahme eingeleitet. Anästhesist und Anästhesiepflegekraft müssen sich dabei voll aufeinander verlassen können.

15.2.2 Überwachung von Infusionen, Transfusionen und zentralen Venenkathetern

Das Anästhesiepersonal, das in der Regel eine Zusatzausbildung benötigt, ist u.a. verantwortlich für das Überwachen der Infusionen, Transfusionen und der Venenkatheter. Diese Aufgabe ist nach den üblichen Kriterien vorzunehmen. Im Operationssaal werden die Transfusionen teilweise in einem besonderen Gerät (Blutwärmgerät) angewärmt. Für die exakte Temperierung ist die Pflegekraft verantwortlich (s. Kap. 2.7.6, 2.7.7 und 2.7.8).

15.2.3 Assistenz bei der Intubation

Unter einer Intubation versteht man das Einlegen eines Beatmungsschlauchs (Tubus) durch die Stimmritze in die Luftröhre (Trachea).

Der Zugang erfolgt über den Mund-Rachen- (orotracheal) oder den Nasen-Rachen-Raum (nasotracheal).
Die endotracheale Intubation ist ein gebräuchliches Verfahren in der Anästhesiologie und der Notfallmedizin.

- **Indikationen zur Intubation**
  - Atemstillstand
  - respiratorische Insuffizienz
  - Sicherung freier Atemwege
  - Aspirationsprophylaxe
  - Totraumverkleinerung
  - Voraussetzung zur endotrachealen Sekretabsaugung
  - exakte Beatmung mit Volumenkontrolle

- **Intubationsverfahren**

Nasotracheale Intubation
Zugang erfolgt über den Nasen-Rachen-Raum (Abb. 15-3)

Orotracheale Intubation
Zugang erfolgt über den Mund-Rachen-Raum (Abb. 15-4)

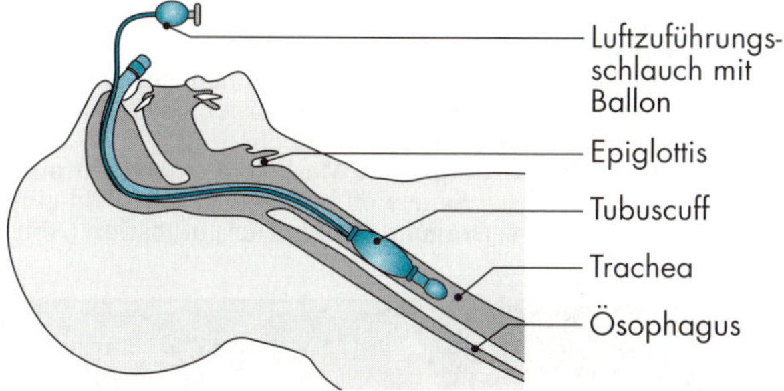

Abb. 15-3 Nasotracheal eingelegter Tubus.

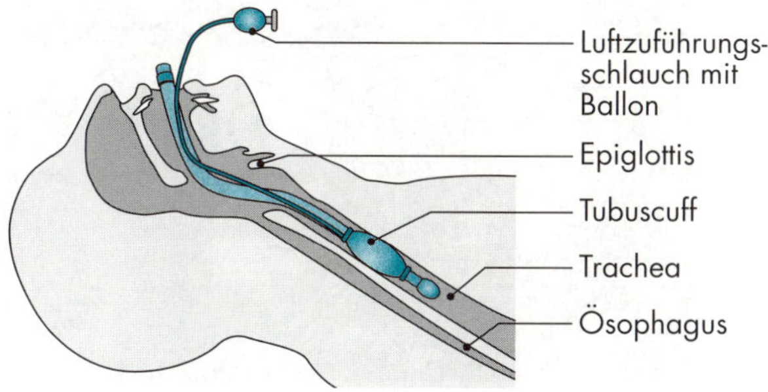

Abb. 15-4 Orotracheal eingelegter Tubus.

Vorbereitung:
- sterile Tuben in verschiedenen Größen
- funktionsfähiges Laryngoskop (Kehlkopfspiegel)
- Führungsstab
- Spritze zum Blocken des Tubus
- Meßgerät zur Überprüfung und Kontrolle des Cuffdrucks
- Klemme zum Verschließen des Blockerschlauchs (mit Gummischutz)
- Magill-Zange
- Lokalanästhetikum oder Silikon (Gleitmittel für Tubus)
- Guedel-Tubus (oder Beißschutz)
- Pflaster zum Fixieren des Tubus
- Stethoskop zur Beurteilung der Lungenbelüftung
- Beatmungsmaske und -beutel
- Sauerstoffanschluß
- Absauggerät mit Absaugkathetern
- Handschuhe

Alle Gegenstände müssen auf ihre Funktionsfähigkeit hin überprüft werden (Abb. 15-5).

Vorgehen bei der Intubation

Die Intubation ist ärztliches Aufgabengebiet, das Pflegepersonal assistiert.

- **Lagerung**
  Der Kopf ist überstreckt und auf einem geeigneten Polster, etwa 10 cm höher als der Oberkörper, zu lagern (Abb. 15-6).
- **Oxygenierung** (Sauerstoffanreicherung)
  Der Patient wird über die Maske mit einem Beatmungsbeutel ausreichend mit Sauerstoff beatmet. Dies bewirkt eine adäquate Sauerstoffversorgung während der Intubation (Abb. 15-7).

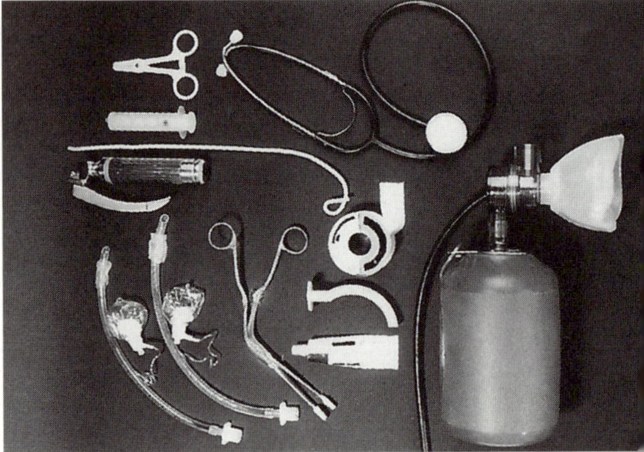

Abb. 15-5 Gegenstände zur Intubation.

- **Einführen des Laryngoskops**
  Vor dem Einführen unbedingt Zahnprothesen oder Zahnspangen entfernen. Während das Laryngoskop eingeführt und plaziert wird, ist darauf zu achten, daß Wange, Zunge und Lippen des Patienten nicht durch den Laryngoskopspatel verletzt werden.
- **Blocken des Tubus**
  Der eingeführte Tubus wird durch Einspritzen von Luft in die Blockermanschette fixiert. Der Druck wird mit einem speziellen Manometer überprüft, um Nekrosen an der Trachea zu vermeiden.
- **Kontrolle der Tubuslage**
  Durch Abhören der Lungenspitzen, der Lungenbasis und des Magens wird kontrolliert, ob die Lunge seitengleich belüftet ist und der Tubus richtig liegt.
- **Befestigung des Tubus** mit Pflaster (Abb. 15-8 a und b sowie Abb. 15-9 a und b).

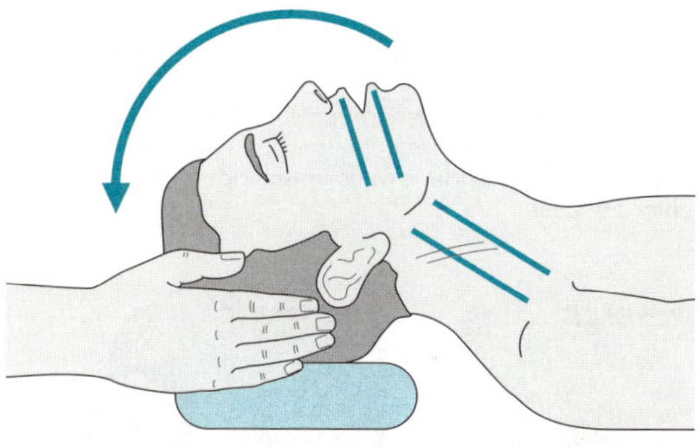

Abb. 15-6 Lagerung zur Intubation.

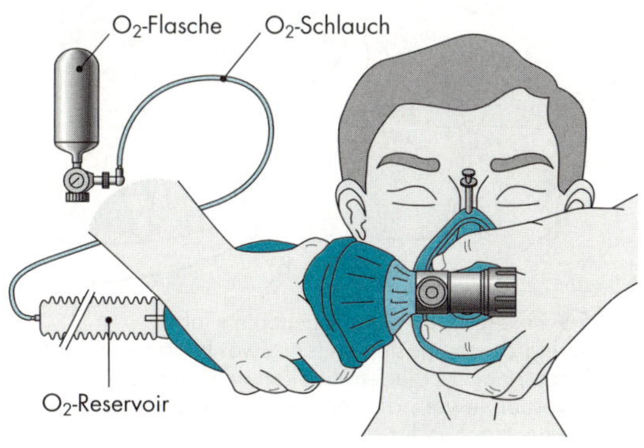

Abb. 15-7 Maskenbeatmung des Patienten.

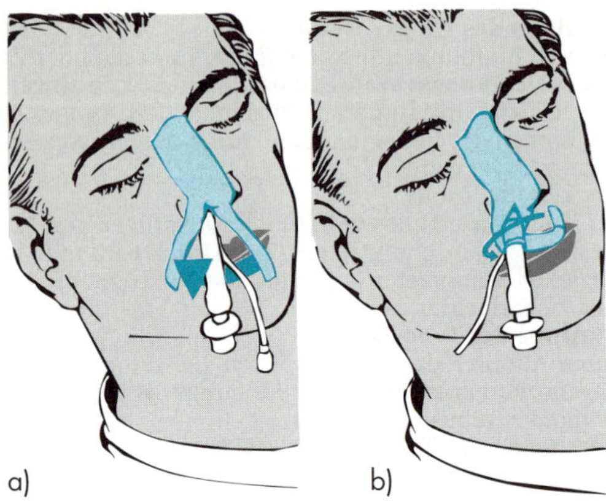

Abb. 15-8 Fixierung eines nasotrachealen Tubus mit Pflaster (Fixierung kann ebenfalls mit einem industriell gefertigten Band erfolgen).
a) Eingeschnittenen Pflasterstreifen am Nasenrücken befestigen.
b) Die eingeschnittenen Streifen werden nacheinander um den Tubus geführt; das Ende jeweils umschlagen, um die Fixierung leichter zu lösen.

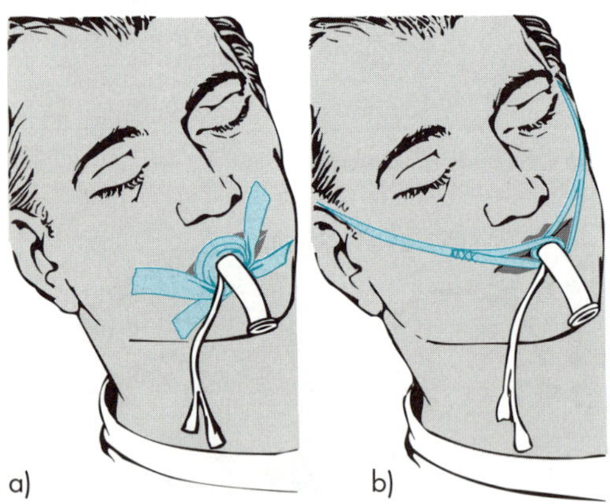

Abb. 15-9 Fixierung eines orotrachealen Tubus.
a) Fixierung durch Pflasterstreifen. Zwei Pflasterstreifen (1 cm breit, ca. 20 cm lang). Mit jedem Streifen wird der Tubus umwickelt, die Enden werden jeweils diagonal auf die Wange geklebt.
b) Fixierung durch industriell gefertigtes Band, das um den Kopf des Patienten gelegt wird.

15.2.4 Assistenz bei der Extubation

Der Patient wird extubiert, wenn die Operation beendet ist und er wieder eine ausreichende Spontanatmung und Reflextätigkeit besitzt.
Um eine Aspiration von Schleim oder Speichel zu vermeiden, werden die Mundhöhle und die Luftröhre (Trachea) gründlich abgesaugt.

Vorgehen
- Tubuspflaster lösen
- Handschuhe anziehen
- Mundhöhle absaugen
- Absaugkatheter und Handschuhe wechseln
- Trachea mit einem sterilen Absaugkatheter absaugen
- Tubus entblocken
- Tubus zurückziehen, dabei den Patienten in der Exspirationsphase absaugen.

Folgende Hilfsmittel (Abb. 15-10 a bis c) können das Zurückfallen der Zunge bis zum völligen Aufwachen des Patienten verhindern:
- Ein Guedel-Tubus wird im Mund-Rachen-Raum des Patienten belassen.
- Bei wacheren Patienten führt der Guedel-Tubus häufig zu Würge-/Brechreiz; hier kann die Einlage eines Wendel-Tubus (länger, weicher) durch die Nase Abhilfe schaffen.
- Eine weitere Möglichkeit wäre die Einlage eines Safar-Tubus (verlängerter Guedel-Tubus mit Ansatzstück; selten). Über das Ansatzstück ist eine Beatmung mit dem Mund möglich.

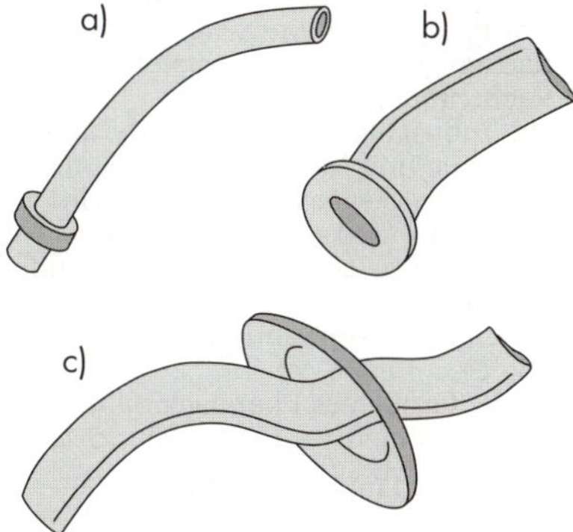

Abb. 15-10 Hilfsmittel zurm Freihalten der Atemwege.
a) Wendel-Tubus.
b) Guedel-Tubus.
c) Safar-Tubus.

15.3 Beatmung

Bei einem Ausfall der Spontanatmung muß diese künstlich ersetzt werden. Zur Sicherstellung einer ausreichenden alveolären Ventilation wird die Atemarbeit manuell von einer Person oder maschinell von einem Beatmungsgerät übernommen.

- **Beatmungsarten**

- **Assistierte Beatmung**
  Spontanatmung ist noch vorhanden.
  Frequenz und Rhythmus werden vom Patienten bestimmt, die Atemtiefe künstlich geregelt.
- **Kontrollierte Beatmung**
  Spontanatmung ist nicht mehr vorhanden.
  Frequenz, Rhythmus und Atemtiefe werden künstlich geregelt.

15.3.1 Beatmung mit Hilfsmitteln

- **Beutel-Masken-Beatmung**

Für eine effektive Beatmung sind das Freimachen und Freihalten der Atemwege, das Überstrecken des Halses und das Einlegen eines Pharyngealtubus (Guedel-Tubus) Voraussetzung.

Freihalten der Atemwege

- **Überstrecken des Halses**
  - Eine Hand liegt auf der Stirn-Haar-Grenze des Patienten. Die andere Hand umgreift das Kinn und hebt den Unterkiefer an. Beide Hände bewegen den Kopf nackenwärts (Abb. 15-11 a und b).
- **Einlegen eines Pharyngealtubus**
  - Der Pharyngealtubus wird durch den Mund in den Rachen geschoben. Es entsteht eine Luftbrücke im Rachenraum.
  - Die Tubuslänge sollte der Entfernung zwischen Ohrläppchen und Mundwinkel entsprechen.
  - Durch den Esmarch-Handgriff wird der Mund geöffnet. Der Tubus wird mit der Öffnung und Wölbung zur Zunge gaumenwärts bis zur Mitte der Mundhöhle eingeführt. Durch eine Drehung um 180° legt sich die Tubuswölbung der Gaumenform und dem Zungengrund an (Abb. 15-12 a und b).
  - Ist die Größe des Pharyngealtubus falsch gewählt, kommt es zu Atembehinderung (Abb. 15-13 a und b).

Aufsetzen und Halten der Maske

- Die Maske wird mit Daumen und Zeigefinger einer Hand (C-Griff) mit gleichmäßigem Druck auf die Maskenbasis und Maskenspitze über Mund und Nase des Patienten aufgesetzt
- Mittel-, Ring- und Kleinfinger umfassen den Unterkiefer des Patienten und heben ihn an.
- Alle fünf Finger dieser Hand halten den Kopf überstreckt.

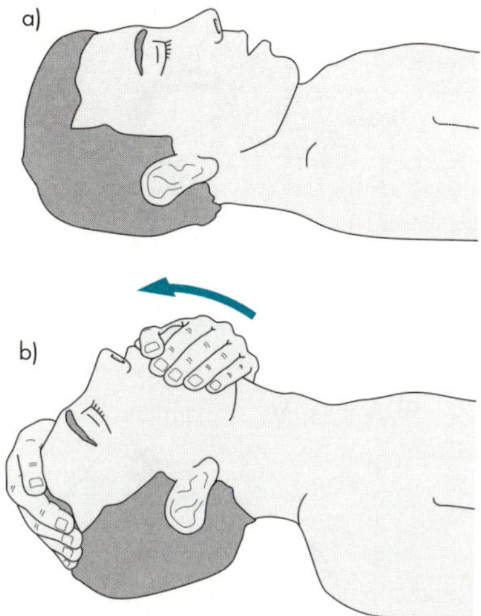

Abb. 15-11 Überstrecken des Halses.
a) Normale Lage des Halses.
b) Eine Hand liegt auf der Stirn-Haar-Grenze des Patienten, die andere Hand umgreift das Kinn und hebt den Unterkiefer. Beide Hände bewegen den Kopf nackenwärts.

Beatmen

- Die andere Hand umgreift den mit der Maske verbundenen Beutel und drückt ihn zur Beatmung (Inspiration) zusammen. Die sich im Beutel befindliche Luft strömt über Ventil und Maske in die Lungen des Patienten.
- Nach jedem Zusammendrücken des Beutels werden die Finger so entspannt, daß sich der Beutel selbsttätig wieder mit Luft füllt.

Sauerstoffanschluß

- Um die Sauerstoffkonzentration zu erhöhen, wird der Beatmungsbeutel durch einen Schlauch mit dem Sauerstoffanschluß verbunden.

Gefahren

- Sitzt die Maske nicht dicht auf, entweicht ein unkalkulierbarer Anteil des Beutelvolumens.
- Durch eine höhere Beutelkompression und Beatmungsfrequenz (Aufregung des Helfers) kann es zur Überblähung des Magens mit nachfolgendem Zwerchfellhochstand kommen. Es besteht dadurch eine akute Aspirationsgefahr (Abb. 15-14).

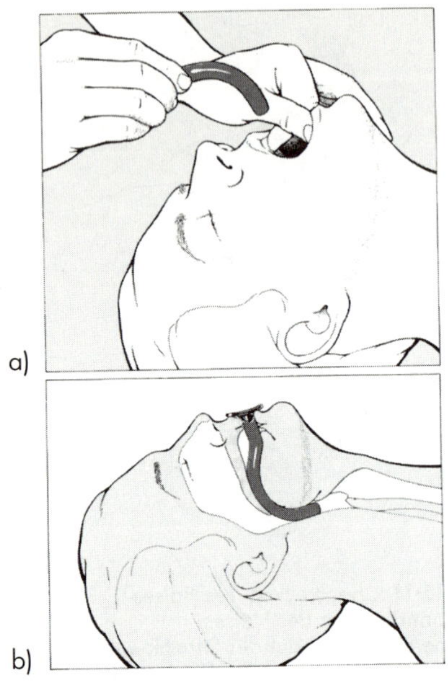

Abb. 15-12 Korrekte Einlage eines Pharyngealtubus.
a) Öffnen des Mundes und Einführen des Pharyngealtubus.
b) Richtige Lage des Pharyngealtubus im Rachen.

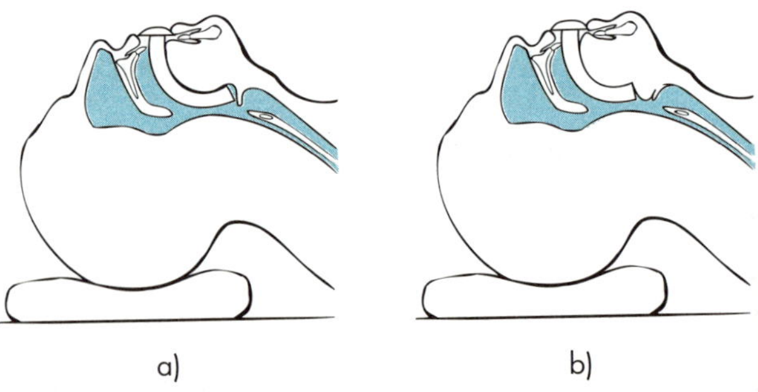

Abb. 15-13 Atembehinderung bei falsch gewählter Pharyngealtubusgröße.
a) Pharyngealtubus zu groß.
b) Pharyngealtubus zu klein.

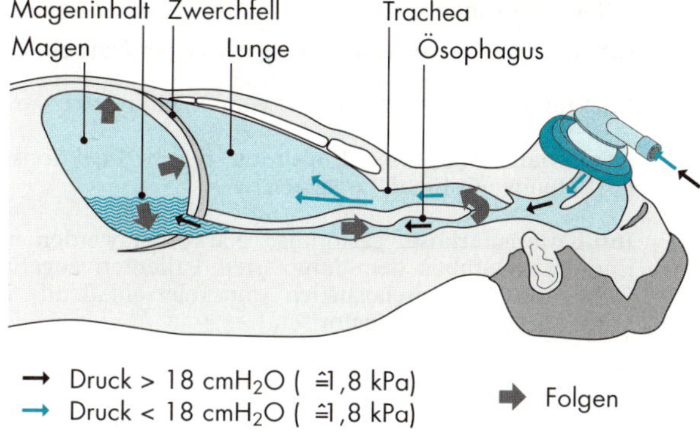

Abb. 15-14 Gefahren bei der Beatmung nichtintubierter Patienten.

15.4 Verschiedene Anästhesieformen

Die Schmerzempfindung kann ausgeschaltet (Anästhesie) werden durch örtliche Betäubung (Lokalanästhesie) oder allgemeine Betäubung (Narkose). Bei der Lokalanästhesie verhindert das Blockieren der Nervenleitung die Impulsübertragung zum Gehirn.

- **Lokalanästhesieformen**

Oberflächenanästhesie
Blockade der sensiblen Nervenendfasern in Haut und Schleimhäuten mit anästhesierendem Spray oder Gel.

Infiltrationsanästhesie
Ein kleines Operationsgebiet wird intradermal, subkutan oder intramuskulär umspritzt.

Leitungsanästhesie
Blockade großer Nervenstränge, z.B. des Plexus bei Operationen an den oberen Extremitäten.

Periduralanästhesie
Punktion des Epiduralraums im thorakalen, lumbalen oder kaudalen Bereich. Bewirkt eine segmentale sensorische und motorische Nervenblockade (z.B. zur Geburtserleichterung).

Spinalanästhesie
Injektion eines Anästhetikums in den spinalen Subarachnoidalraum zur Nervenblockade in dem betreffenden Bereich und seiner abgehenden Nerven.

- **Narkoseformen**

Inhalationsnarkose: Inhalation gasförmiger Narkotika.

Injektionsnarkose: intravenöse Verabreichung der Narkotika.

Kombinationsnarkose: Einleitung durch Injektionsnarkose; Fortsetzung mit Inhalationsnarkose.

Intubationsnarkose: gasförmige Narkotika werden über den Endotrachealtubus dem intubierten Patienten zugeführt. Bei Gabe von Muskelrelaxanzien (muskelerschlaffend) ist diese Form der Narkose obligatorisch.

16 Internistische Funktionsabteilungen

16.1 Aufgaben des Pflegepersonals

In internistischen Funktionsabteilungen werden aufwendige apparative, diagnostische und therapeutische Eingriffe und Untersuchungen vorgenommen. Dazu zählen:
- Punktionen und Biopsien
- gastroenterologische Untersuchungen (z. B. Endoskopien)
- kardiologische Untersuchungen (z. B. Elektrokardiogramm, Belastungs-EKG, Echokardiographien)
- angiologische Untersuchungen (z. B. Gefäß-Dopplersonographien)
- pulmologische Eingriffe und Untersuchungen (z.B. Lungenfunktionsmessungen)

Vorbereitung der Materialien
- Richten der benötigten Medikamente, Instrumente und Apparate nach Herstellerangaben
- Kontrolle der benötigten Geräte auf Funktionstüchtigkeit nach Herstellerangaben

Vorbereitung des Patienten
- erste Kontaktaufnahme mit dem Patienten
- Patient nach Nüchternheit befragen
- Bereitlegen aller Patientendokumente einschließlich der schriftlichen Einverständniserklärung
- Blase und Darm entleeren lassen
- Patienten entkleiden, Zahnprothese, Schmuck, Brille, Hörgerät, je nach Eingriff, entfernen
- Anschluß der notwendigen Überwachungsgeräte (z. B. EKG)
- Vorbereitung eines venösen Zugangs
- Medikamente zum Ausschalten eines Vagusreflexes und Prämedikation nach Arztverordnung verabreichen
- evtl. Rasur vor Punktionen

Assistenz während des Eingriffs
- Mithilfe beim Bedienen der Instrumente und Apparate
- Dokumentation der Untersuchungsergebnisse

Patientenbetreuung und -überwachung
- psychische Betreuung vor, während und nach dem Eingriff
- kontinuierliche Überwachung der Vitalfunktionen

Übergabe des Patienten
- Informationen über Art und Umfang des Eingriffs, verabreichte Medikamente, Komplikationen, Reaktionen des Patienten und verordnete weitere Maßnahmen an die übernehmende Station

Abschließende Arbeiten
- sachgerechte Versorgung evtl. entnommener Untersuchungsproben
- Aufräumen und Reinigen der benötigten Geräte und Instrumente

Sonstiges
- Organisation und Koordination der einzelnen Eingriffe
- Führen von Statistiken
- Reparatur und Ersatzbeschaffung

Zum Selbstschutz sind während der Untersuchung und zu den Nacharbeiten (z. B. Reinigungsarbeiten) Handschuhe, Schutzkittel, evtl. Mundschutz und Schutzbrille (Aerosolbildungen) zu tragen.

16.2 Endoskopische Untersuchungen

Viele gastroenterologische und pulmologische Erkrankungen lassen sich endoskopisch erfassen und durch eine Gewebeentnahme histologisch sichern.

• **Benötigte Gegenstände**

Endoskop
Spezielles Lichtleitsystem zum Ausleuchten innerer Hohlräume. Bildinformationen werden durch Glasfiberfasern oder elektronische Abtastköpfe (Videoendoskopie) dargestellt (Abb. 16-1).
Das Endoskop besteht aus:
- flexiblem Patientenschlauch mit steuerbarer Endoskopspitze
- Benutzeroptik
- Anschlüssen für Licht-, Luft- und Saugquelle
- Spülkanal und Instrumentierzugang

Endoskopische Zusatzinstrumente
Probeexzisionszangen, Scheren, Schlingen und Elektrokoagulationssonden werden über den Instrumentierzugang eingeführt (Abb. 16-2).

Untersuchungsliege
Höhenverstellbare und nach allen Seiten schwenkbare Liege mit Einmalunterlage, Speicheltuch, Zudecke und Lagerungskissen

• **Mögliche endoskopische Untersuchungen**

Gastrointestinalraum
(Spiegelungen mit oder ohne Biopsie; Abb. 16-3)
- Ösophagoskopie (Speiseröhre)
- Gastroskopie (Magen)
- Gastroduodenoskopie (Magen/Dünndarm)
- Duodenoskopie (Dünndarm)
- Rektosigmoidoskopie (Dickdarm)

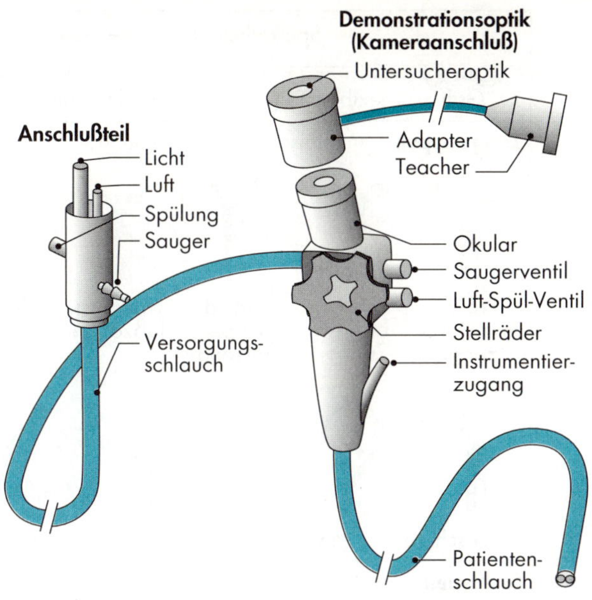

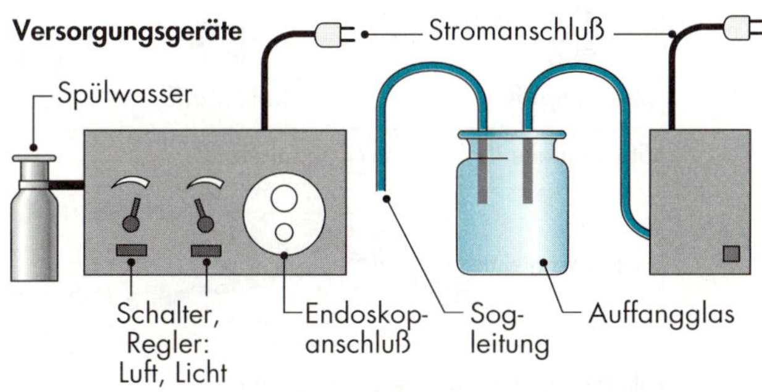

Abb. 16-1 Endoskop mit Versorgungsgeräten.

- Sigmoidoskopie (Dickdarm)
- Koloskopie (Dickdarm)
- Rektoskopie (Rektum)
- Proktoskopie (Anus)
- Laparoskopie (Bauchraum)

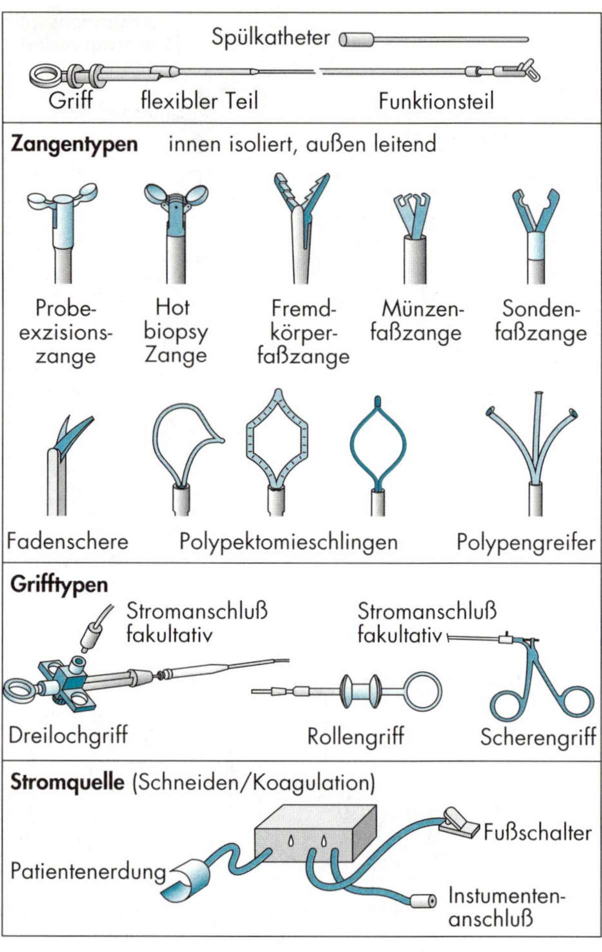

Abb. 16-2 Endoskopische Zusatzgeräte.

Obere und untere Atemwege
(Spiegelungen mit oder ohne Biopsie; Abb. 16-3)
- Laryngoskopie (Kehlkopf)
- Bronchoskopie (Bronchien)

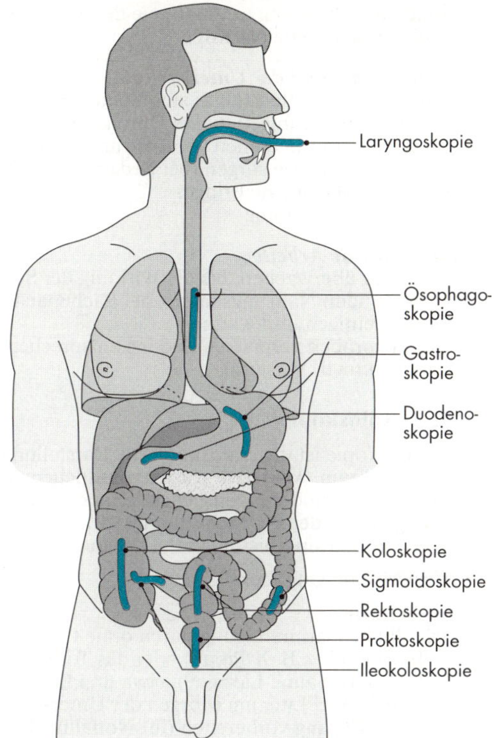

Abb. 16-3 Verschiedene endoskopische Untersuchungen.

16.2.1 Gastroskopie (Ösophago-Gastroduodenoskopie)

Die Gastroskopie ist eine endoskopische Darstellung des oberen Verdauungstraktes zum Abklären von entzündlichen, ulzerösen oder tumorösen Veränderungen der Speiseröhre, des Magens und des Duodenums.
Durch die gleichzeitige Entnahme von Gewebeproben können Diagnosen histologisch gesichert werden.

• Pflegerische Aufgaben

Vorbereitung

- Patient muß nüchtern sein (entleerter Magen)
- Gabe von Entschäumern (z.B. Endoparactol®)
- Rachenanästhesie
- venösen Zugang vorbereiten (für Notfallmedikamente)

- linke Seitenlagerung (s. Anatomie des Magens) mit leicht nach vorne gebeugtem Kopf

Assistenz während der Untersuchung
- Einführen eines Beißringes zum Schutz des Endoskops
- Patienten zum ruhigen, tiefen Durchatmen anhalten
- Anreichen und Bedienen von Instrumenten und Geräten
- für freie Atemwege sorgen (bei Bedarf absaugen)
- Lagekontrolle des Beißringes
- psychische Betreuung

Abschließende Arbeiten
- Patienten überwachen, bis die Wirkung der Sedativa abklingt
- zwei Stunden Nahrungskarenz bei Rachenanästhesie
- Geräte reinigen und warten
- Gewebeproben verpacken und ins entsprechende Labor schicken (evtl. Versand)

16.2.2 Koloskopie

Die Koloskopie ist die endoskopische Darstellung des gesamten Dickdarms zum Abklären von entzündlichen, ulzerösen oder tumorösen Veränderungen. Dickdarmpolypen können sofort abgetragen werden. Durch die gleichzeitige Entnahme von Gewebeproben sind histologische Diagnosen möglich.

• **Pflegerische Aufgaben**

Vorbereitung
- gründliche Darmreinigung durch orale Gabe stark wirkender Abführmittel (z. B. X-Prep®) oder das Trinken einer Salzlösung (z. B. Saline Lavage®), etwa drei Liter am Vorabend und etwa zwei Liter am Morgen der Untersuchung
- venösen Zugang vorbereiten (für Notfallmedikamente)
- linke Seitenlagerung zum Einführen des Koloskops. Lage wird der Untersuchung angepaßt (z. B. rechte Seitenlagerung zur Passage der linken Flexur)
- spezielle Untersuchungskittel mit diversen Öffnungen wahren die Intimsphäre des Patienten

Assistenz während der Untersuchung
- Patienten zum ruhigen, tiefen Durchatmen anhalten
- Anreichen und Bedienen von Instrumenten und Geräten
- Kompression der Bauchdecke zur Schienung des Kolons nach Anweisung des Arztes (Abb. 16-4 a und b)
- psychische Betreuung

Abschließende Arbeiten
- Patienten überwachen, bis die Wirkung der Sedativa abklingt
- bei starken Blähungen Darmrohr legen
- bei gutem Allgemeinbefinden normale Nahrungszufuhr
- Geräte reinigen und warten
- Gewebeproben verpacken und in das entsprechende Labor schicken (evtl. Versand)

16.2.3 Rektoskopie

Die Rektoskopie ist die endoskopische Darstellung des Enddarms und des rektosigmoidalen Übergangs (bis zu einer Gesamthöhe von etwa 30 cm) zum Abklären von entzündlichen, ulzerösen oder tumorösen Veränderungen und zum Abtragen von Polypen. Durch die gleichzeitige Entnahme von Gewebeproben können Diagnosen histologisch gesichert werden.

• **Pflegerische Aufgaben**

Vorbereitung
- Klistier zur Darmreinigung, bettlägrige oder obstipierte Patienten benötigen einen Reinigungseinlauf
- Knie-Ellenbogen-Position, Steinschnitt- oder linke Seitenlage
- spezielle Untersuchungskittel mit diversen Öffnungen wahren die Intimsphäre des Patienten

Assistenz während der Untersuchung
- Patienten bei der Lagerung unterstützen
- Patienten zum ruhigen, tiefen Durchatmen anhalten
- Anreichen und Bedienen von Instrumenten und Geräten
- psychische Betreuung
- Patienten beim Heruntersteigen von der Liege unterstützen

Abschließende Arbeiten
- bei starken Blähungen Darmrohr legen
- Reinigen und Warten der Geräte
- Gewebeproben verpacken und in das entsprechende Labor schicken (evtl. Versand)

16.2.4 Bronchoskopie

Die Bronchoskopie ist die endoskopische Darstellung des Tracheobronchialsystems zum Abklären von entzündlichen oder tumorösen Veränderungen und zum Entfernen von Fremdkör-

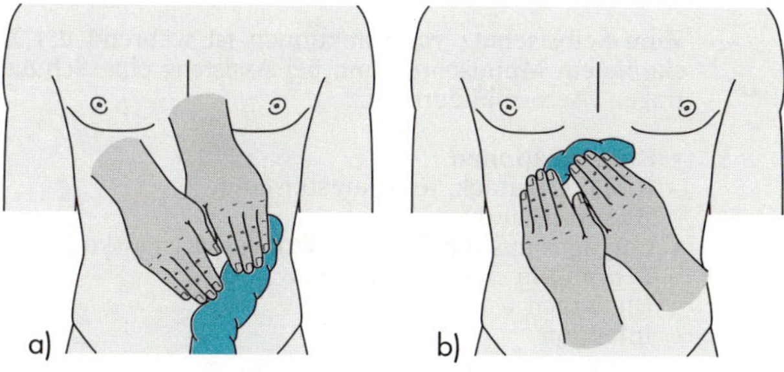

Abb. 16-4 Möglichkeiten der Schienung.
a) Schienung des Colon descendens.
b) Schienung des Colon transversum.

pern. Durch die gleichzeitige Entnahme von Gewebeproben können Diagnosen histologisch gesichert werden.

- **Pflegerische Aufgaben**

Vorbereitung

- Prämedikation nach Arztverordnung; zur Schleimreduzierung ein Vagolytikum (z. B. Atropin®), zum Angstlösen ein Sedativum (z. B. Valium®)
- Antitussivum (hustenreizstillend) nach Arztverordnung
- Patient muß nüchtern sein (Würgereflex, Erbrechen), absolutes Rauchverbot
- Zahnprothesen entfernen
- enge Kleidungsstücke ablegen
- venösen Zugang vorbereiten (für Notfallmedikamente)
- Inhalation eines Lokalanästhetikums (Vernebler) zur Anästhesie von Rachen und Bronchialbaum
- Sauerstoffgabe über eine Nasensonde
- Anschluß verschiedener Überwachungsgeräte (z. B. EKG)
- Rückenlage mit erhöhtem Oberkörper

Assistenz während der Untersuchung

- Bereithalten von Notfallmedikamenten nach Arztverordnung
- Einführen eines Beißringes zum Schutz des Endoskops
- Patienten zum ruhigen, tiefen Durchatmen anhalten
- Lagekontrolle des Beißringes
- Anreichen und Bedienen von Instrumenten und Geräten
- psychische Betreuung

Abschließende Arbeiten

- Patienten überwachen, bis die Wirkung der Sedativa abklingt
- Blutbildkontrolle und Röntgenaufnahme der Lunge nach Probeentnahmen
- zwei Stunden Nahrungskarenz bei Rachenanästhesie
- Geräte reinigen und warten
- Gewebeproben verpacken und ins entsprechende Labor schicken (evtl. Versand)

Zum Selbstschutz vor Infektionen ist während der Bronchoskopie ein Mundschutz und bei Assistenz eine Schutzbrille zu tragen (Aerosolbildung).

- **Komplikationen**

- Kollaps, Schock, Kreislaufstillstand
- Atemstillstand
- Laryngosmus (bei Bronchoskopie, Laryngoskopie)
- Perforation eines Hohlorgans
- Blutungen
- Infektion
- Angst mit vegetativen Störungen

16.2.5 Laparoskopie

Die Laparoskopie (Abb. 16-5) ist die endoskopische Darstellung des Bauchraums zum Abklären von Verletzungen und entzündlichen oder tumorösen Veränderungen. Durch die gleichzeitige Entnahme von Gewebeproben können Diagnosen histologisch gesichert werden.

- **Pflegerische Aufgaben**

Vorbereitung

Wie bei einer abdominalen Operation (z. B. Rasur; s. Kap. 4.3)
- venösen Zugang vorbereiten (für Notfallmedikamente)
- Sauerstoffgabe über eine Nasensonde
- Anschluß verschiedener Überwachungsgeräte (z.B. EKG)
- Rückenlage
- Arme und Beine des Patienten fixieren (schützt vor Herunterfallen bei Positionsveränderungen des Untersuchungstisches)
- Desinfektion des Abdomens in zwei Arbeitsgängen
- Patienten mit sterilen Tüchern abdecken

Assistenz während der Untersuchung
- Patienten zum ruhigen, tiefen Durchatmen anhalten
- regelmäßige Überwachung aller Vitalfunktionen
- Anreichen und Bedienen von Instrumenten und Geräten
- Mithilfe beim Anlegen des Verbandes (Punktionsstelle)
- psychische Betreuung

Abschließende Arbeiten
- Patienten überwachen, bis die Wirkung der Sedativa abklingt
- 12 Stunden strenge Bettruhe

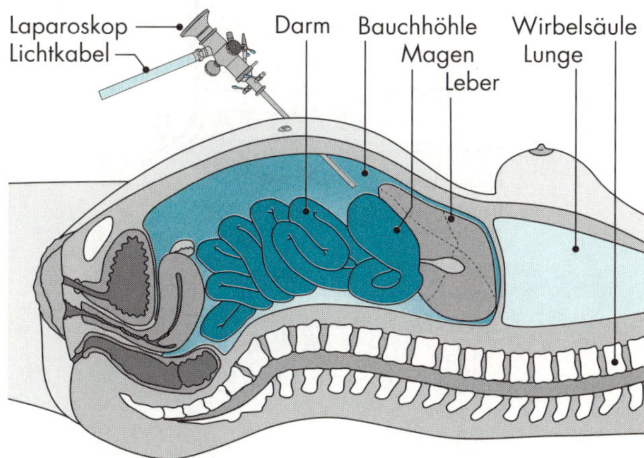

Abb. 16-5 Laparoskopie.

- langsamer Kostaufbau ab dem Abend des Untersuchungstages
- Geräte reinigen und warten
- Gewebeproben verpacken und ins entsprechende Labor schicken (evtl. Versand)

16.2.6 ERCP (endoskopisch-retrograde Cholangiopankreatographie)

Die ERCP ist das endoskopische Einbringen eines Kontrastmittels zur röntgenologischen Darstellung der Gallenwege und des Pankreasgangsystems (Abb. 16-6).

• **Pflegerische Aufgaben**

Vorbereitung
Wie bei der Gastroskopie (z. B. Nüchternheit, Entschäumung, Rachenanästhesie, Vorbereiten eines venösen Zugangs und linke Seitenlagerung).

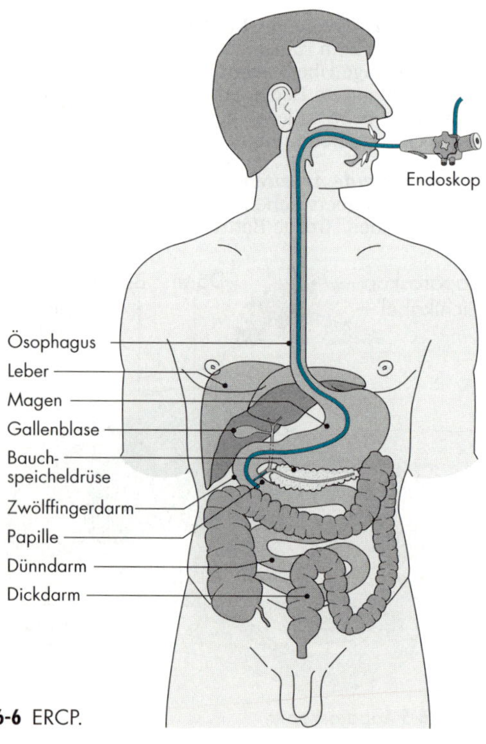

Abb. 16-6 ERCP.

Zur Überwachung des Patienten werden verschiedene Geräte wie EKG und Pulsoxymeter angeschlossen.
Eine angelegte Bleischürze schützt den Patienten vor einer Röntgenstrahlenbelastung.

Assistenz während der Untersuchung
- Einführen eines Beißringes zum Schutz des Endoskops
- Patienten zum ruhigen, tiefen Durchatmen anhalten
- für freie Atemwege sorgen (bei Bedarf absaugen)
- Bereithalten von Medikamenten (z.B. Sedativum, Analgetikum, Spasmolytikum), Katheter und Kontrastmittel nach Arztverordnung
- Anreichen und Bedienen von Instrumenten und Geräten
- Lagekontrolle des Beißringes
- psychische Betreuung

Abschließende Arbeiten
- Patienten überwachen, bis die Wirkung der Sedativa abklingt
- zum frühzeitigen Erkennen einer Pankreatitis oder einer Cholangitis Kontrolle des Allgemeinzustandes, der Vitalfunktionen, des Abdomens (Abwehrspannung). Laborwerte (Amylase, Lipase) nach Arztverordnung
- Nahrungskarenz bis zum Abend
- Geräte reinigen und warten
- Gewebeproben verpacken und ins entsprechende Labor schicken (evtl. Versand)

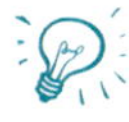

Während der Röntgenuntersuchung müssen alle anwesenden Personen Bleischürzen tragen und die Röntgenschutzbestimmungen beachten.

16.3 Assistenz bei Punktionen

Punktionen und Biopsien sind diagnostische oder therapeutische Eingriffe zum histologischen oder serologischen Nachweis verschiedener Erkrankungen (z.B. Leberbiopsie) und zur Entleerung von Flüssigkeitsansammlungen aus Hohlräumen (z.B. Pleurapunktion).

- **Wichtige Begriffe**

Biopsie = Entnahme einer Gewebeprobe vom lebenden Organismus durch Punktion oder operativ mit einem Skalpell zur histologischen Bestimmung

Punktion = Einstechen mit einer Hohlnadel und Entnahme von Flüssigkeiten aus Körperhöhlen und Organen zu diagnostischen und therapeutischen Zwecken

Punktat = durch Punktionen gewonnene Körperflüssigkeit

Probeexzision = operative Entnahme eines Gewebestücks

- **Pflegerische Aufgaben**

Vorbereitung der Materialien

- Patientenunterlagen (z.B. Kurven, Röntgenbilder)
- Desinfektionsmittel und Tupfer
- Lokalanästhesie (z.B. Spritzen, Kanülen, Anästhetikum)
- Punktionsset (z.B. Kanülen, Spezialspritze, Zubehör)
- beschriftetes Laborröhrchen mit Begleitzettel
- Verbandmaterialien (z.B. Schnellverband)
- Abwurfbehälter
- Bettschutz

Vorbereitung des Patienten

- Zustand und Belastbarkeit des Patienten prüfen
- Informationen über Art, Zweck, Dauer und Unannehmlichkeiten der Untersuchung
- schriftliche Einverständniserklärung des Patienten
- Prämedikation nach Arztverordnung
- Laboruntersuchungen (z.B. Quick, Blutgruppenbestimmung, Gerinnungsfaktoren) nach Arztverordnung
- Rasur der Punktions- oder Biopsiestelle je nach Lokalisation
- Lagerung nach Lokalisation und Art des Eingriffs

Assistenz während des Eingriffs

- Beobachtung des Patienten und Kontrolle der Vitalfunktionen
- Anreichen von Instrumenten (auf Sterilität achten)
- Mithilfe beim Anlegen des Verbandes
- psychische Betreuung

Abschließende Arbeiten

- Beobachtung des Patienten bis zum Abklingen der Sedativa
- sachgerechtes Ent- bzw. Versorgen der benötigten Materialien
- Untersuchungsmaterial verpacken und ins entsprechende Labor schicken (evtl. Versand)

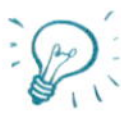

Zum Selbstschutz sind während des Eingriffs und zu den Nacharbeiten (z.B. Umgang mit Laborproben) Handschuhe zu tragen.

16.3.1 Pleurapunktion

Bei der Pleurapunktion werden aus therapeutischen oder diagnostischen Gründen Flüssigkeits- oder Luftansammlungen aus dem Pleuraraum entfernt (Abb. 16-7).
Folgende Punktionsstellen sind möglich:

- dorsolateral in der hinteren Axillarlinie
- Skapularlinie im ICR unterhalb des Ergußdämpfungsrandes (nicht tiefer als 6.–7. ICR)

- **Indikationen**

- Entleerung des Pleuraergusses: Entlastungspunktion
- Gewinnung von Untersuchungsmaterial bei einem Pleuraerguß zur Diagnosestellung

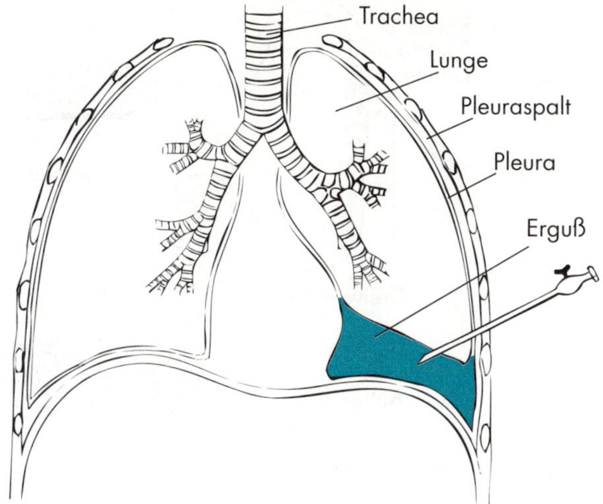

Abb. 16-7 Pleurapunktion, Lokalisation.

  - Transsudat: nicht entzündlich
  - Exsudat: entzündlich
- Instillation von sklerosierenden und/oder antineoplastischen Medikamenten (Zytostatika)

• **Pflegerische Aufgaben**

Vorbereitung
(s. Kap. 16.1)
- Desinfektionsmittel
- spezielles Punktionsset (Spritze, Punktionskanüle, Dreiwegehahn und Auffangbeutel, Abb. 16-8)
- steriles Lochtuch
- sterile Handschuhe
- Verbandmaterial
- Blase entleeren lassen
- Prämedikation und Gabe eines Antitussivums (hustenreizstillend, z. B. Paracodin®) nach Arztverordnung
- venösen Zugang vorbereiten (für Notfallmedikamente)
- Oberkörper des Patienten entkleiden
- Anschluß verschiedener Überwachungsgeräte (z. B. EKG)
- für ausreichenden Wärmeschutz sorgen
- Lagerung des Patienten in sitzender Position mit angehobenem Arm zur Erweiterung der Interkostalräume (Arm auf die Schulter einer Assistenzperson auflegen lassen; Abb. 16-9)

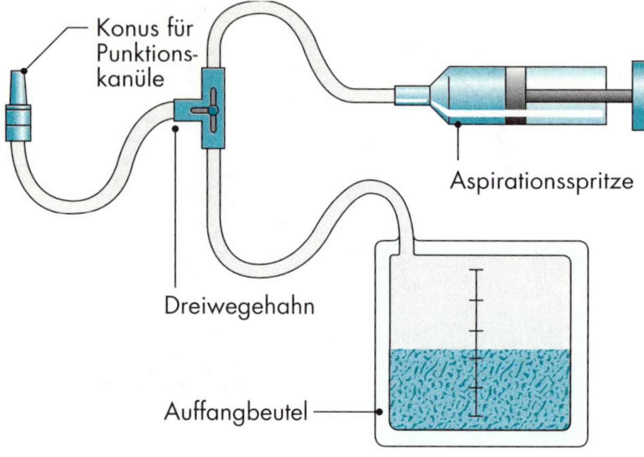

Abb. 16-8 Pleurapunktionsset.

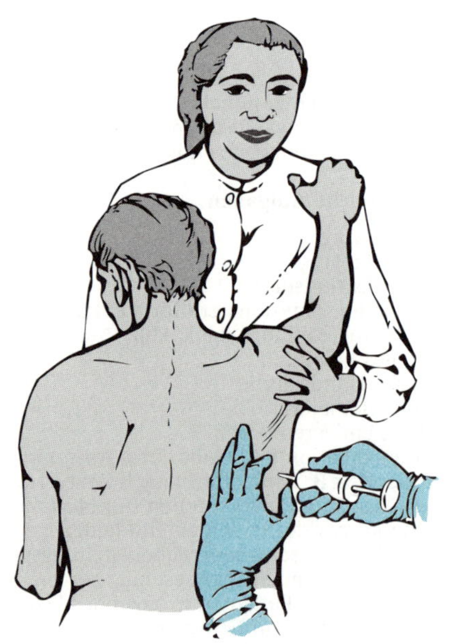

Abb. 16-9 Lagerung zur Pleurapunktion.

Assistenz während des Eingriffs
(s. Kap. 16.1)
- Bereithalten von Notfallmedikamenten nach Arztverordnung

Abschließende Arbeiten
(s. Kap. 16.1)
- Dachziegelverband (zur besseren Kompression)
- Menge und Beschaffenheit des Punktats protokollieren
- Röntgenkontrolle zum Ausschluß eines Pneumothorax
- Verlaufsdokumentation (z. B. Ergußgröße vor und nach der Punktion)

Nachsorge des Patienten
- Rückenlage mit leicht erhöhtem Oberkörper
- 1–2 Stunden Bettruhe einhalten
- Vitalzeichenkontrolle
- Atmung beobachten: Frequenz, Tiefe, Seitengleichheit
- bei Husten: Antitussiva nach ärztlicher Anordnung
- Hautbeobachtung: Blässe, Zyanose
- Punktionsstelle/Verband: Sekretion, Blutung, Rötung

• **Komplikationen**
- Infektionen
- Pneumothorax
- Kreislaufversagen
- Blutungen

16.3.2 Leberbiopsie

Entnahme eines Lebergewebezylinders (Abb. 16-10). Durch die histologische Untersuchung können Diagnosen gesichert werden. Die Leberbiopsie erfolgt unter Sonographiekontrolle!

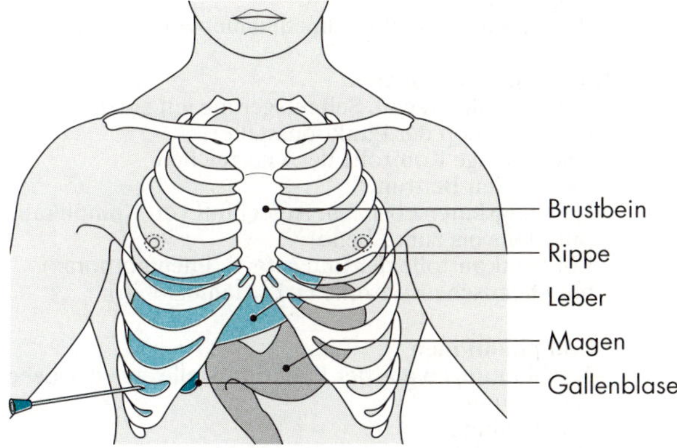

Abb.16-10 Leberpunktion, Lokalisation.

• **Indikationen**

Diagnosestellung bzw. -sicherung bei Verdacht auf:
- Leberzirrhose
- Hepatitis
- Tumoren, Metastasen

• **Pflegerische Aufgaben**

Vorbereitung

(s. Kap. 16.1)
- Desinfektionsmittel
- spezielles Punktionsset (Arretierspritze mit Kochsalz, Kanüle nach Menghini)
- Lanzette bzw. Skalpell
- steriles Lochtuch
- sterile Handschuhe
- Laborröhrchen mit Fixierlösung
- Uhrglasschälchen
- Pinzette
- Verbandmaterial
- Blutgerinnungswerte und Blutgruppe müssen vorliegen
- Patient muß nüchtern sein
- Blase und Darm entleeren lassen
- Prämedikation nach Arztverordnung. Gabe eines Sedativums (z. B. Valium®) bei ängstlichen Patienten
- venösen Zugang vorbereiten (für Notfallmedikamente)
- Oberkörper des Patienten entkleiden
- Anschluß verschiedener Überwachungsgeräte (z. B. EKG)
- für ausreichenden Wärmeschutz sorgen
- flache Rückenlage, rechter Arm unter dem nach links gedrehten Kopf

Assistenz während des Eingriffs

(s. Kap. 16.1)
- Bereithalten von Notfallmedikamenten nach Arztverordnung

Abschließende Arbeiten
- zwei Stunden rechte Seitenlagerung auf einem Sandsack (Kompression der Punktionsstelle)
- engmaschige Kontrolle der Vitalzeichen
- 24 Stunden Bettruhe
- Nahrungskarenz bis zum Ausschluß von Komplikationen (meistens bis zum Abend)
- Röntgenkontrolle der Lunge (evtl. Pneumothorax)
- blutchemische Kontrolle (z. B. Hämoglobin)

• **Komplikationen**
- Nachblutungen aus der Punktionsstelle, aus der Leber in den Bauchraum
- Fistelbildung
- Zwerchfellverletzung
- Pneumothorax

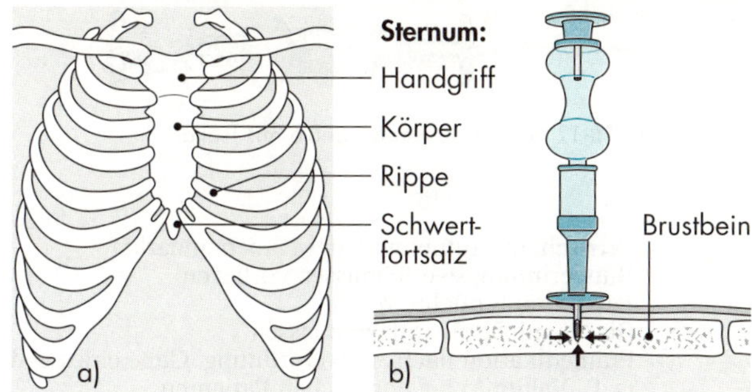

Abb. 16-11 Sternalpunktion.
a) Punktionsstelle: Corpus sterni (oberer Teil des Sternums in Höhe des zweiten Interkostalraums.
b) Einbringen der Punktionskanüle.

- Verletzung der Gallenblase: Austritt von Galle
- Peritonitis: durch Galle, durch Infektionen

16.3.3 Sternalpunktion

Entnahme von Knochenmark aus dem Sternum, um histologisch seine Leistungsfähigkeit beurteilen zu können (Abb. 16-11 a und b).

- **Indikationen**

- Diagnostik:
  - bei Blutkrankheiten: Anämie, Leukämie
  - bei Knochenkrankheiten: Osteomalazie, Osteopathie
  - bei Tumoren: Knochenmetastasen
- Therapie:
  - zur Gewinnung des Knochenmarks beim Knochenmarkspender

- **Pflegerische Aufgaben**

Vorbereitung

(s. Kap. 16.1)
- Desinfektionsmittel
- Punktionskanüle mit Trokar und Stellschraube mit Halteplatte zur Begrenzung der Eindringtiefe, Aspirationsspritze (Abb. 16-12)
- Lanzette bzw. Skalpell
- steriles Lochtuch
- sterile Handschuhe
- Verbandmaterial
- physiologische Kochsalzlösung zum Ausspülen des Knochenmarks aus der Punktionskanüle

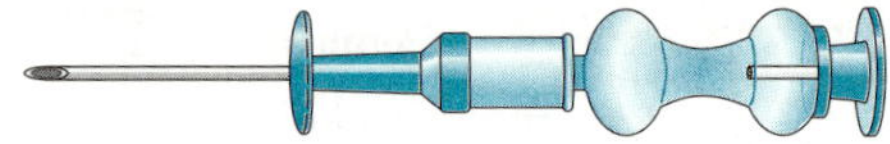

Abb. 16-12 Sternalpunktionskanüle mit Trokar.

- Petrischale (Aufnehmen des Knochenmarks)
- Blutgerinnungswerte müssen vorliegen
- Patient muß nüchtern sein
- Blase und Darm entleeren lassen
- Prämedikation nach Arztverordnung. Gabe eines Sedativums (z. B. Valium®) bei ängstlichen Patienten
- venösen Zugang vorbereiten (für Notfallmedikamente)
- Oberkörper des Patienten entkleiden
- Anschluß verschiedener Überwachungsgeräte (z. B. EKG)
- für ausreichenden Wärmeschutz sorgen
- flache Rückenlage auf fester Unterlage

Assistenz während des Eingriffs
(s. Kap. 16.1)
- Bereithalten von Notfallmedikamenten nach Arztverordnung

Abschließende Arbeiten
- mindestens vier Stunden Rückenlage, 24 Stunden Bettruhe
- Kompression der Punktionsstelle durch einen Sandsack
- Nahrungskarenz bis zum Ausschluß von Komplikationen (meistens bis zum Abend)
- Röntgenkontrolle der Lunge (evtl. Pneumothorax)
- Kontrolle des Wundverbandes auf Nachblutung

• **Komplikationen**
- Fehlpunktion: Verletzung von Herz, Lunge, großen Gefäßen
- Fraktur des Sternums
- Blutung, Hämatom
- Wundinfektion

16.3.4 Beckenkammbiopsie

Entnahme eines Knochenzylinders und von Knochenmark. Durch die histologische Untersuchung können die Leistungsfähigkeit des Knochenmarks, Knochenmetastasierungen und Knochenerkrankungen (z.B. Osteoporose) beurteilt werden (Abb. 16-13).
Folgende Punktionsstellen sind möglich:
- Beckenkamm (Crista iliaca)
- hinterer Darmbeinstachel (Spina iliaca posterior superior)
- bei Kindern Tibia bzw. Dornfortsätze der Lendenwirbelsäule 1–4

• **Pflegerische Aufgaben**

Vorbereitung

(s. Kap. 16.1)
- Desinfektionsmittel
- Punktionskanüle nach Jamshidi mit Trokar, Handgriff und Abschlußschraube, Arretierspritze (Abb. 16-14)
- Lanzette bzw. Skalpell
- steriles Lochtuch
- sterile Handschuhe
- Verbandmaterial
- physiologische Kochsalzlösung zum Ausspülen des Knochenmarks aus der Punktionskanüle

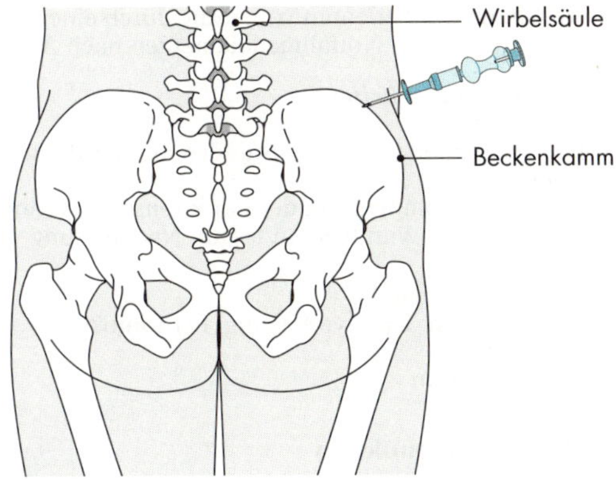

Abb. 16-13 Beckenkammbiopsie, Lokalisation.

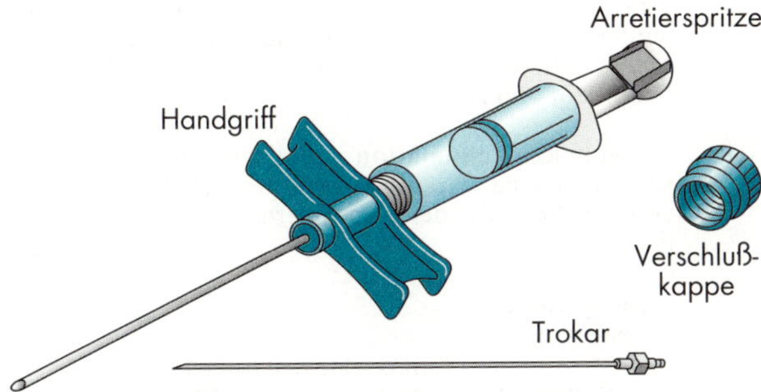

Abb. 16-14 Punktionskanüle nach Jamshidi, Trokar und Arretierspritze.

- Petrischale (zum Aufnehmen des Knochenmarks)
- Blutgerinnungswerte müssen vorliegen
- Patient muß nüchtern sein
- Blase und Darm entleeren lassen
- Prämedikation nach Arztverordnung. Gabe eines Sedativums und eines Analgetikums bei ängstlichen Patienten
- venösen Zugang vorbereiten (für Notfallmedikamente)
- Patienten so weit wie nötig entkleiden (Oberkörper kann bekleidet bleiben)
- für ausreichenden Wärmeschutz sorgen (Socken anlassen)
- Anschluß verschiedener Überwachungsgeräte (z.B. EKG)
- Seitenlage mit leicht angezogenen Beinen

Assistenz während des Eingriffs
(s. Kap. 16.1)
- Abstützen des Patienten von vorne durch einen Helfer
- Bereithalten von Notfallmedikamenten nach Arztverordnung

Abschließende Arbeiten
(s. Kap. 16.1)
- Patienten mindestens vier Stunden auf der Punktionsstelle lagern
- bei Bedarf Kompression der Punktionsstelle (Sandsäckchen)
- Kontrolle des Wundverbandes auf Nachblutung

• **Komplikationen**
- Fehlpunktion: Darmverletzung, Peritonitis
- Blutungen
- Wundinfektion

16.3.5 Lumbalpunktion

Bei der Lumbalpunktion (Abb. 16-15) wird aus diagnostischen und therapeutischen Gründen der spinale Subarachnoidalraum in Höhe der lumbalen Wirbelsäule (zwischen 3./4. oder 4./5. Lendenwirbel) punktiert. Dies ist der häufigste Punktionsort. Eine weitere Möglichkeit ist die **Subokzipitalpunktion.** Hier wird die Zisterne (zwischen Kleinhirn und dem verlängerten Mark) punktiert. Der Einstich erfolgt zwischen dem Hinterhauptbein und Atlas.

Die Subokzipitalpunktion unterliegt einer strengen Indikationsstellung, da sie wesentlich risikoreicher (Gefahr der Verletzung von Gefäßen oder dem verlängerten Mark) als die Lumbalpunktion ist.

• **Indikationen**
- Diagnostik:
  - Messung des Liquor-(Hirn-)Drucks
  - Prüfung der freien Liquorzirkulation
  - Gewinnung von Untersuchungsmaterial: Zellzahl und Zellform, Erregernachweis

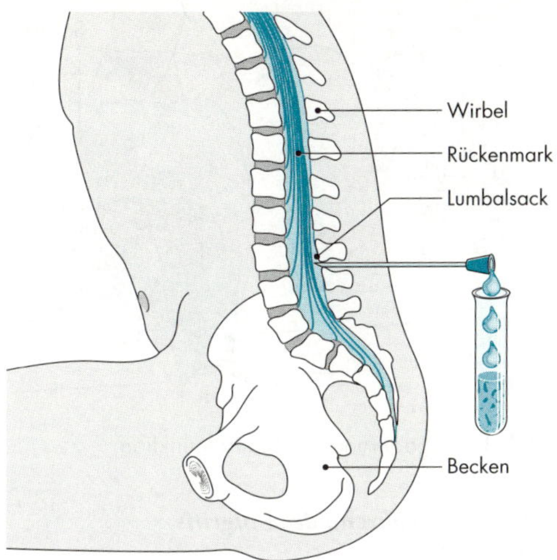

Abb. 16-15 Lumbalpunktion, Lokalisation.

  - Injektion von Röntgenkontrastmittel bei Verdacht auf Tumoren
- Therapie:
  - Injektion von Medikamenten (Zytostatika, Antibiotika)
  - Lokalanästhetika
  - Morphine

• **Pflegerische Aufgaben**

Vorbereitung
(s. Kap. 16.1)
- Desinfektionsmittel
- Punktionskanülen in verschiedenen Größen, Mandrin und Spritze
- evtl. Steigrohr mit Ansatz zur Messung des Liquordruckes
- steriles Auffangröhrchen für den Liquor
- steriles Lochtuch
- sterile Handschuhe
- Verbandmaterial
- Blutgerinnungswerte und Augenhintergrundspiegelung müssen vorliegen
- Blase und Darm entleeren lassen
- venösen Zugang vorbereiten (für Notfallmedikamente)
- Patienten entkleiden (evtl. hinten offenes Operationshemd)
- für ausreichenden Wärmeschutz sorgen
- Anschluß verschiedener Überwachungsgeräte (z.B. EKG)
- Sitzen oder Seitenlage mit Rundrücken (Katzenbuckel) und leicht angezogenen Beinen (Abb. 16-16)

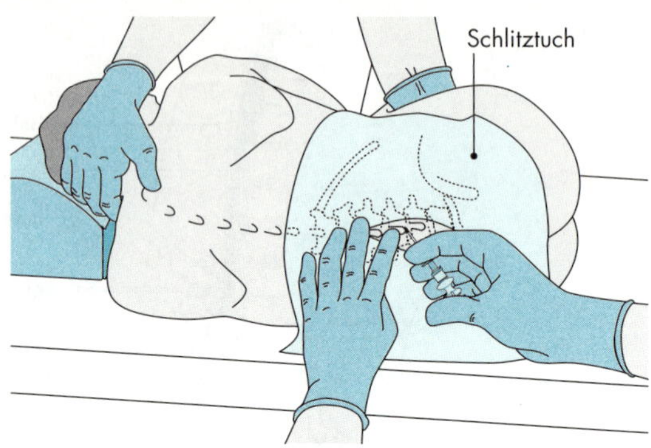

Abb. 16-16 Lagerung zur Lumbalpunktion.

Assistenz während des Eingriffs
(s. Kap. 16.1)
- Abstützen des Patienten von vorne durch einen Helfer
- Bereithalten von Notfallmedikamenten nach Arztverordnung
- **Queckenstedt-Versuch** (Prüfung der freien Liquorpassage): Durchgängigkeit des Subarachnoidalraums (wird im Liegen durchgeführt). Steigrohr wird an der Punktionskanüle angeschlossen, Liquordruck wird abgelassen. Assistierende Person komprimiert die Jugularisvene (erst links, dann rechts). Die Behinderung des Blutabflusses aus dem Schädelinnern führt zur Drucksteigerung, die sich über den Liquor in den Spinalraum fortsetzt.
  - **positiver Versuch:** Liquorsäule steigt an und fällt nach Aufhebung des Druckes ab
  - **negativer Versuch:** Liquorsäule verändert sich nicht bei Druck auf die Jugularisvenen, Ursachen: Passagebehinderung durch Verklebung der Arachnoidea nach Entzündungen oder durch Tumoren

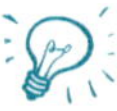

Der Queckenstedt-Versuch und die Druckmessung erfolgen immer am liegenden Patienten.
Keine Lumbalpunktion bei erhöhtem Hirndruck (Atem-, Kreislaufstillstand)!

Abschließende Arbeiten
(s. Kap. 16.1)
- Dokumentation von Menge und Beschaffenheit des Punktats
- mindestens 12 Stunden flache Bauch- oder Rückenlage
- der Patient soll nach der Punktion reichlich Flüssigkeit zu sich nehmen
- Kontrolle des Wundverbandes auf Liquoraustritt
- Kontrolle der Vitalzeichen (Kopfschmerzen, Erbrechen)

- **Komplikationen**

Bei der Punktion:
- Fehlpunktion mit Verletzung des Rückenmarkes, der Cauda equina oder der Gefäße
- Einklemmung des Hirnstamms bei erhöhtem Hirndruck: Atem-, Kreislaufstillstand

Nach der Punktion:
- Stammhirneinklemmung
- Punktionssyndrom: Kopfschmerzen, Übelkeit, Erbrechen (evtl. über Monate andauernd)
- Infektionen:
  - lokal
  - diffus: Meningitis, Myelitis
- Paraplegie

16.3.6 Aszitespunktion

Bei der Aszitespunktion wird die freie Flüssigkeit (pathologisch) aus der Bauchhöhle abpunktiert. Der Einstich erfolgt am Übergang zum mittleren Drittel der Linie vom Nabel zum oberen Darmbeinstachel. Bei großen Mengen wird ein Katheter eingeführt, durch eine Naht fixiert und eine Tabakbeutelnaht locker angelegt (zum Zuziehen beim späteren Entfernen des Katheters). Die Aszitesflüssigkeit wird danach fraktioniert in einen Beutel abgelassen.

- **Indikationen**
- Diagnostik:
  - Nachweis von Erregern, Eiter, Blut, Krebszellen
- Therapie:
  - Entlastungspunktion bei ausgedehntem Aszites
  - Drainage bei Peritonitis und Abszeß

- **Pflegerische Aufgaben**

Vorbereitung

(s. Kap. 16.1)
- Desinfektionsmittel
- Trokar oder dicke Kanüle, Ablaufschlauch mit Beutel oder Auffanggefäß
- Lanzette oder Skalpell, Nadelhalter mit Nahtmaterial und Pinzetten oder Klammern mit Klammerzange
- steriles Lochtuch
- sterile Handschuhe
- Verbandmaterial, Bauchbinde
- Laborröhrchen
- Blutgerinnungswerte müssen vorliegen
- Gewicht des Patienten feststellen, Bauchumfang messen
- Patienten nüchtern lassen
- Blase und Darm entleeren
- Prämedikation nach Arztverordnung
- venösen Zugang vorbereiten (für Notfallmedikamente)
- Patienten so weit wie nötig entkleiden (Oberkörper kann bekleidet bleiben)

- für ausreichenden Wärmeschutz sorgen
- Lagerung mit leicht erhöhtem Oberkörper

Assistenz während des Eingriffs
(s. Kap. 16.1)
- psychische Betreuung des Patienten und Krankenbeobachtung
- Bereithalten von Notfallmedikamenten nach Arztverordnung
- beim Einstich den Patienten die Bauchdecke anspannen lassen

Abschließende Arbeiten
(s. Kap. 16.1)
- Messung des Bauchumfangs
- Anlegen der Bauchbinde zur Kompression (einen Tag lang)
- bequeme Lagerung, meist Rückenlagerung mit leicht erhöhtem Oberkörper
- engmaschige Vitalzeichenkontrolle
- Kontrolle des Verbandes
- einige Stunden Bettruhe je nach Zustand des Patienten und Arztverordnung
- Dokumentation von Menge und Beschaffenheit des Punktats

• **Komplikationen**
- Organverletzung von Blase und Darm
- Blutdruckabfall infolge Druckentlastung im Bauchraum
- Blutung
- Fistelbildung, Nahtinsuffizienz
- Infektion der Einstichstelle, Peritonitis
- Entgleisung des Wasser-, Elektrolyt- und Eiweißhaushaltes

16.3.7 Perikardpunktion

Bei der Perikardpunktion wird Flüssigkeit aus dem Herzbeutel entnommen zur Entlastung des eingeengten Herzens. Der Einstich erfolgt vom unteren Rippenbogen links neben dem Schwertfortsatz des Sternums.

• **Indikationen**
- bei traumatischer Herzbeuteltamponade: Blut
- bei entzündlich bedingtem Perikarderguß: seröse, eitrige Flüssigkeit
- zur Spülung mit Antibiotika
- zur Diagnosestellung/-sicherung: Nachweis von Zellen

• **Pflegerische Aufgaben**
Vorbereitung
(s. Kap. 16.1)
- Desinfektionsmittel
- lange Punktionskanüle, Spritze
- Spülflüssigkeit nach Arztverordnung
- steriles Lochtuch
- sterile Handschuhe

- Verbandmaterial
- Blutgerinnungswerte müssen vorliegen
- Patient muß nüchtern sein
- Blase und Darm entleeren lassen
- Prämedikation nach Arztverordnung
- venösen Zugang vorbereiten (für Notfallmedikamente)
- Oberkörper des Patienten entkleiden
- Rückenlage mit erhöhtem Oberkörper (ca. 45°)
- Bereithalten der Röntgenbilder, EKG-Überwachung anschließen
- Bereithalten der Medikamente zur Spülung

Assistenz während des Eingriffs
(s. Kap. 16.1)
- psychische Betreuung des Patienten und Krankenbeobachtung
- Bereithalten der Notfallmedikamente und des Defibrillators

Abschließende Arbeiten
(s. Kap. 16.1)
- Patienten Bettruhe einhalten lassen, Obekörper erhöht lagern
- engmaschige Vitalzeichenkontrolle und EKG-Überwachung
- Nahrungskarenz nach Zustand des Patienten und Arztverordnung
- Kontrolle des Wundverbandes

• **Komplikationen**
- Verletzung eines Gefäßes
- Verletzung des Myokards
- Herzrhythmusstörungen
- Herzstillstand
- Infektion

16.3.8 Gelenkpunktion

Die Gelenkpunktion wird zu diagnostischen und therapeutischen Zwecken durchgeführt. Die häufigsten Punktionsorte sind Knie, Ellenbogen, Schulter und Sprunggelenk.

• **Indikationen**
- Diagnostik:
  - bei Gelenkergüssen zur Gewinnung von Proben zur bakteriologischen, serologischen und histologischen Untersuchung
- Therapie:
  - als Entlastungspunktion
  - zur Medikamenteninstillation

• **Pflegerische Aufgaben**
Vorbereitung
(s. Kap. 16.1)
- Desinfektionsmittel
- Spritzen, Kanülen

- Medikamente zur Instillation nach Arztverordnung bereithalten
- steriles Lochtuch
- sterile Handschuhe
- Verbandmaterial
- Patienten soweit nötig entkleiden
- Blase entleeren lassen
- bequeme Rückenlagerung
- Gelenk unterpolstern (feste Unterlage)

Assistenz während des Eingriffs
(s. Kap. 16.1)
- Stützen des Patienten, der Gliedmaßen
- psychische Betreuung des Patienten, Krankenbeobachtung

Abschließende Arbeiten
(s. Kap. 16.1)
- Anlegen eines Kompressionsverbandes
- Gelenk ruhig lagern, Schienung nach Arztverordnung
- Kontrolle des Wundverbandes
- Vitalzeichenkontrolle

- **Komplikationen**

- Infektionen der Haut und des Gelenkes
- Blutungen, Hämatom
- Gelenkversteifung aufgrund der Infektion

16.3.9 Arterielle Gefäßpunktion

Punktion einer Arterie aus diagnostischen oder therapeutischen Zwecken. Mögliche Punktionsstellen sind:
- A. femoralis
- A. radialis
- A. brachialis
- A. temporalis superficialis

Kontraindiziert ist die arterielle Punktion bei Patienten mit erhöhter Blutungsneigung.

- **Indikationen**

- Blutentnahme für die Blutgasanalyse
- Einlegen eines Katheters zur Blutdruckmessung
- Einlegen eines Katheters zur arteriovenösen Hämofiltration (nur A. femoralis)
- Angiographie (s. Kap. 16.4)
- Medikamentengabe, z. B. gefäßerweiternde Medikamente, Zytostatika

- **Pflegerische Aufgaben**

Vorbereitung
- Rasur der Einstichstelle
- Lagerung je nach Einstichstelle, z. B.:
  - A. femoralis: festes Kissen unter das Gesäß, Hüfte muß gestreckt sein

  - A. radialis: feste Unterlage unter den Unterarm, Handgelenk überstrecken
- Punktionsmaterial (heparinisierte Spritze, Tupfer, Kanülen je nach Punktionsstelle, Desinfektionsmittel, Verbandmaterial) richten

Assistenz während des Eingriffs
(s. Kap. 16.1)
- Patienten stützen, Extremitäten fixieren

Abschließende Arbeiten
- nach Entfernen der Kanüle Arterie durch Fingerdruck 5 Minuten komprimieren
- anschließend Kompression durch einen Sandsack
- Beobachtung des Verbandes auf Blutungen
- Hautbeobachtung: Rötung, Hämatom, Wärme, Farbe, Sensibilität

Unsachgemäße Kompression kann zu erheblichen Hämatomen führen.

16.4 Darstellung von Gefäßen

16.4.1 Angiographie

Bei der Angiographie handelt es sich um die röntgenologische Darstellung der Arterien nach Injektion eines Röntgenkontrastmittels (z.B. Angiograpfin®). Nach der Punktion der Arterie wird ein Katheter nach Seldinger-Technik eingelegt. Als Punktionsstellen kommen in Frage:
- A. femoralis
- A. axillaris oder brachialis
- A. carotis

• **Indikationen**
- therapiebedürftige Durchblutungsstörungen, vor allem bei arteriellen Verschlußerkrankungen
- Aortenaneurysma
- Nierentumor, Nierenarterienstenose
- angeborene und erworbene Anomalien der Herzklappen, der Koronararterien, des Aortenbogens, der brachizephalen Gefäße
- vor und während Ballondilatation
- Darstellung von extra- und intrakraniellen Hirngefäßen vor Hirnoperationen
- zur Feststellung des Hirntodes

• **Kontraindikationen**
- Kontrastmittelallergie
- dekompensierte Herzinsuffizienz
- vermehrte Blutungsneigung
- Niereninsuffizienz
- Schilddrüsenüberfunktion

- **Komplikationen**
- anaphylaktischer Schock
- Blutungen
- Gefäßwandschäden
- Thromboembolien
- Schilddrüsenüberfunktion
- Hämatom
- Arterienspasmus
- Infektion

- **Pflegerische Aufgaben**

(s. Kap. 16.4.4)

16.4.2 Phlebographie

Die Phlebographie ist die Darstellung der Venen mittels Röntgenkontrastmittel (z.B. Angiografin®) nach direkter Punktion durch eine Kanüle oder nach Einlegen eines Venenkatheters. Als Punktionsstellen kommen in Frage:
- Hand- und Fußrücken

- **Indikationen**
- Thrombosen
- Störungen des venösen Abflusses durch Kompression der Gefäße, z.B. Tumoren
- vor geplanter Lysetherapie oder Venenchirurgie

- **Kontraindikationen und Komplikationen**

(s. Kap. 16.4.1)

- **Pflegerische Aufgaben**

(s. Kap. 16.4.4)

16.4.3 Lymphographie

Bei der Lymphographie werden die Lymphgefäße und Lymphknoten durch fetthaltiges Röntgenkontrastmittel (Lipiodol®) dargestellt. In den Fußrücken wird beiderseits intrakutan ein wasserlöslicher Farbstoff gespritzt. Nach ca. 30 Minuten färben sich die Lymphgefäße blau an. In Lokalanästhesie wird das Lymphgefäß freipräpariert und eine Kanüle eingeschoben. Mittels Injektionspumpe wird in ein bis zwei Stunden das Kontrastmittel injiziert.

- **Indikationen**
- Systemerkrankungen, z.B. Sklerodermie
- Lymphödem

- **Kontraindikationen**
- Lungenveränderungen

- **Komplikationen**
- Fettembolie
- Luftembolie

- **Pflegerische Aufgaben**

(s. Kap. 16.4.4)

16.4.4 Digitale Subtraktionsangiographie = DSA

Röntgendarstellung der Gefäße (Arterien, Venen, Lymphgefäße) zur Anfertigung kontrastreicher Bilder bei geringem Kontrastmittelverbrauch. Vor und nach der Kontrastmittelgabe erfolgt eine Röntgenkontrolle. Anschließend wird durch einen Computer die Röntgenleeraufnahme von dem Kontrastmittelbild „abgezogen", so daß nur noch die kontrastmittelgefüllten Gefäße sichtbar sind.

- **Pflegerische Aufgaben**

Vorbereitung

- Rasur der Einstichstelle
- Gabe von entblähenden Mitteln, z. B. Lefax®
- am Vortag keine blähenden Speisen
- evtl. Abführmaßnahmen bei der Lymphographie
- evtl. bei Phlebographie und Lymphographie 1 Tag vorher entstauene Lagerung und Anlegen eines Kompressionsstrumpfes
- mindestens 4 Stunden vor der Untersuchung keine festen Speisen
- mindestens 2 Stunden vorher nichts trinken
- bei Angiographie: Patienten nüchtern lassen, evtl. Prämedikation nach Arztverordnung
- bei Phlebographie evtl. feuchtwarme Umschläge oder Fußbad zur Gefäßerweiterung
- Lagerung je nach Einstichstelle (s. Kap. 16.3.9)

Assistenz während des Eingriffs

(s. Kap. 16.1)

- Patienten stützen, Extremitäten fixieren
- Bereithalten von Notfallmedikation nach Arztverordnung

Abschließende Arbeiten

- Kontrolle der Vitalzeichen, Atmung, Hautfarbe
- bei Angiographien an den Beinen: Fußpulse fühlen
- viel trinken lassen, z. B. Tee, Mineralwasser (Förderung der Kontrastmittelausscheidung)
- bei Angiographien: 24 Stunden Druckverband, 24 Stunden Bettruhe
- evtl. bei Phlebographien und Lymphographien: Kompressionsverband, 1/2 Stunde Beinübungen oder Gehen nach Arztverordnung
- Beobachtung: Ein paar Tage nach der Lymphographie tritt eine harmlose leicht blau-grüne Verfärbung der Haut auf (Farbstoff)

16.5 Umgang mit Präparaten

Entnommene Proben (Gewebeteilchen oder Flüssigkeiten) sind vom Pflegepersonal sorgfältig und sachgerecht zu versorgen.
Ein fehlerhafter Umgang mit den Proben kann zu verfälschten Ergebnissen führen oder eine erneute Untersuchung mit allen Belastungen und Risiken für den Patienten notwendig machen.

- **Grundsätze beim Umgang mit Proben**
  - zum Selbstschutz immer Handschuhe tragen, bei Gefahr der Aerosolbildung Mundschutz und Schutzbrille
  - sorgfältiges Abfüllen in die vorgesehenen Behältnisse (Gefahr des Materialverlustes)
  - bei Bedarf Konservierungsstoffe, nach Laborvorgaben
  - Probe und Begleitzettel beschriften mit:
    - Patientendaten
    - Inhalt (z. B. Lebergewebe in Formalinlösung x%)
    - Entnahmeort
    - Entnahmedatum
  - Fragestellung und Untersuchungsauftrag werden vom Arzt formuliert und unterschrieben
  - Sicherstellung des Transportes zum Labor

16.6 Reinigung und Pflege von Endoskopen und Instrumenten

Die in der internistischen Funktionsabteilung verwendeten Endoskope und Geräte sind empfindliche und sehr teure Präzisionsinstrumente.
Falsches Reinigen und Pflegen zerstört die Funktionalität (Optik, Mechanik, Elektronik). Die Herstellerangaben sind deshalb genau zu beachten (Reinigungsmittel, Dosierung, Zeit usw.).

IV Exemplarische Pflegeplanungen

17 Generelle Pflegepläne

Die Durchführung der schriftlichen „Pflegeplanung“ wird bereits seit Inkrafttreten des Neuen Krankenpflegegesetzes 1985 gefordert. Trotzdem wurde eine Umsetzung noch nicht in allen Krankenhäusern in der Bundesrepublik Deutschland erreicht. Im folgenden wird anhand ausgewählter Beispiele die Durchführung der schriftlichen Pflegeplanung aufgezeigt, wobei nur die wichtigsten Probleme, die sich für die genannten Krankheitsbilder ergeben, aufgeführt wurden. Diese Darstellung dient als hilfreiche Übersicht und soll Pflegekräften mögliche Formulierungen von Pflegeproblemen, -zielen und dazugehörigen Maßnahmen aufzeigen (aus diesem Grunde wurde auf eine ausführliche Darstellung der Pflegeplanung nach ATLs verzichtet). Um Wiederholungen zu vermeiden, sind in diesem Kapitel die Probleme Dekubitus-, Thrombose-, Kontrakturen-, Pneumonie-, Soor- und Parotitisgefahr, die durch die bekannten Prophylaxen behoben werden können, nicht aufgeführt (s. Kap. 2.7.1). Bei der Erstellung einer individuellen Pflegeplanung müssen ebenfalls noch die spezifischen Probleme des einzelnen Patienten berücksichtigt werden.

17.1 Pflegeplanung bei Herzinsuffizienz

Häufige Probleme	Pflegeziele	Maßnahmen
• Pat. leidet unter Atemnot (Dyspnoe)	Pat. atmet leicht, ist ausreichend mit Sauerstoff versorgt, kann gut durchatmen	– Oberkörperhochlagerung, Lagerung im Herzbett – atemstimulierende Einreibungen – b. Bed. O_2-Gabe nach Arztverordnung (AVO) – Raum gut lüften – gute Krankenbeobachtung, auf Zyanose achten
• Gefahr von Hypo-, Hypertonie • Gefahr von Herzrhythmusstörungen	Pat. hat RR im Normbereich (Erkennen von Komplikationen) Pat. hat regelmäßigen Puls (Erkennen von Komplikationen)	– RR-Kontrollen nach AVO, gute Krankenbeobachtung – häufige Pulskontrollen nach AVO – 1 Min. zählen

Häufige Probleme	Pflegeziele	Maßnahmen
• Bewegungseinschränkung, Bettruhe	Pat. akzeptiert die Bettruhe, ist entsprechend seiner Kräfte mobil	– 3 × tägl. Gelenke durchbewegen – Gespräch führen: Infos über die Erkrankung geben – Zusammenhänge erklären; motivieren, Geduld zu haben
• Appetitlosigkeit • Pat. akzeptiert salzarme Diät und Beschränkung der Trinkmenge nicht • Durstgefühl	Pat. ißt ausreichend Pat. erkennt die Notwendigkeit der Diät Pat. hält die Diät und vorgeschriebene Trinkmenge ein Pat. hat kein Durstgefühl	– frisches Obst, Gemüse anbieten – Sinn der salzarmen Kost erklären – Trinkmenge bilanzieren – Sinn erklären, motivieren – Mund häufig spülen (Mundpflegeset ans Bett) – Eiswürfel lutschen lassen
• Pat. fühlt sich erschöpft und körperlich schwach	Pat. schläft ausreichend und fühlt sich erholt	– ungestörte Ruhepausen gewährleisten – Hilfestellung bei der Körperpflege
• Pat. lagert Wasser ein (Ödeme), verminderte Urinausscheidung	Pat. scheidet ausreichend Urin aus, Ödeme sind reduziert	– auf Medikamenteneinnahme achten – Bilanzierung – Steckbecken reichen, Hilfestellung bei der Ausscheidung – evtl. Beinhochlagerung (Kontraindikation beachten) – gute Hautpflege, Ausstreichen der Beine
• Pat. macht sich Sorgen um die Zukunft, hat Angst	Pat. ist angstfrei und entwickelt neue Perspektiven	– helfende Gespräche führen – Familie mit einbeziehen, gemeinsam nach Lösungen suchen

17.2 Pflegeplanung bei Diabetes mellitus

Häufige Probleme	Pflegeziele	Maßnahmen
• Gefahr von Hyper- oder Hypoglykämie	Blutzucker des Pat. liegt im Normbereich Pat. kennt Gefahren einer Stoffwechselentgleisung Pat. kennt Frühsymptome einer Entgleisung und Maßnahmen zur Verhinderung	– gezielte Krankenbeobachtung – BZ-Kontrolle nach AVO, BZ-Stix nach Bedarf – Gabe von Insulin/Tabletten nach AVO – Diabetes-Schulung, Infos geben über Erkrankung – Ernährungsberatung
• Pat. kennt Diät nicht, hat Angst etwas falsch zu machen	Pat. soll Prinzipien der Diät und Umgang mit Austauschtabelle lernen	– Diätberatung für Pat. und Angehörige – Austauschtabelle und Literatur (Tips) geben
• Pat. fürchtet sich, sich selbst Insulin zu spritzen und Blutzuckerkontrollen (Stixen) durchführen	Pat. kann Insulin selbständig verabreichen und BZ-, Urinzuckerkontrollen durchführen	– Durchführung erklären und zeigen, Tips geben – schrittweise an das Spritzen und Stixen heranführen – Vorgang der Urinzuckerkontrollen zeigen und erklären – Einbeziehen der Angehörigen (evtl. Angehörige schulen)
• Pat. hat trockene Haut und Juckreiz	Haut ist reizlos und geschmeidig	– Tips für die Hautpflege geben (Waschen mit Zitrone, Essig) – Einreibung mit ätherischen Ölen
• Mangelnde Durchblutung der Gefäße (Beine und Füße), Sensibilitätsstörungen • Gefahr der Verletzung (erhöhte Infektionsgefahr durch Diabetes mellitus, schlechte Wundheilung)	Pat. kennt erhöhte Gefahr und die möglichen Komplikationen, erkennt die Zusammenhänge Pat. weiß sich zu schützen Pat. kennt Maßnahmen zur Verbesserung der Durchblutung Pat. kennt die Bedeutung der tägl. Hautinspektion v.a. an den Füßen	– auf Gefahren hinweisen (Barfußlaufen, Wärmflasche) – Beratung: Fuß-, Beingymnastik, Fußbekleidung, Kleidung – keine Wechselbäder oder Wärmflasche, Hitze und Kälte meiden – Anleitung zu Hautinspektion und Fußpflege

Häufige Probleme	Pflegeziele	Maßnahmen
• Körpergewicht (zu hoch, zu gering)	Pat. erreicht/hält Normalgewicht	– Diätberatung s.o. – Aufklärung über die Wichtigkeit des Körpergewichtes
• Pat. ist durch die Diagnose Diabetes sehr verunsichert, macht sich Sorgen um die Zukunft, depressive Verstimmung	Pat. ist über Diabeteserkrankung informiert Pat. entwickelt Pläne zur Umstellung der Lebensführung, hat wieder eine positive Lebenseinstellung	– helfende Gespräche führen, Infos geben – für alle Fragen offen sein und Zeit nehmen – Hinweis auf Selbsthilfegruppe geben – Angehörige mit einbeziehen, Selbstwertgefühl stärken
• Unkenntnis über Spätfolgen, Gefahr von Komplikationen (Nierenschäden, Retinopathie, Arteriosklerose, Wunden)	Pat. kennt Verhaltensregeln zur Vorbeugung	– Diabetesberatung s.o. – Aufklärung über Wichtigkeit der Körperhygiene, Selbstbeobachtung (Inspektion) – regelmäßige Arztbesuche (z. B. einmal pro Jahr Augenarzt), gesunde Lebensführung

17.3 Pflegeplanung bei bösartigen Tumorerkrankungen mit Zytostatika- und Strahlentherapie

Häufige Probleme	Pflegeziele	Maßnahmen
• Pat. fühlt sich schwach, müde und erschöpft	Pat. schläft erholsam, fühlt sich wohl	– ungestörte Ruhepausen gewährleisten – Hilfestellung bei der Körperpflege (beruhigende Ganzwäsche)
• Pat. hat Schmerzen, Angst vor Schmerzen	Pat. ist schmerzfrei/erleidet keine Schmerzen Pat. kann mit Schmerzen umgehen	– über Möglichkeiten der Schmerztherapie aufklären – Schmerzprotokoll führen, Schmerztherapie nach Schema – unterstützende physikalische Maßnahmen zur Entspannung und Schmerzreduktion

Häufige Probleme	Pflegeziele	Maßnahmen
• Pat. hat Übelkeit und Erbrechen durch Zytostase und Bestrahlung	Pat. leidet nicht unter Übelkeit, erbricht nicht	– Pat. beruhigen, aufklären über mögliche Nebenwirkungen der Zytostase – 1/2 Std. vor der Zytostase und nach Bedarf Antiemetika verabreichen – Pfefferminztee, Lutschbonbon, Kaugummi bereitstellen – Hilfestellung beim Erbrechen – Mundpflege nach Erbrechen – ggf. Wäschewechsel durchführen
• Haarverlust durch Zytostase	Pat. ist aufgeklärt, informiert über Hilfen, z. B. Kühlkappe, Perücke	– rechtzeitig Haarersatz anfertigen lassen – 1/2 Std. vor der Zytostase Kühlkappe aufsetzen
• Pat. leidet unter Appetitmangel, Gewichtsverlust	Pat. ißt mit Appetit, kann Körpergewicht halten	– Wunschkost, Vitaminsäfte – kein ungeschältes Obst oder Gemüse (bei hoher Infektionsgefahr) – Zwischenmahlzeiten anbieten, v.a. Joghurt – Essen anrichten (Optik)
• Gefahr der Diarrhö/Obstipation	Pat. hat keine Diarrhö Pat. entleert regelmäßig weichen Stuhl	– Hilfe bei der Ausscheidung und Intimpflege – angepaßte Ernährung, schwarzen Tee und Heidelbeeren anbieten – ballaststoffreiche angepaßte Kost – ausreichend Flüssigkeit – bei Bedarf Milchzucker – Baucheinreibung – Abführmaßnahmen nach AVO
• Gefahr der Stomatitis	Pat. hat gesunde, intakte Mundschleimhaut	– nach jeder Mahlzeit Mund mit Salbei-Kamillen-Tee spülen lassen

Häufige Probleme	Pflegeziele	Maßnahmen
		– keine Zahnbürste verwenden (evtl. sehr weiche) – Zahnfleisch mit Bepanthen-Lösung® oder Myrrhetinktur einpinseln – Lippenpflege (z. B. Labello®)
• Strahlenkater	Pat. kennt die Symptome eines Strahlenkaters, ist nicht beunruhigt	– Aufklärung des Patienten über mögliche Nebenwirkungen der Therapie – vermehrte Ruhe, frische Luft – ausgewogene Ernährung, viel trinken – evtl. Antiemetika
• Gefahr von Hautschäden durch Bestrahlung	Pat. hat intakte Haut	– bestrahlte Haut nicht waschen, pudern mit Azulon-Puder® – übrige Haut mit milden pflanzlichen Produkten (s. Aromatherapie) oder Cremes (pH 5,5) pflegen – Haut gut trocknen, Reibung vermeiden
• Erhöhte Infektionsgefahr (z. B. Zystitis, Gefahr der Nierenschädigung)	Pat. bekommt keine Infektionen Pat. erleidet keine Blasen- und Nierenschäden	– Hygienemaßnahmen streng einhalten: VW, Körperpflege, evtl. protektive Isolierung – Prophylaxen sorgfältig durchführen – Temperaturkontrolle – vor der Zytostase reichlich trinken lassen, evtl. Infusionen nach AVO – auf Ausscheidung achten, DK vermeiden
• Gefahr der Herz-Kreislaufschädigung durch Zytostatika	Pat. erleidet keine Komplikationen	– kontinuierliche Puls- und RR-Kontrolle nach AVO – sorgfältige Krankenbeobachtung – Patientenäußerungen ernst nehmen!

Häufige Probleme	Pflegeziele	Maßnahmen
• Gefahr des Lymphödems	Pat. hat keine Lymphstauung, intakte geschmeidige Haut	– Hochlagerung gefährdeter Extremitäten – Lymphdrainage, krankengymnastische Übungen – keine Injektionen in gefährdete Bereiche, keine RR-Messung am betroffenen Arm – keine beengende Kleidung, Hilfe beim Anziehen von Kompressionsstrümpfen – keine Kälte- oder Wärmeanwendung – Fehlhaltung und Überanstrengung vermeiden – gute Hautpflege
• Pat. leidet unter Organverlust, fühlt sich verunstaltet	Pat. kann über Verlusterleben reden, kann den eigenen Körper wieder annehmen	– helfende Gespräche führen – Partner mit einbeziehen – vorsichtiges Heranführen, sich im Spiegel anzusehen – Beratung bei der Kleidung und anderen Hilfen (Prothesen, Hilfsmittel zur Rehabilitation)
• Pat. hat Angst vor der Zukunft, Sterben, Tod	Pat. fühlt sich verstanden, schöpft Vertrauen, kann über seine Ängste reden	– helfende Gespräche führen, ermutigen – schonende Aufklärung, Sozialarbeiter einschalten – Infos über Hilfen geben (Kuren, Rehamaßnahmen) – Kontakt zu Selbsthilfegruppen herstellen

17.4 Pflegeplanung nach Entbindung

Häufige Probleme	Pflegeziele	Maßnahmen
• Instabiler Kreislauf durch Geburtsstreß, Blutverlust, Hormonumstellung	Wöchnerin erleidet keinen Kollaps, hat stabilen Kreislauf	– RR-Kontrollen, evtl. kreislaufunterstützende Medikamente nach AVO – erstes Aufstehen nur in Begleitung (nach PDA erstes Aufstehen nach 8–12 Std.), langsam aufstehen lassen
• Gefahr der Nachblutung durch Uterusatonie	Wöchnerin hat eine gut kontrahierte Gebärmutter, normale Blutung	– Kontrolle der Blutung (nach 2, 4, 6, 8 Std.) – Kontrolle des Uterus auf Höhe und Festigkeit
• Gefahr der Wundinfektion durch große Uteruswunde, Dammnaht	Wöchnerin hat keine Wundinfektion, primäre Abheilung der Wunden	– Aufklärung über hygienisches Verhalten – nach jedem Toilettengang Abspülen der Genitale mit Wasser oder Kamillenlösung – regelmäßiger (2- bis 4-stdl.) Vorlagenwechsel und Vorlagenkontrolle auf Wochenflußveränderungen – Temperaturkontrolle
• Gefahr von Lochienverhalten	Wöchnerin hat normalen Wochenfluß	– Vorlagenkontrolle, Beurteilung der Menge, des Aussehens, Geruch – Anleitung der Wöchnerin
• Pat. hat Schmerzen durch Nachwehen, Dammnaht	Wöchnerin ist über Schmerzen aufgeklärt, kann mit Schmerzen umgehen, kennt Maßnahmen, Schmerzen zu reduzieren	– Wöchnerin über den Sinn der Nachwehen aufklären – Angst nehmen, motivieren, sie zu akzeptieren – Tips zur Entlastung/Lageveränderung geben – Sitzring/Kissen zur Entlastung der Naht

Häufige Probleme	Pflegeziele	Maßnahmen
		– Schmerzmittelgabe nach AVO
• Gefahr der Harnverhaltung durch Blasenatonie, durch Harnröhrenödem (Harnflut am 2–3 Tag)	Wöchnerin läßt spätestens 6 Std. nach der Entbindung Wasser regelmäßige Ausscheischeidung alle 2–3 Std.	– Wöchnerin zum Wasserlassen auffordern – aufklären über Wichtigkeit der Entleerung (behindert Uteruskontraktion) – Hilfestellung (Tips, Tricks) – evtl. Einmalkatheterisierung
• Obstipationsgefahr	Darm erreicht seinen natürlichen Tonus wieder, keine Schmerzen bei der Stuhlentleerung, regelmäßige Entleerung weichen Stuhls	– Frühmobilisation – viel trinken, ballaststoffreiche Kost – Milchzucker und evtl. milde Abführmittel geben (Stuhlweichmacher)
• Thrombosegefahr	Wöchnerin hat keine Thrombose, keine Embolie	– Frühmobilisation, zur Beingymnastik auffordern – bei Varizen Antithrombosestrümpfe
• Milcheinschuß (Gefahr einer Mastitis)	Wöchnerin hat guten Milchfluß, vermindertes Schmerz- und Spannungsgefühl	– Anlegen des Kindes nach Bedarf – Brust leicht massieren/ ausstreichen – kühl abwaschen, Quarkauflage, Alkoholumschlag – Syntocinon®-Spray nach AVO – bei Bed. Milch abpumpen
• Pat. sorgt sich um das Kind, Unsicherheit im Umgang mit dem Kind	Wöchnerin entwickelt Vertrauen in die eigenen Fähigkeiten, sicher mit dem Kind umgehen zu können	– aufklärende Gespräche führen – Anleiten im Umgang mit dem Kind, Sicherheit vermitteln, ermutigen
• Gefahr der psychischen Verstimmung	Wöchnerin fühlt sich angenommen und ernstgenommen	– Gespräche führen, Angst nehmen, Selbstbewußtsein stärken

Häufige Probleme	Pflegeziele	Maßnahmen
durch Hormonumstellung (2–3 Tage)		– gute Beobachtung zur Erkennung einer Wochenbettpsychose

17.5 Postoperative Pflegeplanung

Häufige Probleme	Pflegeziele	Maßnahmen
• Pat. hat Schlafstörungen durch Schmerzen, durch ungewohnte Lage, großes Bedürfnis nach Ruhe	Pat. ist schmerzfrei Pat. schläft ruhig und erholt, liegt bequem	– Schmerzmedikation nach AVO – entlastende Lagerung, beruhigende Einreibung – bequem lagern – Hilfestellung beim Lagewechsel – für Ruhe sorgen
• Pat. ist durch Drainagen in der Mobilität eingeschränkt	Pat. ist nicht in seiner Beweglichkeit eingeschränkt	– Hilfestellung bei der Mobilisation – Frühmobilisation nach AVO – Sonden und Drainagen sichern – 3 × tägl. Gelenke durchbewegen
• Pat. kann Körperpflege nicht selbständig durchführen	Pat. fühlt sich frisch und gepflegt	– 1 × tägl. und bei Bed. Hilfestellung bei der Körperpflege (Rücken, Genitalbereich, Beine waschen) – Zahnputzutensilien anreichen – nach Wunsch Gelegenheit zum Mundspülen geben – Lemonstix zum Mundanfeuchten bereitlegen
• Pat. hat Durst (Nahrungskarenz) • Pat. hat trockene Mundschleimhaut	Pat. hat keinen Durst, ist ausreichend mit Flüssigkeit versorgt Pat. hat intakte, feuchte Mundschleimhaut	– Infusionen nach AVO verabreichen – häufiges Mundspülen, bei kooperativen Pat. Mundpflegeset ans Bett stellen

Häufige Probleme	Pflegeziele	Maßnahmen
• Pat. hat Blähungen • Gefahr der Darmatonie	Pat. erreicht geregelte Darmtätigkeit	– Krankenbeobachtung: Urin, Stuhl – Bilanzierung – Abführmaßnahmen und Darmrohr nach AVO – Hilfestellung beim Gang zur Toilette
• Pat. hat erhöhte Temperatur	Pat. hat normale Körpertemperatur, friert bzw. schwitzt nicht	– 2 × tägl. Temperaturkontrolle, gezielte Krankenbeobachtung – bei Bed. Anreichung wärmender Kleidung, Decke
• Gefahr der Hypotonie	Pat. hat RR-Werte im Normbereich	– RR-Kontrollen: $^1/_2$stdl., 1-, 2-, 3stdl., ab erstem postoperativem Tag und nach Befindlichkeit des Pat. 3 × tägl. und vor der Mobilisation – pathologische Veränderungen sofort melden
• Pat. kann nicht abhusten (Gefahr der Schleimansammlung, der Schonatmung)	Pat. kann abhusten, gut durchatmen Pat. führt Atemgymnastik selbständig durch	– Verabreichung von Sekretolytika nach AVO – Hilfestellung beim Abhusten (Druck auf die Wunde) – zum tiefen Durchatmen auffordern – Anleitung zur Atemgymnastik – 5 × tägl. Übung mit Atemtrainer
• Gefahr der Nachblutung • Zystitisgefahr durch DK • Gefahr der Wundinfektion (Operationswunde, Drainagen, ZVK)	Pat. soll keine Komplikationen erleiden	– Kontrolle der Verbände und Drainagen – 2 × tägl. Intim-/Katheterpflege – Urinbeutel nicht über Blasenniveau anheben, Zug am Katheter vermeiden (Fixierung)

Häufige Probleme	Pflegeziele	Maßnahmen
		– aseptische VW, Krankenbeobachtung
• Pat. fühlt sich durch große OP-Wunde beeinträchtigt, entstellt • Pat. empfindet Dauerkatheter als sehr unangenehm, es ist ihm peinlich, sich zu entblößen und versorgen lassen zu müssen	Pat. akzeptiert sich mit der OP-Wunde Pat. ist im Schamgefühl nicht beeinträchtigt, kann Hilfen annehmen	– helfende Gespräche – motivieren, auf positive Veränderungen hinweisen – Sichtschutz bei allen pflegerischen Verrichtungen – aufklären über DK und Drainagen, Angst davor nehmen – zur selbständigen Körperpflege anregen
• Pat. macht sich Sorgen wegen des OP-Befundes, hat Angst vor Krebs, macht sich Sorgen um die Zukunft	Pat. ist über den Heilungsverlauf informiert, hat Vertrauen, entspannt die Befunde abzuwarten	– helfende Gespräche, schonende beruhigende Aufklärung

17.6 Pflegeplanung bei verwirrten alten Menschen

Häufige Probleme	Pflegeziele	Maßnahmen
• Pat. hat Schlafstörungen aufgrund von Schlafumkehr, zeitlicher, örtlicher Desorientierung	Pat. schläft nachts erholsam, ist am Tag wach und ausgeruht	– für Bewegung am Tag sorgen, für klar strukturierten Tagesablauf sorgen – abendliche Schlafrituale einhalten – natürliche Schlafhilfen (Baldrian, Melisse, Johanniskraut, Lavendel, Orangenblüten) anwenden in Form von Tee, Einreibungen, Waschungen, Fußbädern (s. Aromatherapie) – „Dämmerlicht“ zur Orientierung brennen lassen

Häufige Probleme	Pflegeziele	Maßnahmen
		– keine Diazepine verabreichen
• Gefahr der Immobilität durch mangelnden Antrieb	Pat. erhält die Beweglichkeit, hat Freude an der Bewegung	– 2 × tägl. Gelenke durchbewegen – 2 × tägl. kleine Spaziergänge, dabei Kontakte zu Mitpatienten fördern, Interesse an der Umgebung wecken
• Sturzgefahr durch ungewohnte Umgebung und Desorientierung	Pat. kann sich frei in der Umgebung unter Einsatz der Hilfsmittel bewegen	– Umgebung auf „Stolperfallen" kontrollieren – Umgang mit Hilfsmitteln (Gehstock, Rollator) trainieren – für ausreichend Licht sorgen
• Pat. vergißt, sich zu waschen und zu pflegen, kleidet sich nicht witterungsgerecht, entkleidet sich	Pat. wäscht und kleidet sich unter Anleitung	– Material für die Waschung bereitstellen – Anleitung zur Selbstpflege geben – Kleidung selbst auswählen lassen, griffbereit herrichten, Ankleiden überwachen – Pat. kleine Aufgaben zur Gestaltung des Tages geben (Ablenkung, damit er sich nicht entkleidet)
• Pat. hat gestörtes Sättigungsempfinden, vergißt zu essen, hat mangelndes Durstempfinden	Pat. ist gut ernährt, erhält ausgeglichenen Flüssigkeitshaushalt, trinkt tägl. ausreichend	– Nahrung aufbereitet herrichten – Einnahme überwachen – mit anderen Pat. das Essen einnehmen lassen (Nachahmeffekt) – Getränke nach Wunsch griffbereit hinstellen – zum Trinken auffordern und überwachen
• Pat. ist harn- und stuhlinkontinent • Obstipationsgefahr	Pat. ist im Rahmen seiner Möglichkeiten kontinent, entleert regel-	– Toilettentraining (2stdl. zur Toilette führen)

Häufige Probleme	Pflegeziele	Maßnahmen
durch Bewegungsmangel und Medikamente	mäßig beschwerdefrei Stuhl	– individuellen Entleerungsrhythmus ermitteln – Inkontinenzartikel anlegen (2stdl. Kontrolle) – natürliche Mittel zur Darmanregung einsetzen (Milchzucker, Pflaumensaft u.a.) – für Bewegung sorgen
• Pat. hat gestörte Temperaturempfindung (Gefahr der Unterkühlung und Überwärmung)	Pat. ist nicht erkältet, schwitzt nicht	– Kleidung entsprechend der Außentemperatur auswählen und überwachen – insbesondere auf „feste" Schuhe achten – Angehörige vor dem Kauf der Bekleidung beraten
• Gefahr von Über/Unterdosierung durch unregelmäßige Medikamenteneinnahme	Pat. nimmt verordnete Medikamente zur festgelegten Zeit ein	– Medikamenteneinnahme überwachen
• Pat. kann Bedürfnisse nicht mitteilen, kann aufgrund der Merkfähigkeit nicht am Gespräch teilnehmen	Pat. kann Bedürfnisse ausdrücken, fühlt sich integriert und verstanden	– Pat. oft ansprechen, auf klare Aussprache achten (für Licht sorgen, Pat. beim Reden anschauen) – kurze, gezielte Fragen stellen – Zeit geben, sich auszudrücken
• Pat. hat Sehstörungen und ist schwerhörig	Pat. kann im Rahmen seiner Möglichkeit sehen und hören	– auf das Anlegen der Hilfsmittel (Brille, Hörgerät) achten – Funktion überprüfen
• Pat. ist antriebsarm, depressiv und ängstlich	Pat. fühlt sich verstanden und angenommen	– Nähe und Zuwendung vermitteln – je nach Zustand aktivierende oder beruhigende Einreibungen
• Pat. erkennt Angehörige nicht, fühlt sich einsam	Pat. findet Bezug zu sich und zur eigenen Lebensgeschichte	– Altgedächtnis aktivieren, an frühere „schöne Erlebnisse" anknüpfen (Biographie)

Häufige Probleme	Pflegeziele	Maßnahmen
		– immer wieder behutsam Infos geben über Hier und Jetzt – Nähe vermitteln

17.7 Pflegeplanung bei Schizophrenie

Häufige Probleme	Pflegeziele	Maßnahmen
• Patient kann sich nicht in den Stationsablauf eingliedern • Pat. zieht sich zurück	Pat. nimmt am Stationsgeschehen teil, fühlt sich einbezogen	– Pat. über den Stationsablauf/Tagesablauf informieren – Räumlichkeiten zeigen – freundlich und verbindlich zu Tätigkeiten auffordern, nicht Drängen – körperliche Nähe dabei vermeiden
• Pat. kann schwer Kontakt zu anderen Patienten aufbauen	Pat. nimmt Kontakt zu Mitpatienten auf	– Mitpatienten vorstellen – dabei auf Sympathie-/Antipathieregungen achten – Gemeinsamkeiten (z.B. Hobbys) hervorheben
• Pat. ist verunsichert, ängstlich	Pat. fühlt sich angenommen, hat Vertrauen	– „Bezugsschwester/-pfleger" benennen – gleichbleibend ruhige Ansprache, Gesprächsbereitschaft signalisieren – zu große seelische Nähe vermeiden – Ruhe und Sicherheit ausstrahlen
• Pat. ist unruhig, hat starken Bewegungsdrang	Pat. kann sich angemessen bewegen	– Sport, Beschäftigungstherapie mit viel Bewegungsmöglichkeit auswählen
• Pat. hat Halluzinationen, kann sich nicht distanzieren	Pat. kann sich der Realität zuwenden	– Äußerungen über Haluzinationen zur Kenntnis nehmen,

Häufige Probleme	Pflegeziele	Maßnahmen
		nicht darauf eingehen (nicht nachfragen) – Gespräch auf neutrale Themen lenken
• Pat. verweigert Nahrung aufgrund von Wahnideen	Pat. nimmt ausreichend Nahrung zu sich, trinkt ausreichend	– nicht drängen etwas zu essen – Pat. ermuntern, sich selbst etwas zuzubereiten – Trinkmenge beachten (1,5 l) – Getränke anbieten
• Pat. vernachlässigt Körperpflege	Pat. führt Körperpflege nach sienen Möglichkeiten durch	– über jede Maßnahme informieren – Im Akutstadium notwendige Körperpflege durchführen – motivieren evtl. ein Ölbad zu nehmen

V Die Herz-Lungen-Wiederbelebung

V Die Herz-Lungen-Wiederbelebung

18 Herzkreislaufstillstand

Herzkreislauferkrankungen sind in den westlichen Industrieländern immer noch die häufigste Todesursache.
Die Herz-Lungen-Wiederbelebung (HLW) ist notwendig, wenn **Bewußtsein, Atmung, Herz und Kreislauf** so weit gestört sind, daß als Folge dieser Störung der Tod eintreten kann.
Der Erfolg der Reanimation (Wiederbelebung) hängt ab von der Organisation, der Ausführung sowie der Art und Schwere von Grund- und Begleiterkrankungen.

Ursachen
Der Herzkreislaufstillstand entsteht durch eine Funktionsstörung des Herzens (Ausfall der Pumpfunktion) als Folge von z. B.:
- Sauerstoffmangel (z. B. Atemstörung)
- Durchblutungsstörungen des Herzmuskels (z. B. Herzinfarkt)
- Elektrounfall (z. B. Stromschlag)
- massivem Blutverlust (z. B. Schock)

Zeichen
- Bewußtlosigkeit (nicht ansprechbar, bewegungslos)
- Atemstillstand (fehlende Atembewegungen)
- Pulslosigkeit (kein tastbarer Puls beidseitig an der Halsschlagader)

Die Herz-Lungen-Wiederbelebung wird notwendig, wenn alle Zeichen gemeinsam auftreten!

18.1 Anforderungen an das Pflegepersonal

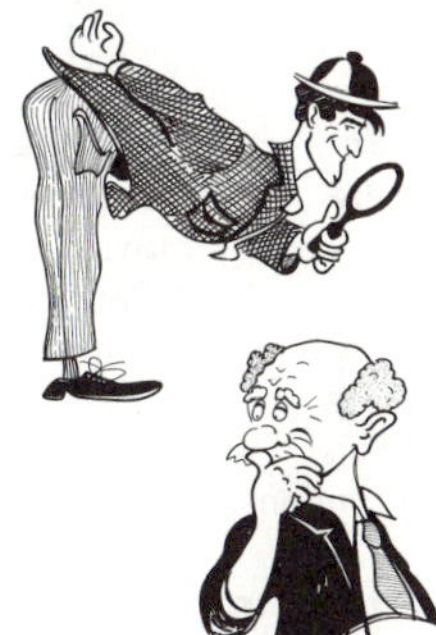

erkennen,
was geschehen ist,
z.B. Aspiration, Bewußtlosigkeit, Atemstillstand, Pulslosigkeit, Blutungen

überlegen,
welche Gefahren drohen,
z.B. Aspirationsgefahr?
Notruf kurzfristig möglich?

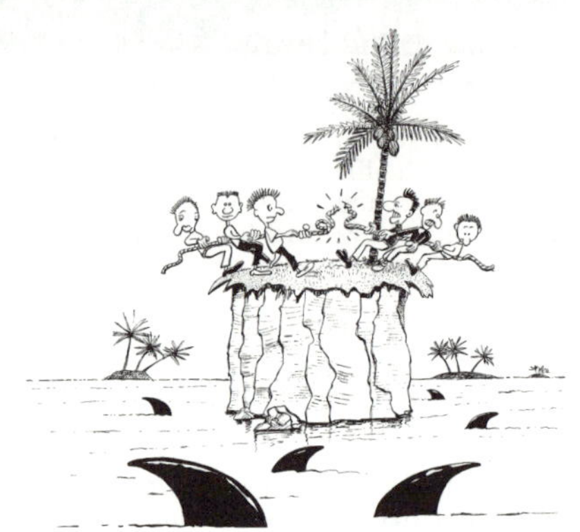

handeln
unter Berücksichtigung der jeweiligen Situation, z. B. Wiederbelebung – alleine oder zu zweit, Notfallkoffer vorhanden – mit Beatmungsbeutel

18.1.1 Vorgehen beim Auffinden eines Patienten mit Störungen der Vitalfunktionen

- **Auffinden des Patienten**

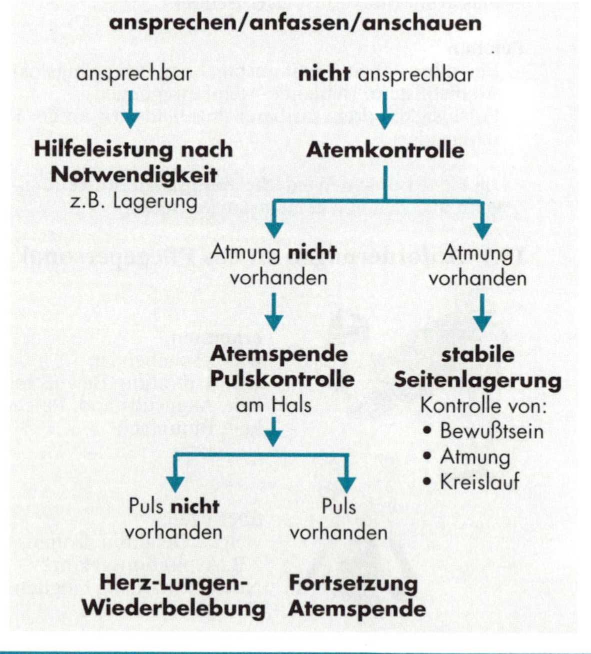

18.2 Herz-Lungen-Wiederbelebung durch einen Helfer

Nur bei sofortigem Beginn der Reanimation kann mit einem Erfolg gerechnet werden. Ohne Verzögerung soll ein Notruf mit dem Zusatz „Herzkreislaufstillstand“ erfolgen.
- Bewußtseinslage prüfen (ansprechen)

bei Bewußtlosigkeit:
- Kontrolle der Atmung (sehen, hören, fühlen)

bei Atemstillstand:
- Mund- und Rachenraum inspizieren
- Überstrecken des Halses (Abb. 18-1)

setzt Atmung nicht ein
- 2× Atemspende (Abb. 18-2 und Abb. 18-3)

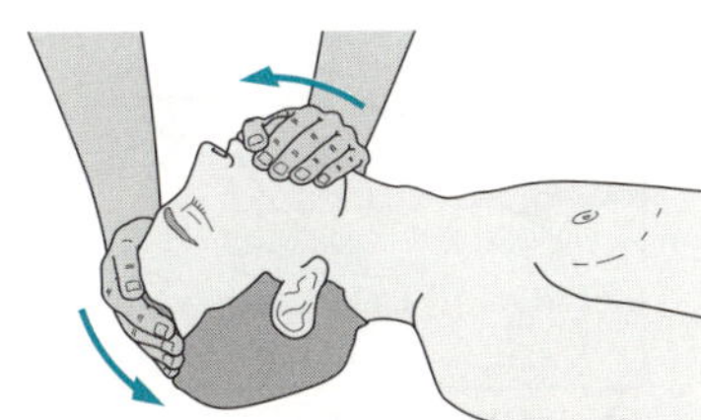

Abb. 18-1
Überstrecken des Halses.

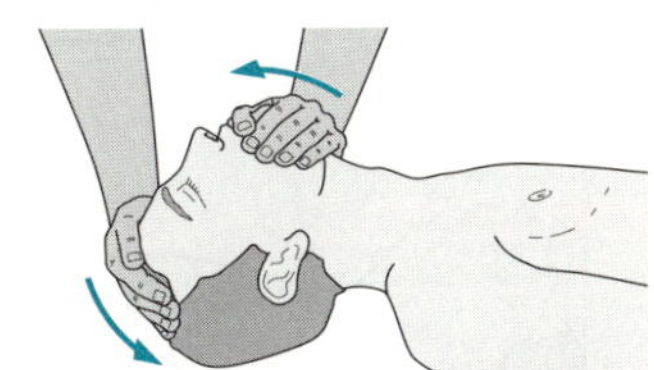

Abb. 18-2
Atemspende (Mund-zu-Nase).

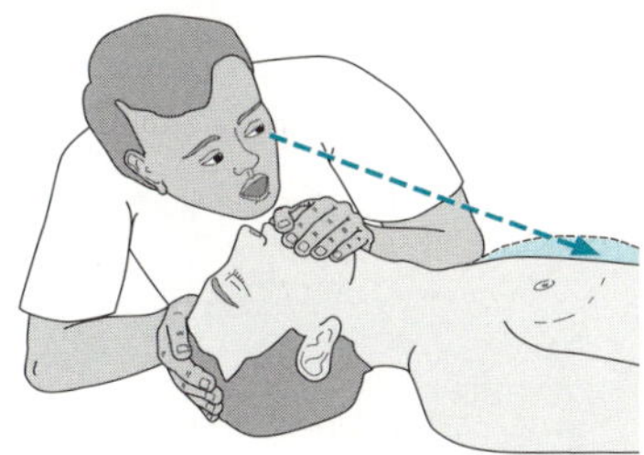

Abb. 18-3
Kontrolle des Brustkorbs.

setzt Atmung immer noch nicht ein
- Pulskontrolle an beiden Seiten des Halses

bei Pulslosigkeit:
- Betroffenen auf eine harte Unterlage legen
- Oberkörper freimachen
- Aufsuchen des Druckpunktes
  - an der Seite des Betroffenen knien
  - Aufsuchen des unteren Brustbeinendes mit den Fingern (Abb. 18-4)
  - zwei Finger der anderen Hand in Richtung Hals danebenlegen (Abb. 18-5)

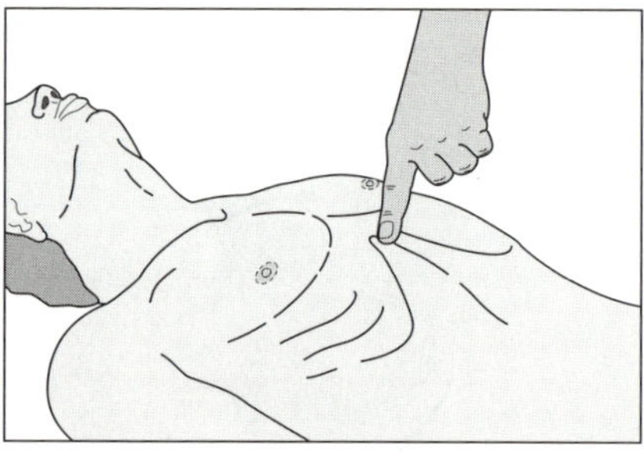

Abb. 18-4 Aufsuchen des unteren Brustbeins mit den Fingern.

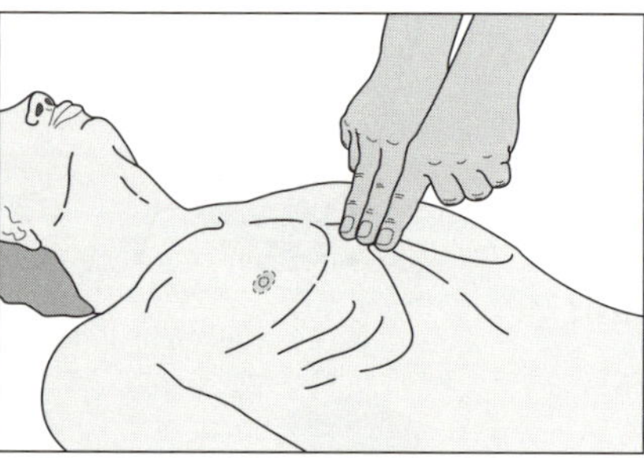

Abb. 18-5 Zwei Finger danebenlegen.

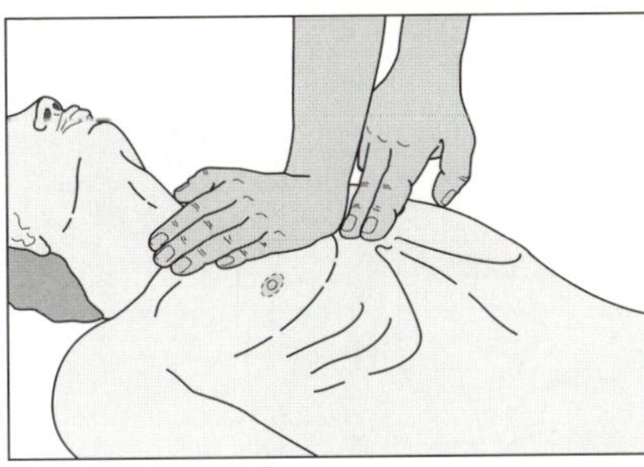

Abb. 18-6 Aufsetzen des Handballens.

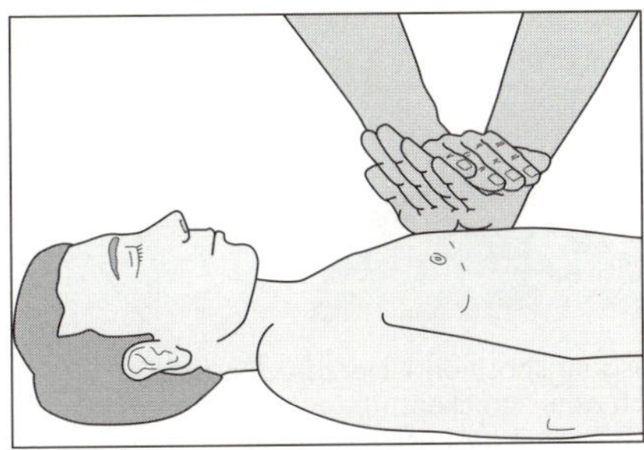

Abb. 18-7 Druckpunkt.

- Aufsetzen des Handballens neben den 2 Fingern (Abb. 18-6)
- Druckpunkt (Abb. 18-7)

Bei der Herz-Lungen-Wiederbelebung muß der Druckpunkt exakt ermittelt werden, um Verletzungen wie Rippenbrüche, Leber- und Milzschädigungen zu vermeiden!

- Ausgangsposition für die Herzdruckmassage (Abb. 18-8 a und b)
  - einen Handballen auf den ermittelten Druckpunkt aufsetzen
  - Finger nach oben strecken
  - Handballen der anderen Hand mit gestreckten Fingern auf das Handgelenk aufsetzen
  - Arm in den Ellenbogengelenken strecken
  - Druck senkrecht auf den Druckpunkt ausüben; dabei Gewichtsverlagerung des Oberkörpers über die gestreckten Arme
- 15× Herzdruckmassage im Wechsel mit 2× Atemspende (Frequenz ca. 80/min; Abb. 18-9 a und b)
- Kontrolle des Halspulses in regelmäßigen Abständen

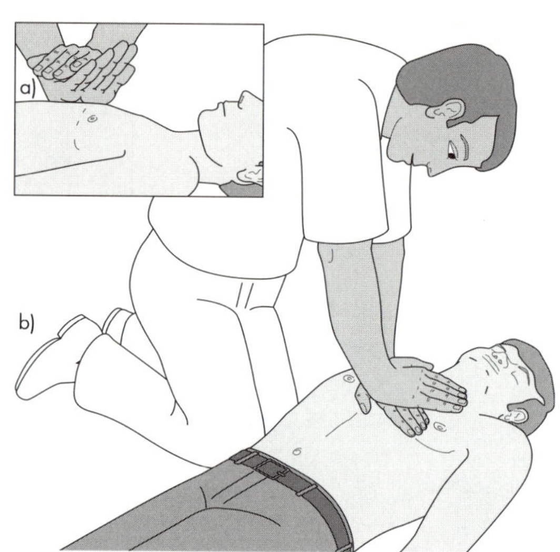

Abb. 18-8 Ausgangsposition – Herzdruckmassage.
a) Finger nach oben strecken.
b) Druckausübung mit gestreckten Armen.

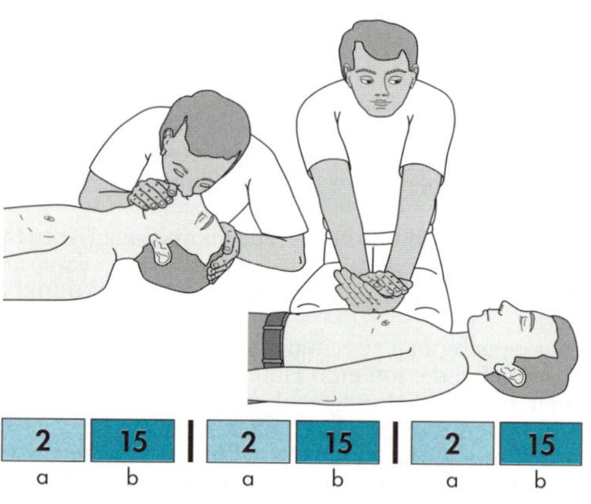

2	15	2	15	2	15
a	b	a	b	a	b

Abb. 18-9 Schema – Ein-Helfer-Methode.
a) Atemspende (Mund-zu-Nase).
b) Herzdruckmassage.

• **Zusammenfassung**
Herz-Lungen-Wiederbelebung durch einen Helfer

Feststellung: Atemstillstand!

Notruf – Arztruf sobald wie möglich veranlassen

Mund- und Rachenraum inspizieren/Überstrecken des Halses

Feststellung: Atmung setzt nicht ein!

2× Atemspende

Pulskontrolle an beiden Seiten des Halses

Feststellung: Puls nicht vorhanden!

Herz-Lungen-Wiederbelebung

Betroffenen auf harte Unterlage bringen

Oberkörper freimachen

Druckpunkt aufsuchen

15× Herzmassage/2× Atemspende

nach 4 Zyklen Kontrolle des Pulses

18.3 Herz-Lungen-Wiederbelebung durch zwei Helfer

Es erfolgt eine Teilung der Aufgaben nach folgendem Schema:

Erster Helfer
- Bewußtseinslage prüfen (ansprechen)

bei Bewußtlosigkeit:
- Kontrolle der Atmung (sehen, hören, fühlen)

bei Atemstillstand:

Zweiter Helfer
- Mund- und Rachenraum inspizieren
- Überstrecken des Halses (Abb. 18-10)

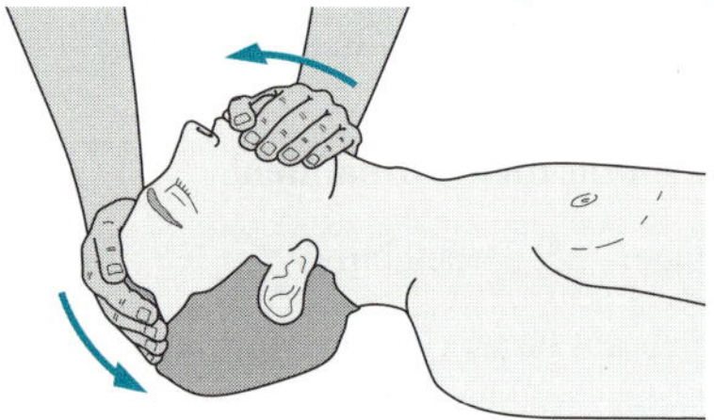

Abb. 18-10 Überstrecken des Halses.

setzt Atmung nicht ein

- 2× Atemspende (Mund zu Mund, Mund zu Nase oder oder mit einem Ambubeutel; Abb. 18-11 und Abb. 18-12).

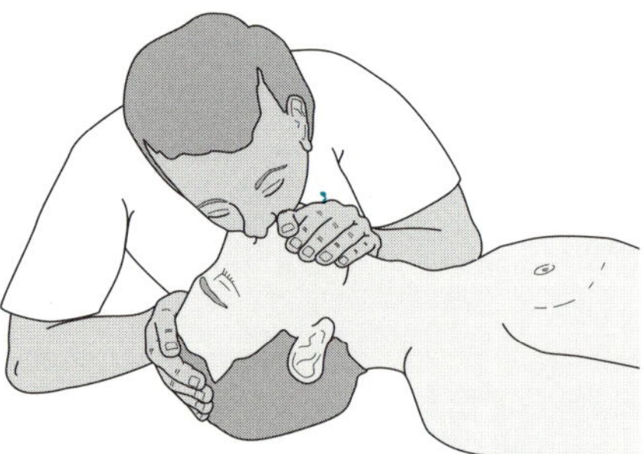

Abb. 18-11 Atemspende (Mund-zu-Nase).

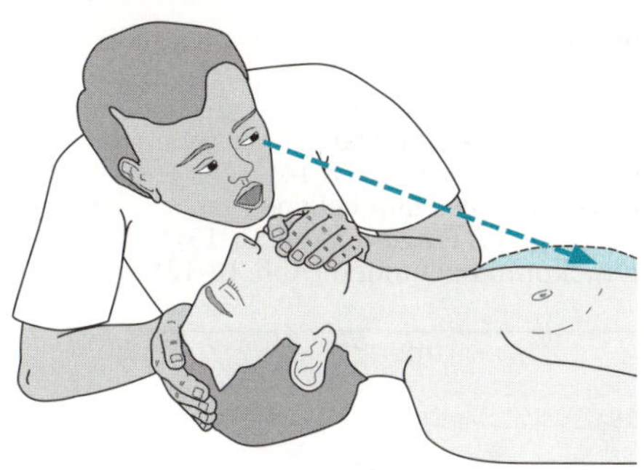

Abb. 18-12 Kontrolle des Brustkorbes.

setzt Atmung immer noch nicht ein

Erster Helfer

Zweiter Helfer

- Pulskontrolle an beiden Seiten des Halses

bei Pulslosigkeit Herz-Lungen-Wiederbelebung

Erster Helfer:

- Betroffenen auf eine harte Unterlage legen
- Oberkörper freimachen
- Aufsuchen des Druckpunktes
  - an der Seite des Betroffenen knien
  - Aufsuchen des unteren Brustbeinendes mit den Fingern (Abb. 18-13)

Zweiter Helfer:

- Mithilfe beim Lagern und Entkleiden

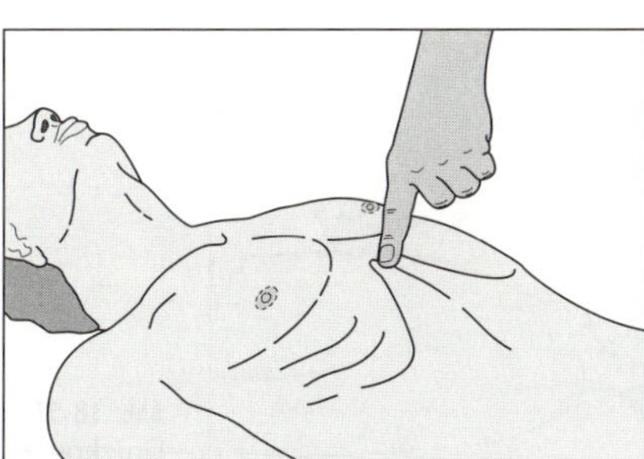

Abb. 18-13 Aufsuchen des unteren Brustbeins mit den Fingern.

Erster Helfer

- 2 Finger der anderen Hand in Richtung Hals danebenlegen (Abb. 18-14)
  - Aufsetzen des Handballens neben den 2 Fingern (Abb. 18-15)
  - Druckpunkt gefunden (Abb. 18-16)

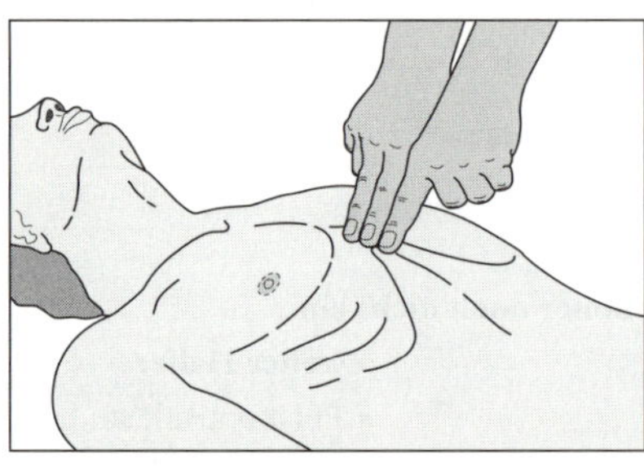

Abb. 18-14 Zwei Finger danebensetzen.

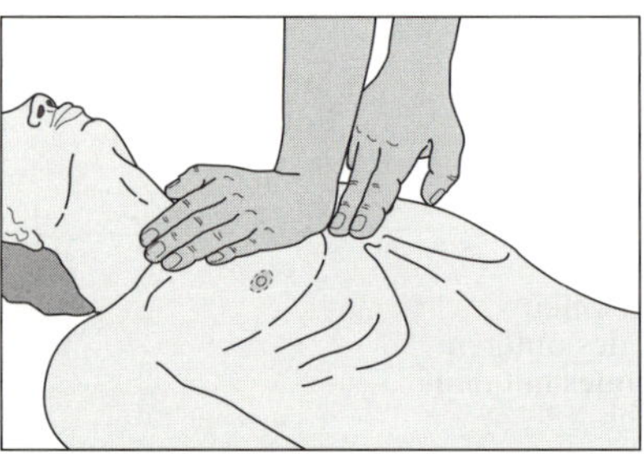

Abb. 18-15 Aufsetzen des Handballens.

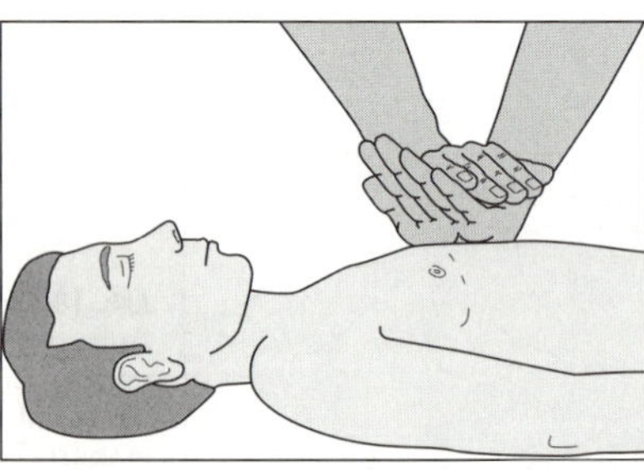

Abb. 18-16 Druckpunkt.

Erster Helfer

- Ausgangsposition für die Herzdruckmassage (Abb. 18-17 a und b)
  - einen Handballen auf den ermittelten Druckpunkt aufsetzen
  - Finger nach oben strecken
  - Handballen der anderen Hand mit gestreckten Fingern auf das Handgelenk aufsetzen
  - Arm in den Ellenbogengelenken strecken
  - Druck senkrecht auf den Druckpunkt ausüben; dabei Gewichtsverlagerung des Oberkörpers über die gestreckten Arme

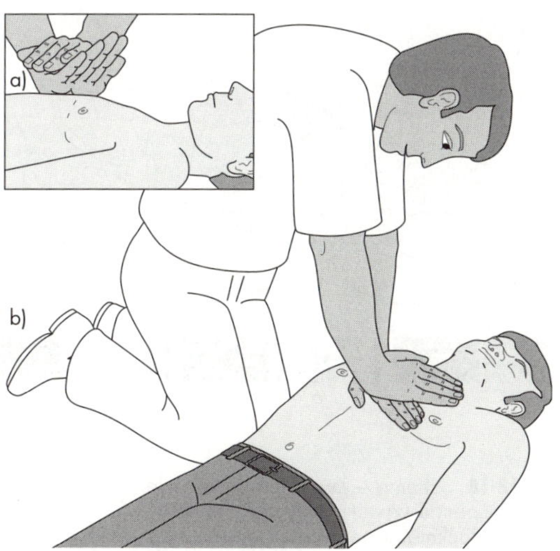

Abb. 18-17 Ausgangsposition – Herzdruckmassage.
a) Aufsetzen der Handballen auf ermittelten Druckpunkt.
b) Druck mit gestreckten Armen ausüben.

Herzdruckmassage und Beatmung im Wechsel
(Abb. 18-18 a und b)

Erster Helfer	**Zweiter Helfer**
	• 2–3× Beatmung
• 5× Herzdruckmassage (Frequenz ca. 80/min)	
	• 1× Beatmung
• 5× Herzdruckmassage	
	• 1× Beatmung
• 5× Herzdruckmassage	
	• 1× Beatmung
• 5× Herzdruckmassage	
	• Kontrolle des Halspulses in regelmäßigen Abständen

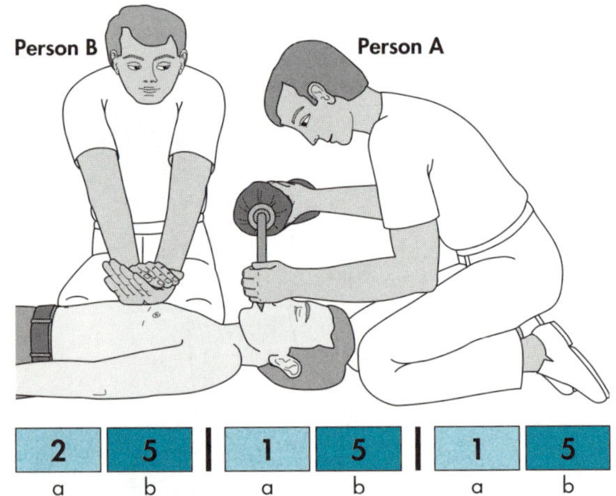

Abb. 18-18 Schema – Zwei-Helfer-Methode.
a) Atemspende (zweiter Helfer).
b) Herzdruckmassage (erster Helfer).

• **Zusammenfassung**
Herz-Lungen-Wiederbelebung durch zwei Helfer

Feststellung: Atemstillstand!

Notruf – Arztruf sobald wie möglich veranlassen

Mund- und Rachenraum inspizieren/Überstrecken des Halses

Feststellung: Atmung setzt nicht ein!

2× Atemspende

Pulskontrolle an beiden Seiten des Halses

Feststellung: Puls nicht vorhanden!

Herz-Lungen-Wiederbelebung

Betroffenen auf harte Unterlage bringen

Oberkörper freimachen

Druckpunkt aufsuchen

5× Herzmassage/1× Atemspende im Wechsel

nach 4 Zyklen Kontrolle des Pulses

18.4 Herz-Lungen-Wiederbelebung bei Kleinkindern

Kleinkinder sind Kinder nach Vollendung des ersten Lebensjahres bis zum sechsten Lebensjahr.

- **Maßnahmen**

Ohne Verzögerung muß ein Notruf mit dem Zusatz „Herzkreislaufstillstand **Kleinkind**" erfolgen.

- Bewußtseinslage prüfen (ansprechen)

bei Bewußtlosigkeit:

- Kontrolle der Atmung (sehen, hören, fühlen)

bei Atemstillstand:

- Mund- und Rachenraum inspizieren
- vorsichtiges Überstrecken des Halses

setzt Atmung nicht ein

- 2× Atemspende
  (nicht zu kräftig beatmen – 15–20 ml entsprechen etwa dem Inhalt der Mundhöhle eines Erwachsenen)

setzt Atmung immer noch nicht ein

- Pulskontrolle an beiden Seiten des Halses

bei Pulslosigkeit:

- Kind auf eine harte Unterlage legen
- Oberkörper freimachen
- Aufsuchen des Druckpunktes: Der Druckpunkt liegt bei Säuglingen und Kleinkindern in der Mitte des Brustbeins (etwa 1 cm unterhalb der Verbindungslinie beider Brustwarzen; Abb. 18-19 a und b)
- 5× Herzdruckmassage im Wechsel mit 1× Atemspende;
  die Frequenz ist höher als bei einem Erwachsenen und beträgt etwa 100/min;
  der Druck wird dem Alter und der Größe des Kindes angepaßt
- Kontrolle des Halspulses in Abständen

Besonders bei Säuglingen ist stets auf einen sofortigen und ausreichenden Wärmeschutz zu achten!

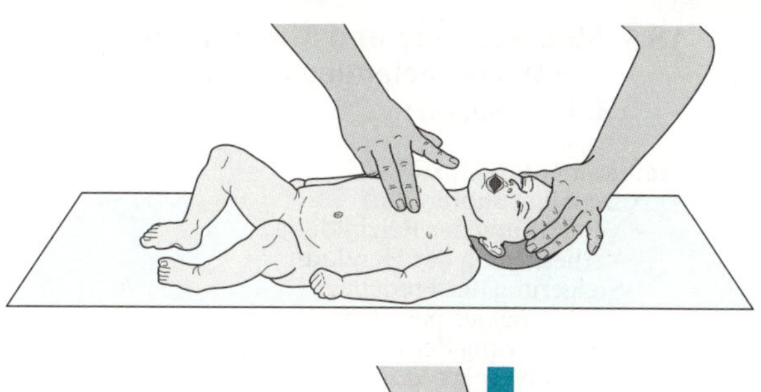

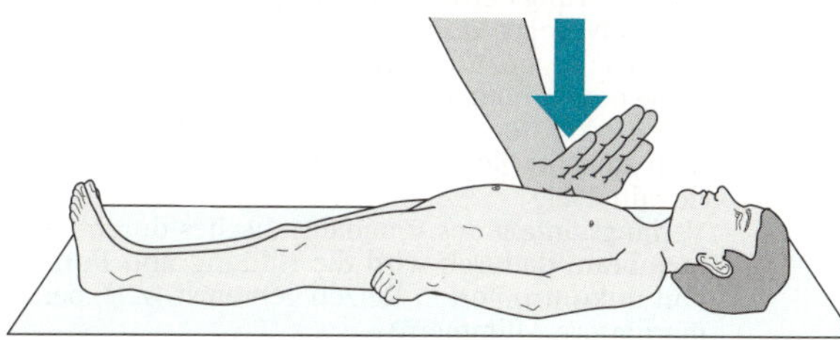

Abb. 18-19 Aufsuchen des Druckpunktes.
a) beim Säugling (bis 1 1/2 Jahre).
b) beim Kleinkind (2–7 Jahre).

- **Voraussetzungen zur Beendigung der Herz-Lungen-Wiederbelebung**
- tastbarer Puls am Hals ohne Herzdruckmassage
- Einsetzen der Atmung
- Beendigung der Maßnahmen durch einen Arzt

- **Maßnahmen nach erfolgreicher Herz-Lungen-Wiederbelebung**
- tastbarer Puls, aber weiterhin fehlende Atemtätigkeit:
  - Atemspende fortsetzen
  - ständig Puls und Atmung kontrollieren
- tastbarer Puls, ausreichende Atmung, aber bestehende Bewußtlosigkeit:
  - Seitenlagerung
  - ständig Puls und Atmung kontrollieren
- tastbarer Puls, ausreichende Eigenatmung und Wiedererlangung des Bewußtseins:
  - zum Liegenbleiben veranlassen
  - ständig Puls, Atmung und Bewußtseinslage kontrollieren

Auf jeden Fall muß durch einen sofortigen Notruf der diensthabende Arzt verständigt werden!

18.5 Medikamente und Materialien zur Wiederbelebung (Notfallkoffer oder -wagen)

Medikamente/Infusionen

- Adrenalin (Suprarenin)
  - Verstärkung der Reizbildung
  - Verbesserung der Herzkraft
  - Steigerung der Frequenz
  - Erhöhung des peripheren Widerstandes
  - Verbesserung der koronaren Durchblutung
- Natriumhydrogenkarbonat 8,4%ig
  - durch eine unzureichende Sauerstoffversorgung des Gewebes kommt es zur Ausbildung einer metabolischen Azidose; Natriumhydrogenkarbonat dient deshalb zum Ausgleich (Pufferung)
- Xylocain 2%ig
  - Verlangsamung des Ionenaustausches durch die Zellmembran, dadurch wird die Bildung und Fortleitung von unkontrollierten Reizen gebremst (z. B. bei Kammerflattern, -flimmern)
- Ringerlösung oder eine andere Infusion
  - als Trägerlösung von Medikamenten und zum Freihalten des venösen Zugangs
- Sauerstoff
  - Sauerstoff-Flasche mit Anschlußmöglichkeiten für Beatmungsbeutel und Sauerstoffbrillen
- Sonstiges

Materialien und Geräte

- Handschuhe
- Spritzen und Kanülen
- Material zum Legen eines venösen Zugangs
- Beatmungsbeutel
- Gegenstände zur Intubation
- Absauggerät mit sterilen Kathetern

VI Normwerte klinisch-chemischer Untersuchungen

19 Verschiedene Untersuchungen

Folgende Faktoren können klinisch-chemische Meßwerte erheblich beeinflussen:

- Bestimmungsmethode
- Geschlecht und Alter
- körperliche und seelische Belastungen
- Tageszeit
- Ernährung
- Methode der Materialgewinnung
- individuelle Arbeitsweise

Die vorliegende Tabelle kann nur eine Orientierungshilfe sein, da die Normwerte in den Krankenhäusern unterschiedlich festgelegt sein können.

19.1 Hämatologische Untersuchungen

Kleines Blutbild

Erythrozyten:	Frauen	4,5 Mill. pro mm^3
	Männer	6 Mill. pro mm^3
Retikulozyten:	9–15 ‰ der Erythrozyten	
Thrombozyten:	150.000–300.000 pro mm^3	
Leukozyten:	4.300– 9.000 pro mm^3	

Differentialblutbild

stabkernige Neutrophile:	3– 5%
segmentkernige Neutrophile:	50–70%
Eosinophile:	2– 4%
Basophile:	0– 1%
Lymphozyten:	25–40%
Monozyten:	2– 6%

Sonstige

Osmotische Resistenz:	beginnende Hämolyse 0,46–0,42%	
	vollständige Hämolyse 0,34–0,30%	
HBA_1:	Stoffwechselgesunde 5–8%, bei unbefriedigender Einstellung > 10%	
Blutkörperchensenkungsgeschwindigkeit (BKS):	Frauen	6 mm/12 mm (nach 1 bzw. 2 Stunden)
	Männer	3 mm/6 mm (nach 1 bzw. 2 Stunden)
Hämoglobin:	Frauen	12,0–16,0 g/dl
	Männer	14,0–18,0 g/dl
Hämoglobin des Einzelerythrozyten (HbE):	27–34 pg (Pikogramm)	
Hämatokrit:	Frauen	36–46 Vol.-%
	Männer	39–52 Vol.-%

19.2 Normalwerte in Serum, Plasma, Vollblut

Elektrolyte

Natrium:	134 – 143 mmol/l
Kalium:	3,6 – 5,6 mmol/l
Kalzium:	4,5 – 5,5 mmol/l
Magnesium:	1,6 – 2,0 mmol/l
Lithium:	0,4 – 6,3 µmol/l
Chloride:	94 – 111 mmol/l

Enzymaktivität

α-Amylase:		bis 120 U/l
Lipase:		bis 200 U/l
SGOT (Serum-Glutamat-	Frauen	bis 15 U/l
Oxalacetat-Transaminase):	Männer	bis 18 U/l
SGPT (Serum-Glutamat-	Frauen	bis 17 U/l
Pyruvat-Transaminase):	Männer	bis 22 U/l
γ-GT (Gammaglutamyl-	Frauen	4–18 U/l
transpeptidase):	Männer	6–28 U/l
alkalische Phosphatase:		60–170 U/l
LDH (Laktatdehydrogenase):		80–240 U/l
CK (Creatinkinase):	Frauen	10–70 U/l
	Männer	10–80 U/l
CKMB	< als 6% der gesamten CK	
Cholinesterase:		3000–9300 U/l
saure Phosphatase:	Frauen	bis 2,5 U/l
	Männer	bis 3,4 U/l
Prostata-Phosphatase:		bis 1,0 U/l

Lipide

Cholesterin:	nachzuprüfen	ab 220 mg/dl
	erhöht	ab 260 mg/dl
Triglyceride:	nachzuprüfen	ab 150 mg/dl
	erhöht	ab 200 mg/dl
HDL (High Density Lipoproteins):		35–45 mg/dl
LDL (Low Density	nachzuprüfen	ab 150 mg/dl
Lipoproteins)	erhöht	ab 190 mg/dl
Harnsäure:	Frauen	2,4–5,7 mg/dl
	Männer	3,4–7,0 mg/dl

Sonstige

Blutzucker:	(enzymatisch)	70–110 mg/dl
Harnstoff:		10–50 mg/dl
Kreatinin:	Frauen	0,5–0,9 mg/dl
	Männer	0,6–1,1 mg/dl
Gesamt-Bilirubin:		bis 1,0 mg/dl
Bilirubin (direkt):		bis 0,25 mg/dl
Eisen (in Mikrogramm):	Frauen	60–140 µg/dl%
	Männer	80–150 µg/dl%
Kupfer:	Frauen	85–155 µg/dl%
	Männer	70–140 µg/dl%

Ammoniak:	Frauen	19,5–64,6 µg/dl
	Männer	28,2–80,4 µg/dl
Laktat:		5,7–22 mg/dl

Gerinnung

Blutungszeit:	1–3 Minuten
Gerinnungszeit:	3–5 Minuten (Venenblut, Zimmertemperatur)
Retraktionszeit:	30–60 Minuten (Venenblut, Zimmertemperatur)
Prothrombinzeit (PTZ):	11–15 Sekunden (entspricht nach Quick 75–120%)
Partielle Thromboplastinzeit (PTT):	35–40 Sekunden

Blutgasanalyse (nach Astrup)

	Frauen	Männer
pH	7,35–7,44	7,34–7,44
PCO_2	32–42 mmHg	35–45 mmHg
PO_2	75–100 mmHg	75–100 mmHg
HCO_3	20–24 mmol/l	22–26 mmol/l
TCO_2	21–25 mmol/l	23–27 mmol/l
SBIC	22–26 mmol/l	22–26 mmol/l
ABE[3]	–3,3 bis +1,2 mmol/l	–2,4 bis +2,3 mmol/l
SAET (O_2-Sättigung)	95–98%	95–98%

Elektrophorese (Abb. 19-1)

Gesamt-Protein:	6,6–8,7 g/dl
Albumine:	51,3–60,5 (rel.%)
α1-Globuline:	5,1– 7,4
α2-Globuline:	6,4–10,4
β-Globuline:	8,0–13,9
γ-Globuline:	10,0–20,0

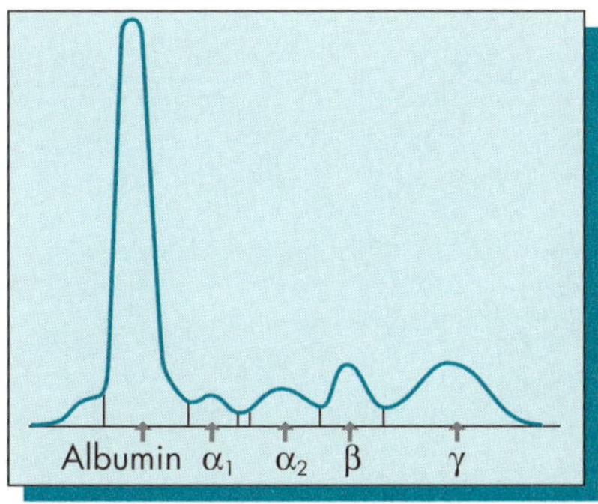

Abb. 19-1 Serumproteinfraktionen = Elektrophorese

19.3 Liquoruntersuchungen

Zucker:	$^{2}/_{3}$ vom Blutzucker (32–82 mg/dl)
Zellen:	bis $^{9}/_{3}$
Eiweiß:	0,015–0,045 g/dl

19.4 Urinuntersuchungen

pH-Wert:	4,8–7,4	
spezifisches Gewicht:	1002–1020	
Eiweißreaktion:	negativ	
Zuckerreaktion:	negativ	
Urobilinogen:	negativ bis leicht positiv	
Bilirubin:	negativ	
Sediment:	Plattenepithelien	
Erythrozyten:	bis 4 Erythrozyten pro Gesichtsfeld	
Leukozyten:	bis 3 Leukozyten pro Gesichtsfeld	
Kreatinin-Clearance:	Frauen	95–160 ml/min
	Männer	98–156 ml/min
Urin-Amylase:	bis 340 U/24 h	
Pankreolauryltest:	T/K > 30	

VII Grundlagen für die Schüleranleitung

20 Beurteilung und Gespräche

20.1 Beurteilungsschwerpunkte bei der Praxisanleitung

1. Art der auszuführenden Aufgabe
2. Pflegeanamnese = Erfassen der Patientensituation
3. Pflegeplanung = Erfassen der Aufgabe (verstehen, umgehen, einschätzen)
4. Arbeitsplan = Vorgehen zur zeitlichen und organisatorischen Bewältigung
5. Materialeinsatz
6. theoretischer Hintergrund und Umsetzungsvermögen
7. Flexibilität
8. patientenorientiertes Verhalten = Eingehen und Einbeziehen des Patienten
9. teamorientiertes Verhalten = Zusammenarbeit
10. Verhalten während des Arbeitsablaufs (Sicherheit, Selbständigkeit, Tempo, Konzentration und Sorgfalt)
11. Kritikfähigkeit
12. Selbsteinschätzung

20.1.1 Inhalte eines Planungsprotokolls zur Praxisanleitung

- Name (Schülerin/Schüler)
- Kurs
- Abteilung
- Station
- Praxisanleitung
- Datum, Uhrzeit (von/bis)
- Thema der Praxisanleitung
- Ziele
- Wünsche der Schülerin/des Schülers
- Aspekte der Pflegeplanung
- Name des Patienten
- Alter
- Diagnose
- Situationseinschätzung
- Probleme/Ressourcen
- Pflegeziele
- Verlaufsplanung
- Datum
- Unterschrift/Anleiter

20.1.2 Kurzbericht über den Patienten und die Pflegesituation

Die Krankenpflegeschülerin/der Schüler erstellt selbständig einen Kurzbericht.

Name (Schülerin/Schüler)
Kurs
Abteilung
Station
Praxisanleitung
Datum, Uhrzeit (von/bis)
Unterschrift/Anleiter

20.2 Beurteilung des Schülers – exemplarische Praxisanleitung

Name (Schülerin/Schüler)
- Kurs
- Abteilung
- Station
- Praxisanleitung
- Datum, Uhrzeit (von/bis)

Ausprägungsgrad ist in bezug zur Aufgabe und zum Schülerverhalten zu setzen:

1 = sehr gut	– erfüllt die Aufgabe voll
2 = gut	– erfüllt die Aufgabe weitgehend
3 = befriedigend	– erfüllt die Aufgabe ohne größere Fehler
4 = ausreichend	– erfüllt die Aufgabe mit Mängeln
5 = nicht ausreichend	– erfüllt die Aufgabe meist nicht

Art der auszuführenden Aufgabe:
Ausprägungsgrad

- **Erfassen der Aufgabe (verstehen, umgehen, einschätzen)**
  - Vorgehen bei der Bewältigung
  - Umgang mit Materialien
  - Beachtung der Hygienegrundsätze
  - Verstehen der Zusammenhänge
  - Begründung von Maßnahmen
  - Bewältigung schwieriger Situationen
  - Eingehen auf die Bedürfnisse des Patienten
  - Zuwendung zum Patienten

- **Schülerverhalten**
  - Sicherheit
  - Selbständigkeit
  - Arbeitstempo
  - Konzentration
  - Sorgfalt
  - Engagement für die Aufgabe
  - Selbsteinschätzung
  - Äußern und Annehmen von Kritik
  - Sonstiges

Gesamte Leistungseinschätzung
Datum
Unterschrift/Anleiter

20.3 Gesprächsprotokolle

Um einen guten Überblick über den Verlauf eines Stationseinsatzes zu bekommen, ist es empfehlenswert, Protokolle zu führen. Sie unterstützen die Anleiter bei der lernzielorientierten und individuellen Planung des Schülereinsatzes. Vor-, Zwischen- und Abschlußgespräche können mit standardisierten Protokollen zeitsparend und übersichtlich geführt werden.
Um eine störungsfreie Kommunikation für beide Seiten (Anleiter/Schüler) zu gewährleisten, sollten die Regeln der Kommunikation (s. Kap. 2.9.2) beachtet bzw. befolgt werden.

- Das **Vorgespräch** sollte idealerweise schon vor Beginn des Einsatzes in ruhiger, entspannter Atmosphäre stattfinden. Dies erleichtert die Kontaktaufnahme zwischen Anleiter/in und Schüler/in. Genannte Wünsche beiderseits können in der weiteren Planung berücksichtigt werden. Unabdingbar für eine adäquate Anleitung ist es, den Ausbildungs- und individuellen Lernstandard des Schülers festzustellen und zu dokumentieren.
- Im **Zwischengespräch** ist es besonders wichtig zu klären, welche Lernziele erreicht, welche nicht erreicht wurden und wie sich die Betroffenen (Anleiter/Schüler) den weiteren Ablauf des Einsatzes vorstellen.
- Das **Abschlußgespräch** muß stattfinden, bevor der Schüler die Station verläßt. Wiederum stellt sich die Frage, ob die Lernziele erreicht wurden. Es ist in dieser Phase besonders wichtig, dem Schüler seine Stärken und Schwächen aufzuzeigen. Nur so kann eine Motivation für den Auszubildenden entstehen.

20.3.1 Inhalte des Vorgesprächsprotokolls

Name (Schülerin/Schüler)
Ausbildungsjahr
Name (Mentor)

- **Lernmöglichkeiten auf der Station**
  - Erwartungen des Schülers
  - Erwartungen der Station

- **Information über den neuen Einsatzbereich**
  - wesentliche Räume der Station zeigen
  - dem Team vorstellen
  - Tagesablauf
  - Dokumentationssystem
  - Dienstplan

Unterschriften der Gesprächsteilnehmer

20.3.2 Inhalte des Zwischengesprächsprotokolls

Name (Schülerin/Schüler)
Ausbildungsjahr
Name (Mentor)
- besondere Kenntnisse und Fertigkeiten
- bisherige Entwicklung
- Welche Tätigkeiten sollten unter Anleitung bevorzugt geübt werden?
- Probleme des Schülers
- Probleme der Station/des Mentors
- Sonstiges

Unterschriften der Gesprächsteilnehmer

20.3.3 Inhalte des Abschlußgesprächs

Name (Schülerin/Schüler)
Ausbildungsjahr
Name (Mentor)
Name (andere Teilnehmer, z.B. Stationsleitung)
- Was war dem Schüler beim Erlernen der Tätigkeiten eine Hilfe?
- Welche Lernziele wurden erreicht?
- Welche Lernziele wurden nicht erreicht und warum nicht?
- Was war dem Anleiter bei der Anleitung eine Hilfe?
- Wo konnte sich der Schüler aus seiner Sicht auf dieser Station besonders einbringen? Was lag ihm besonders?
- Was beeinträchtigte die Anleitung?
- Woran muß der Schüler noch arbeiten?
- Wurde die Praxisbeurteilung im Beisein des Schülers erstellt? Wenn nein, warum nicht?
- Was empfand der Schüler als positiv auf dieser Station? Was empfand er als negativ?
- Verbesserungsvorschläge zur Anleitung:

Unterschriften der Gesprächsteilnehmer

Literatur

Alken, C.: Urologie. Thieme, Stuttgart–New York 1979.

Arens-Azevedo, U.: Ernährungslehre (zeitgemäß und praxisnah). Schroedel-Schulbuchverlag, Hannover 1990.

Arns, W., K. Jochheim: Neurologie und Psychiatrie für Krankenpflegeberufe. Thieme, Stuttgart–New York 1978.

Bartels, H., P. Bartels: Physiologie. Urban & Schwarzenberg, München–Wien–Baltimore 1991.

Beck, E. G., P. Schmidt: Hygiene Umweltmedizin. Enke, Stuttgart 1994.

Bienstein, C., A. Fröhlich: Basale Stimulation in der Pflege. Verlag Selbstbestimmtes Leben, Düsseldorf 1991.

Bliemeister, G., R. Broll, H.-P. Bruch: Chirurgie. Urban & Schwarzenberg, München–Wien–Baltimore 1996.

Bobath, B.: Die Hemiplegie Erwachsener. Thieme, Stuttgart–New York 1990.

Braun, J.: Klinikleitfaden Innere Medizin. Jungjohann, Neckarsulm–Lübeck–Ulm 1994.

Brehm, H. K.: Frauenheilkunde und Geburtshilfe. Thieme, Stuttgart–New York 1991.

Brüderlin, C., U. Brüderlin: Die physikalische Therapie, ein Leitfaden für Ärzte und Anwender. Jungjohann, Neckarsulm 1985.

Büttner, M.: Aromatherapie. Heilberufe. Urban & Vogel, München.

Cohn, R. C.: Von der Psychoanalyse zur themenzentrierten Interaktion. Klett-Cotta, Stuttgart 1986.

Dahmer, N., J. Dahmer: Gesprächsführung. Thieme, Stuttgart 1989.

Das neue Lehrbuch für Krankenpflege. Kohlhammer, Stuttgart–Berlin–Köln 1992.

Doenges, M. E., M. F. Moorhouse: Pflegediagnosen und Maßnahmen. Huber, Bern–Göttigen–Toronto–Seattle 1993.

Donath, H.: Innere Medizin. Schattauer, Stuttgart–New York 1993.

Eichenauer, R., N. Vanherpe: Klinikleitfaden Urologie. Jungjohann, Neckarsulm–Stuttgart 1992.

Feil-Peter, H.: Stomapflege. Schlütersche-Verlagsanstalt und Druckerei, Hannover 1995.

Gäde, A.: Intensiv-Pflege. Fa. Fresenius AG, Bad Homburg 1992.

Georg, J., J. Löhr-Stankowski: Pflegediagnosen. Die Schwester/Der Pfleger. Bibliomed Medizinische Verlagsgesellschaft, Melsungen.

Gillmann, H.: Physikalische Therapie. Thieme, Stuttgart–New York 1981.

Gordon, M.: Pflegediagnosen. Ullstein Mosby, Berlin–Wiesbaden 1994.

Gorgaß, B., F. W. Ahnefeld: Rettungsassistent und Rettungssanitäter. Springer, Berlin–Heidelberg–New York–London–Paris–Tokyo–Hongkong 1989.

Grond, E.: Pflege Inkontinenter. Kunz, Hagen 1993.

Hatch, F., L. Maietta, S. Schmidt: Kinästhetik. Deutscher Berufsverband für Pflegeberufe, Eschborn 1992.

Hertl, M.: Kinderheilkunde und Kinderkrankenpflege. Thieme, Stuttgart–New York 1989.

Hesse, J., N. C. Schrader: Krieg im Büro. Eichborn, Frankfurt 1993.

Hexal Taschenlexikon Medizin. Urban & Schwarzenberg, München–Wien–Baltimore 1994.

Hofmann, M., H. Lydtin: Gesunde Ernährung und Krankenkost. Birken, Martinsried bei München 1987.

Huber, A., et al.: Checkliste Krankenpflege. Thieme, Stuttgart–New York 1989.

Huber, B.: Mobbing. Falken, Niederhausen/Ts. 1993/1994.

Juchli, L.: Pflege. Thieme, Stuttgart–New York 1994.

Karavias, T., M. Mischo-Kelling: Chirurgie und Pflege. Schattauer, Stuttgart–New York 1994.

Kaspar, H.: Ernährungslehre und Diätetik. Urban & Schwarzenberg, München–Wien–Baltimore 1991.

Kast, V.: Trauern. Kreuz, Stuttgart 1987.

Kaufmann, G.: Amerikanische Pflegetheorien von 1955–1985, Entwicklungsstufen–Schulen/Ideenrichtungen. Krankenpflege. Verlag Krankenpflege, Frankfurt (DBfK) 1988.

Kistner, W.: Der Pflegeprozeß in der Psychiatrie. Fischer, Stuttgart–Jena 1994.

Kofranyi, E., W. Wirths: Einführung in die Ernährungslehre. Umschau, Frankfurt 1994.

Köther, I., E. Gnamm: Altenpflege in Ausbildung und Praxis. Thieme, Stuttgart–New York 1990.

Kreuter, J. H.: Reflexzonen-Therapie. Buch und Zeit Verlagsgesellschaft, Köln 1989.

Kühni-Ramisch, W.: Sanftes Heilen mit edlen Düften. Haug, Heidelberg 1993.

Leymann, H.: Mobbing. Rowohlt Taschenbuch, Reinbek bei Hamburg 1993.

Lippert, H.: Anatomie, Text und Atlas. Urban & Schwarzenberg, München–Wien–Baltimore 1989.

Maletzki, W., A. Stegmayer-Petry: Klinikleitfaden Pflege. Jungjohann, Neckarsulm–Stuttgart 1995.

Marriner-Tomey, A.: Pflegetheoretikerinnen und ihr Werk. Recom, Basel 1992.

Mehrle, G.: Augenheilkunde für Krankenpflegeberufe. Urban & Schwarzenberg, München–Wien–Baltimore 1991.

Melzer, H., M. Walter: Arzneimittellehre. Urban & Schwarzenberg, München–Wien–Baltimore 1993.

Mischo-Kelling, M., H. Zeidler: Innere Medizin und Krankenpflege. Urban & Schwarzenberg, München–Wien–Baltimore 1992.

Müller-Lange, P., F. M. Nasse: Klinikleitfaden Chirurgie. Jungjohann, Neckarsulm–Stuttgart 1995.

Muth, C.: Heilen durch Reflexzonentherapie, Heyne, München 1991.

Needham, I.: Pflegeplanung in der Psychiatrie. Recom, Basel 1991.

Nöhmann, U.: Pflegediagnosen Werkstattheft. Deutscher Berufsverband für Pflegeberufe (DBfK) e.v. Bundesverband. Eschborn 1995.
Paetz, B., B. Benzinger-König: Chirurgie für Pflegeberufe. Thieme, Stuttgart–New York 1987.
Pelosi, T., M. Gleeson: Bewegungstechniken für Behinderte und ihre Helfer. Trias Thieme Hippokrates Enke, Stuttgart 1990.
Pschyrembel. Walter de Gruyter, Berlin–New York 1993.
Rave-Schwank, M., C. Winter von Lersner: Psychiatrische Krankenpflege. Fischer, Stuttgart–Jena–New York 1994.
Rieder, B., F. Wollner: Duftführer. Fred Wollner, Kempen 1992.
Robinson, J.: Erfolgreiche Bewältigung neurologischer Probleme. Thieme, Stuttgart–New York 1983.
Roche Lexikon Medizin. Urban & Schwarzenberg, München–Wien–Baltimore 1987.
Rogers, C. R.: Die nicht-direktive Beratung. Fischer, Frankfurt am Main 1992.
Roidl, C.: Die Heilung der Aromen. Simon & Wahl, Egweil 1994.
Schiefele, J., I. Staudt, M. Dach: Praxis der Altenpflege. Urban & Schwarzenberg, München–Wien–Baltimore 1992.
Schilcher, H.: Ätherische Öle. Heilberufe. Urban & Vogel, München 1994.
Schlieper, C. A.: Ernährung heute. Bücher-Verlag Handwerk und Technik, Hamburg 1991.
Schmid, B., C. Hartmeier, C. Bannert: Arzneimittellehre für Krankenpflegeberufe. Wissenschaftliche Verlagsgesellschaft, Stuttgart 1990.
Schulz von Thun, F.: Miteinander reden. Störungen und Klärungen. Rowohlt Taschenbuch, Reinbek bei Hamurg 1996.
Schulz von Thun; F.: Miteinander Reden 2. Rowohlt Taschenbuch Verlag, Reinbek bei Hamburg 1994.
Seel, M.: Die Pflege des Menschen. Kunz, Hagen 1993.
Stead, C.: Aromatherapie. ECON Taschenbuch, Düsseldorf–Wien 1994.
Steiler, J., A. Valet, K. Goerke: Klinikleitfaden Gynäkologie und Geburtshilfe. Jungjohann, Neckarsulm–Stuttgart 1994.
Stenger, E.: Verbandlehre. Urban & Schwarzenberg, München–Wien–Baltimore 1993.
Stöhrer, M., H. Palmtag, H. Madersbacher: Blasenlähmung. Thieme, Stuttgart–New York 1984.
Stösser, A.: Pflegestandards. Springer, Berlin–Heidelberg–New York 1992.
Thüler, M.: Wohltuende Wickel. Maya, Worb 1995.
Ungerer, O.: Der gesunde Mensch. Büchner-Verlag, Hamburg 1985.
Urbas, L.: Die Pflege des Hemiplegiepatienten. Thieme, Stuttgart–New York 1994.
Vetter, B.: Psychiatrie. Fischer, Stuttgart–Jena–New York 1993.
Watzlawick, P., J. H. Beavin, D. D. Jackson: Menschliche Kommunikation. Huber, Bern–Stuttgart–Wien 1985.
Wichmann, V.: Kinderkrankenpflege. Thieme, Stuttgart–New York 1991.

Abbildungsnachweis

2-14 Eibl-Eibesfeldt, B., S. Kessler: Verbandlehre. E. Stenger (Hrsg.), Urban & Schwarzenberg, München–Wien–Baltimore, 5. Aufl. 1993, Abb. 6-19 (künftig zitiert: Stenger, Verbandlehre)
2-21 Fa. Joh. Stiegelmeyer GmbH & CO. KG, Herford
2-22 Fa. Support Systems International GmbH, Langen
2-25 Fa. Stierlen-Maquet, Rastatt
2-32 Fa. Honka, Duisburg
2-58 Bliemeister, Broll, Bruch, Krankheitslehre und Pflege Chirurgie, Abb. 10-1
2-59 Bliemeister, Broll, Bruch, Krankheitslehre und Pflege Chirurgie, Abb. 10-4
2-67 modifiziert nach Bliemeister, Broll, Bruch, Krankheitslehre und Pflege Chirurgie, Abb. 15-13 B
2-68 a bis d Bliemeister, Broll, Bruch, Krankheitslehre und Pflege Chirurgie, Abb. 15-14 A bis D
2-70/1-12 Fa. Beiersdorf AG, Hamburg
2-71/1-11 Fa. Hartmann, Heidenheim
2-76 a Larsen, R.: Anästhesie. Urban & Schwarzenberg, München–Wien–Baltimore, 4. Aufl. 1994, Abb. 9-10 (künftig zitiert: Larsen, Anästhesie)
2-76 b Larsen, Anästhesie, Abb. 9-14
2-79 a bis f Bliemeister, Broll, Bruch, Krankheitslehre und Pflege Chirurgie, Abb. 6-1 A bis F
2-80 Foto: Stefan Beißner, München
2-86 Roche-Lexikon. Urban & Schwarzenberg, München–Wien–Baltimore, S. 831
2-92 Bliemeister, Broll, Bruch, Krankheitslehre und Pflege Chirurgie, Abb. 7-2
2-96 Foto: Stefan Beißner, München
2-98 Foto: Stefan Beißner, München
2-100 a und b modifiziert nach Bliemeister, Broll, Bruch, Krankheitslehre und Pflege Chirurgie, Abb. 18-16 A und B
2-101 a und b Bliemeister, Broll, Bruch, Krankheitslehre und Pflege Chirurgie, Abb. 26-3 A und B
2-103 b Foto: Stefan Beißner, München
2-105 Stenger, Verbandlehre, Abb. 7-22
2-120 a und b Aßmann, Ch.: Alternative und komplementäre Methoden. Urban & Schwarzenberg, München–Wien–Baltimore, 1. Aufl. 1996, Abb. 97 a und b (künftig zitiert: Aßmann, Alternative)
2-122 a bis c modifiziert nach Bliemeister, Broll, Bruch, Krankheitslehre und Pflege Chirurgie, Abb. 20-8 A bis C

4-2 a Stenger, Verbandlehre, Abb. 6-112, Jonathan Dimes
4-2 b Stenger, Verbandlehre, Abb. 6-60, Jonathan Dimes

4-6 a Stenger, Verbandlehre, Abb. 4-5 a, 4-6 a bis c, Jonathan Dimes
4-6 b bis d Stenger, Verbandlehre, 4-6 a bis c, Jonathan Dimes
4-7 a bis f Stenger, Verbandlehre, Abb. 4-2 a-f, Jonathan Dimes
4-11 a Stenger, Verbandlehre, Abb. 6-74, Jonathan Dimes
4-11 b Stenger, Verbandlehre, Abb. 6-75, Jonathan Dimes
4-13 a Stenger, Verbandlehre, Abb. 6-70, Jonathan Dimes
4-13 b Stenger, Verbandlehre, Abb. 6-71, Jonathan Dimes
4-14 a Stenger, Verbandlehre, Abb. 6-67, Jonathan Dimes
4-14 b Stenger, Verbandlehre, Abb. 6-68, Jonathan Dimes
4-14 c und d Stenger, Verbandlehre, Abb. 6-69 a und b, Jonathan Dimes
4-15 Stenger, Verbandlehre, Abb. 6-77 a und b, Jonathan Dimes
4-18 a bis m Fa. Medicon, Tuttlingen
4-20 Berchthold, R., H. Hamelmann, H. J. Peiper, O. Trentz: Chirurgie. Urban & Schwarzenberg, München–Wien–Baltimore, 2. Aufl. 1990; Abb. 50-38 (künftig zitiert: Berchthold, Chirurgie)
4-29 Bliemeister, Broll, Bruch, Krankheitslehre und Pflege Chirurgie, Abb. 34-11
4-30 Bliemeister, Broll, Bruch, Krankheitslehre und Pflege Chirurgie, Abb. 34-10

5-1 a und b Mischo-Kelling Zeidler: Innere Medizin und Pflege. Urban & Schwarzenberg, München–Wien–Baltimore, 2. Aufl. 1992, Abb. 21-7 a und b

6-2 a bis d Roche-Lexikon, S.606
6-9 Fa. Drägerwerk, Lübeck

7-13 Schönberger, W.: Kinderheilkunde für medizinische Fachberufe. Fischer-Verlag, Stuttgart 1992.
7-15 Schönberger, W.: Kinderheilkunde für medizinische Fachberufe. Fischer-Verlag, Stuttgart 1992.
7-16 Pitzen, P. H. Rössler: Orthopädie. Urban & Schwarzenberg, München–Wien–Baltimore, 16. Aufl. 1989, Abb. 18-44 a (künftig zitiert: Pitzen, Rössler, Orthopädie)

9-14 Mischo-Kelling Zeidler: Innere Medizin und Pflege. Urban & Schwarzenberg, München–Wien–Baltimore, 2. Aufl. 1992, Abb. 25-13

10-24 Mischo-Kelling Zeidler: Innere Medizin und Pflege. Urban & Schwarzenberg, München–Wien–Baltimore, 2. Aufl. 1992, Abb. 19-8 b
10-26 Mischo-Kelling Zeidler: Innere Medizin und Pflege. Urban & Schwarzenberg, München–Wien–Baltimore, 2. Aufl. 1992, Abb. 19-8 a
10-27 Mischo-Kelling Zeidler: Innere Medizin und Pflege. Urban & Schwarzenberg, München–Wien–Baltimore, 2. Aufl. 1992, Abb. 19-9

12-1 Foto: Stefan Beißner, München; mit freundlicher Genehmigung vom Klinikum Innenstadt der Ludwig-Maximilians-Universität, Frau R. Scheibeck (Pflegedirektorin)
12-7 Fa. Braun-Melsungen, Melsungen
12-8 Fa. Braun-Melsungen, Melsungen
12-9 Fa. Fresenius AG, Bad Homburg v. d. Höhe
12-10 Foto: Stefan Beißner, München

13-5 Stenger, Verbandlehre, Abb. 6-18 a bis d, Jonathan Dimes
13-6 Fa. Beiersdorf AG, Hamburg

14-2 Foto: Stefan Beißner, München; mit freundlicher Genehmigung vom Klinikum Innenstadt der Ludwig-Maximilians-Universität, Frau R. Scheibeck (Pflegedirektorin)

15-1 Fa. Drägerwerk, Lübeck
15-5 Foto: Stefan Beißner, München
15-8 a bis c Bliemeister, Broll, Bruch, Krankheitslehre und Pflege Chirurgie, Abb. 11-2 A bis C
15-12 a und b Larsen, Anästhesie, Abb. 37-8 b und c

Tabellennachweis

Tabelle 2-5	Kasper, H.: Ernährungsmedizin und Diätetik. Urban & Schwarzenberg, München–Wien–Baltimore, 1991.
Tabelle 2-17	Bliemeister G., R. Broll, H.-P. Bruch, Krankheitslehre und Pflege Chirurgie, Urban & Schwarzenberg, München-Wien-Baltimore, 1. Aufl.1996, Tab. 3-3.
Tabelle 2-19	modifiziert nach Deutsche Krankenpflegzeitschrift 4/1981.
Tabelle 2-22	modifiziert nach Auszug Bundesgesetzblatt Jg. 1993, Teil 1.
Tabelle 2-23	modifiziert nach Auszug Bundesgesetzblatt Jg. 1993, Teil 1.
Tabelle 2-26	modifiziert nach Meier-Ruge, W.: Deutsche Krankenpflegezeitschrift 41/1988, S. 51.
Tabelle 13-1	(modifiziert nach Behringwerke AG, Marburg 1991): Berchthold, R., H. Hammelmann, H. J. Peiper, O. Trentz (Hrsg.): Chirurgie. Urban & Schwarzenberg, München–Wien–Baltimore, 3. Aufl. 1994, Tab. 14-6.

Register

A

Abdomen
- akutes 371
- Operationen, Pflege 439–442
- – Pflegeplanung 441–442

Abdomen-Leeraufnahme, Urologie 563
Abhusten
- mangelndes, Pneumonie 122
- Sekret 127

Abklopfen, Atemübungen 127
Ablatio mammae, Merkblatt für Patientinnen 458
Abnabelung 466
Abneigung gegen fette Speisen 149
Abort(us) 454
- s. a. Fehlgeburt
- artificialis 454
- completus 454
- imminens 454
- incipiens 454
- incompletus 454
- Pflege 454–455
- Pflegeplanung 455
- spontaneus 455

Abreibung 128
Absaugen
- endotracheales 242, 622
- Flüssigkeiten 241–243
- nasales 242
- orotracheales 242
- Sekret 128

Abschlußgespräch, Inhalte 733
Absencen 531
Abszeß 424
Abszeß-Spaltung 236
Achalasie 370
Acholie 99
Achselstütze 33–34
Aclovegin® 240
acquired immune deficiency syndrome (AIDS) 393
Actihaemyl® 239
Adaptic® 240
Adenom, Urogenitalsystem 576
Adhäsivpasten, Stoma 105
Adhäsivplatten, Stoma 104
Adipositas 147
Administration 307–331
- Psychiatrie 511

Adnexektomie, abdominale 456
Adnexitis 453
Aerophagie 370
Aerosolapparate, Inhalation 215
Aerosolspray, Umgang 217–218
ärztlicher Dienst, Visite 328
ätherische Öle 279, 281–284
Affektlabilität 161
Affektstarre 161
Aggressionsfragen, Kommunikation 306
Agnosie 534
Agonie 339
Agranulozytose 391
Agraphie 534
Ahornsirupkrankheit, Guthrie-Test 472
AIDS (acquired immune deficiency syndrome) 393
- Hygiene 396

Akalkulie 534
Akinese 151
Akne 154
Akorie 149
akustische Anregung 263
Albinismus 153
Albumine 64
Aldehyde, Desinfektion 141
Alexie 534
Alkalisalze, Seifen 42
Alkohol/alkoholische Lösungen 44, 71
- Desinfektion 44, 141

Allergietest, Injektion, intrakutane 183

Allgemeinpflege
- Einordnungsmerkmale 321
- Zuordnungsregeln 321
Allgemeinwohl, Pflegestandards 325
Allgemeinzustand 147
Alopecia 155
Altenhilfe
- Institutionen 335
- offene 335
- stationäre 335
Altenkrankenpflege 334–337
Alter
- alte Alte 335
- Atmung 336
- Bewegungsapparat 336
- Harnwege, ableitende 336
- Haut 337
- Herz-Kreislauf 336
- Immunsystem 337
- junge Alte 334
- Nieren 336
- Schlaf 337
- Sinneswahrnehmung 336
- Veränderungen 336–337
-- der Emotionen 337
-- körperliche 336
-- der kognitiven Funktionen 337
-- der Persönlichkeit 337
-- soziale 337
- Verdauungssystem 336
Altersdemenz 522
Alterstod, natürlicher 338
Alzheimer-Krankheit 522
- basale Stimulation 257
- Ganzkörperwäsche, beruhigende 265
Ambulanz 623–634
Aminosäuren, essentielle 63
Ammoniak, Normalwerte 725
Amnioninfektionssyndrom 463
Ampullen 176
Amputationen 444
- Pflege 444–448
- Pflegeplanung 445
- Phantomschmerz 445
Amputationsstumpf
- Lagerung 447–448
- Wickeln 447–448
Amylopektin 65
Amylose 65
Anämie 68, 389
- aplastische 390
- Einteilung 390
- hämolytische 390
- megaloblastäre 390
- perniziöse 67
- sideroachrestische 390
Anästhesie 642–654
- Aufgaben 643–649
-- Pflegepersonal 643
- Beatmung 650–653
- Formen 653–654
- Geräte 642
- Infusionen 644
- Intubation 644–648
- Materialkunde 642
- Narkose, Assistenz 644
- Transfusionen 644
- Venenkatheter, zentraler 644
- Vitalfunktionen, Kontrolle 644
Analfissur 371
Analgesie 158, 529
Analprolaps 371
Anasarka 153
Anatomie, funktionale, Kinästhetik 252–253
Aneurysma 442, 534
- dissecans 443
- falsum 443
- verum 442
Anfälle 530
- fokale 532
- hirnorganische 531
- tonisch-klonische ohne Aura 531
Angina pectoris 359
- instabile 359
Angiographie 681–682
- Kontraindikationen 681
- Kontrastmittelallergie 681
- renale 564–565
angiologische Untersuchungen 655
Angiom 534
Angioplastie, perkutane, transluminale, (PTA) 442
Angst, Erbrechen 112
Anhidrosis 111
Anis, Aromatherapie 281

Anlegen
- Gipsverband 623
- Kunststoffverband 626–628
Annahme des Todes, Sterbephasen 342
Anorexia nervosa, Erbrechen 112
Anpassen, Unterarmgehstütze 34–35
Anregung
- akustische 263
- haptische 263
- vestibuläre 262
- vibratorische 262
- visuelle 263
Anstrengung(sarten), Kinästhetik 253
Antazida 179
Antibiotika 179
Anti-Dekubitus-Matratze 17
Antidepressiva 515
Antiepileptika 515
Antikoagulanzien 134
- Besonderheiten 135
Antirutschmatten 85
- Duschen 61
Antiseptika, Wundbehandlung 239
Antithrombosestrümpfe 133–135
- Anziehen 134–135
Antrieb 161
Anurie 89, 588
Anus praeter naturalis, Versorgung 104
Anziehen, Antithrombosestrümpfe 134–135
Anziehen steriler Kittel, Assistenz, Operationsabteilung 640–641
Aortenstenose 357
Apalliker, basale Stimulation 257
apathogen 139
Apgar-Schema 470
Aphasie
- globale 533
- motorische 533
- sensorische 533
Apnoe 173
Apoplexie 533–534
- Pflegeplanung 548–551
apostolisches Glaubensbekenntnis, Sterbende 344
Appell
- offener 295
- verdeckter 295
- Vier-Ohren-Modell nach Schulz von Thun 295–297
Appell-Ohr 297
Appendektomie 440
- Rasur 416
Appetit 148
Appetitmangel 149
Appetitveränderung, Ursachen 148–149
Applikator, Fingerverband 403
Apraxie 534
Arachidonsäure 67
Arbeitstherapie, Psychiatrie 512
Arbeitsumsatz 62
Arginin 63
Armbad
- kaltes 212
- warmes 212
Armführung, bilaterale 538–539
Armschiene 561
Aromatherapie 279–280
- Anis 281
- Basilikum 281
- Benzoe 281
- Bergamotte 281
- Cajeput 281
- Dosierung 280
- Eukalyptus 281
- Fenchel 281
- Fichtennadel 281
- Geranium 282
- Jasmin 282
- Kamille, römische 282
- Kampfer 282
- Lavendel 282
- lemon grass 282
- Melisse 282
- Muskatellersalbei 282
- Myrrhe 282
- Neroli 283
- Patschuli 283
- Pfefferminze 283
- Rose 283
- Rosmarin 283
- Salbei 283

Aromatherapie
- Sandelholz 283
- Teebaum 283
- Thymian 284
- Trägersubstanzen 280
- Weihrauch 284
- Ylang-Ylang 284
- Zimt 284
- Zitrone 284

Arrhythmie
- absolute, Pulsfrequenz 162
- Pulsfrequenz 162
- respiratorische, Pulsfrequenz 163

Arteriektomie 442
arterielle Verschlußkrankheit (AVK) 384
Arteriosklerose 442
Arthritis
- reaktive 387
- rheumatoide 387
- urica 387

Arthrodese 427
Arthroplastik 427
Arthrose 387
Arthrotomie 427
Ascorbinsäure 68
ASE (atemstimulierende Einreibungen) 128, 280–286
Asepsis 139
Askariden 99
Aspiration, Pneumonie 122
Aspirationsgefahr
- Mundpflege 47
- Seitenlage, stabile 10

Asthma bronchiale 364, 619
Astronautenkost 83
Astrozytom 553
Aszendenskolostomie 104–105
Aszites, Vollbad 60
Aszitespunktion 677–678
- Komplikationen 678

Ataxie 529
Atelektaseprophylaxe 121–124, 419
- Lagerung 126
- Ziele 122

Atembehinderung, Pharyngealtubus 652
Atemfrequenz 172
- Beatmungsgeräte 617
- Intensivpatienten 604

Atemgeräusche 173
Atemgerüche 173
Atemrhythmus 173
Atemskala nach Bienstein 123–124
Atemstillstand 173, 618
atemstimulierende Einreibungen (ASE) 128, 280–286
Atemtrainer 125
- Funktionsweise 126

Atemtraining mit Hilfsmitteln 125
Atemtypen 172, 174
Atemübungen 125–127
- Abklopfen 127
- Kinder 125
- Lippenbremse 125
- Nasenenge 125
- Vibrieren 127

Atemwege
- Austrocknung, Pneumonie 122
- Freihalten 649–650
- Freihaltung, Seitenlage, stabile 10

Atemzüge, Kinder, Normalwerte 489
Atmung 171–175
- äußere 171
- Alter 336
- beschleunigte 173
- gesteigerte 173
- innere 172
- inverse 175
- Kinder 488
- Krankenbeobachtung 175
- Neugeborene 472
- normale 172–174
- paradoxe 175
- Schwangere 460
- Tragen 31
- verlangsamte 172
- verminderte 173

Atmungsverbesserung, Lagerung 12
Atresien 503
Atrophie 501
audiorhythmisch 256
auditiv 256
Aufbau
- Eiweiß 63
- Fette 66

Aufbau
– Kohlenhydrate 64
Aufbereitungsbox, Zytostatika 180–181
Aufbewahren, Kontaktlinsen 53
Auflagen 209, 274
Auflehnung, Sterbephasen 340
Aufregung, Erbrechen 112
Aufstehen
– basale Stimulation 258
– mit Hilfe 259
Auftrennen, Gipsverband 626
Auftrieb, Bäder 211
Aufwachraum, Übernahme eines Patienten 419
Augen 149
– glänzende 150
– matte 150
– Veränderungen bei Krankheiten 150
Augenentzündungen 49
Augenerkrankungen 49
Augeninfektionen, Uhrglasverband 50
Augenlidlähmung 49
Augenpflege 49–53
– Lidschluß, fehlender 549
– Verabreichung von Medikamenten 50
– Vorbereitung 49
Augenprothese 49, 51–53
– Einsetzen 52
– Herausnehmen 52
– Reinigen 52
Augensalbe 50–51
Augentropfen 50–51
– Oberkörperhochlagerung 50
– pupillenerweiternde 50
– pupillenverengende 50
Augenverbände 49
– Kompressen 49
Augenzittern 150
Ausatmung, erschwerte 173
Ausgangsstellung
– Heben 29
– Tragen 29
Auskultation, beatmete Patienten 617
Ausräumung, digitale, Darmentleerung 103
Ausscheidungen 85–114
– Kinder 491
Australia-Griff 28, 30
Austreibungsphase
– Aufgaben des Pflegepersonals 466
– Geburt 466
Auszehrung 147
automatische Reaktion, Neugeborene 471
AVK (arterielle Verschlußkrankheit) 384

B

Babcock-Venenstripping 442
Babyslips 499
Bacillus Calmette-Guérin (BCG) 471
Baden 60–61
– Säugling 479–481
Badetemperatur 211
Bäder 210–213
– Auftrieb 211
– Druck, hydrostatischer 211
– Reibungswiderstand 211
– Temperaturreiz 211
– Zusätze 211
Bakteriämie 424
Bakteriurie 87
Balanitis 577
Balint-Gruppen 349
Ballaststoffe 70
Balneotherapie 210
Bandwurmeier 99
Bartholinitis 453
basale Stimulation 255–266
– Anamnese, biographische 259–261
– Anwendung 257
– Aufstehen 258
– Einsteigen ins Bett 260
– Gehen auf den Sitzbeinen 256
– Grundlagen 261–262
– Pflege, Anwendungsbeispiele 263–266
– Umlagern des Patienten 257
– Ziele 259
Basaliom 154

basalstimulierende Bobath-Wäsche 265–266
Basaltemperatur 167
Basilikum, Aromatherapie 281
Basophile, Normalwerte 723
Baucheinreibung 288–289
Bauchlage, Kinästhetik 253
Bauchlagerung 14
Bauchspeicheldrüsen-erkrankungen
– Pflege 374–378
– Pflegeplanung 375–378
Bauchspiegelung 243
Bauchwickel, feucht-heißer mit Kamillenzusatz 277–278
Bauer-Reaktion 471
BCG-Impfung
– Injektion, intrakutane 183
– Neugeborene 471
Beatmen 651
beatmete Patienten
– Auskultation 617
– Beatmungsdruck 618
– Befeuchter 618
– Blutgasanalyse 617
– Inspektion 617
– Monitoring, bakteriologisches 617
– Palpation 617
– Perkussion 617
– Pulsoxymetrie 617
– Überwachung 616
– Volumetrie 618
Beatmung 619–622
– Anästhesie 650–653
– Arten 650
– assistierte 650
– Gefahren 651, 653
– Hilfsmittel 650
– Intubation 619
– kontrollierte 650
– Sauerstoffanschluß 651
– Tracheotomie 619
Beatmungsdruck 618
Beatmungsgeräte 616–618
– Alarmsysteme 617
– Atemfrequenz 617
– Kontrolle 617
– Sauerstoffkonzentration 617
– Schläuche 618
– Verbindungsstücke 618
Beatmungsmaske, Aufsetzen und Halten 650
Bechterew-Syndrom 387
Becken anheben 538–539
Beckenbodentraining, Harn-/Streßinkontinenz 592
Beckenkammbiopsie 672–674
– Komplikationen 674
Bedarf
– Eiweiß 63
– Fette 66
– Kohlenhydrate 64
Bedside-Test 199
– Transfusionen 198
Bedürfnismodelle, Pflege 315
Befeuchter, beatmete Patienten 618
Behauptung, provokative, Kommunikation 306
Beine
– Hochlagerung 133
– Wickeln mit elastischen Binden 133, 136–137
Beineinreibung 286–288
Beingymnastik, Diabetes mellitus 377–378
Beinhochlagerung 11–12
Beintieflagerung 13
Beinvenen, Kompression, äußere, Thrombose-/Embolieprophylaxe 133
Belastungshypertonie 360
Benommenheit 160
Benzoe, Aromatherapie 281
Beobachtung 146, 326
– Berichterstattung 509–510
– Entwicklungsstand 493
– Kinder, kranke 487–494
– Neugeborene 469–474
– Neurologie 529
– Psychiatrie 509–510
– Schlaf 490
– Stuhl, Kinder 491
– Vaginalsekrete 452
Bepanthen®-Lösung 48
Bepanthen®-Lutschtabletten 48
Bepanthen®-Salbe 56, 239–240
Bergamotte, Aromatherapie 281
Beri-Beri 67
Berichterstattung, Neurologie 529

Beruhigungsmittel 514
Beschäftigung
– Kinder 332
– – kranke 486
Beschäftigungstherapie, Psychiatrie 512
Besenreiservarizen 154
Besteck
– mit abgewinkeltem Griff 85
– mit Haltebändern 85
– mit Klammer zur Fixierung am Tellerrand 85
– mit verdicktem Griff 85
Bestrahlungen 209
Besucherkontrolle, Psychiatrie 510
Betäubungsmittel, Umgang 179–180
Betäubungsmittelgesetz (BtMG) 179
betagte Menschen, Pflege 334–337
Betaisodona® 239
Betgriff 538
Betreuung von Mutter und Kind, Rooming-in 482
Bettbogen 19
Betten 7
– Patienten 7
– – bettlägerige 7
– Wäschewechsel 40
bettlägerige Patienten, Haarwäsche 58–59
Beugekontraktur 120
Beutelarten, Stoma 106
Beutelüberzüge, Stoma 106
Bewegung(en)
– Kinästhetik 253
– körperliche 131
– parallele 253
– spiralige 253
– ungenaue und unsichere 530
– Veränderungen, pathologische 151
– zweidimensionale 253
Bewegungsapparat
– Alter 336
– Operationen 425–428
– – Pflegeplanung 427
Bewegungsdrang 151
Bewegungselemente, Kinästhetik 251
Bewegungslosigkeit 151
Bewegungsmangel 151
Bewegungsstarre 151
Bewegungsstereotypien 152
Bewegungsübungen 326
– aktive 25, 121
– assistierte 25, 121
– Kontrakturprophylaxe 120–121
– passive 25, 121
– resistive 25, 121
Bewegungswahrnehmung 250
bewußtlose Patienten, Wäschewechsel 40
Bewußtlosigkeit
– Ganzkörperwäsche, belebende 265
– Seitenlagerung 8
– – stabile 10
Bewußtsein 159–161
– Stadien 160
– Zustand, eupnoischer 159
– – hyperpnoischer 159
– – hypnoischer 159
Bewußtseinsinhalte 161
Bewußtseinslage, Kinder 490
Bewußtseinsstörungen, qualitative 161
Beziehung
– Gleichheit 301
– Kommunikation 300
– Unterschiedlichkeit 301
Beziehungsaspekt, Kommunikation 300
Beziehungsformen, Kinästhetik 253
Beziehungshinweis, Vier-Ohren-Modell nach Schulz von Thun 295–297
Beziehungs-Ohr 297
Bienstein-Atemskala 123–124
Bigeminus, Pulsfrequenz 163
Biguanide, guanide, Desinfektion 141
Bilirubin, Normalwerte 724
Bilirubinurie 87
Binden 402
– elastische 402
– Handverband 408
biologische Wertigkeit
– Eiweiß 63
– Proteine 63

Biopsie 665
Biopsien 244
Biosorbin® 83
Biot-Atmung 174–175
Biotin 68
BKS (Blutkörperchensenkungsgeschwindigkeit), Normalwerte 723
Blässe, Haut 152
Blase s. a. Harnblase …
Blasendrainage
– suprapubische 95–98
– – Komplikationen 97–98
Blaseninstillation 568–569
Blasenkarzinom 575, 580
Blasenkatheter 569
– suprapubischer, Wechsel 98
– transurethraler, Zystitis 94
Blasenpapillom 575
Blasensprung
– vorzeitiger 463
– – Pflege 462–463
Blasenspülung 95, 567–568
– Spülsystem, geschlossenes 568
Blasenstörungen
– Lähmungen 547
– Paresen 547
Blasentraining, Harninkontinenz 591
Blasenverweilkatheter
– Entfernen 94–95
– liegender, Intimpflege 41
Blaufärbung, Haut 153
blinde Menschen, Kommunikation 307
Blitz-Nick-Salaam-Krämpfe 532
Blutabnahme mit Teststreifen 250
Blutarmut 389
Blutbild, kleines, Normalwerte 723
Blutdruck 164–166
– arterieller, Intensivpatienten 604
– diastolischer 165
– Hypertonie 165
– Hypotonie 165
– Kinder 488
– – Normalwerte 489
– Krankenbeobachtung 165
Blutdruck
– Normalwerte 164
– systolischer 165
Blutdruckamplitude 165
Blutdruckerhöhung 165
Blutdruckmessung
– arterielle, blutige 607, 609
– – Intensivstation 606
– auskultatorische 165–166
– – Intensivstation 606
– invasive 165
– oszillometrische 607–608
– palpatorische 165
– unblutige, Intensivstation 606
Blutdrucksenkung 165
Blutdruckveränderungen, Ursachen 165
Blutentnahme
– Fingerkuppe 250
– mit Kapillarröhrchen 250
Bluterkrankungen
– Pflege 388–392
– Pflegeplanung 391–392
Blutfettspiegel, erhöhter, Diät 77
Blutgasanalyse
– beatmete Patienten 617
– Normalwerte 725
Blutgerinnung s. Gerinnung
Blutkörperchensenkungsgeschwindigkeit (BKS), Normalwerte 723
Blutkonserve
– Begleitpapiere 200
– Kontrolle 200
– Raumtemperatur 199
Blutpräparate 197–198
Blutungen
– äußere 618
– subperiostale, Neugeborene 473
– vaginale 619
Blutungsanämie 390
Blutverlust, Schocklagerung 14
Blutzucker, Normalwerte 724
Blutzuckerbestimmung 249–250
Bobath-Lagerung 535–544
Bobath-Wäsche, basalstimulierende 265–266, 549

Body-Mass-Index 147
Bolusgabe, Formeldiäten 83
Borkenflechte, Standard-Isolierung 144
Bradykardie, Pulsfrequenz 162
Bradypnoe 172–174
Branolind® 240
Braunol® 239
Braunovidon®-Salbe 239
Braun-Schiene 18
Brennwert, Kohlenhydrate 64
Broca-Formel 147
Bromhidrose 111
Bronchialerkrankungen
- Lagerungsdrainagen 366–369
- Pflege 364–370
- Pflegeplanung 365–370
Bronchialtoilette 241
Bronchiektasen 364
Bronchitis 364
- chronische, einfache 364
- chronisch-obstruktive (COLD) 364
Broncholytika, Inhalationen 217
Bronchoskopie 243, 658, 661–662
- Komplikationen 662
Bronchospasmolytika 129
Bronzefärbung 153
Brust, weibliche s. Mamma
Brustdrüsenschwellung, Neugeborene 473
Brusterkrankungen, weibliche, Pflege 456–458
Brustuntersuchung 450
Brustverband 403–407
Brustwandableitung 245
- nach Nehb 245–246
- standardisierte 245
- nach Wilson 246
Brustwickel 128
- Zitronenbrustwickel 275
BtMG (Betäubungsmittelgesetz) 179
Bülau-Drainage 229–230
Bulimie, Erbrechen 112
Bulla 154
Burn-out-Syndrom 345–348
- Betroffene 346
- Desinteresse 346
- Faktoren, private 346

Burn-out-Syndrom
- Hilfen, medizinische 347
- Hoffnungslosigkeit 346
- Leistungsfähigkeit, Abbau 345
- Maßnahmen, berufliche als Arbeitnehmer 347
--- in Führungsposition 347–348
-- individuelle 347
- Prozeß 345
- psychosomatische Störungen 346
- Schuldzuweisung 345
- Überengagement 345
- Umfeldfaktoren, begünstigende 346
- Vorbeugung und Behandlung 347
Butter 48
Bypass-Operation 442

C

Café-au-lait-Fleck 153
Cajeput, Aromatherapie 281
Calciferol 68
Candidose 154
Candio-Hermal® 48
CAPD (kontinuierliche ambulante Peritonealdialyse) 584–586
Caprinsäure 66
Caput succedaneum 473
Carbamazepin 515
Carl-Rogers-Methode, spiegelnde 301–302
Carotinoide 67
C-Atome, Bindung, Fette 66
CDD (chemisch definierte Diät) 83
Cerclage 456
Cerebroside 67
chemisch definierte Diät (CDD) 83
Cheyne-Stokes-Atmung 173–174
chirurgische Schere 422
Chloraminlösung 239
Chlorid 69
Choanalatresie 503

Cholangiopankreatikographie, endoskopisch-retrograde (ERCP) 664–665
Cholelithiasis 373
Cholera, Standard-Isolierung 144
Cholezystektomie 440
– Rasur 416
Cholezystitis 373
Chopart-Fußamputation 444
Chorea Huntington 530
Chromoproteide 64
Chylothorax, Thoraxdrainage 230
Cicatrix 155
Clearance-Untersuchungen 567
Clinitron®-Bett 21–22
Cobalamine 67
Cohn-Fraktion 198
COLD (chronisch-obstruktive Bronchitis) 364
Colitis ulcerosa 371
Colon
– descendens 661
– Schienung 661
– transversum 661
Commotio cerebri 429
complete stroke 533
Compressio cerebri 429
Computertomographie 247
– Urologie 563
Contusio cerebri 429
Cor pulmonale 359
Credé-Handgriff, Harninkontinenz 594
Crista-Methode 189–190
Crohn-Krankheit 371
Crusta 154
Crutchfield-Klammer 400–401
CTG (Kardiotokographie) 461

D

Dammschnitt 468
Dampfbad, kleines 218
Dampfsterilisation 145
Darmentleerung
– Ausräumung, digitale 103
– Darmspülung, orthograde 103
Darmentleerung
– Einlauf 101–104
– Irrigation 108–110
– Klistier 100
– regelmäßige 131
– Reinigungseinlauf 101
– Spüllösungen 100
– Unterstützung 100
Darmerkrankungen
– Pflege 370–372
– Pflegeplanung 371–372
Darmöffnung, künstliche, Formen 104
Darmrohr, Einlauf 102
Darmspiegelung 243
Darmspülung
– orthograde 103
– – Komplikationen 104
Darmstörungen
– Lähmungen 547–548
– Paresen 547–548
Darmtraining 131
Dauerkatheter 569
DDD (Zweikammerschrittmacher) 362
Debrisorb® 239–240
Defäkation 100
Defibrillator 614–616
Dehnlagerung, Pneumonie-/Atelektaseprophylaxe 126
Dekubitex 16
Dekubitus 236
– Allgemeinzustand, reduzierter 116
– Durchblutungsstörungen 116
– Fieber 117
– Hauterkrankungen 117
– Hydrokolloid-/Hydrogelverbände 240
– Immobilität 115
– Inkontinenz 116
– Körpergewicht 116
– Risikofaktoren 115
– Sensibilitätsstörungen 116
– Stadien 117
– Stoffwechselerkrankungen 117
– Ursachen 115
Dekubitusgefahr, Rollstuhl 37
Dekubitusprophylaxe 115–118
– Bauchlagerung 14

Dekubitusprophylaxe
- Ernährung 118
- Lagerung 8
- 135°-Lagerung 15
- Pflege 117–118
- Seitenlagerung 8
- Ziele 117

Dekubitusrisiko, Norton-Skala 119
Delir 525
Demenz
- Alzheimer-Typ 523
- Pick-Typ 523
- primäre 523
- Ratschläge für Angehörige zum Umgang 525
- sekundäre 523

Denken 161
Denkstörung
- formale 161
- inhaltliche 161

Deodoranzien, Stoma 107
Depressionen 517–521
- Ganzkörperwäsche, belebende 265
- Pflege 517–521
- Pflegeplanung 520
- Sterbephasen 341–342
- Zeichen 520

Dermatomykose 154
Desault-Verband 411–412
Desinfektion 139
- Aldehyde 141
- Alkohol 141
- der Ausscheidungen, Hepatitis A 395
- - Salmonellose 395
- Biguanide 141
- chemische Verfahren 139–142
- Halogene 141
- laufende 140
- Oxidationsmittel 141
- Phenolderivate 141
- Säuren 141
- thermische Verfahren 139–142
- Wundbehandlung 239
- Wunde, aseptische 237
- - septische 237

Desinfektionsmittel 140
- chemische 141
- Lösungen, Herstellung 140

Desinsektion 139
Desinteresse, Burn-out-Syndrom 346
Desorientierung, basale Stimulation 257
Deszendenskolostomie 104–105
Deutsche Krankenhausgesellschaft, Pflegekategorien 316–322
Dextrose 65
Diabetes mellitus 374
- Beingymnastik 377–378
- Fußpflege 377–378
- Ganzkörperwäsche, belebende 265
- Nagel- und Fußpflege 57
- Pflegeplanung 689–690
- sekundärer 375
- Typ I 374

Diabetesdiät 74
- Prinzipien 76

Diät 80
- Blutfettspiegel, erhöhter 77
- chemisch definierte 83
- Diabetes mellitus 74–76
- Dialysebehandlung 77
- Dumpingsyndrom 81
- Enteritis, akute 80
- Fieber 81
- Gallensteine 80
- Gallenwegserkrankungen 80
- Gicht 76
- Hyperkaliämie 77
- Hyperlipidämie 77
- Hypertonie 77
- Hyperurikämie 76
- Lebererkrankungen 80
- nährstoffdefinierte 83
- Niereninsuffizienz 77–78
- Ödeme 77
- Pankreatitis 76
- Refluxösophagitis 81
- spezielle 73–75, 77–78
- Sprue, einheimische 80
- Zöliakie 80

Diäten, spezielle 76
Diagnostik 243–250
- Psychiatrie 512

Dialysat 587
Dialyse
- Diät 77

Dialyse
– Patientenbesonderheiten 587
– Pflege 583–587
– Shuntpflege 587
– Verfahren 583–587
Diarrhö 100
– Irrigation 110
Dickdarmausgang, künstlicher 104
Dickdarmpolypen 371
Dienstkleidung, Operationsbereich 635
Differentialblutbild, Normalwerte 723
Differenzierung 493
DIG (disseminierte intravasale Gerinnung) 391
Digestion 78
digitale Subtraktionsangiographie (DSA) 683
Digitalthermometer 170
Disaccharide 65
Distelöl 67
Diurese 88
Dokumentation, Pflegestandards 327
Doppelknopfsonde 423
Doppel- oder Mehrfachfragen, Kommunikation 305
Doppelzucker 65
Doroperol®-Lösung 48
Dosieraerosole, kortisonhaltige 218
Douglas-Punktion 456
Dragées 175
– Kinder 498
Drahtextension 400
Drainage(n) 229–236
– Arten 229
– Lagerung 9
– – Pneumonie-/Atelektaseprophylaxe 126
– liegende, Komplikationen 235
– mit Sogsystem 229
Dranginkontinenz 590
– Toilettentraining 592
Drehbett 23
Dreipunktgang, teilweise Belastung, Unterarmgehstütze 34
Druck, hydrostatischer, Bäder 211
Druckinfusion 193
Druckluftvernebler, Umgang 216–217
Druckpuls 163
DSA (digitale Subtraktionsangiographie) 683
Ductus arteriosus, persistierender 357
Dünndarmausgang, künstlicher 104
Dünndarmspiegelung 243
Dukes-Klassifikation 381
Dumping-Syndrom 440
– Diät 81
Duodenoskopie 656, 659
Durchblutungsstörungen
– arterielle, Beintieflagerung 13
– – Nagel- und Fußpflege 57
– Dekubitus 116
– zerebrale 533
Durchgangssyndrom, basale Stimulation 257
Durchleuchtung 247
Durchschlafstörungen 157
Durst 148
Durstfieber 167
Duschen 60–61
– Antirutschmatte 61
Duschrollstuhl 36
Dynexan®-Paste 48
Dysästhesie 529
Dyspepsie 501
Dysphagie 113, 370
Dyspnoe
– exspiratorische 173
– inspiratorische 173
Dystrophie 501
Dysurie 89
– Harnsteine 572

E

Easy-Flow-Drainage 229
Ebene, schiefe 13
Effloreszenzen 153
Eicosapentaensäure 67
Eigenblutspende 201
Einatmung, erschwerte 173

Einbein-Kniestand, Kinästhetik 253
Einbeinstand, Kinästhetik 253
Einfachzucker 65
Eingeweideschmerz 158
Einhand-Schleife 551
Einhelfer-Methode, Herz-Lungen-Wiederbelebung 708–711
Einlauf
- Darmentleerung 101–104
- Darmrohr 102
- hoher 102
- Komplikationen 103
Einmalkatheter 569
Einmalnetzhose, Inkontinenz 548
Einordnungsmerkmale
- Allgemeinpflege 321
- Pflege, spezielle 322
Einreibungen 128, 209, 280–289
- atemstimulierende 128, 280–286
- Bauch 288
- Beine 286–288
- Öle, ätherische 128
Einschlafphase 156
Einschlafstörungen 157
Einsetzen
- Augenprothese 52
- Hörgeräte 56
- Kontaktlinsen 53
Einsteigen ins Bett, basale Stimulation 260
Einthoven-Extremitätenableitung 245
Eisblase 210
Eisen 69, 179
- Normalwerte 724
Eisenmangelanämie 390
Eiskrawatte 210
Eispackungen, Kontraindikation 209–210
Eiweiße 62–63
- s. a. Proteine
- Aufbau 63
- Aufwerten 63
- Bedarf 63
- biologische Wertigkeit 63
- tierisches 63

Eiweiße
- wasserlösliche, hochwertige 64
- zusammengesetzte 64
Eiweißmangel 64
Eiweißverlust, renaler 77
Ejakulat
- Gewinnung 569
- Untersuchung 569
EKG (Elektrokardiogramm) 244–247
- Ableitungen 245–247
- Bedingungen 245
- Herzrhythmusstörungen 358
- Intensivpatienten 604
- Intensivstation 606
- Kammerflattern 358
- Kammerflimmern 358
- Tachykardie, supraventrikuläre, paroxysmale 358
-- ventrikuläre 358
- Vorhofflattern 358
- Vorhofflimmern 358
Eklampsie 463
Ektasie 581
Ekzem 153
Elektrokardiogramm s. EKG
Elektrolyte, Normalwerte 724
Elektrophorese, Normalwerte 725
Elektroresektion, Prostata 582
Elektrorollstuhl 36
Elektrostimulation, Harninkontinenz 594
Ellenbogengelenk, Kontrakturprophylaxe 121
Ellenbogenverband 408–409
Eltern-Ich 297–298
Embolektomie 442
Embolie 131, 384
Embolieprophylaxe 131–138
- Pflege 132
Embolus 131
embryonale Erfahrungen, Stufen 255
Emesis 113
Empfänger
- Kommunikation 295
- Vier-Ohren-Modell nach Schulz von Thun 297
Empyem 424

Emulsion 176
En-bloc-Aufsetzen 25–26
Encephalomyelitis disseminata 556
Ender-Feder-Nagelung 426–427
Endokarditis 357
Endometritis 453
Endoprothese, Rasur 418
Endoskope 656
– Reinigung und Pflege 684
– Versorgungsgeräte 657
endoskopische Untersuchungen 243, 656–665
– Atemwege, obere und untere 658
– Untersuchungsliege 656
endoskopische Zusatzgeräte 656, 658
endoskopisch-retrograde Cholangiopankreatikographie (ERCP) 664–665
Enelbin®-Paste 278
– Kaltanwendung 278
– Warmanwendung 278
Energie, seelische 161
Energiebedarf 474
Enophthalmus 150
Entbindung
– Hinterhauptlage 465
– Pflegeplanung 694–696
Entbindungsbett 23–24
Entbindungsstuhl 24
Enteritis 393
– akute, Diät 80
Entnahme, Zahnprothesen 46
Entspannungslage, 135°-Lagerung 15
Entwicklungsstand
– Beobachtung 493
– Kinder 332–333, 492–494
Enuresis 89
Enzephalitis 552
– Erbrechen 112
Enzephalopathie, vaskuläre 534
Enzymaktivität, Normalwerte 724
Enzyme, verdauungsfördernde 179
Eosinlösung 239
Eosinophile, Normalwerte 723
EPH-Gestose 463
– Pflege 463–465
– Pflegeplanung 464–465
Epididymitis 577
– Pflegeplanung 578
Epigard® 239
Epilepsie 531
– Vollbad 60
epileptische Anfälle
– Pflege 531
– Pflegeplanung 532–533
Episiotomie 468
– Sitzbäder 468
Epispadie 580
– penile 581
Erbrechen 111–113
– Art 112
– Beimengungen 112
– Geruch 112
– Konsistenz 112
– Pflege 113
– Zeitpunkt 112
ERCP (endoskopisch-retrograde Cholangiopankreatikographie) 664–665
Ergänzungsstoffe 67
Ergebnisstandard, Pflegestandards 323
Erhaltungsbehandlung, Infusionen 193
Eric-Berne-Transaktionsanalyse 297–299
Ernährung 62–78, 131, 356
– Dekubitusprophylaxe 118
– Neugeborene 474–479
– postoperative 421
Ernährungspumpe 614
Ernährungssonden 78
Ernährungsstörungen
– akute 501
– chronische 501
– Drei-Stufen-Plan 503
– Kinder, Pflege 501–503
– Pflegeplanung 502
– Schweregrade 501
– Zeichen 501
Ernährungszustand 147
– atropher 491
– dystropher 491
– eutropher 491
– hypertropher 491

Ernährungszustand
- Kinder 491
- schlechter 147

Eröffnungsphase
- Aufgaben des Pflegepersonals 466
- Geburt 465

Erosion 154
Ersatzbehandlung, Infusionen 193
Erstuntersuchung, Neugeborene 471
Erstversorgung, Neugeborene, gesunde 466–467
Erwachsenen-Ich 297–298
Erysipel 424
Erysipeloid 424
Erythrozyten, Normalwerte 723
Erythrozytenkonzentrate 197
- gewaschene 197
- Leukozytendepletionsfilter 200
- tiefgefrorene 197

Essen 61–85
Essensgelüste, abnorme 149
Eßtraining
- Lähmungen 544
- Paresen 544

Ethylenoxid, Sterilisation 146
Eukalyptus, Aromatherapie 281
Eulenburg-Rollwagen 33
Eupnoe 172
Euthanasie 338
Exanthem 153
Exartikulation 444
Exophthalmus 150
Expander 457
Expektoranzien 129
Exspiration 172
Extensionen 400–402
- Formen 400
- Umgang 400

extrapyramidale Störungen 530
Extrasystolen
- Entstehungsmuster 163
- supraventrikuläre 163
- – Pulsfrequenz 163
- ventrikuläre 163
- – Pulsfrequenz 163

Extremitätenableitung
- nach Einthoven 245
- nach Goldberg 245

Extubation 649

F

Facies
- abdominalis 149
- adenoidea 150
- gastrica 149
- lunata 149
- mitralis 149
- paralytica 149
- tetanica 149

Fäzes 100
Faktor VIII 198
Fallot-Tetralogie 357, 505
Fangfragen, Kommunikation 306
Fazialisparese 540
Fazilitation der Zunge
- Lähmungen 546
- Paresen 546

Federkissen 15
Fehlbildungen
- angeborene 503
- Hals 505
- Haut 505
- Pflege 503–506

Fehlgeburt 454
- s. a. Abort(us)
- beginnende 454
- drohende 454
- spontane 455
- unvollständige 454
- verhaltene 455
- vollständige 454

Feinnadel-Katheterjejunostomie (FKJ) 78, 82
Fell, synthetisches 16
Femoralis-Bypass, Rasur 418
Fenchel, Aromatherapie 281
Fernziele, Pflegeprozeß 312
Fersen-Ellenbogen-Schoner 16
fettähnliche Stoffe 67
Fette 43, 66–67
- Aufbau 66
- Bedarf 66
- C-Atome, Bindung 66
- Einteilung 66
- tierische 66

Fettleibigkeit 147
Fettpräparate 43
Fettsäuren
– dreifach ungesättigte 67
– fünffach ungesättigte 67
– gesättigte 66
– kurzkettige 66
– langkettige 66
– mittelkettige 66
– ungesättigte 66
– – einfache 66
– vierfach ungesättigte 67
– zweifach ungesättigte 67
Fettsucht 147
Feuermal 154
FFP (gefrorenes Plasma) 198
Fibrinogen 198
Fibrolan® 239
Fichtennadel, Aromatherapie 281
Fieber
– allergisches 167
– aseptisches 167
– Begleiterscheinungen 500
– biphasisches 168–169
– Dekubitus 117
– Diät 81
– hohes 167
– infektiöses 167
– intermittierendes 168–169
– Kinder, Pflege 498–501
– kontinuierliches 168–169
– Krankenbeobachtung 170
– mäßiges 167
– Pflegeplanung 500–501
– rekurrierendes 168–169
– remittierendes 168–169
– Schüttelfrost 500
– sehr hohes 167
– undulierendes 168–169
– Vollbad 60
– Wärmestau 167
– zentrales 167
Fieberbläschen 129
Fieberdelirium 500
Fieberkrampf 500
Fiebermessen
– Kinder 488–490
– Säugling 489
Fieberphantasien 500
Fiebertypen 168–169
Fieberursachen 167
Fieberzeichen
– objektive 170
– subjektive 170
Fingerkuppe, Blutentnahme 250
Fingernägel, Pflege 57
Fingerverband
– Applikator 403
– Schlauchmull 403, 405–406
Fissur 427
Fisteln, Irrigation 110
Fixateur externe 426–427
Fixiergurte 20–21
Fixierung
– Kinderuntersuchung 494
– Psychiatrie 510
– Tubus, nasotrachealer 648
– – orotrachealer 648
FKJ (Feinnadel-Katheter-jejunostomie) 78, 82
Flachrücken 150
Flächendesinfektion
– Hepatitis A 395
– Lungentuberkulose, offene 394
– Salmonellose 395
Flaschennahrung
– Neugeborene 478–479
– Verabreichung 480
Flatulenz 100
Flüssigkeiten, Absaugen 241–243
Flüssigkeitsbedarf, Neugeborene 475
Fluor 70
– cervicalis 452
– Schwangere 460
– vaginalis 452
Folsäure 68
Formeldiäten 82
– Bolusgabe 83
– hochmolekulare 83
– kontinuierliche Gabe 83
– niedermolekulare 83
– Verabreichung 83
Formuladiäten 82
Frageformen, Kommunikation 304
Fragen
– geeignete, Kommunikation 304

Fragen
– geschlossene, Kommunikation 305
– offene, Kommunikation 304
– ungeeignete, Kommunikation 305
Fragetechnik, Kommunikation 304
Frakturen 425
– Beinhochlagerung 11
Franzbranntwein 128
Frauenmilchstuhl 492
Fresubin® 83
Frischblut 197
Frischplasma 198
Fruchtwasser, Abgang 463
Fruchtzucker 65
Frühabort 454
Frühmobilisation, Thrombose-/ Embolieprophylaxe 133
Fruktose 65
Führen eines Patienten 33
Füße, Knochen 272
Fungizidie 139
Furunkel 154, 424
Fußamputation
– nach Chopart 444
– nach Pirogoff 444
Fußbad
– kaltes 212
– warmes 213
4-Fuß-Gehhilfe 34
Fußgelenk, Kontrakturprophylaxe 121
Fußnägel, Pflege 57
Fußpflege 57–58
– Diabetes mellitus 377–378
Fußreflexzonen 268–271
– Fußrücken, rechter und linker 268–269
– Fußsohle, rechte und linke 270–271
Fußreflexzonenmassage 266–274
– Kontraindikationen 273–274
– Längszonen 267
– Vorgehen 267
Fußrücken, rechter und linker, Fußreflexzonen 268–269
Fußsohle, rechte und linke, Fußreflexzonen 270–271
Fußstützen 20
Fußverband 409–411

G

Galaktographie 451
Galaktosämie, Guthrie-Test 472
Galaktose 65
Gallenblasenerkrankungen
– Pflege 372–374
– Pflegeplanung 373–374
Gallensalze 66
Gallensteine, Diät 80
Gallenwegserkrankungen, Diät 80
Gang
– ataktischer 151
– hinkender 151
– kreisförmiger 151
– schwankender 151
– tänzelnder 151
– trippelnder, schlürfender 151
– Veränderung, pathologische 151
– watschelnder 151
Gangrän 154, 236, 424
Gangunsicherheit 530
Ganzkörperwaschung 38–41
– basalstimulierende 263–265
– belebende 265
– beruhigende 265
– Intimtoilette 39–40
– Nachsorge 41
– Reihenfolge 39
– Vorgehen 39
Gasbrand 424
Gassterilisation 146
Gastrektomie, totale 440
Gastritis 370
– Erbrechen 112
Gastroduodenoskopie 656
gastroenterologische Untersuchungen 655
Gastroenterostomie 440
Gastroskopie 243, 656, 659
Gastrostoma 78
Gaumensegel
– Übungen, Lähmungen 547
– – Paresen 547
Geburt 465–467
– Austreibungsphase 466
– Eröffnungsphase 465
– Nachgeburtsphase 466

Geburt
- Phasen 465
Geburtsgeschwulst 473
Geburtstermin, mutmaßlicher, Berechnung nach der Naegele-Regel 459
Gefährdungs-Pflegediagnosen 330
Gefäßdilatation, Wärmeanwendung 209
Gefäße, Darstellung 681–683
Gefäßerkrankungen
- Pflege 383–385
- Pflegeplanung 384–385
Gefäßkontraktion, Kälte 209
Gefäßoperationen
- Pflege 442–444
- Pflegeplanung 443–444
Gefäßperforation, Venenkatheter 203
Gefäßplastiken 442
Gefäßpunktion, arterielle 680–681
Gefräßigkeit 149
Gefühl 161
Gegenstände, persönliche, Schlußdesinfektion 394
Gehbock 34
Gehen
- auf den Sitzbeinen, basale Stimulation 256
- Unterstützung des Patienten 32
Gehhilfen 32–33
Gehirnerkrankungen, Pflege 531–536
gehörlose Menschen, Kommunikation 307
Gehrad 34
Gehstock 32
Gehübungen, Unterarmgehstütze 34
Gehwagen 34
Gel 176
Gelatine 64
Gelbfärbung, Haut 152
Gelbsucht, Neugeborene 472
Geldzähl-Phänomen 151
Gelenkerkrankungen
- Merkblatt 389
- Pflege 387–388
- Pflegeplanung 387–388
Gelenkpunktion 678–680
Gelkissen 16
Genitale, äußeres, Spülungen 451–452
Genitalerkrankungen
- weibliche, entzündliche, Pflege 453–454
- - - Pflegeplanung 453
Gentianaviolett 48, 239
Genußmittel 70–71
Gerätesicherheitsgesetz 606
Geragogik 335
Geranium, Aromatherapie 282
Geriatrie 335
Gerinnung
- disseminierte, intravasale (DIG) 391
- Normalwerte 725
- Störungen 68
Gerohygiene 335
Gerontologie 335, 522
Gerontopsychiatrie 335
gerontopsychiatrische Patienten
- Pflege 522–524
- Pflegeplanung 523–524
Geruch, Harn 87
Geruchsanregung 262
Gerüsteiweiße 64
Gesamt-Bilirubin, Normalwerte 724
Gesamtumsatz 62
- körperliche Betätigung 62
Geschlechtsmerkmale, Kinder 494
Gesicht, hippokratisches 149
Gesichtsmasken, Lungentuberkulose, offene 394
Gesichtsveränderungen bei Krankheiten 149
Gesprächsprotokolle 731
Gestaltung der Umgebung, Kinästhetik 254
Gewicht, Neugeborene 473
Gewöhnung, Medikamente 524
Gibbus 150
Gichtdiät 76
- Purinzufuhr, Reduzierung 77
Giebelrohr, Totraumvergrößerung 125, 127

Giemen 173
Gilchrist-Verband 412–413
Gipsbinden 402
Gipsliegeschale 399
Gipsraum, Mithilfe 623–628
Gipsschale, Unterschenkel 624–626
Gipsschiene 399
Gipsverband
- Anlegen 623
- Hautschutz 624
- Indikationen 398
- Lagerung 398
- Patienteninformation 623
- Polsterung 624
- Umgang 399
- Vorbereitung 623
- zirkulärer 399
Glasampullen, Injektionen 182
Glasgow-Coma-Scale, Schädel-Hirn-Trauma 432
Glatzenbildung 155
Glaukomanfall, Erbrechen 112
Gleichgewichtsanregung, vestibuläre 262
Gliadin 64
Gliom 553
Glisson-Schlinge 400
Globuline 64
Glomerulonephritis 386, 577
Gluckern 173
Glukose 65
Glukoselösung 239
Glukosurie 87
Gluteline 64
Gluten 64
Glykogen 65
Glykoproteide 64
Goldberg-Extremitäten-ableitung 245
Gonorrhö 453
Grading, Tumorerkrankungen 381
Grand-mal-Anfall 531
Granugenol®-Öl 239
Granulat 175
Gravidität 459
Greifreflex 471
Greisenbogen 150
Grenzwerthypertonie 360
Grundpositionen, Kinästhetik 253
Grundumsatz 61
Guedel-Tubus 649
Gürtel, Stoma 107
Gummihöschen 499
Gummilasche 229
Gummiringe, aufblasbare 17
Gummirohr 229
Guthrie-Test, Neugeborene 472
Gynäkologie
- Röntgenaufnahmen 451
- Thermographie 451
- Ultraschalluntersuchung 451
gynäkologische Operationen, Pflege 455–456
gynäkologische Untersuchungen 449–453

H

Haarausfall 155
Haar(e) 155
- früh ergrautes 155
- Kämmen 58
- sprödes 155
Haarpflege 58
Haarwäsche
- bettlägerige Patienten 58–59
- Nachsorge 59
Hämangiom 505
Hämatemesis 113
Hämatin 113
Hämatokrit, Normalwerte 723
hämatologische Untersuchungen, Normalwerte 723
Hämatome 153
Hämatopneumothorax, Thoraxdrainage 230
Hämatothorax, Thoraxdrainage 230
Hämaturie 87, 89, 589
Hämodialyse 583, 585
Hämofiltration 584
Hämoglobin, Normalwerte 723
Hämoglobinurie 87
Hämoperfusion 584
Hämophilie 391
hämorrhagische Diathese 391
Hämorrhoiden 371

Händedesinfektion 142
– chirurgische 143, 640
– Hepatitis A 395
– hygienische 142
– Lungentuberkulose, offene 394
– Salmonellose 395
Haken-Stützgriff 28–29
Halbbad 212
– absteigendes 212
– ansteigendes 212
Halbseitenlähmung 534, 558
Halluzination 527
Halluzinationen 161
Halo-Fixateur externe 400, 402
Halogene, Desinfektion 141
Hals
– Fehlbildungen 505
– Operationen, Pflege 436–437
– – Pflegeplanung 436–437
– Überstrecken 650
Halskrawatte 412, 414
Halswickel, Zitronenhalswickel 275–276
Halswirbelfraktur, Beintieflagerung 13
Halswirbelsäulen-Extension 400
Halten des Kindes
– Kinderuntersuchung 494
– Ohrspiegelung 496–497
– Racheninspektion 495–496
– Reflexprüfung 495
Haltung, Veränderung, pathologische 150
Handgelenk, Kontrakturprophylaxe 121
Handgriffe, Trinkbecher 85
Handoperationen, Rasur 418
Handverband, Binden 408
haptische Anregung 263
Harn
– Geruch 87
– Gewicht, spezifisches 87, 566
– Spontanentleerung 89
Harnabflußstörungen 580
Harnableitungen 569–572
– mit einem Katheter 569
Harnalkalisierung 573
Harnausscheidung 88
– Normalwerte 88
Harnblase ... s. a. Blasen ...
Harnblasenentleerungsstörungen 580–581
Harnblasenpunktion, Harngewinnung 89
Harnfarbe 87
Harngewinnung, Möglichkeiten 89
Harninkontinenz 590–598
– Beckenbodentraining mit Kneifübungen 592
– Blasentraining 591
– Credé-Handgriff 594
– Elektrostimulation 594
– extraurethrale 591
– Formen 590
– Lähmungen 547
– Maßnahmen, unterstützende 591
– Pflege 591
– Schweregrade 590
– Toilettentraining 592
– Triggern 593
– Tropfenfänger 595–598
– urinauffangende Hilfsmittel 595–598
Harnkatheter 569
Harnkonzentration 87
Harnleiter, Erweiterung 581
Harnleiterkarzinom 575
Harnleiterpapillom 575
Harnreaktion 88
Harnröhre, Fehlmündung, angeborene 580
Harnröhrenspalte, angeborene 580
Harnröhrenstriktur 581
Harnsäure 85
Harnsäuresteine 572
Harnstauungsniere 581
Harnsteine 572
– Entwicklung 572
– Steinlokalisationen 572–573
Harnstoff 85
– Normalwerte 724
Harnstottern 88
Harnstrahl 88
Harntröpfeln 88
Harnumleitung, Möglichkeiten 570
Harnuntersuchungen 563
Harnverhalten, akutes 588

Harnwege, ableitende
– Alter 336
– Tumoren 574
Harnwegsinfekt, akuter 385
Harnzusammensetzung 87
Hartgelatine-Kapsel 176
Haut 152
– Alter 337
– Blässe 152
– Blaufärbung 153
– Fehlbildungen 505
– Gelbfärbung 152
– kalte 153
– Pigmentstörungen 153
– Rötung 152
– Spannungszustand 153
– überwärmte 153
– Veränderungen, pathologische 152
– – physiologische 152
Hautblüten 153
Hautblutungen, punktförmige 152
Hauterkrankungen
– Dekubitus 117
– infektiöse, Vollbad 60
Hautersatz, künstlicher 239
Hautfleck, milchkaffeefarbener 153
Hautnabel 474
Hautoberfläche 153
Hautpflege 42–44
– Kunststoffverband 627
– Puder 44
Hautpflegemittel 43
– Stoma 105
Hautreinigung, Kunststoffverband 627
Hautschutz
– Gipsverband 624
– Kunststoffverband 627
– Tape-Verband 632
Hauttemperatur 153
Hauttransplantationen
– Bauchlagerung 14
– 135°-Lagerung 15
Hautturgor
– erhöhter 153
– herabgesetzter 153
HbA_1, Normalwerte 723
HbE, Normalwerte 723
Head-Zonen 158
Hebeeinlauf 102
Hebegriff 27–28
Heben
– Ausgangsstellung 29
– Körperhaltung 29
– richtiges 27
– Schuhwerk 29
heiße Rolle 276
Heißhunger 149
Heißluftsterilisation 145
Heizdecke 210
Heizkissen 210
Helligkeit 159
HELLP-Syndrom 463
Hemianopsie 534
Hemihidrosis 111
Hemiplegie 534, 558
– basale Stimulation 257
Hemizellulose 66
Hemmung 527
Heparin 134, 179
– Injektion, Besonderheiten 186
– – subkutane 135
– Protaminsulfat 134
Hepatitis 393
Hepatitis A 373
– Hygiene 395
– Standard-Isolierung 144
Hepatitis B 373
Hepatitis C 373
Hepatitis D 373
Hepatitis E 373
Herausnehmen
– Augenprothese 52
– Kontaktlinsen 53
Hernie 440
– inkarzerierte 440
– irreponible 440
– Irrigation 110
– reponible 440
Herpes labialis 129
Herumlaufen, rastloses 151
Herz, Entzündungen 357
Herz- und Ateminsuffizienz, Oberkörperhochlagerung 10
Herzbett 21–22
Herzbeutelentzündung 357
Herzbeuteltamponade 357
Herzdruckmassage
– Herz-Lungen-Wiederbelebung 709, 710, 715–716

Herzerkrankungen
– Pflege 357–364
– Pflegeplanung 360–361
Herzfehler 505
– angeborene 357
Herzinfarkt 359, 442, 618
– Erbrechen 112
Herzinsuffizienz 357
– Pflegeplanung 687–688
Herzklappenfehler 358, 505
Herz-Kreislauf, Alter 336
Herz-Kreislauf-Erkrankungen
– Irrigation 110
– Vollbad 60
Herz-Kreislauf-Stillstand 618, 705
Herz-Lungen-Wiederbelebung 705–720
– Anforderungen an das Pflegepersonal 705–706
– Einhelfer-Methode 708–711
– Herzdruckmassage 709–710, 715–716
– Kleinkinder 718–719
– Medikamente 720
– Notfallkoffer 720
– Zwei-Helfer-Methode 712–716
Herzmuskelentzündung 357
Herzrhythmusstörungen 357
– EKG 358
– Venenkatheter 203
Herzschrittmacher
– antitachy-/antibradykarder 362
– passagerer/permanenter 362
– Pflege 361–364
– Pflegeplanung 362–364
Herzschrittmacher-Code 362
Herzschrittmacherkontrollen auf Funktionstüchtigkeit 363
Herzschrittmacherpaß 363
Hexenmilch 474
Hexetidin®-Lösung 48
HG-Formen s. unter Hörgeräte
Hibernation 167
Hickmann-Katheter 206
Hilfeleistungen, Operationen 639
Hilfen, Lasten, schwere 31
Hilfestellung
– Waschen im Bett 41
– – am Waschbecken 41
Hilfsgriffe, Lageveränderung des Patienten im Bett 27
Hilfsmittel
– Beatmung 650
– Nahrungsaufnahme 85–86
Hinken, intermittierendes 151
Hinter-dem-Ohr-Gerät (HdO) 54–55
Hinterhauptlage, Entbindung 465
Hirnblutung
– epidurale 429
– Erbrechen 112
– intrakranielle 429
– intrazerebrale 429
– subarachnoidale 429
– subdurale 429
Hirndurchblutungsmessungen, Neurologie 531
Hirnerkrankungen, eigenständige 523
Hirnödem, Erbrechen 112
Hirnödemtherapie 434
hirnorganisches Psychosyndrom 522
Hirntod 338
Hirntumoren 553–554
– Pflege 553–554
– Pflegeplanung 553–554
Hirsekissen 15
Hirsutismus 155
Histidin 63
Hitzschlag 167
HIV-Infektion 393
Hochlagerung, Beine 133
Hochrisiko-Pflegediagnosen 330
von Hochstetter-Injektion 187
Hodenhochlagerung 579
Hodentorsion 588–589
Hodentumoren 574
Hodgkin-Lymphom 391
Höherlagern mit Tragetuch 28, 31
hörbehinderte Menschen, Kommunikation 306
Hörgeräte 54
– Batterie 56
– Einsetzen 56

Hörgeräte
- HG-Formen, spezielle 54
- Ohrpaßstück, Reinigungslösung 56
- Taschengeräte 54
- Umgang 54
Höschenwindel 499
Hoffnungslosigkeit, Burn-out-Syndrom 346
Hordein 64
Hospitalismus 138
- infektiöser 138
- psychischer 138
Hospiz 343–344
Hüftexartikulation 444
Hüftgelenk, Kontrakturprophylaxe 121
Hüftgelenkdysplasie 505
Humanalbumin 198
Hunger 148
Hustentee 129
Hydrogelverbände 240–241
Hydrokolloidverbände 240–241
Hydronephrose 581
Hydrozele, Rasur 416
Hydrozephalus 429
Hygiene 138–146, 356
- AIDS 396
- Hepatitis A 395
- Lochien 469
- Lungentuberkulose, offene 394–395
- Pyelonephritis 578
- Salmonellose 395
Hypästhesie 158
Hypalgesie 158, 529
Hyperästhesie 158
Hyperalgesie 158
Hyperemesis 113
- gravidarum 459
Hyperglykämie, Zeichen 376
Hyperhidrosis 111
Hyperkaliämie, Diät 77
Hyperlipidämiediät 77
Hyperorexie 149
Hyperpigmentierung 153
Hypersthenurie 89
hypertensive Krise 360
Hyperthermie 167
Hypertonie 359
- Blutdruck 165
- Diät 77

Hypertonie
- essentielle primäre 359
- labile 360
- maligne 360
- milde 360
- mittelschwere 360
- schwere 360
- sekundäre 359
Hyperurikämie, Diät 76
Hyperventilation 173
Hypoglykämie, Zeichen 376
Hypohidrosis 111
Hypophysenadenom 553
Hypospadie 580
- penile 581
Hyposthenurie 89
Hypothermie 167
Hypotonie 359
- Blutdruck 165
- essentielle (primäre) 359
- symptomatische 359
Hypoventilation 173
Hysterektomie
- abdominale 456
- vaginale 456
Hysterie 527

I

Ich-Spaltung s. Schizophrenie
Identitätsverlust 523
Ileokoloskopie 659
Ileostomie 104–105
Ileum-Conduit 571
Ileus, Erbrechen 112
Illusion 161, 527
illusionäre Verkennung 527
Immobilität, Dekubitus 115
Immunglobuline 64
- spezifische 198
Immunglobulin-Lösung 198
Immunisierung
- aktive, Tetanusprophylaxe 629
- passive, Tetanusprophylaxe 631
Immunsystem, Alter 337
Im-Ohr-Gerät (IO) 54–55
Imprägnation 459
Impressionsfraktur, Schädelkalotte 429

Incontinentia alvi 100
Infektionen 138
– nosokomiale 138
– Venenkatheter 203
Infektionskrankheiten
– Pflege 392–396
– Pflegeplanung 393–396
Infiltrationsanästhesie 653
Informationen
– Patienten 326
– Weitergabe 313–314
Informationssammlung, Pflegeprozeß 308–309
Informationsverarbeitung, Kinder 332
Infrarotbestrahlung 213–214
Infusionen 192–196
– Anästhesie 644
– Anlegen 193–196
– Applikationsarten 193
– Entfernen 195
– Erhaltungsbehandlung 193
– Ersatzbehandlung 193
– Indikationen 193
– intraarterielle 193
– intravenöse 193
– Komplikationen 196
– Materialien 193
– Medikamentenverabreichung 193
– paravenöse 196
– subkutane 193
– Tropfgeschwindigkeit 194
Infusionsbesteck, Vorbereiten 612
Infusionskanüle, Entfernen 195
Infusionslösungen 193
– Osmolarität 195
Infusionspumpe 610, 612
– Bedienung 610
– Funktionskontrolle 610
Inhalationen 128, 209, 214–218
– Aerosolapparate 215
– Broncholytika 217
– Möglichkeiten 215
– Verdampfapparate 215
– Ziele 215
Inhalationsnarkose 654
Inhalationstiefe 215
– Tröpfchendurchmesser 215
Inhaltsaspekt, Kommunikation 300
Injektionen 182–192
– Glasampullen 182
– intrakutane 183–184
– – Injektionsstellen 184
– – Injektionswinkel 184
– intramuskuläre 187
– – Injektionswinkel 189
– Nervenläsionen 192
– Oberarm 191–192
– Oberschenkelmuskel 189–191
– Spritzenabszeß 192
– Spritzenschäden 192
– Stechampullen 183
– subkutane 185–187
– – Heparin 135
– – Injektionsstellen 185
– – Injektionswinkel 186
– Trockensubstanzen mit Lösungsmitteln 183
– ventrogluteale nach v. Hochstetter 187–189
– – nach Sachtleben 189
Injektionsnadel, Abbrechen 192
Injektionsnarkose 654
Injektionspumpen 612–613
Injektionsstellen
– Injektionen, intrakutane 184
– – subkutane 185
Injektionswinkel
– Injektionen, intrakutane 184
– – intramuskuläre 189
– – subkutane 186
Inkontinenz 89
– s. a. Harn-/Stuhlinkontinenz
– Dekubitus 116
– Einmalnetzhose 548
– multiple Sklerose 557
– Toilettentraining 548
Inkubationszeit 138
Inkubator 482–484
– Säuglingspflege 482–484
– Vorbereitung 484
– Vorteile 483
Inspektion, beatmete Patienten 617
Inspiration 172
Instrumente
– Reinigung und Pflege 684
– Verbandwechsel 422–423
Intensivbehandlung 602

Intensivbett 21
Intensivpatienten
- Atemfrequenz 604
- Aufnahme oder Übergabe 603
- Blutdruck, arterieller 604
- Elektrokardiogramm 604
- Geräte 604
- Monitoring 604
- Notfallschema 603
- Pflegedokumentation 605
- Pulmonalarterienkatheter 605
- Pulsoxymetrie 605
- Temperatur 604
- Überwachen 604
- Venendruck, zentraler 604
- Vitalfunktionen, Überwachung, kontinuierliche 603
- Zustand, stabiler 604
Intensivpflege 602
- Geräte 602
- Materialien 602
- Personal 602
- Räumlichkeiten 602
- Voraussetzungen 602
Intensivplatz, Grundausstattung 603
Intensivstation 602–622
- Aufgaben 602
- Blutdruckmessung, arterielle 606
-- auskultatorische 606
-- unblutige 606
- EKG 606
- Geräte, Umgang 605–618
- Pulsfrequenzmessung 606
Intensivüberwachung 602
Interaktion
- Kinästhetik 251–254
- themenzentrierte, Kommunikation nach Ruth Cohn 302–306
Interaktionsformen, Kinästhetik 251
Interaktionsmodelle, Pflege 315
internistische Funktionsabteilungen 655–684
- Pflegepersonal, Aufgaben 655–656
Interponat 442
Interpunktion, Kommunikation 300
Interruption 454
Intertrigo 154
Intimpflege, Blasenverweilkatheter, liegender 41
Intimtoilette, Ganzkörperwaschung 39–40
Intoxikationen, Erbrechen 112
Intubation
- Anästhesie 644–648
- Beatmung 619
- Indikation 645
- Lagerung 646–647
- nasotracheale 645
- orotracheale 645
- Oxygenierung 646
- Vorbereitung 646
Intubationsnarkose 654
Intubationsverfahren 645
Irrigation 108–110
- Kontraindikation 110
Irrigationsset 109
Irrigator mit Schlauch 102
Iruxol® 239
Ischurie 89
Isoleuzin 63
Isolierung
- Hepatitis A 395
- Lungentuberkulose, offene 394
- Patienten 143–145
- protektive 145
- Psychiatrie 511
- Salmonellose 395
- Sterbephasen 340
- strikte 145
- Verhalten, grundsätzliches 144
isometrische Übung 25
Isosthenurie 89
Isothermie 167

J

Jackson-Pratt-Drainage 229
5-Jahres-Überlebensrate, Tumorerkrankungen 380
Jamshidi-Punktionskanüle 673
Jasmin, Aromatherapie 282
Jod 70
Joghurtkompresse 279

K

Kachexie 147
Kälte
– Gefäßkontraktion 209
– kontinuierliche 209
– kurzfristige 209
Kälteanwendung, Kontraindikation 209
Kämmen, Haare 58
Käseschmiere, Neugeborene 473
Kaffee 70
Kaiserschnitt, Pflege 469
Kakao 71
Kalium 69
Kaliumpermanganat 239
Kalkseifenstuhl 492
Kaltanwendung, Enelbin®-Paste 278
Kalzium 69
Kalziumammoniumphosphatsteine 572
Kalziumoxalatsteine 572
Kamille
– Bauchwickel, feucht-heißer 277–278
– römische, Aromatherapie 282
Kamillentee 48
Kammerflattern, EKG 358
Kammerflimmern, EKG 358
Kampfer
– Aromatherapie 282
– Kontraindikationen 128
Kapseln, Kinder 498
Karaya-Ringe/-Platten, Stoma 105
Karbunkel 154, 424
Kardiofibrillator, implantierter, Pflege 361–364
kardiologische Untersuchungen 655
Kardiomyopathie 359
Kardiotokographie (CTG) 461
Karottenstuhl 492
Kataplasmen 209, 278
Katheterfehllagen, Venenkatheter 203
Katheterisieren
– Komplikationen 94
– Lagerung 91

Katheterisieren
– Vorgehen bei der Frau 91–92
– – beim Mann 92–94
Katheterismus 89–90
– Harngewinnung 89
Katheterjejunostomie 78, 82
Kauen
– Unterstützung, Lähmungen 545
– – Paresen 545
Kautätigkeit, Anregung 130
kcal (Kilokalorie) 61
Keel-Schaumstoff-Schiene 19
Keilresektion, Lunge 438
Kelchhalsstenose 580
Kephalhämatom 473
Keratin 64
Ketonurie 87
KHK (koronare Herzkrankheit) 358
Kieferkontrollgriff
– Lähmungen 546
– Paresen 546
Kilojoule (kJ) 61
Kilokalorie (kcal) 61
Kinästhetik 250–255
– Anatomie, funktionale 252–253
– Anstrengung 253
– Anwendung in der Pflege 254
– Beispiele 254–255
– Bewegung und Funktion 253
– Gestaltung der Umgebung 254
– Interaktion 251–254
– Merksätze 254
– Prinzipien 251
– Ziele des Konzeptes 251
Kind im Inkubator, Pflege 484
Kinder
– Atemübungen 125
– Atmung 488
– Ausscheidungen 491
– Beschäftigung 332
– Bewußtseinslage 490
– Blutdruck 488
– Dragées 498
– Entwicklungsstand 332–333, 492–494

Kinder
- Ernährungsstörungen, Pflege 501–503
- Ernährungszustand 491
- mit Fehlbildungen, Pflege 503–506
- mit Fieber, Pflege 498–501
- Fiebermessen 488–490
- Geschlechtsmerkmale 494
- Informationsverarbeitung 332
- Kapseln 498
- Körpertemperatur 488
- Kontrakturprophylaxe 503
- kranke, Beobachtung 487–494
- – Beschäftigung 486
- – Krankenhausaufnahme 485–486
- – Pflege 498–499
- Krankenhausaufenthalt, Reaktionen, mögliche 332
- Medikamente, Verabreichen 497–498
- Puls 487–488
- Reaktionsweisen 332
- Säfte 498
- Schlaf 490
- Stuhlmenge 491
- Tabletten 498
- Thromboseprophylaxe 503
- Tropfen 498
- Untersuchungsmaterialien, Gewinnung von und Umgang mit 494
- Urin 492

Kinderkrankenpflege 331–334
- Alters- und Entwicklungsstand 332
- Unterschiede zum Erwachsenen 332

Kinderuntersuchung
- Fixierung 494
- Halten des Kindes 494
- Lagerung 494

Kindheits-Ich 297–298
Kindspech 472
Kirschner-Schiene 18–19
Kissen, synthetische 15
kJ (Kilojoule) 61
Klammeranlege- und -entfernungszange 423
Klammergabel 86
Klebereiweiß 64
Kleiden des Patienten 37
Kleinkinder
- Herz-Lungen-Wiederbelebung 718–719
- Körpertemperatur, Messen 488
- Medikamente, Verabreichen 497
- Miktionsfrequenzen 492
- Stuhl 492

Klistier, Darmentleerung 100
Klumpfuß 505
Knieexartikulation 444
Kniegelenk, Kontrakturprophylaxe 121
Knierolle 16
Knieverband 408–409
Knochentransplantation 427
Kocher-Klemme 422
Körpergewicht 147
- Dekubitus 116

Körperhaltung 150
- Heben 29
- Tragen 29

Körperkerntemperatur 167
körperliche Betätigung, Gesamtumsatz 62
Körpermassenindex 147
Körperpflege 37–61, 356
Körperschalentemperatur 167
Körperstimulation 262
Körpertemperatur
- Kinder 488
- Messen, Klein- und Schulkind 488
- – Säugling 488

Kohle, medizinische, Stoma 107
Kohlefilter, Stoma 106
Kohlenhydrat-Austauschtabelle 75
Kohlenhydrate 64
- Aufbau 64
- Bedarf 64
- Brennwert 64
- Einteilung 65

Kokosfett 66
Kolitis, Irrigation 110
Kollagen 64
Kolon-Conduit 571

Kolonisation 138
Koloskopie 243, 657, 659–660
Kolostomie 104
Kolpitis 453
Kolposkopie 450
Koma 160
Kombinationsnarkose 654
Komedonen 154
– Neugeborene 473
Kommunikation 289–307
– Aggressionsfragen 306
– Axiome nach Watzlawick 299–301
– Behauptung, provokative 306
– Beziehung 300
– Beziehungsaspekt 300
– blinde Menschen 307
– Doppel- oder Mehrfachfragen 305
– Empfänger 295
– Fangfragen 306
– Frageformen 304
– Fragen, geeignete 304
– – geschlossene 305
– – offene 304
– – ungeeignete 305
– Fragetechnik 304
– gehörlose Menschen 307
– Gleichheit 301
– Hilfsmittel und Methoden 289–290
– hörbehinderte Menschen 306
– Inhaltsaspekt 300
– Interaktion, themenzentrierte nach Ruth Cohn 302–306
– Interpunktion 300
– komplementäre 301
– Komplementär-Transaktion 299
– Methode, spiegelnde nach Carl Rogers 301–302
– Modalitäten, digitale und analoge 300
– Modelle 289–306
– – einfache 290
– Neugierfragen 306
– nonverbale 292
– Reflexionsfragen 305
– sehbehinderte Menschen 307

Kommunikation
– Seitengespräche 304
– Sondierungsfragen 305
– sprachbehinderte Menschen 307
– Suggestivfragen 305
– symmetrische 301
– Transaktionsanalyse nach Eric Berne 297–299
– Transaktionsformen 299
– Überfallfragen 305
– Überkreuz-Transaktion 299
– Übertragungsweg 295
– Unterschiedlichkeit 301
– verbale 291
– Wertungsfragen 306
– W-Fragen 305
– Zuhören, aktives 301–302
Kommunikationsregeln für Gruppen 303–304
Kommunikationsstörung 306–307
– physische 306
– psychische 306
Kompartmentsyndrom 427
Komplementär-Transaktion, Kommunikation 299
Kompressen, Augenverbände 49
Kompressionsplatte 426–427
Kompressionsstrümpfe 385
Kompressionsverband, Anlegen 136–137
Kondomurinal 548, 596
– urinauffangende Hilfsmittel 595
Konisation, Portio 456
Konjugation 459
Kontaktlinsen 53
– Aufbewahren 53
– Einsetzen 53
– harte 53
– Herausnehmen 53
– Pflege 53
– weiche 53
Kontamination 138
kontinuierliche ambulante Peritonealdialyse (CAPD) 584–586
kontinuierliche Gabe, Formeldiäten 83

Kontrakturen
- dermatogene 118
- desmogene 118
- ischämische 118
- Lagerung 8
- Lagerungsfehler 118
- Muskeltonusstörungen 118
- myogene 118
- neurogene 118
- Schmerzen 118
- Sensibilitätsstörungen 118
- Ursachen 118
- Zeichen 120
Kontrakturprophylaxe 118–121
- Bewegungsübungen 120–121
- Kinder 503
- Lagerungen 121
- Pflege 120–121
- Pflegestandards 325
Kontrastmittelallergie, Angiographie 681
Kontrastmitteldarstellung 247
Kontrastmitteluntersuchungen, Urologie 566
Kontrolle, Lagerung, Intubation 647
Koordinationsstörungen 529–530
- multiple Sklerose 557
Kopfhaubenverband 404
- Schlauchmull 403
Kopfverletzungen, Merkblatt für Patienten 433
Kornzange 423
koronare Herzkrankheit (KHK) 358
Kost
- laktovegetabile 71
- salzarme 73
- vegetarische 72
Kostaufbau 83
Kostformen 62–78
Krämpfe 68
Kramer-Schiene 17
Krampf, tonischer 151
Krampfadern 152, 384
kranke Kinder, Pflege 331–334
Krankenbeobachtung 356
- Atmung 175
- Blutdruck 165
Krankenbeobachtung
- Fieber 170
- Psychiatrie 509
- Puls 164
Krankenbett 21–24
- Psychiatrie 511
Krankenhausaufnahme, Kinder, kranke 485–486
Krankenhausinfektionen, Definition 138
Krankenpflege
- ambulante 599–601
-- Administration 599
-- Angebote, soziale 600
-- Aufgaben 599
-- Organisation 599
Krankenpflegeprozeß s. Pflegeprozeß
Kreatinin 85
- Normalwerte 724
Kreatinin-Clearance, Normalwerte 726
Krisis 167
Kubivent 16
Kühlelement 210
Kürettage 456
Kuhmilchstuhl 492
Kumarine 134
- Vitamin K 134
Kunststoffverband
- Anlegen 626–628
- Hautpflege 627
- Hautreinigung 627
- Hautschutz 627
- Material 627
- Patienteninformation 627
- Polsterung 627
- Vorbereitung 627
Kupfer, Normalwerte 724
Kurzbericht über den Patienten und die Pflegesituation 729–730
Kurzzeitinfusion 193
Kussmaul-Atmung 173–174
Kutscher-Marknagelung 426–427
Kwashiorkor 64
Kyphose 150

L

Laboruntersuchungen, spezielle 249
Lactalbumin 64
Lähmungen 534
– Armführung, bilaterale 538
– Becken anheben 538
– an die Bettkante setzen 540–543
– Blasenstörungen 547
– Darmstörungen 547–548
– Eßtraining 544
– Fazilitation der Zunge 546
– Gaumensegel, Übungen 547
– Inkontinenz 547
– Kauen, Unterstützung 545
– Kieferkontrollgriff 546
– Lagerung nach Bobath 535–544
– – auf die gesunde Seite 535
– – auf den Rücken 536–537
– Mimik, Übungen 547
– Mobilisation 538
– Oberkörper aufrichten 540–541
– Obstipation 548
– periphere 529
– schlaffe, Polyneuropathie 562
– Schluckstörungen 540
– Schlucktraining 544
– Seitenlagerung 9
– Sitzen im Bett 537
– – im Stuhl 538
– – Vor- und Rückwärtsbewegung 540, 544
– Speichelfluß, Förderung 545
– unvollständige 152
– vollständige 152
– zentale 529
Längsrillen, Nagel 155
Längszonen, Fußreflexzonenmassage 267
Lävulose 65
Lage, Veränderung, pathologische 150
Lagerung 7–14, 327, 397–402
– Amputationsstumpf 447–448
– Atelektaseprophylaxe 126
– Atmungsverbesserung 12
Lagerung
– nach Bobath, Lähmungen 535–544
– auf die gesunde Seite 535
– Gipsverbände 398
– auf die hemiplegische Seite 535
– Intubation 646–647
– – Kontrolle 647
– – Laryngoskop, Einführen 647
– Katheterisieren 91
– Kinderuntersuchung 494
– Kontrakturprophylaxe 121
– 135°-Lagerung 15
– Lumbalpunktion 676
– Pleurapunktion 668
– Pneumonieprophylaxe 126
– postoperative 421
– mit Schienen 397–398
– Stufenbett 11, 13
– Thoraxdrainage 233
Lagerungsdauer, Sterilisationsgut 146
Lagerungsdrainagen
– Bronchialerkrankungen 366–369
– Lungensystemerkrankungen 366–369
Lagerungsfehler, Kontraktur 118
Lagerungshilfsmittel 15–21
Lageveränderung des Patienten im Bett, Hilfsgriffe 27–29
Lagewechsel 10
Laktasemangel 65
Laktat, Normalwerte 725
Laktose 65
laktovegetabile Kost 71
Laktovegetarier 72
Langzeitantikoagulanzien 134
Langzeitinfusion 193
Lanugobehaarung, Neugeborene 473
Laparoskopie 243, 657, 663–664
Laparotomie 456
Lappenresektion, Lunge 438
Laryngoskopie 658–659
Lasten
– schwere, Hilfen 31
– Tragen 27

Laurinsäure 66
Lavendel, Aromatherapie 282
Lebensmittelvergiftungen, Erbrechen 112
Leber 111
Leberbiopsie 669–671
– Komplikationen 670
Leberentzündung s. Hepatitis
Lebererkrankungen
– Diät 80
– Pflege 372–374
– Pflegeplanung 373–374
Lebersternchen 154
Lebertransalbe 240
Leberzirrhose 373
Leichtschlafphase 156
Leistenhernie, Rasur 416
Leistungsfähigkeit, Abbau, Burn-out-Syndrom 345
Leistungsstörungen 530
Leistungsumsatz 61–62
Leistungsvermögen, menschliches 334
Leitungsanästhesie 653
lemon grass, Aromatherapie 282
Leukämie 390
– akute, lymphatische (ALL) 390
– – myeloische (AML) 390
– chronisch-lymphatische (CLL) 390
– chronisch-myeloische (CML) 390
Leukase® 239
Leukozyten, Normalwerte 723
Leukozytendepletionsfilter, Erythrozytenkonzentrate 200
Leukozytenkonzentrate 197
Leukozyturie 87
Leuzin 63
Lichtbogen 213
Lidschlag, fehlender 49
Life Island 382–383
Linguetten 176
Linksherzhypertrophie 360
Linolensäure 67
Linolsäure 67
Linsentrübung 150
Linton-Nachlas-Sonde 224–226
– Entfernen 226
Lipide 66–67
– Normalwerte 724
Lipoide 67
Lippenbremse, Atemübungen 125
Lippen-Kiefer-Gaumen-Spalte 504
– Pflegeplanung 505–506
Liquoruntersuchungen
– Neurologie 531
– Normalwerte 726
Lisfranc-Vorfußamputation 444
Lithium 515
Lobektomie, Lunge 438
Lochien, Hygiene 469
Lochienstauung, Wöchnerin 468
Lösungen 176
– alkoholische 44
Lokalanästhesie
– Formen 653
– Injektion, intrakutane 183
Lordose 150
Lues 453
Luftembolie, Venenkatheter 203
Luftringe 17
Lumbalpunktion 674–677
– Komplikationen 677
– Lagerung 676
– Queckenstedt-Versuch 676
– Rückenlagerung, flache 8
Lunge
– Keilresektion 438
– Lappenresektion 438
– Lobektomie 438
– Lungenresektion 438
Lungenembolie 131, 365, 442
Lungenemphysem 365
– obstruktives 364
Lungenfibrose 365
Lungenfunktionsmessungen 655
Lungenödem 365
Lungenoperation
– Pflegeplanung 438–439
– Seitenlagerung 8
Lungenresektion, Lunge 438
Lungenspiegelung 243
Lungensystemerkrankungen
– Lagerungsdrainagen 366–369
– Pflege 364–370
– Pflegeplanung 365–370

Lungenszintigraphie 248
Lungentuberkulose
- offene, Hygiene 394–395
- - Untersuchungsmaterialien 395
Lymphadenitis 424
Lymphangitis 424
Lymphknotendissektion 457
Lymphödem, Merkblatt mit Verhaltensregeln zur Vermeidung 458
Lymphogranulomatose 391
Lymphographie 682
Lymphome 390
Lymphozyten, Normalwerte 723
Lysin 63
Lysis 167

M

Madenwürmer 99
Magenerkrankungen
- Pflege 370–372
- Pflegeplanung 371–372
Magengesicht 149
Magenoperation, Rasur 416
Magenresektion 440
Magensonde 78, 221–224
- Entfernen 224
- Fixieren 223
- Komplikationen 223
- Legen 222
- liegende, Pflege 224
- Nachsorge 223
- perkutane, endoskopische (PEG) 78
- Schleimhautanästhesie 222
Magenspiegelung 243
Magenspülung 228–229
- Kontraindikationen 228
Magnesium 69
Magnetresonanztomographie (MRT) 247–248
Makrohämaturie 87
- Harnsteine 572
Makromastie 456
Makula 154
Maltose 65
Malzzucker 65
Mamma
- Ablatio, Merkblatt für Patientinnen zur Vermeidung eines Lymphödems 458
- Probeexzision 456
- - Rasur 417
- Quadrantenresektion 456
- Untersuchung 450
Mammaamputation, Rasur 417
Mammakarzinom 456
Mamma-Operation 457
Mammographie 451
Manie 517–521
- Pflege 517–521
- Pflegeplanung 519–520
- Zeichen 519
MAO-Hemmer 179
Marknagelung nach Kutscher 426–427
Maskenbeatmung 647
Maskengesicht 150
Massen und Zwischenräume, Kinästhetik 252
Maßnahmen
- Pflegestandards 326
- unterstützende 327
- - Harninkontinenz 591
Mastektomie 457
Mastitis 456
- Wöchnerin 468
Mastopathia cystica fibrosa 456
Mastopathie 456
- Neugeborene 473
maturity onset diabetes of young people (MODY) 375
Maximalthermometer 170
MedGV (Medizingeräteverordnung) 606
Medikamente
- Aufbewahrung 177
- Bestellung 177
- Darreichungsformen 175
- Gewöhnung 524
- Herz-Lungen-Wiederbelebung 720
- Kontrolle, regelmäßige 177
- Mengenangaben 178
- Mißbrauch 524
- Nebenwirkungen 176

Medikamente
– Richten 177
– Umgang 175–182
– – Psychiatrie 512–513
Medikamentenverabreichung
– Arten 178
– Grundsätze 178
– Infusionen 193
– Kinder 497–498
– Kleinkinder 497
– Säuglinge 497
– Schulkinder 498
Mediscus-Pulmonär-Bett 23
Medizingeräteverordnung (MedGV) 606
Medizinproduktegesetz (MPG) 606
medizintechnische Geräte, Umgang 606
Mekonium 99, 472, 492
Mekonium-Test
– Mukoviszidose 472
– Neugeborene 472
Melaena 99
Melanom 154
Melisse, Aromatherapie 282
Melkfett 43
– gereinigtes 43
Ménière-Syndrom, Erbrechen 112
Meningeom 553
Meningismus 552
Meningitis 151, 552
– Erbrechen 112
– Pflegeplanung 552–553
Meningoenzephalitis 552
Meningoenzephalomyelitis 552
Mercuchrom® 239
Metakommunikation 300
Metastasen, Tumorerkrankungen 381
Meteorismus 100
Methionin 63
Migräne, Erbrechen 112
Mikrobizidie 139
Mikrohämaturie, Harnsteine 572
Miktion 88
– Schwangere 460
Miktionsfrequenzen
– Kleinkinder 492
– Säuglinge 492
Milchzucker 65
Milien, Neugeborene 473
Miller-Abbott-Sonde 227–228
Milzoperation, Rasur 416
Mimik 149
– Übungen, Lähmungen 547
– – Paresen 547
Mineralstoffe 69–70
Miosis 150
Miotika 50
Mischkost, energiereduzierte 73
Mischsteine 572
Miserere 113
Mißbrauch, Medikamente 524
missed abortion 455
Mitesser, Neugeborene 473
Mittelstrahlurin 89
– Harngewinnung 89
Mobbing 349–353
– beginnendes, Intervention 351–352
– Betroffene, Hilfen, außerbetriebliche 352
– Intervention des Betroffenen 351
– – der Führungspersonen 352
– – der Kollegen 352
– Prozeß 349–350
– Umfeldfaktoren, begünstigende 350–351
– Vorbeugemaßnahmen durch den Arbeitgeber 353
Mobbing-Opfer 350
Mobbing-Täter 351
mobile Patienten, Wäschewechsel 40
Mobilisation 356
– außerhalb des Bettes 327
– im Bett 25–26
– Formen 25
– vom Liegen zum Sitzen 25
– Patienten 24–27
– postoperative 421
Modalitäten, digitale und analoge, Kommunikation 300
moderner Tanz 250
MODY (maturity onset diabetes of young people) 375
Monaldi-Drainage 230
Mondgesicht 149

Monoglyzeride 66
Monosaccharide 65
Monozyten, Normalwerte 723
Morbus
- Alzheimer 522
- Bechterew 387
- Crohn 371
- Hodgkin 391
Moronal® 48
Moro-Reflex 471
MPG (Medizinproduktegesetz) 606
MRT (Magnetresonanztomographie) 247–248
Mukoviszidose, Mekonium-Test 472
Mullbinden 402
multiple Sklerose 556
- Pflege 556
- Pflegeplanung 557–558
Mundaphthen 129
Munderkrankungen 129
Mundhygiene
- Pflege- und Therapiemittel 48
- Ziele 45
Mundpflege 44–48, 130
- Aspirationsgefahr 47
- Bobath-orientierte 549
- Lösungen 47
- Oberkörperhochlagerung 47
- Schluckstörungen 47
Mundschleimhaut
- Anfeuchten 130
- Beobachtung 130
Mundspülung 130
Muskatellersalbei, Aromatherapie 282
Muskelanspannungen
- klinische 152
- tonische 152
Muskelatrophie 529
Muskeldystrophie, progressive 562
Muskeleigenreflexe
- Fehlen 529
- gesteigerte 529
Muskelpumpe, Anregung, Thrombose-/Embolieprophylaxe 133
Muskeltonusstörungen, Kontraktur 118
Mutismus 151
Myasthenia gravis 562
Mydriasis 150
Mydriatika 50
Myokarditis 357
Myopathien 562
- Pflege 562
Myosin 64
Myrrhe
- Aromatherapie 282
- Tinktur 48
Myxödem 153

N

Nachblutungen, Prophylaxe 419
Nachgeburtsphase
- Aufgaben des Pflegepersonals 466
- Geburt 466
Nachsorge
- Ganzkörperwaschung 41
- Vollbad 60
Nachtblindheit 68
Nachtklinik, psychiatrische Abteilung 507
Nackenrolle 16
NaCl-Lösung 239
Nägel 155
- brüchige 155
- eingewachsene 155
- Ölflecke 155
Naegele-Regel 459
nährstoffdefinierte Diät (NDD) 83
Nährstoffe 62
Naevus flammeus 154
Nävus 153
Nagel
- Längsrillen 155
- Querrillen 155
Nagelbettentzündung 155
Nagelpflege 57–58
Nagelverdickung 155
Nahrungsaufnahme, Hilfsmittel 85–86
Nahrungsverweigerung 149
Nahtinsuffizienz, Prophylaxe 419

Narkose
- Assistenz 644
- Formen 654
- Protokollführung 644
Narkoseausleitung
- Assistenz 644
- Operationsabteilung 635
Narkoseeinleitung
- Assistenz 644
- Operationsabteilung 635
Narkosegerät 642
Narkosekreisteil 643
Narkotika
- gasförmige 654
- Verabreichung 654
Nasenenge, Atemübungen 125
Nasenflügelatmung, Neugeborene 473
Nasenpflege 56–57
- Sonden 57
Nasensalbe 56
nasogastrale Sonde 78
Naßrasur 59
Natrium 69
Naturfell 16
NDD (nährstoffdefinierte Diät) 83
Neglectphänomen 534
Nehb-Brustwandableitung 245–246
Nélaton-Katheter 90
Nephrektomie 582
- Rasur 417
Nephritis 577
Nephrolithiasis 386
Nephrostomie-Drain 569–570
Neroli, Aromatherapie 283
Nervenerkrankungen
- periphere 561–562
- Pflege 561–562
Nervenläsionen, Injektionen 192
Nesteln 151
Netzverbände 403
Neugeborene
- Atmung 472
- ausgetragene, Reifezeichen 470
- Aussehen und Hautfarbe 472
- automatische Reaktion 471

Neugeborene
- Baden, erstes, im Kreißsaal 467
- BCG-Impfung 471
- Beobachtung 469–474
- Blutung, subperiostale 473
- Brustdrüsenschwellung 473
- Ernährung 474–479
-- künstliche 475
-- natürliche 474
- Erstuntersuchung 471
- Flaschennahrung 478–479
- Flüssigkeitsbedarf 475
- Gelbsucht 472
- gesunde, Erstversorgung 466–467
- Gewicht 473
- Guthrie-Test 472
- Herz und Kreislauf 473
- Identifikation 467
- Käseschmiere 473
- Komedonen 473
- Lanugobehaarung 473
- Mastopathie 473
- Mekonium-Test 472
- Milien 473
- Mitesser 473
- Nasenflügelatmung 473
- Pflege 479–482
- Schälblasen 473
- Schreitreaktion 471
- Schreizyanose 473
- Störungen 473–474
- Storchenbiß 473
- Stuhlgang, erster 472
- Talgretentionszysten 473
- Teleangiektasie 473
- Temperatur 472
- TSH-Bestimmung 472
- Urinausscheidung 473
- Waschfrauenhände 473
- Zweituntersuchung 471
Neugeborenenerythem 473
Neugierfragen, Kommunikation 306
Neurinom 553
Neuroleptika 514
Neurologie 529–562
- Beobachtung 529
- Berichterstattung 529
- Diagnostik 530

Neurologie
- Hirndurchblutungsmessungen 531
- Liquoruntersuchungen 531
- Punktionen 531
- Szintigraphie 531
- Untersuchungen, elektrophysiologische 531

Neurose, Pflege 526–528
neurotische Patienten, Pflegeplanung 527–528
Neutrophile
- Normalwerte 723
- segmentkernige, Normalwerte 723
- stabkernige, Normalwerte 723

Niacin 67
Nicht-Wahrhaben-Wollen, Sterbephasen 340
Nidation 459
Nieren, Alter 336
Nierenbeckenkarzinom 575
Nierenbeckenpapillom 575
Nierenbeckenplastik 582
Nierenerkrankungen
- Pflege 385–387
- Pflegeplanung 386

Nierenfunktionsprüfungen 566
Niereninsuffizienz
- chronische 386
- Diät 77–78

Nierenkarzinom 575
Nierensteinkolik, Pflege 573–574
Nierenszintigraphie 248
Nierentumoren 574
Nierenversagen 386
- Formenkreise 588

Nierenzellkarzinom 575–576
Nikotin 71
Nodus 154
Non-Hodgkin-Lymphome 391
Non-REM-Phase 156
Normallagerung 8
Normalwerte
- Atemzüge, Kinder 489
- Blutdruck 164
- – Kinder 489
- Harnausscheidung 88
- Liquoruntersuchungen 726

Normalwerte
- Plasma 724–725
- Puls 161
- Serum 724–725
- Untersuchungen, hämatologische 723
- Urinuntersuchungen 726
- Vollblut 724–725

Norton-Skala, Dekubitusrisiko 119
Notfälle
- Operationen 414
- Urologie 588–589

Notfallbett, Psychiatrie 511
Notfall-Dialyse 588
Notfallkoffer, Herz-Lungen-Wiederbelebung 720
Notfallmedizin, klinische 603
Notfallschema, Intensivpatienten 603
Notfallsituationen 618–619
- Maßnahmen 618

Nukleoproteide 64
Nulldiät 73
Nutricomp® 83
Nutridrip® 83
Nykturie 89
Nystagmus 150
- multiple Sklerose 557

Nystatin® 48

O

O/W-Emulsion 43
Oberarm, Injektionen 191–192
Oberflächenanästhesie 653
Oberflächenschmerz 158
Oberkörper aufrichten 540–541
- Lähmungen 540
- Paresen 540

Oberkörperhochlagerung 10–11
- Augentropfen 50
- Mundpflege 47
- Pneumonie-/Atelektaseprophylaxe 126
- Sondenkost 84
- Zahnpflege 45

Oberschenkelamputation 444
Oberschenkelmuskel, Injektionen 189–191

Oberschenkelnagelung, Rasur 418
Obesitas 147
Obstipation 100
– Lähmungen 548
– Paresen 548
Obstipationsprophylaxe 130–131
– Pflege 131
Odynophagie 370
Ödeme
– Diät 77
– renale 153
Ölbad 44
Öle 43
– ätherische 279, 281–284
– – Einreibung 128
Ölflecke, Nägel 155
Öl-in-Wasser-Emulsion 43
Ösophago-Gastroduodenoskopie 659–660
Ösophagoskopie 656, 659
Ösophagusatresie 503–504
Ösophaguskompressionssonde 224–227
– Komplikationen 227
– Pflege 227
– Überwachung 227
Ösophagusvarizen 372
Ohnmacht, Schocklagerung 14
Ohrenpflege 54–57
Ohrentropfen
– kalte 54
– Verabreichung 54
Ohrpaßstück, Reinigungslösung, Hörgeräte 56
Ohrspiegelung, Halten des Kindes 496–497
Okklusivverband 241
olfaktoriell-oral 256
Oligurie 88
OPD® 83
Operationen
– Abdomen 439–442
– Bewegungsapparat 425–428
– Brust, weibliche 456–458
– Gefäße 442–444
– gynäkologische 455–456
– Halsbereich 436–437
– Hilfeleistungen 639
– Notfälle 414

Operationen
– Pflege, postoperative 420–421
– Pflegeplanung, postoperative 696–698
– Prophylaxen, spezielle 419–420
– Thorax 437–439
– urologische 582–583
– Vorbereitungen 414
Operationsabteilung 635–641
– Anziehen steriler Kittel, Assistenz 640–641
– Aufbau und Einrichtung 635
– Geräte- und Lagerräume 637
– Lagerung des Patoenten 638
– Narkose-Einleitungs- und -Ausleitungsräume 635
– Patientenübernahme 638
– Personalaufenthaltsraum 637
– Personal- und Patientenschleuse 635
– Räume 635
– Sterilisationsräume 637
– Waschräume 635
– – Ausstattung 640
Operationsbereich, Dienstkleidung 635
Operationsgebiet, Rasur 415–419
Operationsräume
– aseptische 637
– septische 637
Operationsraum, Vorbereitungen 639
Operationssaal
– Geräteanordnung, mögliche 637
– Übernahme eines Patienten 419
Operationsvortag, Vorbereitung 415
Opisthotonus 151, 552
OP-Wunde, infizierte 236
orale Stimulation 262
Orchitis 577
– Pflegeplanung 578
Ordnung 159
Organisation 307–331
– Psychiatrie 511
Organneurose 527
Orientiertheit 159

Orientierung, Kinästhetik 252
Orthopnoe 173
Osteoklase 425
Osteomyelitis 427
Osteosynthese 425
– Verfahren 426–427
Osteotomie 425
Ostitis 427
Ovalbumin 64
Ovolaktovegetarier 72
Oxidationsmittel, Desinfektion 141
Oxygenierung, Intubation 646
Oxyuren 99

P

Pacemaker 362
Palmarerythem 154
Palmitinsäure 66
Palmkernfett 66
Palpation, beatmete Patienten 617
Panaritium 155, 424
Pankreasdiät 76
Pankreatitis 375
Pankreolauryltest, Normalwerte 726
Pantothensäure 68
Papel 154
Papillom, Urogenitalsystem 576
Parästhesien 529
– multiple Sklerose 557
– Polyneuropathie 562
Parametritis 453
Paraphimose 588–589
Paraplegie 558
Parasiten, Stuhl 99
Paresen 152, 534
– Armführung, bilaterale 538
– Becken anheben 538
– an die Bettkante setzen 540–543
– Blasenstörungen 547
– Darmstörungen 547–548
– Eßtraining 544
– Fazilitation der Zunge 546
– Gaumensegel, Übungen 547
– Inkontinenz 547
– Kauen, Unterstützung 545

Paresen
– Kieferkontrollgriff 546
– Lagerung auf die gesunde Seite 535
– – auf den Rücken 536–537
– Mimik, Übungen 547
– Mobilisation 538
– multiple Sklerose 557
– Oberkörper aufrichten 540–541
– Obstipation 548
– Schluckstörungen 540
– Schlucktraining 544
– Sitzen im Bett 537
– – im Stuhl 538
– – Vor- und Rückwärtsbewegung 540, 544
– Speichelfluß, Förderung 545
Pari-Boy-Inhalationsgerät® 217
Parkinson-Syndrom 530, 554–556
– Pflege 554
– Pflegeplanung 555–556
Parotitis 129
– Prophylaxe 420
Parotitisprophylaxe 129–130
– Pflege 130
Paste 176
Pastille 175
Patch-Plastik 442
pathogen 139
Patienten
– Betten 7
– bettlägerige, Betten 7
– Einordnung nach der PPR 316
– gefährdete, Pflegestandards 326
– Information 326
– Isolierung 143–145
– Mobilisation 24–27
– Pflegestandards 325
– Visite, Erwartungen 327
Patientenaufnahme, Psychiatrie 507–509
Patientenaufnahmebogen 310
Patienteninformation, Psychiatrie 508–509
Patientenlifter 31–32
Patienten-Merkblatt, Tape-Verband 634

Patientenschleuse 636
Patientenübernahme, Operationsabteilung 638
Patschuli, Aromatherapie 283
Pean-Klemme 422
PEG (perkutane endoskopische Gastrostomie) 78–79
Pektin 65
Pellagra 67
Peniskarzinom 575
Penrose-Drain 229
Peptide 64
Peptisorb® 83
Perianalthrombose 371
Pericarditis
– exsudativa 357
– sicca 357
Periduralanästhesie 653
Perikarditis 357
Perikardpunktion 678–679
– Komplikationen 679
Peritonealdialyse 583, 586
– kontinuierliche, ambulante, CAPD 586
– – ambulante (CAPD) 584
Peritonealkatheter, Lage, korrekte 585
Peritonitis, Erbrechen 112
Perkussion, beatmete Patienten 617
perkutane endoskopische Gastrostomie (PEG) 78–79
perkutane transluminale Angioplastie (PTA) 442
Persönlichkeit, Instanzen 298
Personal- und Patientenschleuse, Operationsabteilung 635
Perspiratio insensibilis 111
Perubalsam 239
Petechien 152, 154
Petit-mal-Anfall 532
Pfefferminze, Aromatherapie 283
Pfefferminztee, tiefgefrorener 130
Pfeifen 173
Pflanzenfette 66
Pflaster 402
Pflasterentferner, Stoma 106
Pflasterextension 400
Pflege
– Abort 454–455
– Amputationen 444–448
– basale Stimulation 255–266
– Bauchspeicheldrüsenerkrankungen 374–378
– Bedürfnismodelle 315
– betagte Menschen 334–337
– Blasensprung, vorzeitiger 462–463
– Bluterkrankungen 388–392
– Bronchialerkrankungen 364–370
– Brusterkrankungen, weibliche 456–458
– Darmerkrankungen 370–372
– Dekubitusprophylaxe 117–118
– Depressionen 517–521
– Dialyseverfahren 583–587
– Durchführung, Maßnahmen 313
– Embolieprophylaxe 132
– EPH-Gestose 463–465
– epileptische Anfälle 531
– Erbrechen 113
– Gallenblasenerkrankungen 372–374
– Gefäßerkrankungen 383–385
– Gefäßoperationen 442–444
– Gehirnerkrankungen 531–536
– Gelenkerkrankungen 387–388
– Genitalerkrankungen, weibliche, entzündliche 453–454
– gerontopsychiatrische Patienten 522–524
– gynäkologische Operationen 455–456
– Halsbereich, Operationen 436–437
– Harninkontinenz 591
– Herzerkrankungen 357–364
– Herzschrittmacher 361–364
– Hirntumoren 553–554
– Infektionskrankheiten 392–396
– Interaktionsmodelle 315

Pflege
- Kaiserschnitt 469
- Kardiodefibrillator, implantierter 361–364
- Kinästhetik 250–255
- Kinder, Ernährungsstörungen 501–503
-- mit Fehlbildungen 503–506
-- mit Fieber 498–501
-- im Inkubator 484
-- kranke 498–499
- Kontaktlinsen 53
- Kontrakturprophylaxe 120–121
- kranke Kinder 331–334
- Lebererkrankungen 372–374
- Lungensystemerkrankungen 364–370
- Magenerkrankungen 370–372
- Magensonde, liegende 224
- Manie 517–521
- multiple Sklerose 556
- Myopathien 562
- Nervenerkrankungen 561–562
- Neugeborene 479–482
- Neurose 526–528
- Nierenerkrankungen 385–387
- Nierensteinkolik 573–574
- Obstipationsprophylaxe 131
- Ösophaguskompressionssonden 227
- Operationen, Abdomen 439–442
- Parkinson-Syndrom 554
- Parotitisprophylaxe 130
- Polyneuropathie 561–562
- postoperative 420–421
- Problemfelder 345–353
- Psychiatrie 507
- Psychopathie 526–528
- Querschnittlähmung 558–561
- Rückenmarkerkrankungen 546, 557–560
- Schädel-Hirn-Trauma 428
- Schizophrenie 513–517
- Schwangere 459–465

Pflege
- selbstmordgefährdete Patienten 521–522
- Soorprophylaxe 130
- spezielle, Einordnungsmerkmale 322
-- Zuordnungsregeln 322
- Sterbende 338–345
- suchtkranke Patienten 524
- Thoraxdrainage 232
- Thoraxoperationen 437–439
- Thromboseprophylaxe 132
- tracheotomierte Patienten 620
- Tumorerkrankungen 379–383
- Überprüfung der Wirksamkeit 313
- Unfälle 428–436
- Urogenitaltumoren 576
- urologische Operationen 582
- Urostoma 571
- Verbrennungen 433–436
- Wehentätigkeit, vorzeitige 460–462
- Wöchnerin 466–469
- Wundinfektionen 423–425
- Zentralnervensystementzündungen 551–553
- zerebrale Durchblutungsstörungen 533–551
- Zielverfehlung, Ursachen 313

Pflegebericht 313
Pflegediagnosen 328–331
- Arten 330
- Einbindung in den Krankenpflegeprozeß 331
- Einteilung 329
- Entstehungsgeschichte 328
- Gefährdung, potentielle 330
- Klassifizierungssysteme 329
- Vorteile 330

Pflegedokumentation, Intensivpatienten 605
Pflegeergebnismodelle 315
Pflegekategorien, Deutsche Krankenhausgesellschaft 316–322
Pflegekonzepte 314
Pflegekräfte, Pflegestandards 324, 326

Pflegemaßnahmen, Pflegeprozeß 312–313
Pflegemodelle 314
– bedürfnisorientierte 317
– konzeptionelle 315
Pflegepersonal
– Aufgaben, internistische Funktionsabteilungen 655–656
– Visite, Erwartungen 327
Pflegepersonalregelung (PPR) 316
Pflegeplanung 312–313
– Abdomen, Operationen 441–442
– Abort 455
– Amputationen 445
– Apoplexie 548–551
– Bauchspeicheldrüsenerkrankungen 375–378
– Beispiele 318–320
– Bewegungsapparat, Operation 427
– Bluterkrankungen 391–392
– Bronchialerkrankungen 365–370
– Chemotherapie 690–693
– Darmerkrankungen 371–372
– Depressionen 520
– Diabetes mellitus 689–690
– Entbindung 694–696
– Epididymitis 578
– EPH-Gestose 464–465
– epileptische Anfälle 532–533
– Ernährungsstörungen 502
– Fieber 500–501
– Gallenblasenerkrankungen 373–374
– Gefäßerkrankungen 384–385
– Gefäßoperationen 443–444
– Gelenkerkrankungen 387–388
– Genitalerkrankungen, weibliche, entzündliche 453
– gerontopsychiatrische Patienten 523–524
– Halsbereich, Operationen 436–437
– Handlungsanweisung 313

Pflegeplanung
– Herzerkrankungen 360–361
– Herzinsuffizienz 687–688
– Herzschrittmacher 362–364
– Hirntumoren 553–554
– Infektionskrankheiten 393–396
– Lebererkrankungen 373–374
– Lippen-Kiefer-Gaumen-Spalte 505–506
– Lungenoperation 438–439
– Lungensystemerkrankungen 365–370
– Magenerkrankungen 371–372
– Manie 519–520
– Meningitis 552–553
– multiple Sklerose 557–558
– neurotische Patienten 527–528
– Nierenerkrankungen 386
– Orchitis 578
– Parkinson-Syndrom 555–556
– postoperative 696–698
– psychotische Patienten 527–528
– Pyelonephritis 578
– Querschnittlähmung 559–561
– Schädel-Hirn-Trauma 430–433
– Schizophrenie 516–517, 701–702
– Suchtkranke 526
– suizidgefährdete Patienten 522
– Tumorerkrankungen 383
– Tumorerkrankungen, bösartige 690–693
– Verbrennungen 434–436
– Verwirrtheit im Alter 698–701
– Wehentätigkeit, vorzeitige 461–462
– Wöchnerin 468
– Wundinfektionen 424
– Zystitis 578
– Zytostatikatherapie 690–693
Pflegeprozeß 307–313
– Fernziele 312

Pflegeprozeß
– Informationssammlung 308–309
– Pflegemaßnahmen 312–313
– Pflegeziele, Festlegung 312
– Phasen 308–313
– Planung 312–313
– Probleme 308–312
– – aktuelle 309–312
– – generelle 312
– – individuelle 312
– – potentielle 312
– – verdeckte 312
– Problemformulierung 312
– Ressourcen 308–312
Pflegequalitätsstufen nach der Kaderschule für Krankenpflege, Schweiz 322–323
Pflegeschwerpunkte, Sterbende 339
Pflegestandards 323–327
– Allgemeinwohl 325
– Anwendung 325
– Beispiel 325
– Dokumentation 327
– Erarbeitung 324
– Ergebnisstandard 323
– Kontrakturprophylaxe 325
– Maßnahmen 326
– Patienten 325
– – gefährdete 326
– Pflegekräfte 324
– – Anzahl 326
– Prozeßstandard 323
– Strukturstandard 323
– Vorteile 324
– Ziele 324
Pflegetheorien 314
Pflegeziele, Festlegung, Pflegeprozeß 312
Pflegetheorien, Einteilung 315
Pfropfgestose 463
Phantomschmerz 159
– Amputationen 445
Pharyngealtubus
– Atembehinderung 652
– Einlage 650, 652
Phenolderivate, Desinfektion 141
Phenylalanin 63
Phenylketonurie, Guthrie-Test 472
Phlebitis 424
Phlebographie 682
Phlebothrombose 384
Phlegmone 424
Phobie 527
Phosphatide 67
Phosphor 69
Phosphorproteide 64
Phyllochinon 68
physikalische Maßnahmen 208–218
Pigmentflecke 153
Pigmentmangel 153
Pigmentstörungen, Haut 153
Pili 155
Pillendreh-Phänomen 151
Pinzette
– anatomische 422
– chirurgische 422
Pirogoff-Fußamputation 444
Pitressin-Test 566
Planung, Pflegeprozeß 312–313
Plasma
– gefrorenes 198
– lyophilisiertes 198
– Normalwerte 724–725
– plättchenreiches 197
Plasma-Proteinlösung (PPL) 198
Plasmozytom 391
Plegien 152
Pleuraempyem, Thoraxdrainage 230
Pleurapunktion 666–669
– Komplikationen 669
– Lagerung 668
Pleurapunktionsset 668
Pleuritis 365
Pneumonektomie 438
– Lunge 438
Pneumonie 121, 365
– Abhusten, mangelndes 122
– Aspiration 122
– Atemwege, Austrocknung 122
– Belüftung 122
– Prophylaxe 419
– Ursachen 122
Pneumonieprophylaxe 121–124, 241
– Lagerung 8, 126
– Lösungen, alkoholische 44

Pneumonieprophylaxe
– Ziele 122
Pollakisurie 89
– Harnsteine 572
Polresektion 582
Polstermaterialien, Verbände 403
Polsterung
– Gipsverband 624
– Kunststoffverband 627
– Tape-Verband 632
Polyarthritis 387
– chronische 387
Polyarthritisgehhilfe 33
Polyarthritiskrücke 34
Polycythaemia vera 390
Polyglobulie 390
Polymyositis 562
Polyneuropathie, Pflege 561–562
Polysaccharide 65
Polyurie 88
Port, Punktion, Venenkatheter 204
Port-a-Cath-System 204–205
Portio, Konisation 456
Posthitis 577
postoperative Pflege 420–421
postoperative Überwachung 420–421
– nach Reifferscheid 420
postsurgical histopathological classification (pTNM) 381
PPL (Plasma-Proteinlösung) 198
PPR (Pflegepersonalregelung) 316
PPSB (Prothrombinkomplex) 198
Präkanzerose, Tumorerkrankungen 380
präoperative Maßnahmen 412–419
Präparate, Umgang, Punktionen 684
präsuizidales Syndrom nach Ringel 521
Praxisanleitung
– Beurteilungsschwerpunkte 729
– exemplarische 730
– Planungsprotokoll 729
Priapismus 589
Primamed® 239
PRIND (prolongiertes reversibles ischämisches neurologisches Defizit) 533
Probeexzision 665
– Mamma 456
Probleme, Pflegeprozeß 308–312
Problemfelder, Pflege 345–353
Problemformulierung, Pflegeprozeß 312
Progression, Tumorerkrankungen 380
Proktoskopie 657, 659
Prolamine 64
Prolaps, Irrigation 110
prolongiertes reversibles ischämisches neurologisches Defizit (PRIND) 533
Prophylaxe 356
Prostata, Elektroresektion 582
Prostataadenom 575
Prostatakarzinom 575
Prostatektomie 582
– Rasur 416
Prostatitis 577
Protaminsulfat, Heparin 134
Proteide 64
Proteine
– s. a. Eiweiße
– biologische Wertigkeit 63
– Einteilung 64
Proteinurie 87
Prothesenpflege 45–46
Prothrombinkomplex 198
Prozeßstandard, Pflegestandards 323
Psyche, Schwangere 460
Psychiatrie 507–528
– Administration 511
– Arbeitstherapie 512
– Beobachtung 509–510
– Berichterstattung 509–510
– Beschäftigungstherapie 512
– Besucherkontrolle 510
– Diagnostik 512
– Fixierung 510
– Isolierung 511
– Krankenbeobachtung 509
– Krankenbett 511

Psychiatrie
- Medikamente, Umgang 512–513
- Notfallbett 511
- Organisation 511
- Patientenaufnahme 507–509
- Patienteninformation 508–509
- Pflege 507
- Psychopharmaka 513
- Sicherheit 510–511
- Supervision 512
- Teamkonferenzen 511

psychiatrische Abteilung
- geschlossene 507
- Nachtklinik 507
- offene 507
- Tagesklinik 507
- Wohnen, beschütztes 507

psychische Betreuung 356
Psychologie, humanistische 250
Psychoneurose 527
Psychopathie, Pflege 526–528
Psychopharmaka 514
- Psychiatrie 513

psychosomatische Erkrankungen 527
- Burn-out-Syndrom 346

Psychostimulanzien 515
Psychosyndrom, hirnorganisches 522
psychotische Patienten, Pflegeplanung 527–528
PTA (perkutane transluminale Angioplastie) 442
pTNM (postsurgical histopathological classification) 381
Ptose 456
Puder 176
- Hautpflege 44

Puerperium 467
Pütterverband, Anlegen 136–137
pulmologische Untersuchungen 655
Pulmonalarterienkatheter 608–610
- Intensivpatienten 605

Pulmonalstenose 357
Puls 161
- Beschleunigung 163
- fadenförmiger 163
- gut gefüllter 163
- Kinder 487–488
- Krankenbeobachtung 164
- Normalwerte 161
- schwach gefüllter 163
- Verlangsamung 164

Pulsdefizit 163
Pulsfrequenz 161
- Arrhythmie 162
- – absolute 162
- Bradykardie 162
- Sinusarrhythmie 162
- Tachykardie 162
- – paroxysmale 162

Pulsfrequenzmessung, Intensivstation 606
Pulsfühlen, Arterien, tastbare 162
Pulsoxymetrie
- beatmete Patienten 617
- Intensivpatienten 605

Pulsqualität 161
Pulsrhythmus 161
Pulsveränderung, Ursachen 163
Pulver 175
Punktat 665
Punktionen 244, 665–681
- Neurologie 531
- Präparate, Umgang 684

Punktionskanüle nach Jamshidi 673
Pustula 154
Pyämie 424
Pyelogramm, retrogrades 563, 565
Pyelolithotomie 582
- Rasur 417

Pyelonephritis 385, 577
- Pflegeplanung 578

Pyelotomie 582
Pylorusstenose, Erbrechen 112
Pyoctanin 48
Pyonephrose 577
Pyothorax, Thoraxdrainage 230
Pyridoxin 68
Pyrosis 113
Pyurie 87, 89

Q

Quadrantenresektion, Mamma 456
Quarkauflage 278–279
Queckenstedt-Versuch, Lumbalpunktion 676
Querrillen, Nagel 155
Querschnittlähmung 558
– Pflege 558–561
– Pflegeplanung 559–561
Querschnittläsion 559

R

Racheninspektion, Halten des Kindes 495–496
Rachitis 68
Ralanhia-Tinktur 48
Rasselgeräusche 173
Rasur 58–59
– Appendektomie 416
– Cholezystektomie 416
– Endoprothese 418
– Femoralis-Bypass 418
– Handoperationen 418
– Hydrozele 416
– Leistenhernie 416
– Magenoperation 416
– Mamma, Amputation 417
– – Probeexzision 417
– Milzoperation 416
– Nephrektomie 417
– Oberschenkelnagelung 418
– Operationsgebiet 415–419
– Prostatektomie 416
– Pyelolithotomie 417
– Rektumexstirpation 416
– Schenkelhalsnagelung 418
– Strumaresektion 417
– Varizenoperation 418
– Vasektomie 416
Raumdesinfektion 140
RDS-Prophylaxe 460
Reaktionsweisen, Kinder 332
Redon-Drainage 229, 233–234
Redon-Fixation 233
Redon-Flasche, Wechsel 233
Reduktionsdiät, Formen 73
Reduktionskost 73
Reflexe, pathologische 529
Reflexinkontinenz 590
– Triggern 593
Reflexionsfragen, Kommunikation 305
Reflexprüfung, Halten des Kindes 495
Refluxösophagitis 370
– Diät 81
Regurgitation 113, 370
Reibungswiderstand, Bäder 211
Reifenbahre 19
Reifezeichen, Neugeborene, ausgetragene 470
Reifferscheid-Überwachung, postoperative 420
Reifung 493
Reinigung
– Augenprothese 52
– Wundbehandlung 239
Reinigungseinlauf, Darmentleerung 101
Reinigungsmittel 42
Reisekrankheit, Erbrechen 112
Reiter-Syndrom 387
Rektosigmoidoskopie 656
Rektoskopie 243, 657, 659, 661
rektovaginale Untersuchung 449
Rektumexstirpation, Rasur 416
Rektumprolaps 371
REM (repid eye movement) 156
Remission, Tumorerkrankungen 380
Reposition 440
Reserveluft
– exspiratorische 172
– inspiratorische 172
Resistenz 139
Respiratory-Distress-Syndrom, Prophylaxe 460
Ressourcen, Pflegeprozeß 308–312
Restharn 89
Retikulosen 390
Retikulozyten, Normalwerte 723
Retinol 68
Rhagaden 129, 155
Rhönrad 23
Rhombo-Fill 16

Riboflavin 67
Rigor 151
Rinderbandwurm 99
Ringer-Lösung 239
Risus sardonicus 149
Rivanol®-Lösung 239
Riva-Rocci 165
Robinson-Drainage 229
Röntgenaufnahmen 247
– Gynäkologie 451
Röntgenschichtaufnahme 247
Röntgenuntersuchung 247
Rötung, Haut 152
Roha-Flotationskissen 16
Rohr- oder Rübenzucker 65
Rollator 34
Rolle, heiße 276
Rollstuhl 36–37
– Dekubitusgefahr 37
– Umgang 36
Rollwagen, Eulenburg 33–34
Rooming-in, Betreuung von Mutter und Kind 482
Rooting-Reflex 471
Rose, Aromatherapie 283
Rosenhonig 48
Rosmarin, Aromatherapie 283
Roter Junge 64
Rotorest-Bett 23
Rucksackverband 409–410
Rückenlagerung
– flache 8–9
– Haarwäsche 59
– Kinästhetik 253
Rückenmarkerkrankungen, Pflege 556–560
Rückenmarkschädigung, Auswirkungen 557
Rückgratreflex 471
Ruhr, Standard-Isolierung 144
Ruth-Cohn-Interaktion, themenzentrierte 302

S

Saccharose 65
Sachinhalt, Vier-Ohren-Modell nach Schulz von Thun 295–297
Sach-Ohr 297
Sachtleben-Injektion 189–190
Säfte, Kinder 498
Säuglinge
– Baden 479–481
– Fiebermessen 489
– Medikamente, Verabreichen 497
– Miktionsfrequenzen 492
– Stuhl 492
Säuglingspflege, Inkubator 482–484
Säuren, Desinfektion 141
Säureschutzmantel 42
Safar-Tubus 649
Salbe 176
Salbei, Aromatherapie 283
Salbeitee 48
Salbengesicht 150
Salmonellen, Standard-Isolierung 144
Salmonellenenteritis, Erbrechen 112
Salmonellose 393
– Hygiene 395
Salpingitis 453
Salvipeptid® 83
salzarme Kost 73
Sandelholz, Aromatherapie 283
Sandsack 17
Sandwich-Bett 23–24
Sanitation 139
Sauerstoff
– Umgang 218–221
– Verabreichungsformen 219
Sauerstoffanlage, zentrale 219
Sauerstoffanschluß, Beatmung 651
Sauerstoffbehälter 219
Sauerstoffbrille 219
Sauerstoffflasche 219
– mit Regler 220
– Unfallverhütungsvorschriften 221
Sauerstoffgabe, Ziele 218
Sauerstoffkonzentration, Beatmungsgeräte 617
Sauerstoffmaske 219
Sauerstoffsonde 219
Sauerstoffvorrat, Berechnen 220
Saug-Spül-Drainagen 229

Schädel-Hirn-Trauma
- Einteilung 428
- Erbrechen 112
- Glasgow-Koma-Skala 432
- Oberkörperhochlagerung 10
- Pflege 428
- Pflegeplanung 430–433
Schädelkalotte, Impressionsfraktur 429
Schälblasen, Neugeborene 473
Schaukelbewegungen 152
Schaumstoff 15
Schaumstoffschiene nach Keel 19
Schenkelhalsnagelung, Rasur 418
Schere, chirurgische 422
schiefe Ebene 13
Schiefhals, muskulärer 505
Schielen 150
Schienbeinlagerung 398
Schienung
- Colon descendens 661
-- transversum 661
- Möglichkeiten 661
Schilddrüsenszintigraphie 248
Schizophrenie 513–517
- Einteilung 516
- hebephrene 516
- katatone 516
- paranoid-halluzinatorische 516
- Pflege 513–517
- Pflegeplanung 516–517, 701–702
Schlaf 155–157
- Alter 337
- Beobachtung 490
- Kinder 490
- paradoxer 156
Schlafbedürfnis, physiologisches 491
Schlafdauer, physiologische 156
Schlafmangel, Auswirkungen 156
Schlafphasen 156
Schlafstörungen 157
- Ganzkörperwäsche, beruhigende 265
- Ursachen 157
Schlafumkehr 157
Schlaganfall 442
Schlauchklemme 422
Schlauchmull
- Fingerverband 403, 405–406
- Kopfhaubenverband 403
Schlauchverbände 403
Schleimhautanästhesie, Magensonde 222
Schleimzucker 65
Schluckakt, Überprüfung 545
Schluckreflex, Unterstützung 545
Schluckstörungen
- Lähmungen 540
- Mundpflege 47
- Paresen 540
- Seitenlagerung 8
Schlucktraining
- Lähmungen 544
- Paresen 544
Schlußdesinfektion 140
- Gegenstände, persönliche 394
- Hepatitis A 395
- Lungentuberkulose, offene 394
- Salmonellose 395
Schmerz, somatischer 158
Schmerzäußerungen 159
Schmerzarten 158
- typische 158
Schmerzbeobachtung 158
Schmerzempfindung
- Aufhebung 158
- Herabsetzung 158
- Steigerung 158
Schmerzen 157–159
- ausstrahlende 159
- Auswirkung 159
- bohrende 159
- brennende 159
- klopfende 159
- kolikartige 158
- Kontraktur 118
- peitschenartige 159
- vernichtende 158
- viszerale 158
- wehenartige 158
- wellenartige 158
- ziehende 159
Schneidebrett mit Gummisaugfüßen 85

Schneidersitz, Kinästhetik 253
Schock
- anaphylaktischer 619
- Erbrechen 112
- hyperglykämischer 376
- hypoglykämischer 376, 619
- hypovolämischer 619
- Lagerung 14
Schocklagerung 14
Schonhaltung 151
Schonkost 72
Schreitreaktion, Neugeborene 471
Schreizyanose, Neugeborene 473
Schrittmacher s. Herzschrittmacher
Schüleranleitung 729–732
- Abschlußgespräch, Inhalte 733
- Gesprächsprotokolle 731
- Kurzbericht über den Patienten und die Pflegesituation 729–730
- Praxisanleitung, Beurteilungsschwerpunkte 729
-- exemplarische 730
-- Planungsprotokoll 729
- Vorgesprächsprotokoll, Inhalte 731
- Zwischengesprächsprotokoll, Inhalte 732
Schüttelfrost 168–169
- Fieber 500
Schüttellähmung s. Parkinson-Syndrom
Schuhwerk
- Heben 29
- Tragen 29
Schuldzuweisung, Burn-out-Syndrom 345
Schulkinder
- Körpertemperatur, Messen 488
- Medikamente, Verabreichen 498
Schultergelenk, Kontrakturprophylaxe 121
Schultern, hängende 151
Schulz-von-Thun-Vier-Ohren-Modell 295–297
Schutzkleidung
- Hepatitis A 395
- Lungentuberkulose, offene 394
- Salmonellose 395
Schwangere
- Atmung 460
- Erbrechen 112
- Fluor 460
- Genitalorgane und Brüste 460
- Haut und Hautanhangsgebilde 460
- Herz und Kreislauf 459
- Körpergewicht 460
- Miktion 460
- Nervensystem, zentrales 460
- Pflege 459–465
- Psyche 460
- Verdauungsorgane 460
Schwangerschaftsabbruch 454
Schweinebandwurm 99
Schweiß 110–111
- kalter, klebriger 110
Schweißgeruch 111
Schwenkeinlauf 102
Schwerpunktverlagerung 31
Schwingungsanregung, vibratorische 262
Scotchcast 626
Scotchflex 626
Sectio caesarea 469
Sedativa 179
Seelenheilkunde s. Psychiatrie
Segmentresektion, Lunge 438
sehbehinderte Menschen, Kommunikation 307
Sehstörungen, multiple Sklerose 557
Seifen 42
- Alkalisalze 42
- medizinische 42
- Substanzen, rückfettende 42
Seitenbrett 21
Seitengespräche, Kommunikation 304
Seitenlagerung 8–9
- gekrümmte 151
- Schema 10
- stabile 10

Sekret
- Abhusten 127
- Absaugen 128
Sekretolytika 129
Selbstkundgabe, Vier-Ohren-Modell nach Schulz von Thun 295–297
Selbstkundgabe-Ohr 297
selbstmordgefährdete Patienten, Pflege 521–522
Selbstoffenbarung, Vier-Ohren-Modell nach Schulz von Thun 295–297
SEM (slow eye movement) 156
Semimalignome, Tumorerkrankungen 380
Seminom 575–576
Sender, Vier-Ohren-Modell nach Schulz von Thun 297
Sengstaken-Blakemore-Sonde 224–226
- Entfernen 226
Sensibilitätsstörungen 529
- Dekubitus 116
- Kontraktur 118
- Polyneuropathie 562
Sepsis 424
- Standard-Isolierung 144
septisch 139
Serum, Normalwerte 724–725
Serumalbumin 64
Serumglobuline 64
SHT s. Schädel-Hirn-Trauma
Shunt 587
Shuntpflege, Dialyse 587
Sicherheit, Psychiatrie 510–511
Sigmakolostomie 104–105
Sigmoidoskopie 657, 659
Silastikschaum® 239
Silikonrohr 229
Silikose 365
Simultanimpfung, Tetanusprophylaxe 631
Sinne, Kinästhetik 251
Sinneswahrnehmung, Alter 336
Sinusarrhythmie, Pulsfrequenz 162
Sitzbad 212
Sitzbäder, Episiotomie 468
Skalpell 423
Skelettanomalien 505
Skelettszintigraphie 248
Skleren
- rote 150
- Verfärbung, gelbliche 150
Skleroproteine 64
Skoliose 150
Skorbut 68
Sofortantikoagulanzien 134
Sojaöl 67
Soluxlampe 213–214
Somatik 255
Somnolenz 160
- Ganzkörperwäsche, belebende 265
Sonden 221–229
- Entfernen 226
- Nasenpflege 57
- nasogastrale 78
Sondenkost
- Komplikationen 84
- Kontraindikationen 78
- Oberkörperhochlagerung 84
- Überwachung 84
- Verabreichen 78
- Verabreichung 84
Sondierungsfragen, Kommunikation 305
Sonnenblumenöl 67
Sonographie 248–249
Soormykosen 129
Soorprophylaxe 129–130
- Pflege 130
Sopor 160
soziale Dienste, ambulante 600
Sozialgerontologie 335
Sozialpsychiatrie 513
- Ziele 513
Sozialstationen 600
Spätabort 454
Spaltbildungen 503
Spannungszustand, Haut 153
Spastik 529, 559
Speckhaut 153
Speichel, synthetischer 48
Speichelfluß
- Förderung, Lähmungen 545
-- Paresen 545
Spezialbetten 21
Spezialfette 66
Spezialrollstuhl für Patienten mit hoher Querschnittlähmung 36

Sphinktersklerose 580
Spider-Nävi 154
Spina bifida 503
Spinalanästhesie 653
– Oberkörperhochlagerung 10
Spitzfußprophylaxe, Kontrakturprophylaxe 121
Splitterpinzette 422
Spondylitis ankylosans 387
Spontanentleerung, Harngewinnung 89
Sporizidie 139
Sportrollstuhl 36
sprachbehinderte Menschen, Kommunikation 307
Sprache, skandierende, multiple Sklerose 557
Sprachstörungen 530
Springer-Funktion 639
Spritzenabszeß, Injektionen 192
Spritzenschäden, Injektionen 192
Sprue 64
– einheimische, Diät 80
Sprühkleber 403
Sprunggelenkverband 633
Spüllösungen, Darmentleerung 100
Spül-Saug-Drainage 235–236
– Komplikationen 235
– Überwachung 235
Spülungen, Genitale, äußeres 451–452
Spulwürmer 99
Sputum 113–114
– Beschaffenheit 114
– Geruch 114
Sputumdesinfektion, Lungentuberkulose, offene 394
Sputumgewinnung 114
Squama 154
Stärke 65
Standard-Isolierung 144
Standard-Vollblut 197
Staphylococcus epidermidis 42
Status epilepticus 531
Stauungsödeme 153
Stearinsäure 66
Steatorrhö 99
Stechampullen, Injektionen 183
Steinkoliken 589
Stenosen, Irrigation 110
Stent-Implantation 442
Steppergang 151
Sterbebegleitung 339–340
Sterbehilfe
– aktive 339
– passive 339
Sterben 338
Sterbende
– apostolisches Glaubensbekenntnis 344
– Betreuung, Ziele 339
– Bibelverse und Gebete 344
– Pflege 338–345
– Pflegeschwerpunkte 339
– Trauerprozeß der Angehörigen 342
– Vaterunser 345
Sterbephasen
– Annahme des Todes 342
– Auflehnung 340
– Depression 341–342
– nach Elisabeth Kübler-Ross 340–342
– Isolierung 340
– Nicht-Wahrhaben-Wollen 340
– Verhandeln 341
– Zorn 340
– Zustimmung 342
Sterilbetteinheit 382–383
Sterilisation 139, 145
– chemische 146
– Ethylenoxid 146
– physikalische 145–146
– Strahlen, ionisierende 146
– Verfahren 145
Sterilisationsgut
– Lagerungsdauer 146
– Umgang 146
Sterine 67
Sternalpunktion 671–672
Sternalpunktionskanüle mit Trokar 672
Still-BH 476
Stillen 476–478
– Anlegen 478
– im Bett 477
– im Sitzen 477
Stillhindernisse
– des Kindes 475
– der Mutter 475

Stillverbot, grundsätzliches 475
Stimmungs-Grundlinie 518
Stimmungsschwankungen 518
– Einteilung 518
Stoffwechselerkrankungen, Dekubitus 117
Stoma
– Adhäsivpasten 105
– Adhäsivplatten 104
– Beutelarten 106
– Beutelüberzüge 106
– Deodoranzien 107
– Gürtel 107
– Hautpflegemittel 105
– Karaya-Ringe/-Platten 105
– Kohle, medizinische 107
– Kohlefilter 106
– kontinente 106
– Pflasterentferner 106
– Positionen 105
Stomabeutelwechsel 107–108
Stomahaesive® 240
Stomakappe 110
Stomaschablone 107
Stomatitis 129
Stomaversorgungsartikel 104
Storchenbiß, Neugeborene 473
Strabismus 150
Strahlen, ionisierende, Sterilisation 146
Strahlentherapie, Pflegeplanung 690–693
Streckkontraktur 120
Streßinkontinenz 590
– Beckenbodentraining mit Kneifübungen 592
Striae 154
Stridor 173
Stroke, progressiver 533
Strukturstandard, Pflegestandards 323
Struma 436
– euthyreote 436
– hyperthyreote 436
Strumaresektion, Rasur 417
Strumektomie, Oberkörperhochlagerung 10
Stryker-Bett, Umlagern 560
Stufenbett, Lagerung 11, 13
Stuhl 98–110
– Beimengungen 492
Stuhl
– Farbe 492
– Geruch 492
– Geruchsveränderungen 99
– Kinder, Beobachtung 491
– Kleinkinder 492
– Konsistenz 99, 491
– Parasiten 99
– pH-Bestimmung 492
– Säuglinge 492
– Zusammensetzung 98
Stuhlausscheidung 99–100
Stuhlfarbe 99
Stuhlgang, erster, Neugeborene 472
Stuhlinkontinenz 100
– Lähmungen 548
Stuhlmenge
– Kinder 491
– Zöliakie 491
Stumpf s. Amputationsstumpf
Stupor 151
Sturzgeburt 619
Subokzipitalpunktion 674
Subtraktionsangiographie, digitale (DSA) 683
Sucht 525
Suchtkranke
– Pflege 524
– Pflegeplanung 526
Sudor 111
Suggestivfragen, Kommunikation 305
Suizid 338, 521
Suizidalität 521
suizidgefährdete Patienten, Pflegeplanung 522
Suizidversuch 521
Supervision 348
– Psychiatrie 512
– Ziele 348
Suppositorium 176
Suspension 176
Syndets 42
Syndrom-Pflegediagnosen 330
synthetisches Fell 16
Syphilis 453
SYSpur-derm® 239
Szintigraphie 248
– Neurologie 531

T

Tabletten 175
- Kinder 498
Tachykardie
- paroxysmale, Pulsfrequenz 162
- Pulsfrequenz 162
- supraventrikuläre, paroxysmale, EKG 358
- ventrikuläre, EKG 358
Tachypnoe 173–174
Tänien 99
Tagesklinik, psychiatrische Abteilung 507
Talgretentionszysten, Neugeborene 473
Tamponaden, Ziehen 451
Tape-Verbände 402
Tape-Verband 631–632
- Hautschutz 632
- Patienten-Merkblatt 634
- Polsterung 632
Taschengeräte, Hörgeräte 54
Taststimulation, haptische 263
Tastuntersuchung, bimanuelle 449
T-Drain 229
T-Drainage 234–235
TEA (Thrombendarteriektomie) 442
Teamkonferenzen, Psychiatrie 511
Tee 70
Teebaumöl, Aromatherapie 283
Teleangiektasie, Neugeborene 473
Teller mit Randerhöhung 85–86
Temperatur 166–171
- Intensivpatienten 604
- Neugeborene 472
- subfebrile 167
Temperaturfühlsonden 170
Temperaturmessung 170
- axillare 170
- inguinale 171
- Intensivstation 610
- rektale 170
- sublinguale 171
Temperaturreiz, Bäder 211
Tenesmus 100
TEP (Totalendoprothese) 427
Tetanol® 629
Tetanus 424
Tetanus-Hyperimmunglobulin 629
Tetanusprophylaxe 629
- Immunisierung, aktive 629
-- passive 631
- Impfschema 629
- Simultanimpfung 630–631
Tetraplegie 559
Tetrazykline 179
Thanatologie 339
Thermographie, Gynäkologie 451
Thiamin 67
Thorakotomie 438
Thoraxdrainage 229–233, 438
- Lagerung 233
- Pflege 232
Thoraxdrains, Lage 232
Thoraxoperationen, Pflege 437–439
Thoraxsaugdrainage-System 614
Thoraxsaugsysteme 230–231
Thoraxschublehre, Venendruckmessung, zentrale 206–207
Threonin 63
Thrombektomie 442
Thrombendarteriektomie (TEA) 442
Thromboembolie 132
Thrombophlebitis 384
Thrombose 131, 442
- beginnende, Zeichen 132
- Prophylaxe 419
- Risikofaktoren 132
- Venenkatheter 203
- Virchow-Trias 132
Thrombose-Embolie-Prophylaxe 385
Thromboseprophylaxe 131–138
- Beinhochlagerung 11
- Kinder 503
- Pflege 132
Thrombozyten, Normalwerte 723
Thrombozytenkonzentrat 197

Thrombus 131
Thymian, Aromatherapie 284
TIA (transitorische ischämische Attacke) 533
Tibia-Torsionsfraktur 426–427
Tiefenschmerz 158
Tiefschlafphase 154
Tiemann-Katheter 90
Tierfellnävus 153
TNM-System, Tumoren 381
Tod
– Annahme 342
– Aufgaben bei Eintritt 343
– biologischer 338
– durch Gewalt 338
– klinischer 338
– durch Krankheit 338
– nahender, Zeichen 342
Todeszeichen 342–343
Toilettentraining
– Harninkontinenz 592
– Inkontinenz 548
Tokolyse 460
Tollwut 424
Tomographie 247
– Urologie 563
Tophus 154
Totalendoprothese (TEP) 427
Totenflecke 153
Totraumvergrößerung 125
– Giebelrohr 125, 127
Toxikose 501
Toxopherol 68
Trachealkanüle 620
– Wechsel 621–622
Tracheostoma, Verbandwechsel 621
Tracheotomie, Beatmung 619
tracheotomierte Patienten, Pflege 620
Tragen
– Atmung 31
– Ausgangsstellung 29
– Körperhaltung 29
– von Lasten 27
– Schuhwerk 29
Tragetuch, Höherlagern 28, 31
Tranquilizer 514
Transaktionsanalyse nach Eric Berne, Kommunikation 297–299
Transaktionsformen, Kommunikation 299
Transfusionen 196–201
– Anästhesie 644
– Bedside-Test 198
– Eigenblutspende 201
– Indikationen 196
– Voraussetzungen 196
– Vorbereitung 199
– Vorgehen 199–200
Transfusionsunverträglichkeit, Zeichen 201
transitorische ischämische Attacke (TIA) 533
Transpiration 111
Transposition der großen Gefäße 357, 505
Transversumkolostomie 104–105
Traubenzucker 65
Trauerprozeß der Angehörigen, Sterbende 342
Tremor 151
Trendelenburg-Lage 14
Treppensteigen, Unterarmgehstütze 36
Triflow 125
Triggern
– Harninkontinenz 593
– Reflexinkontinenz 593
Trinkbecher, Handgriffe 85
Trinken 61–85
Trinkflasche mit Trinkröhrchen 85–86
Tripper 453
Trockenrasur 59
Trockensubstanzen mit Lösungsmitteln, Injektionen 183
Tröpfchendurchmesser, Inhalationstiefe 215
Trokar-Katheter-Einmalset 230
Tropfen, Kinder 498
Tropfenfänger
– Harninkontinenz 595–598
– urinauffangende Hilfsmittel 595
Tropfgeschwindigkeit, Berechnung, Infusionen 194
Trugwahrnehmung 161
Tryptophan 63
Trypure Novo® 239

TSH-Bestimmung, Neugeborene 472
tube feeding syndrome 84
Tubensterilisation 456
Tuberkulose 393
– Standard-Isolierung 144
Tubus
– Blocken 647
– Intubation 647
– nasotrachealer, Fixierung 648
– orotrachealer, Fixierung 648
Tubuslage 647
Tüpfelnägel 155
Tumoreinteilung 379
Tumoren
– benigne 379
– Erbrechen 112
– maligne 379
– TNM-System 381
– Urogenitalsystem 575–576
Tumorerkrankungen
– Erkrankungsrate 380
– Grading 381
– Häufigkeit 379
– 5-Jahres-Überlebensrate 380
– Metastasen 381
– Pflege 379–383
– Pflegeplanung 383
– Präkanzerose 380
– Progression 380
– Remission 380
– Semimalignome 380
– Staging 381
– Verteilung, geschlechtliche 379
– Vollremission 380
Tumorerkrankungen, bösartige, Pflegeplanung 690–693
Typhus, Standard-Isolierung 144

U

Überaktivität, Ganzkörperwäsche, beruhigende 265
Überempfindlichkeit 158
Überengagement, Burn-out-Syndrom 345
Überfallfragen, Kommunikation 305
Übergewicht 147
Überkreuz-Transaktion, Kommunikation 299
Überlaufinkontinenz 591
Übernahme eines Patienten
– Aufwachraum 419
– Operationssaal 419
Überstrecken, Hals 650
Übertragungsweg, Kommunikation 295
Überwachung, Sondenkost 84
Uhrglasnägel 155
Uhrglasverband 49–50
– Augeninfektionen 50
Ulcus cruris 236
– Hydrokolloid-/Hydrogelverbände 240
Ulcus duodeni/ventriculi 371
Ulkus 154
Ultraschalluntersuchung
– Gynäkologie 451
– Urologie 563
Ultraschallvernebler 216, 614
– Umgang 215
Ultraviolettbestrahlung 214
Umgang
– Hörgeräte 54
– Rollstuhl 36
Umgebung 356
Umkehrisolierung 145
Umklammerungsreflex 471
Umlagern
– des Patienten, basale Stimulation 257
– Pneumonie-/Atelektaseprophylaxe 126
– Stryker-Bett 560
Unfälle, Pflege 428–436
Unfallverhütungsvorschriften, Sauerstoffflasche 221
Unguis 155
Universalrollstuhl 36
Unruhe, Ganzkörperwäsche, beruhigende 265
Unterarmgehstütze 33–34
– Anpassen 34–35
– Dreipunktgang, teilweise Belastung 34
– Gehübungen 34
– Treppensteigen 36
– Vierpunktgang 35
– – volle Belastung 36

Unterarmgehstütze
– Zweipunktgang 35
– – ohne Belastung 34
Unterschenkel, Gipsschale 624–626
Unterschenkelamputation 444
Unterstützung des Patienten beim Gehen 32
Untersuchungen
– elektrophysiologische, Neurologie 531
– endoskopische 243–244, 656–665
– gynäkologische 449–453
– rektovaginale 449
Untersuchungsliege, Endoskopie 656
Untersuchungsmaterial
– Entnahme 451
– Gewinnung von und Umgang mit, Kinder 494
Urämie 386
– Erbrechen 112
Ureterkatheter 570
Ureterlithotomie 582
Ureterosigmoidostomie 570–571
Uretertumoren 580
Urethritis 577
Urge-Inkontinenz 590
Urikopathie 387
Urin 85
– Kinder 492
Urinauffang- und -ableitungssystem 596–597
urinauffangende Hilfsmittel
– für Frauen 596–597
– Harninkontinenz 595–598
– Kondomurinal 595
– für Männer 595
– Tropfenfänger 595
Urinausscheidung, Neugeborene 473
Urinkollektor 596–597
Urinuntersuchungen, Normalwerte 726
Urinzuckerbestimmung 249
Urobilinogen, Normalwerte 726
urodynamische Prüfungen 566
Uroflowmetrie 566
Urogenitalsystem
– Adenom 576
– Papillom 576
– Tumoren 575–576
Urogenitaltumoren, Pflege 576
Urogramm, intravenöses 563–564
Urologie 563–598
– Abdomen-Leeraufnahme 563
– Computertomographie 563
– Kontrastmitteluntersuchungen 566
– Notfälle 588–589
– Tomographie 563
– Ultraschalluntersuchung 563
urologische Erkrankungen 572–581
urologische Operationen, Pflege 582
urologische Untersuchungsmethoden 563
Urosepsis 386
Urostoma 570–572
– Pflege 571
– – postoperative 571
Urtika 154
UV-A-Strahlen 214
UV-Licht 214

V

Vaginalsekret
– Beobachtung 452
– Entnahme 450
Vagotomie 440
Valin 63
Varehaesiv® 240
Varidase® 239
Varikose 384, 442
Varizen 384
Varizenoperation 442
– Rasur 418
Vasektomie, Rasur 416
Vaseline 43
Vaterunser, Sterbende 345
Veganer 72
vegetarische Kost 72
Vena-cava-Kompressionssyndrom 459

Venendruck, zentraler, Intensivpatienten 604
Venendruckmessung
– zentrale 206, 610–611
– – Fehlerquellen 208
– – Meßeinheit, Aufbau 208
– – Thoraxschublehre 206–207
Venenentzündungen, Beinhochlagerung 11
Venenkatheter 202–208
– Indikationen 202
– Komplikationen 203
– Port, Punktion 204
– Verbandwechsel 203
– Vorbereitung 202
– Vorgehen 202
– zentraler, Anästhesie 644
Venenoperationen, Beinhochlagerung 11
Venenpunktion, zentrale 202
Venenstripping nach Babcock 442
Ventilationsgrößen 172
Ventrikel-Demandschrittmacher (VVI) 362
Ventrikelseptumdefekt 357, 505
Verabreichung
– Formeldiäten 83
– Medikamente 178, 193, 497–498
– Sondenkost 84
– Sondennahrung 78
Verbände 631–634
– funktionelle 631–632
– Umgang 403
Verbandmaterialien 402
Verbandschere 423
Verbandtechniken 402–412
Verbandvisite 421–423
Verbandwechsel 422
– aseptischer 240
– Instrumente 422–423
– septischer 238–240
– Tracheostoma 621
– Venenkatheter 203
Verbrauchskoagulopathie 391
Verbrennungen
– Bauchlagerung 14
– Clinitron-Bett 22
– Einteilung nach Graden 433
– – nach Prozenten 433–435
Verbrennungen
– 135°-Lagerung 15
– Pflege 433–436
– Pflegeplanung 434–436
Verdampfapparate, Inhalation 215
Verdauungssystem, Alter 336
Verhalten, grundsätzliches, Isolierung 144
Verhaltenskybernetik 250
Verhandeln, Sterbephasen 341
Verkennung, illusionäre 161, 527
Verneblungsgrad 215
Verrucae 155
– seborrhoicae 155
Verschraubung 426–427
Versorgungsgeräte, Endoskop 657
Verstauchungen, Beinhochlagerung 11
Verweilkatheter 90
Verwirrtheit 523
– akute 523
– im Alter, Pflegeplanung 698–701
Vesikula 154
vestibulär 256
vestibuläre Anregung 262
vibratorisch 256
vibratorische Anregung 262
Vibrieren, Atemübungen 127
Vielfachzucker 65
Vierfüßlerstand, Kinästhetik 253
Vier-Ohren-Modell nach Schulz von Thun
– Appell 295–297
– Beziehungshinweis 295–297
– Empfänger 297
– Fehler 297
– Sachinhalt 295–297
– Selbstkundgabe 295–297
– Selbstoffenbarung 295–297
– Sender 297
Vierpunktgang, Unterarmgehstütze 35–36
Vierpunktstütze 33–34
Virchow-Trias, Thrombose 132
Virulenz 139
Viru-Merz® 48
Virushepatitis 373

Viruzidie 139
Visite 327–328
– Ablauf 328
– ärztlicher Dienst 328
– Erwartungen, Patienten 327
– – Pflegepersonal 327
– Formen 328
– Nachbereitung 328
visuell 256
visuelle Anregung 263
Vitalfunktionen
– Kontrolle, Anästhesie 644
– Überwachung, kontinuierliche, Intensivpatienten 603
Vita-Merfen® 239
Vitamin A 68
Vitamin B_1 67
Vitamin B_2 67
Vitamin B_6 68
Vitamin B_{12} 67
Vitamin C 68
Vitamin D 68
Vitamin E 68
Vitamin H 68
Vitamin K 68
– Kumarine 134
Vitamine 67–68
Vitiligo 153
Volkmann-Schiene 17–18
Vollbad 60
– absteigendes 211
– ansteigendes 211
– heißes 211
– Nachsorge 60
– Vorgehen 60
Vollblut, Normalwerte 724–725
Vollkost 71
Vollremission, Tumorerkrankungen 380
Vollwertkost 71
– Zusammensetzung 71
Volumetrie, beatmete Patienten 618
Vomitus 113
Vorbereitung, Operationsvortag 415
Vorfußamputation nach Lisfranc 444
Vorgesprächsprotokoll, Inhalte 731
Vorhofflattern, EKG 358
Vorhofflimmern, EKG 358
Vorhofseptumdefekt 357
Vorstellungen 161
Vulvitis 453
VVI (Ventrikel-Demandschrittmacher) 362

W

W/O-Emulsion 43
Wachheit 159
Wachstum 493
Wadenwickel 274–275
Wärmeanwendung
– Gefäßdilatation 209
– Kontraindikation 209
– Wirkung 209
Wärmestau, Fieber 167
Wärmflasche 209
– Kontraindikation 210
– Vorbereitung 210
Wäschewechsel
– Betten 40
– bewußtlose Patienten 40
– mobile Patienten 40
Wahn 527
Wahrnehmungen 146
– am Patienten 146–175
Warmanwendung, Enelbin®-Paste 278
Warmblut 197
Waschen
– im Bett, Hilfestellung 41
– Prinzipien 38
– Vorbereitung 38
– am Waschbecken, Hilfestellung 41
Waschfrauenhände, Neugeborene 473
Waschräume, Operationsabteilung 635
Wasser 42, 70
– Aufgaben 70
Wasserbett 16
Wasser-in-Öl-Emulsion 43
Wasserkissen 16
Wasserstoffperoxid 239
Watzlawick-Axiome, Kommunikation 299–301
Wechselbad 213
Wehen
– hyperaktive 460

Wehen
– verstärkte und beschleunigte 460
Wehenhemmung, medikamentöse 460
Wehenschwäche 460
Wehenstörungen, hypokinetische 460
Wehentätigkeit
– Pflege 460–462
– vorzeitige 462
– – Pflegeplanung 461–462
Weichgelatine-Kapsel 176
Weihrauch, Aromatherapie 284
Weißnägel 155
Wellness-Pflegediagnosen 330
Wendl-Tubus 649
Wertungsfragen, Kommunikation 306
W-Fragen, Kommunikation 305
Wickel 209, 274
Wickelfolie 499
Wickeln
– Amputationsstumpf 447–448
– mit elastischen Binden, Beine 133, 136–137
Willkürbewegungen
– Ausfall 529
– Einschränkung 530
– Überschießen 530
Wilson-Brustwandableitung 246
Windelarten 499
Windelhosen 598
Windeln 498–499
– Anforderungen 499
Winkelplatte 426–427
– pertrochantäre mit Spongiosaschrauben 426–427
Wirbelsäulen- und Beckenfrakturen, Rückenlagerung, flache 8
Wirklichkeitsverkennung 161
Witzel-Fistel 78
Wochenbett 467
Wochenfluß 468
Wöchnerin
– Lochienstauung 468
Wöchnerin
– Mastitis 468
– Pflege 466–469
– Pflegeplanung 468
Wohnen, beschütztes, psychiatrische Patienten 507
Wundbehandlung
– Antiseptika 239
– Desinfektion 239
– Granulation und Epithelialisierung, Förderung 239
– Mittel und Medikamente 239
– Reinigung 239
Wunden
– aseptische 236–243
– – Desinfektion 237
– septische 236–243
Wundinfektionen
– Pflege 423–425
– Pflegeplanung 424
Wundversorgung 236–240
– chirurgische 628–631

X

Xanthelasmen 154
Xanthom 154

Y

Ylang-Ylang, Aromatherapie 284

Z

Zäpfchen 176
Zahnentwicklung 493
Zahnhygiene, Pflege- und Therapiemittel 48
Zahnpflege 44–48
Zahnprothesen
– Entnahme 46
– Pflege 45–46
– schlechtsitzende, Haftcreme oder Pulver 46
– Tragezeit 46
Zahnradphänomen 151

Zein 64
Zellstoffbinden 402
Zellulite 154
Zellulose 65–66
Zenker-Divertikel 370
zentraler Venendruck (ZVD) 610–611
Zentralnervensystementzündungen, Pflege 551–553
zentralvenöse Zugänge, Schocklagerung 14
zerebrale Durchblutungsstörungen, Pflege 533–551
Zimt, Aromatherapie 284
Zinkleimbinden 402
Zinkpaste 240
Zinksalbe 240
Zitrone 48
– Aromatherapie 284
Zitronenbrustwickel 275
Zitronen-Glyzerin-Stäbchen 48, 130
Zitronenhalswickel 275–276
Zittern, grobschlägiges 151
Zöliakie 64
– Diät 80
– Stuhlmenge 491
Zorn, Sterbephasen 340
Zovirax® 48
Zuckerkrankheit s. Diabetes mellitus
Zungenbelag 129
Zuordnungsregeln
– Allgemeinpflege 321
– Pflege, spezielle 322
Zusätze, Bäder 211
Zustimmung, Sterbephasen 342
ZVD (zentraler Venendruck) 610–611
– s.a. Venendruckmessung, zentrale
Zweibeinstand, Kinästhetik 253
Zwei-Helfer-Methode, Herz-Lungen-Wiederbelebung 712–716
Zweikammerschrittmacher (DDD) 362
Zweipunktgang
– ohne Belastung, Unterarmgehstütze 34
– Unterarmgehstütze 35
Zweituntersuchung, Neugeborene 471
Zwillingspuls 163
Zwischenfälle, paravenöse, Zytostatika 182
Zwischengesprächsprotokoll, Inhalte 732
Zyanose 153
– lokale 153
Zyklothymie 518
– bipolare, manisch-depressive 518
– monopolare, depressive 518
– – manische 518
Zylindrurie 87
Zystektomie 582
Zystinsteine 572
– Auflösung 573
Zystitis 385, 577
– Blasenkatheter, transurethraler 94
– Pflegeplanung 578
Zystographie 564
Zystometrie 566
Zystoskopie 563–564
Zytostatika(therapie)
– Aufbereitungsbox 180–181
– Hautkontakt 181
– Pflegeplanung 690–693
– Richten 180
– Umgang 180
– Zwischenfälle, paravenöse 182